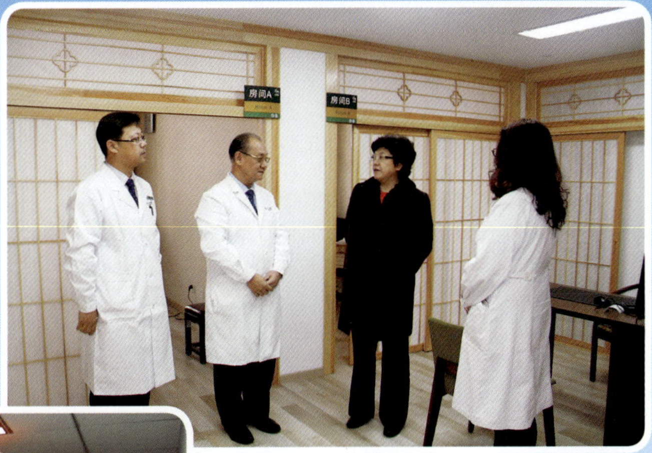

2017年1月24日，国家卫生计生委主任李斌到广安门医院慰问医务人员

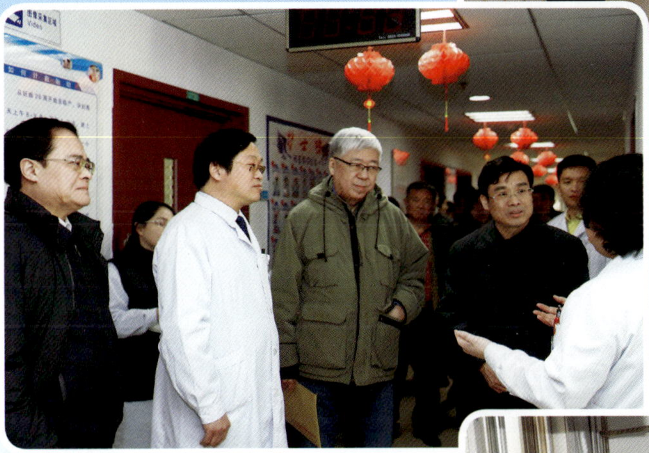

2017年1月23日，北京市副市长林克庆、市卫生计生委主任方来英等一行到航空总医院检查节前医疗安全和应急保障工作

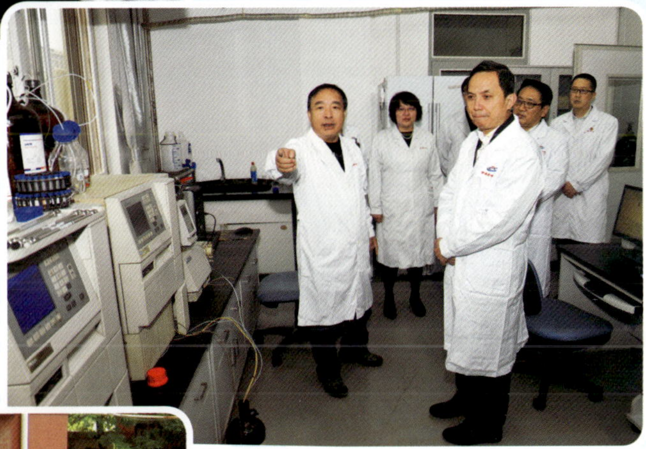

2017年10月26日，北京市副市长卢彦到市疾控中心调研

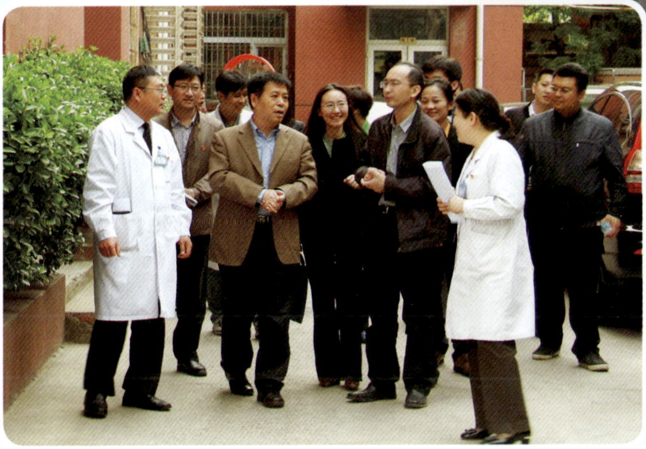

2017年4月20日，北京市卫生计生委副主任雷海潮到丰台区铁营医院调研

➲ 2017年3月3日，第三十二届亚太眼科学会（APAO）大会在新加坡召开，北京同仁医院李彬教授获APAO成就奖

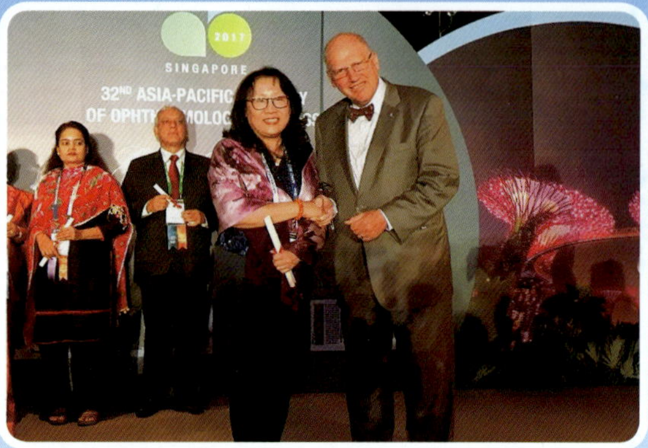

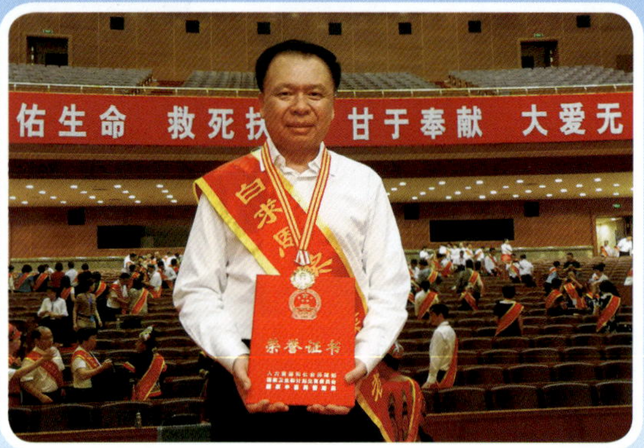

⬆ 2017年8月17日，北京儿童医院贾立群获白求恩奖章

⬇ 2017年8月17日，阜外医院小儿外科中心副主任、小儿恢复室主任王旭荣获“全国卫生计生系统先进工作者”称号

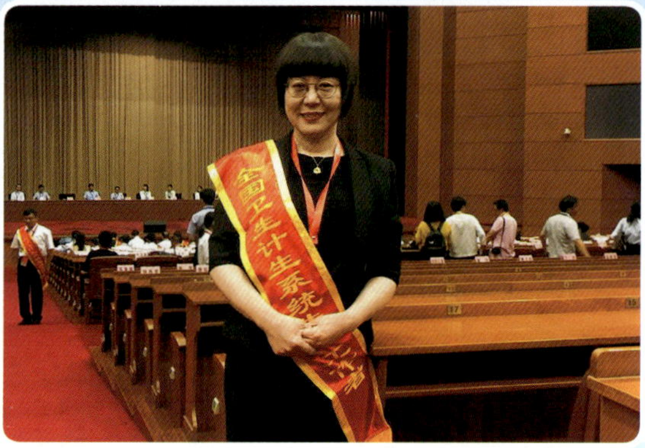

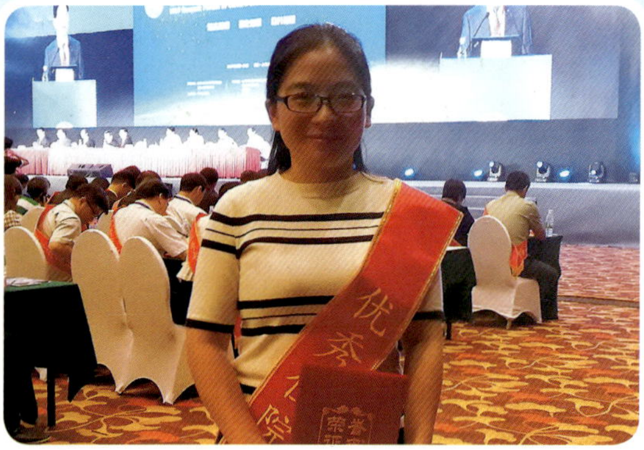

⬆ 2017年9月9日，北京朝阳医院内科专业基地住院医师李娜荣获“全国优秀住院医师”称号

⬇ 2017年11月9日，在2017“大爱无疆——寻找最美援外医生”公益活动年度盛典上，北京同仁医院医护人员组成的中国第二十五批援几内亚医疗队获得“最美援外医疗队”奖杯

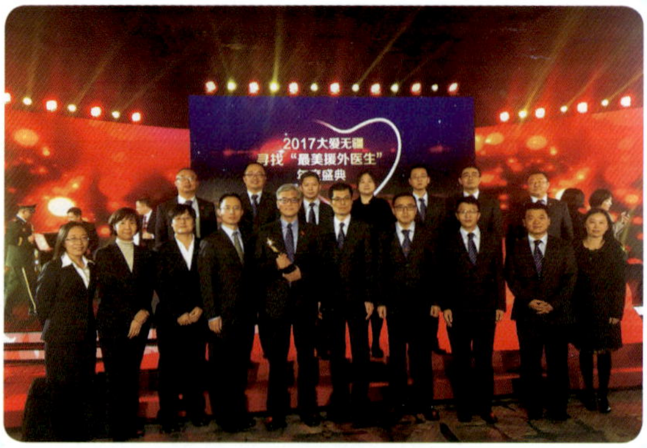

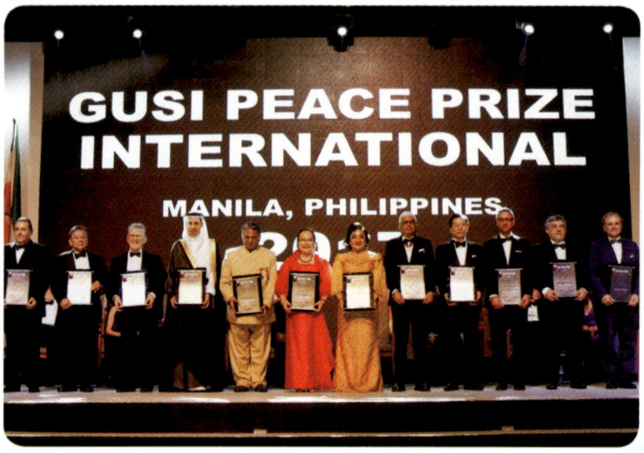

⬅ 2017年11月23日，东直门医院王耀献教授（右四）获2017年度顾氏和平奖

2016年，北京市卫生计生委、首都卫生计生系统精神文明建设协调委员会在首都医疗卫生机构中启动了第六届“首都十大健康卫士”推选活动。2017年5月10日，评选结果揭晓，北京儿童医院钱素云、北京协和医院刘大为、北京大学第三医院刘忠军、北京同仁医院卢海、中国中医科学院西苑医院麻柔、北京口腔医院侯本祥、北京市疾病预防控制中心王全意、北京安贞医院马长生、解放军第二六一医院蔡红霞、北京佑安医院李宁当选第六届“首都十大健康卫士”。

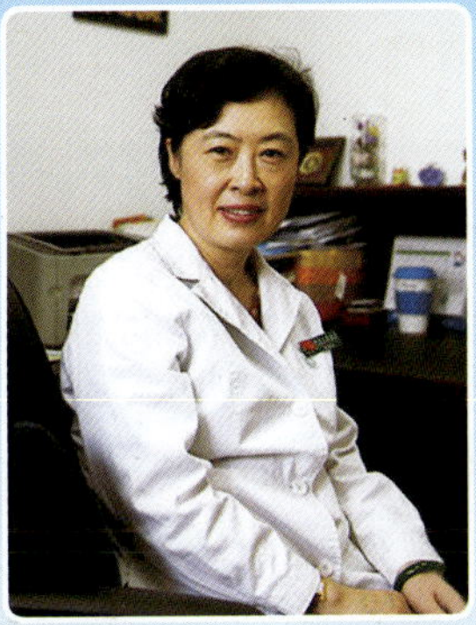

钱素云

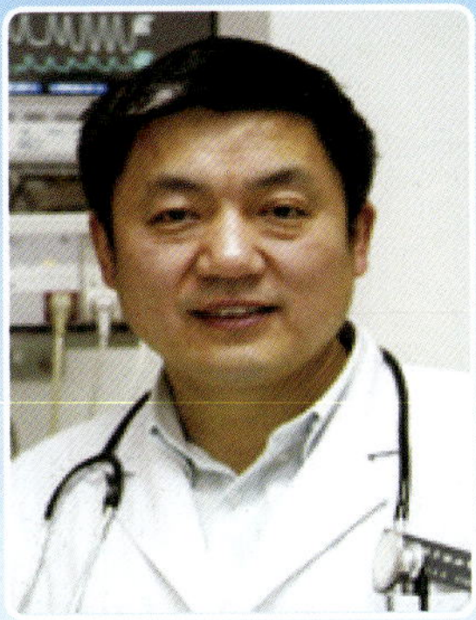

刘大为

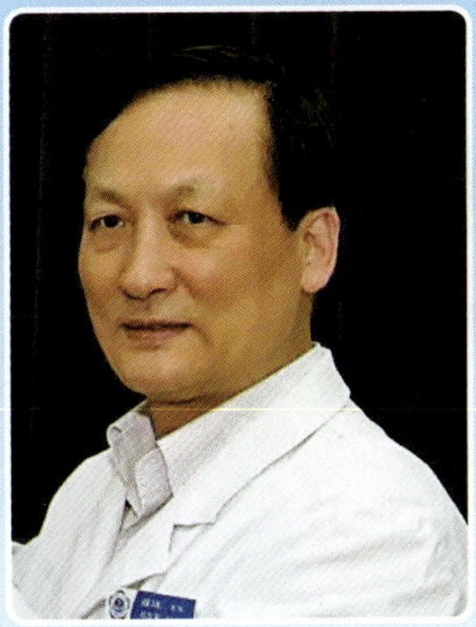

刘忠军

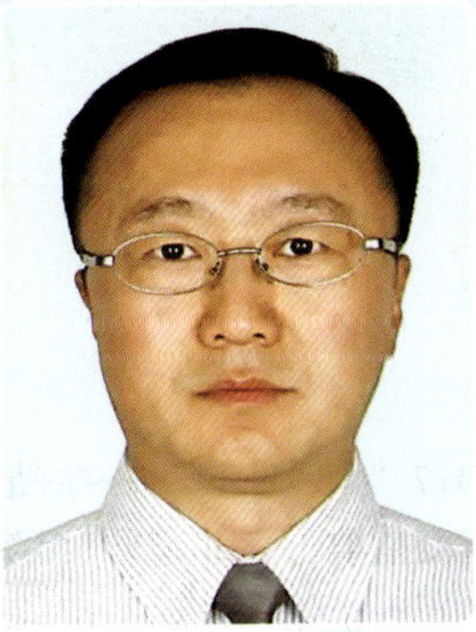

卢　海

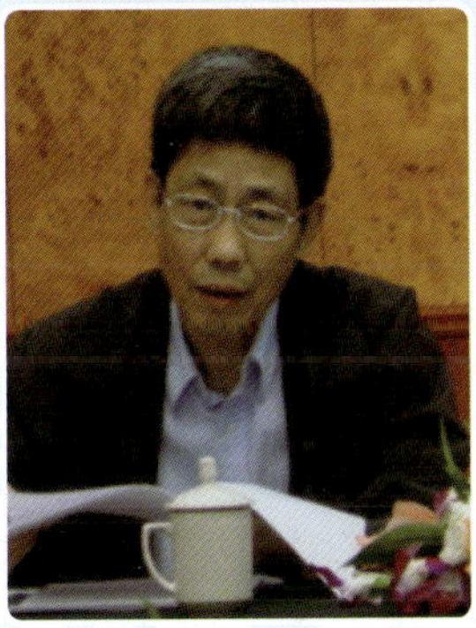

麻　柔

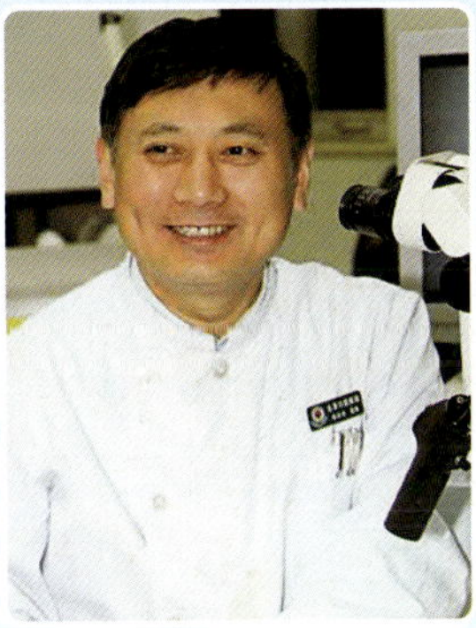

侯本祥

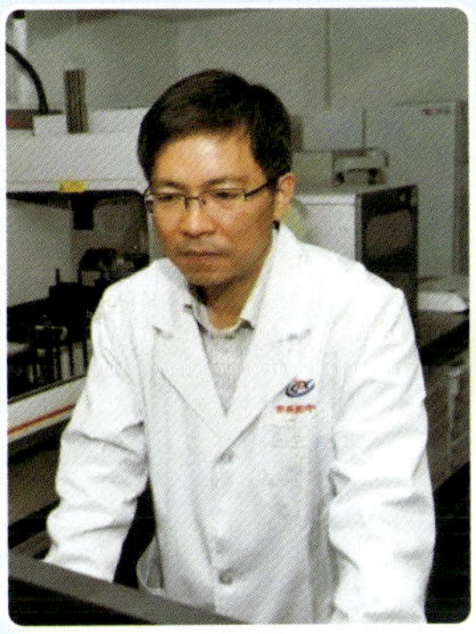

王全意

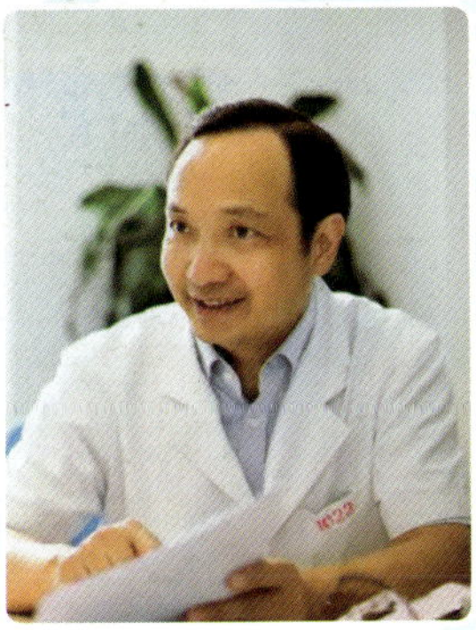

马长生

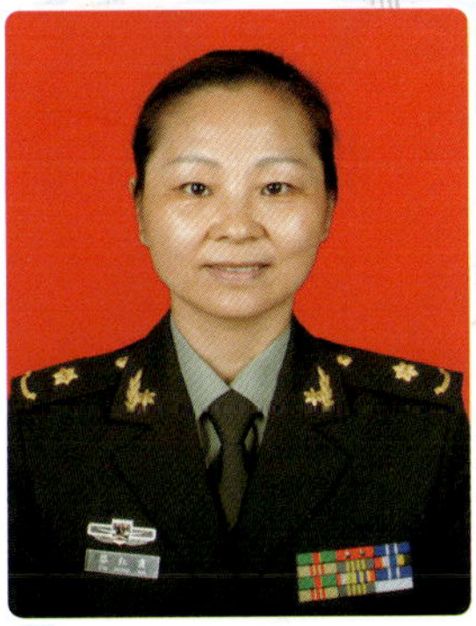

蔡红霞

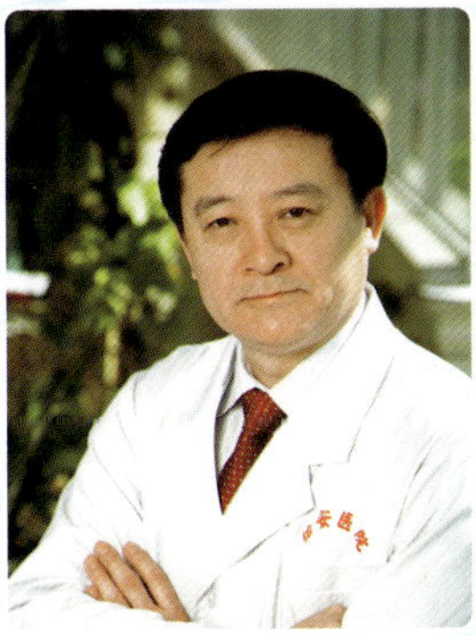

李　宁

2017年6月29日，人力资源社会保障部、国家卫生计生委和国家中医药管理局在北京联合举办国医大师、全国名中医表彰大会，授予北京中医药大学东直门医院吕仁和、中日友好医院许润三、北京中医医院柴嵩岩、中国中医科学院广安门医院薛伯寿等30人“国医大师”荣誉称号。

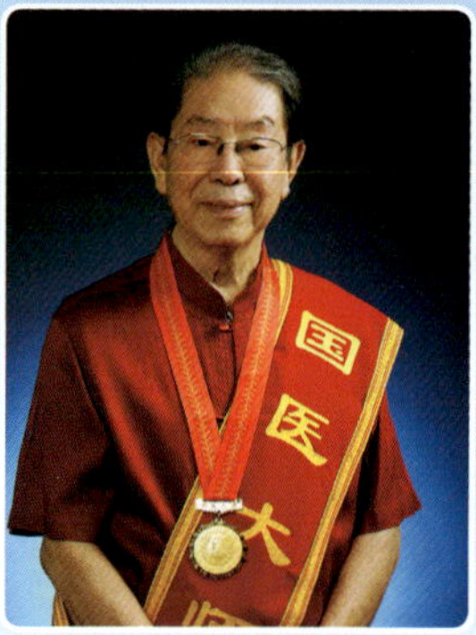

吕仁和

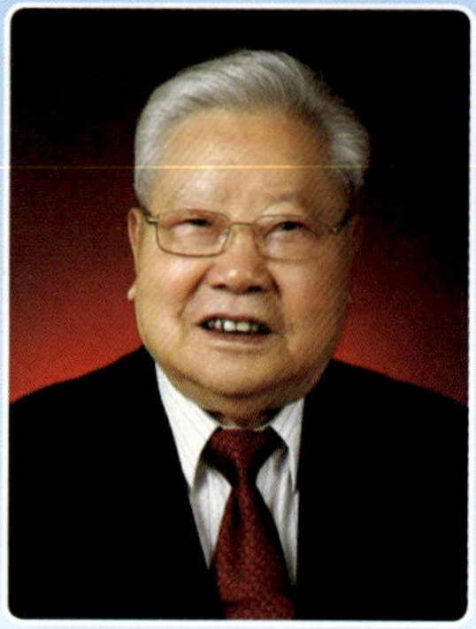

许润三

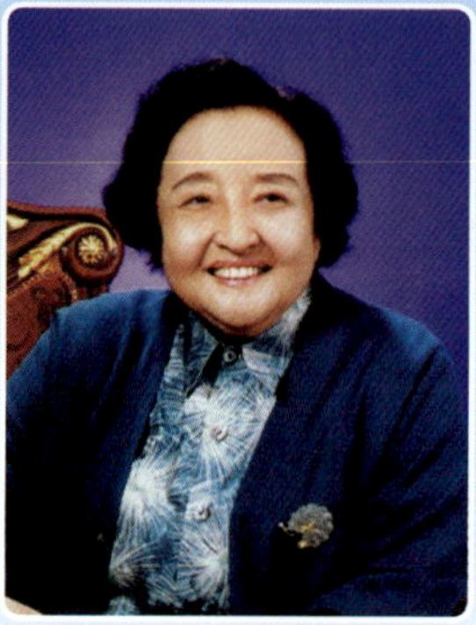

柴嵩岩

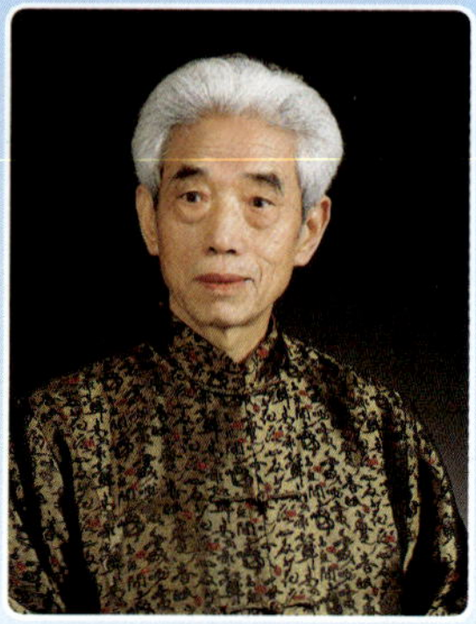

薛伯寿

2017 年11月27日、28日，中国工程院、中国科学院相继公布新增院士名单，北京大学第三医院乔杰、北京清华长庚医院董家鸿当选中国工程院院士，中国医学科学院阜外医院顾东风、北京大学医学部陆林当选中国科学院院士。

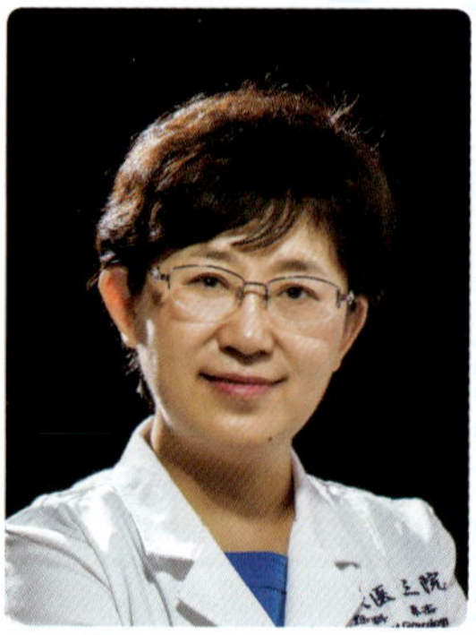

乔　杰

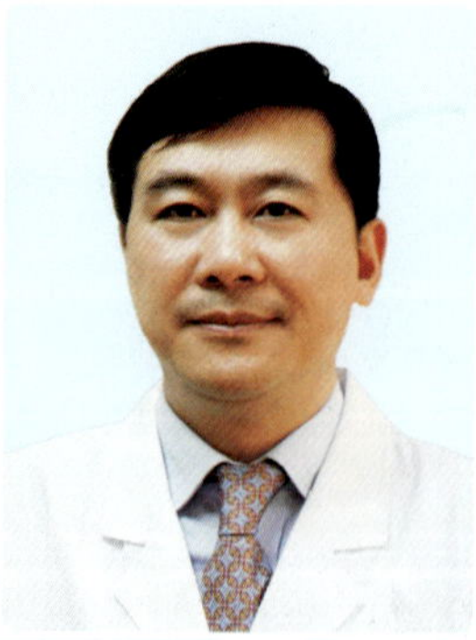

董家鸿

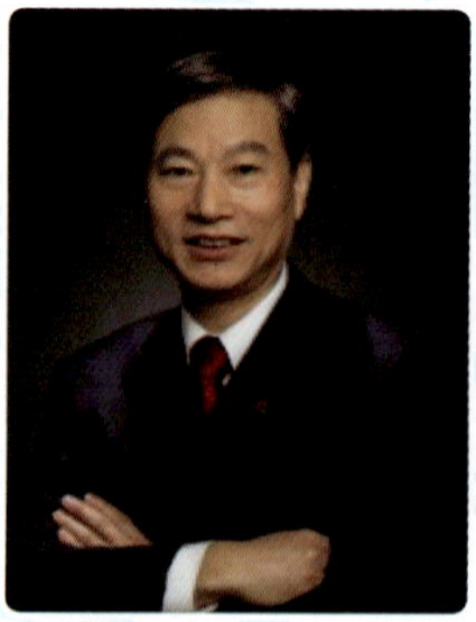

顾东风

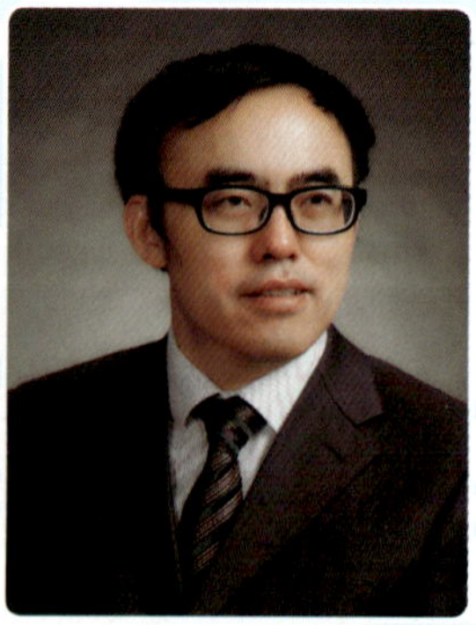

陆　林

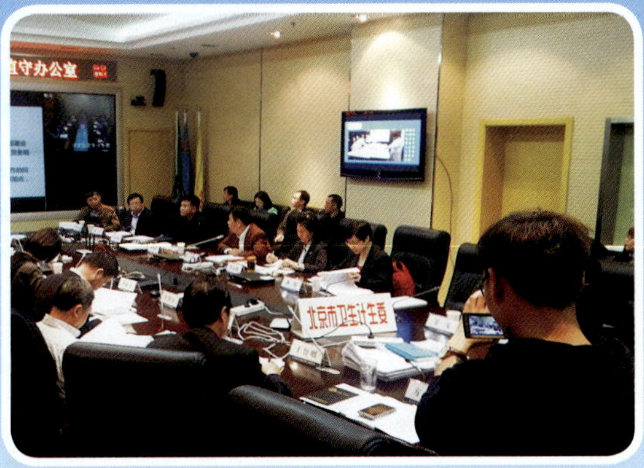

➲ 2017年4月8日，北京市全面实施医药分开综合改革

➲ 2017年4月8日零点，首都儿科研究所准时完成信息系统切换，医药分开综合改革顺利实施

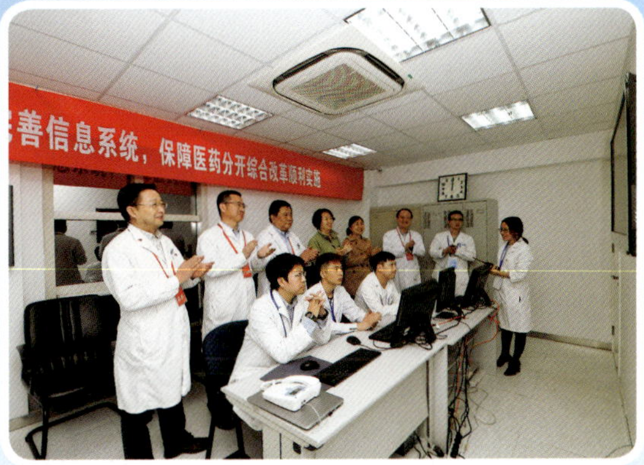

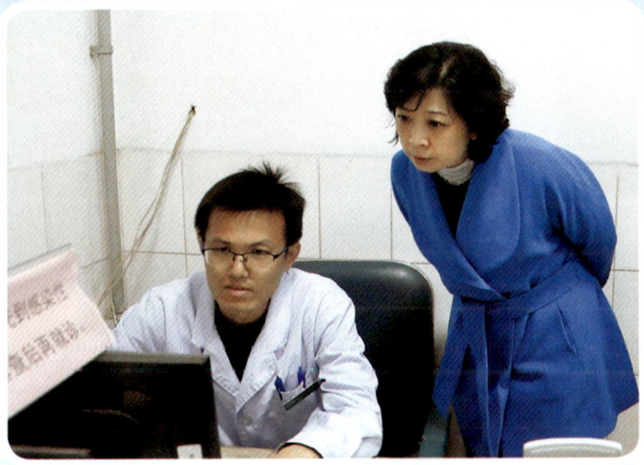

➲ 2017年4月8日，昌平区副区长吴彬到昌平区中医医院查看医改后医生工作站运行情况

➲ 2017年4月，北京12320热线全方位宣传、多措施保障，服务北京市医药分开综合改革

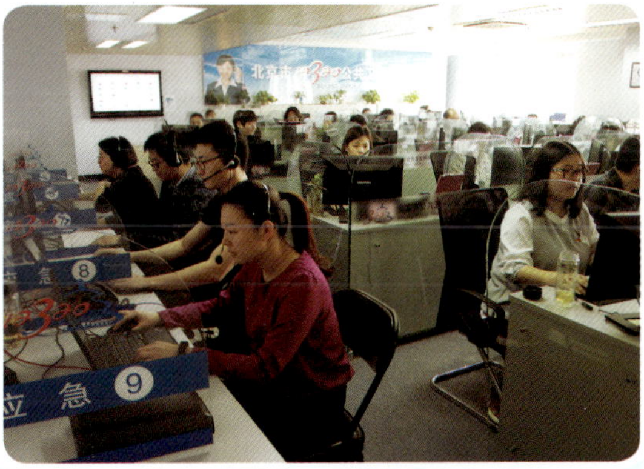

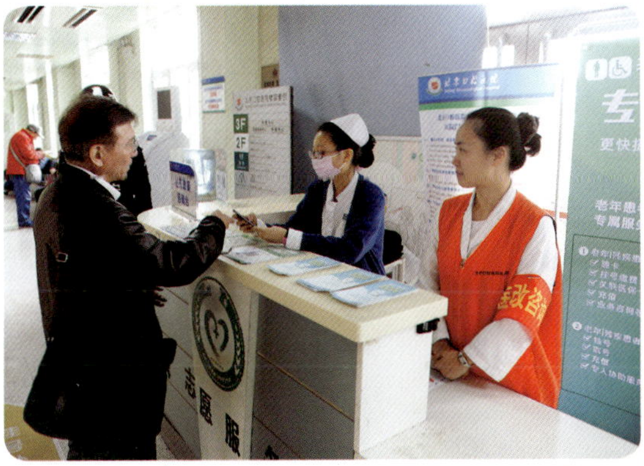

➲ 2017年4月，北京口腔医院设立医药分开综合改革政策咨询台

➲ 2017年1月10日，北京大学第三医院签署国内首个3D打印人体植入物科研成果产业化协议

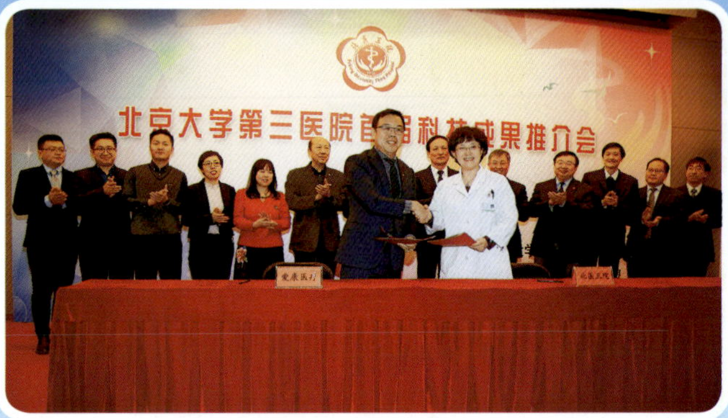

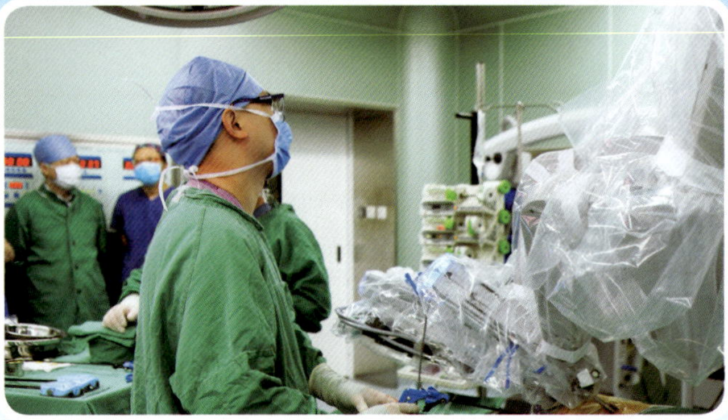

➲ 2017年4 月20 日，北京地坛医院达芬奇手术机器人为泌尿外科艾滋病患者手术

➲ 2017年5月14～15日，“一带一路”国际合作高峰论坛在北京召开，999派出专业航空医疗救援直升机为会议提供航空医疗急救保障

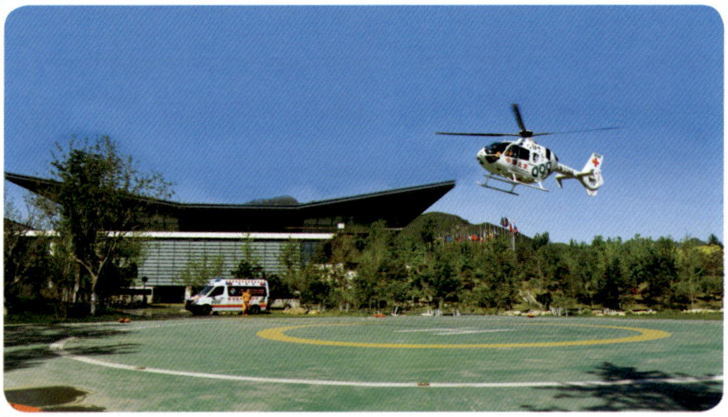

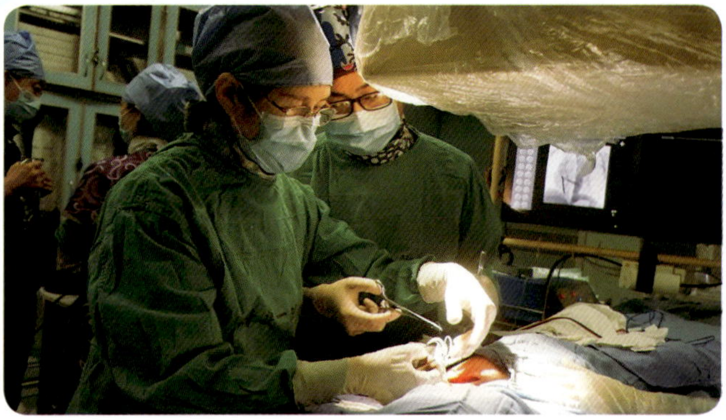

➲ 2017年5月24日，北京华信医院成功为4岁4个月的国内首例接受Reveal LINQ的患儿植入心律转复除颤器

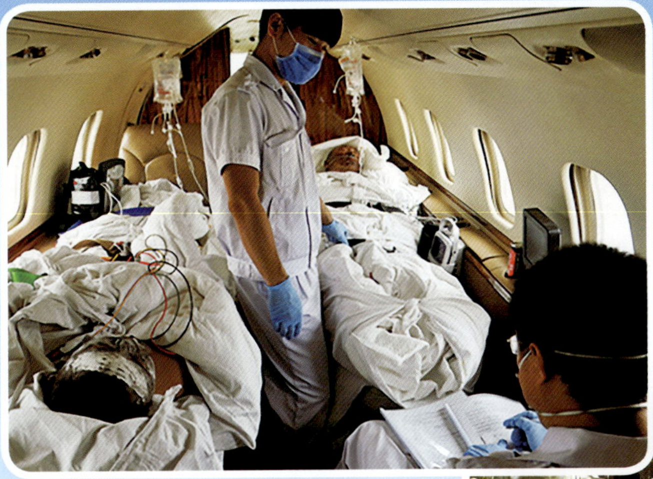

➲ 2017年5月3～4日，120完成内蒙古自治区加格达奇火灾伤员的航空医疗转运工作，首次实现同机双人转运和连续成批次转运

➲ 2017年7月12日，北京朝阳医院组建的中国第二十六批援几内亚医疗队出发

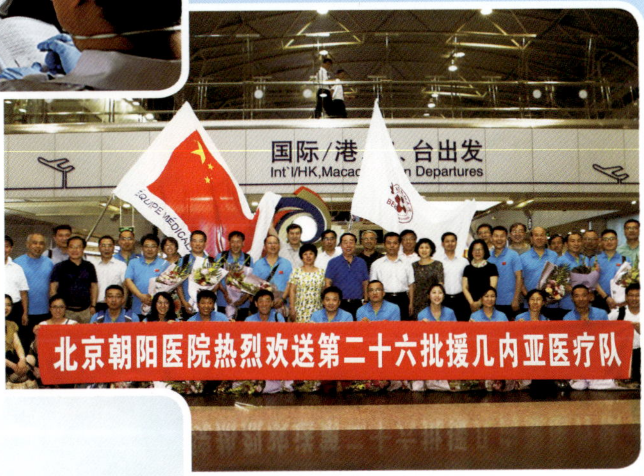

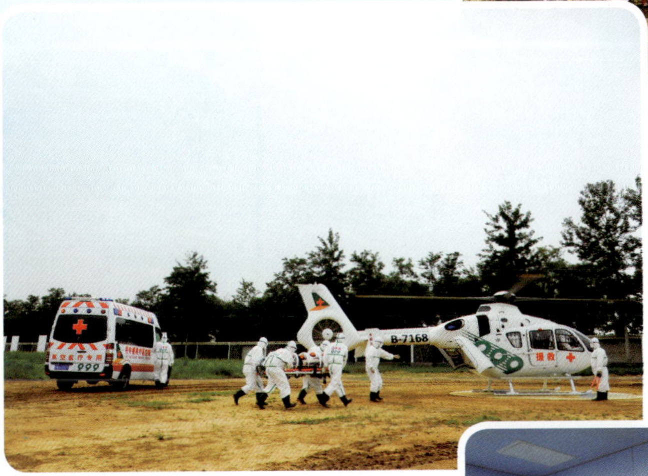

➲ 2017年7月12～14日，京津冀卫生应急联合演练在北京市通州区举行

➲ 2017年10月，首都儿科研究所心血管内科导管室投入使用

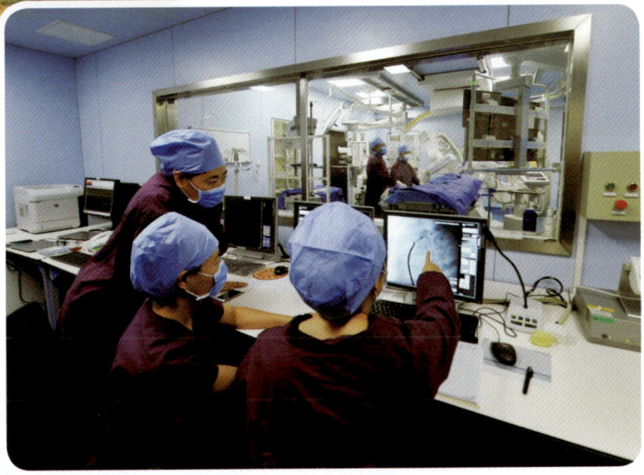

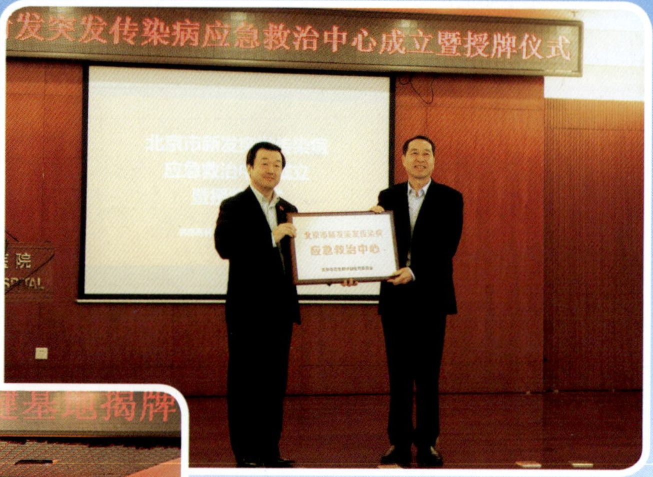

➲ 2017年1 月16 日，北京市新发突发传染病应急救治中心在北京地坛医院成立

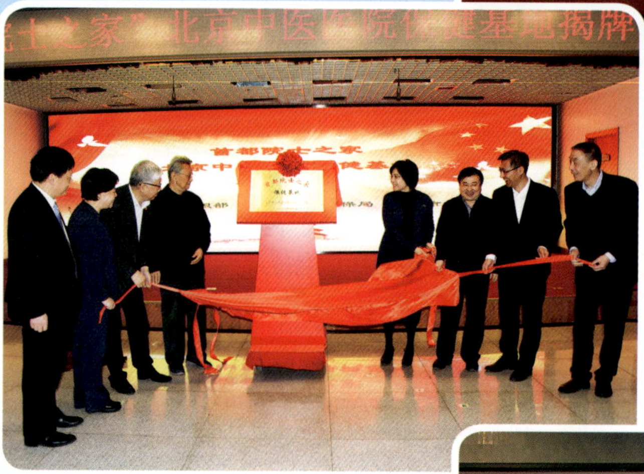

➲ 2017年2月26日，“首都院士之家”北京中医医院保健基地落成

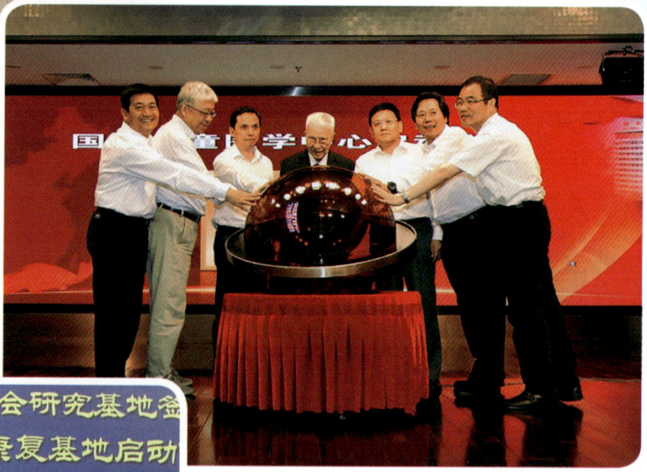

➲ 2017年6月1日，北京儿童医院正式挂牌成为国家儿童医学中心

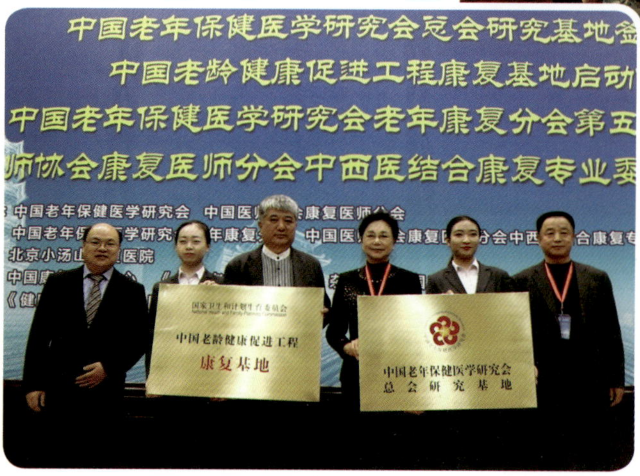

➲ 2017年12月2日，北京小汤山医院正式成为中国老年保健医学研究会总会研究基地、中国老龄健康促进工程康复基地

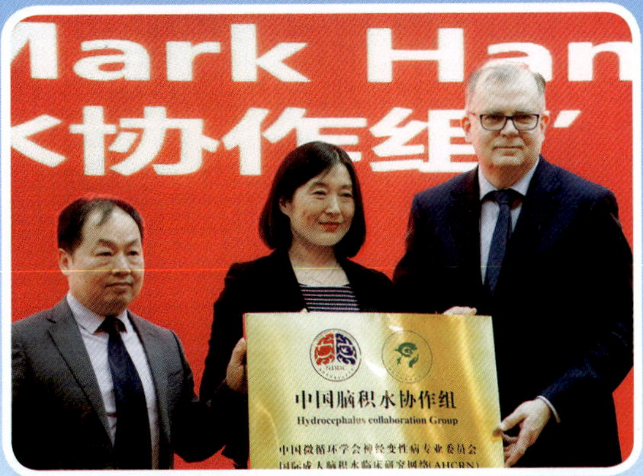

2017年4月14日，中国脑积水协作组成立，航空总医院开设国内首家脑积水门诊

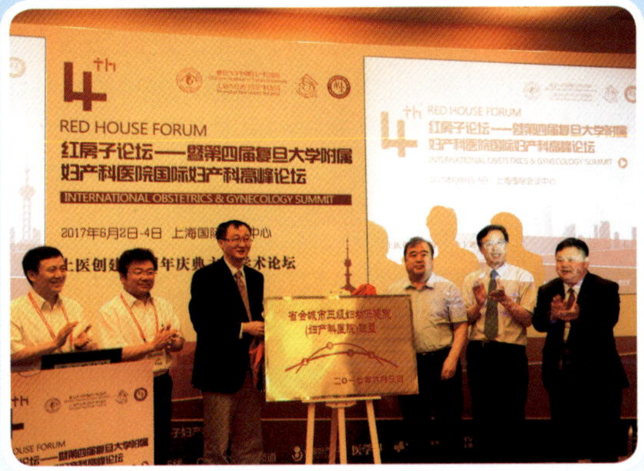

2017年6月4日，北京妇产医院作为发起单位之一，成立全国首个省会城市三级妇幼保健院（妇产科医院）联盟

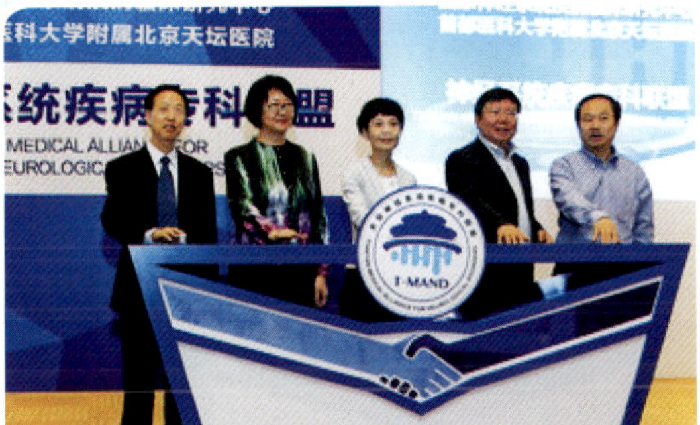

2017年6月22日，天坛神经系统疾病专科联盟成立

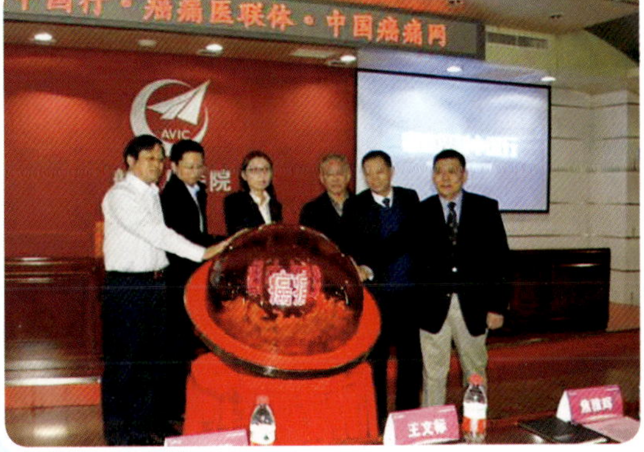

2017年11月3日，航空总医院牵头发起的全国癌痛控制医联体成立

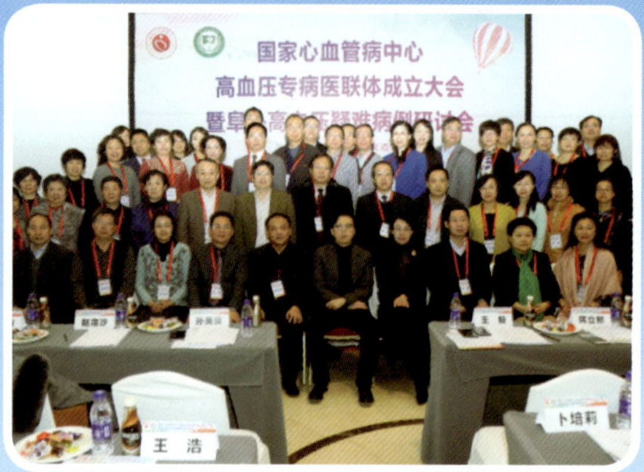

2017年11月25日，国家心血管病中心高血压专病医联体在京成立

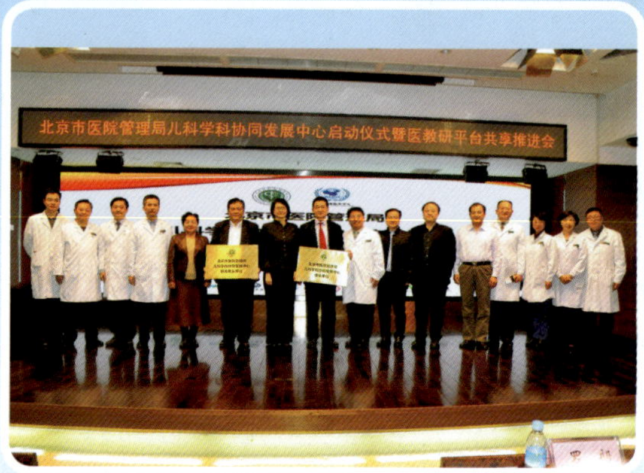

2017年11月28日，儿科学科协同发展中心启动仪式暨医教研平台共享推进会在北京儿童医院举行

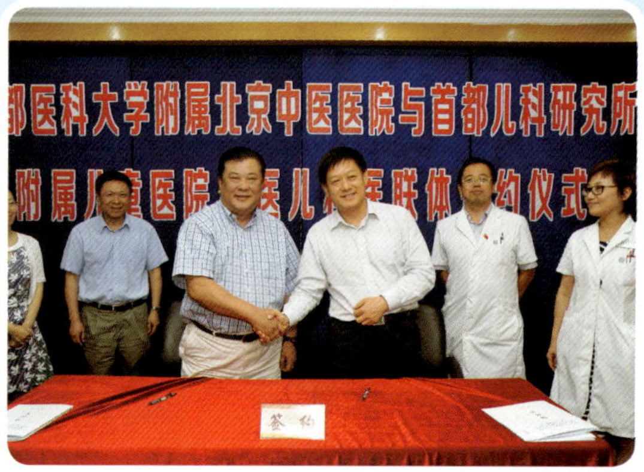

2017年11月29日，北京中医医院与首都儿科研究所附属儿童医院中医儿科医联体揭牌仪式在首都儿科研究所举行

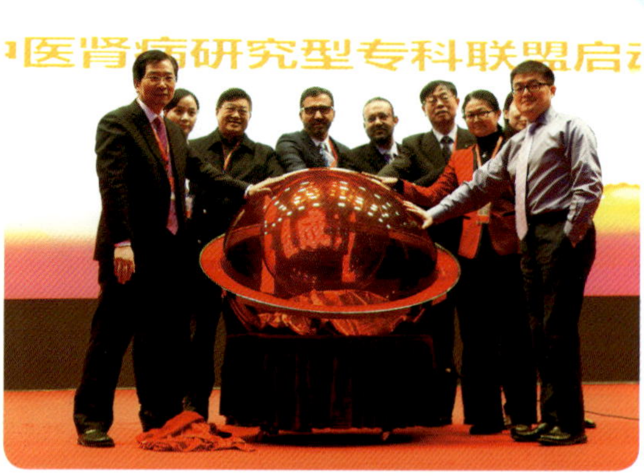

2017年12月16～17日，由中华中医药学会主办，北京中医药大学东直门医院、通州区卫生计生委承办的中美肾病国际高峰论坛（2017）暨全国中医肾病研究型专科联盟成立大会举行

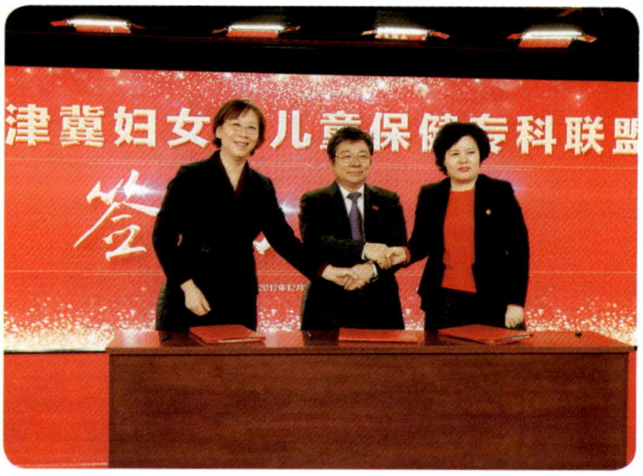

2017年12月20日，北京妇产医院牵头与天津市中心妇产科医院、石家庄市妇产医院开展区域性医疗资源一体化合作，成立京津冀妇女与儿童保健专科联盟

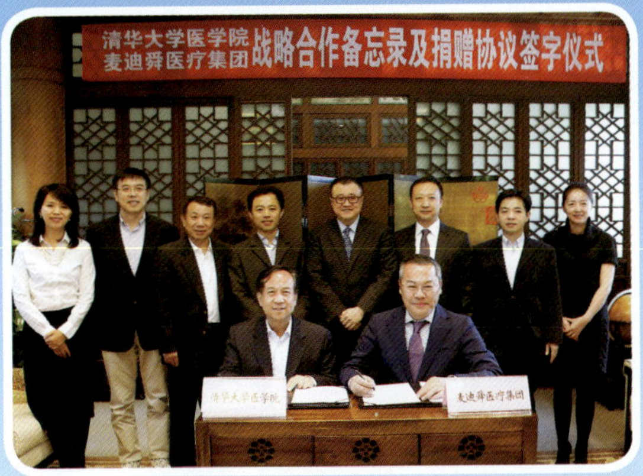

2017年4月26日，清华大学医学院与香港麦迪舜医疗集团有限公司战略合作备忘录及捐赠协议签字仪式在清华大学举行

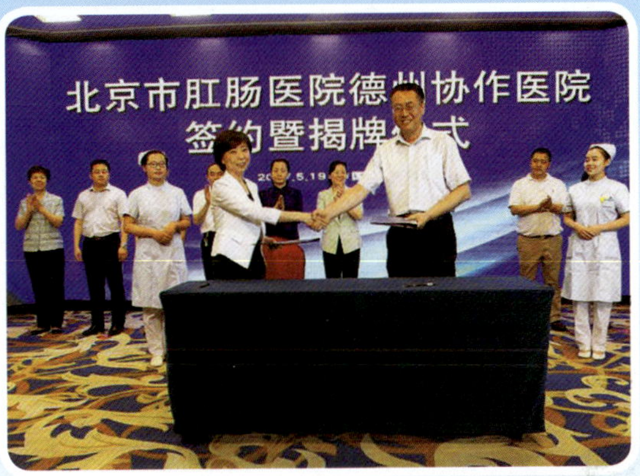

2017年5月19日，北京市肛肠医院与山东省德州市德城区肛肠医院在德州市举行北京市肛肠医院德州协作医院签约暨揭牌仪式

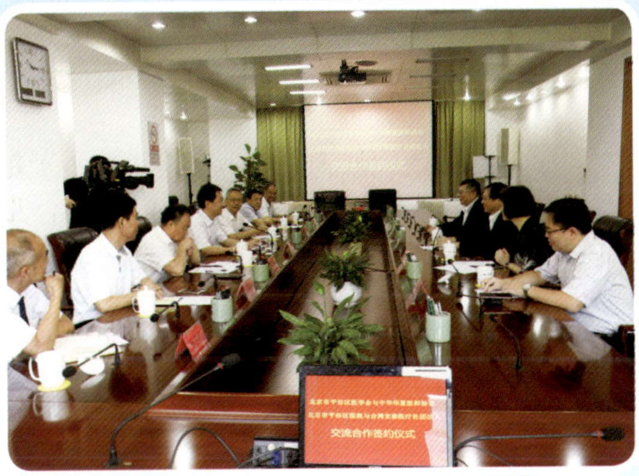

2017年7月10日，平谷区卫生计生委与台湾安泰医疗社团签订交流合作协议

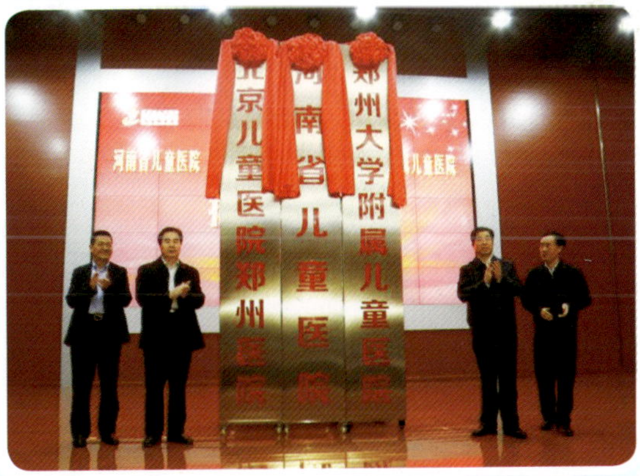

2017年11月3日，北京儿童医院与河南省郑州市政府签订协议，整体托管郑州儿童医院

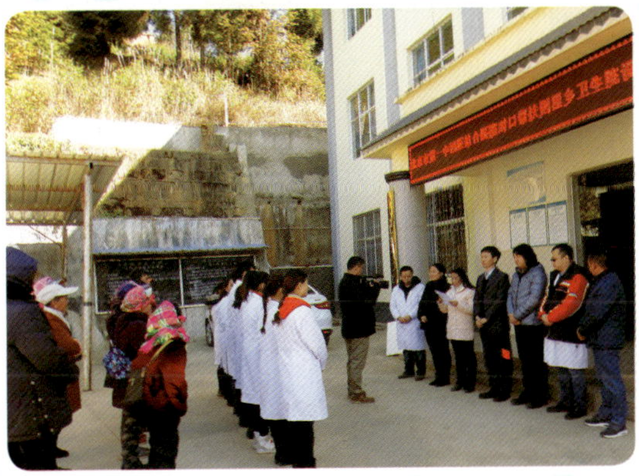

2017年12月21日，北京市第一中西医结合医院对口支援云南省禄劝县民安乐卫生室揭牌仪式在民安乐村举行

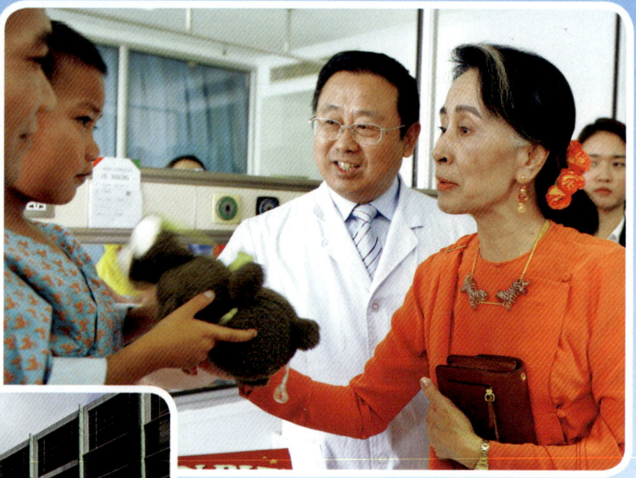

➲ 2017年5月16日，缅甸国务资政昂山素季到北京安贞医院看望缅甸先心病患儿

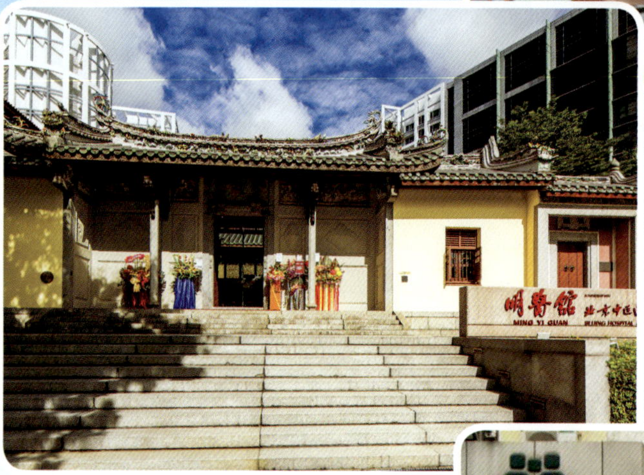

➲ 2017年6月3日，北京中医医院新加坡明医馆揭牌

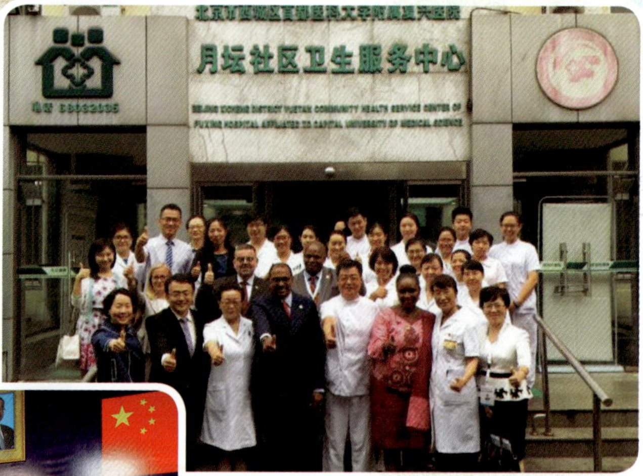

➲ 2017年8月18日，联合国副秘书长、联合国艾滋病规划署执行主任米歇尔·西迪贝一行到复兴医院月坛社区卫生服务中心考察基层卫生人员培养工作

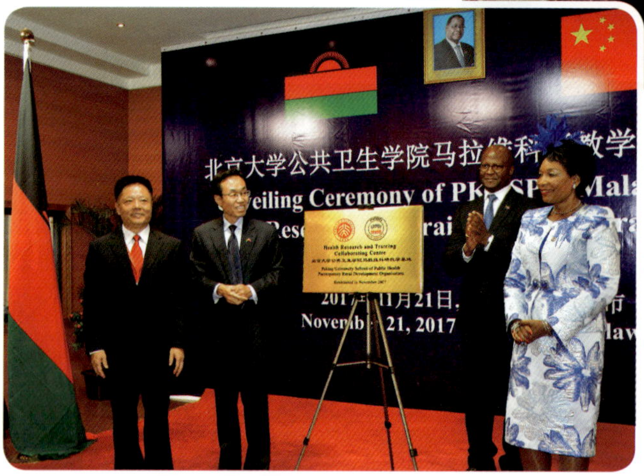

➲ 2017年11月21日，北京大学公共卫生学院马拉维科研教学基地揭牌

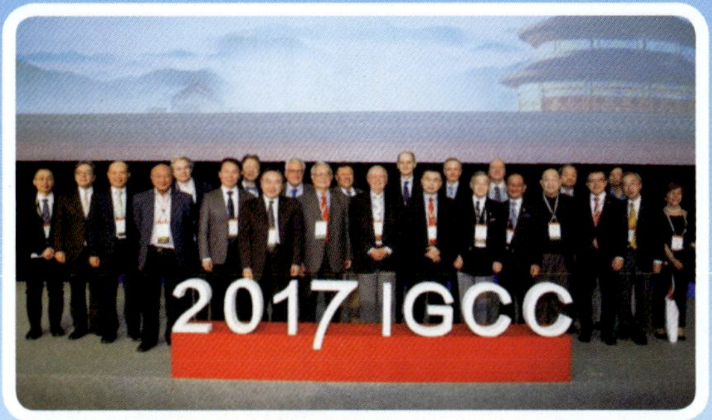

2017年4月20日，北京肿瘤医院举办第十二届国际胃癌大会

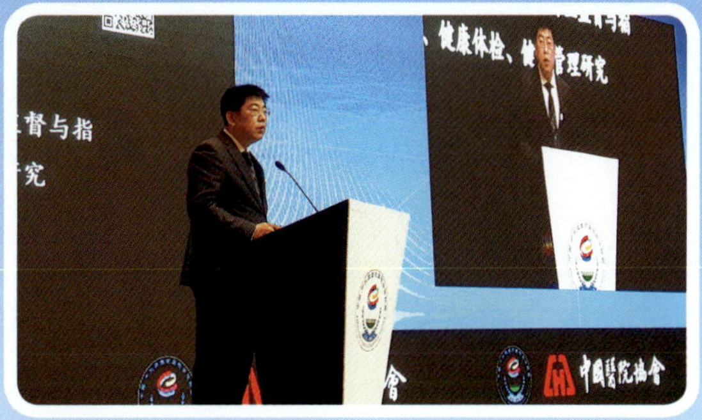

2017年4月27日，北京市体检中心加入中国-中东欧国家医院合作联盟

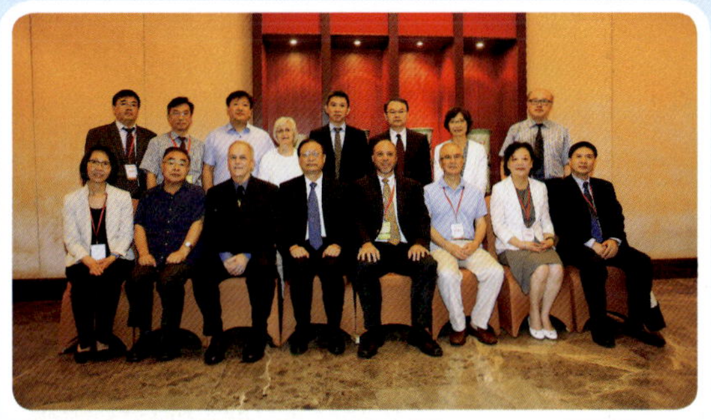

2017年8月17日，广安门医院承办2017年国际中医药肿瘤联盟研讨会暨首届中医肿瘤走向国际学术沙龙

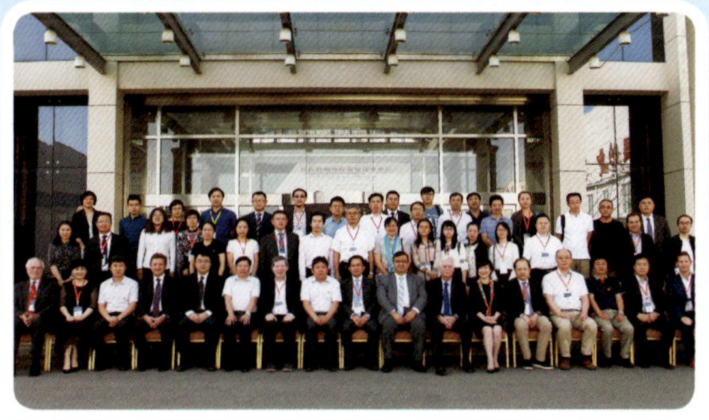

2017年9月22～23日，第二届国际肿瘤诊疗质量高峰论坛在北京燕化宾馆召开

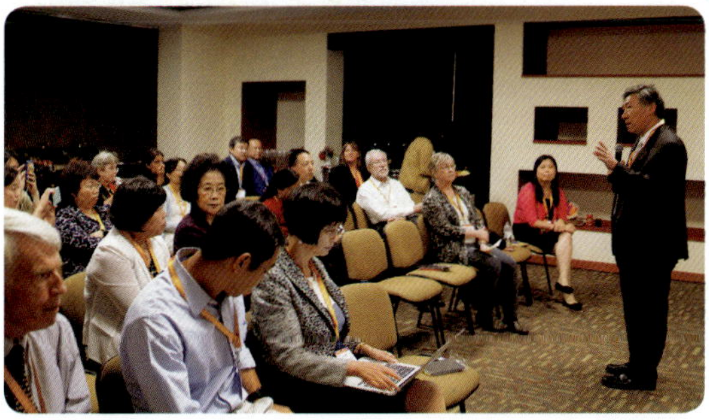

2017年10月12日，胸科医院参加在墨西哥举办的第四十八届世界肺部健康大会的中国结核病临床试验专场研讨

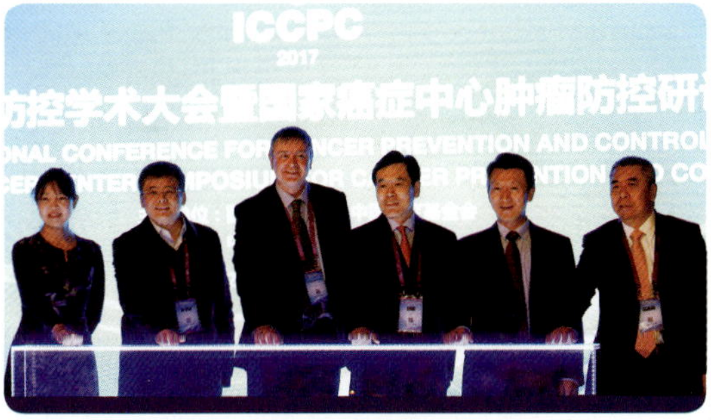

2017年11月1～2日，国际肿瘤防控大会暨国家癌症中心肿瘤防控研讨会在北京召开，国家癌症中心—国际癌症研究署中国合作中心正式揭牌

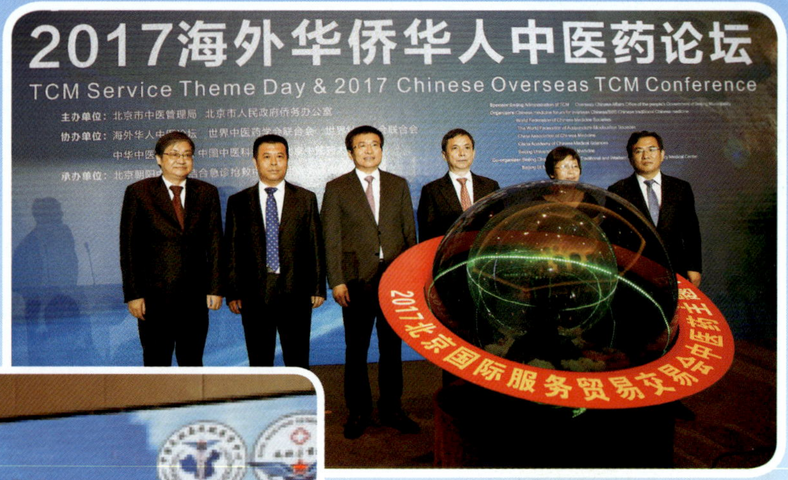

➲ 2017年5月29日，北京市中医管理局举办中医药服务主题日暨2017海外华侨华人中医药论坛

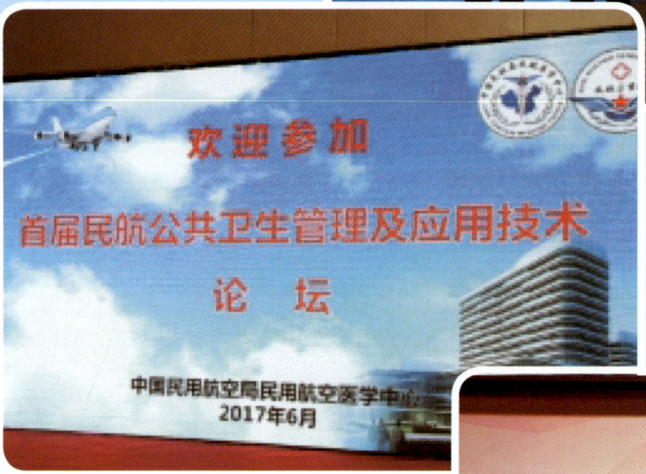

2017年6月13～14日，民航医学中心举办首届民航公共卫生管理及应用技术论坛

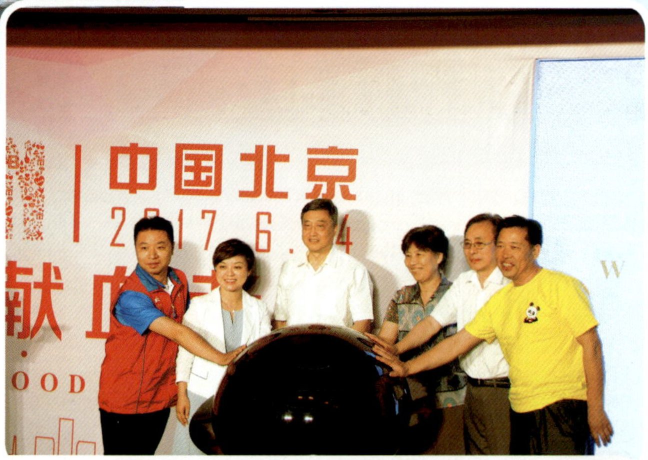

➲ 2017年6月14日，北京市红十字血液中心举行“我能做什么”——2017世界献血者日庆祝活动

2017年7月2日，北京市中医管理局举办贯彻落实《中医药法》百名国医宣传活动启动仪式

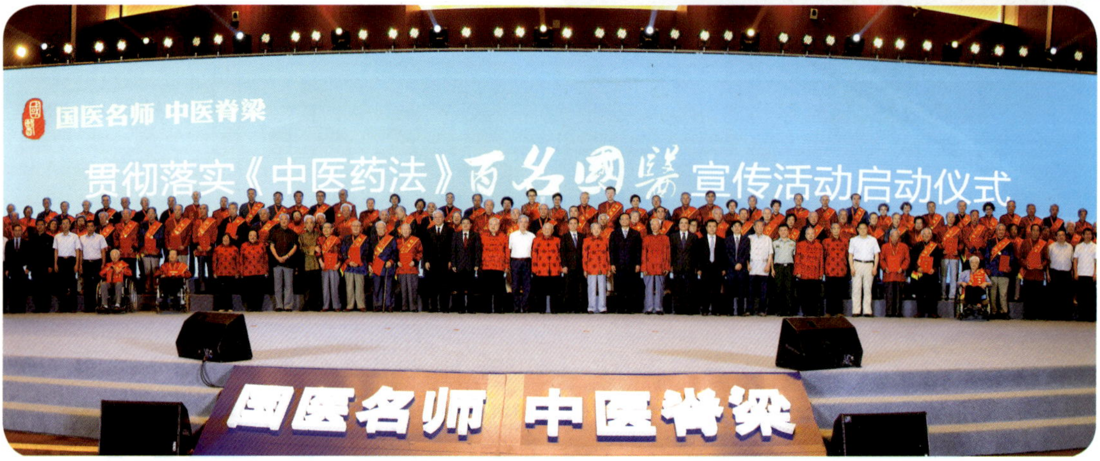

➡ 2017年7月12日，白癜风患者千人救助工程启动仪式暨《白癜风诊疗规范和疗效标准》新闻发布会在北京方舟皮肤病医院举办

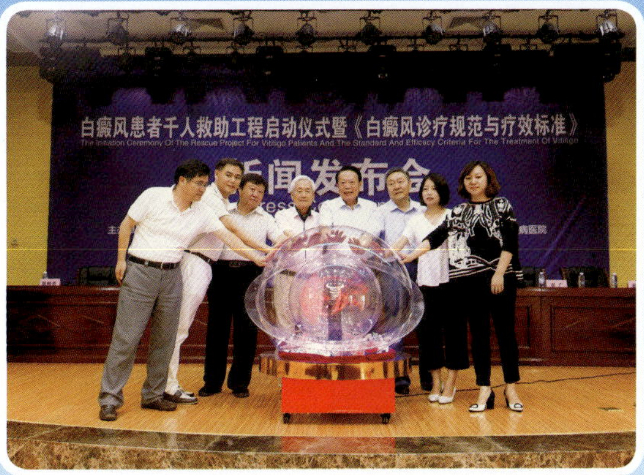

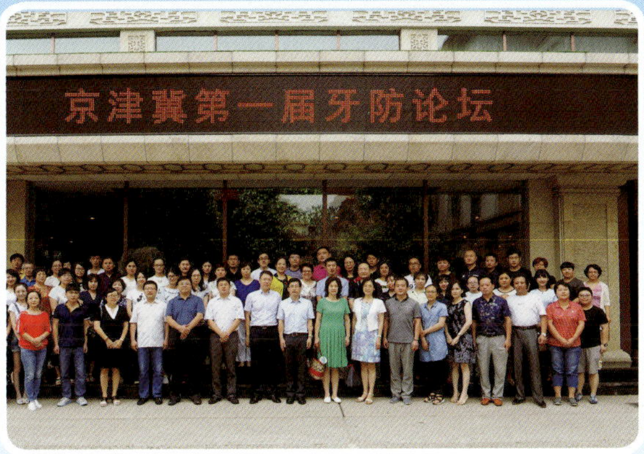

⬅ 2017年8月21日，京津冀第一届牙防论坛暨2017社区口腔医生培训班在北京召开

➡ 2017年9月8～10日，北京老年医院主办第七届全国老年医院联盟大会暨中国特色医养结合模式探索与实践研讨会

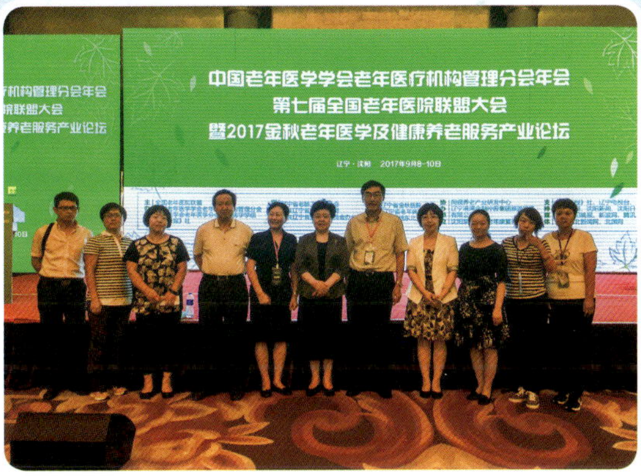

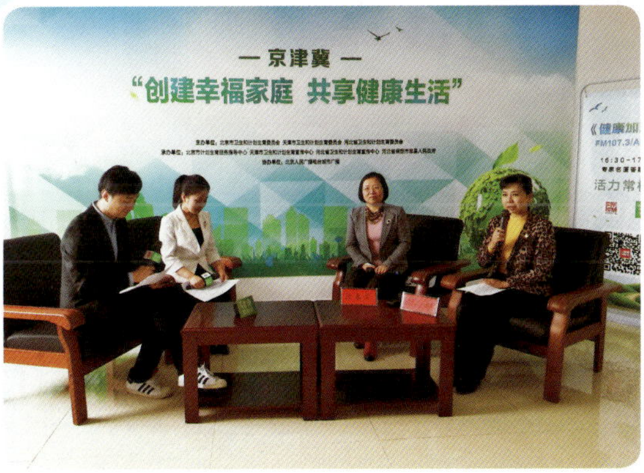

⬅ 2017年10月31日，由北京市、天津市、河北省卫生计生委共同主办以“创建幸福家庭 共享健康生活”为主题的计划生育宣传服务活动

➡ 2017年11月4日，北京市和平里医院举办建院60周年活动及首届中西医结合内分泌学术交流论坛

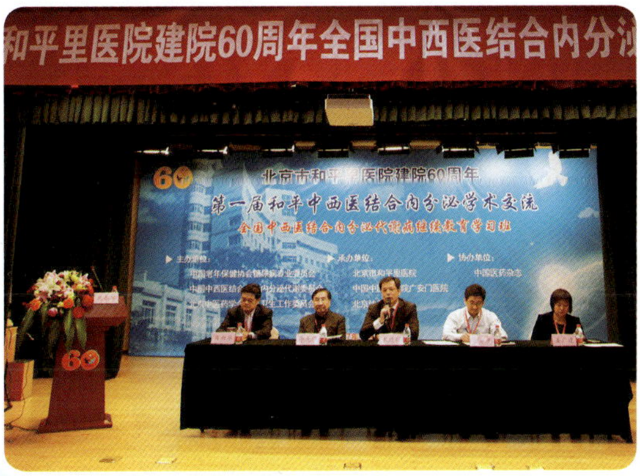

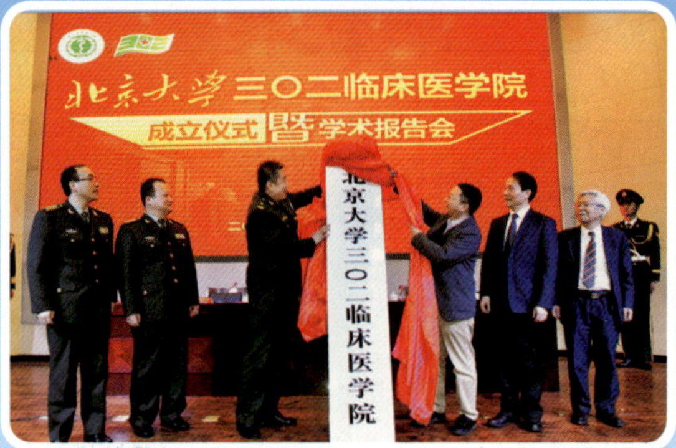

2017年1月20日，北京大学医学部与解放军第三〇二医院举行北京大学三〇二临床医学院成立仪式

2017年3月4日，清华大学临床医学院成立

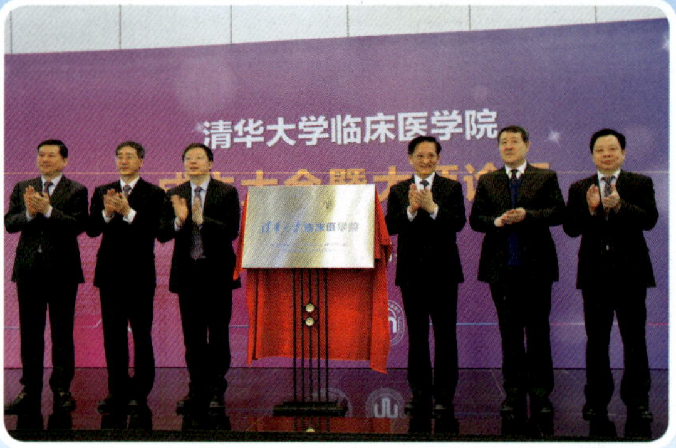

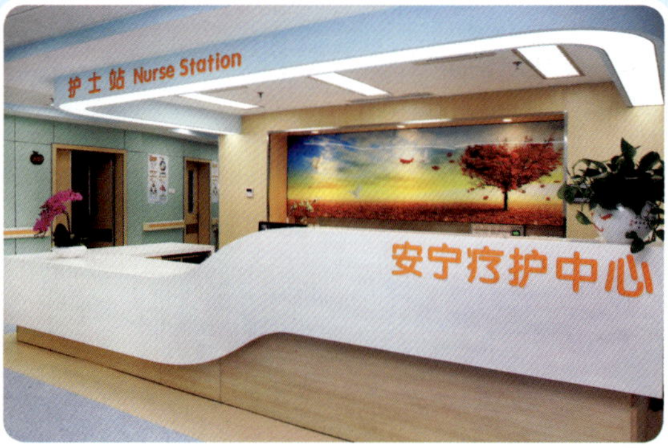

2017年6月13日，首钢医院安宁疗护中心启动

2017年7月21日，民航医学中心（民航总医院）航空医学综合大楼正式投入使用

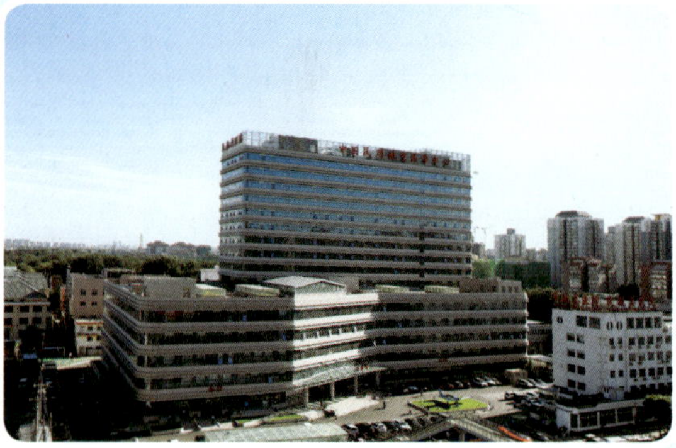

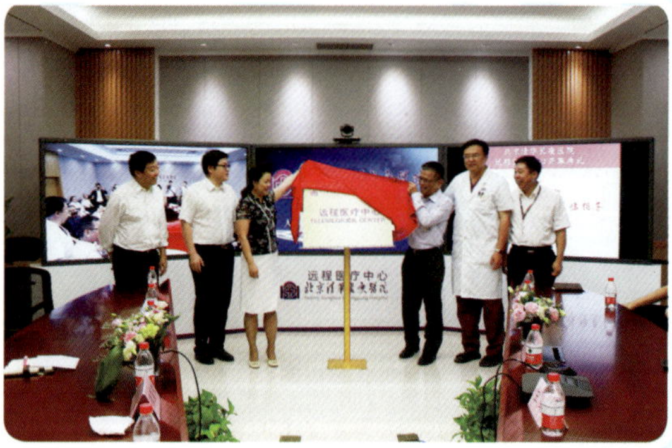

2017年9月7日，北京清华长庚医院远程医疗中心正式投入使用

2018

北京卫生和计划生育年鉴

BEIJING HEALTH AND FAMILY PLANNLNG YEARBOOK

北京市卫生健康委员会
《北京卫生和计划生育年鉴》编辑委员会 编

北京科学技术出版社

图书在版编目（CIP）数据

2018 北京卫生和计划生育年鉴 / 北京市卫生健康委员会，《北京卫生和计划生育年鉴》编辑委员会编．— 北京：北京科学技术出版社，2019.4
ISBN 978-7-5714-0251-8

Ⅰ．①2… Ⅱ．①北… ②北… Ⅲ．①卫生工作－北京－2018－年鉴 ②计划生育－北京－2018－年鉴 Ⅳ．①R199.2-54 ②C924.21-54

中国版本图书馆 CIP 数据核字（2019）第 063255 号

2018 北京卫生和计划生育年鉴

作　　者：北京市卫生健康委员会·《北京卫生和计划生育年鉴》编辑委员会
责任编辑：朱　琳
责任校对：贾　荣
责任印制：吕　越
封面设计：申　彪
出 版 人：曾庆宇
出版发行：北京科学技术出版社
社　　址：北京西直门南大街 16 号
邮政编码：100035
电话传真：0086-10-66161951（总编室）
0086-10-66113227（发行部）0086-10-66161952（发行部传真）
电子信箱：bjkj@bjkjpress.com
网　　址：www.bkydw.cn
经　　销：新华书店
印　　刷：北京盛通印刷股份有限公司
开　　本：787mm×1092mm　1/16
字　　数：1500 千
印　　张：43.25
插　　页：16
版　　次：2019 年 4 月第 1 版
印　　次：2019 年 4 月第 1 次印刷
ISBN 978-7-5714-0251-8/R·2617

定　　价：240.00 元（配光盘）

《北京卫生和计划生育年鉴》（2018）
编辑委员会

《北京卫生和计划生育年鉴》（2018）
编辑部

地址　北京市西城区赵登禹路277号
邮编　100034
电话　010-83366954

编辑说明

一、《北京卫生和计划生育年鉴》由北京市卫生计生委主管、北京市卫生计生委信息中心承编，是一部逐年记载北京地区卫生和计划生育工作的资料性工具书和史料文献，其内容主要综合反映北京卫生和计划生育工作各方面的基本情况、进展和成就。

二、本卷年鉴按分类编辑法，按类目、分目、条目结构设计。全书共分14个类目：概况，大事记，特载，重要会议报告，文件和法规，工作进展，军队卫生工作，各区卫生和计划生育工作，三级医院工作，医学科研与教育机构工作，公共卫生及其他卫生计生机构工作，卫生计生社会团体工作，卫生统计，附录。

三、为方便读者阅读，在附录中设有“专有名词对照表”。另外，除卷首目录外，对刊载内容编制了“索引”附于书末，按汉语拼音字母依次排列。

四、本卷年鉴统计数字均以卫生计生统计年报的数字为准。文中涉及各项年度数据以2017年12月31日为统计口径，其他非年度数据以统计部门或业务主管部门的统计口径为准。

五、本卷年鉴反映2017年1月1日至12月31日期间情况（部分内容依据实际情况或为更好地说明相关内容，时限略有前后延伸），凡2017年事项，一般只直书月、日，不再写年份。

六、本年鉴收录的文章和条目内容，均由各相关单位专人（部门）提供，并经主要负责人审核。

七、为方便读者阅读、检索，配随书光盘。

八、《北京卫生和计划生育年鉴》的编纂工作在编辑委员会的指导下，依靠广大撰稿人共同完成，力求做到资料翔实、语言规范、文字精炼。本年鉴疏漏和不足之处，敬请广大读者批评指正。

《北京卫生和计划生育年鉴》编辑部

2018年10月

目 录

◆ 概 况

2017年北京市卫生计生工作概况…… 2

◆ 大事记

2017年北京卫生计生工作纪事…… 8

◆ 特 载

“健康北京2030”规划纲要 …… 30
北京市医疗卫生服务体系规划（2016—2020年）…… 41
北京市护理事业发展实施方案（2017-2020年）…… 56
北京市“十三五”中医护理发展规划…… 60
北京市“十三五”时期全民健康信息化发展规划 …… 65
北京市2017年度卫生与人群健康状况报告…… 70
北京市卫生和计划生育委员会2017年度绩效管理工作完成情况 …… 83

◆ 重要会议报告

2017年北京市医院管理局工作会议上的报告 …… 90
2017年北京中医药工作会议上的报告…… 96
2017年北京市卫生计生科教工作会议上的报告 … 102
2017年北京市妇幼健康工作会议上的报告 …… 104
2017年北京市疾病预防控制工作会议上的报告 … 110
2017年北京市卫生应急工作会议上的报告…… 114
2017年北京市卫生计生综合监督工作会议上的报告 …… 118
深入落实党的十九大精神奋力推进新时代健康北京建设 …… 120
全面学习宣传贯彻党的十九大精神建设健康北京 …… 123

◆ 文件和法规

北京市人民政府关于支持中医药振兴发展的意见 …… 128
北京市食品安全企业标准备案办法…… 129
北京市人民政府关于修改《北京市社会抚养费征收管理办法》的决定 …… 132
北京市社会抚养费征收管理办法…… 133
北京市卫生和计划生育委员会关于实施护士区域注册的通知 …… 134
首都卫生发展科研专项管理办法…… 136
北京市卫生和计划生育委员会关于简化医疗机构审批程序取消调整基层开具证明有关事项的通知 …… 141
北京市医师执业注册管理办法（试行）…… 141
北京市卫生和计划生育委员会 北京市中医管理局关于开展医疗美容主诊医师专业备案管理工作的通知 …… 144
北京市卫生和计划生育委员会 北京市财政局关于提高本市计划生育特别扶助金标准的通知… 146

◆ 工作进展

发展规划

概述 …… 148

编制卫生计生发展规划…… 148
发布《北京市医疗卫生服务体系规划（2016—2020年）》…… 148
“十三五”卫生计生发展规划宣贯培训 …… 148
编制《城市副中心和通州区医疗卫生专项规划》…… 148
基本建设投资与进展…… 148
推进北京市疾控中心迁建选址 …… 148
确定北京卫生职业学院新院区选址 …… 148
医药卫生体制改革…… 148
公立医院医药分开综合改革 …… 148
推进卫生与健康工作 …… 149
继续控制医疗费用不合理增长 …… 149
加快推进分级诊疗 …… 149
健全卫生发展评价制度 …… 149
推进京津冀鲁辽健康智库建设 …… 150
非首都功能疏解与协同发展…… 150
推进京津冀卫生计生协同发展 …… 150
推进市属医疗卫生资源疏解步伐 …… 150
规划建设副中心医疗卫生服务体系 …… 150
医疗废物管理…… 150
组织医疗废物管理培训 …… 150
医院污水管理专项检查 …… 150
制定医院污水管理评判标准 …… 151
节能管理…… 151
研究节能课题 …… 151
开展节能情况调查与改造 …… 151

法制建设

概述 …… 151
政策研究…… 151
开展政策法规评估 …… 151
完成卫生计生行业法律顾问制度研究 …… 151
完成卫生计生依法行政考核评价体系研究 …… 151
完成卫生法规体系与十年立法规划研究 …… 151
完成公立医院法律制度研究 …… 151
开展政策法规研究 …… 152
立法…… 152
开展修订《北京市发展中医条例》调研 …… 152
完成政府规章清理建议报送 …… 152
修订《北京市社会抚养费征收管理办法》…… 152
完成市政府文件清理 …… 152
完成行政规范性文件清理 …… 152
申报2018～2022年地方性法规立法规划…… 152
行政规范性文件与重大行政决策管理…… 152
重大行政决策合法性审查和送审 …… 152
行政规范性文件审查备案 …… 152
行政复议与应诉…… 152
办理行政复议43件 …… 152
办理行政应诉23件 …… 152
加强复议应诉案件分析 …… 152
“放管服”改革 …… 153
清理规范行政审批中介服务事项 …… 153
调整涉及企业群众办事创业证明 …… 153
全面梳理公共服务事项 …… 153
全面清理规范权力清单 …… 153
开展公平竞争审查 …… 153
普法…… 153
市卫生计生系统普法活动 …… 153
法学理论学习培训 …… 153
地方卫生标准管理…… 153
开展卫生与健康标准化研究 …… 153
宣贯实施地方卫生标准 …… 153
制定地方卫生标准 …… 153

综合监督与安保工作

概述 …… 154
综合监督体系建设…… 154
评选优秀典型案例案卷 …… 154
公立医疗机构医药分开综合改革专项督查 …… 154
年度卫生计生监督执法专项稽查 …… 154
举办卫生计生监督骨干培训班 …… 154
加强卫生计生监督协管队伍建设 …… 154
持续推动“双随机一公开”监管改革 …… 154
卫生计生综合监督绩效考核指标优化研究 …… 155
综合监督行政执法…… 155
医疗机构依法执业专项监查 …… 155
《北京市院前医疗急救服务条例》监督执法 …… 155
开展落实法律法规监查 …… 155
建立医疗机构监督协管员队伍 …… 155
暑期游泳场馆卫生专项监查 …… 155
全市餐饮场所控烟执法专项行动 …… 155
三级医疗机构集中空调通风系统专项督查 …… 156
严厉打击非法医疗美容专项行动 …… 156

查处违法违规应用人类辅助生殖技术专项行动…… 156
医疗卫生机构传染病防治分类监督综合评价…… 156
开展驻院式监督执法检查 …… 156
全市医疗机构依法执业培训 …… 156
计划生育监督执法培训 …… 157
加强生活饮用水卫生安全隐患排查 …… 157
探索建立学校卫生监督“一户一档”…… 157
召开公共场所和控烟监督工作会 …… 157
安全生产管理和治安保卫工作…… 157
加强消防安全管理 …… 157
联合打击涉医违法犯罪 …… 157
加强医院安全保卫工作 …… 157
召开安全生产工作会 …… 157
督查新疆卫生计生系统安全生产 …… 158
安全隐患大排查大清理大整治专项行动 … 158
开展消防安全培训 …… 158

市属医院改革与管理

概述 …… 158
公立医院改革…… 158
医药分开综合改革…… 159
市属医院全面推行医药分开综合改革 …… 159
医院绩效考核…… 159
印发2017年绩效考核指标体系 …… 159
落实奖励性绩效工资兑现方案 …… 159
完成2016年市属医院绩效考核…… 159
职工满意度、人才满意度调查 …… 159
市属医院规划编制…… 159
“十三五”规划实施管理 …… 159
编制功能定位规划、院区总体规划 …… 159
市属医院既有院区综合性能提升改造 …… 159
完善规划管理制度 …… 159
医院基础管理…… 159
医疗护理工作…… 159
改善医疗服务行动计划 …… 159
推进非急诊全面预约挂号 …… 160
继续探索知名专家团队 …… 160
“创新服务，佑护健康”护理文化周 …… 160
便民惠民服务专项绩效考核 …… 160
深化市属医院康复医联体建设 …… 160
京津冀医疗协同发展新进展 …… 160
加强行风建设 …… 161
财务资产管理…… 161
更新临床医学发展专项经费管理办法 …… 161
22家市属医院会计联合考评 …… 161
内部控制报告编报和评价 …… 161
推进部门绩效评价管理 …… 161
基础运行管理…… 161
市属医院安防系统升级改造 …… 161
推进微型消防站建设 …… 161
停电事件应急演练 …… 162
开展安保服务承诺活动 …… 162
国家老年疾病临床医学研究中心揭牌 …… 162
人文医学师资团能力建设培训会 …… 162
与北京燃气集团共建合作 …… 162
人文科室试评价 …… 162
市属医院配餐员知识技能竞赛 …… 162
医院建设投资…… 162
同仁医院亦庄院区扩建工程 …… 162
调整安贞医院通州院区院址 …… 162
天坛医院迁建工程竣工验收 …… 162
友谊医院顺义院区项目 …… 162
口腔医院迁建项目获批复 …… 162
药品和医疗器械管理…… 162
召开年度医疗器械管理工作会 …… 162
召开年度药事管理工作会 …… 163
药品阳光采购议价工作 …… 163
保障综合改革的药品供应 …… 163
开展药师专业培训 …… 163
总药师委员会赴港考察 …… 163
医疗器械规范化管理 …… 163
表彰“京城药师”…… 163
提高医院设备管理水平 …… 163
开展处方点评 …… 164
探索人才学科发展路径 …… 164
推动合理用药管理 …… 164
中成药合理使用培训 …… 164
加强医工学科建设 …… 164
举办咨询药师沙龙 …… 164
医院干部与人事管理…… 164
人才队伍建设…… 164

7人入选国家百千万人才工程 …………… 164
8人入选北京市百千万人才工程 …………… 164
36人入选北京“高创计划” …………… 164
15人入选北京市第十二批海外高层次人才…………… 165
14人获北京市百千万人才工程经费资助 … 165
“使命”“登峰”“青苗”人才评选 …………… 165
海外引才 …………… 165
落实对口支援工作 …………… 165
干部管理…………… 165
医院领导班子配备和干部调整 …………… 165
推进市属医院总会计师配备 …………… 165
完善监事会工作机制 …………… 165
人事管理…………… 165
完成公务员调配、军转干部接收 …………… 165
考核机关公务员 …………… 165
市属医院薪酬和延退管理 …………… 165
市属医院人员招聘和编制管理 …………… 166
市医管局处级及以上干部任免情况…………… 166
监事会工作…………… 166
召开市医管局监事会第一届会议 …………… 166
召开监事工作务虚会议 …………… 166
开展专项监查 …………… 167
科研学科教育工作…………… 167
推进成果转化平台建设 …………… 167
提升市属医院实验室生物安全水平 …………… 167
启动医学学科协同发展中心建设 …………… 167
医学科技创新英文风采大赛 …………… 167
“培育计划”立项148项 …………… 167
评选市属医院职工科技创新工场 …………… 167
成立临床研究方法学专家委员会 …………… 167
“扬帆计划” …………… 167
“青苗计划” …………… 167
完善科教绩效考核与评价体系 …………… 167
市属医院科研学科教育成果 …………… 168
市属医院学科发展平台 …………… 168
党建、工会和共青团工作…………… 168
专家赴通州义诊 …………… 168
“践行医改，拍出精彩”摄影大赛 …………… 168
市医管局系统获奖情况 …………… 168
“杏林艺苑”大讲堂 …………… 168
举办暑期职工子女托管班 …………… 168
启动第三期“天使健康关爱计划” …………… 168
市医管局机关党委换届选举 …………… 168
开展技能竞赛 …………… 168
“守护天使”志愿服务 …………… 169
“相约守护”互换体验季活动 …………… 169

信息化与统计管理

概述 …………… 169
信息化管理…………… 169
北京市医药分开综合改革信息化支撑 …… 169
发布公共卫生信息数据元属性与值域代码地方标准…………… 170
试运行北京市生育服务系统 …………… 170
调整和变更计划生育系统行政区划代码 … 170
信息系统等级保护安全整改建设 …………… 170
食品安全标准管理系统建设 …………… 170
编制《血液管理信息基本数据集》团体标准…………… 170
网上信访信息系统项目建设 …………… 170
防范“勒索”病毒攻击 …………… 170
信用信息管理平台试点项目建设 …………… 170
完成医疗健康信息互联互通标准化成熟度测评…………… 171
推进居民健康卡应用 …………… 171
升级北京市卫生综合信息管理决策支持平台…………… 171
开展新型农村合作医疗基本数据集研究 … 171
开展卫生计生信息化项目管理关键点评价研究…………… 171
健康北京APP项目建设 …………… 171
推进医疗机构公用移动宽带网络基础设施建设…………… 172
推进“互联网+医疗健康”信息惠民服务 … 172
印发《北京市“十三五”时期全民健康信息化发展规划》…………… 172
开展卫生计生系统网站评议 …………… 172
开发地理位置信息采集平台 …………… 172
制定全面互联互通实施方案 …………… 172
完成电子病历共享工作 …………… 172
升级北京地区住院医疗服务绩效评价平台 … 173
完成妇幼保健网络信息系统硬件加固 …… 173

全员人口个案信息管理系统升级改造及云迁移…… 173
基本医疗与公共卫生服务管理信息系统通过审核…… 173
支撑远程医疗和分级诊疗服务 …… 173
市区两级信息平台互联互通建设 …… 173
北京通标准融合应用 …… 173
市卫生计生委网站建设 …… 173
北京市医师电子化注册系统上线 …… 174
统计管理…… 174
完成烟花爆竹致伤情况和黄金周工作量统计…… 174
开展北京市医药分开综合改革监测工作 … 174
市统计局巡查指导 …… 174
维护卫生计生综合统计信息平台 …… 174
慢病管理监测系统建设 …… 174

卫生应急

概述 …… 175
卫生应急体系建设…… 175
联防联控机制建设…… 175
推进全市卫生应急工作规范化建设 …… 175
推进京津冀卫生应急一体化进程 …… 175
卫生应急能力建设…… 175
修订卫生应急专项预案编制修订工作 …… 175
印发空气重污染卫生应急分预案 …… 175
推进基层医疗卫生机构卫生应急能力建设 … 175
开展突发事件卫生应急演练 …… 176
院前医疗急救…… 176
落实《北京市院前医疗急救服务条例》…… 176
强化院前医疗急救服务管理体系 …… 176
加大院前医疗急救保障经费投入 …… 176
加强院前医疗急救队伍素质建设 …… 176
推进社会急救能力建设 …… 176
推进通州地区急救站点建设 …… 176
突发事件处置…… 176
防控输入性传染病等突发公共卫生事件 … 176
卫生应急保障…… 177
"一带一路"高峰论坛卫生应急保障 …… 177
国庆、中秋两节卫生应急保障 …… 177
十九大卫生应急保障 …… 177
突发事件紧急医疗救援 …… 177

疾病预防控制

概述 …… 177
疾病控制综合管理…… 178
2016年度国家基本公卫服务项目考核…… 178
召开北京市疾病预防控制工作会 …… 178
传染病防治…… 178
艾滋病防治…… 178
加强艾滋病防治工作 …… 178
召开第三轮全国艾滋病综合防治示范区阶段工作会…… 178
规范职业暴露感染艾滋病处理程序 …… 179
召开市防艾成员单位联络员会议 …… 179
召开美沙酮社区药物维持治疗工作会 …… 179
京津冀高校大学生艾滋病防控宣传辩论赛…… 179
结核病防治…… 179
世界防治结核病日主题宣传活动 …… 179
印发《"十三五"北京市结核病防治规划》… 179
召开学校结核病预防控制工作培训会 …… 179
其他传染病防控…… 179
应对诺如病毒性胃肠炎 …… 179
加强联防联控，落实传染病防控责任 …… 180
开展夏秋季传染病防控 …… 180
开展秋冬季重点传染病防控督导检查 …… 180
推进国家致病菌识别网建设 …… 180
召开医疗机构疾控工作会暨能力建设培训会… 180
有效应对流感流行高峰 …… 180
免疫规划…… 180
发布《北京市免疫规划程序（2017版）》… 180
推出多种新的第二类疫苗 …… 180
印发免疫规划门诊管理办法及配套文件 … 181
固化疫苗免疫策略研究模式 …… 181
消除麻疹进展明显 …… 181
推进第二类疫苗接种服务收费标准的出台…… 181
Ⅱ型脊髓灰质炎疫苗相关病毒登记清册 … 181
学龄前流动儿童强化查漏补种 …… 181
外来务工人员流脑、麻疹疫苗接种 …… 181
提升学生流感疫苗接种率 …… 181
慢病防治…… 181
建设慢性病综合防控示范区 …… 181

京津冀口腔公共卫生合作 …… 182
完成2017年口腔公共卫生项目 …… 182
完成慢性病公共卫生服务项目 …… 182
全民健康生活方式行动 …… 182
启动血脂异常健康管理服务试点二期项目 …… 182
肿瘤患者登记随访 …… 182
开展城市减重行动 …… 183
加入“城市改变糖尿病”项目 …… 183
启动脑卒中防控网络试点项目 …… 183
阳光长城慢病防治微博 …… 183
精神卫生 …… **183**
召开精神卫生大会 …… 183
赴泰国考察精神卫生 …… 183
京津冀精神卫生协同发展 …… 183
强化综合协调机制 …… 183
强化精神卫生管理 …… 184
推进精神卫生工作能力建设 …… 184
加大心理服务 …… 184
提升精神障碍患者救治救助水平 …… 184
加强精神卫生知识宣传 …… 184
职业病防治 …… **184**
全面推进职业卫生工作 …… 184
完成全市尘肺病防治现场督办 …… 185
完成职业病防治能力摸底调查 …… 185
推进重点职业病检查与职业健康风险评估 …… 185
开展放射卫生工作 …… 185
学校卫生 …… **185**
健康促进星级学校的创建和评定 …… 185
学校卫生工作稳步前行 …… 185
探索中小学生成年期疾病早期预防及营养状况分级管理路径 …… 185

健康城市与健康促进

概述 …… 185
健康北京建设 …… **186**
贯彻实施《“健康北京2030”规划纲要》 …… 186
连续8年发布人群健康状况报告 …… 186
健康细胞工程建设 …… 186
健康促进 …… **186**
启动“健康中国行” …… 186
第二届北京市健康科普大赛 …… 186
健康促进区试点建设 …… 186
健康大课堂 …… 187
健康科普宣传 …… 187
爱国卫生 …… **187**
病媒生物防制 …… 187
城乡环境整洁行动 …… 187
保障“一带一路”高峰论坛 …… 187
基本完成农村改厕 …… 187
控烟工作 …… **188**
控烟培训 …… 188
控烟宣传 …… 188
控烟成效显著 …… 188
无烟环境建设 …… 188
戒烟门诊规范化建设 …… 188

基层卫生

概述 …… 188
社区卫生 …… **189**
加强社区卫生绩效管理 …… 189
落实医药分开综合改革 …… 189
落实社区长处方服务 …… 189
落实老年人优先政策 …… 189
开展京台基层卫生交流培训 …… 189
推进家庭医生签约服务 …… 189
举办京港示范社区卫生服务中心培训项目 …… 189
开展“先诊疗后结算”服务 …… 190
健康档案和慢性病管理 …… 190
示范社区卫生服务中心评选和群众满意乡镇卫生院建设 …… 190
社区卫生服务满意度调查 …… 190
加强社区人才队伍建设 …… 190
加强社区医生儿科常见疾病培训 …… 190
促进社区医养结合 …… 190
农村卫生 …… **190**
规划建设村级医疗卫生机构 …… 190
补充乡村医生 …… 191
加强村卫生室绩效管理 …… 191
开展村卫生室满意度调查 …… 191

中医工作

概况 …… 191
中医医政管理 …… **192**
提升中医护理能力 …… 192

支持中医药振兴发展 …… 192
中医医疗机构医疗质量安全专项整治 …… 192
中医健康乡村和社区试点建设 …… 192
“十二五”国家中医重点专科验收 …… 193
加强行业监督管理 …… 193
推进中医药改革 …… 193
实施中医药健康养老“身边”工程 …… 193
加强中医药应急管理 …… 193
中医治未病健康促进工程 …… 193
贯彻落实《中医药法》…… 194
提升基层中医药服务能力 …… 194
北京市国家中医重点专科建设 …… 194
加强中药饮片管理 …… 194
完成二级中医医院巡查 …… 194
强化中医医院医疗质量管理 …… 194
推进京津冀中医药协同发展 …… 194

中医科教工作 …… 195

中医药科技项目年度结题验收 …… 195
走近世园花卉——中医药版块预展 …… 195
签约欧洲中医药发展促进中心产业园项目 …… 195
举办第十届北京中医药文化宣传周 …… 195
北京中医药国际医疗服务包建设 …… 195
验收全国名老中医药专家传承工作室 …… 195
国家中药标准化项目建设 …… 196
培训中医师健身气功社会体育指导员 …… 196
建设住院医师规培体系 …… 196
申报首都卫生发展专项（中医药类）…… 196
新增“3+3”两室一站11个和分站19个 …… 196
验收“3+3”第七批两室一站 …… 196
东城区中医药发展综合改革试验区建设 …… 196
第二批中医药传统技能传承工作室建设 …… 196
启动北京中医药发展基金会公益项目 …… 197
全国基层名老中医药专家传承工作室立项 …… 197
第二届北京·西山中医药文化季 …… 197
北京中医药参加澳门国际贸易投资展览会 …… 197
第六批全国老中医药专家学术经验继承拜师 …… 197
建设东城区中医药健康旅游示范区 …… 197
建立北京市药用植物保存圃 …… 197
北京中医药传承“双百工程” …… 197
第四次全国中药资源普查 …… 197
建设中医药服务贸易试点区 …… 198

中医对外交流与合作 …… 198

举办北京中医药机构对外交流与服务贸易培训班 …… 198
承办北京国际服务贸易交易会中医药板块 …… 198
组织第五届中医护理国际化推进会 …… 198
召开北京国际针灸与神经病学研讨会 …… 198
召开中美癫痫中西医学研讨会 …… 198
赴塞黑两国访问 …… 198

老年、妇幼卫生与康复护理

概述 …… 198

老年卫生 …… 199

临终关怀试点单位服务技术培训 …… 199
召开老年人健康管理现场会 …… 199
首届京津冀医养结合暨老年健康发展研讨会 …… 199
举办安宁疗护关键技术培训班 …… 199
召开老年友善医院验收工作培训会 …… 199
召开老年健康暨医养结合工作推进会 …… 199

妇幼卫生 …… 200

召开控制孕产妇死亡工作会 …… 200
先天性结构畸形救助项目试点 …… 200
创建国家级妇幼健康优质服务示范区 …… 200
召开全市妇幼健康工作会 …… 200
规范危重新生儿转会诊 …… 200
开展孕产妇危重症报告和评审 …… 200
创建儿童早期综合发展示范基地 …… 200
开展增加助产资源专项督导检查 …… 200
复核爱婴医院 …… 200
开展生育咨询服务 …… 201
推进北京市孕期营养门诊建设 …… 201
创建妇女保健和儿童保健规范化门诊 …… 201
提升孕产保健人员能力 …… 201
产科质量飞行检查 …… 201
编制孕产期服务规范口袋书 …… 201
全市助产人员技能岗位练兵 …… 201
开展儿童口腔、眼及视力、心理保健 …… 202
全市助产人员理论考试 …… 202
妇幼卫生工作绩效考核 …… 202
孕产妇艾滋病、梅毒和乙肝免费筛查 …… 202
编制启用产科表格化病历 …… 202

在职护士参加助产士定向培训 …………… 202
创建爱婴社区 ………………………………… 202
推广使用母子健康手册 ……………………… 202
开展妇幼保健专科建设工作 ………………… 202
康复护理服务……………………………………… 203
加强三级综合医院康复医学科建设 ……… 203
康复治疗师转岗培训 ……………………… 203
部分公立医疗机构向康复功能转型 ……… 203
组建康复转型工作专家组 ………………… 203
建立康复转型对口支援机制 ……………… 203
建立康复转型工作例会制度 ……………… 203
康复治疗师转岗考试 ……………………… 203
加强社区和家庭康复服务能力建设 ……… 203

医政管理

概述 ………………………………………………… 204
规划和体系建设……………………………………… 204
出台加强和完善医联体建设工作方案 …… 204
签订《医疗卫生协同发展框架协议》……… 205
京冀张医疗卫生协同发展合作签约 ……… 205
调研分级诊疗和家庭医生签约服务 ……… 205
提升急性心脑血管疾病医疗救治能力 …… 205
准入管理…………………………………………… 205
召开社会办医疗机构专项工作培训会 …… 205
启动护士电子化注册 ……………………… 205
启动北京市医疗机构电子化注册 ………… 205
医疗服务…………………………………………… 205
春节期间燃放烟花爆竹致伤医疗救治工作 … 205
落实军人依法优先工作 …………………… 205
医疗监管与评价…………………………………… 206
完成15家大型医院巡查 …………………… 206
加强抗菌药物临床应用管理 ……………… 206
纠正医药购销领域和医用耗材专项整治 … 206
进一步改善医疗服务行动计划第三方评估 … 206
护理管理…………………………………………… 206
印发《北京市护理事业发展实施方案》…… 206
举办国际护士节暨北京护理发展论坛 …… 206
联合推出国际护士节特别节目 …………… 206
试点护士区域注册工作 …………………… 207
召开护士区域注册政策解读暨培训会 …… 207
血液管理…………………………………………… 207
通州区中心血站纳入市级统一管理 ……… 207
召开公民献血委员会会议 ………………… 207
质控中心建设……………………………………… 207
质控中心工作 ……………………………… 207
突发事件医疗救治及大型活动医疗保障………… 208
全国两会医疗卫生保障 …………………… 208
北京国际长跑节医疗急救保障 …………… 208
“一带一路”国际合作高峰论坛医疗卫生保障………………………………………… 208
北京马拉松赛医疗急救保障 ……………… 208
中国网球公开赛医疗保障 ………………… 208
十九大医疗卫生保障 ……………………… 208

药械管理

概述 ………………………………………………… 209
药品及医用耗材集中采购………………………… 209
药品阳光采购 ……………………………… 209
京津冀联合采购医用耗材 ………………… 209
医疗机构药事管理………………………………… 209
解决短缺药品供应 ………………………… 209
推动公立医院药品采购“两票制”………… 210
综合提高药学服务能力 …………………… 210
医疗器械管理……………………………………… 210
核准全市大型医疗设备的配置 …………… 210

食品安全标准管理与监测评估

概述 ………………………………………………… 210
食物消费量调查与风险评估……………………… 211
调查食物消费量 …………………………… 211
食品安全风险评估 ………………………… 211
食品安全标准管理………………………………… 211
升级企标备案系统 ………………………… 211
举办食品安全宣传培训 …………………… 211
食品安全跟踪评价 ………………………… 211
征集食品安全地方标准立项建议 ………… 211
食品安全风险监测………………………………… 212
完善风险监测体系构建 …………………… 212
建设参比实验室 …………………………… 212
2017年风险监测结果 ……………………… 212

计划生育管理

概述 ………………………………………………… 212
计划生育服务管理………………………………… 213
计划生育基层基础工作………………………… 213
修订《北京市社会抚养费征收管理办法》… 213

完善常住人口两孩以内生育登记服务 …… 213
开展生育全周期宣传活动 …… 213
全国生育状况抽样调查 …… 213
基层队伍建设研究 …… 213
举办基层基础工作培训班 …… 213
换届评先候选人计生资格联审 …… 213
流动人口计划生育工作 …… 213
创建流动人口基本公共卫生计生服务均等化示范区 …… 213
启动“新市民健康新干线”活动 …… 213
流动人口健康大讲堂 …… 213
流动人口生育服务登记 …… 214
完成流动人口动态监测 …… 214
利益导向及出生人口性别比综合治理 …… 214
计划生育奖励与扶助 …… 214
春节慰问计划生育特殊困难家庭 …… 214
计划生育奖励扶助和特别扶助专项检查 …… 214
完成年度奖励扶助对象资格确认 …… 214
调研市第五福利院失独老人养老 …… 214
计划生育特殊家庭扶助再添新举措 …… 214
召开全市失独家庭代表座谈会 …… 214
召开变更奖特扶录入系统说明会 …… 214
提高计划生育特别扶助金标准 …… 214
第四季“听民意，解民忧”活动 …… 214
实施“暖心计划”综合保险项目 …… 215
出生人口性别比综合治理 …… 215
开展“关爱女孩”宣传活动 …… 215
举办计划生育利益导向暨性别比综合治理培训班 …… 215
“圆梦女孩”行动 …… 215

公众权益保障

概述 …… 215
新闻宣传 …… 215
录制“市民对话一把手”节目 …… 215
加强人口计生工作宣传 …… 215
加强宣传京津冀医疗卫生协同发展 …… 216
北京卫生计生系统新闻宣传工作会 …… 216
宣传本市医药分开综合改革 …… 216
召开“砥砺奋进的五年”系列新闻发布会 …… 216
市卫生计生系统新闻发言人培训班 …… 216
加强微博、微信新媒体平台建设 …… 217
加强基层卫生工作宣传 …… 217
信访投诉 …… 217
开展社会矛盾纠纷排查 …… 217
推进信访信息化建设 …… 217
召开北京市卫生计生信访工作会 …… 217
完善信访工作考核机制 …… 217
开展信访条例宣传月活动 …… 217
卫生计生信访工作培训会 …… 217
构建和谐医患关系 …… 218
推进医疗机构医务社工工作 …… 218
出台“生命与医学”科学倡导实施意见 …… 218
举办“生命与医学”科学倡导启动会 …… 218

科研与教育

概述 …… 218
科研管理 …… 218
科研项目管理 …… 218
修订科研专项管理办法和资金管理办法 …… 218
组织2018年首发专项申报评审 …… 219
设立首发专项—基层创新培育联合项目 …… 219
2014年度首发专项项目结题 …… 219
开展2016年首发专项项目研究 …… 219
科技奖励和成果推广 …… 219
获国家和北京市科学技术奖励 …… 219
推广卫生适宜技术86项 …… 219
推动科技成果转移转化 …… 219
知识产权和医学伦理管理 …… 219
加强干细胞临床研究管理 …… 219
加强医学伦理管理 …… 219
实验室生物安全管理 …… 219
实验室生物安全专项督查 …… 219
病原微生物实验室及实验活动备案复核 …… 220
病原微生物实验室生物安全专项检查 …… 220
召开实验室生物安全管理工作会 …… 220
严格行政审批 …… 220
医学教育 …… 220
毕业后医学教育 …… 220
康复治疗师规范化培训 …… 220
评估住院医师规范化培训基地 …… 220

增加住院医师规范化培训基地 …… 220
住院医师规范化培训 …… 220
住院医师理论培训和临床技能考核 …… 220
接收代培医师50人 …… 220
公共卫生医师规范化培训 …… 220
专科医师规范化培训 …… 220
继续医学教育 …… 221
儿科、精神科转岗培训 …… 221
精神卫生知识全员培训 …… 221
加强继续医学教育项目和学分管理 …… 221
基层卫生和计划生育专业技术人员培训 …… 221
以全科医生为主的基层卫生队伍培训 …… 221
乡村医生岗位培训 …… 221
免费定向培养农村医学生271人 …… 221
培养区级医院学科骨干 …… 221
助理全科医师规范化培训 …… 221

国际和港澳台交流

概述 …… 221
国际交流与合作 …… 222
政府间交流与合作 …… 222
中捷卫生合作 …… 222
中泰卫生合作 …… 222
中法卫生合作 …… 222
中荷卫生合作 …… 222
中以卫生合作 …… 222
国际组织交流与合作 …… 222
与WHO的合作 …… 222
民间交流与合作 …… 223
腹膜癌项目落户北京世纪坛医院 …… 223
北京口腔医院与荷兰续签合作协议 …… 223
北京中医医院与新加坡合作项目 …… 223
国际消化内镜技术高级培训班 …… 223
缪克先生获长城友谊奖 …… 223
北京安贞医院启动新加坡护士培训项目 …… 223
北京儿童医院与美国合作项目 …… 223
北京儿童医院与俄罗斯合作项目 …… 223
港澳台交流与合作 …… 224
与香港的合作交流 …… 224
与澳门的合作交流 …… 224
与台湾的合作交流 …… 224
卫生援外 …… 224
援非工作 …… 224
中国援几医疗队获几内亚政府表彰 …… 224
外事综合管理 …… 224
完善外事管理体制机制 …… 224
外事人才队伍建设 …… 225
国际会议管理与服务 …… 225
引智工作 …… 225
国际语言环境建设 …… 225
因公出入境管理 …… 225
接待重要党宾国宾 …… 225

对口支援与区域合作

概述 …… 226
对口支援 …… 226
第九批援疆干部赴和田 …… 226
召开拉萨市对口支援交流会 …… 226
赴什邡、玉树等地开展医疗卫生帮扶 …… 226
组织“一对一”帮扶医院开展帮扶活动 …… 227
召开三级医院对口支援贫困县培训会 …… 227
玉树州精神卫生专科医院揭牌 …… 227
派干部到新疆、西藏任职 …… 227
帮助拉萨市人民医院成功创建三甲 …… 227
赴新疆和田开展义诊和相关调研 …… 227
第八批第二期援藏干部赴拉萨市 …… 227
第三批第二期援青干部赴青海玉树州 …… 227
督导京蒙省际对口支援暨健康扶贫工作情况 …… 227
筹备北京市高原适应研究中心项目 …… 228
卢彦带队调研医疗卫生援疆扶贫工作 …… 228
区域合作 …… 228
4名干部到外省区挂职 …… 228
推进京筑医疗卫生合作交流 …… 228
召开京宁两地医疗卫生精准帮扶与技术合作座谈会 …… 228
赴沈阳市参加京沈卫生合作交流会 …… 228
跟踪调研南水北调对口协作人才培养效果 …… 228
接收外省份12名干部挂职 …… 228

财务、审计与价格管理

概述 …… 229
卫生总费用核算 …… 229
卫生总费用总额持续增长 …… 229
预决算完成情况 …… 229

财务管理……………………………………… 229
公募筹集资金支持社会组织参与艾滋病防治……………………………………… 229
建立公立医院经济管理绩效考评管理制度……………………………………… 230
加快推进公立医院总会计师制度 ………… 230
加强机关财务管理 ……………………… 230
财务收支审计和经济责任审计 …………… 230
价格管理……………………………………… 230
新增医疗服务项目价格放开 ……………… 230
推进医药分开和首批医疗服务项目价格改革……………………………………… 230
启动第二批医疗服务项目价格调整 ……… 230

组织与人事管理

概述 ……………………………………… 231
党建工作……………………………………… 231
选举北京市第十二次党代会代表 ………… 231
纪念建党96周年暨党建工作推进会………… 231
党支部规范化建设试点 ………………… 231
王克荣、贾立群当选十九大代表 ………… 231
宣传工作和精神文明建设…………………… 232
2016年度获奖情况………………………… 232
开展主题宣讲活动 ……………………… 232
第六届“首都十大健康卫士”宣传活动 … 232
文明单位创建展评和全国文明单位复查 … 232
3人被评为“中国好医生”月度人物 ……… 232
评选第十三届北京市思想政治工作优秀单位和个人……………………………… 232
3人获“2017北京榜样”提名奖 ………… 232
干部管理和培训…………………………… 232
处级干部学习贯彻十八届六中全会培训班……………………………………… 232
出国（境）培训项目审核专题培训班 …… 232
举办深化医改专题培训班 ……………… 233
完成北京干部教育网上在线学习 ………… 233
公务员队伍建设…………………………… 233
招考公务员7人 ………………………… 233
完成2017年公务员遴选 ………………… 233
事业单位人事管理………………………… 233
完成护士执业资格和卫生专业技术资格考试……………………………………… 233
个人和集体获荣誉称号及表彰 ………… 233
完成卫生系列高级职称答辩评审 ……… 233
专业技术人才队伍建设…………………… 233
8人成为第八届国家卫生计生突出贡献中青年专家……………………………… 233
季加孚等5人当选第三批“北京学者” …… 234
10人当选第八批北京市优秀青年人才 …… 234
北京市高层次创新创业人才支持计划 …… 234
市委组织部优秀人才培养资助项目 ……… 234
市第十三批海外高层次人才需求申报 …… 234
机构编制管理……………………………… 234
设立对口支援与区域合作处 …………… 234
共青团工作………………………………… 234
北京青年健康使者火炬行动“医路向西”志愿服务项目…………………………… 234
无偿献血集中志愿服务活动 …………… 234
选举市第十四次团代会代表 …………… 234
举办团干部青年骨干培训班 …………… 235
2017年市卫生计生委委管干部任免情况 ……… 235
卫生界人物………………………………… 237
薛社普 ………………………………… 237
吴 旻 ………………………………… 237
许润三 ………………………………… 238
柴嵩岩 ………………………………… 238
吕仁和 ………………………………… 238
薛伯寿 ………………………………… 238
顾东风 ………………………………… 239
董家鸿 ………………………………… 239
乔 杰 ………………………………… 239
陆 林 ………………………………… 239
贾立群 ………………………………… 240
李秀华 ………………………………… 240
杨 丽 ………………………………… 240
北京市卫生和计划生育委员会党政领导名单…… 241
北京市中医管理局领导名单………………… 241
北京市医院管理局党政领导名单…………… 241

◆ 军队卫生工作

中国人民解放军总医院……………………… 244
基本情况 ……………………………… 244
改革与管理 …………………………… 244

医疗工作 …… 244
护理工作 …… 245
科研工作 …… 245
医学教育 …… 245
学术交流 …… 245
信息化建设 …… 245
领导名单 …… 245
中国人民解放军第三〇七医院 …… 245
基本情况 …… 245
改革与管理 …… 245
医疗工作 …… 246
护理工作 …… 246
科研工作 …… 246
医学教育 …… 246
学术交流 …… 246
编辑出版 …… 246
信息化建设 …… 246
领导名单 …… 246
中国人民解放军第三〇九医院 …… 247
基本情况 …… 247
改革与管理 …… 247
医疗工作 …… 247
护理工作 …… 247
科研工作 …… 248
医学教育 …… 248
信息建设 …… 248
领导名单 …… 248
中国人民解放军火箭军总医院 …… 248
改革与管理 …… 248
医疗工作 …… 248
护理工作 …… 248
科研工作 …… 249
学术交流 …… 249
信息化建设 …… 249
领导名单 …… 249
中国人民武装警察部队总医院 …… 249
医疗工作 …… 249
护理工作 …… 250
科研工作 …… 250
医学教育 …… 250
信息化建设 …… 250
领导名单 …… 250

◆ 各区卫生和计划生育工作

东城区 …… 252
概况 …… 252
改革与管理 …… 252
社区卫生 …… 252
疾病控制 …… 252
卫生计生监督 …… 253
妇幼保健 …… 253
计生服务 …… 253
医疗工作 …… 254
WHO合作中心 …… 254
信息化建设 …… 254
卫生计生经费管理 …… 255
基本建设 …… 255
西城区 …… 255
概况 …… 255
改革与管理 …… 255
社区卫生 …… 256
疾病控制 …… 256
卫生监督 …… 257
妇幼保健 …… 257
计生服务 …… 257
医疗工作 …… 258
信息化建设 …… 258
卫生计生经费管理 …… 258
基本建设 …… 258
朝阳区 …… 259
概况 …… 259
改革与管理 …… 259
社区卫生 …… 259
农村卫生 …… 259
疾病控制 …… 259
卫生监督 …… 260
妇幼保健 …… 261
计生服务 …… 261
医疗工作 …… 261
科研工作 …… 262
信息化建设 …… 262
卫生计生经费管理 …… 262

基本建设 …… 262
海淀区 …… 262
概况 …… 262
卫生改革 …… 262
社区卫生 …… 263
农村卫生 …… 263
疾病控制 …… 263
卫生监督 …… 263
妇幼保健 …… 264
计生服务 …… 264
医疗工作 …… 265
信息化建设 …… 265
卫生计生经费管理 …… 265
基本建设 …… 265
丰台区 …… 266
概况 …… 266
改革与管理 …… 266
社区卫生 …… 266
农村卫生 …… 266
疾病控制 …… 266
卫生计生监督 …… 267
妇幼保健 …… 267
计生服务 …… 267
医疗工作 …… 268
信息化建设 …… 268
卫生计生经费管理 …… 268
基本建设 …… 268
石景山区 …… 269
概况 …… 269
改革与管理 …… 269
社区卫生 …… 269
疾病控制 …… 269
卫生计生监督 …… 270
妇幼保健 …… 270
计生服务 …… 270
医疗工作 …… 271
信息化建设 …… 271
卫生计生经费管理 …… 271
基本建设 …… 271
门头沟区 …… 272
概况 …… 272
改革与管理 …… 272
社区卫生 …… 272
农村卫生 …… 273
疾病控制 …… 273
卫生计生监督 …… 273
妇幼保健 …… 273
计生服务 …… 274
医疗工作 …… 274
信息化建设 …… 274
卫生计生经费管理 …… 274
基本建设 …… 274
房山区 …… 275
概况 …… 275
改革与管理 …… 275
社区卫生 …… 275
农村卫生 …… 275
疾病控制 …… 275
卫生计生监督 …… 276
妇幼保健 …… 276
计生服务 …… 276
医疗工作 …… 277
信息化建设 …… 277
卫生计生经费管理 …… 277
基本建设 …… 277
通州区 …… 278
概况 …… 278
改革与管理 …… 278
社区卫生 …… 278
农村卫生 …… 279
疾病控制 …… 279
卫生计生监督 …… 279
妇幼保健 …… 280
计生服务 …… 280
医疗工作 …… 280
信息化建设 …… 280
卫生计生经费管理 …… 281
基本建设 …… 281
顺义区 …… 281
概况 …… 281
卫生改革 …… 281
社区卫生 …… 282

农村卫生 …… 282
疾病控制 …… 282
卫生计生监督 …… 283
妇幼保健 …… 283
计生服务 …… 283
医疗工作 …… 283
卫生计生经费管理 …… 283
信息化建设 …… 284
基本建设 …… 284

大兴区…… 284

概况 …… 284
改革与管理 …… 284
社区卫生 …… 285
农村卫生 …… 285
疾病控制 …… 285
卫生计生监督 …… 286
妇幼保健 …… 287
计生服务 …… 287
医疗工作 …… 288
信息化建设 …… 288
卫生计生经费管理 …… 288
基本建设 …… 288

昌平区…… 289

概况 …… 289
改革与管理 …… 289
社区卫生 …… 289
农村卫生 …… 289
疾病控制 …… 289
卫生计生监督 …… 290
妇幼保健 …… 291
计生服务 …… 291
医疗工作 …… 291
信息化建设 …… 291
卫生计生经费管理 …… 292
基本建设 …… 292

平谷区…… 292

概况 …… 292
改革管理 …… 292
社区卫生 …… 293
农村卫生 …… 293
疾病防治 …… 293
卫生监督 …… 293
妇幼保健 …… 294
计生服务 …… 294
医疗工作 …… 294
信息化建设 …… 294
卫生计生经费管理 …… 294
基本建设 …… 295

怀柔区…… 295

概况 …… 295
改革与管理 …… 295
社区卫生 …… 295
农村卫生 …… 295
疾病控制 …… 296
卫生计生监督 …… 296
妇幼保健 …… 297
计生服务 …… 297
医疗工作 …… 297
信息化建设 …… 298
卫生计生经费管理 …… 298
基本建设 …… 298

密云区…… 298

概况 …… 298
改革与管理 …… 298
社区卫生 …… 298
农村卫生 …… 299
疾病控制 …… 299
卫生监督 …… 300
妇幼保健 …… 300
计生服务 …… 300
医疗工作 …… 300
信息化建设 …… 301
卫生经费管理 …… 301
基本建设 …… 301

延庆区…… 301

概况 …… 301
改革与管理 …… 301
社区卫生 …… 301
农村卫生 …… 302
疾病控制 …… 302
卫生计生监督 …… 302
妇幼保健 …… 302

计生服务 …… 303
医疗工作 …… 303
信息化建设 …… 303
卫生计生经费管理 …… 303
基本建设 …… 304

◆ 三级医院工作

北京医院 …… 306
基本情况 …… 306
改革与管理 …… 306
医疗工作 …… 306
护理工作 …… 307
科研工作 …… 307
医学教育 …… 307
学术交流 …… 307
编辑出版 …… 307
信息化建设 …… 307
基本建设 …… 307
中日友好医院 …… 308
基本情况 …… 308
机构设置 …… 308
改革与管理 …… 308
医疗工作 …… 309
护理工作 …… 309
科研工作 …… 309
医学教育 …… 310
学术交流 …… 310
信息化建设 …… 310
基本建设 …… 310
中国医学科学院北京协和医院 …… 311
基本情况 …… 311
改革与管理 …… 311
医疗工作 …… 311
护理工作 …… 312
科研工作 …… 312
医学教育 …… 312
对外交流 …… 312
信息化建设 …… 313
基本建设 …… 313
中国医学科学院阜外医院 …… 313
基本情况 …… 313
机构设置 …… 313
改革与管理 …… 313
医疗工作 …… 313
护理工作 …… 314
科研工作 …… 314
医学教育 …… 315
学术交流 …… 315
编辑出版 …… 315
信息化建设 …… 315
质控中心工作 …… 315
基本建设 …… 315
中国医学科学院肿瘤医院 …… 316
基本情况 …… 316
机构设置 …… 316
改革与管理 …… 316
医疗工作 …… 316
护理工作 …… 316
科研工作 …… 316
医学教育 …… 317
学术交流 …… 317
信息化建设 …… 317
质控中心工作 …… 317
基本建设 …… 317
中国医学科学院整形外科医院 …… 318
基本情况 …… 318
改革与管理 …… 318
医疗工作 …… 318
护理工作 …… 318
科研工作 …… 319
医学教育 …… 319
学术交流 …… 319
信息化建设 …… 319
编辑出版 …… 319
质控中心工作 …… 319
基本建设 …… 320
领导名单 …… 320
中国中医科学院西苑医院 …… 320
基本情况 …… 320
改革与管理 …… 320
医疗工作 …… 320
护理工作 …… 321

科研工作 …… 321
医学教育 …… 321
学术交流 …… 321
信息化建设 …… 321
基本建设 …… 321
领导名单 …… 321
中国中医科学院广安门医院…… 322
基本情况 …… 322
机构设置 …… 322
改革与管理 …… 322
医疗工作 …… 322
护理工作 …… 323
科研工作 …… 323
医学教育 …… 323
学术交流 …… 324
信息化建设 …… 324
质控中心工作 …… 324
基本建设 …… 324
领导名单 …… 325
中国中医科学院望京医院…… 325
基本情况 …… 325
改革与管理 …… 325
医疗工作 …… 325
护理工作 …… 326
科研工作 …… 326
医学教育 …… 327
学术交流 …… 327
编辑出版 …… 327
信息化建设 …… 327
质控中心工作 …… 328
基本建设 …… 328
领导名单 …… 328
中国中医科学院眼科医院…… 328
基本情况 …… 328
机构设置 …… 328
改革与管理 …… 328
医疗工作 …… 328
护理工作 …… 329
科研工作 …… 329
医学教育 …… 329
学术交流 …… 329
信息化建设 …… 330
编辑出版 …… 330
基本建设 …… 330
领导名单 …… 330
北京大学第一医院…… 330
基本情况 …… 330
机构设置 …… 330
改革与管理 …… 330
医疗工作 …… 331
护理工作 …… 331
科研工作 …… 331
医学教育 …… 332
学术交流 …… 332
信息化建设 …… 332
编辑出版 …… 332
质控中心工作 …… 332
基本建设 …… 332
领导名单 …… 332
北京大学人民医院…… 333
基本情况 …… 333
机构设置 …… 333
改革与管理 …… 333
医疗工作 …… 333
护理工作 …… 334
科研工作 …… 334
医学教育 …… 334
学术交流 …… 334
信息化建设 …… 334
基本建设 …… 334
领导名单 …… 335
北京大学第三医院…… 335
基本情况 …… 335
改革与管理 …… 335
医疗工作 …… 335
护理工作 …… 336
科研工作 …… 336
医学教育 …… 336
学术交流 …… 337
信息化建设 …… 337
质控中心工作 …… 337
领导名单 …… 337

北京大学口腔医院……………………………… 337
基本情况 ……………………………… 337
改革与管理 ……………………………… 337
医疗工作 ……………………………… 338
护理工作 ……………………………… 338
科研工作 ……………………………… 338
医学教育 ……………………………… 338
学术交流 ……………………………… 338
信息化建设 ……………………………… 338
基本建设 ……………………………… 339
口腔疾病预防工作 ……………………………… 339
WHO合作中心工作 ……………………………… 339
社会工作 ……………………………… 339
领导名单 ……………………………… 339
北京大学肿瘤医院……………………………… 340
基本情况 ……………………………… 340
机构设置 ……………………………… 340
改革与管理 ……………………………… 340
医疗工作 ……………………………… 340
护理工作 ……………………………… 341
科研工作 ……………………………… 341
医学教育 ……………………………… 341
学术交流 ……………………………… 341
信息化建设 ……………………………… 342
肿瘤防治 ……………………………… 342
编辑出版 ……………………………… 342
基本建设 ……………………………… 342
领导名单 ……………………………… 342
北京大学第六医院……………………………… 343
基本情况 ……………………………… 343
改革与管理 ……………………………… 343
医疗工作 ……………………………… 343
护理工作 ……………………………… 343
科研工作 ……………………………… 344
医学教育 ……………………………… 344
学术交流 ……………………………… 344
公共卫生服务 ……………………………… 344
健康教育 ……………………………… 344
信息化建设 ……………………………… 344
领导名单 ……………………………… 345
北京大学首钢医院……………………………… 345
基本情况 ……………………………… 345
机构设置 ……………………………… 345
改革与管理 ……………………………… 345
医疗工作 ……………………………… 345
护理工作 ……………………………… 345
科研工作 ……………………………… 346
医学教育 ……………………………… 346
学术交流 ……………………………… 346
信息化建设 ……………………………… 346
基本建设 ……………………………… 346
领导名单 ……………………………… 346
北京大学国际医院……………………………… 346
基本情况 ……………………………… 346
改革与管理 ……………………………… 347
医疗工作 ……………………………… 347
护理工作 ……………………………… 347
科研工作 ……………………………… 348
医学教育 ……………………………… 348
学术交流 ……………………………… 348
信息化建设 ……………………………… 348
领导名单 ……………………………… 348
北京中医药大学东直门医院……………………………… 349
基本情况 ……………………………… 349
机构设置 ……………………………… 349
改革与管理 ……………………………… 349
医疗工作 ……………………………… 349
护理工作 ……………………………… 350
科研工作 ……………………………… 350
医学教育 ……………………………… 351
学术交流 ……………………………… 351
信息化建设 ……………………………… 351
编辑出版 ……………………………… 351
基本建设 ……………………………… 351
领导名单 ……………………………… 351
北京中医药大学东方医院……………………………… 352
基本情况 ……………………………… 352
改革与管理 ……………………………… 352
医疗工作 ……………………………… 352
护理工作 ……………………………… 353
科研工作 ……………………………… 353
医学教育 ……………………………… 353

学术交流 …………………………… 353
信息化建设 …………………………… 353
质控中心工作 …………………………… 353
基本建设 …………………………… 353
领导名单 …………………………… 353
北京中医药大学第三附属医院…………………… 354
基本情况 …………………………… 354
改革与管理 …………………………… 354
医疗工作 …………………………… 354
护理工作 …………………………… 354
科研工作 …………………………… 355
医学教育 …………………………… 355
学术交流 …………………………… 355
信息化建设 …………………………… 356
基本建设 …………………………… 356
领导名单 …………………………… 356
北京中医药大学附属护国寺中医医院…………… 356
基本情况 …………………………… 356
改革与管理 …………………………… 356
医疗工作 …………………………… 356
护理工作 …………………………… 357
科研工作 …………………………… 357
医学教育 …………………………… 357
信息化建设 …………………………… 357
基本建设 …………………………… 358
领导名单 …………………………… 358
首都医科大学宣武医院………………………… 358
基本情况 …………………………… 358
机构设置 …………………………… 358
改革与管理 …………………………… 358
医疗工作 …………………………… 359
护理工作 …………………………… 359
科研工作 …………………………… 359
医学教育 …………………………… 360
学术交流 …………………………… 360
信息化建设 …………………………… 360
基本建设 …………………………… 360
领导名单 …………………………… 360
首都医科大学附属北京友谊医院………………… 361
基本情况 …………………………… 361
改革与管理 …………………………… 361
医疗工作 …………………………… 361
护理工作 …………………………… 362
科研工作 …………………………… 362
医学教育 …………………………… 363
学术交流 …………………………… 363
信息化建设 …………………………… 363
编辑出版 …………………………… 363
基本建设 …………………………… 363
领导名单 …………………………… 363
首都医科大学附属北京朝阳医院………………… 364
基本情况 …………………………… 364
机构设置 …………………………… 364
改革与管理 …………………………… 364
医疗工作 …………………………… 364
护理工作 …………………………… 365
科研工作 …………………………… 365
医学教育 …………………………… 365
学术交流 …………………………… 366
信息化建设 …………………………… 366
质控中心工作 …………………………… 366
基本建设 …………………………… 366
领导名单 …………………………… 366
首都医科大学附属北京同仁医院………………… 367
基本情况 …………………………… 367
改革与管理 …………………………… 367
医疗工作 …………………………… 367
护理工作 …………………………… 368
科研工作 …………………………… 369
医学教育 …………………………… 369
学术交流 …………………………… 369
信息化建设 …………………………… 370
WHO合作中心工作 …………………………… 370
基本建设 …………………………… 370
领导名单 …………………………… 370
首都医科大学附属北京天坛医院………………… 370
基本情况 …………………………… 370
机构设置 …………………………… 370
改革与管理 …………………………… 370
医疗工作 …………………………… 371
护理工作 …………………………… 372
科研工作 …………………………… 372

医学教育 …… 372
学术交流 …… 372
信息化建设 …… 372
基本建设 …… 372
领导名单 …… 372
首都医科大学附属北京安贞医院…… 373
基本情况 …… 373
改革与管理 …… 373
医疗工作 …… 373
护理工作 …… 374
科研工作 …… 374
医学教育 …… 374
学术交流 …… 374
信息化建设 …… 375
编辑出版 …… 375
基本建设 …… 375
领导名单 …… 375
首都医科大学附属复兴医院…… 375
基本情况 …… 375
机构设置 …… 376
改革与管理 …… 376
医疗工作 …… 376
护理工作 …… 376
科研工作 …… 377
医学教育 …… 377
学术交流 …… 377
信息化建设 …… 377
基本建设 …… 377
领导名单 …… 377
首都医科大学附属北京佑安医院…… 377
基本情况 …… 377
机构设置 …… 378
改革与管理 …… 378
医疗工作 …… 378
护理工作 …… 378
科研工作 …… 379
医学教育 …… 379
科研工作 …… 379
学术交流 …… 380
信息化建设 …… 380
基本建设 …… 380
领导名单 …… 380
首都医科大学附属北京胸科医院…… 381
基本情况 …… 381
机构设置 …… 381
改革与管理 …… 381
医疗工作 …… 381
护理工作 …… 382
科研工作 …… 382
医学教育 …… 382
学术交流 …… 382
信息化建设 …… 383
编辑出版 …… 383
中国疾控中心结核病防治临床中心工作…… 383
基本建设 …… 383
领导名单 …… 383
首都医科大学附属北京地坛医院…… 383
基本情况 …… 383
机构设置 …… 384
改革与管理 …… 384
医疗工作 …… 384
护理工作 …… 384
科研工作 …… 385
医学教育 …… 385
学术交流 …… 385
信息化建设 …… 385
编辑出版 …… 385
质控中心工作 …… 385
基本建设 …… 385
领导名单 …… 385
首都医科大学附属北京儿童医院…… 385
基本情况 …… 385
机构设置 …… 386
改革与管理 …… 386
医疗工作 …… 386
护理工作 …… 387
科研工作 …… 387
医学教育 …… 388
学术交流 …… 388
信息化建设 …… 388
编辑出版 …… 388

质控中心工作 …… 388
基本建设 …… 388
领导名单 …… 388
首都医科大学附属北京口腔医院…… 389
基本情况 …… 389
改革与管理 …… 389
医疗工作 …… 389
护理工作 …… 389
科研工作 …… 390
医学教育 …… 390
学术交流 …… 390
信息化建设 …… 390
编辑出版 …… 390
质控中心工作 …… 390
基本建设 …… 391
牙病防治 …… 391
领导名单 …… 391
首都医科大学附属北京安定医院…… 391
基本情况 …… 391
机构设置 …… 391
改革与管理 …… 391
医疗工作 …… 392
护理工作 …… 392
科研工作 …… 392
医学教育 …… 392
学术交流 …… 392
信息化建设 …… 393
领导名单 …… 393
首都医科大学附属北京妇产医院…… 393
基本情况 …… 393
机构设置 …… 393
改革与管理 …… 393
医疗工作 …… 394
护理工作 …… 394
科研工作 …… 394
医学教育 …… 394
学术交流 …… 394
信息化建设 …… 394
基本建设 …… 395
妇幼保健 …… 395
领导名单 …… 395
首都医科大学附属北京中医医院…… 396
基本情况 …… 396
机构设置 …… 396
改革与管理 …… 396
医疗工作 …… 396
护理工作 …… 397
科研工作 …… 397
医学教育 …… 397
学术交流 …… 398
信息化建设 …… 398
基本建设 …… 398
领导名单 …… 398
首都医科大学附属北京世纪坛医院…… 398
基本情况 …… 398
机构设置 …… 399
改革与管理 …… 399
医疗工作 …… 399
护理工作 …… 399
科研工作 …… 399
医学教育 …… 400
学术交流 …… 400
信息化建设 …… 400
基本建设 …… 400
领导名单 …… 400
首都医科大学附属北京潞河医院…… 400
基本情况 …… 400
机构设置 …… 400
改革与管理 …… 400
医疗工作 …… 401
护理工作 …… 401
科研工作 …… 401
医学教育 …… 401
学术交流 …… 402
信息化建设 …… 402
基本建设 …… 402
领导名单 …… 402
北京积水潭医院…… 402
基本情况 …… 402
机构设置 …… 402
改革与管理 …… 402
医疗工作 …… 403

护理工作 …… 403
科研工作 …… 403
医学教育 …… 404
学术交流 …… 404
信息化建设 …… 404
编辑出版 …… 404
基本建设 …… 404
领导名单 …… 404
首都儿科研究所附属儿童医院 …… 404
基本情况 …… 404
医疗设备 …… 404
机构设置 …… 404
改革与管理 …… 405
医疗工作 …… 405
护理工作 …… 405
科研工作 …… 406
医学教育 …… 406
学术交流 …… 406
信息化建设 …… 406
基本建设 …… 406
领导名单 …… 406
北京老年医院 …… 407
基本情况 …… 407
机构设置 …… 407
改革与管理 …… 407
医疗工作 …… 407
护理工作 …… 408
科研工作 …… 408
医学教育 …… 408
学术交流 …… 408
信息化建设 …… 408
基本建设 …… 408
领导名单 …… 408
北京回龙观医院 …… 409
基本情况 …… 409
机构设置 …… 409
改革与管理 …… 409
医疗工作 …… 409
护理工作 …… 410
科研工作 …… 410
医学教育 …… 410
学术交流 …… 410
信息化建设 …… 411
WHO心理危机预防研究与培训合作中心工作 …… 411
健康宣教 …… 411
基本建设 …… 411
领导名单 …… 411
北京小汤山医院 …… 412
基本情况 …… 412
机构设置 …… 412
改革与管理 …… 412
医疗工作 …… 412
护理工作 …… 413
科研工作 …… 413
医学教育 …… 413
学术交流 …… 413
信息化建设 …… 413
基本建设 …… 413
领导名单 …… 413
北京清华长庚医院 …… 414
基本情况 …… 414
机构设置 …… 414
改革与管理 …… 414
医疗工作 …… 414
护理工作 …… 415
科研工作 …… 415
医学教育 …… 415
学术交流 …… 415
信息化建设 …… 416
基本建设 …… 416
社会服务 …… 416
领导名单 …… 416
北京市和平里医院 …… 416
基本情况 …… 416
机构设置 …… 416
改革与管理 …… 416
医疗工作 …… 417
护理工作 …… 417
科研工作 …… 418
医学教育 …… 418
学术交流 …… 418

信息化建设 …… 418
基本建设 …… 418
领导名单 …… 418
北京市宣武中医医院…… 419
基本情况 …… 419
机构设置 …… 419
改革与管理 …… 419
医疗工作 …… 419
护理工作 …… 419
科研工作 …… 420
医学教育 …… 420
学术交流 …… 420
信息化建设 …… 420
基本建设 …… 420
领导名单 …… 420
北京市回民医院…… 420
基本情况 …… 420
机构设置 …… 421
改革与管理 …… 421
医疗工作 …… 421
护理工作 …… 421
科研工作 …… 422
医学教育 …… 422
学术交流 …… 422
信息化建设 …… 422
基本建设 …… 422
领导名单 …… 422
北京市肛肠医院…… 422
基本情况 …… 422
改革与管理 …… 422
医疗工作 …… 423
护理工作 …… 423
科研工作 …… 423
医学教育 …… 423
学术交流 …… 423
信息化建设 …… 423
领导名单 …… 424
北京市垂杨柳医院…… 424
基本情况 …… 424
机构设置 …… 424
改革与管理 …… 424
医疗工作 …… 424
护理工作 …… 425
科研工作 …… 425
医学教育 …… 425
学术交流 …… 425
信息化建设 …… 425
基本建设 …… 425
领导名单 …… 425
北京市第一中西医结合医院…… 425
基本情况 …… 425
改革与管理 …… 426
医疗工作 …… 426
护理工作 …… 426
科研工作 …… 427
医学教育 …… 427
学术交流 …… 427
信息化建设 …… 427
基本建设 …… 427
领导名单 …… 427
北京市海淀医院…… 427
基本情况 …… 427
机构设置 …… 428
改革与管理 …… 428
医疗工作 …… 428
护理工作 …… 428
科研工作 …… 428
医学教育 …… 429
学术交流 …… 429
信息化建设 …… 429
基本建设 …… 429
领导名单 …… 429
北京市丰台中西医结合医院…… 429
基本情况 …… 429
改革与管理 …… 429
医疗工作 …… 430
护理工作 …… 430
科研工作 …… 430
医学教育 …… 430
学术交流 …… 430
信息化建设 …… 430
基本建设 …… 430

领导名单 …… 431
北京市房山区中医医院…… 431
基本情况 …… 431
机构设置 …… 431
改革与管理 …… 431
医疗工作 …… 431
护理工作 …… 432
科研工作 …… 432
医学教育 …… 432
学术交流 …… 432
信息化建设 …… 432
基本建设 …… 432
领导名单 …… 432
北京市房山区良乡医院…… 432
基本情况 …… 432
机构设置 …… 433
改革与管理 …… 433
医疗工作 …… 433
护理工作 …… 433
科研工作 …… 434
医学教育 …… 434
信息化建设 …… 434
基本建设 …… 434
领导名单 …… 434
北京市顺义区医院…… 434
基本情况 …… 434
改革与管理 …… 434
医疗工作 …… 434
护理工作 …… 435
科研工作 …… 435
医学教育 …… 435
学术交流 …… 435
信息化建设 …… 435
基本建设 …… 435
领导名单 …… 436
北京中医医院顺义医院…… 436
基本情况 …… 436
机构设置 …… 436
改革与管理 …… 436
医疗工作 …… 436
护理工作 …… 437
科研工作 …… 437
医学教育 …… 437
信息化建设 …… 437
领导名单 …… 437
北京市大兴区人民医院…… 438
基本情况 …… 438
改革与管理 …… 438
医疗工作 …… 438
护理工作 …… 439
科研工作 …… 439
医学教育 …… 439
学术交流 …… 439
信息化建设 …… 439
基本建设 …… 439
领导名单 …… 439
北京市昌平区医院…… 440
基本情况 …… 440
机构设置 …… 440
改革与管理 …… 440
医疗工作 …… 440
护理工作 …… 440
科研工作 …… 441
医学教育 …… 441
学术交流 …… 441
信息化建设 …… 441
基本建设 …… 441
领导名单 …… 441
北京市昌平区中医医院…… 441
基本情况 …… 441
机构设置 …… 441
改革与管理 …… 441
医疗工作 …… 442
护理工作 …… 442
科研工作 …… 442
医学教育 …… 442
学术交流 …… 442
信息化建设 …… 442
基本建设 …… 443
领导名单 …… 443
北京市昌平区中西医结合医院…… 443
基本情况 …… 443

机构设置 …… 443
改革与管理 …… 443
医疗工作 …… 443
护理工作 …… 444
科研工作 …… 444
医学教育 …… 444
学术交流 …… 444
信息化建设 …… 444
基本建设 …… 444
领导名单 …… 444

北京市平谷区医院 …… 445
基本情况 …… 445
机构设置 …… 445
改革与管理 …… 445
医疗工作 …… 445
护理工作 …… 445
科研工作 …… 446
医学教育 …… 446
信息化建设 …… 446
领导名单 …… 446

北京中医医院平谷医院 …… 446
基本情况 …… 446
机构设置 …… 446
改革与管理 …… 446
医疗工作 …… 447
护理工作 …… 447
科研工作 …… 447
医学教育 …… 447
信息化建设 …… 447
基本建设 …… 448
领导名单 …… 448

航空总医院 …… 448
基本情况 …… 448
机构设置 …… 448
改革与管理 …… 448
医疗工作 …… 449
护理工作 …… 449
科研工作 …… 449
医学教育 …… 450
学术交流 …… 450
信息化建设 …… 450
基本建设 …… 450
领导名单 …… 450

北京华信医院 …… 450
基本情况 …… 450
机构设置 …… 450
改革与管理 …… 450
医疗工作 …… 451
护理工作 …… 452
科研工作 …… 452
医学教育 …… 452
学术交流 …… 452
信息化建设 …… 452
基本建设 …… 452
公益慈善 …… 452
领导名单 …… 453

煤炭总医院 …… 453
基本情况 …… 453
改革与管理 …… 453
医疗工作 …… 453
护理工作 …… 454
科研工作 …… 454
医学教育 …… 454
学术交流 …… 454
信息化建设 …… 454
基本建设 …… 454
领导名单 …… 454

民航总医院 …… 454
基本情况 …… 454
机构设置 …… 454
改革与管理 …… 455
航空医学 …… 455
医疗工作 …… 455
护理工作 …… 455
科研工作 …… 456
医学教育 …… 456
学术交流 …… 456
信息化建设 …… 456
基本建设 …… 456
领导名单 …… 456

北京市红十字会急诊抢救中心 …… 457
基本情况 …… 457

改革与管理 …… 457
医疗工作 …… 457
护理工作 …… 457
科研工作 …… 457
医学教育 …… 457
信息化建设 …… 457
基本建设 …… 458
领导名单 …… 458
北京京城皮肤医院 …… 458
基本情况 …… 458
改革与管理 …… 458
医疗工作 …… 458
护理工作 …… 458
学术交流 …… 458
信息化建设 …… 459
领导名单 …… 459
航天中心医院 …… 459
基本情况 …… 459
机构设置 …… 459
改革与管理 …… 459
医疗工作 …… 459
护理工作 …… 460
科研工作 …… 460
医学教育 …… 460
学术交流 …… 460
信息化建设 …… 460
基本建设 …… 460
领导名单 …… 460
北京马应龙长青肛肠医院 …… 461
基本情况 …… 461
历史沿革 …… 461
机构设置 …… 461
改革与管理 …… 461
医疗工作 …… 461
护理工作 …… 461
医学教育 …… 461
信息化建设 …… 461
领导名单 …… 461
中国康复研究中心 …… 462
基本情况 …… 462
改革与管理 …… 462
医疗工作 …… 462
护理工作 …… 462
科研工作 …… 463
医学教育 …… 463
学术交流 …… 463
信息化建设 …… 463
编辑出版 …… 463
质控中心工作 …… 463
基本建设 …… 463
领导名单 …… 463
国家电网公司北京电力医院 …… 464
基本情况 …… 464
机构设置 …… 464
改革与管理 …… 464
医疗工作 …… 464
护理工作 …… 464
科研工作 …… 465
医学教育 …… 465
信息化建设 …… 465
基本建设 …… 465
领导名单 …… 465
北京国丹白癜风医院 …… 465
基本情况 …… 465
改革与管理 …… 465
医疗工作 …… 465
预约挂号管理 …… 465
护理工作 …… 466
学术交流 …… 466
信息化建设 …… 466
领导名单 …… 466
北京首大耳鼻喉医院 …… 466
基本情况 …… 466
机构设置 …… 466
改革与管理 …… 466
医疗工作 …… 466
护理工作 …… 467
学术交流 …… 467
领导名单 …… 467
北京京煤集团总医院 …… 467
基本情况 …… 467
改革与管理 …… 467

医疗工作 …… 467
护理工作 …… 468
科研工作 …… 468
医学教育 …… 468
学术交流 …… 468
信息化建设 …… 468
基本建设 …… 468
领导名单 …… 468
北京燕化医院 …… 468
基本情况 …… 468
机构设置 …… 468
改革与管理 …… 469
医疗工作 …… 469
护理工作 …… 469
科研工作 …… 469
医学教育 …… 469
学术交流 …… 469
信息化建设 …… 469
基本建设 …… 469
社区工作 …… 469
领导名单 …… 469
北京方舟皮肤病医院 …… 470
基本情况 …… 470
改革与管理 …… 470
医疗工作 …… 470
护理工作 …… 470
学术交流 …… 470
信息化建设 …… 470
领导名单 …… 471
北京爱育华妇儿医院 …… 471
基本情况 …… 471
改革与管理 …… 471
医疗工作 …… 471
护理工作 …… 472
医学教育 …… 472
学术交流 …… 472
信息化建设 …… 472
领导名单 …… 472
北京京都儿童医院 …… 472
基本情况 …… 472
机构设置 …… 472
改革与管理 …… 472
医疗工作 …… 472
护理工作 …… 473
医学教育 …… 473
学术交流 …… 473
信息化建设 …… 473
健康教育 …… 473
公益活动 …… 473
基本建设 …… 473
领导名单 …… 473

◆ 医学科研与教育机构工作

中国医学科学院 …… 476
基本情况 …… 476
机构设置 …… 476
改革与管理 …… 476
科研工作 …… 476
医学教育 …… 476
国际合作 …… 477
信息化建设 …… 477
编辑出版 …… 477
纪念建校100周年 …… 477
领导名单 …… 477
中国中医科学院 …… 477
基本情况 …… 477
改革与管理 …… 477
科研工作 …… 478
传承工作 …… 478
医疗工作 …… 479
人才培养 …… 479
学术交流 …… 479
WHO合作中心工作 …… 479
信息化建设 …… 480
基本建设 …… 480
领导名单 …… 480
北京市眼科研究所 …… 480
基本情况 …… 480
机构设置 …… 480
改革与管理 …… 480
医疗工作 …… 480
科研工作 …… 480

科研转化 …… 481
医学教育 …… 481
学术交流 …… 481
信息化建设 …… 481
编辑出版 …… 481
领导名单 …… 481
北京市耳鼻咽喉科研究所 …… 482
基本情况 …… 482
改革与管理 …… 482
科研工作 …… 482
医疗支援 …… 482
医学教育 …… 482
学术交流 …… 482
WHO合作中心工作 …… 483
健康教育 …… 483
信息化建设 …… 483
编辑出版 …… 483
领导名单 …… 483
北京市中医研究所 …… 483
基本情况 …… 483
机构设置 …… 483
改革与管理 …… 483
科研工作 …… 483
医学教育 …… 484
学术交流 …… 484
信息化建设 …… 484
基本建设 …… 484
公益活动 …… 484
领导名单 …… 484
北京市神经外科研究所 …… 484
基本情况 …… 484
改革与管理 …… 484
科研工作 …… 484
医疗工作 …… 485
医学教育 …… 485
学术交流 …… 486
信息化建设 …… 486
编辑出版 …… 486
癫痫及脑血管病防治 …… 486
领导名单 …… 486
北京市临床药学研究所 …… 487
基本情况 …… 487
科研工作 …… 487
学术交流 …… 487
基本建设 …… 487
领导名单 …… 487
北京市儿科研究所 …… 487
基本情况 …… 487
机构设置 …… 488
改革与管理 …… 488
科研工作 …… 488
医学教育 …… 488
学术交流 …… 489
信息化建设 …… 489
领导名单 …… 489
北京热带医学研究所 …… 489
基本情况 …… 489
改革与管理 …… 489
科研工作 …… 489
医疗工作 …… 489
医学教育 …… 489
学术交流 …… 489
信息化建设 …… 490
领导名单 …… 490
北京大学医学部 …… 490
基本情况 …… 490
机构设置 …… 490
改革与管理 …… 490
教学工作 …… 491
科研工作 …… 491
医疗管理 …… 492
学术交流 …… 492
信息化建设 …… 492
基本建设 …… 492
领导名单 …… 492
清华大学医学院 …… 493
基本情况 …… 493
历史沿革 …… 493
改革与管理 …… 493
教学工作 …… 494
科研工作 …… 494
学术交流 …… 494

信息化建设 …… 495
领导名单 …… 495
北京中医药大学 …… 495
基本情况 …… 495
改革与管理 …… 495
教学工作 …… 496
科研工作 …… 496
学术交流 …… 496
信息化建设 …… 496
编辑出版 …… 496
基本建设 …… 496
领导名单 …… 497
首都医科大学 …… 497
基本情况 …… 497
机构设置 …… 497
改革与管理 …… 497
教学工作 …… 498
学生工作 …… 499
科研工作 …… 499
交流与合作 …… 499
信息化建设 …… 500
基本建设 …… 500
领导名单 …… 500
北京卫生职业学院 …… 500
基本情况 …… 500
改革与管理 …… 500
教学工作 …… 500
学生工作 …… 501
科研工作 …… 501
学术交流 …… 501
信息化建设 …… 501
基本建设 …… 501
领导名单 …… 502

◆ 公共卫生及其他卫生计生机构工作

北京市卫生和计划生育监督所 …… 504
基本情况 …… 504
机构设置 …… 504
行政审批 …… 504
行政处罚 …… 504
京津冀交流协作 …… 504
日常监查 …… 504
专项监查 …… 505
“双随机”抽检 …… 505
大要案查处 …… 506
卫生监督法制 …… 506
突发公共卫生事件处理 …… 506
投诉举报 …… 506
大型活动保障 …… 506
卫生监督宣传 …… 506
信息化建设 …… 506
领导名单 …… 506
北京结核病控制研究所 …… 506
基本情况 …… 506
机构设置 …… 507
改革与管理 …… 507
结核病控制 …… 507
门诊工作 …… 507
科研工作 …… 507
业务培训 …… 507
信息化建设 …… 507
学术交流 …… 508
编辑出版 …… 508
基本建设 …… 508
领导名单 …… 508
北京市精神卫生保健所 …… 508
基本情况 …… 508
机构设置 …… 508
改革与管理 …… 508
落实公共卫生服务项目 …… 508
严重精神障碍患者肇事肇祸事件应急演练 …… 509
科普宣传 …… 509
信息监测 …… 509
科研工作 …… 509
学术交流 …… 509
信息化建设 …… 509
领导名单 …… 510
北京市疾病预防控制中心 …… 510
基本情况 …… 510
机构设置 …… 510
改革与管理 …… 510

传染病防治 …… 510
免疫规划 …… 510
地方病防治 …… 511
突发公共卫生事件及大型活动保障 …… 511
消毒、杀虫、灭鼠 …… 511
慢性病预防控制 …… 511
营养与食品卫生 …… 511
环境卫生 …… 512
放射卫生 …… 512
健康教育 …… 512
学校卫生 …… 512
职业卫生 …… 512
实验室管理 …… 513
科研与教学 …… 513
信息化建设 …… 513
学术交流 …… 513
基本建设 …… 513
领导名单 …… 513

北京急救中心 …… 513

基本情况 …… 513
机构设置 …… 513
改革与管理 …… 513
医疗工作 …… 514
护理工作 …… 514
科研工作 …… 514
医学教育 …… 514
急救网络管理 …… 514
培训工作 …… 515
社团工作 …… 515
信息化建设 …… 515
学术交流 …… 515
基本建设 …… 515
领导名单 …… 515

北京市红十字会紧急救援中心 …… 516

基本情况 …… 516
改革与管理 …… 516
医疗工作 …… 516
应急演练 …… 516
空中救援 …… 516
科研工作 …… 516
应急救护培训 …… 517
学术交流 …… 517
信息化建设 …… 517
领导名单 …… 517

北京市红十字血液中心 …… 517

基本情况 …… 517
改革与管理 …… 517
采供血工作 …… 518
献血招募 …… 518
宣传无偿献血 …… 518
信息化建设 …… 518
科研与教育 …… 518
学术交流 …… 519
基本建设 …… 519
领导名单 …… 519

北京市体检中心 …… 519

基本情况 …… 519
机构设置 …… 519
专项体检 …… 519
健康体检 …… 519
质控中心工作 …… 520
科研工作 …… 520
信息化建设 …… 520
基本建设 …… 520
公益活动 …… 520
领导名单 …… 520

北京市卫生计生委信息中心 …… 520

基本情况 …… 520
机构改革 …… 520
信息化建设 …… 521
卫生统计 …… 521
标准规范 …… 521
网络运维 …… 521
网站建设 …… 521
政策研究 …… 522
编辑出版 …… 522
学术交流 …… 522
领导名单 …… 522

北京市社区卫生服务管理中心 …… 522

基本情况 …… 522
改革与管理 …… 522
基本医疗和公共卫生服务 …… 522

绩效考核 …… 523
网站宣传 …… 523
学术交流 …… 523
领导名单 …… 523
北京市医药集中采购服务中心 …… 523
基本情况 …… 523
改革与管理 …… 523
药品阳光采购工作 …… 523
京津冀医用耗材联合采购工作 …… 524
信息化建设 …… 524
培训工作 …… 524
学术交流 …… 524
领导名单 …… 525
北京市卫生计生委会计核算服务中心 …… 525
基本情况 …… 525
改革与管理 …… 525
财务管理 …… 525
信息化建设 …… 525
学术交流 …… 526
继续教育 …… 526
领导名单 …… 526
北京市卫生计生委宣传中心 …… 526
基本情况 …… 526
舆情监测 …… 526
新闻工作 …… 527
自媒体和影像记录工作 …… 527
宣传展评活动和培训工作 …… 527
领导名单 …… 527
北京市卫生计生热线（12320）服务中心 …… 527
基本情况 …… 527
改革与管理 …… 527
咨询服务 …… 528
信息化建设 …… 528
学术交流 …… 529
领导名单 …… 529
北京市卫生计生委人才交流服务中心 …… 529
基本情况 …… 529
改革与管理 …… 529
卫生人才考评 …… 529
卫生人才规范化培训 …… 529
卫生人才市场建设 …… 529
信息化建设 …… 530
领导名单 …… 530
北京市计划生育服务指导中心 …… 530
基本情况 …… 530
改革与管理 …… 531
计生宣传 …… 531
计生药具管理与服务 …… 531
领导名单 …… 532

◆ 卫生计生社会团体工作

北京医学会 …… 534
基本情况 …… 534
学术活动 …… 534
科普宣传 …… 534
培训工作 …… 534
编辑出版 …… 535
委托工作 …… 535
评选北京医学科技奖 …… 535
领导名单 …… 535
北京护理学会 …… 535
基本情况 …… 535
学术活动 …… 535
科普宣传 …… 536
培训工作 …… 536
委托工作 …… 536
信息化建设 …… 536
领导名单 …… 536
北京中医药学会 …… 536
基本情况 …… 536
学术活动 …… 536
科普宣传 …… 536
培训工作 …… 537
编辑出版 …… 537
委托工作 …… 537
信息化建设 …… 537
领导名单 …… 537
北京中西医结合学会 …… 537
基本情况 …… 537
学术活动 …… 537
科普宣传 …… 538
培训工作 …… 538

编辑出版 …… 538
委托工作 …… 538
领导名单 …… 538
北京预防医学会…… 538
基本情况 …… 538
学术活动 …… 538
培训工作 …… 538
编辑出版 …… 539
委托工作 …… 539
领导名单 …… 539
北京医师协会…… 539
基本情况 …… 539
学术活动 …… 539
培训工作 …… 540
委托工作 …… 540
评选优秀医师 …… 540
与企业合作 …… 540
领导名单 …… 541
北京性病艾滋病防治协会…… 541
基本情况 …… 541
科普宣传 …… 541
培训工作 …… 541
委托工作 …… 541
领导名单 …… 541
北京健康教育协会…… 542
基本情况 …… 542
学术活动 …… 542
科研工作 …… 542
科普宣传 …… 542
培训工作 …… 542
编辑出版 …… 542
委托工作 …… 543
领导名单 …… 543
北京防痨协会…… 543
基本情况 …… 543
学术活动 …… 543
科普宣传 …… 543
培训工作 …… 543
编辑出版 …… 543
委托工作 …… 543
领导名单 …… 544
北京医学教育协会…… 544
基本情况 …… 544
学术活动 …… 544
培训工作 …… 544
编辑出版 …… 544
委托工作 …… 544
公益活动 …… 545
领导名单 …… 545
北京市计划生育协会…… 545
基本情况 …… 545
科普宣传 …… 545
培训工作 …… 546
学术交流 …… 546
创建幸福家庭活动 …… 546
委托工作 …… 546
领导名单 …… 547
北京中医协会…… 547
基本情况 …… 547
学术活动 …… 547
培训工作 …… 547
委托工作 …… 547
信息化建设 …… 548
领导名单 …… 548

◆ 卫生计生统计

全市卫生机构、床位、人员数（总计）…… 550
全市卫生机构、床位、人员数（公立）…… 552
全市卫生机构、床位、人员数（非公有）… 554
全市卫生机构、床位、人员数（国有）…… 555
全市卫生机构、床位、人员数（集体）…… 557
全市卫生机构、床位、人员数（联营）…… 558
全市卫生机构、床位、人员数（私营）…… 558
全市卫生机构、床位、人员数（其他）…… 560
全市二级医疗机构运营情况（1） …… 561
全市二级医疗机构运营情况（2） …… 567
全市二级医疗机构运营情况（3） …… 572
全市医疗卫生资源状况 …… 578
全市医疗服务情况 …… 579
全市产科工作情况 …… 579
全市妇女病查治情况 …… 580
全市婚前医学检查情况（1） …… 581

全市婚前医学检查情况（2） …………………… 582
全市0～6岁儿童系统管理情况 ……………… 583
2016年北京市新登记肺结核病患者治疗成功率 … 583
全市各区新登记肺结核病患者数 …………… 584
全市分年龄、性别的户籍肺结核病患者新登记率…………………………………… 585
全市各区户籍肺结核病患者新登记率 …… 585
全市甲、乙类传染病发病与死亡情况 …… 586
全市丙类传染病发病与死亡情况 ………… 587
全市鼠密度监测情况 ……………………… 588
全市蚊蝇指数季节消长情况 ……………… 588
全市院前急救分月工作量 ………………… 589
全市院前急救病人疾病分类及构成 ……… 589
全市院前急救病人情况 …………………… 590
全市各区急救站接诊病人情况 …………… 591
全市农村改水情况 ………………………… 592
全市采供血情况 …………………………… 593
全市各区无偿献血情况 …………………… 593
全市197家医疗机构出院病人前十位疾病顺位及构成………………………………… 594
全市居民出生、死亡及自然增长情况 …… 594
全市婴儿、新生儿、孕产妇死亡情况 …… 595
全市居民前十位死因顺位、死亡率及百分比构成………………………………… 595
全市婴儿主要死因顺位、死亡率及百分比构成……………………………………… 596
全市新生儿主要死因顺位、死亡率及百分比构成……………………………………… 596

◆ 附　录

北京卫生系统聘任外籍人士情况 ………… 598
2017年北京市二级及以上医疗机构名录（不含驻京部队和武警医疗机构）………… 599
2017年度北京地区获国家科技进步奖项目一览表（医药卫生）……………………… 619
2017年度北京市科学技术奖获奖项目一览表（医药卫生）………………………………… 620
2017年度北京地区获中华医学科技奖项目一览表…………………………………… 623
北京地区国家临床医学研究中心一览表 … 624
北京市卫生计生系统WHO合作中心一览表 … 625
北京市医疗质量控制和改进中心一览表 … 626
2017年北京地区卫生系统新当选院士名单 … 627
2017年北京地区卫生系统全国五一劳动奖章获得者名单………………………………… 627
北京地区第三届国医大师一览表（按姓氏笔画排序）………………………………… 628
北京地区首届全国名中医一览表（按姓氏笔画排序）………………………………… 628
第三届首都国医名师一览表（按姓氏笔画排序）……………………………………… 629
第六届首都十大健康卫士一览表 ………… 632
专有名词对照表 …………………………… 633

◆ 索　引

概　况

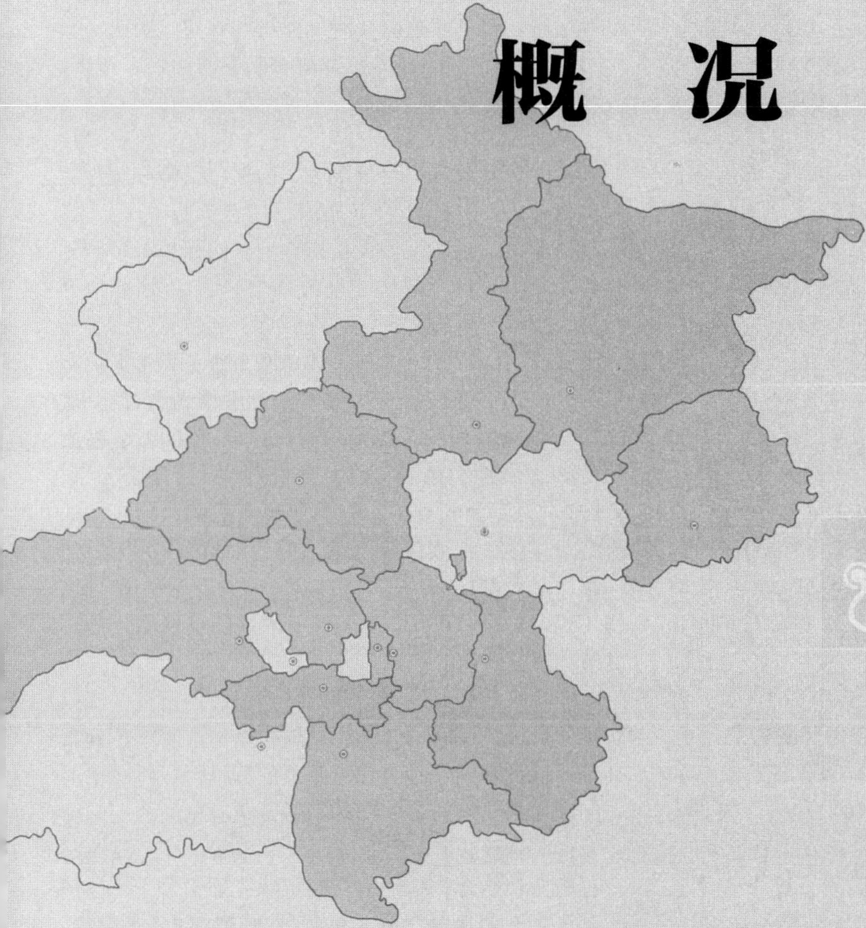

2017年北京市卫生计生工作概况

截至2017年末，全市有医疗卫生机构10986家，其中医疗机构10843家（含三级医疗机构118家、二级医疗机构163家、一级医疗机构649家），其他卫生机构143家。全市卫生人员346255人，其中卫技人员276969人、其他技术人员17391人、管理人员20160人、工勤技能人员28345人、乡村医生和卫生员3247人。卫技人员中，执业（助理）医师105732人，注册护士123158人。医疗机构编制床位127845张，其中医院117867张、社区卫生服务中心6528张；实有床位120557张。每千常住人口卫生人员16.0人、卫技人员12.8人、执业（助理）医师4.9人、注册护士5.7人、实有床位5.6张。社区卫生服务中心（站）2066家，其中中心334家、站1732家；卫技人员26495人。村卫生室2832家，乡村医生和卫生员3247人。户籍人口平均期望寿命82.15岁，其中男性79.98岁、女性84.41岁。常住人口孕产妇死亡率5.68/10万，户籍人口孕产妇死亡率8.17/10万；常住人口婴儿死亡率2.09‰，户籍人口婴儿死亡率2.29‰。户籍人口出生率12.59‰，人口自然增长率5.75‰。医疗机构共诊疗23884.4万人次，出院383.0万人次；编制床位使用率72.6%、实有床位使用率80.5%，平均住院日9.5天；医师日均担负诊疗10.0人次、住院1.0床日。全市二级以上公立医院门诊患者次均医药费508.4元，其中药费 262.3 元；住院患者人均医药费用21888.4元，其中药费5735.7元。全市甲、乙类传染病报告病例30336例，报告发病率139.6/10万；丙类传染病报告病例102252例，报告发病率470.6/10万。全年未发生重大突发公共卫生事件。全市医疗卫生机构总支出2102.1亿元，比上年增长11.3%；其中财政补助334.0亿元，较上年增长13.9%。

医药卫生体制改革 贯彻落实国务院总理李克强关于深化医改工作的批示和国务院副总理刘延东在2017年全国医改工作电视电话会议上的讲话精神，着力做好医联体建设、家庭医生签约服务、取消公立医院药品加成、公立医院薪酬制度改革、药品购销“两票制”、高值医用耗材集中采购、医疗机构绩效考核、医药卫生信息化建设等各项重点工作。

4月8日，北京市全面推开医药分开综合改革，3700余家医疗机构参加。至年底，分级诊疗制度建设成效显现，医药费用总体平稳，医疗机构补偿机制改善，医保患者负担保持平稳，困难群众得到有效救助，城乡医疗保险患者个人负担总体下降，社会救助对象门诊、住院和重大疾病救助人均负担均减少了30%左右。通过规范医疗服务项目和收费，解决了一部分医疗服务项目收费显著低于成本的问题，中医、儿科、妇产、护理、传染等部分短板专业得到发展支撑。居民就医体验得到提升。医疗机构的基层诊疗量、技术劳动收入、可分配收入、医疗保障和医疗救助力度出现了“五上升”局面；药费和药占比，二、三级医院诊疗量，大型设备检查费，医保患者负担则出现了“五下降”趋势。全市16个区的180所政府办社区卫生服务机构实行了“先诊疗、后结算”的服务新方式；对60岁以上老年人减免医事服务费个人负担部分；打通高血压、糖尿病等四类慢性病患者在一、二、三级医院和社区就诊的用药目录，300万名高血压等四类慢性病患者可在社区获得105种常用药品，开出2个月药品长处方，减少了患者往返医疗机构的次数。三级、二级医院门急诊量分别减少12%和2%，一级医院及基层医疗卫生机构增加17%；医药费用增幅不足3%，为2000年以来费用增幅的最低期，全年共节约医药费用67亿元。

北京医药分开综合改革的特点：政府重视，部门协调，形成三医联动合力，属地化全行业管理达到新高度；保护和调动各方参与改革的积极性，将改革的方向和原则要求与各方面的利益诉求有机结合；坚持公益性，破除逐利性，追求公共利益最大化；改革与改善服务相结合，增强群众获得感；加强监管，保证改革各项政策落地实施；加强信息反馈和监测评价，及时全面掌握改革进展和态势，辅助科学决策。

非首都功能疏解和京津冀协同发展 实施《北京市推进市属医疗卫生资源率先疏解促进协同发展工作方案》，加快推进首都医疗卫生资源疏解。天坛医院新院建设实现竣工验收，友谊医院顺义院区基本完成基坑土方施工，同仁医院亦庄院区实现主体封顶，北京大学第一医院大兴院区、人民医院通州院区等项目取得进展。建立了京津冀三地协同发展合作机制，与河北省张家口市、承德市、唐山市、廊坊市、保定市等签署了协同发展协议，实现了三地132家医院的27项临床检验结果和102家医院的17项影像检查资料互认。按照“五统一,一集中”（统一采购平台、统一评审专家库、统一采购目录、统一审核标准、统一价格体系，集中组织评审）要求，实施医用耗材京津冀三地联合采购。启动京津冀健康医疗大数据应用示范区试点工作。推进京廊中医药协同发展内容与项目落地。制定支持雄安新区医疗卫生服务专项工作方案，积极推进项目对接。

健康北京建设 贯彻落实全国卫生与健康大会精神，市委、市政府召开全市卫生与健康大会，市委办公厅、市政府办公厅印发《关于促进北京市卫生与健康事业改革发展的意见》和《“健康北京2030”规划纲要》，组织实施《北京市“十三五”时期卫生计生事业发展规划》和《北京市医疗卫生服务体系规划（2016—2020年）》，推进卫生与健康事业高质量发展。根据主要任务分解落实工作职责，制定印发《北京市促进卫生与健康事业改革发展2017年度行动计划》，从普及健康生活、优化健康服务、完善健康保障、建设健康环境和发展健康产业五个方面推进96项主要行动措施。全面开展国家卫生城镇和健康单位创建活动，截至2017年底，全市累计创建12个国家卫生区、20个国家卫生乡镇、2488个健康社区（村）、276个健康示范单位、1547个健康促进学校、175个健康促进医院。加强控烟宣传、执法和督导，成人吸烟率降至22.3%，吸烟者减少20万人以上，公共场所发现吸烟者概率由11.3%下降到3.8%。在饮用水、游泳场馆和公共场所实施电子监管。培训了20多万名家庭保健员。自2009年以来，每年以市政府名义向社会发布全市卫生与人群健康状况报告；自2015年以来，每年发布各区卫生发展综合绩效评价结果，促进均衡发展。

卫生应急与公共卫生 加快卫生应急体系建设，做好突发公共卫生事件防控和紧急医学救援工作。启动并持续推进卫生应急工作规范化建设提升工程。按照突发公共卫生事件防控属地化管理的原则，加强与出入境检验检疫、农业、食品药品监督管理等部门的信息沟通和协调联动，发挥部门间、区域间联防联控工作机制，强化对人感染H7N9禽流感等突发、新发、输入性急性传染病等突发公共卫生事件的综合监测、风险评估和防范应对准备，切实做好突发公共卫生事件防控工作。进一步优化市、区两级应对突发公共事件紧急医学救援的指挥协调机制，及时有效开展四大类突发公共事件的紧急医学救援工作。完善急救体系，实施《北京市院前医疗急救服务条例》，深化院前医疗急救服务体系改革。制定院前医疗急救发展规划，优化全市院前医疗急救网络站点布局，推进院前医疗急救机构统一市级垂直管理。依托院前医疗急救服务网络及相关医疗机构，逐步建设创伤、胸痛、卒中三大类急危重病种的急救绿色通道。制定院前医疗急救业务范围参考标准，完善分类救护服务模式，实行院前医疗急救服务统一标准、统一监管，建立健全院前医疗急救质量控制与评价体系，对院前医疗急救工作实施绩效管理。建立院前医疗急救从业人员分类管理制度，研究建立符合院前医疗急救工作特点的医疗救护员使用机制，调整完善公立二、三级医院医师到院前医疗急救岗位轮转制度。完善突发公共事件紧急医学救援人员和物资储备。加强对公众基本急救知识和技能的培训普及。

健全疾病防控体系。推进重点传染病监测网络和防控能力建设，密切关注全球新发和输入型传染病发病动态，实现“关口”前移。实行全市结核病防治服务体系“三位一体”改革，开展结核病分级诊疗和综合防治服务试点工作。梳理制定北京市慢性病防控中长期规划，完善慢性病防控体系，分解任务指标，发挥疾控中心、慢性病防办、医疗机构和社区卫生服务机构各自的作用。

爱国卫生和健康促进 组织做好西城区全国健康城市建设试点，将健康城区建设作为推进健康北京工作的重要抓手，推进朝阳、海淀、丰台、大兴创建国家卫生区工作。制定健康村镇评估标准，推进健康社区、健康单位和健康家庭建设。以健康示范单位和在职人群为重点，开展健康细胞工程建设。以流动人口和中小学生为重点，持续开展《北京市控制吸烟条例》宣传教育。以中小餐馆、写字楼等场所为重点开展控烟监督执法，完成年度重点人群、重点场所的控烟效果评估。

加强重点人群健康管理。在做好60岁以上老人及在校学生免费流感疫苗接种工作的同时，根据疾病特点扩大免疫接种种类。实施心脑血管疾病和肿瘤等高危人群的筛查和综合干预。开展全市成人慢性病及危险因素的监测。继续开展“三减三健”（减盐、减油、减糖，健康血压、健康体重和健康骨骼）工作，进一步推进“营”在校园平衡膳食倡导行动。实施心理健康促进行动舒心工程，制定心理健康服务单元建设标准，加强基层卫生服务机构心理咨询或辅导室建设。强化精神卫生综合管理机制平台作用，完善严重精神障碍患者门诊免费服药制度和患者监护人看护补助制度。

强化健康教育。以普及基本健康知识与技能为重点，发挥市级健康科普专家作用，利用健康大课堂、广播电视、报纸杂志、微博微信等开展健康宣传教育活动；开展中医自我保健社区公共学堂建设。普及科学的健康知识和健康技能，提高市民健康素养。

医疗卫生服务 落实《北京市分级诊疗制度建设2016—2017年度的重点任务》，以四类慢性病患者、老年人、0～6岁儿童、残疾人、孕产妇、严重精神障碍患者、肺结核病患者等人群及农村低收入户、计划生育特殊困难家庭为重点，拓展深化家庭医生签约服务并提升签约率。根据居民实际需求制定个性化服务包，鼓励社区卫生机构为签约居民提供主动服务。完善基层卫生绩效考核，调动基层医疗卫生人员积极性。加强紧密型医联体建设，通过统一组织构架，实现管理一体化、基本医疗一体化、公共卫生一体化，切实提升基层服务能力。推进全市1个多学科临床会诊中心和4个医技会诊中心（心电、病理、检验、影像）的建设和应用。

制定实施改善医疗服务行动的具体措施，全面实施分时段预约，利用“互联网+”技术为患者提供信息查询与推送、信息化结算支付、院内电子地图导航等健康医疗服务，在9家三级综合医院开展日间手术试点，所有三级医院和90%的二级医院实行临床路径管理，知名专家团队数量扩大到50个。拓展护理服务领域，鼓励医疗机构将护理服务延伸至社区、家庭。加强和规范公立医院特需医疗服务管理，严控公立医院提供特需服务的比例不超过全部医疗服务的10%。继续通过DRGs等方式开展医院住院服务评价并发布评价结果。

推进医养结合，试点为失能和部分失能老年人提供居家医疗卫生服务，启动临终关怀试点单位建设，开展老年友善医院创建，启动第二批共6家公立医疗机构向康复医院转型。

计划生育和优生优育服务管理 稳妥推进“全面两孩”生育政策。修订完善法规规章及配套政策，改进计划生育服务管理，实行两孩以内生育登记及再生育行政确认，取消计划生育作为户口前置条件，将128天法定生育假全部纳入生育津贴发放范围。为计划生育特殊家庭办理“暖心计划”综合保险，提高了特别扶助金标准。积极应对“全面两孩”政策调整后出现的生育高峰，设立孕妇建档服务中心，协调解决孕妇建档问题，调增产床1400余张，增加助产人员800余名，建立市、区和医疗机构三级孕产妇危重症评审制度，完善市、区危重新生儿救治转会诊网络，有效提升妇幼健康服务能力。全年全市活产分娩26.4万人，全市孕产妇建档分娩平稳有序，孕产妇死亡率和婴幼儿死亡率稳中有降。

优化妇幼健康服务，推进妇幼保健机构标准化建设及规范化管理，开展妇幼保健重点专科建设。强化基层卫生服务机构妇女保健和儿童保健门诊规范化建设。优化整合婚前保健与孕前保健服务流程，推进婚前保健、婚姻登记、优生咨询指导一站式便民服务。提供生育咨询服务。孕期营养门诊覆盖面达50%以上。实施妇幼健康服务监测，完善危重孕产妇抢救和危重新生儿转会诊网络，建立危重新生儿转会诊绩效考核制度及孕产妇危重症报告评审制度，保障母婴安全。

强化儿童保健服务，加强爱婴医院和爱婴社区建设，开展爱婴医院复核，爱婴社区覆盖面达90%以上。规范早产儿服务，强化新生儿窒息复苏管理。提升儿童早期综合发展服务中心儿童口腔、视力及心理保健等服务能力。落实北京市0～6岁儿童听力与耳聋基因筛查。

中医药工作 市政府出台《关于支持中医药振兴发展的意见》，完善振兴中医药发展的政策举措。建立45个全国名老中医工作室、127个北京名老中医工作室（站）、64个基层老中医传承工作室，建立以16名国医大师、60名首都国医名师、40名中青年名中医为核心的国家、市、区、医院四级师承制度，创建83个基层中医服务示范单位和35个北京中医药文化旅游示范基地，完成了基层100个中医药专病适宜技术推广，培养了2万余名中医家庭保健员。与西班牙加泰罗尼亚自治区政府合作建设欧洲中医药发展和促进中心，积极推进中医药对外交流传播。

依法行政 完善法规标准体系，完成2018～2022年立法项目申报工作，申报了《北京市公立医院管理条例》《北京市基本医疗卫生条例》《北京市献血条例》《北京市发展中医条例》等4项立法制修订任务。启动北京市卫生计生委标准化专业技术委员会筹建工作。《核医学从业人员的辐射防护规范》等4项标准获批立项，完成《公共卫生信息系统指标代码体系与数据结构》等6项标准的制定工作。贯彻落实《关于在全市开展法治宣传教育的第七个五年规划（2016—2020年）》。

贯彻落实“放管服”改革实施意见，全面梳理全市卫生计生系统公共服务事项，共梳理填报市级公共服务事项54项（具体办事事项121项）、区级公共服务事项30项。基本实现了同一事项在市区之间、区区之间事项名称、设定依据、办理时间、申报材料、受理标准、审批条件、办理流程、结果文书“八个一致”。推进卫生计生职业资格改革，全面清理规范权力清单，经事项整合、划出，梳理出市级卫生计生部门行政许可28项、行政强制2项、行政检查1项、行政确认2项、行政奖励2项、其他职权31项。清理规范行政审批中介服务事项，取消了消毒产品生产企业生产人员健康证明等6项中介服务事项。清理各类证明，取消调整涉及企业和群众办事创业证明1项，并按要求做好公布取消调整证明的后续对接工作。拟进一步取消"医师申请补办《医师资格证书》时需提交执业医疗机构开具的遗失证明"等3项证明，拟保留"夫妻双方或一方为本市户籍、申请再生育子女时需提交的婚育情况证明"等5项证明。开展公平竞争审查，印发了《北京市卫生和计划生育委员会关于落实公平竞争审查制度工作程序的通知》。

推进依法行政，制定行政应诉及行政复议管理办法，完善行政出庭应诉制度。研究出台北京市卫生计生依法行政考核评价办法、在北京市卫生计生行业建立法律顾问制度的意见。坚持信访诉求依法分类办理，发挥好12320热线作用，着力化解医患矛盾。举办"生命与医学"主题活动，营造尊医重卫、医患和谐的社会风气。开展规范性文件审查清理，按照"保留、废止、简易修订、全面修订"的分类逐项提出初步清理意见，对2016年12月31日前制发的有效规范性文件开展清理，清理文件共计269件，其中保留219件、废止50件。全年共审查规范性文件21件次，报市政府法制办备案6件。开展重大行政决策合法性审查和送审工作，审查拟以市政府办公厅名义颁布的重大行政决策7件。稳妥做好行政复议、诉讼工作，共收到复议诉讼案件合计57件，审结40件。

加强政策研究，"北京市卫生法规体系与十年立法规划研究""公立医院法律制度研究""北京市卫生计生依法行政考核评价体系研究""建立北京市卫生计生行业法律顾问制度研究"等4项课题结题，同时开展了"北京市落实健康优先发展的战略研究""北京市落实健康融入所有政策的机制研究""法治医院建设研究""北京市医疗机构地方标准体系研究"等4项研究。

综合监督和食品安全　推动卫生计生监督"八大体系"（监督执法组织指挥体系、政策法规体系、技术装备体系、专业执法体系、社会协同体系、人才建设体系、勤务保障体系、理论研究体系）和"四位一体"（行政管理、行政监督、行政执法、行政问责为一体）监管机制建设。落实卫生计生监督抽查事项全部纳入"双随机一公开"（在监管过程中随机抽取检查对象、随机选派执法检查人员，抽查情况及查处结果及时向社会公开）监管，加强随机抽查结果的应用。推进"互联网+执法"，加强医疗机构资质、技术、依法执业的监管，严厉打击无证行医，配合公安等相关部门打击"号贩子"。继续开展"平安医院"创建工作。发挥好饮用水、公共场所电子监管系统的作用，提高监管工作时效性。

加强食品安全工作。加快推进食品安全标准与监测评估信息平台建设，印发全面加强食品安全工作的指导意见。组织宣贯新发食品安全国家标准20项以上，实施新的食品安全企业标准备案办法。建立食源性寄生虫病监测中心、食源性非常见化学性中毒监测中心。建立卫生计生系统食品安全考核评价指标体系。

科技创新和人才培养　大力推进科技创新。建立北京市卫生与健康科技战略专家咨询委员会、干细胞临床研究专家委员会和医学伦理委员会，加强卫生与健康科技创新智库建设。会同市科委深入开展首都十大疾病科技攻关，实施首都卫生发展科研专项，促进疾病防治关键技术进步。建设北京转化医学中心和基层卫生与健康适宜技术推广基地，加快推进科技成果转化和惠民适宜技术基层普及应用。促进市属医学科研院所科研仪器设备对外开放共享。

加强人才队伍建设。建立医教协同协调机制。加强卫生与健康"三类"科研人员队伍建设。加快住院医师规范化培训社会化进程，研究制定北京市专科医师规范化培训试点方案，进行"3+X"试点。开展公共卫生医师、医院药师规范化培训，启动康复治疗师规范化培训。加强以全科医生为主的基层卫生人员培训，建设百名"双师型"全科医师队伍，培养高层次社区全科人才。加大儿科、精神、助产、全科、康复等急缺专业人才培养力度。加强老年专科护士、社区护理、中医护理人才的培养。

境外合作与对口支援　深化与"一带一路"沿线国家、周边国家、港澳台地区和WHO的务实合作，以项目带动援外医疗工作。创新援外医疗，通过多种方式为几内亚、特立尼达和多巴哥等国提供卫生援助。加强WHO合作中心建设管理和指导。

新增与江西省、河南省、沈阳市对口合作。发挥"一对一"优势，加大对西部46个贫困市县健康精准帮扶工作。做好来京人才培训，开展交流、交往、交融活动。

信息化建设与安全生产保卫工作　建设全市统一、互联互通、业务协同的全民健康信息平台，同步推进医疗卫生机构信息系统标准化，促进患者诊疗信息跨机构互认。以健康卡标准推进医院就诊卡标准化和医院互联互通。推进医院信息集成平台建设，保证患者诊疗、医院运行安全。启动智慧医院建设，开展

“互联网+健康医疗”线上线下应用，支撑临床会诊中心和医技会诊中心等智慧医疗服务。

按照党政同责、一岗双责、齐抓共管、失职追责的要求，坚持预防为主的工作方针，组织医疗卫生机构开展安全生产等级评定、消防安全标准化管理；指导医疗机构开展危险化学品安全综合治理，做到科学、安全使用危险化学品；协调推进视频监控系统建设与应用联网工作。

党风廉政建设 组织党员和领导干部认真学习习近平总书记系列重要讲话精神和治国理政新理念新思想新战略，全面落实北京市第十二次党代会精神和重大部署，引导广大党员干部牢固树立“四个意识”。从“抓关键少数”入手，促“两学一做”常态化。坚持做好党风廉政建设和反腐败工作，邀请知名专家做廉洁自律专题辅导，提高党员干部的自我约束、自我净化、自我校正、自我警醒意识。严格执行中央八项规定，坚决防止反弹回潮，强化“两个责任”落实。组织开展第六届“首都十大健康卫士”推选活动，弘扬社会主义核心价值观。建立党风廉政建设主体责任全程记实制度，在全系统开展基层党组织书记党建工作责任述职评议考核。加强对“四风”问题的日常监查，严肃查处医务人员违反“九不准”等问题，集中整治“微权力”腐败，形成反腐败斗争压倒性态势。

（黄高平）

大事记

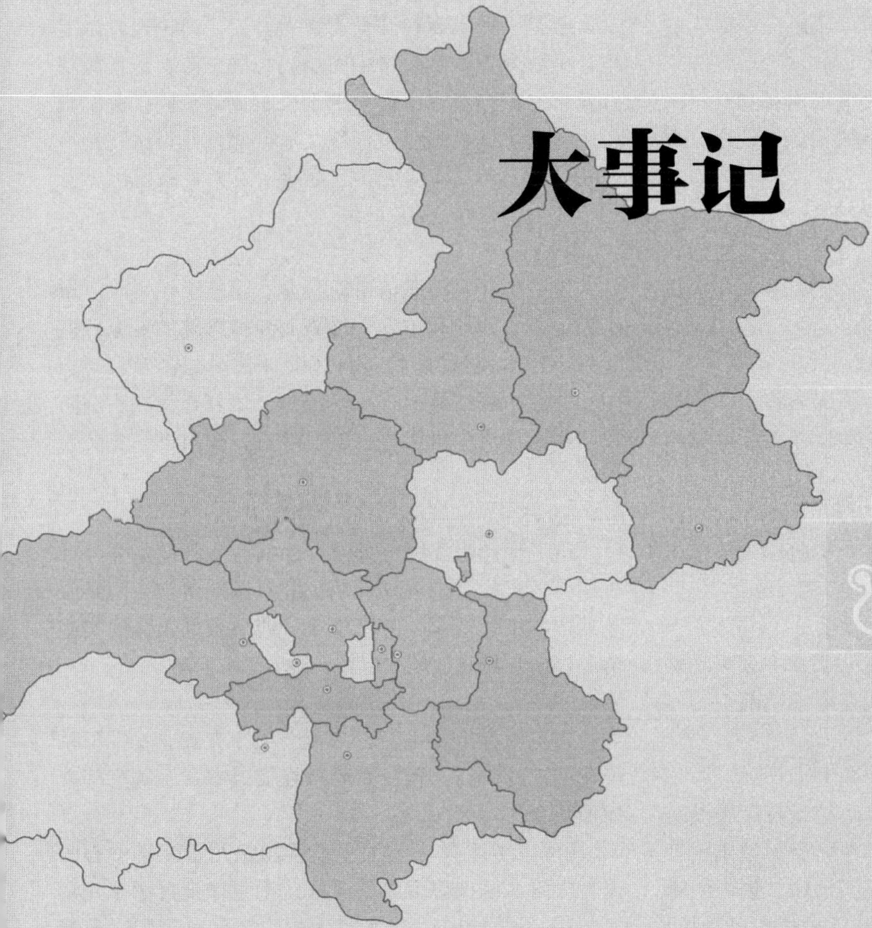

2017年北京卫生计生工作纪事

1月

3日

中共中央政治局委员、国务院副总理刘延东到复兴医院月坛社区卫生服务中心调研，了解家庭医生签约服务、分级诊疗体系建设等医改工作。

北京大学第一医院收到加拿大皇家内科和外科医师学院（RCPSC）国际学院的国际机构认证证书，成为中国第一家获得该认证的单位。

大兴区首家基层血液透析中心在旧宫医院建成。中心总面积450平方米，设置病床10张，配备血液透析机8台、血液透析滤过机2台、双极反渗水处理机1台。

7日

北京中医医院皮肤科主任医师陈彤云将“洋参靓肤系列”“金花清爽系列”医学美容验方无偿捐献给北京中医医院并授权代为研发。

10日

北京大学第三医院签署国内首个3D打印人体植入物科研成果产业化协议。

11日

顺义区第一家中医流动医院——北京中医医院顺义医院中医流动医院项目启动仪式在木林镇前王各庄村活动站召开。

13日

市卫生计生委举办慢性病综合防控示范区建设培训班，就政策完善、环境支持、体系整合、健康教育与健康促进、慢性病全程管理、监测评估、创新引领等7大类指标进行讲解。各区卫生计生委疾控科科长、区疾控中心主管主任及相关工作负责人共70余人参加培训。

16日

北京市新发突发传染病应急救治中心落户北京地坛医院。市卫生计生委副主任耿玉田、北京地坛医院院长李昂为中心揭牌。

17日

市卫生计生委、市医管局在地坛医院举行“北京市新发突发传染病应急救治中心”成立仪式。市卫生计生委副主任耿玉田为中心授牌。地坛医院汇报了近年来在传染病防控和卫生应急领域开展的系列工作，总结了前一阶段寨卡病毒病、黄热病、裂谷热病等国内外新发突发传染病防控过程中的措施与成效。

市卫生计生委召开党委扩大会议，讨论通过市卫生计生委党委委员、市中医局局长屠志涛，地坛医院红丝带之家办公室主任、护士长王克荣，同仁医院眼科中心副主任、眼科主任魏文斌，北京儿童医院超声科主任贾立群等4人为市卫生计生委党委系统出席党的十九大代表候选人。

19日

市卫生计生委邀请市应急办、国家疾控中心、市疾控中心、地坛和佑安等传染病专科医院的专家，就北京市H7N9疫情防控进行风险评估。与会专家对全国和北京市疫情概况进行了分析，认真查找在疾病防控与临床诊治中可能存在的风险点，提出下一步防控措施。

22日

市卫生计生委财务处召开疾病应急救助基金经办机构考核工作会。会议介绍了北京医院协会在两年服务期内的工作情况，并围绕疾病应急救助工作的实施情况提出意见和建议。

23日

市卫生计生委主任方来英会见捷克舒迪安中国总经理何汉森一行。何汉森希望在实验室资源共享等方面加强合作。

《国家卫生计生委关于设置国家儿童医学中心的函》印发，明确以北京儿童医院为主体设置国家儿童医学中心（北京），以复旦大学附属儿科医院、上海交通大学医学院附属上海儿童医学中心为联合主体设置国家儿童医学中心（上海），共同构成国家儿童医学中心。6月1日，国家儿童医学中心启动仪式举行。

2月

8日

经市卫生计生委科教处决定，北京市住院医师规范化培训结业临床实践能力考核考务工作自2017年移交北京市卫生人才中心承担，北京医学教育协会主要负责命题、考核方案的制定和完善、专家管理工作。

10日

召开城市副中心医疗服务工作协调会，对通州区中心血站纳入市级统一管理、通州区120急救中心建设和干部保健等事项进行了研究。

16日

市卫生计生委从委机关选派的第九批1名援疆干部，以及从16家市属医院和12个区卫生计生委选派的第九批第一期57名援疆干部，前往新疆和田执行卫生计生援疆任务。援疆干部的主要工作是开展智力援助、实施惠民工程、帮助提升当地卫生计生管理和专业技术水平。

平谷区政府和北京中医医院签约，委托北京中医医院管理区中医医院。北京市平谷区中医医院正式挂牌"北京中医医院平谷医院"，成为北京中医医院托管的第三家郊区医院。

17日

市爱卫办召开控烟工作研讨会，国家机关爱卫办、WHO驻华办、中国疾控中心控烟办、首都机场、北京铁路局等部门的控烟专家共20余人参会。市爱卫办将根据专家意见，修改完善2017年全市控烟工作要点。

21日

全国应对H7N9疫情工作视频会召开，市突发公共卫生事件应急指挥部办公室（市卫生计生委）召集相关成员单位负责人到市卫生计生委分会场参会，并同步连线全市16区，各区联防联控工作机制主要负责人和成员单位负责人参会。市突发公共卫生事件应急指挥部办公室将按照会议精神，强化源头控制、提早筛查病例、做好病例的医疗救治，并抓紧落实各项保障措施，做好北京市H7N9疫情防控工作。

22日

中共中央政治局委员、国务院副总理刘延东到北京协和医院调研现代医院管理制度建设工作。

市卫生计生委制定下发《北京市院前医疗急救服务条例》卫生监督执法工作方案。方案要求以《条例》为准绳，采取集中专项与"双随机"抽查方式，组织开展卫生监督执法活动，依法查处违反《条例》行为，促进院前医疗急救服务工作向规范化、法制化、科学化迈进。

23日

市卫生计生委召开对口支援拉萨市工作情况交流会。市卫生计生委副主任李彦梅、毛羽，组织人事处、医政医管处负责人，市医管局组织人力资源处负责人，援助拉萨市医疗队领队，拉萨市人民医院院长、副院长及选派干部医院的党委书记参加会议。会议对医疗队精准扶贫工作和拉萨市人民医院创三甲工作提出要求。

26日

北京中医医院举行"首都院士之家北京中医医院保健基地"揭牌仪式。

27日

北京市儿科医师转岗培训启动会在北京儿童医院召开。全市首批19名医师将开始接受为期1年的儿科医师转岗培训。

3月

1日

《北京市院前医疗急救服务条例》开始施行。

北京回龙观医院与16个区精神卫生机构，以及佑安医院、同仁医院、安贞医院成立医疗联合体。

中国国民党屏东县党部主委、中华华夏医师协会会长苏清泉一行访问市卫生计生委。苏清泉介绍了台湾地区在分级诊疗推进、护理体系建设、基层护理服务提供等方面的经验和做法。双方同意通过交流互访、实地观摩、课程培训等方式进一步深化合作。

1～5日

第三十二届亚太眼科学会（APAO）大会在新加坡举行，北京同仁医院王宁利教授被推选为APAO新任主席，成为APAO自成立以来第一位来自中国大陆的候任主席；同仁医院李彬教授获APAO成就奖。

3日

市卫生计生委团委、门头沟区团委联合启动北京青年健康使者火炬行动"医路向西"志愿服务项目。

北京市结核病胸部肿瘤研究所（北京胸科医院）副所（院）长蔡超前往内蒙古自治区呼和浩特市，挂职内蒙古自治区人民医院副院长，挂职时间2年，任务为发挥专业和管理特长，参与精准扶贫、精准脱贫工作。

4日

清华大学举行临床医学院成立大会暨健康医学前沿论坛。清华大学精准医学研究院院长、北京清华长庚医院执行院长董家鸿任院长，"千人计划"国家特聘专家、北京清华长庚医院副院长徐沪济任常务副院长。

6日

市卫生计生委印发《卫生应急规范化建设提升工

程实施方案》，决定从4月起启动并开展持续3年的卫生应急工作规范化建设提升工程。

9～10日

市卫生计生委和外交学院联合举办2017年首都卫生计生系统国际合作综合培训班。来自市卫生计生委、市医管局、市中医局、市属医疗机构和直属单位的外事部门负责人、外事专办员60余人参加培训。培训班邀请外交部礼宾司、市政府外办、市国家安全局及外交学院的相关负责人和专家，就“一带一路”倡议的定位和策略选择、领事保护、当前国家安全形势和涉外接待等主题进行授课。

14日

北京市和平里医院举办“促进中美文化交流 关注妇女和家庭健康”学术交流活动，美国得克萨斯女子大学的专家、学者一行12人受邀来访。

15日

北京大学人民医院创伤救治中心成立。

16日

国家卫生计生委和中央电视台主办的大型公益活动“2016寻找最美医生”评选结果公布，医疗人才“组团式”援藏团队获评“最美医生团队”称号。北京友谊医院外派拉萨市人民医院副院长邓明卓代表北京组团式援藏医疗队上台领奖。

17日

朝鲜眼科医院代表团一行6人到北京同仁医院参观访问。该代表团由朝鲜平壤柳京眼科医院的专家组成，根据国家卫生计生委国际司安排来华开展学习访问。代表团参观了同仁医院东区眼科门诊、眼科病房及手术室，询问了眼科专业设置、工作量、医疗设备配置及使用等情况；同仁医院介绍了医院概况和防盲治盲工作开展情况。双方就眼科手术风险评估、设立中医眼科的重要性等内容进行了交流。

18日

医科院肿瘤医院与深圳市医管中心在深圳签约，合作运营中国医学科学院肿瘤医院深圳医院。国家卫生计生委主任李斌、副主任马晓伟，广东省委常委、深圳市委书记、市长许勤，广东省副省长蓝佛安等为医院揭牌。

19日

北京儿童医院新生儿中心成功空中转运一名出生仅18天，体重1490克的重症早产儿，这是中国航空医疗转运史上日龄最小、体重最轻的患者。

22日

由市卫生计生委指导，北京结核病控制研究所和北京防痨协会联合主办的北京市2017年世界防治结核病日主题活动在首都经济贸易大学举行。活动现场还启动了由健康北京、北京12320、北京结核病防治等首都多家健康传播微信平台联合开展的结核病防治宣传计划。

以色列卫生部部长雅科夫·利兹曼先生一行访问北京朝阳医院。利兹曼介绍了以色列医疗服务体系及特色，特别是肿瘤学科、心血管学科等专业的特色优势。双方就进一步加强急诊急救等领域的合作进行了研讨。

美国人体研究保护项目认证协会（AAHRPP）官方网站正式公布，天坛医院获得AAHRPP的完全认证（Full Accreditation），成为北京第一家拿到该认证资质的三甲综合医院。

“2016中国十大医学进展/新闻人物”评选活动颁奖典礼在人民日报社举行，中国中医科学院中药研究所陈士林团队建立的中草药“基因身份证”成果成为唯一入选的中医药项目。

24～25日

由北京中西医结合学会皮肤性病专业委员会主办的“2017年华北地区皮肤科学术年会”在中国科技会堂举行，共600余人参会。大会开设了“大会特邀演讲、皮肤病诊治进展、银屑病专场、疑难病例讨论专场”等。并开设“皮肤病古今会诊”专场，从皮肤病的古今中西会诊的意义、古今会诊的范例等方面进行探讨，对中医发掘、继承和提高提供了新的研讨方式。

29日

市卫生计生委组织疾控、临床等方面的专家召开专题研讨会，研究诺如病毒疫情防控及应对工作。专家分析认为，目前北京市疫情防控措施得当，整体防控工作有力、有序，同时针对当前疫情形势，对下一阶段北京市疫情防控工作的开展提出了意见和建议。

30日

印度新德里市财政顾问吉塔莉·泰尔率代表团一行18人参观访问北京急救中心。双方就信息技术在紧急医疗救援方面的应用进行了交流。代表团参观了北京市卫生应急物资库、特种救护车辆及指挥调度中心，在北京市急救科技馆体验了急救专业培训和急救知识科普等技术。

31日

市卫生计生委召开2017年北京市疾病预防控制工作会议。会议总结了2016年北京市疾病预防控制工作，部署了2017年疾病预防控制重点工作；通报了2016年度北京市疾病预防控制工作考核结果，并对西城区、昌平区等考核优秀的8个区卫生计生委进行了表彰；市疾控中心通报了2016年1月～2017年3月的传染病疫情情况；同仁医院、西城区卫生计生委围绕各自职责及特色工作进行了交流发言。

4月

8日

北京市医药分开综合改革全面实施，北京所有公立医疗机构取消挂号费、诊疗费，取消药品加成，设立医事服务费。同时，435项医疗服务价格将规范调整。

9～10日

北京医学教育协会、北京协和医学院医学教育研究与发展中心和美国培师医护人员培训管理公司联合举办中美医学教育高峰论坛暨临床医师成才之路——医学教育连续统一体整体规划大会。来自北京市60余家医疗单位的220名管理人员和临床医师参加了会议。

12日

市卫生计生委召开全市卫生应急工作会议。国家卫生计生委应急办副主任杨峰、市应急办副主任张浩，以及市卫生计生委副主任耿玉田、委员刘娜等出席会议。各区卫生计生委、市各公共卫生单位、北京地区部分三级医疗机构、院前急救机构及其所属医院有关负责人，以及市卫生计生委、市医管局、市中医局相关处室负责人140余人参加了会议。

14日

市卫生计生委、市示范区工作管理办公室召开2017年北京市艾滋病综合防治示范区工作阶段会。市疾控中心主管领导，各示范区卫生计生委主管领导、防保科科长、疾控中心主管主任、性艾科科长及相关工作人员近30人参加会议。会上，市疾控中心通报了北京市艾滋病疫情的流行形势，总结了一年来示范区工作、存在的问题和建议。

中国微循环学会神经变性病专委会脑积水学组在京成立，航空总医院成为学组首家授牌脑积水门诊。

16日

北京肿瘤医院成为“一带一路”国际肿瘤专业人员联合培训中心三大培训基地之一，并于8月8日举办首届“一带一路”国际肿瘤诊疗峰会暨满洲里论坛，10月30日承办“一带一路”国际肿瘤专业人员联合培训第一次学术交流会。

17日

市卫生计生委联合市教委召开春夏季重点传染病防控工作暨培训会，围绕手足口病、诺如病毒性胃肠炎、人感染H7N9禽流感、水痘、寨卡病毒病、黄热病等春夏季重点传染病疫情形势、风险分析、防控技术进行了培训。全市16个区卫生计生委、教委，市、区疾控中心相关负责人参加了培训会。

印度卫生福利部代表团一行访问北京市甘家口社区卫生服务中心。代表团先后到医养康、日间照料中心、全科、保健科、康复科、针灸科等科室进行考察，体验观摩了针灸、康复等中医特色疗法和技术。

20日

第十二届国际胃癌大会在北京召开。大会由北京肿瘤医院承办，院长季加孚出任国际胃癌学会（IGCA）新一届主席。343位国内外知名专家做学术报告，48个国家的3816名学者参会。

22日

为落实深化医药卫生体制改革和京津冀协同发展战略，京津冀三地卫生计生委在北京联合签署了《京津冀精神卫生工作合作协议》《京津冀精神卫生防治协作中心框架协议》，成立京津冀精神卫生防治联盟（联盟管理办公室常设北京市精神卫生保健所）。7月12日，京津冀精神卫生防治联盟暨防治协作中心在河北保定举行挂牌仪式。

24日

泰国卫生部精神卫生司司长Boonruang Triruangwarawat一行6人访问市卫生计生委。泰国代表团访问了安定医院、回龙观医院、西城区和海淀区的精神卫生保健机构，与北京市精神卫生管理人员和专家进行了交流。

25日

市卫生计生委在通州区举办“全国儿童预防接种日”主题宣传活动。活动现场，通过专家讲解、现场咨询、微访谈、流动服务和互动游戏等环节向社区居民宣传普及预防接种政策和科学知识。

市卫生计生委联合北京出入境检验检疫局在北京国际旅行卫生保健中心举办2017年全国疟疾日宣传活动，宣传主题是“消除疟疾：谨防境外输入”。

25日～5月1日

市卫生计生委组织各区卫生计生部门开展《职业病防治法》宣传周活动，主题为“健康中国，职业健康先行”。

26日

市血液中心举办2017年华北地区输血协作组工作会议暨输血学术交流会。国家卫生计生委医政医管局副处长张睿及华北三省两市（河北省、山西省、内蒙古自治区、北京市、天津市）血液中心领导出席会议。

北京华信医院院长吴清玉、主任医师李洪银成功完成国内首例同期进行主动脉瓣成形术和升主动脉-降主动脉旁路移植术。

27日

北京大学第三医院加入中国-中东欧国家医院合作联盟。

北京同仁医院副院长王宇、朝阳区管庄乡卫生院医师许艳荣获2017年全国五一劳动奖章。

由中国医院协会主办的中国-中东欧国家医院合作联盟第一次全体成员大会在南京市召开，北京市体检中心作为唯一健康体检机构加入联盟。

27～28日

京津冀三地卫生计生委联合在京召开会议，专题研究区域公共卫生安全形势，并进行风险评估会商。与会专家分析了近期H7N9疫情和其他重点传染病疫情对公共卫生安全带来的风险，提出了有效应对的具体措施。

4月27日、12月19日

《干细胞》杂志和《自然-遗传》杂志分别在线发表了北京大学第三医院乔杰院士团队、北京大学生命科学学院汤富酬教授团队最新研究成果。研究系统阐述了人类胚胎生殖细胞及其微环境细胞发育过程中的基因表达图谱及其调控机理，揭示了人类早期胚胎DNA去甲基化和从头加甲基化的动态变化、父母本基因组差异甲基化等关键特征。

28日

国家卫生计生委批复同意北京大学人民医院成立通州院区。

4月

门头沟区医院作为区域医疗中心与爱暮家养老养护中心进行医养结合试点，正式开业。区医院在养老院设立门诊部、老年病与康复病区，医院派驻医疗团队，协助养老院为入住老人建立健康档案、预约挂号就诊、巡诊、远程心电诊断、康复治疗、快捷住院等一站式服务，实现从养老院到医疗机构的全程医疗绿色通道。

北京地坛医院获中华医学会心血管分会、中国胸痛中心认证委员会颁发的第一批"中国胸痛中心"认证。

5月

1日

石景山区万达广场献血点试运营。

4日

北京回龙观医院与廊坊合作共建"廊坊市精神卫生中心"项目，支持京廊网络会诊及诊断中心联网。

5日

清华大学医学院与美国杜克大学医学院在美国北卡罗来纳州签署合作备忘录。双方就学术型医师相关的临床研究培训、临床研究组织构建、临床研究监管科学与质量控制培训等方面达成合作意向。

6日

第六届"首都十大健康卫士"揭晓仪式举行，北京儿童医院重症医学科主任医师钱素云、北京协和医院重症医学科主任医师刘大为、北京大学第三医院骨科主任医师刘忠军、北京同仁医院眼科主任医师卢海、西苑医院主任医师麻柔、北京口腔医院牙体牙髓科主任医师侯本祥、市疾病预防控制中心传染病地方病控制所所长王全意、北京安贞医院心脏内科中心主任医师马长生、解放军第二六一医院精神病科总护士长蔡红霞、北京佑安医院院长李宁等10人当选。

首届京郊地区腔镜疝研讨会在北京市顺义区医院召开。

7日

北京回龙观医院、天津市安定医院和河北省第六人民医院在北京联合举办首届京津冀精神科护理管理高峰论坛，主题为"沟通、创新、共赢"。

10日

国家行政学院香港公务员国情研习班45名学员到北京朝阳医院西院区访问交流。学员参观了门诊大厅和病房，了解了患者一站式服务中心、自助挂号、药师咨询等医改相关便民举措。双方就医院人才培养、信息化建设、特色专科护理门诊、政府卫生费用投入等内容进行了交流。

由市卫生计生委主办，北京护理学会承办的"5·12"国际护士节暨北京护理发展论坛在中国科技会堂举办。市卫生计生委和北京护理学会向医院管理者和全体护理工作者发出加强医务人员职业防护的倡议。

11日

昌平区举行医联体签约仪式。成立了4个"1+X"区域医疗联合体、5个专科医疗联合体、4个紧密型医疗联合体。

12日

联合国秘书长特别顾问、WHO总干事候选人大卫·纳巴罗博士一行访问了大栅栏社区卫生服务中心。纳巴罗一行参观了中心预防保健、中医诊疗和口腔诊疗区等，并就分级诊疗、儿童预防接种等与中心相关负责人进行了交流。期间，纳巴罗还体验了中医体质辨识仪、中医耳穴贴敷。

13日

参加“一带一路”国际合作高峰论坛的红十字会与红新月会国际联合会秘书长及巴基斯坦红新月会、吉尔吉斯斯坦红新月会、塔吉克斯坦红新月会等代表到999参观访问。

13～14日

天坛医院代表首都医科大学参加第八届全国高等医学院校大学生临床技能竞赛全国总决赛，获一等奖。

13～23日

由中国民用航空局民用航空医学中心主任李松林带队，5名体检医师赴意大利、捷克、爱尔兰3国协助进行外籍飞行员航空体检及航空人员体检鉴定资格认定工作。

14日

北京地坛医院皮肤性病科成为中华医学会皮肤性病分会首批“梅毒研究中心”。

15日

由市卫生计生委推荐的第六届“首都十大健康卫士”、解放军第二六一医院精神病科总护士长蔡红霞，被北京市“2017北京榜样”大型主题活动组委会评为2017年5月第三周周榜样。

15～19日

北京急救中心与中法急救与灾难医学合作中心联合举办第二届国际创伤生命支持高峰论坛暨第六期中法创伤国际标准化技能培训班，法国专家台载露、贾兰吉讲解了灾难与创伤的国际临床新理念新技术。

16日

国家食品药品监督管理总局发布药物临床试验机构资格认定公告，北京大学国际医院等149家医疗机构获批药物临床试验机构资格。

17日

市卫生计生委和市教委在海淀区清华附中永丰学校召开北京市2017年“营”在校园平衡膳食行动暨“吃动平衡促健康”主题宣传活动。活动部署2017年相关工作，主要包括开展以“吃动平衡促健康”为主题的照片征集活动，组织修订《北京市中小学生健康指引》等。

市卫生计生委召开2017年学校卫生监督工作会议，总结2016年全市学校卫生监督工作，部署2017年重点工作任务。各区卫生计生委综合监督科室负责人、监督所主管领导和学校卫生监督科室负责人等共50余人参加了会议。

18日

中法急救与灾难医学合作中心2017年管理委员会会议在安贞医院举行。法国驻华使馆公使孟森、国家卫生计生委国合司副司长聂建刚、市卫生计生委副主任雷海潮、法国道达尔集团驻华总代表努北堂等管委会领导出席会议，中法急救与灾难医学合作中心管理委员会、专家委员会部分成员参加会议。安贞医院相关负责人、巴黎公立医院集团卜黎涯教授分别做中心2016年工作总结及2017年工作计划的报告。巴黎公立医院集团雷庞帝教授对2016年中心组织翻译的《法国紧急医疗救助中心医疗调度指南》《白色计划和危机管理》《特殊卫生事件医疗救援组织指南》《公民安全应急响应计划》进行了介绍，有关成果已经应用于指导北京市卫生应急领域的工作。

18～19日

市卫生计生委举行全系统“不忘初心跟党走 情系百姓护健康”主题宣讲预赛。共有来自中央、高校和市属58个医疗卫生单位的142名选手参加，18人晋级决赛。

19日

市卫生计生委、市财政局召开北京市公立医院经济管理绩效考评工作启动暨培训会。会上，市卫生计生委财务处解读了《北京市公立医院经济管理绩效考评办法》《北京市公立医院经济管理绩效考评指标体系（2017年版）》，软件公司针对信息化软件操作进行了介绍。

第十届北京中医药文化宣传周暨第九届地坛中医药健康文化节开幕。本次文化节以“弘扬传统文化、促进健康服务、共享健康服务”为主题。50余家医疗机构近300名知名中医、中西医结合专家为市民提供中医药健康咨询。

北京市肛肠医院与山东德州市德城区肛肠医院在德州市举行“北京市肛肠医院德州协作医院”签约暨揭牌仪式。

21日

在全国科技活动周现场，市科委正式向北京市体检中心科普基地授予牌匾，市体检中心正式挂牌2017～2019年北京市科普基地。

22日

广安门医院、西苑医院、望京医院、眼科医院、东直门医院、东方医院成为国家中医药管理局第一批国家中医临床研究基地。

东方医院举办2017中俄医疗战略研讨会。

由市卫生计生委推荐的第六届“首都十大健康卫士”、北京儿童医院重症医学科主任钱素云，被北京市“2017北京榜样”大型主题活动组委会评为2017年5月第四周周榜样。

24日

市卫生计生委委托北京预防医学会开展病毒性胃肠炎和手足口病防控师资培训。培训围绕病毒性胃肠炎和手足口病疫情监测、发现报告、疫情处置、消毒隔离等关键环节开展。全市各区疾控中心、社区卫生服务中心200余名业务骨干参加了培训。

25日

市卫生计生委应邀组织相关单位赴天津参加突发事件卫生应急处置工作案例分析评估会。天津市卫生应急行政管理、疾病控制、院前急救、医疗救治、卫生监督等多个领域的专家，针对天津市1～4月发生的人感染H7N9禽流感、诺如病毒、水痘等重点传染病突发公共卫生事件及其他突发事件医学救援的20个案例，从信息报送、预防预警、响应处置、应急保障、风险评估等环节进行分析，指出处置过程中的亮点、成效及不足，提出改进措施。

北京朝阳医院托管怀柔医院签约。怀柔医院增名首都医科大学附属北京朝阳医院怀柔医院，签约后，北京朝阳医院管理团队正式进驻怀柔，首期托管时限为5年。

27日

京东京津冀医疗协同发展大会在平谷区举行。

首届“全国创新争先奖”颁奖仪式在北京举行。北京积水潭医院院长田伟、医科院肿瘤医院副院长石远凯、北京天坛医院副院长王拥军获全国创新争先奖章。

6月

1日

北京京煤集团总医院启用新改建的集门诊、急诊、检查检验、住院功能为一体的综合性医疗楼宇，成为门头沟区域首家实现“看诊—检查—诊断—入院”一站式就医服务的医疗机构。

3日

北京中医医院与新加坡鹏瑞利中医医疗管理有限公司签署战略合作协议，北京中医医院明医馆（新加坡）揭牌。这是北京中医医院在中国境外的首个中医诊疗中心，也将是新加坡最大的综合中医医疗中心。

4日

北京妇产医院作为发起单位成立全国首个“省会城市三级妇幼保健院（妇产科医院）联盟”。

5日

由市卫生计生委推荐的第五届“首都十大健康卫士”提名奖获得者、北京协和医院中医科主任梁晓春，被北京市“2017北京榜样”大型主题活动组委会评为2017年6月第一周周榜样。

昌平区卫生计生委成立5个区级医疗质量控制和改进中心——护理质量控制和改进中心、医院感染质量控制和改进中心、血液净化质量控制和改进中心、临床输血质量控制和改进中心、心血管介入质量控制和改进中心。

13～14日

中国民用航空局民用航空医学中心主办的“首届民航公共卫生管理及应用技术论坛”在京举办，主题是“促进民航公共卫生事业发展，保障飞行安全与航空人员健康”。

14日

首都医科大学第二批临床诊疗与研究中心授牌仪式举行，抑郁症临床诊疗与研究中心（北京安定医院）、口腔颅颌面畸形临床诊疗与研究中心（北京口腔医院）等10家临床诊疗与研究中心成立。

14～15日

北京急救中心主办第四届北京市暨京冀廊120心电图技能大赛，来自河北省石家庄市急救中心、廊坊市急救中心、三河市120指挥急救中心和北京市20个急救分中心，共23支参赛代表队、320余人参加了本次大赛。

16日

按照市委宣传部、首都文明办等6部门联合下发的《关于组织参加第六届全国道德模范评选表彰活动的通知》要求，市卫生计生委向首都文明办推荐钱素云、刘忠军、麻柔、王全意、马长生、蔡红霞、王子惠等7人为第六届全国道德模范候选人。

17日

支持北京城市副中心医疗卫生体系能力建设协议启动活动在通州区潞河医院举办。会上，北京大学公共卫生学院、市疾控中心，与通州区卫生计生委、区疾控中心签订了公共卫生合作框架协议；东城、西城、朝阳、海淀4个区卫生计生委与通州区卫生计生委签订了《基层卫生服务对口合作帮扶框架协议》；北京安贞医院与通州区卫生计生委签订《建立医疗联合体合作协议》。

19日

连接市卫生计生监督所和90家重点游泳池的“游泳场馆电子监管风险预警系统”正式启动。

市血液中心与匈牙利国家血液中心签署合作交流协议。

20日

市卫生计生委召开全民健康生活方式行动第二阶段启动会。会议总结了第一阶段工作成果，围绕“三减三健”、适量运动、控烟限酒、心理健康四个专项行动对第二阶段工作进行了部署。

20～23日

市卫生计生委在金龙潭饭店举办计划生育利益导向暨性别比综合治理培训班，16区分管主任、科长和相关工作人员参加了培训。市卫生计生委委员刘娜总结了北京市2016年计划生育利益导向、性别比综合治理工作情况，并结合2017年工作重点提出相关要求；国家卫生计生委家庭发展处处长齐新杰介绍全国特殊困难家庭扶助情况；中国人口与发展研究中心工程师对“两非”案件信息管理系统规范应用进行了培训。

21日

市卫生计生委在朝阳区启动中国成人血脂异常健康管理服务试点二期项目。

22日

市卫生计生委主任办公会审议通过《关于开展护士区域注册试点工作的通知》。区域注册实施后，护士在北京市范围内变更执业机构的，办理事项由行政许可简化为备案登记，办理时限由7个工作日缩短为即时办结。

天坛神经系统疾病专科联盟成立大会在北京国际会议中心举行，该联盟由国家神经系统疾病临床医学研究中心、北京天坛医院联合发起成立。

京东京津冀微创技术培训班在平谷区开班，模拟医院为京津冀培养医学人才。

26日

北京口腔医院与东城区区属7家医院签署口腔专科医联体协议。

祥云医疗集团与以色列DMZ死海医学中心战略合作协议签约仪式在北京京城皮肤医院举行。

26日～7月5日

市卫生计生委按照国家规范爱婴医院服务要求，开展新一轮爱婴医院复核与新创建爱婴医院市级验收。复核专家组按照各区医疗机构数量随机抽查参加复核的爱婴医院20家，并逐一复核新创建爱婴医院15家。

29日

国医大师、全国名中医表彰大会在北京举行。北京中医医院柴嵩岩等30人被授予第三届“国医大师”称号，北京中医医院陈彤云、危北海等100人被评为首届“全国名中医”。

30日

北京大学医学部药物评价中心在北京大学第三医院成立，药剂科翟所迪任中心主任。

北京儿童医院在北京会议中心举办第三届中国儿科发展国际论坛。

市卫生计生委向首都文明办推荐市疾病预防控制中心等25个单位为2015～2017年度首都文明单位标兵，推荐北京大学口腔医院等29个单位为2015～2017年度首都文明单位。

昌平区人口健康信息平台完成项目终验，打通了区属8家二、三级医院和16家社区卫生机构间的信息通路。

6月

首都儿科研究所通过了中华护理学会儿科专业委员会评审，获得全国儿科专科护士的培训基地资格。

北京华信医院心脏中心心脏小儿科主任李小梅成功为一名5岁患儿植入植入型心律转复除颤器（ICD）。该患儿是国内年龄最小的ICD植入者。

7月

1日

由市卫生计生委推荐的上班途中成功抢救患者的宣武医院急诊科护士陶雪莹、梁琦爽，被北京市“2017北京榜样”大型主题活动组委会评为2017年7月第一周“北京榜样”。

2日

第三届首都国医名师评选暨“国医名师·中医脊梁——贯彻落实《中医药法》百名国医宣传活动”启动仪式在国家会议中心举行。102名老中医药专家获“首都国医名师”称号。

5日

通州区政府、市医管局和北京友谊医院签署协议，由通州区政府、市卫生计生委和市医管局共同委托北京友谊医院管理通州区新华医院。“首都医科大学附属北京友谊医院新华医院”正式揭牌。

7日

通州120划转第一批急救站正式移交。北京市120急救中心接收通州区里二泗站、西马庄站（竹木厂站过渡）、潞城站作为承担副中心院前医疗急救和保障任务的第一批急救站点。

10日

平谷区卫生计生委与台湾安泰医疗社团签约。

11日

全国政协副主席韩启德一行到北京中医医院顺义医院调研指导工作。

12日

由中国初级卫生保健基金会主办、中国红十字基金会协办、北京方舟皮肤病医院承办的“白癜风患者千人救助工程启动仪式暨《白癜风诊疗规范和疗效标准》新闻发布会”在北京方舟皮肤病医院会议中心举行。

京津冀精神卫生防治和口腔卫生保健协作中心成立大会召开。北京口腔医院被授牌“京津冀口腔卫生保健协作中心”，院长白玉兴任中心主任。

13日

市卫生计生委在朝阳区六里屯社区卫生服务中心召开2017年老年人健康管理工作现场会。会议通报了国家卫生计生委基本公共卫生绩效考核情况、财政部国家基本公共卫生项目专项支出重点绩效评价工作情况及2017年上半年全市老年人健康管理进度情况。顺义区卫生计生委、平谷区社区卫生服务管理中心、朝阳区六里屯社区卫生服务中心进行了经验交流。市卫生计生委老年妇幼处、基层卫生处、市社区卫生服务管理中心主负责人，16区卫生计生委主管主任，老年人健康管理牵头科室负责人，各区社区卫生服务管理中心主管主任共50余人参加会议。

航天中心医院院长杜继臣当选国际宇航科学院院士。

13～14日

由北京市卫生计生委牵头，天津市卫生计生委和河北省卫生计生委共同主办的2017年京津冀卫生应急联合演练在通州区举行。演练分为集结展示、业务交流和联合演练三部分。来自京津冀24家医疗卫生单位的5类卫生应急队伍和后勤保障人员共350多人、87辆应急车辆、2架医疗救援直升机参加演练；8名卫生应急专家全程参与演练考核评估。

14日

航天中心医院与河北省易县医院举行京津冀区域医疗联合体合作启动仪式。

15日

北京老年医院承办“中国老年学和老年医学学会保健康复分会2017年学术年会”。

16日

第七届世界儿童心脏病及心脏外科大会在巴塞罗那开幕，北京华信医院院长吴清玉应邀率心脏中心专家团队参会。世界先心病学会规范化命名委员会在会议期间举行换届选举，北京华信医院王廉一被选为管理委员会常委。

17日

市卫生计生委联合市卫生法学会召开2017年医疗机构依法执业培训和“一户一档”建设项目启动会。市区两级卫生计生行政部门、监督执法机构、全市三级医疗机构医务部门、护理部门领导共240人参加会议。会议下发了北京市卫生计生综合监督政策法规体系建设之《医疗卫生法律法规汇编》和《医疗机构自查指南（试行）》。

市卫生计生委推荐的2016年度中国“最美医生”、北京大学人民医院脊柱外科主任刘海鹰，被北京市“2017北京榜样”大型主题活动组委会评为2017年7月第三周“北京榜样”。

18日

几内亚卫生部部长阿卜杜勒-拉赫曼·迪亚洛代表几内亚政府，为圆满完成任务、即将离任回国的第二十五批医疗队全体队员授予几内亚政府奖章。几内亚总统阿尔法·孔戴在总统府向第二十五批医疗队队长王宇授予总统大骑士勋章。

20日

市属卫生科研院所科研专项工作会召开，提前启动2018年科研项目预算工作。会上传达市财政局预算工作精神并提出2018年市属卫生科研院所项目预算编制工作要求，对院所项目预算填报工作进行指导和答疑。

美国心脏协会（AHA）全球质量改进总监路易斯·摩根（Louise Morgan）女士一行访问北京急救中心，参观北京市120指挥调度中心，了解胸痛患者院前医疗急救服务流程，并到急救医疗培训中心现场观摩了美国心脏协会导师课程教学活动。

21日

航天中心医院与海淀区四季青镇敬老院举行合作共建“国家医养结合示范养老院”启动仪式。

22日

民航医学中心（民航总医院）航空医学综合大楼竣工并投入使用。

由北京同仁医院主派的第二十五批援几内亚医疗队完成为期18个月的医疗援助任务后回京。

24日

北京、天津、河北三地卫生计生委在河北省石家庄市联合召开首届京津冀医养结合暨老年健康发展研讨会。三地从事医养结合工作人员、老年医疗机构负责人及部分健康养老实体负责人介绍了本地或本单位开展医养结合暨老年健康的经验做法，并围绕医养结合工作中存在的主要问题及如何破解难题、创新思路等进行了讨论。会后签署了《京津冀老年健康服务协同发展框架协议》。

28日

北京回龙观医院与张家口市沙岭子医院签订医疗技术合作及远程医疗协议。

8月

1日

北京大学第一医院肾内科张宏教授课题组的评价糖皮质激素治疗IgA肾病疗效和安全性的临床随机对照研究（TESING研究）的阶段性成果在《美国医学会杂志》（*JAMA*）发表。这是首个由中国肾脏病学家牵头的全球多中心随机对照研究，将成为修订国际指南的重要依据。

市卫生计生委推荐的2016年度中国“最美医生”、北京大学人民医院脊柱外科主任刘海鹰，被北京市“2017北京榜样”大型主题活动组委会评为2017年7月“北京榜样”。

15家市属医院和3个区卫生计生委选派的第八批第二期共31名援藏技术干部，从北京前往西藏拉萨执行为期1年的卫生计生援藏任务。市属医院16名技术干部在拉萨市人民医院执行组团式援藏任务；朝阳区、海淀区、房山区卫生计生委各选派的5名技术干部分别在堆龙德庆区、当雄县、尼木县人民医院执行卫生援藏任务。援藏干部的主要工作是开展智力援助、实施惠民工程、帮助提升当地卫生计生管理和专业技术水平。

4日

“新市民健康促进小屋”在丰台区挂牌。国家及北京市卫生计生委领导为红星美凯龙西四环店“新市民健康促进小屋”揭牌，丰台区卫生计生委与红星美凯龙北京西四环商场签订了流动人口健康促进示范企业服务协议。

6日

可视化超声诊疗技术及肌骨超声中医行——昌平站学术交流会在昌平区中医医院南院区召开。来自北京朝阳医院、北京积水潭医院、唐山市丰润区人民医院等医院的专家学者对肌骨超声、可视化超声技术在中医领域的应用进行讲述和现场演示。

9日

顺义区医院心胸外科与北大医院胸外科签署战略合作协议，加快北京市胸部微创手术中心顺义分中心（国际部）的建设工作。

10～12日

由眼科医院承办的中华中医药学会眼科分会第十六次学术年会暨世界中医药学会联合会眼科专业委员会第七次学术年会、中国医师协会中西医结合医师分会眼科专业委员会第二次学术年会、北京中西医结合学会第五届眼科专业委员会第三次学术年会、第三次京津冀中西医结合眼科学术交流会在北京京都信苑饭店召开，约1000名国内外专家参会。

13日

第八届北京中西医结合学会肾脏疾病临床论坛在中日友好医院召开。会议主题是“讨论乙肝和丙肝病毒相关肾脏疾病及副球蛋白血症相关肾脏疾病”。500余位肾脏病专家学者参会。

16日

由市卫生计生委统筹组织安排，西城区卫生计生委选派的第三批第二期5名援青技术干部，从北京前往青海玉树执行为期1年的卫生计生援青任务。援青干部的主要工作是开展智力援助、实施惠民工程、帮助提升当地卫生计生管理和专业技术水平。

17日

法国社会团结与卫生部医疗总局医院技术装备与急症护理办公室副主任莉迪亚·瓦尔戴斯（Lydia Valdes）女士一行在法国驻华使馆卫生及社会事务参赞谢思珂的陪同下访问了北京妇产医院。双方专家围绕高危孕产妇的处理和救治、产科急救的培训与管理、多学科综合治疗（MDT）在产科的应用及出院后产妇和婴儿的管理等问题进行了交流。

捷克卫生部副部长罗曼·普里姆拉（Roman Prymula）一行访问北京市卫生计生委。罗曼·普里姆拉表示，捷克在医疗卫生领域特别是家庭医生、社区卫生和医疗保险方面有自己的特色，希望今后能通过医疗机构合作、专家互访、捷方患儿来京疗养等方式深化务实合作，并提出在航空救援领域进行合作的建议。

为进一步推动“通武廊”区域卫生计生优势互补，合作共赢，资源共享，协同发展，三地卫生计生委在天津市武清区中医医院举行签约仪式。

18日

联合国副秘书长、联合国艾滋病规划署执行主任米歇尔·西迪贝（Michel Sidibé）一行到西城区月坛社区卫生服务中心考察基层卫生人员培养工作。米歇尔·西迪贝一行了解了中心人力资源概况、全科医师培养、家庭医生签约服务、医养结合等情况。双方就基层卫生人力资源发展、基层卫生服务能力提升、乡村医师的培养、中西医适宜技术推广等工作进行了交流。

19日、26日

市医管局分别举办护士规培理论和综合技能考试，来自友谊医院等6家试点医院的600余名护士参加了考试。考试分为症状评估考核和操作技能考核两站进行，采用OSCE客观结构化临床考试的方法对护士的临床思维和综合能力进行考核。

21日

美国卫生和公共服务部长托马斯·普莱斯（Thomas Price）博士、部长夫人贝蒂·普莱斯（Betty Price）

博士、美国新任驻华大使特里·布兰斯塔德（Terry Branstad）先生在美国卫生和公共服务部及美国驻华大使馆工作人员的陪同下，对医科院肿瘤医院癌症中心进行访问。

24日

以色列驻华使馆商务参赞哈依姆·马丁（Chaim Martin）一行访问北京朝阳医院。代表团一行参观了远程医学中心和急诊科，哈依姆·马丁表示，相信双方可以开展更多交流合作，互相借鉴共同发展。

市医管局工会第三期“天使健康关爱计划——医务人员身心健康管理项目”正式启动，50名来自市医院管理局系统的劳模先进、一线科室医务工作者齐聚北京小汤山医院，参加为期两天半的健康管理体验。

25～31日

市卫生计生委组织开展本系统现有全国文明单位复查和第五届全国文明单位推荐工作。对北京天坛医院、北京急救中心、北京佑安医院、北京协和医院、北京市疾控中心、北京儿童医院、北京地坛医院、北京大学第三医院等8家全国文明单位进行了复查；推荐医科院阜外医院、北京友谊医院、北京朝阳医院3家医院为第五届全国文明单位候选单位。

27日

在2017中国医院大会上，市医管局牵头负责的研究项目“医疗知情同意书范本及应用研究”获“2017年中国医院协会科技创新奖”三等奖。

28日

北京老年医院成为国家呼吸临床研究中心、中日医院呼吸专科医联体慢阻肺协作组成员。

29日

朝阳区卫生计生委公布在北京市第一中西医结合医院、北京市朝阳区中医医院、原和平医院基础上，组建全新模式的北京市第一中西医结合医院，正式启动三院合并。

31日

市卫生计生委推荐的第六届“首都十大健康卫士”、北京大学第三医院骨科主任刘忠军，被北京市“2017北京榜样”大型主题活动组委会评为2017年8月第三周“北京榜样”。

由市卫生计生委推荐的北京儿童医院重症医学科主任钱素云被评为“中国好医生”2017年7月的月度人物。每月一度的“中国好医生、中国好护士”评选活动，由中央文明办、国家卫生计生委主办，中国文明网、国家卫生计生委宣传司承办。

8月

人力资源和社会保障部、国家卫生和计划生育委员会、国家中医药管理局表彰全国卫生计生系统先进集体、先进工作者和劳动模范及“白求恩奖章”获得者。其中，北京儿童医院贾立群获“白求恩奖章”，北京协和等医院“组团式”援藏医疗队等8个集体被评为“全国卫生计生系统先进集体”，北京大学第六医院马弘等26人被评为“全国卫生计生系统先进工作者”。

9月

1日

由北京市卫生计生委与海淀区卫生计生委主办，北京市疾控中心与海淀区疾控中心承办的健康生活方式日宣传活动在海淀公园举办。活动涵盖了健康骨骼讲座与互动、健步走实践、“三减三健”健康知识与技能宣传、血压血糖体脂检测与讲解等环节。

房山区人民政府与北京中医药大学签订《房山区人民政府与北京中医药大学全面战略合作框架协议》及《房山区人民政府与北京中医药大学合作共建房山区中医医院协议》，成立北京中医药大学临床医学院、北京中医药大学房山医院。

2～3日

由京津冀临床心理服务联盟举办，北京安定医院承办的“首届京津冀临床心理服务联盟论坛”在北京召开。这是联盟成立后的首次学术会议，主题是“医改形势下临床心理服务面临的机遇与挑战”。

由北京大学国际医院主办的“2017中国社会办医暨医院管理高峰论坛”在北京召开，国内医疗卫生领域权威专家共同探讨社会办医发展和现代医院管理的路径和图景。

4日

北京大学人民医院牵头组建国家卫生计生委医管中心医患体验研究基地。

6日

北京回龙观医院举办以“用您一点时间，挽救一个生命”为主题的第十五个世界预防自杀日宣传活动。

由市卫生计生委主办，北京护理学会承办的“2017京台护理发展论坛”在京举行。北京市各区卫生计生委护理工作负责人，各三级医院、各区区医院、区中医院、区妇幼保健院护理部主任，北京护理学会、北京护理工作者协会、北京护理质控中心相关负责人共230余人参加会议。来自台湾的阮综合医院护理部主任刘雅瑛、护理部督导刘洪香水，义大医院护理部部长叶惠芳、护理部督导郑真佳、高雄医学大学附设中和纪念医院社会工作师张琼文等专家分别就护理人力资源现状及发展趋势、延续护理内容及现状、护理岗位设置及管理、护理质量控制与管理工具的临床应用、专科护理师制度及管理模式、长期照护之现状与未来愿景等主题进行了演讲，介绍了各自的工作经验，双方参会人员围绕主题进行了交流研讨。此次京台护理发展论坛，是双方首次在京举办护理领域的学术交流活动。

6～7日

医科院肿瘤医院院长赫捷一行应邀访问意大利卫生部和意大利抗癌联盟。这是中意两国首次开展癌症方面的交流。

7日

市卫生计生委、市总工会联合开展的以“技能竞赛砺练精兵，卫生应急护航健康”为主题的2017年北京市卫生应急技能竞赛圆满落幕。竞赛内容涵盖突发急性传染病防控、突发事件紧急医学救援、突发中毒事件处置3个专业项目。北京急救中心何立冬、市疾控中心陈东和吴双胜分别获得医学救援、中毒处置、传染病防控3个科目的个人一等奖；朝阳区、西城区、怀柔区、大兴区，以及市疾控中心、北京急救中心代表队获得团体一等奖；西城区、石景山区、朝阳区、怀柔区、北京急救中心获得优秀组织奖；市疾控中心、通州区卫生计生委、北京急救中心，以及市疾控中心贺雄、李锡太，北京急救中心陈志分别获得集体和个人特殊贡献奖。

受市台办委托，北京市社区卫生协会与台湾中华华夏医师协会共同在京举办第20届京台科技论坛——基层卫生论坛。此次论坛以“基层卫生发展与展望”为主题，来自京台两地的60余名社区卫生领域的专家、学者就基层卫生服务体系建设及运行、全科医生人才培养、家医服务模式等进行交流。北京市台办副主任杜德平、北京市卫生计生委基层卫生处副处长荣志清、北京市社区卫生协会会长何永洁，台湾中华华夏医师协会会长苏清泉、理事长蔡明忠出席论坛。

8日

市卫生计生委召开加强抗菌药物临床应用管理暨医院感染防控工作会。会前，市卫生计生委印发了《关于开展重症监护室多重耐药菌感染控制专项督导检查的通知》。会上，医政医管处副处长齐士明部署了抗菌药物临床应用管理及国家卫生计生委督导工作有关要求；市院感质控中心主任武迎宏通报了多重耐药菌感染情况及特殊级抗菌药物报告情况；市重症质控中心主任段美丽介绍了重症医学科多重耐药菌感控专项督导安排。

8～10日

北京老年医院在辽宁省沈阳市主办第七届全国老年医院联盟大会暨中国特色医养结合模式探索与实践研讨会。

9日

由全国防盲技术指导组牵头，以北京同仁医院为依托，全国近150家医院共同组建的“全国眼科联盟”在京成立。

中国科学院院士、清华大学生命科学院与医学院双聘教授施一公获第二届未来科学大奖的生命科学奖，表彰他在解析真核信使RNA剪接体这一关键复合物的结构，揭示活性部位及分子层面机理的重大贡献。

10～14日

市卫生计生委副主任毛羽带队到内蒙古自治区通辽市、兴安盟，就京蒙省际对口支援暨健康扶贫工作落实情况进行督导。期间，督导组一行实地察看了库伦旗人民医院、奈曼旗人民医院、科左中旗人民医院、科右中旗人民医院、突泉县人民医院和扎赉特旗人民医院，了解各医院目前的发展建设情况、对口支援工作及健康扶贫工作的落实情况，以及在执行过程中遇到的困难和问题。

13日

市精神卫生保健所举办严重精神障碍患者肇事肇祸应急处置能力培训及演练。演练邀请多部门专家进行点评，北京市16个城区严重精神障碍应急处置小组的150余人参与到此次演练中。

15日

国立莫斯科儿童创伤及急救科学院及莫斯科卫生厅代表团来京访问并参观北京儿童医院。市卫生计生委副巡视员郑晋普会见了代表团。俄方代表团团长、莫斯科卫生厅医疗管理和外事局局长叶夫跟尼·雷昂尼多维奇表示希望双方通过医师联合培养、开展中西医结合治疗等方式加强合作。俄方专家介绍了莫斯科医疗卫生现状和莫斯科儿童创伤及急救医疗中心的有关情况。双方还在儿童急救和康复等领域的合作达成共识。

航空总医院与河北香河县人民医院组建跨区域医联体签约揭牌仪式在香河县举行。

北京同仁医院张罗、北京肿瘤医院季加孚、北京友谊医院贾继东、北京积水潭医院田伟、北京安贞医院周玉杰当选2017年“北京学者”。

16日

市卫生计生委与怀柔区卫生计生委在怀柔区慕田峪长城联合举办“阳光长城计划城市减重行动”长城

行健步走活动，来自全市的200余人通过“阳光长城计划”微信公众号报名参加了此次活动。

京冀张医疗卫生协同发展合作签约揭牌仪式和督导推进会在张家口市举行。北京回龙观医院、北京口腔医院分别与张家口市沙岭子医院、张家口市口腔医院同时签订合作协议并揭牌。

18日

冈比亚共和国国民议会议长玛利亚姆·杰克·登顿率领的代表团一行到北京友谊医院参观访问，全国人大常委会外事委员会委员景文春在友谊医院欢迎代表团一行。登顿议长希望能够得到中方医院的支持和帮助，加强双方在卫生领域的合作。

19日

由澳门全科医生学会主席官世海带领的澳门全科医生学会代表团一行5人到德胜社区卫生服务中心参观访问。代表团一行实地参观了中心的智能化药房、功能检查科、家庭医生诊室、护士健康管理室、自测小屋、预防保健门诊大厅和全科医生临床培训中心。

市医管局召开京城药师工作表彰会。北京天坛医院、北京中医医院、北京妇产医院获得最佳组织奖一等奖。

20日

“华信医院·微医商保平台”上线发布会在北京华信医院召开，全新商保理赔模式落地北京华信医院。

北京积水潭医院创伤骨科王军强团队获市卫生计生委首届首都转化医学创新大赛一等奖。

22日

市卫生计生委召开北京地区“互联网+健康医疗”信息惠民服务经验推广大会。医院国家远程医疗管理培训中心办公室王桂平、北医三院信息中心主任计虹、天坛医院霍晓川、世纪坛医院信息中心主任田宗梅、朝阳区卫生计生委副主任张瑞和中医局中医治未病指导中心马薇，分别介绍了远程医疗、智慧医院、院前急救、医院医改、智慧区域健康医疗、中医治未病等方面的经验。

北京协和医学院召开建校100周年纪念大会。中共中央政治局常委、国务院总理李克强，中共中央政治局委员、国务院副总理刘延东做出批示，全国人大常委会副委员长陈竺出席纪念大会。会上为北京协和医学院20名“一级教授”“医学教育终身成就奖”和“突出贡献奖”获得者颁发了荣誉证书。

22～23日

由华润凤凰医疗控股有限公司、凤凰牛津肿瘤中心（POCC）、北京燕化医院共同举办的第二届国际肿瘤诊疗质量高峰论坛（IFQCC）在北京燕化宾馆举办，超过300名来自国内外各大医疗机构的肿瘤相关学科专家参加论坛。

23日

香港外科医学院和英国爱丁堡皇家外科学院在香港举行联合学术大会暨荣誉院士证书颁发典礼。国家神经系统疾病临床医学研究中心主任、北京天坛医院神经外科专家赵继宗应邀出席大会，并获香港外科医学院荣誉院士称号。

北京中西医结合学会主办的针灸治疗皮肤病学术沙龙在鼓楼中医医院召开。邀请世界针灸联合会领导、北京中医医院、协和医院、同仁医院相关领域专家及贺氏针灸传人授课，参会近200人。

25日

市卫生计生委召开社区卫生服务机构监督协管服务标准化评估培训启动会。会议提出，根据《国家基本公共卫生服务规范（第三版）》要求，结合本市工作实际，将协管服务内容从5项增加为7项，新增计划生育相关信息报告和禁止吸烟场所控烟巡查任务；明确了区卫生计生委、区卫生计生监督所、街道（乡镇）卫生计生办、社区卫生服务中心的职责分工；明确了协管工作规范、信息报送、培训考核等要求；要求各区推选20%即67 家社区卫生服务中心，作为卫生计生监督协管服务标准化试行机构，开展标准化创建及评估。市社区卫生协会解读了《卫生计生监督协管服务标准及评估指标》；市卫生计生委食品处、市卫生监督所的专业人员分别就食源性疾病及相关信息报告、公共场所卫生巡查、饮用水卫生安全巡查等内容进行了讲解。

25～28日

市卫生计生委委员、副主任李彦梅带领国家卫生计生行业安全生产检查第一督查组，到新疆维吾尔自治区，对自治区和新疆建设兵团卫生计生系统行业安全生产工作进行督查。

26日

国务院医改办主任、国家卫生计生委副主任王贺胜及国家有关部委领导、全国人大代表共计30余人，到北京调研分级诊疗和家庭医生签约服务工作。调研组一行到复兴医院、月坛社区卫生服务中心、方庄社区卫生服务中心实地调研。

北京肿瘤医院消化肿瘤MDT团队在中国临床肿瘤学会举行的扬帆远航——2017消化肿瘤精英论坛总决赛中获冠军。

27日

市卫生计生委、市经信委联合印发《北京市“十三五”时期人口健康信息化发展规划》。“十三五”

规划主要任务是开展“一个机制、五个体系”建设。一个机制即信息化管理推进机制；五个体系即信息化基础体系、信息资源体系、标准规范体系、信息安全保障体系、智慧卫生与健康应用体系。

市卫生计生委主任雷海潮会见捷克卫生部副部长罗曼·普里姆拉（Roman Prymula）一行。会谈结束后，市卫生计生委副巡视员郑晋普与捷克卫生部中国事务特命专员卢什卡续签了双方合作谅解备忘录，主要内容包括加强双方卫生应急、公共卫生政策、临床医学、研究与创新等方面的合作。同时，北京急救中心、布拉格急救中心和捷信中国公司签署了在航空医疗救援方面的合作谅解备忘录。

30日

由市卫生计生委推荐的第一届“首都十大健康卫士”、北京天坛医院常务副院长、党委副书记王拥军被评为“中国好医生”2017年9月的月度人物。

房山区中医医院肺病科、脾胃病科、糖尿病科被确定为首都区域专科，分别与北京中医医院肺病科、西苑医院脾胃病科、广安门医院内分泌科对接。

9月

北京市中医管理局启动北京市国家中医重点专科辐射工程招标工作，昌平区中西医结合医院骨科诊疗中心、脑病科成功获批首都区域专科建设项目。

东方医院举行京廊中医药协同发展“8.10”工程——廊坊市中医医院刘鹡岀名老中医学术传承推广基地揭牌仪式。

10月

10日

朝阳区人民政府和清华大学全面合作框架协议签约仪式暨清华大学附属垂杨柳医院授牌仪式举行。

11日

北京老年医院邀请美国密西西比大学医学中心药理毒理系博士生导师范范来院进行学术交流。

12日

市卫生计生委召开北京市国家致病菌识别网建设工作暨业务培训会。作为第一批试点的8个省份之一，北京市将国家致病菌识别网建设工作纳入年度疾控工作要点，并在西城区、丰台区、通州区、昌平区、顺义区开展试点工作。会议针对《北京市国家致病菌识别网监测工作方案（2017版）》进行了培训，并授予通过现场专家评审的5个试点区国家致病菌识别网区域网络实验室称号。

北京胸科医院在第四十八届世界肺部健康大会上举办中国结核病临床试验专场。

13日

北京大学第三医院成为国家产科专业医疗质量管理与控制中心、国家康复医学科专业医疗质量管理与控制中心。

“因爱而来·抗击埃博拉”几内亚医务人员来华进修项目启动。国家卫生计生委、北京市卫生计生委、北京语言大学、首都医科大学、南南国际慈善基金会、成美慈善基金会等项目方领导及捐赠人代表共同出席开班仪式。项目的目标是培养一批具备良好中文交流能力、专业突出的非洲医务人员，提升当地医院整体诊疗水平；同时以培养医务人员为契机，加强几内亚学科建设和人才培养，建立中几援外医疗工作长期交流合作平台，实现中文、中国文化和首都卫生先进经验和理念的传播。10名几内亚优秀医务人员已于9月来京，第一年将在北京语言大学学习中文HSK4级证书；第二年在首都医科大学及其附属教学医院接受医学专科进修培养，有针对性地提升专业技术水平。

15日

北京生前预嘱推广协会中英联合培训基地揭牌仪式在北京老年医院举行。

17日

首届中国中医科学院眼科医院“国际中医、中西医结合眼科研讨会”召开，美国、挪威、丹麦等多国专家受邀参会。专家围绕中医及中西医结合眼科在国内外的发展现状、存在问题、发展趋势进行讨论，并探讨筹建“国际中医眼科联盟”及可能合作的领域和项目，签署了合作备忘录。

北京急救中心南苑急救站正式启用。

航空总医院党委书记、院长王文标率专家医疗队赴雄安新区所辖雄县济康医院，组建京津冀跨区域医疗联合体并出席签约揭牌仪式。

18日

副市长卢彦到朝阳区六里屯、团结湖社区卫生服务中心调研基层卫生工作。调研中，卢彦了解了患者在社区卫生服务中享受的优惠及对社区医疗服务的满意度，并对基层医务人员予以关注。

19日

国家卫生计生委副主任、国务院医改办主任王贺胜，国家卫生计生委医政医管局局长张宗久，国家卫生计生委体改司司长、国务院医改办专职副主任梁万年等一行到国家心血管病中心 中国医学科学院阜外医院调研。

市卫生计生委组建“不忘初心跟党走 牢记使命

护健康”主题宣讲团。宣讲团成员由全系统有关单位基层一线的普通党员、中层干部组成，将深入全市机关、医院、学校、街道、乡镇开展巡回宣讲活动。

北京友谊医院为患者杨运胜庆祝“40岁”生日。1977年10月19日，27岁的杨运胜因尿毒症在北京友谊医院接受了同种异体肾移植手术。他是目前国内肾移植术后存活时间最长的人。

20日

13名蒙古国先心病患儿到北京华信医院接受治疗，这是天使之旅“一带一路”大病患儿人道救助计划蒙古国行动第一批来京治疗的患儿。11月6日，蒙古国驻华大使馆公使衔参赞、副馆长丹·布拉根一行来北京华信医院心脏中心病房看望患儿。

市医管局与市燃气集团签订共建合作协议。双方就市属医院燃气管道应急抢修及设备安全运行维护等方面开展合作，提升市属医院基础运行管理水平。

23日

市医管局正式在儿科、消化内科启动医学科学协同发展中心建设。由北京儿童医院牵头成立儿科学科协同发展中心；由北京友谊医院牵头成立消化内科学科协同发展中心，成员包括同仁医院、朝阳医院、北京大学肿瘤医院、北京儿童医院、北京潞河医院等15家单位。

24～26日

北京市卫生计生委和香港医管局联合举办的“《社区医疗新世界》全科/家庭医学专业培训现场指导项目”落幕。参加培训的全科医生利用香港医管局导师推广应用的莱斯特评估套件（LAP）切实提高了全科门诊综合诊疗能力。市卫生计生委基层处和市社管中心将LAP应用作为重点内容定期组织开展市级培训，不断创新完善培训内容及方式，分批邀请各区全科医生参加培训学习。2017年从每区各遴选了2名区级师资参加市级师资小组定期讨论学习，提高了8名市级师资的教学能力，初步建立起区级师资队伍，为全市社区卫生全科理念的培养找到了新的培养模式。

25日

《健康体检服务规范》通过北京市地方标准审查。

27日

市卫生计生委召开2017年WHO合作中心工作培训会。委相关处室、市属单位WHO合作中心、直属单位和市属医院的相关代表60余人出席了会议。培训会上，国家卫生计生委国际司处长刘岳做“转型中的在华WHO合作中心”主题发言，分析了目前在华WHO合作中心面临的主要问题及对策，阐明了中心的角色和任务；WHO驻华代表处施南（Fabio Scano）博士讲解了WHO合作中心的启动申请、发展管理和注意事项等内容。会议邀请WHO卫生人力资源合作中心主任张俊华、中国疾控中心国际合作处处长王晓琪、流感参比和研究合作中心副主任王大燕做经验介绍。

北京市政府办公厅印发《北京市城乡居民基本医疗保险办法》。自2018年1月1日起，需要交纳城乡居民基本医疗保险的计划生育特殊家庭成员，其个人缴费部分全部纳入财政全额补贴范围。

28日

由东直门医院主任医师、首都国医名师肖承悰教授发起的“全国中医妇科联盟”正式成立。

北京开发区及其综配区首家三甲中医医院——北京中医药大学东方医院南院区正式开诊。床位202张，设置综合内科、综合外科、妇科、儿科、治未病科等临床和医技科室。

31日

望京医院与河北省廊坊市固安县中医院签署合作协议，固安县中医院将其骨伤科的经营管理权委托给望京医院，双方共建骨伤科协同病房。

由北京市、天津市、河北省卫生计生委共同主办的“创建幸福家庭 共享健康生活”主题计划生育宣传服务活动在河北省保定市雄县举行。

10月

东方医院南院区一期门诊、东方医院名医堂正式开诊。

11月

1日

丰台区卫生计生委与航天科技集团第一研究院合作，举办主题为“大医治未病，保健航天人”丰台区中医药治未病健康促进工程，在其老年活动中心举行了启动仪式。

1～2日

国际肿瘤防控学术大会暨国家癌症中心肿瘤防控研讨会在北京召开。会上，国家癌症中心主任赫捷和WHO国际癌症研究署主任克里斯托弗·怀尔德（Christopher P. Wild）签署谅解备忘录，并为“国家癌症中心—国际癌症研究署中国合作中心”揭牌。

1～11日

作为大兴区与尼德姆区友好城市合作关系，美国马萨诸塞州尼德姆区卫生部部长蒂莫西先生（Timothy

Muir McDonald）和消防部主管、应急消防及救护大队队长丹尼斯先生（Dennis Condon）等应邀赴大兴区卫生计生委进行为期11天的友好回访交流，并参加由大兴区卫生计生委、大兴区人民医院主办的2017年中美·北京大兴—尼德姆首届医学高峰论坛暨急诊急救论坛。

2日

俄罗斯莫斯科市杜马议员柳德米拉·斯特本科娃、莫斯科市政府绿城行政区副区长诺沃日洛夫等一行3人到北京中医医院参观访问。双方就针灸、推拿等特色中医药疗法的应用、中医药的海外发展等内容进行了交流研讨。

3日

第十一届中国医院院长年会开幕，北京大学国际医院院长陈仲强获得华仁杯2017“最具领导力的中国医院院长”评选活动最高奖项——卓越贡献奖。

北京儿童医院与郑州市政府签订协议，整体托管郑州儿童医院。

北京市和平里医院建院60周年庆典，同时举行了东直门医院、北京市和平里医院、东城区和平里社区卫生服务中心三家医疗机构成立的东城区中西医结合紧密型医疗联合体签约仪式。

航空总医院举办癌痛控制论坛，同时举行全国癌痛控制医联体成立仪式、中国癌痛网和“癌痛控制中国行”启动仪式。

4日

北京友谊医院泌尿外科田野教授在第二十四届全国泌尿外科学术会议上，被授予国内肾移植领域最高学术奖“扁鹊奖”。

6日

北京口腔医院院长白玉兴入选2017年国家百千万人才工程，被授予“有突出贡献中青年专家”荣誉称号。

北京大学国际医院正式引入DNV GL国际医院管理标准和感染控制标准双项认证。

7日

“一带一路‘友谊’消化内镜直通车万里行”暨“一带一路高级消化内镜国际大讲堂活动”在北京友谊医院启动。首批培训课程共有13位学员，分别来自伊朗、沙特阿拉伯、马来西亚、印度尼西亚、越南、老挝和泰国。

8～9日

由澳门特区卫生局副局长郑成业带领的社区卫生服务人员代表团一行到西城区月坛社区卫生服务中心、丰台区方庄社区卫生服务中心参观访问。在月坛社区卫生服务中心，代表团一行了解了社区的概况，听取了中心人才培养、双向转诊、手拉手扶贫、家庭工作开展及成效等方面工作的介绍，双方就全科与专科医生联合查房、全科医生培养模式、双向转诊、新增全科病房、社区护理人才培养等内容进行了交流研讨。在方庄社区卫生服务中心，代表团参观了预防保健科、中医康复科、全科门诊、口腔科等特色科室，了解了中心各项工作特别是家庭医生式签约预约服务模式的运行情况。

9日

由中国人口福利基金会理事长郝琳娜等6人组成的全国创建幸福家庭活动示范市国家评估验收组到丰台区，对北京市创建幸福家庭活动示范市进行评估验收。

北京妇产医院国家药物临床试验机构（GCP）正式挂牌。

北京丰台医院和丰台社区卫生服务中心、卢沟桥社区卫生服务中心、新村社区卫生服务中心签订紧密型医联体合作协议。

10日

市医管局局办公会通过了沈阳积水潭医院与北京积水潭医院关于委托管理沈阳积水潭医院合作协议。12月22日，沈阳积水潭医院开业。

通州区妇幼保健院与北京大学公共卫生学院合作建立教学科研基地签约并揭牌。

10～12日

“艾”奉献·青春季　2017年京津冀高校大学生艾滋病防控宣传辩论赛复赛在京举办。北京师范大学、中国科学院大学、中国人民公安大学、南开大学、河北科技大学、燕山大学进入决赛。

14日

市卫生计生委发布《北京市社区糖尿病诊疗纲要（2017年版）》。《纲要》以2型糖尿病为重点，浓缩了糖尿病诊治的关键信息，从糖尿病的基本诊疗、降糖药物治疗、血压控制、血脂控制、血小板治疗、需要会诊或转诊的情况及低血糖的处理等方面，为社区医务人员提供实用、规范化的指导建议。

《北京市2016年度体检统计报告》新闻发布会在体检中心航天桥部召开。

17日

市医管局举办医学科技创新英文风采大赛，来自21家市属医院的37支代表队共74名选手参赛。决赛共设置My Choice、My Description、My View、My Show 4个竞赛单元，从医学英文基础、团队配合水平、临场应变能力、医学专业水平等多个角度，考核选手们的英文综合实力。最终，天坛医院一队获得一等奖，天坛医院二队、安定医院、世纪坛医院获得二等奖，积水潭医院、儿童医院二队、妇产医院、儿童医院一队、口腔医院、朝阳医院获得三等奖。此外，在展示医院英文风采的视频网络投票环节中，宣武医院获得“最佳人气奖”。

北京市规划国土委出具《关于北京城市副中心北京卫生职业学院通州校区选址规划情况有关意见的函》，北京卫生职业学院通州校区选址漷县镇中心区北部，总用地41.8公顷。

北京友谊医院举办远程医疗中心升级启动会暨北京市医院管理局消化内科学科协同发展中心第一届远程大讲堂。活动设一个主会场（北京友谊医院门诊楼九层远程会诊中心）、五个远程会场（北京朝阳医院远程会场、北京儿童医院远程会场、北京友谊医院平谷医院远程会场、北京友谊医院新华医院远程会场、拉萨市人民医院远程会场）、两个分会场（北京友谊医院门诊楼五层消化内镜中心分会场、门诊楼九层远程会诊室），共同直播此次会议。市医管局副局长吕一平、处长潘军华，北京友谊医院理事长辛有清、执行院长张澍田共同为首都医科大学附属北京友谊医院远程医疗中心、北京市医院管理局消化内科学科协同发展中心揭牌。

17～19日

北京回龙观医院举办第二届精神卫生学科发展与创新论坛暨北京回龙观医院海外华人精神医学联盟第二次会议，北京心理危机研究与干预中心成立15周年、WHO心理危机预防研究与培训合作中心授权10周年纪念仪式，同时成立北京回龙观医院海外华人精神医学联盟“临床查房指导中心”和“远程教育培训中心”。

18日

昌平区中西医结合医院正式成为全国老年神经疾病照护联盟成员单位。

20日

市卫生计生委举办全市孕产保健人员技能岗位练兵，共有16个区的20支助产队伍参加。技能岗位练兵围绕产后出血，对基本理论、基本技能进行全方位考察，对助产人员的实战能力进行检验。

由解放军总医院儿童医学中心牵头，北京市儿科专科医联体合作协议签订仪式在解放军总医院举行。

北京妇产医院开展建立中国出生人口队列试运行工作，探索全国七大区多中心出生人口队列建立的运行模式。

21日

北京中医药大学中药学院临床中药实习基地签约授牌仪式举行。中日友好医院、望京医院、西苑医院、广安门医院、东直门医院、东方医院、北京中医药大学第三附属医院、宣武医院、北京中医医院、友谊医院、二龙路医院、怀柔区中医医院、房山区中医医院等13家医院成为北京中医药大学中药学院临床中药实习基地。

根据工业和信息化部办公厅、国家卫生计生委办公厅《关于同意北京积水潭医院等21家牵头医院创建骨科手术机器人应用中心的通知》，北京积水潭医院等21家牵头医院获批创建骨科手术机器人应用中心。

22日

市医管局举办市属医院西医执业医师合理应用中成药培训。市属医院临床医师、药师共计120余人参加培训。

23日

市卫生计生委举办儿童早期综合发展服务专业知识竞赛决赛。前期全市16个区妇幼保健机构代表队通过初赛笔试环节，共决出西城区、海淀区、房山区、通州区、顺义区和大兴区6支代表队参加决赛。决赛内容涉及儿童生长发育监测与指导、儿童营养及喂养指导、儿童口腔保健、眼及视力保健、心理保健等内容，重点考察医务人员儿童保健业务能力与服务水平。最终，西城区、顺义区、通州区代表队分别获得竞赛前三名。

经国家卫生和计划生育委员会、国家食品药品监督管理总局复核批准，北京口腔医院入选国家第二批干细胞临床研究备案机构，成为全国3家获得该资质的口腔医院之一。

23～25日

第八届中国妇幼保健发展论坛在海南省海口市举行。海淀区妇幼保健院成为北京市唯一一家全国儿童眼保健示范单位。

24日

中国医学科学院作为牵头单位，集合医药卫生领域各学科逾6000名专家、学者共同编写的《中华医学百科全书》在京发布首批35卷。《中华医学百科全书》共138卷，分为基础医学、临床医学、药学、中医药学、公共卫生学、军事与特种医学六大类，全面覆盖中国医学领域。

25日

京津冀高校大学生艾滋病防控宣传辩论赛决赛在中国人民公安大学举行。选手围绕“吸毒主要是社会环境原因还是个人自身原因”“艾滋病主要是医学问题还是社会问题”“当今中国，艾滋病的宣传教育方向应该侧重危害警示还是消除恐惧”三组辩题展开讨论。中国人民公安大学、南开大学和燕山大学获一等奖。决赛现场，京津冀三地的领导、嘉宾共同参与启动了“京津冀高校大学生艾滋病防控宣传联盟”。

由国家心血管病中心、中国医学科学院阜外医院发起的“国家心血管病中心高血压专病医联体”在京成立。

28日

第二十一届北京·香港经济合作研讨洽谈会在香港开幕，主题为“创新引领、要素互通、开放发展、共创繁荣”。

29日

法国公共卫生所环境卫生部主任塞巴斯蒂安·德尼斯和环境相关的健康风险及影响评估小组负责人阿兰·勒泰尔特到访北京市疾控中心，就环境健康领域的工作开展交流。中科院大气物理研究所李昕教授、中心环境卫生所和信息中心负责人分别介绍了2013年来京津冀空气质量变化趋势分析、市疾控中心环境卫生开展、北京市开展的空气污染与人群健康队列研究项目进展等工作情况。法国专家介绍了法国公共卫生所环境卫生部的主要职责及法国在环境健康领域开展的人口生物监测项目研究。双方一致表示希望通过进行互访、举办专题讲座、合作开展研究等形式加强交流，并逐步在空气污染、化学品污染、土壤污染等环境健康领域开展合作。

市医管局召开市属医院改善医疗服务患者代表座谈会，邀请10位不同年龄层次、不同就诊经历的患者参会，局机关相关处室和10家市属医院门诊管理部门的负责人现场听取了患者的建议。

30日

市医管局组织开展市属医院心脑血管内科西医师合理使用中成药培训，确保中成药安全、合理、有效使用，提升患者就医体验。

11月

首都儿科研究所与北京中医医院建立中医儿科医联体。

北京协和医院连续八年蝉联复旦大学医院管理研究所公布的“中国医院排行榜”榜首。

12月

4日

国家中医药管理局公布第六批全国老中医药专家学术经验继承工作指导老师及继承人名单。其中，北京地区共有56名指导老师、112名继承人。

5日

北京妇产医院挂牌“中国医师协会妇科内镜医师培训学院”和“中华医学会全国县级医院人才培养计划-妇科腹腔镜培训基地”。

6日

赞比亚公共卫生研究所主任维克多·穆恩纽韦·穆康佳带领的赞比亚卫生部代表团一行7人到北京地坛医院参观访问。双方就传染病防控救治体系建设、传染病诊断救治能力提升等进行了交流。代表团参观了北京红丝带之家、地坛医院感染病急诊科及P2+实验室。

中国医学科学院牛津研究所（CAMS Oxford Institute）合作协议签字和揭牌仪式在英国牛津大学举行，国务院副总理刘延东参加仪式。中国医学科学院牛津研究所是中国在海外成立的第一个医学研究所，也是牛津建校800多年来首次与外部机构在其校园建设的研究单元。

在全国“敬佑生命·2017荣耀医者”公益评选活动中，北京友谊医院、北京热带医学研究所研究员李桓英获得“生命之尊”奖。

7日

市卫生计生委主任雷海潮会见澳大利亚新南威尔士州卫生部部长布莱德·哈泽德（Brad Hazzard）一行。双方就分级诊疗、信息化建设、健康促进等议题进行了交流。

公民献血委员会全体会议召开。会议由市公民献血委员会常务副主任、市政府副秘书长王晓明主持，市公民献血委员会主任、副市长卢彦出席会议并讲话。会上，市卫生计生委主任雷海潮通报了近年来北京市无偿献血工作情况，部署了2018年工作安排。

房山区中医医院与北京大学医学部心血管外科学系签订帮扶共建合作协议。

8日

市卫生计生委印发《关于实施护士电子化注册管理工作的通知》，11日正式在城六区启动护士电子化注册工作。

11日

东直门医院与澳门科技大学健康科学学院签署合作协议。

13日

市卫生计生委在朝阳区和海淀区启动医疗机构电子化注册试点工作。

北京市糖尿病研究所成立，加挂北京市糖尿病防治办公室的牌子，为北京同仁医院所属公益二类事业单位。

15日

市医管局举办医学工程学科建设和医疗器械质量

管理培训班，对医学工程科研思维的培养及课题立项等内容进行讲授，就目前医院临床工程师培养及发展方向进行了探讨，对有创呼吸机、高频电刀、输液泵及生物安全柜等在用设备的质量控制进行了讲解。

首期药物治疗管理项目结业典礼暨成果汇报会召开。项目首期共培养73名药物治疗管理药师，锻炼了20余名优秀师资，出版教学专著25万余字，汇集200余例临床经典案例集，形成了适合国内临床实际的药物治疗管理一体化教研体系。

由市卫生计生委组织制定的北京市地方标准《学校及托幼机构饮水设备使用维护规范》获北京市质量技术监督局批准发布。

16日

东直门医院院长王耀献牵头，与全国27个省份的41家单位肾病科主任签约，共同组建全国中医肾病研究型专科联盟。

17日

北京清华长庚医院成立器官移植中心。北京清华长庚医院执行院长董家鸿兼任中心主任，台湾高雄长庚医院名誉院长陈肇隆任中心名誉主任。

18日

国家卫生计生委《关于公布2016—2017年度国家慢性病综合防控示范区建设评估和复审结果的通知》，昌平区被确定为第四批国家慢性病综合防控示范区。

19日

由中国医学科学院主办，中国医学科学院医学信息研究所承办的“2017年度中国医院科技影响力排行榜发布仪式暨第五届中国医学科学发展论坛”在中国医学科学院礼堂举行。

市卫生计生委召开进一步提升急性心脑血管疾病救治能力工作会议。会上，结合《国家卫生和计划生育委员会关于提升急性心脑血管疾病医疗救治能力的通知》和《北京市卫生和计划生育委员会关于进一步提升急性心脑血管疾病医疗救治能力的通知》等文件要求，心血管介入质控中心、脑卒中质控中心、急诊质控中心分别通报了质控工作情况。同时，对“心脑绿色通道”APP的使用进行了讲解。

20日

北京市宣布正式加入“城市改变糖尿病”计划，成为中国项目伙伴城市之一，这是北京市卫生计生委与丹麦哥本哈根市卫生局2017年6月签署的卫生谅解备忘录首个落地项目。项目计划用3年时间，联合北京市糖尿病防控的医疗卫生资源，通过开展系列活动，探索北京特色的糖尿病防控之路。

北京妇产医院、天津市中心妇产科医院、石家庄市妇产医院成立“京津冀妇女与儿童保健专科联盟”，共同开展区域性医疗资源一体化合作。

大兴区人民医院托管北臧村镇中心卫生院，成立大兴区人民医院北臧村院区，并举行揭牌仪式。

21日

北京中医医院托管怀柔区中医医院签约，怀柔区中医医院增名北京中医医院怀柔医院。签约后，北京中医医院管理团队正式进驻怀柔，首期托管时限为5年。

北京妇产医院托管怀柔区妇幼保健院，将区级医院运营管理权移交市属医院。签约后，北京妇产医院管理团队正式进驻怀柔，首期托管时限为5年。

北京妇产医院超声诊断远程会诊中心正式成立，这是经市卫生计生委批准成立的首批远程会诊中心之一。

北京市第一中西医结合医院对口支援民安乐卫生室揭牌仪式在云南省民安乐村举行。

航空总医院航空工业医疗保障中心揭牌仪式暨座谈会在航空总医院举行。

北京华信医院心脏中心成功为一新生儿经脐静脉置入临时起搏器，此病例为世界第三例、亚洲第二例。12月22日，心脏中心小儿科成功为患儿植入永久心脏起搏器。

22日

全球首家“神经疾病人工智能研究中心”在北京天坛医院挂牌成立。

“全国耳鼻咽喉头颈外科联盟”在京成立。联盟由北京同仁医院牵头，与全国31个省份488家医疗机构共同组建。

隆福医院通过验收，转型晋升为三级中西医结合老年医院。

22～23日

市卫生计生委召开脑卒中防控网络试点项目启动培训会。清华长庚医院对项目工作方案及技术方案进行了培训。项目在整合全市120和999的急救网络的基础上，以北京清华长庚医院为技术支持单位，联合京北地区14家二级及以上医疗机构，通过开展机构能力调查、技术培训、转诊会诊、优化院内急救流程及脑卒中防治规范化建设，探索建立从居民健康宣教、卒中发病急救到院内规范救治、多学科会诊、高级卒中单元支持，再到社区康复的脑卒中防控网络。

26～28日

首期社区上门医疗卫生服务规范化培训在北京小汤山疗养院举办。培训采用现场授课、线上自学、示教及实操等方式，内容涉及上门服务评估规范、身体评估、药事指导、中医药服务、舒缓医疗、慢病管理、基础护理、专科护理、常用康复护理技术等。来自石景山、通州、怀柔、昌平区的15家拟试点开展上门医疗卫生服务的社区卫生服务机构70余名医务人员参加了培训。

27日

第七届京东急危重症高峰论坛在顺义区医院召开。京东地区12家医院急诊负责人和科室骨干共计300余人参加论坛。

市委宣传部、首都文明办在北京电视台大剧院举行“2017北京榜样”颁奖典礼。由市卫生计生委推荐的北京儿童医院重症医学科主任钱素云、北京大学第三医院骨科主任刘忠军、北京大学人民医院脊柱外科主任刘海鹰获“2017北京榜样”年榜人物提名奖。

28日

国家卫生计生委联合中央文明办在黑龙江省哈尔滨市举办全国道德模范与身边好人“中国好医生、中国好护士”现场交流活动。由市卫生计生委推荐的北京儿童医院超声科名誉主任贾立群被评为“中国好医生”2017年11月的月度人物。

29日

《北京市卫生和计划生育委员会 北京市财政局关于提高本市计划生育特别扶助金标准的通知》印发。从2018年1月1日起，计划生育家庭伤残、死亡特别扶助金分别由每人每月400元、500元提高到每人每月590元、720元。

12月

大兴区采育镇中心卫生院成功创建国家级“群众满意乡镇卫生院”。

北京社区糖尿病研究项目被国际糖尿病联盟选为基层糖尿病管理样板，将在全球中低收入国家复制，是该批项目中唯一入选的中国项目。该项目由北京同仁医院袁申元教授为主要领导，朱良湘教授、傅汉菁教授及袁明霞教授共同领导。

北京大学人民医院入选国家疑难病症诊治能力提升工程项目储备库。

特　载

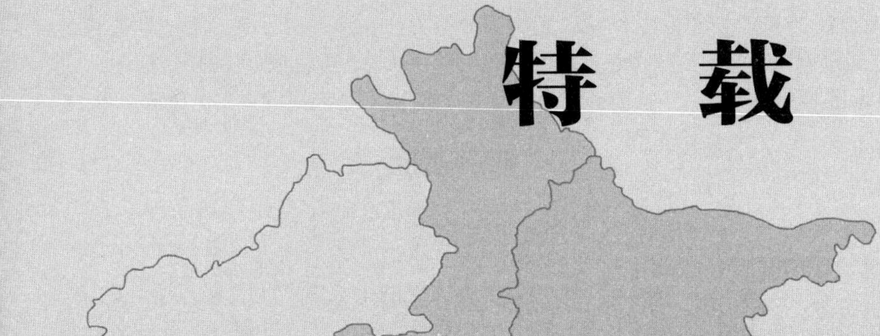

“健康北京2030”规划纲要

京发〔2017〕19号
（2017年9月7日）

为贯彻落实全国卫生与健康大会精神和《“健康中国2030”规划纲要》，全面推进健康北京建设，进一步提高人民群众健康水平，建设健康中国首善之区，制定本规划纲要。

一、规划背景

（一）发展回顾

市委、市政府历来高度重视人民健康。新中国成立以来，本市大力发展医药卫生事业，创建城乡三级医疗预防保健网，全面落实免疫规划，广泛开展群众性爱国卫生运动，城乡居民健康水平不断提高。改革开放以来，特别是2008年北京奥运会之后，健康北京理念深入人心，健康北京发展环境不断优化，卫生与健康服务保障体系日趋完善，居民健康水平稳步提升。到“十二五”时期末，本市居民健康素养水平达28.0%，人均期望寿命、婴儿死亡率、5岁以下儿童死亡率、孕产妇死亡率等主要健康指标已经达到或接近发达国家水平。

（二）形势分析

随着经济社会持续发展和人民生活水平不断提高，健康北京建设面临新的机遇和挑战。一方面，党的十八届五中全会将健康中国建设上升为国家战略，《“健康中国2030”规划纲要》明确要求各地区要开展健康城市建设，为健康北京建设带来重大发展机遇；落实首都城市战略定位、实施京津冀协同发展战略，对健康北京建设提出了新的要求；健康融入所有政策的理念得到广泛认同，健康与其他产业加速融合，新一代信息技术在健康领域的广泛应用，为健康北京建设提供了广阔空间和强劲动力。另一方面，人口老龄化速度加快，慢性疾病患者逐年增多，境外传染病输入风险增大，多种健康影响因素叠加交织；健康服务供需矛盾依然突出，健康服务资源结构不合理、分布不均衡、基层服务能力相对薄弱等问题尚未得到根本解决，迫切需要全方位、多层次、高水平地推进健康北京建设，统筹解决关系健康的重大和长远问题，为建设国际一流的和谐宜居之都提供坚实的健康基础。

二、总体战略

（一）指导思想

全面贯彻落实党的十八大和十八届三中、四中、五中、六中全会精神，深入学习贯彻习近平总书记系列重要讲话精神和治国理政新理念新思想新战略，深入学习贯彻习近平总书记两次视察北京重要讲话和对北京工作的一系列重要指示精神，坚持以人民为中心的发展思想，牢固树立和贯彻落实新发展理念，牢牢把握首都城市战略定位，坚持正确的卫生与健康工作方针，以提高人民健康水平为核心，以体制机制改革创新为动力，以普及健康生活、优化健康服务、完善健康保障、建设健康环境、发展健康产业为重点，把健康融入所有政策，全人群、全方位、全生命周期维护和保障人民健康。

（二）基本原则

坚持健康优先，将健康融入所有政策。将保障和促进人民健康作为工作的出发点和落脚点，将促进健康的理念融入公共政策制定实施的全过程，实现健康与经济社会良性协调发展。

坚持政府主导，人民共建共享。充分发挥政府主导作用，完善多部门统筹协调机制，调动全社会参与健康北京建设的积极性、主动性和创造性，形成人人参与的良好氛围。

坚持深化改革，实现创新发展。解放思想，攻坚克难，破除利益固化藩篱，实现关键领域改革突破。加强体制机制创新，发挥科技创新和信息化的引领支撑作用，激发健康北京建设活力。

坚持公益性与公平性，推动均衡发展。坚持基本医疗卫生事业的公益性，不断完善制度、扩展服务、提高质量，使人民群众享受公平可及、系统连续的预防、治疗、康复、健康促进等健康服务。推动全市范围内卫生与健康事业均衡发展，缩小城乡、区域间健康服务和健康水平的差异，促进社会公平。

坚持服务首都城市战略定位，优化医疗卫生资源布局。加快形成有利于健康的生活方式、生态环境和经济社会发展模式，更好地服务于首都城市战略定位。坚持疏解与提升并重，统筹考虑人口、空间布局和市民健康需求，优化医疗卫生资源分布，提升服务效能。发挥首都医疗资源丰富的优势，深入推进京津冀卫生与健康事业协同发展。

（三）总体目标

到2020年，城市健康基础设施水平全面提升，城乡健康环境条件持续改善，影响健康的主要因素得到积极治理，居民健康生活方式广泛普及，人均期望寿命稳步增长，市民健康水平明显提高，健康城市建设水平位居全国前列。

到2030年，与国际一流的和谐宜居之都相适应的现代化卫生与健康治理体系基本建立，人人享受健康生活、人人享有基本医疗卫生服务、人人拥有健康环境的局面基本形成，人均期望寿命、婴幼儿死亡率、孕产妇死亡率等主要健康指标继续保持国际先进水平，健康中国首善之区基本建成。

到2030年具体实现以下目标：

人民健康水平持续提升。居民身体素质进一步增强，人均期望寿命超过83.4岁，婴儿死亡率、5岁以下儿童死亡率、孕产妇死亡率分别达3.0‰以内、4.0‰以内和8/10万以内，城乡居民健康水平差距逐步缩小。

健康生活方式得到全面普及。健康知识广泛传播，健康行动深入开展，自主自律的健康行为得到塑造，体医结合的健康服务模式基本形成。居民健康素养水平达45%。

健康服务更加优质高效。整合型医疗卫生服务体系和完善的全民健身公共服务体系全面建立，医疗卫生服务供给模式进一步完善，医疗服务水平和质量稳步提升。本市每千常住人口执业（助理）医师数达5.8人。

健康保障体系更加健全。全民医保体系进一步健全，医保管理服务体系进一步完善，药品供应保障更加顺畅。个人卫生支出占卫生总费用比例低于18%。

健康环境更加优美宜居。森林绿地面积进一步扩大，国家卫生城镇建设水平进一步提升，人居环境不断改善，生产、生活环境更加优美。人均公园绿地面积和空气质量优良天数比例持续提高。

健康产业具有国际竞争力。社会办医格局逐步形成，商业健康保险规范发展，形成一批具有较强创新力和国际竞争力的健康企业，健康产业与相关产业实现融合发展。本市健康服务业总规模达1.6万亿元。

健康北京建设主要指标

编号	指标名称	单位	2020年	2030年	属性
1	人均期望寿命	岁	82.4	≥83.4	预期性
2	婴儿死亡率	‰	≤4	≤3	预期性
3	5岁以下儿童死亡率	‰	<5	≤4	预期性
4	孕产妇死亡率	1/10万	<11	≤8	预期性
5	居民健康素养水平	%	≥40	≥45	预期性
6	成人吸烟率	%	≤20	≤17	预期性
7	重大慢性病过早死亡率	%	<10.5	<9.9	预期性
8	严重精神障碍患者接受社区康复服务率	%	>60	>70	约束性
9	每千常住人口执业（助理）医师数	人	4.7	5.8	约束性
10	个人卫生支出占卫生总费用的比例	%	<20	<18	约束性
11	中医药健康服务覆盖人群	%	>40	>50	约束性
12	城乡居民达到《国民体质测定标准》合格以上的人数比例	%	>93	>97	预期性
13	经常参加体育锻炼人数	万人	1000	1200	预期性
14	人均公共体育用地面积	m^2	0.65	0.7	约束性

续表

编号	指标名称	单位	2020年	2030年	属性
15	森林覆盖率	%	44	≥45	约束性
16	建成区人均公园绿地面积	m^2	16.5	16.8	约束性
17	空气质量优良天数比例	%	≥56	持续改善	约束性
18	细颗粒物（$PM_{2.5}$）年均浓度	$\mu g/m^3$	56左右	持续改善	约束性
19	重要江河湖泊水功能区水质达标率	%	77	95	约束性
20	城市市政供水合格率	%	100	100	约束性
21	城乡污水处理率	%	95	≥99	约束性
22	全市公厕达标率	%	≥95	≥99	约束性
23	生活垃圾无害化处理率	%	99.8	99.8	约束性
24	绿色出行比例	%	>75	≥80	约束性
25	重点食品安全检测抽检合格率	%	98.5	≥98.7	约束性
26	药品抽验合格率	%	≥99.5	≥99.7	约束性
27	每千名户籍老年人养老机构床位数	张	40	≥40	预期性
28	健康服务业总规模	万亿元	0.8	1.6	预期性

三、开展全民健康促进行动

（一）健康素养提升行动

1. 完善全民健康教育体系 广泛宣传“人人是自己健康第一责任人”的理念，强化自我健康管理意识。将促进居民健康素养提升纳入国民经济和社会发展中长期规划。落实全民健康素养促进行动规划。建立市、区两级健康教育专业机构，完善健康教育网络，加强规范化管理。建立以北京市健康展示馆为核心的现代化健康教育基地。建立健康教育专家库。建立健全健康知识和技能信息发布制度。针对影响群众健康的主要因素和问题，建立居民健康素养基本知识和技能传播资源库，构建数字化健康传播平台，提高健康教育的针对性、精准性和实效性。鼓励和引导媒体办好健康类栏目，加大公益宣传力度，引导公众科学理性应对健康风险。在幼儿园、学校、医院、机关和企事业单位建设健康促进场所，推广健康主题公园。深入推进全国健康促进区、国家慢性病综合防控示范区建设，到2030年各区均完成全国健康促进区、国家慢性病综合防控示范区创建工作。

2. 加强青少年和儿童健康教育 将健康教育纳入国民教育体系，作为所有教育阶段素质教育的重要内容。以中小学为重点，建立学校健康教育推进机制。将健康教育纳入教师职前教育和在职培训内容，培养专（兼）职健康教育师资队伍。以健康生活方式和习惯养成教育为核心，开发适合不同年龄阶段儿童、青少年特点的健康教育读本，丰富学校健康教育内容。加强学校健康教育组织管理，强化中小学卫生保健机构职能，理顺学校卫生专业人员职称晋升渠道，加强学校卫生专业人员队伍建设，满足学校卫生防病工作基本需求。建立中小学生健康管理家校合作模式，将学校健康教育延伸至家庭，加强对青少年近视、肥胖、吸烟、心理等健康问题的研究干预。重视儿童早期发展，研究适合幼儿特点的健康教育内容和教育方法，探索加强幼儿园健康教育工作的有效模式。

3. 普及健康生活方式 实施国民营养计划，全面普及膳食营养知识。深化“三减三健”（减油、减盐、减糖，健康体重、健康骨骼、健康口腔）行动，引导群众建立合理膳食、适量运动、戒烟限酒和心理平衡的健康生活方式。建立健全居民营养监测制度，对重点区域、重点人群实施营养干预。加强重点人群性健康教育，开展全社会毒品危害教育。加强对各类健康志愿者的培训并充分发挥其作用，强化对家庭和高危个体健康生活方式的指导及干预。到2020年，居民健康素养水平达40%以上，人均每日食盐、食用油摄入量控制在8.5克和33克以内。到2030年，居民健康素养水平达45%以上，人均每日食盐、食用油摄入量持续下降。

（二）全民健身普及行动

1. 完善全民健身基础设施 通过政府鼓励、社会参与和市场调节，鼓励和支持利用旧厂房、仓库、老旧商业设施等闲置资源，以及非首都功能疏解腾退空间，改造建设全民健身场地设施。合理利用城市公园、郊野公园、户外广场、公共绿地等空间资源，建设体育健身活动场所。公共体育设施应当对学生、老年人、残疾人等免费开放或给予优惠。鼓励具备条件的学校、机关、企事业单位体育设施向社会开放。

2. 发展体育健身社会组织 支持各级体育行业协会发挥枢纽型社会组织作用，促进带动各行各业开展全民健身活动。重点培育发展在基层开展体育健身活动的城乡社区服务类社会组织，完善内部治理结构，提升服务管理能力。发挥市体育志愿者联合会及各级志愿服务组织优势，发展形成以社会体育指导员为主体，优秀运动员、教练员、体育教科研人员、专业社工等积极参与的全民健身志愿服务长效机制。到2030年，公益社会体育指导员达8万人，职业社会体育指导员达2.5万人。

3. 广泛开展全民健身活动 落实《北京市全民健身条例》，深入开展全民健身实施计划。大力支持发展健身跑、健步走、游泳、自行车骑行、球类、冰雪运动等群众喜闻乐见的运动项目，积极培育击剑、赛车、马术、极限等具有休闲消费引领特征的运动项目，扶持推广武术、围棋、象棋、龙舟、风筝等传统体育项目，着力开展足球、篮球、排球、乒乓球、羽毛球等项目的群众性赛事。贯彻实施青少年体育活动促进计划和义务教育阶段学生课外活动计划，保障中小学生每天在校体育活动时间不少于1小时，每人熟练掌握1项以上体育运动技能。制定中小学生体育课监测与评价地方标准，培养青少年体育兴趣爱好和终身体育锻炼的习惯。实行工间健身制度，鼓励和支持新建工作场所建设适当的健身活动场地。推动残疾人康复体育和健身体育发展。到2030年，学校体育场地设施与器材配置达标率达100%，青少年学生每周参与体育活动达到中等强度3次以上，国家学生体质健康标准优秀率25%以上。

4. 积极普及群众冰雪运动 以举办2022年冬奥会和冬残奥会为契机，大力开展各类冰雪活动，扶持推广冰壶、花样滑冰、速度滑冰、高山滑雪等运动项目，积极培育“一区一品”冰雪活动，开展丰富多彩的冰雪嘉年华和群众冰雪健身活动。优化完善群众冰雪健身设施，满足群众冰雪健身需求。建立健全市、区两级冰雪运动协会等体育社团，引导冰雪体育组织品牌化建设。

5. 加强体医融合和非医疗健康干预 发布体育健身活动指南，建立完善针对不同人群、不同环境、不同身体状况的运动处方库，发挥全民健身在慢性病防治及健康促进等方面的积极作用，推动形成体医结合的疾病管理与健康服务模式。加强全民健身科技创新平台和科学健身指导服务站点建设。开展达标测验和体质测定工作，完善体质健康监测体系；开发应用国民体质健康监测大数据，开展运动风险评估。到2030年，市民体质达标率超过97%，市民体质明显改善。

（三）心理健康促进行动

1. 开展心理健康促进 加大科普宣传力度，引导公众关注心理健康，强化公众心理健康促进和精神障碍预防意识，预防精神障碍发生。加强精神障碍发生状况、发展趋势监测，健全社会心理疏导和危机干预机制，提高突发事件心理危机干预能力，及时进行心理援助。搭建心理健康促进服务平台，提供公众心理健康公益服务。借助心理援助热线，拓展公众心理健康服务内涵和服务范围，提高心理健康服务的及时性和普及性。到2030年，普通人群心理健康知识知晓率达75%。

2. 加强常见精神障碍防治 加强对抑郁症、焦虑症、儿童孤独症等常见精神障碍和心理行为问题的早期发现、早期诊断和早期治疗，加大重点人群心理行为问题干预力度。加强对综合医院非精神科医生的精神卫生知识培训。注重发挥基层卫生人员和心理专家、志愿者作用，及时开展常见心理行为问题干预服务。到2030年，常见精神障碍防治和心理行为问题识别干预水平显著提高。

3. 完善严重精神障碍患者管理机制 以精神疾病预防控制机构为主体、医疗机构为骨干、社区为基础、家庭为依托，健全严重精神障碍患者预防控制体系。完善重性精神病患者门诊免费服用药物品种目录。全面推进精神障碍社区康复服务，提高服务可及性。加强严重精神障碍患者报告登记、康复服务和救治救助管理，完善鼓励严重精神障碍患者监护人认真履行监护责任的看护补助制度，维护精神障碍患者合法权益。建立社区、社会组织和社会工作者联动机制，鼓励专业社会工作者参与精神卫生服务，帮助严重精神障碍患者得到更为全面的服务，促进其心理社会功能恢复，减少危险行为发生。到2030年，85%以上的二级以上医疗机构开设临床心理相关科室，严重精神障碍患者接受社区康复服务率高于70%，精神分裂症治疗率达85%以上。

（四）无烟环境推进行动

1．完善社会共治的控烟体系 深入贯彻《北京市控制吸烟条例》，进一步强化“政府管理、单位负责、个人守法、社会监督”的无烟北京建设体系。落实属地管理责任，保障控制吸烟工作的财政投入，推进控制吸烟工作体系建设。加大控烟法规执行力度，强化重点场所控烟监督执法。广泛动员社会力量参与控烟，注重发挥控烟专家指导委员会作用。完善烟草流行及烟草控制的监测及评估体系，对控烟工作实施系统监测和科学评估，监测结果及时向社会公布。

2．营造清洁无烟的社会氛围 以开展“世界无烟日”“世界卫生日”活动为契机，加大宣传力度，营造无烟北京建设氛围，进一步提高全社会对烟草危害的认识和公民守法意识。拓展宣传渠道，创新宣传方法，重点对未成年人、烟草经营者、流动人口进行宣传教育。研究制定公共场所室外吸烟区设置规范，对吸烟行为进行合理引导。加强无烟校园建设。

3．开展形式多样的戒烟服务 加强专业戒烟门诊规范化建设，实施戒烟门诊分级管理，为不同戒烟需求者提供咨询、行为干预和药物治疗等服务。充分利用戒烟咨询热线向吸烟人群提供规范的戒烟咨询服务，帮助吸烟者主动戒烟。在全市医疗机构普通门诊和社区卫生服务机构提供简短戒烟干预服务，推广戒烟提示系统。到2030年，构建专业戒烟门诊、戒烟热线、临床简短戒烟干预三位一体，具有北京特色的戒烟服务体系，成人吸烟率下降至17%以内。

（五）重大疾病防控行动

1．实施慢性病综合防控 强化对高血压、糖尿病等常见慢性病的早期发现和健康管理，基本实现高血压、糖尿病患者管理干预全覆盖，推动癌症、脑卒中、冠心病等慢性病的机会性筛查，为患者提供预防、筛查、干预、治疗、护理、康复全程防治管理服务。完善慢性病信息管理系统，提高慢性病危险因素监测质量。到2020年，市级慢性病防治示范区覆盖率达100%，社区高血压和糖尿病患者规范化诊疗管理率达80%，总体癌症5年生存率提高10%，重大慢性病（心脑血管疾病、癌症、慢性呼吸系统疾病和糖尿病）过早死亡率控制在10.5%左右。到2030年，慢性病危险因素水平得到有效控制，社区高血压和糖尿病患者规范化诊疗管理率达85%，总体癌症5年生存率提高15%，重大慢性病过早死亡率低于9.9%。

2．加强重大传染病防治 完善传染病监测预警机制。进一步扩大免疫规划疫苗种类和覆盖人群，建立有效免疫屏障。加强艾滋病的检测、抗病毒治疗和随访管理，全面落实临床用血核酸检测，预防艾滋病母婴传播。建立和完善结核病防治综合服务模式，加强耐多药肺结核筛查和监测，规范肺结核诊疗管理。健全口岸公共卫生服务体系，防止传染性疾病传入和传出。加强突发急性传染病防治和应急处置，加强鼠疫、霍乱、肺炭疽等甲类和甲类管理传染病防控，有效应对人感染高致病性禽流感等突发急性传染病，积极防范埃博拉出血热、寨卡病毒等新发传染病疫情。到2030年，本市免疫规划达到发达国家水平，重大传染病稳定在低流行状态。

3．强化重大动物源性传染病的源头治理 鼓励并规范开展禽畜疫苗接种，提升养殖、屠宰等环节生物安全控制水平，有效降低人畜共患传染病传播风险。持续加强疾病监测，分析人畜共患传染病对人体健康的风险，开展针对性研究。加大公共场所卫生监督力度，广泛开展健康风险宣传提示活动，提高群众对动物源性传染病的认知程度。

四、优化全周期健康服务

（一）优化孕产妇健康服务

完善以基层医疗卫生机构为基础，妇幼保健机构为主体，综合医疗机构、妇女儿童专科医院及相关科研教学机构为支撑的妇幼健康服务体系。推进妇幼保健机构规范化、标准化建设与发展。强化孕产保健，推进优生优育全程服务，搭建多部门信息互联共享平台，构建涵盖婚前、孕前、孕期、新生儿各阶段的疾病筛查、监测和防治网络，扩大新生儿疾病筛查病种，预防和减少出生缺陷。优化服务流程，提高婚前保健及孕前优生健康检查覆盖面。推广产前筛查和产前诊断一体化服务模式，提高产前筛查服务覆盖率和产前诊断水平。不断扩大覆盖孕产妇健康服务的公共卫生项目范围，将预防艾滋病、梅毒、乙肝母婴传播综合服务纳入妇幼保健常规工作，逐步实现建档孕妇免费筛查全覆盖。规范孕产期医疗保健服务，健全危重孕产妇转诊网络，提升孕产妇和新生儿危急重症救治能力，保障母婴安全。到2020年，孕产妇死亡率低于11/10万。到2030年，孕产妇死亡率控制在8/10万以内，消除艾滋病、梅毒、乙肝母婴传播，妇幼健康主要服务指标继续保持发达国家水平。

（二）优化婴幼儿健康服务

全面推进爱婴医院和爱婴社区建设，促进儿童早期综合发展，打造国家及本市儿童早期综合发展示范基地，完善儿童生长发育、听力、视力、口腔保健等服务转诊、干预网络。加强托幼机构卫生保健管理，建立保健医生培训基地。适龄儿童国家免疫规划疫苗接种率保持在较高水平，适时推动第二类疫苗预防接种。加强儿科和新生儿科建设，针对儿童主要死因制定实施干预策略。加大儿童重点疾病防治力度。建成分级负责、上下联动、应对有序、运转高效的新生儿危急重症转运、救治网络，全面提升危急重症救治能力和水平。到2020年，婴儿死亡率控制在4.0‰以内，5岁以下儿童死亡率低于5.0‰，社区卫生服务中心儿童保健规范化门诊全覆盖。到2030年，婴儿死亡率控制在3.0‰以内，5岁以下儿童死亡率控制在4.0‰以内。

（三）优化青少年健康服务

建立健全青少年健康服务体系，为青少年提供生理、心理、性与生殖、营养运动等方面的咨询指导、健康教育、医疗保健服务。建立教育和卫生联合督导制度。全面开展中小学生健康监测，在实施免费健康体检的基础上，结合慢性病早期预防需要，适当增加相关监测指标。加强学校营养健康工作，实施营养干预，逐步解决青少年营养不足与过剩并存问题。加强学生视力不良、超重（肥胖）等疾病的防治。建立家庭、学校、卫生机构联动的学生疾病预防控制模式，对有心理困扰或心理行为问题的学生，及时给予必要的危机干预。加强口腔卫生，提高适龄儿童窝沟封闭率。关爱青少年生殖健康，预防非意愿妊娠。到2020年，中小学生视力不良检出率控制在60%以内，肥胖检出率控制在21%以内。到2030年，中小学生视力不良检出率控制在58%以内，肥胖检出率控制在19%以内。

（四）优化中青年健康服务

以机关和企事业单位为重点，加强健康工作场所建设，落实定期体检、职业健康检查、职业防护等制度，创造有益于健康的工作环境。依托工会三级服务体系，搭建职工体育活动平台，开展首都职工健步走活动，完善首都职工体质促进中心和体质监测站点建设，定期开展体质监测工作。指导中青年人群对自身的健康危险因素进行评估和管理，降低危险因素影响，鼓励其积极参与各项健康行动，改变不良生活方式，提高自身健康素养和健康生活质量。到2030年，实现机关企事业单位职工定期健康体检全覆盖。

（五）优化老年人健康服务

开展老年心理健康与关怀服务，加强对常见病、慢性病的健康指导和综合干预，强化老年人健康教育和管理。推进老年医疗卫生服务体系建设，推动医疗卫生和养老服务相结合，将医疗卫生服务延伸至社区和家庭，支持养老机构开展医疗服务，为老年人提供预防保健、治疗期住院、康复期护理、稳定期生活照料，以及临终关怀一体化的健康和养老服务。建立健全对经济困难的失能和高龄老年人照护服务补贴制度，支持、引导商业保险机构开发长期护理保险，为老年人提供多层次长期护理保障。推动康复辅助器具产业发展。推进公共服务场所和老年人家庭无障碍设施建设，努力将北京建设成老年友好型城市。加强人口老龄化国情、市情教育，树立健康老龄化、积极老龄化的理念，提高老年人生活生命质量。到2030年，老年人健康管理率保持70%的水平，每千名户籍老年人养老机构床位数达40张以上，为失能老人服务的护养型床位达到总床位数的70%以上，养老机构床位使用率达80%以上。

（六）优化残疾人健康服务

制定实施残疾预防行动计划，开展全人群、全生命周期残疾预防，建立社会化的残疾预防和控制工作体系。健全儿童残疾报告制度，开展儿童残疾的早期监测、发现、转诊和干预。理顺康复医疗价格机制，优化基本医疗保险支付的医疗康复项目，做好重度残疾人就医费用结算服务，加强残疾人医疗救助。规范综合医疗机构、社区卫生服务机构的康复专业科室设置，制定社区卫生服务机构康复服务规范，明确服务内容，完善双向转诊制度，推动社区卫生服务机构优先为残疾人提供基本医疗、公共卫生和健康管理等签约服务。完善医疗机构无障碍设施，为残疾人提供无障碍就医服务。完善残疾儿童少年康复补助办法，建立0到6岁残疾儿童康复个案管理系统，确保每名残疾儿童得到及时、有效的康复服务。制定成年残疾人康复补贴政策。推动经济、实用、环保、智能辅助器具的科技研发和成果转化，有效保障残疾人基本需求。加快京津冀康复护理体系建设，发展医、养、康三位一体的残疾人养护照料服务。到2020年，实现有需求的残疾人均享有康复服务。到2030年，实现有需求的残疾人均享有优质康复服务。

（七）优化计划生育服务

坚持计划生育基本国策，健全人口与发展的综合决策体制机制，完善有利于人口均衡发展的政策体系。改革计划生育服务管理，构建以生育支持、幼儿养育、青少年发展、老人赡养、病残照料为主题的家庭发展政策框架。全面推行知情选择，普及避孕节育和生殖健康知识，强化再生育技术服务指导。完善计划生育家庭奖励扶助制度和特别扶助制度，着力增进计划生育家庭发展能力。坚持和完善计划生育目标管理责任制，完善宣传引导、依法管理、优质服务、政策推动、综合治理长效机制。建立健全出生人口监测机制。继续开展出生人口性别比治理，促进人口结构优化和素质提升。积极推进流动人口计划生育服务均等化。

五、健全全民健康保障体系

（一）完善医疗卫生服务体系

1. 优化医疗卫生资源配置 统筹考虑人口、空间布局和市民健康需求，建设布局合理、功能完善、层次分明的医疗服务体系。严控城六区医疗机构床位规模，有序推动医疗资源疏解；高水平建设北京城市副中心医疗卫生服务体系；加强生态涵养区及新城医疗服务体系建设，积极推动本市不同区域医疗卫生服务均衡发展。加强对儿科、产科、康复护理、精神卫生等薄弱学科、短板专科的支持引导，发展康复、护理等连续性医疗服务。健全基层医疗卫生服务网络，打造一刻钟基本医疗卫生服务圈。建立覆盖城乡居民的院前急救体系，与110、119、122等城市公共服务平台建立联动机制。建立京津冀三地相互融合、协同发展的医疗服务工作机制，带动医疗服务区域发展和整体水平提升。到2030年，每千常住人口执业（助理）医师数达5.8人。

2. 创新医疗卫生服务供给模式 加快推进医疗卫生服务供给侧结构性改革，加快结构调整，增加有效供给，为居民提供更高质量、更有效率的健康服务。强化医疗机构与专业公共卫生机构合作，建立互联互通、信息共享机制，实现医防结合。建立不同层级、不同类别、不同举办主体医疗卫生机构间目标明确、权责清晰的分工协作机制，不断完善服务网络、运行机制和激励机制。全面建立分级诊疗制度，完善医保、价格、财政和人事薪酬等政策，引导三级公立医院逐步减少普通门诊，重点发展危急重症、疑难病症诊疗；发挥基层医疗卫生机构作为居民健康“守门人”的作用，推行家庭医生签约服务，形成基层首诊、双向转诊、上下联动、急慢分治的合理就医秩序，健全疾病诊疗—康复—长期护理服务链。激发市场活力，鼓励社会力量提供相关服务，满足群众多样化、差异化、个性化的健康需求。到2030年，基层诊疗人次占全市总诊疗人次比例不低于65%，家庭医生签约服务率达60%，每万名常住人口全科医生数达5人。

3. 提升医疗服务水平和质量 坚持高端引领和质量安全，建设一批区域医学中心和国家临床重点专科群；建成全市医疗质量管理与控制信息化平台，实现全行业、全方位、精准、实时管理与控制，持续改进医疗质量，保障医疗安全。率先建成与国际接轨、体现中国特色的医疗质量管理与控制体系，再住院率、抗菌药物使用率等主要医疗服务质量指标达到世界先进水平。全面实施临床路径管理，规范诊疗行为，优化诊疗流程，增强患者就医获得感。保障临床用血安全，实现医疗机构检查、检验结果互认。依法严厉打击涉医违法犯罪行为特别是伤害医务人员的暴力犯罪行为，保护医务人员安全。健全医疗纠纷预防化解制度，加强医疗服务人文关怀，构建和谐医患关系。

4. 提高中医药服务能力 挖掘中医药独特卫生资源，完善服务网络，推进区域中医医疗中心、中医康复中心、区级中医类医院急救站点建设，促进妇幼保健服务中医药全覆盖。增强中医药防病治病能力，设立市级中医医学中心、专科（专病）诊疗中心和会诊中心，加强中医流动医院、“首都中医馆”建设，推广适宜技术。开展重大疑难疾病中西医协同攻关，促进中西医结合。完善社区中医药健康养生公共设施，实施中医药治未病健康工程，推广太极拳、健身气功等民族民俗民间传统运动。探索建立集健康教育、健康管理、健康保险于一体的中医健康保障模式。开展民间特色诊疗技术传承。到2030年，中医类别全科医师占全科医师比重不低于30%，基层中医药服务量占中医服务总量的50%以上，居民中医健康素养达标率达18%，中医健康乡村、社区数量达500个，中医药在治未病中的主导作用、在重大疾病治疗中的协同作用、在疾病康复中的核心作用得到充分发挥。

（二）完善医疗保险保障体系

1. 完善全民医保制度 统一城乡居民基本医疗保险制度，健全基本医疗保险稳定可持续筹资和待遇水平调整机制。完善基本医保筹资机制，逐步实现资金来源多元化。完善医保缴费参保政策，合理划分政府与个人的筹资责任，逐步建立缴费标准与居民收入相衔接的动态调整机制。按照保基本、兜底线、可持续的原则，逐步提高保障水平，扩大保障范围，降低个人自付费用。健全重特大疾病医疗保障机制，加强基本医保、城乡居民大病保险、商业健康保险与医疗救助等的有效衔接。到2030年，个人卫生支出占卫生总费用比例低于18%。

2. 提升医保管理服务水平 全面推进医保支付方式改革，加强医保基金预算管理，提高医保基金使用效率，在总额控制管理下，加快推进住院按病种付费，研究实行门诊慢性病按人头付费等付费方式，健全复合式付费制度。完善医保基金管理运行机制，创新经办服务模式，逐步引入社会力量参与医保经办，健全医保经办机构与医疗机构的谈判协商与风险分担机制。发挥医保对医疗机构的激励约束机制并延伸到医务人员，引导定点医疗机构加强管理、控制成本。加强医保对定点医疗机构、定点零售药店等单位医药服务行为和参保人员就医行为的监督管理，遏制不合理费用发生。加快推进基本医保异地就医结算，按照国家统一部署，逐步实现跨省异地安置退休人员住院医疗费用直接结算和符合转诊规定的异地就医人员住院费用直接结算。结合本市户籍和居住证制度改革，逐步将异地长期居住人员和常住异地工作人员纳入异地就医住院医疗费用直接结算覆盖范围。

3. 积极发展商业健康保险 优化发展环境，完善相关政策，支持商业健康保险加快发展。鼓励企业、个人参加商业健康保险及多种形式的补充保险，充分发挥商业健康保险在满足多样化健康保障需求方面的作用。丰富健康保险产品，鼓励开发与健康管理服务相关的健康保险产品。促进商业保险公司与医疗、体检、护理等机构合作，发展健康管理组织等新型组织形式。

（三）完善医药供应保障体系

1. 提高药品生产质量 通过市场调节和产业政策引导，推进本市医药产业结构调整和转型升级，提高产业集中度，促进企业做优做强。鼓励药品、医疗器械生产企业加大研发投入，增强创新研发能力，不断提高产品质量。完善药品信息追溯体系，严厉打击制售假冒伪劣药品的违法犯罪行为。

2. 规范药品流通秩序 推动药品、医疗器械流通企业向供应链上下游延伸服务，加快形成现代流通体系，提高基层和医疗卫生资源薄弱地区药品供应保障能力。规范医药电子商务，丰富药品流通渠道，创新流通模式。推广应用现代物流管理与技术，健全中药材现代流通网络与追溯体系。改革采购机制，落实医疗机构药品、耗材采购主体地位，鼓励联合采购。实施药品采购“两票制”，减少中间环节，落实分类采购，鼓励集中带量采购。加强药品配送管理，强化生产企业主体责任，确保药品配送及时到位。对部分专利药品、独家生产药品，建立公开透明、多方参与的价格谈判机制，并与医保等政策做好衔接。强化短缺药品供应保障和预警，完善药品储备和应急供应机制，保障儿童等特殊人群用药。依法打击流通领域违法经营行为，净化流通环境。

3. 加强药品分类管理 强化价格、医保、采购等政策的衔接，提高基本药物的可及性、安全性、有效性、可负担性，扩大基本药物使用范围，全面配备、优先使用基本药物。加强对市场竞争不充分药品和高值医用耗材的价格监管，健全药品价格信息监测和信息公开制度。

六、建设和谐宜居的健康环境

（一）深入开展爱国卫生运动

1. 提升国家卫生区（镇）建设水平 以创建国家卫生区（镇）为抓手，推进城乡环境卫生建设，提升人居环境卫生质量。完善国家卫生区（镇）长效管理机制，在建成区，推进网格化管理，着重对城乡接合部、城中村等薄弱区域实施环境综合整治及绿化美化，实现常态化管理；在农村地区，加强环境和卫生基础设施建设，加快推进无害化卫生厕所改造，建设健康、生态、宜居美丽乡村。已取得国家卫生区（镇）称号的地区继续保持和提高工作水平，尚未取得国家卫生区称号的区加快创建工作，力争尽早通过国家技术评估。到2030年，国家卫生区创建比例达100%，国家卫生镇创建比例达60%，实现农村家庭无害化卫生厕所全覆盖。

2. 推动健康城区、健康村镇建设 把健康城区和健康村镇建设作为推进健康北京建设的重要抓手，完善相关公共设施体系、布局和标准，把健康融入规划、建设、治理的全过程。在建成区，推进“健康细胞”工程，开展健康社区、健康单位和健康家庭创建工作；在农村地区，全面启动健康村镇建设，打造城乡一体化健康城市建设格局。建立和完善健康城区和健康村镇指标体系，开展评价工作。到2030年，健康城市理念广泛普及，健康城区建设全面开展，健康社区比例达80%，机关企事业单位中创建健康单位的比例达50%，健康村镇建设比例达50%。

3. 完善病媒生物综合预防控制体系 建立政府主导、单位负责、专业机构支持、全社会参与的病媒生物预防控制工作机制。以街道（乡镇）为基础，建立集咨询、预防控制、宣传于一体的服务平台，及时解决区域内出现的病媒生物问题，实现病媒生物预防控制100%网格化管理。建设病媒生物综合预防控制示范社区，规范基层病媒生物综合预防控制工作。完善病媒生物监测网络，开展监测技术研究，推行绿色环保的综合防治新技术，规范并有序发展病媒生物预防控制市场化服务。到2020年，各区均建有病媒生物综合预防控制示范社区。到2030年，全面建成病媒生物预防控制网络，病媒生物密度控制在国家标准内。

（二）营造绿色宜居生态环境

1. 开展环境污染综合治理 聚焦大气污染防治，全面推进交通运输、能源生产和消费、工业和工艺过程、城市建设和管理、农业及生活服务业等领域综合治理，实现二氧化硫、氮氧化物、细颗粒物（$PM_{2.5}$）、挥发性有机物、氨（NH_3）等5项大气污染物协同减排。实施生活污水、工业废水、农业农村和城市面源污染综合治理，加大再生水等水资源调配、补给力度，因地制宜构建水生态系统，改善水环境质量。全面实施土壤污染防治，保障土壤环境安全。合理规划交通设施布局，开展噪声污染治理，加强固定声源监管，完善施工噪声管理，分类防治噪声污染。加强环境健康长期效应的分析研究，及时发布研究成果。到2020年，大气中$PM_{2.5}$年均浓度下降到56 μg/m³左右，本市空气质量优良天数比例达56%。到2030年，空气质量持续改善。

2. 保障供水饮水安全 加强饮用水水源地保护，强化地下水资源管理和污染防控。实施水资源消耗总量和强度双控行动，深入推进节水型社会建设。加快中心城区、北京城市副中心、新城及重要功能区自来水厂及供水管网建设与改造，实施农村饮水安全巩固提升工程，通过“城带村”“镇带村”“联村”等集约化供水方式，推进城乡供水协调发展，确保供水安全。加快破解小区内部供水管网及二次供水设施管理难题，消除“最后一公里”的供水安全隐患。到2020年，中心城区、北京城市副中心供水安全系数达1.3，新城达1.2以上。到2030年，本市供水安全系数达1.3以上，污水处理率达99%以上。

3. 建设绿色景观休闲空间 扩大森林绿地面积，着力构建青山为屏、森林环城、九楔放射、四带贯通、绿景满城的城市园林绿化生态格局。完善休闲公园体系、第二道绿化隔离地区郊野公园环、平原地区城郊森林公园体系、浅山休闲游憩带、跨区域环首都国家公园体系，进一步拓宽森林游憩和体验空间，增强森林的健康服务功能。着力推进森林公园和森林湿地公园建设。加快实施健康绿道工程，推广绿色慢行健身方式和森林文化理念，推进森林疗养示范区建设，打造京城绿色生态圈、近郊多元休闲圈、绿色和谐发展圈，逐步建成“环带成心、三翼延展”的空间结构。到2020年，建成区公园绿地500米服务半径覆盖率达85%。到2030年，本市森林覆盖率不低于45%、建成区人均公园绿地面积达16.8平方米，力争建设1000千米市级绿道，示范带动1000千米区级及社区绿道建设。

4. 提升城乡市容环境质量 加强景观环境、城市照明、架空线、地下通道等综合治理，营造干净整洁的市容环境。对重点老旧小区、大型居住社区、背街小巷、学校、医院、商圈、文体场馆周边进行景观提升，进一步改善市民生活环境。提升清扫保洁精细化管理水平，推进公厕升级改造。逐步建立覆盖城乡的生活垃圾分类收集清运体系，实现生活垃圾分类收集、分类运输、分类处理。到2030年，实现城乡垃圾收集处理一体化，城乡环境卫生建设无差别，生活垃圾无害化处理率达99.8%。

（三）营造安全和谐社会环境

1. 保障食品药品安全 加强食品安全监管，进一步健全法规标准，依法落实食品安全属地责任。开展食品安全城市建设，强化各级政府对食品安全工作的领导责任。建立符合市民消费需求、布局合理、辐射城乡的食品物流配送网络。加强食品生产加工、流通及餐饮服务全过程监管，稳步推进量化分级管理，提升规范化水平。严格实施药品和医疗器械生产质量管理规范（GMP）、经营质量管理规范（GSP）等制度，对药品和医疗器械研制、生产、经营、使用各环节加强监管。

2. 强化安全生产和职业健康 牢固树立安全发展理念，统筹推进安全生产法制化、标准化、信息化、社会化建设，着力构建安全生产责任体系、安全生产隐患排查治理体系和安全预防控制体系，加快形成与首都经济社会发展相适应的安全生产体制机制，推动企业落实安全生产主体责任，夯实安全生产基础工作，有效遏制生产安全事故。加强职业病防治，建立安全生产和职业健康一体化监管执法体制、统一高效的职业卫生监督执法信息管理机制，加大职业卫生监管执法力度。落实用人单位主体责任，开展职业病危害专项治理。注重发挥行业组织在职业卫生监管中的作用。到2030年，实现安全生产治理能力现代化，单位地区生产总值生产安全事故死亡率控制在0.036人/亿元以内。

3. 预防和减少交通事故等意外伤害 加快交通基础设施建设，完善道路交通标识，增加道路安全设施，强化交通安全监管和治理，倡导文明出行，降低交通事故发生率。改善步行和自行车出行环境，完善无障碍交通设施，为群众安全、便捷出行提供保障。加强社会急救能力建设，组织开展社会急救技能培训和急救知识宣传。完善意外伤害综合监测体系，加强老年人和儿童意外伤害干预，减少交通伤害、溺水、中毒等事故发生。强化重点领域质量安全监管，减少消费品安全伤害。到2030年，道路交通万车死亡率下降30%。

七、发展多元化健康产业

（一）支持多元化社会办医

1. 优化多元办医格局 支持慈善机构、基金会、企业、投资机构、商业保险机构等社会力量举办非营利性医疗机构，鼓励举办产科、儿科等专科医疗服务机构和社区卫生服务机构。鼓励具备资质条件的个人开办诊所。支持社会办医疗机构开展医学科研和继续教育项目，参与重大疾病科技攻关和成果转化。引导发展专业的医学检验中心、医学影像中心、消毒供应中心、病理诊断中心和血液透析中心等，提高医疗服务效率和社会化水平。

2. 发展康复护理服务体系 加快康复护理服务体系建设，建立综合医院、康复护理专科医院、基层医疗机构分工合作、有序衔接的多元化康复护理体系。鼓励社会力量举办康复护理机构，鼓励社会资本以托管、合作等多种形式参与公立医院整体转型为康复护理机构，探索护理服务社会化。

（二）推动健康产业创新发展

1. 发展健康体检和健康管理服务 引导体检机构提高服务水平，开展连锁经营。支持体检机构向健康管理机构转变，开展慢性病风险评估和生活方式、危险因素的干预。发展第三方社会服务机构，为健康服务业机构提供质量认证、行业评价、人力资源、财税、法律、专利、后勤管理等专业化服务，开展与健康服务业相关的委托管理、管理咨询服务。

2. 加强医药产品技术研发和应用 充分利用国家及市级各类科技专项，推动高端化学制剂、新型疫苗、蛋白质药物和数字医学诊疗设备的自主创新和产业化。支持创新药物、医疗器械、医疗辅具、新型生物医药材料研发和产业化。到2030年，本市药品、医疗器械质量标准全面与国际接轨，本市具有自主知识产权的生物医药、医疗器械的国内市场占有率和国际竞争力明显提升。

3. 促进产业升级和园区发展 坚持创新驱动和高端引领，优化空间布局，促进产业结构调整升级，推动本市生物医药、医疗器械及相关产业向高端化发展，形成全国领先的产业集群。加快中关村生命科学园、大兴生物医药产业基地、亦庄生物医药产业园等园区建设发展，支持医、教、研、养、康五位一体发展，努力打造国际一流的医学园区、具有较强国际竞争力的健康产业和服务业示范区。

（三）加快健康产业融合发展

1. 加快健康产业与健身休闲运动产业融合发展 积极扶持社区体育协会、社区体育健身俱乐部、青少年体育俱乐部等基层体育组织发展，大力发展连锁式体育健身企业。支持和鼓励举办业余体育赛事，在发展马拉松、徒步等群众性体育活动的基础上，培育符合本市特点的击剑、赛车、马术、极限、房车露营等具有消费引领特征的时尚休闲运动项目，打造一批具有区域特色的户外健身休闲基地，引导体育健身消费。

2. 加快健康产业与其他产业融合发展 加强健康服务业与旅游产业融合发展，鼓励和扶持医疗健康旅游项目建设，探索建立全产业链的医疗健康旅游服务体系，培育以健康服务为主要内容的旅游项目和产品，发展中医药、特色医疗、疗养康复、美容保健等健康旅游，打造一批健康旅游基地。扩大与境外医疗保险机构合作的范围。支持健康文化类企业发展，鼓励出版健康养生图书，支持创作健康相关影视作品、电视专栏节目，倡导健康生活方式。创新健康文化传播方式，引导健康服务消费需求。

八、推动京津冀健康协同发展

（一）优化京津冀健康资源布局

引导在京医疗机构在津冀地区开办分院、合作办医、专科协作及异地建设区域性医疗中心，优化资源布局，提升服务效能。开展多种形式的医疗技术、管理和学术交流，促进天津市、河北省加快培育特色优势专科。

（二）加强京津冀公共卫生合作

加强重大疾病联防联控，共建京津冀疾病防控一体化合作平台，完善重大疫情和突发公共卫生事件联防联控工作机制，建立突发事件信息通报、协调联动等机制，实现信息、技术、人员、物资等资源共享，提升区域疾病防控能力。开展爱国卫生区域合作，共同开展无烟环境和健康城市建设宣传。加强妇幼保健合作，搭建区域内妇幼健康服务机构交流合作平台。研究建立京津冀三地卫生发展绩效评价体系并开展分析工作。

（三）推进医疗服务与保障体系衔接

健全京津冀三地转诊制度，统一就诊预约渠道，建立绿色转诊通道。推进执业医师多点执业和医疗人才流动，实现医师、护士电子化注册和资质互认。建立健全区域内检查结果互认制度，建立区域互联互通的医疗卫生信息平台，探索建立区域医学影像和检查检验中心。加强合作共建和对口支援，大力发展远程医疗。在推动京津冀医疗服务联动协作基础上，进一步完善基本医疗保险管理措施，方便群众就医结算，促进区域内分级诊疗体系建设，形成良好的就医秩序。完善医疗保险转移接续信息系统，优化办理流程，促进医疗服务资源共享。推动建立区域联动的药品供应体系，加强药品、医用耗材采购数据中心建设，推进药品、医用耗材部分品种联合采购，积极推动药械信息共享。

（四）完善京津冀健康协同发展保障机制

强化京津冀卫生计生协调工作小组作用，促进京津冀卫生健康领域重大规划、标准规范与重大政策、重大工程、重大项目对接协同。推进京津冀省（市）级人口健康信息平台互联互通。探索三地卫生计生业务应用互联，推进医疗卫生大数据共享共用。促进京津冀医学科研协同创新，探索建立京津冀医学科研与技术创新中心，搭建三地科研协作平台。推进食品药品京津冀一体化监管和标准体系建设。

九、健全支撑与保障

（一）完善体制机制

全面深化医药卫生体制改革，及时研究解决改革中遇到的重大问题，整合资源，统一推进医疗、医保、医药联动改革。建立将健康融入所有政策的实现机制，各级政府及相关部门在制定公共政策、管理公共事务过程中要始终关注健康影响，追求健康目标，加大健康事业投入力度，坚持健康优先发展。鼓励各区因地制宜，大胆探索，锐意创新。完善街道（乡镇）、社区（村）公共卫生工作机制和基层协管员制度，充分发挥卫生计生专干作用，管理和协调卫生与健康事务。

（二）健全法规标准和监管评估体系

健全健康相关法规体系，推动中医药、环保、交通、体育等重点领域地方立法工作。健全健康北京标准体系，促进健康管理标准化。强化政府在医疗卫生、食品、药品、环境、体育等健康领域的监管职责，建立政府监管、行业自律和社会监督相结合的监督管理体制。加强健康领域监督执法体系和能力建设。加强环境对人体健康影响的研究，建立环境监测与健康风险评估有效衔接机制，逐步完善环境健康风险评估体系。

（三）注重人才培养

建立人才培养协调机制，健全院校教育、毕业后教育和继续教育有机衔接的医学人才培养体系，全面实行住院医师规范化培训社会化，完善专科医师规范化培训制度。深入开展以全科医生为主体的基层卫生人员培训，提高岗位胜任能力。加强产科、儿科、康复、精神、护理等急需紧缺专业人才培养，提高岗位待遇保障水平。培养大师级医学拔尖创新人才，引进国际高端人才，建设具有全球视野、跻身国际先进行列的高层次卫生与健康人才队伍。充分调动社会力量，加强公共卫生与临床医学、医学与交叉学科，以及药师、卫生应急、卫生信息化和健康服务等复合型人才培养。鼓励社会资本参与健康职业教育和技能培训。

（四）推动科技创新

围绕全人群、全生命周期的健康需求，统筹卫生与健康研究资源，积极对接国家重大科技计划，深入实施市级重大科技创新工程，全力打造优势和特色学科集群。强化多学科交叉融合，关注具有临床转化潜能的生命科学前沿领域，推动一批国际领先的标志性项目研发和成果产出。加强重大疾病预防、诊疗及康复等各环节的科技创新，制定和研发一批诊疗技术规范、标准和适宜技术。支持生物医药企业创新品种研发、加强共性技术平台建设，打造具有国际影响力的生物医药创新体系。完善卫生与健康科技成果转移转化体系，探索建立卫生与健康技术评估与推广应用长效机制，建设卫生与健康专业技术经纪人等创新创业服务队伍，大力推进重大科技成果向现实生产力转化、前沿技术向卫生与健康应用转化，发挥优势学科辐射带动作用，促进更多创新技术惠及民生。

（五）建设信息化服务体系

围绕健康北京建设和深化医改重要任务，持续推进市、区两级人口健康信息平台建设。规范常住人口电子健康档案及信息共享标识，实现不同健康服务机构间共享信息，为居民全生命周期健康管理提供全方位的信息化支撑。推进卫生防病、基本医疗、基层卫生服务、妇幼保健等领域信息化深度应用，为群众提供更加智能化、便捷化的信息服务。建立“互联网+健康医疗”应用安全防御体系，加强行业网络安全和关键信息基础设施保护，依法保护个人隐私信息。在保障信息安全的前提下，围绕远程医疗、检查检验结果共享、慢性病管理、家庭医生、保健咨询、费用支付等重点领域，创新互联网健康服务模式，积极运用云计算、大数据、人工智能等新技术开展健康管理与惠民服务。推进公共卫生、计划生育、医疗服务、药品供应等数据资源的规范管理与集成共享，建设北京地区人口健康大数据中心。开展健康大数据相关标准体系建设，制定分级分类的数据应用规范。推进健康大数据共享开放和“互联网+健康医疗”大数据应用成果转化，培育人工智能、医药制剂、仪器设备、信息化产品等新业态，促进相关产业发展。

（六）加强对外交流合作

积极承担国家参与全球卫生治理的各项活动，在相关国际标准、规范、指南、协议的研究制定中发挥作用。打造一支能够快速有效应对和参与国际卫生事务的高水平公共卫生防控和医疗救治队伍，更好发挥医疗卫生援助对国家外交战略的支撑作用。加强与国际社会的交流合作，分享健康城市建设经验，为健康北京建设提供借鉴。

十、强化组织实施

（一）加强组织领导

各级党委和政府要高度重视健康北京建设工作，将其纳入重要议事日程，并将主要健康指标纳入各级党委和政府考核指标，建立常态化、经常化的督查考核机制，强化激励和问责。要研究制定推进健康北京建设的具体方案和措施，坚持问题导向，分阶段、分步骤组织实施。充分发挥首都医药卫生协调委员会、各级爱国卫生运动委员会（健康促进工作委员会）作用，注重发挥工会、共青团、妇联、残联和各民主党派、无党派人士作用，最大限度凝聚全社会共识和力量。

（二）营造良好社会氛围

大力宣传党和国家关于维护促进人民健康的重大战略思想和方针政策，积极宣传推进健康北京建设的重大意义和重要举措。深化群众性精神文明创建活动，加强社会公德和职业道德建设，深入开展“北京榜样”、身边好人、道德模范等宣传教育活动，推进以良好的身体素质、精神风貌、生活环境和社会氛围为主要特征的健康文化建设，推动形成绿色低碳、健康文明的生产生活方式。加强正面宣传、科学引导和典型报道，增强广大群众对健康北京建设的普遍认知，形成全社会关心支持健康北京建设的良好氛围，营造共建共享、全民健康的社会风气。

（三）做好实施监测

建立健全监测评价机制，制定规划纲要任务监测评估方案，并对实施进度和效果进行年度监测和评估，适时对目标任务进行必要调整。充分尊重人民群众的首创精神，对各区、各部门、各单位在实施规划纲要中的好做法和有效经验，要及时总结，积极推广。

北京市医疗卫生服务体系规划（2016—2020年）

京卫规划字〔2017〕2号

（2017年2月15日）

为深入贯彻《中共中央 国务院关于深化医药卫生体制改革的意见》，落实京津冀协同发展战略，服务首都“四个中心”功能定位，进一步优化医疗卫生资源配置，实现人人享有基本医疗卫生服务的目标，根据《全国医疗卫生服务体系规划纲要（2015—2020年）》（国发〔2015〕14号）和《北京市国民经济和社会发展第十三个五年规划纲要》，制定本规划。

一、规划背景

（一）现状

1. 经济社会发展概况 北京作为我国首都，是全国的政治中心、文化中心、国际交往中心和科技创新中心，是京津冀城市群和环渤海地区的核心城市，面积1.64万平方千米，辖16区。2015年全市常住人口2170.5万人，地区生产总值22968.6亿元，全年一般公共预算财政收入4723.9亿元；城镇常住居民人均可支配收入52859元，农村常住居民人均可支配收入20569元。

2. 医疗卫生资源状况 经过长期发展，首都卫生事业已经形成了体系较为健全、功能较为完备、层次较为清晰、可及性比较良好、水平基本与国际接轨的服务体系。

2015年末，全市医疗卫生机构（含驻京部队医院和武警医院）达10425家，其中医院701家，公立医院269家，民营医院432家，基层医疗卫生机构9487家（其中社区卫生服务中心326家、社区卫生服务站1653家、村卫生室2815家），专业公共卫生机构115家，其他机构［疗养院、医学科学研究机构、医学在职培训机构、临床检验中心（所、站）等］122家；卫生人员约28.9万人，其中执业（助理）医师约8.5万人，注册护士约9.5万人，每千常住人口执业（助理）医师3.9人、注册护士4.4人；医疗机构编制床位118384张，每千常住人口医疗机构编制床位数5.5张。

2015年末，全市中医类医院共有187家，其中三级26家、二级26家、一级132家、未评级3家；公立52家、民营135家；中医医院158家、中西医结合医院26家，民族医院3家。全市共有中医类门诊部211家，中医类诊所612家，中医类别医疗机构占全市9.8%。全市各级各类中医医院编制床位共22140张，占全市20.4%，比上一年增加15.5%。注册中医类别医师2.2万人，占全市医师总人数的18.9%。千人口中医师数和千人口床位数均排在全国首位。

3. 资源利用情况 2015年，全市医疗机构（含驻京部队医院和武警医院）总诊疗23501.6万人次、出院338.1万人次；全市公立医院和民营医院总诊疗人次占比分别为63.3%和6.3%，出院人数占比分别为87.9%和8.9%；全市医院和基层医疗卫生机构（二级以下医疗机构）总诊疗人次占比分别为69.6%和33.6%，出院人数占比分别为96.9%和5.4%。2015年，全市医疗机构编制床位使用率为71.8%，其中，一级医疗机构为38.7%、二级医疗机构为67.0%、三级医疗机构为85.3%。2015年全市医疗机构（不含精神病专科医院）平均住院日为10.1日，与2010年相比减少2.8日。

4. 居民健康状况 全市居民健康指标处于全国领先或先进地位，达到发达国家水平。2015年，户籍居民婴儿死亡率2.42‰，5岁以下儿童死亡率3.02‰，孕产妇死亡率8.69/10万；全市户籍居民平均期望寿命81.95岁，提前完成“十二五”规划增长1岁的目标。

5. 医疗卫生服务需求 随着经济社会发展和疾病谱变化，全市居民医疗卫生服务需求，特别是慢性非传染性疾病防治需求逐年增加。根据2013年北京卫生服务调查显示，两周患病率27.6%，两周就诊率11.1%，慢性病患病率21.4%。2015年，恶性肿瘤、心脏病、脑血管病成为影响本市居民健康的主要慢性病，三者死因占全部死因的72.7%。居民在患有一般性疾病时，71.3%首选的就医机构是基层医疗卫生机构，主要是社区卫生服务中心和社区卫生服务站，家庭经济收入是影响选择首诊机构的重要因素。有76.8%的就诊者对门诊评价认为“满意”，有67%的患者对住院总体评价为“满意”。

（二）主要问题

1. 卫生资源总量相对不足 北京卫生资源丰富，但是与居民日益增长的卫生服务需求相比，仍然存在较大压力。一是医保体系不断完善，居民就医支出负担下降，进一步释放了卫生服务需求，加之居民对于卫生服务质量、效率、环境等方面的要求不断提高，对医疗卫生资源和服务供给形成一定压力。二是基础卫生服务和部分专科医疗服务供给能力有待提升。基层医疗卫生机构、专业公共卫生机构人力资源缺乏，服务能力不强。产科、儿科、精神科、康复医学科等部分临床专科资源短缺，服务供给不足。三是外地患者进京就医加大卫生资源压力。北京拥有的优质资源服务于全国患者。2015年，本市三级医院门急诊量为1.2亿人次，其中外地患者约4000万人次，占33%；全市二级及以上医疗机构出院量为252万人次，其中外地患者101万人次，占40%。外地来京就诊住院的患者中，以河北、山东、河南、内蒙古、山西居多，仅河北患者即占比25%

以上。外地患者需求，进一步加剧卫生资源的供需矛盾。

2. 卫生资源结构性失衡 一是医疗资源空间布局不合理。截至2015年末，城六区人口占全市常住人口的59.1%，但其三级医院、卫技人员数量均占全市总量的70.7%。东城区、西城区每千常住人口床位数明显高于其他区。新城和大型居住区等地区医疗资源匮乏。空间分布不尽合理不仅不利于实现卫生服务的公平可及，还加剧了中心城区人口密集等社会问题。二是医疗服务体系尤其是大医院得到更多投入和资源，公共卫生服务体系和基层卫生服务机构投入相对不足，导致整体卫生服务效率有待提高。

3. 卫生资源布局调整难度大 卫生资源配置受到多种因素制约，难以在较短时间内根据卫生服务需求总量和结构变化进行适宜调整。一是卫生资源布局调整需要土地、资金等多方支持，全市建设用地资源紧张，公共收入增幅下降，成为卫生资源布局调整的外部制约因素。二是卫生机构管理体制复杂，部门办、市办、区办、企事业单位办及社会力量办等卫生机构归属关系不同，客观上增加了卫生资源布局调整的协调难度。三是卫生资源配置应当充分考虑服务人口的需求，在非首都功能疏解的新形势下，全市人口布局将发生新的变化，这种变化具有一定不确定性，增加了卫生资源布局调整的难度。

4. 医疗卫生服务体系协同协调性不够 不同层级、不同类型医疗卫生机构功能定位不够清晰，服务能力欠协调。一方面，分级诊疗体系有待建立完善，各级医院间与基层医疗卫生机构间缺乏成熟紧密的协作机制，基层医疗卫生服务能力与分级诊疗政策要求存在一定差距，无序就诊的现象仍然较为突出，部分卫生资源利用效率不够高。另一方面，医防融合有待强化。公共卫生机构与医疗机构协同协作机制尚不健全、联通共享不足，不利于更加高效地应对健康风险，提升居民健康水平。

5. 京津冀三地卫生发展欠协调 总体来看，首都对外来就医人口具有很强的吸引力，对周边区域形成了一定的“虹吸效应”。一是北京市医疗卫生服务总体能力水平明显高于河北、天津等周边地区。二是财政补贴、价格管控等政策使首都医疗服务价格较低。三是区位和交通的便捷，进一步降低了获得北京医疗服务的时间成本，如张家口、承德、秦皇岛、唐山等河北北部及东部地区患者来京就医远比去石家庄更方便。

（三）形势与挑战

“十三五”时期，医疗卫生服务所面临的形势发生了深刻变化，既面临难得的发展机遇，也面临多重挑战。

1. 经济发展新常态、人口调控新政策使医疗卫生服务体系发展面临新形势 我国经济发展进入新常态，北京发展仍然处于可以大有作为的重要战略机遇期。“十三五”时期是我国全面建成小康社会的决胜阶段，也是北京市落实政治中心、文化中心、国际交往中心、科技创新中心“四个中心”战略定位，加快建设“国际一流的和谐宜居之都”的关键阶段。“十三五”期间，经济社会将继续保持平稳发展，地区生产总值年均增速预计6.5%，到2020年地区生产总值和城乡居民人均收入比2010年翻一番，三次产业内部结构进一步优化，服务业增加值占地区生产总值比重高于80%，城镇登记失业率小于4%。人口总量和结构发生变化，2020年，全市常住人口总量控制在2300万人以内，城六区常住人口比2014年下降15%左右。卫生计生服务重点人群占比较高，2015年0～6岁儿童常住人口124万人，占常住人口的5.7%；女性常住人口1057.1万人，占常住人口的48.7%，其中15～49岁育龄妇女常住人口620.8万人，占常住人口的28.6%，65岁及以上老年人常住人口222.8万人，占常住人口的10.3%。到2020年，上述重点人群的卫生计生服务需求预期仍将继续增长，对卫生计生工作提出更高要求。

2. 医疗服务需求变化对医疗卫生服务体系结构优化提出新挑战 生育政策调整、人口结构变化、城镇化发展等因素带来妇幼、康复、长期护理、心理咨询等医疗卫生服务需求激增，慢性非传染性疾病成为主要疾病负担，新发突发传染病威胁增加，对医疗卫生服务体系的协同性和应对能力提出了更高要求。居民对卫生服务质量、效率、环境等方面的要求不断提高，供需矛盾日益凸显。由于尚未形成有序规范的就诊体系，就医需求过多集中于大医院，需求结构呈现出不合理现象。随着中医药独特的医疗保健模式、治未病理念得到社会普遍认可，进一步提升中医药在医疗卫生服务体系中的作用成为一项重要挑战。

3. 京津冀协同发展和非首都功能疏解对优化医疗卫生资源布局提出新要求 推动京津冀协同发展，统筹谋划非首都功能疏解和城市副中心建设，要求卫生计生系统科学规划重点工作，做好与周边地区的规划衔接。建立与城市副中心功能定位相匹配的区域医疗卫生服务体系。从三地协作和协调发展的角度谋划医疗卫生资源配置，探索建立和发展卫生计生资源与津冀地区的共建共享机制。提升北京卫生计生服务的带动能力，指导周边地区提高服务水平，缩小地区之间差距。

4．互联网信息技术快速发展为医疗卫生服务体系发展和变革提供新机遇 云计算、物联网、移动互联网、大数据等信息化技术快速发展，为医疗卫生技术进步和变革提供了新的推动力，为优化医疗卫生业务流程、整合医疗卫生服务体系、提高服务公平和效率提供了有力支撑。要积极主动利用互联网信息技术，抓住发展机遇，加强医疗卫生技术创新，转变服务方式，促进人口健康信息平台的互联互通，加强信息共享，加强健康数据开发、挖掘和利用，满足居民健康服务新需求。

二、总体要求

（一）指导思想

深入贯彻落实党的十八大以来的重大决策部署，统筹推进“五位一体”总体布局，协调推进“四个全面”的战略布局，牢固树立和贯彻落实“创新、协调、绿色、开放、共享”的发展理念，坚持和强化首都“四个中心”的核心功能和“国际一流的和谐宜居之都”的建设目标，推进非首都功能疏解，积极推进“健康北京”城市建设，推动京津冀协同发展，促进医疗卫生资源协调发展。以提高居民健康水平为目标，以优化医疗卫生资源配置为主线，以深化医药卫生体制改革为动力，切实落实政府办医责任，鼓励社会办医，合理划分与整合各级各类医疗卫生机构服务功能，更加注重预防为主和健康促进，更加注重工作中心下移和资源下沉，进一步加强基层医疗卫生服务能力，促进中西医协调发展，提高服务可及性、能力和资源利用效率，逐步建立符合首都城市功能定位、布局合理、分工协作、整体协调的医疗卫生服务体系，满足人民群众多层次、多样化的医疗卫生服务需求，形成科学合理的就医格局。

（二）基本原则

1．坚持以人民为中心，促进健康 将医疗卫生事业发展作为保障和改善民生的重要载体，坚持为人民健康服务，以人民群众日益多样化、多层次的健康需求和主要健康问题为导向，健全发展优化医疗卫生服务体系，提升全民健康素养和健康水平。

2．坚持公平可及，提升效率 根据城乡区域发展和城镇化建设需要，以基层和资源短缺地区为重点，统筹规划医疗卫生资源配置，提高资源利用的科学性与协调性，实现公平与效率的统一，增强基层防病治病能力，促进人人公平享有公共卫生和基本医疗服务。

3．坚持首善标准，落实责任 坚持首善标准，为建设“国际一流的和谐宜居之都”提供坚实保障。坚持政府在制度、规划、筹资、服务、监管等方面的责任，落实政府在基本医疗卫生服务提供方面的主导地位，维护公共医疗卫生事业的公益性。

4．坚持创新开放，社会参与 把创新作为引领首都医疗卫生事业发展的第一动力。注重体制机制、科技和管理创新，用创新激发发展活力。进一步搞活市场，大力发挥市场机制的积极作用，满足人民群众多层次、多元化医疗卫生服务需求。动员全社会关心、支持和参与医疗卫生服务提供。

5．坚持分级管理，统筹发展 统筹不同区域、类型、层级医疗卫生资源的数量和布局，分类制定配置标准；统筹当前与长远，既着力解决当前问题，又谋划长期发展；统筹预防、医疗、康复和护理，中西医并重；统筹公立和私立资源，促进功能互补与合作。注重发挥医疗卫生服务体系的整体功能，促进均衡发展。

6．坚持三地协同，共享资源 在京津冀协同发展的总体要求下，进一步明确三地卫生服务定位。落实非首都功能疏解，发挥北京对周边地区的带动作用，促进资源共享，缩小服务能力差距。

（三）总体目标与具体指标

1．总体目标 优化医疗卫生资源配置，构建与经济社会发展水平相适应、与居民健康需求相匹配、体系完整、分工明确、功能互补、协同整合的分级医疗卫生服务体系，为实现2020年建立覆盖城乡居民的基本医疗卫生制度和居民健康水平持续提升奠定坚实的医疗卫生服务体系基础。

2. 资源要素配置指标

2020年北京市医疗卫生服务体系资源要素配置主要指标

主要指标	2020年目标	2015年现状	指标性质
每千常住人口医疗卫生机构床位数（张）	6.1	5.5	指导性
医院	5.6	5.2	指导性
公立医院	4.1	4.2	指导性
其中：部门办医院	0.8	0.8	指导性
北京市办医院	1.1	1.1	指导性
区办医院	1.7	1.7	指导性
其他公立医院	0.5	0.6	指导性
社会办医院	1.5	1.0	指导性
其中：中医医院（含中西医结合、民族医医院）	0.9	1.0	指导性
基层医疗卫生机构	0.5	0.3	指导性
每千常住人口执业（助理）医师数（人）	4.9	3.9	指导性
每千常住人口注册护士数（人）	6.1	4.4	指导性
每千常住人口公共卫生人员数（人）	0.83	0.69	指导性
每万常住人口全科医生数（人，含中医类别全科医师）	3	2.72	约束性
医护比	1：1.24	1：1.1	指导性

注：部门办医院指由国家卫生计生委等国家有关部门举办，市办医院指北京市举办，区办是指各区举办，下同。该表的公立医院床位数中包括了专业公共卫生机构床位数，全科医生数为注册全科或取得全科岗位培训证书的医生。

2020年北京市公立医院单体床位规模控制主要指标

主要指标	2020年目标	指标性质
综合性医院最大床位规模（张）		
其中：部门办、市办综合性医院	1500	指导性
区办综合性医院	900	指导性
市级及以上公立专科医院单体最大床位规模（张）		
其中：肿瘤医院	1400	指导性
精神医院	1000	指导性
儿童医院	1000	指导性
妇产医院	800	指导性
口腔医院	200	指导性
中医医院	800	指导性
其他医院	根据实际需要和效率原则确定	
区级公立专科医院单体最大床位规模	控制在市级公立相应专科医院单体床位规模的60%以内	

三、医疗卫生机构布局

（一）总体布局

全市医疗卫生服务体系包括医院、基层医疗卫生机构和专业公共卫生机构等（见下图）。各机构按照部门、市、区、街道（乡镇）、村五个层级梯度配置。区及以下机构设置，按照常住人口规模和服务范围合理布局；部门办机构、市办机构和承担跨区域中心职能的区办机构分区域统筹考虑，重点布局。

医院分为公立医院和社会办医院，其中公立医院分为政府办医院（包括区办医院、市办医院、部门办医院三级）和其他公立医院（主要包括国有和集体企事业单位等举办的医院），社会办医院分为营利性医院和非营利性医院。

基层医疗卫生机构分为公立和社会办两类，包括社区卫生服务中心（乡镇卫生院）、社区卫生服务站、村卫生室、医务室、门诊部、诊所等。

专业公共卫生机构主要包括疾病预防控制机构、卫生计生综合监督机构、结核病防治机构、妇幼保健计划生育服务机构、采供血机构、精神卫生院（所）、急救中心（站）等。专业公共卫生机构分为政府办专业公共卫生机构和其他专业公共卫生机构（主要包括国有和集体企事业单位等举办的专业公共卫生机构）。根据属地层级不同，分区办专业公共卫生机构、市办专业公共卫生机构、部门办专业公共卫生机构三级。区以下公共卫生职能主要由基层医疗卫生机构承担。

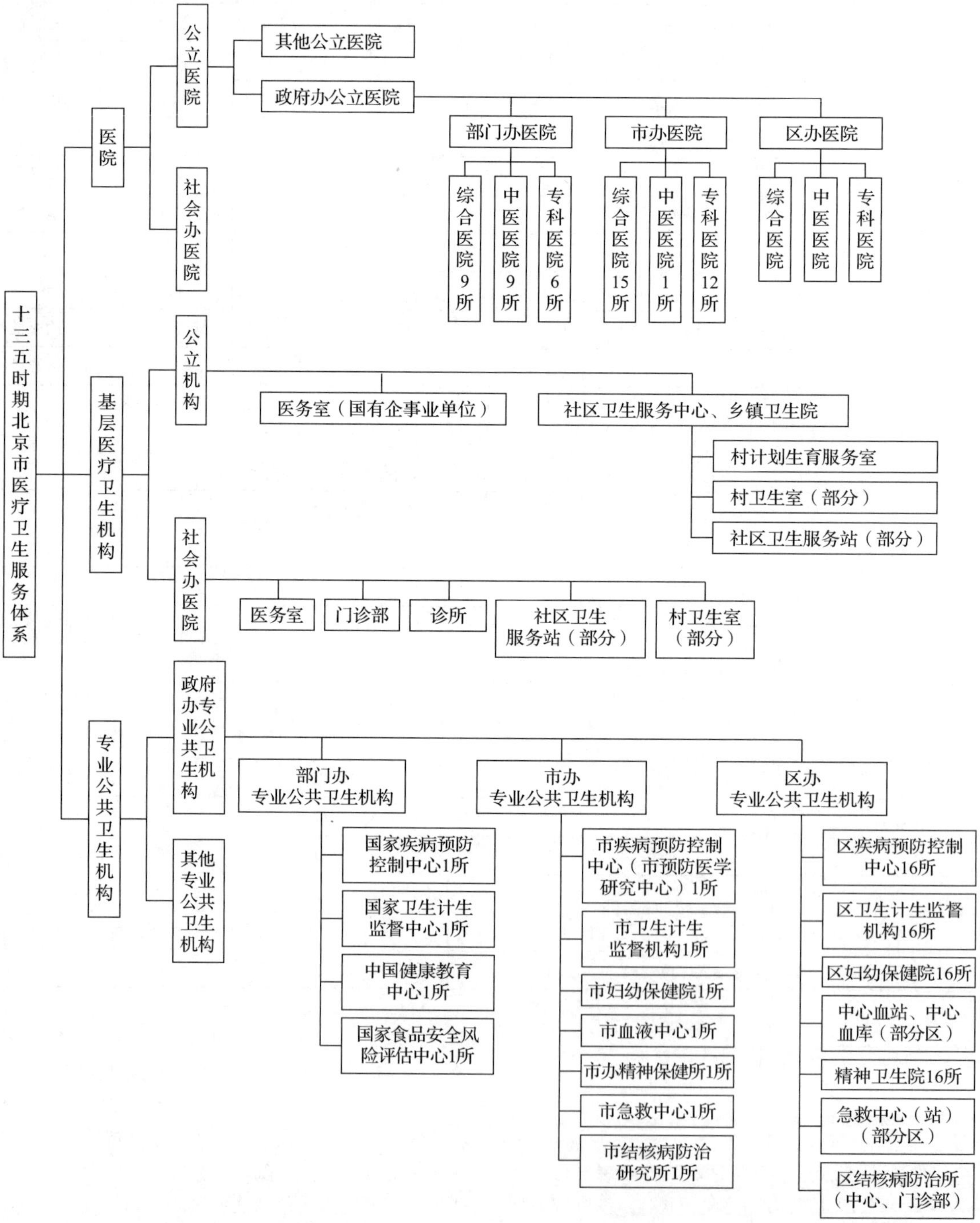

（二）医院

1. 公立医院

（1）功能定位。公立医院是我国医疗卫生服务体系的主体，应当坚持维护公益性，充分发挥其在基本医疗服务提供、急危重症和疑难病症诊疗等方面的骨干作用，承担医疗卫生人才培养、医学科研、医疗教学等任务，承担法定和政府指定的公共卫生服务、突发事件紧急医疗救援、援外、国防卫生动员、支农、支边和支援社区等任务。

区办公立医院。区办公立医院主要承担辖区内常见病、多发病、慢性病的初诊、复诊，承担急危重症、疑难病转诊，指导基层医疗卫生机构提升诊疗水平；配合专业公共卫生机构，承担相应公共卫生服务职能和突发事件紧急医疗救援等任务。作为区域医疗中心的区办公立医院，除了承担区办公立医院一般职责外，重点负责为辖区居民提供急危重症和疑难病诊疗服务。

市办公立医院和部门办公立医院。北京市属的22家公立医院规模较大、学科发展水平较高，作为规划重点。部门办医院作为首都医疗卫生服务体系的重要组成部分，参照执行相关属地规划政策。上述两类医院主要承担急危重症、疑难病诊疗和专科医疗服务，以急危重症及疑难疾病诊疗、新技术研发及临床应用、国家级学科建设、高水平科研创新和高层次人才培养等为核心；接受下级医院转诊，提供技术支持，承担人才培养、医学科研工作；配合专业公共卫生机构，承担相应公共卫生服务职能和突发事件紧急医疗救援等任务，保障城市和国家安全有序运行。

（2）机构设置。区级原则上设置1个区办综合医院和1个区办中医类医院（含中西医结合、民族医等，下同），50万常住人口以上的区可适当增加公立医院数量。30万～50万人口规模可以设置1所综合性医院（含中医类医院，下同）作为区域医疗中心。每个区可确定1所中医院为区域中医医疗中心。

市级依据首都城市功能定位，综合考虑服务人口数量与分布、经济形势、地理交通环境、人口老龄化、城镇化、疾病谱变化和技术辐射等因素，合理优化市级公立综合医院的规模数量和布局，以支持非首都功能疏解，缩小地区差距为原则，鼓励现有五环以内医疗机构向新城和大型居住区等人口密集、资源相对薄弱地区发展，同时适当压缩原址床位规模。根据需要规划设置儿童、精神、妇产、肿瘤、传染病、康复等市办专科医院（含中医类专科医院）。

按照统筹规划、辐射带动的原则，统筹考虑非首都功能疏解和京津冀协同发展，合理规划部门办医院。

驻京部队医院、武警医院的规划布局按照中央有关要求执行。

（3）床位配置。根据常住人口规模合理配置公立医院床位规模，严格控制公立医院床位过快增长。各区应结合实际情况，按属地管理要求，落实本规划资源要素配置要求，并对存量资源进行调整。对医疗卫生服务资源短缺、社会资本投入不足的地区和领域，政府要加大投入，满足群众基本医疗卫生服务需求。各区可以按照约15%的公立医院床位比例设置公立专科医院。

（4）单体规模。严格控制公立医院单体（单个执业点）床位规模，区办综合性医院床位数最大床位规模为900张；部门办、市办综合性医院床位数最大床位规模为1500张。专科医院的床位规模根据专科类别进行设置，其中肿瘤医院最大床位规模为1400张，精神医院最大床位规模为1000张，儿童医院最大床位规模为1000张，妇产医院最大床位规模为800张，口腔医院最大床位规模为200张，中医医院最大床位规模为800张，其他类别根据实际需要和效率原则合理设置。

2. 社会办医院 社会办非营利性医院是社会办医的主体与引导方向，鼓励举办提供康复、护理、中医和民族医等服务的非营利性医院。鼓励社会力量根据《慈善法》规定，发展非营利性医疗机构。社会办营利性医院主要解决个性化、舒适性的医疗需求。到2020年，按照每千常住人口约1.5张床位为社会办医院预留规划空间，同步预留大型医用设备配置空间。努力构建公立和社会办医疗机构协调发展，功能互补的格局。

（三）基层医疗卫生机构

1. 功能定位 基层医疗卫生机构的主要职责是以健康为中心，面向全体居民提供预防、保健、健康教育、计划生育等基本公共卫生服务和居民常见病、多发病的基本诊疗服务，以及部分疾病的康复、护理服务，向医院转诊超出自身救治能力的常见病、多发病及危急和疑难重症患者。充分发挥好中医药在基层的积极作用。

社区卫生服务中心（乡镇卫生院）负责提供常见病、多发病的诊疗、护理、康复等综合服务；负责对社区卫生服务站和村卫生室的综合管理、技术指导和乡村医生的培训等；受区卫生计生行政部门委托，会同专业公共卫生机构，提供基本公共卫生服务并承担辖区内的公共卫生管理工作。负责强化中医药临床科室建设，承担中医药医疗和预防保健服务，指导社区卫生服务站和村卫生室提供中医药服务。农村地区的社区卫生服务中心（乡镇卫生院）和服务人口多的城区社区卫生服务中心应加强基本医疗和急诊急救功能。

村卫生室、社区卫生服务站在社区卫生服务中心（乡镇卫生院）的统一管理和指导下，承担行政村、居委会范围内人群的基本公共卫生服务和普通常见病、多发病的初级诊治、康复等工作，提供中医药适宜技术服务。

单位内部的医务室和门诊部等基层医疗卫生机构负责本单位或本社区的基本公共卫生和基本医疗服务。

其他门诊部、诊所等基层医疗卫生机构根据居民健康需求，提供相关医疗卫生服务。政府可以通过购买服务的方式对其提供的服务予以补助。

2. 机构设置 社区卫生服务中心（乡镇卫生院）按照乡镇、街道办事处行政区划或一定服务人口进行设置。原则上每个乡镇设1所社区卫生服务中心（乡镇卫生院），每个街道办事处范围或每3万～5万居民规划设置1所社区卫生服务中心，对流动人口密集地区，应当根据服务人口数量和服务范围等情况，适当增设社区卫生服务中心（站）。切实提升社区卫生服务中心服务能力和水平。城区一级和不符合规划的部分二级公立医院可以根据需要，通过结构和功能改造转为社区卫生服务中心。

合理确定村卫生室和社区卫生服务站的配置数量和布局，根据社区卫生服务中心覆盖情况及服务范围、服务人口等因素合理设置。农村地区，原则上一个行政村设置1所村级医疗卫生机构（包括社区卫生服务站、村卫生室），人口较多或者居住分散的行政村可酌情增设；人口较少或面积较小的行政村，可与相邻行政村联合设置。乡镇社区卫生服务机构所在地的行政村原则上可不设村级医疗卫生机构。

诊所设置不受规划布局限制，实行市场调节方式。

3. 床位配置 按照所承担的基本任务和功能合理确定基层医疗卫生机构床位规模，重在提升床位配置质量，提高使用效率。到2020年，每千常住人口基层医疗卫生机构床位数达0.5张，综合考虑服务需求、老龄化进程、双向转诊需要和机构基础条件等因素，统筹规划社区卫生服务机构病床规模，重点加强康复、护理病床的设置，有条件的可设置临终关怀、老年养护病床，发展医养结合服务。

（四）专业公共卫生机构

1. 功能定位 专业公共卫生机构是向辖区内提供专业公共卫生服务（主要包括疾病预防控制、健康教育、妇幼保健、精神卫生、结核病防控、急救、采供血、综合监督执法、食品安全风险监测评估与标准管理、计划生育、出生缺陷防治等），并承担相应管理工作的机构。专业公共卫生机构主要包括疾病预防控制机构、综合监督执法机构、妇幼保健计划生育服务机构、结核病防控、采供血机构、精神卫生院（所）、急救中心（站）等，原则上由政府举办。

区办专业公共卫生机构的主要职责是，分析辖区居民健康状况及危险因素，提出工作建议，完成上级下达的指令性任务，承担辖区内专业公共卫生任务及相应的业务管理、信息报送分析等工作，并对辖区内医疗卫生机构相关公共卫生工作进行技术指导、人员培训、监督考核等。

市办专业公共卫生机构的主要职责是，分析全市居民健康状况及影响因素，提出对策意见，完成上级下达的指令性任务，承担全市范围内专业公共卫生任务及相应的信息管理等工作，开展全市公共卫生规划、科学研究和培训、信息管理、技术支撑，对下级专业公共卫生机构开展业务指导、人员培训、监督考核，加强国际合作交流等。

部门办专业公共卫生机构，按照中编办和国家卫生计生委相关规定履行各项职能。

2. 机构设置 专业公共卫生机构要按照辖区常住人口数、服务范围、工作量等因素，实行按行政区划合理分级设置，区级和市级每个行政区划内同类专业公共卫生机构原则上只设置1个，加强区域公共卫生服务资源整合，鼓励组建综合性公共卫生服务中心。区级以下行政区域由社区卫生服务中心（站）、村卫生室等承担相关工作。按照《宪法》，在居委会和村成立公共卫生委员会，承担公共卫生组织协调和管理事务。

疾病预防控制机构。设置1个市疾病预防控制中心，各区行政区划内原则上只设1个疾病预防控制中心，不再单设其他专病预防控制机构。按照国家规划，适时调整已有专病预防控制机构设置，优化疾病预防控制中心职能。

卫生计生综合监督机构。区级及以上政府要根据工作职责，规范卫生计生监督执法机构设置，由其承担卫生计生综合监督执法任务。设置1所市卫生计生综合监督机构，各区设置1所区卫生计生综合监督机构，强化街道乡镇卫生计生监督职能，可采取区级监督机构派驻方式，落实乡镇街道的专职卫生计生监督人员，大力发展监督协管，夯实综合监督工作网底。

妇幼保健计划生育服务机构。按照“市完善、区整合、街乡增强、村居共享”的原则，实现各级妇幼保健和计划生育技术资源整合。市级妇幼保健院实现功能转型，完善妇幼保健服务内容，加强服务指导能力；整合各区妇幼保健与计划生育技术服务机构，成立“妇幼保健计划生育服务中心”，保留原有“妇幼保健院”牌子。强化社区卫生服务机构（乡镇卫生院）妇幼保健计划生育技术服务职能。村级计划生育专干继续发挥作用，加强村级医疗卫生机构服务能力，巩固基层工作网底。

采供血机构。结合本市人口、医疗资源、临床用血需求等情况规划血站，设置采供血机构，各区范围内不得重复设置血液中心、中心血站。

精神卫生院（所）。设立1所市办精神卫生保健所，各区设置1所专业精神卫生保健院。探索和创新精神卫生工作，积极开展精神卫生综合管理示范区试点建设工作。构建以精神疾病预防控制机构为主，以医疗机构为骨干，社区为基础，家庭为依托的精神疾病预防控制体系，完善以精神病专科医院、基层卫生服务机构及综合性医院精神心理科组成的医疗救治体系，推进医院、社区、家庭全方位一体化的康复管埋服务模式。

急救中心（站）。建立和完善适应新形势、新需要的院前医疗急救体系，有效纳入到政府主导的基本公共服务保障体系中，使北京市院前医疗急救服务达到中等发达国家水平。结合城市功能定位、城市副中心建设和京津冀协同发展要求，按照《北京市院前医疗急救服务条例》，统筹全市院前急救医疗资源，优化指挥调度机制和急救网络布局，强化急救人才队伍和专业机构的基础设施建设，在制定相关标准的基础上稳步推进急救分层级派车。推动社会急救的全面发展，使全社会急救意识、基本技能、基础设施设备迈上一个新台阶。区域中医医疗中心全部设立院前医疗急救站点，纳入全市院前医疗急救服务体系。

医学研究机构。为解决影响居民健康的重大问题，增强可持续发展能力，根据已有科研基础和特色，并统筹总体布局，鼓励和发展有特色的医学科研机构。创造条件，稳妥推进科研机构和资源统筹发展，适时论证成立北京医学科学院的必要性、可行性，以及管理体制和运行机制。大力发展公共卫生和公共政策应用研究，加强市级预防医学研究中心建设。

四、资源配置标准

（一）床位配置

分区域制定床位配置原则。根据各区经济、社会、人口、卫生等方面的实际状况，考虑区域差异，对全市各区分别制定床位配置标准。2015年，东城区、西城区常住人口约占全市常住人口的10.1%，医疗卫生机构床位数约占全市的22.4%，每千常住人口床位数12.0张。2020年，东城区、西城区常住人口约占全市常住人口的8.2%，医疗卫生机构床位数约占全市的15.2%，每千常住人口床位数为11.4张，比2015年降低0.6张。2015年各区编制床位数标准差为2.9，2020年各区规划床位数标准差为2.4，比2015年降低了0.5，规划后各区床位分布均衡性得到改善。

（二）人员配置

到2020年，每千常住人口执业（助理）医师数达4.9人，其中中医类别医师不低于0.77人，注册护士数达6.1人，医护比达1∶1.24，公共卫生人员数达到每千常住人口0.83人，人才规模与居民健康服务需求相适应，区医疗卫生人才分布趋于合理，各类人才队伍统筹协调发展。加强全科医生和住院医师规范化培训，逐步建立和完善全科医生制度。促进医务人员合理流动。加强公共卫生人员的专项能力建设。

2020年北京市每千常住人口床位配置标准（张）

区	2015年现状	2020年目标
东城区	12.6	11.2
西城区	11.5	11.5
朝阳区	5.5	6.5
丰台区	4.4	5.2
石景山区	8.1	8.6
海淀区	3.5	5.1
房山区	5.5	6.3
通州区	4.1	5.5
顺义区	4.2	4.3
昌平区	5.9	6.0
大兴区	4.0	4.8
门头沟区	8.9	9.2
怀柔区	4.5	5.3
平谷区	4.8	5.6
密云区	3.8	4.4
延庆区	3.3	4.0
合　计	5.5	6.1
标准差	2.9	2.4

2020年北京市每千常住人口人员配置标准（人）

区	千人口医师	千人口医师	千人口护士	千人口护士
	2015年	2020年	2015年	2020年
东城区	10.8	8.1	11.4	5.7
西城区	9.2	8.2	11.8	9.6
朝阳区	4.5	5.4	4.8	5.7
丰台区	2.8	3.4	3.3	4.0
石景山区	4.4	4.0	5.1	4.1
海淀区	2.9	4.7	3.4	6.1
房山区	3.4	5.4	3.6	7.6
通州区	2.4	5.0	2.5	7.2
顺义区	3.1	3.9	2.8	4.7
昌平区	2.5	4.0	3.0	5.9
大兴区	2.6	4.3	2.8	6.1
门头沟区	3.8	6.3	4.7	9.3
怀柔区	3.6	5.1	3.0	6.3
平谷区	3.6	5.3	3.5	6.9
密云区	3.3	4.5	2.5	5.3
延庆区	3.0	4.1	2.8	5.2
合计	3.9	4.9	4.4	6.1

1．医院　以执业（助理）医师和注册护士配置为重点，以居民医疗卫生服务需求量和医师标准工作量为依据，结合服务人口、经济状况、自然条件等因素配置医生和护士的数量；按照医院级别与功能任务的需要确定床位与人员配比，医护比达1：1.24。加强产科、儿科、药师、精神卫生、病理、康复等紧缺人员培养，力争到2020年，医院每百床临床药师达1人。承担临床教学、人才培养、带教实习、支援基层、援外医疗、应急救援、医学科研等任务的医疗卫生机构可以适当增加人员配置。

2．基层医疗卫生机构　到2020年，每千常住人口基层卫生人员数达3.5人以上，每万居民有3名合格的全科医生，原则上按照每千服务人口不少于1名的标准配备乡村医生岗位人员，每村卫生室至少有1名乡村医生执业。社区卫生服务中心（乡镇卫生院）中医类医师力争达到医师总数的25%左右。进一步规范全科医生培养模式，提高全科医生服务水平，促进形成首诊服务模式，推动全科医生与城乡居民基本建立比较稳定的服务关系，更好地适应居民基本医疗卫生服务需求。

3．专业公共卫生机构　到2020年，每千常住人口公共卫生人员数力争达0.83人，各级各类公共卫生人才基本满足需要。

疾病预防控制中心人员原则上按照不低于全市每万常住人口1.75人的比例核定。其中，专业技术人员占编制总额的比例不低于85%，卫技人员不低于70%。

专业精神卫生防治机构应当按照服务人口数及承担的防治任务配置专业技术人员，基层社区卫生服务所承担的基本公共卫生服务职能配备专兼职精神卫生防治人员。

妇幼保健计划生育服务机构应当根据当地服务人口、社会需求、交通状况、区域卫生和计划生育事业发展规划及承担的功能任务等合理配备人员。一般按人口的1：10000配备，交通不便地区按人口的1：5000配备，人口稠密地区按1：15000配备。公共卫生人员配备标准为市级121～160人，区级 61～90人。临床人员按设立床位数，以1：1.7安排编制。市、区级妇幼保健计划生育服务机构中卫生专业技术人员比例应当不低于总人数的80%。

综合监督机构原则上按照全市每万常住人口1～1.5人的比例核定（原卫生部标准），需要卫生监督人员2300～3450人，现有缺口1067～2217人。“十三五”期间，将按照参公事业单位人事编制规定和要求及职责变化，合理配置，适度发展。

采供血机构卫技人员数量应当根据年采供血等业

务量进行配备。

急救中心（站）人员数量应当根据服务人口、年业务量等进行配备。

在疾病预防控制、健康教育、妇幼保健、精神卫生、应急救治等工作中提供中医药服务。

（三）设备配置

根据功能定位、医疗技术水平、学科发展和群众健康需求，坚持资源共享和阶梯配置，引导医疗机构合理配置适宜设备，逐步提高国产医用设备配置水平，降低医疗成本。严格准入，资源共享。加强大型医用设备配置规划和管理。鼓励整合现有大型设备资源，提高使用效率。支持发展专业的医学检验机构和影像机构，逐步建立大型设备共用、共享、共管机制。到2020年，各区可依托现有机构建设1～2所区域医学检验/影像中心，推动建立“基层医疗卫生机构检查、医院诊断”的服务方式，提高基层医学影像服务能力。按照统一规范的标准体系，二级以上医疗机构检验对所有医疗机构开放，推进有条件的地区开展集中检查检验和检查检验结果互认。分级管理，阶梯配置。严格落实国家关于大型医用设备配置管理制度，管理品目实行动态调整，强化事前、事中、事后管理。

（四）技术配置

健全医疗技术临床应用管理制度，强化医疗机构在医疗技术临床应用和管理的主体责任。加强临床应用事中、事后监管责任，减少医疗差错和医疗事故，保证医疗质量和患者安全。围绕常见疾病和健康问题，加快推进适宜医疗卫生技术的研究开发与推广应用。鼓励采用国产成熟安全的技术和设备设施。

以发展优质医疗卫生资源为目标，加强对临床专科建设发展的规划引导和支持，以部门办和市办综合性医院为龙头，打造并强化一批具有核心竞争力的临床重点（学科）专科，建成国家级和区域级医疗中心，发挥其示范、引领、带动、提升和辐射作用，提高基层和各区的专科技术水平，逐步缓解区、城乡、学科之间发展不平衡，促进医疗卫生服务体系协调发展。注重中医临床专科的建设。积极发展中医医疗技术，强化中医药适宜技术推广应用；促进现代医疗技术和中医药学术融合，制定围手术期的中医药诊疗方案，发挥中医药优势，突出中医药特色，不断积累中医药在医疗技术实施及临床疗效的经验。

（五）信息资源配置

实施信息资源标准建设。参与国家人口健康信息化及网络信息安全等相关标准制定并执行国家标准。主要内容包括医院信息化建设标准、区域信息化建设标准，以及信息互联互通成熟度测评标准、北京通与居民健康卡融合标准等。

联通信息资源传输载体。以北京通基本卡（居民健康卡）身份标识为主索引，标化医疗卫生机构信息化建设及市、区卫生计生综合信息平台，提升信息互联互通标准化成熟度水平。建成市、区两级人口健康信息平台和覆盖全市的信息网络，实现市与区之间、医疗机构之间、本市与国家之间、京津冀之间医疗卫生信息互联互通。

实现信息资源协同共享。实现北京通基本卡（居民健康卡）全人群发行和融合应用，实现卫生计生系统内信息系统、信息库协同共享，促进部门之间健康信息的协同共享，建设北京人口健康信息（含中医药信息）基础数据库，建设首都人口健康信息云。

融合应用信息网络资源。将本市电子政务网络接入医疗卫生机构，充分依托现有的各类网络资源，按照相关行业的建设和安全标准，在保障网络传输信息安全的前提下，构建与互联网安全隔离、联通各级平台和各级各类卫生计生机构的高效、安全、稳定的信息网络。

五、重点任务

（一）强化系统整合与分工协作机制

建立和完善公立医院、专业公共卫生机构、基层医疗卫生机构及社会办医疗卫生机构之间，中西医之间的分工协作关系；明确各级各类医疗卫生机构的服务功能，提高卫生计生体系的系统性、综合性、协同性。

1. 防治结合，加强医疗和公共卫生服务体系协同协作 “十三五”期间，全市要适当增加肿瘤、心脑血管等慢性非传染性疾病、精神卫生、儿童、妇产等学科的资源配置，重点健全完善慢性病综合防治、精神卫生、妇幼保健领域的医疗体系与公共卫生体系之间的分工协作机制，结合深化医改和促进健康服务业发展的任务，以高血压、糖尿病等慢性非传染性疾病防治工作为突破口，建立将横向的预防、治疗和纵向社区、医院服务整合机制，包括建立有效的服务管理评价体系，探索建立人员激励机制，将慢病干预治疗措施落到实处。逐步形成医院提供急危重症诊疗服务，基层医疗卫生机构提供稳定期、康复期等非急性期患者健康管理、随访服务和健康教育等服务，疾控机构将工作重心逐渐转向公众服务信息管理、早期干预、监测评估、督导检查等方面。

2. 上下联动，建立有序规范的分级诊疗制度 一是不断扩大“医联体”覆盖范围。以大型综合医院（含中医类医院）或专科医院为核心，带动提高基层医疗卫生机构的诊疗水平，有效推动层级就诊、双向转诊的服务模式，实现首诊在社区、康复在社区、预约在社区、慢病用药在社区。“十三五”期间，继续增加医联体数量，全市医联体达50～60个，实现辖区居民全覆盖。同时，完善医联体运行机制，优化医联体服务流程。二是积极引导和鼓励核心医院与合作医疗机构开展多层次、多角度合作。充分发挥核心医院的技术、管理和人才优势，以委托管理或技术支持的方式与合作医疗机构开展合作，进一步提升合作医疗机构诊疗水平；充分利用合作医疗机构的床位资源，将部分常见病、多发病和慢性病患者分流到基层医院，达到部门、市、区级医院“资源共享、互补协同”。三是强基层。以加强培养全科医生为骨干的人力资源建设为核心，以完善和创新服务为手段，推动以社区卫生服务机构为主体的基层医疗卫生服务整体能力水平提高。以履约服务为重点，推动家庭医生式服务内涵提升，改善服务质量；以规范基本公共卫生服务提供为切入点，做好社区居民健康管理，深化阳光长城计划社区实践基地建设及项目落实。四是研究推动医保综合支付方式改革，落实好重大疾病和大病保险制度，完善配套政策措施、信息化等相关支撑体系建设。

3. 拓宽渠道，发展多元化办医格局 处理好政府和市场的关系。强化政府在基本医疗卫生服务方面的责任，动员社会力量参与医疗卫生服务的发展。引导社会办医疗卫生机构提升服务水平，加强监督管理，促进社会办医疗机构持续、健康、规范发展。支持和鼓励社会办非营利性医疗机构发展，对于符合条件的社会办营利性医疗机构，要给予相应的政策扶持，促进其规范发展，引导承担更多的公益性任务。引导社会资本按照规划要求参与京津冀协同发展和非首都功能疏解，鼓励社会力量进入康复、护理等资源薄弱领域，规范社会资本与公立医院合作机制，通过特许经营、PPP、远程医疗、技术合作、人才交流等多种渠道，促进和提升社会力量办医。

4. 医养结合，探索建立全面连续的康复和老年健康服务体系 坚持“保基本、强基层、建机制”的原则，加强老年健康服务体系建设，优化老年健康服务资源配置，建立以基层医疗机构为基础，老年病医院、康复医院、护理院为支撑，综合性医院为保障，服务体系完备、网络健全的老年健康服务格局。加强康复学科和专业队伍建设，完善康复医疗事业发展的配套政策，每千常住人口配置0.5张康复护理床位，每张康复床位至少配备医师0.15名、康复治疗师0.3名和护士0.3名。东城区、西城区以调整存量为主；其他区以适当增量，提升能力为主。积极引导辖区部分公立医疗机构转型为康复医疗机构，或部分治疗床位转换为康复床位，逐步推进，分步实施，确保转型机构所承担的常见病、多发病诊疗功能及公共卫生任务不受影响。提高基层卫生服务机构康复床位占比，有条件的要建立康复病房。探索社区、家庭康复服务模式。鼓励社会力量参与康复医疗服务体系建设。发挥中医药在康复服务中的作用。探索形成集健康促进、预防保健、慢病防控、急危重症救治、中期照护、长期照护和临终关怀为一体的覆盖生命全周期的连续卫生服务方式。不断提高老年人基本公共卫生服务覆盖率。

5. 中西医并重，促进中医振兴发展 突出中医药特色，处理好传承与发展的关系，实施“五大中心（技术发展中心、创新中心、人才培养中心、文化中心、国际交流中心）、区域发展、行业治理”三大战略，着力建设好首都中医药“政策机制、综合服务、行业监管、开放发展”四大体系。进一步完善中医药服务体系，建设中医医学中心、中医药专科专病诊疗中心、中医药传统技术示范中心、中西医结合会诊中心、中药临方调配中心；结合区域优势，完善中医药发展战略，打造一批区域中医医疗中心；加强京津冀中医药协同发展，建立健全协同发展机制，打造京津冀中医医疗集团等医联体诊疗平台；开展社区中医馆全覆盖项目，推进基层中医药服务能力持续提升。创新和完善中医服务，推广流动中医院，建设中医药健康乡村、健康社区；重点发挥中医药在预防保健中的作用，培养中医全科医师，建立中医全科医师团队。采取综合培养方式，建立“社会、行政认可，市场运作”的守门人制度，完善工作室建设，保障中医药技术得到传承，加强人力资源配置。在基本公共卫生服务机构适当配置中医药人员，在疾病预防控制、健康教育、妇幼保健、精神卫生、应急救治、卫生计生监督工作中提供中医药服务，发挥中医药功能作用。

（二）加强人才队伍建设

把人才队伍建设始终摆在卫生计生事业发展的重要地位，紧紧抓住“培养人才、吸引人才和重用人才”三个环节，以“整合资源、搭建平台、团队引领、精细管理”为主要措施，努力打造一支具有核心竞争力和自主创新能力的高水平、多层次人才队伍。

1. 完善人才政策 改革人事管理制度，制定分类分层的人才评价与考核办法，进一步完善人才评价指标体系。建立健全以岗位职责要求为基础，以品德、能力、业绩为导向，符合卫生人力资源特点的评价机制。加强岗位设置管理，完善公开竞聘和竞聘上岗等公开透明的选人用人机制。以建立符合卫生行业特点的人事薪酬制度为目标，依照“秩序规范、激发活力、注重公平、监督有力”的原则，形成“机制健全、关系合理、调控有力、秩序规范”的收入分配机制，进一步完善基层医疗卫生机构和专业公共卫生机构的绩效工资制度，做到物质激励与精神激励相结合、事业激励与感情激励相统一。建立全科医生激励机制，在绩效工资分配、岗位设置、教育培训等方面向全科医生倾斜。实施科学有效的绩效考核，实现基层卫生人员绩效工资动态增长。完善基层卫生人才职称晋升考评体系，鼓励基层卫生人才开展科学研究。开展卫生计生监督员职位分级管理试点，逐步扩大范围，充分调动卫生计生综合监督行政执法机构和人员的积极性。积极探索医院管理队伍专业化职业化途径，提高科学管理水平。重视卫生计生管理人才培养，造就一支与服务体系发展相匹配的管理人才队伍，促进管理绩效改善。

2. 为人才培养和发展提供良好环境 加强人才培养。以加强学科建设为切入点，实施“扬帆计划”，制定各学科人才具体培养方案，特别是产科、儿科、精神卫生、康复、老年等临床资源紧缺的学科，为不同层次临床医师搭建发挥才干平台。加强全科医学、社区护理学科教育，多渠道培养全科医生，逐步向全科医生规范化培养过渡。加强护理人才、药师、医技、公共卫生和管理人才培养。鼓励和支持各类卫生人才组建医疗或科研学术团队，积极争取国家、省部级科研课题，大力开展新业务、新技术研究，实现学科发展与人才建设互促共进。鼓励与支持市办卫生机构与世界一流的国内外高等院校和科研院所建立稳定的交流合作机制，举办高层次国际学术会议，拓展人才聚集和辐射的空间。进一步优化管理环境和管理水平，打造一支职业化、专业化和高层次的现代管理团队。

3. 打造高层次和适宜人才梯队 以“学科建设、平台搭建、梯队人才发展”一体化为核心，加大人才梯队建设。一是按照“使命计划”，重点抓好领军人才的培养（如：院士、北京学者、国家级人才、中华医学会三级学科的主任委员等），努力造就一批在全国乃至全球具有学术领先地位的顶尖人才。二是按照“登峰计划”，重点抓好市办医院学科带头人人才队伍建设，努力培养和造就一支高水平的、具有核心竞争力和自主创新能力的学术发展团队。三是按照“青苗计划”，进一步加大对青年学科骨干的培养力度，并与北京市科技新星计划、北京市卫生计生系统高层次卫生计生技术人才培养计划、“扬帆计划”等人才培养项目紧密衔接，积极创造青年优秀人才脱颖而出的条件和氛围，努力造就一批基础好、起点高、潜力大的青年后备人才。要坚持人才培养与人才引进相结合的原则，建立培育集聚人才体制机制。依托中央“千人计划”、北京市“海聚工程”等海外高层次人才引进平台，积极引进海外人才；注重用好首都区位优势对人才的吸引作用，做好高层次人才与科研团队的引进工作。四是强化基层卫生人才队伍建设，鼓励高等医学院校毕业生到基层服务，推进“十、百、千社区卫生人才”培养；逐步扩大“215”领军人才培养项目中全科专项入选人数。

（三）加强信息化建设

1. 实现行业互联互通 建立行业统筹、属地管理、单位负责、社会参与、多方监督、标准安全、互联互通的北京人口健康信息化管理机制。深化公共卫生、医疗服务、医疗保障、药品管理、综合管理领域系统建设和应用。以北京通基本卡（居民健康卡）身份标识为主索引，标化医疗卫生机构信息化建设及区域人口健康信息平台（即市、区卫生计生综合信息平台），提升信息互联互通标准化成熟度水平。建成市、区两级人口健康信息平台和覆盖全市的信息网络，实现市与区之间、医疗机构之间、本市与国家之间、京津冀之间医疗卫生信息互联互通。实现北京通基本卡（居民健康卡）全人群发行和融合应用。整合业务信息系统和电子病历、电子健康档案等信息库，建设北京人口健康信息基础数据库（包括中医药基础信息库），实现电子病历和电子健康档案等信息动态更新和连续记录。

2. 加强医院及基层医疗卫生信息化 加强医院信息化建设，优化信息系统，建设院内信息集成平台，推进医学检验、检查和影像结果互认，实现跨机构医疗服务与医药、医保、健康管理间信息的互联互通协同共享，支撑医院精细化服务、管理与科研创新。加强基层医疗卫生信息化建设，建立中西医结合的、医疗救治与养老服务结合的、分级诊疗与康复结合的、基层医疗卫生系统与公共卫生系统互通的基层医疗卫生信息支撑体系。加强移动互联网、物联网、云计算、可穿戴设备等在诊疗和康复照护服务中的应用。

3. 实施新技术大数据信息惠民 推进“互联网+新技术”等惠民应用，建立统一高效、系统整合、互联互通、信息共享的贯穿个人生命全周期的首都人口健康信息云。整合远程医疗服务资源，建立全市分级诊疗平台和会诊中心，支撑远程诊疗、双向转诊。加强院内院外诊疗智能化服务，提高服务便利性和可及性，方便患者就医诊疗，提高获得生命全周期健康服务的感受。加强各业务系统数据及医疗健康大数据的分析利用。在京津冀协同框架下，探索医疗健康大数据应用成果转化孵化和新业态催生试点。加强医疗信息化复合型人才的培养，充分发挥首都医学顶尖学科优势、管理决策优势和高新产业优势，汇聚相关社会资源，形成支撑首都医疗卫生信息化统筹管理、建设运维、决策应用、创新驱动的体系。

4. 建立行业信息安全防护体系 实施电子病历电子认证制度，建立数据标识、风险审核、分类开放和应用评估制度，提升医疗卫生机构个案诊疗信息采集、应用及管理的风险防控能力。健全等级保护制度、容灾备份制度、网络和信息安全检查督导制度，加强对系统承建方或合作方的质量评估和监管，加强对信息管理及应用人员的安全监管。加强医疗卫生信息系统安全防护，完善等级保护监察制度，建立属地负责、部门联动的网络和信息安全检查、督导制度。加强医疗健康大数据安全和患者隐私保护，强化建设及使用人员监督管理，提升信息化安全和风险防控能力。

（四）统筹非首都功能疏解和市城市副中心建设，推进京津冀协同发展

1. 加大医疗卫生机构空间布局优化调整的力度 积极推进医疗卫生资源向城市中心区以外的新城和医疗卫生资源薄弱的大型居住区转移，逐步扭转医疗卫生资源过于集中于东城区和西城区的不均衡状况。切实落实非首都功能疏解，东城区、西城区不再批准建立设置床位的医疗机构，不再批准增加医疗机构床位总量和建设规模。在本市朝阳区、海淀区、丰台区、石景山区的五环以内区域，禁止新建综合性医疗机构，不再批准增加政府办综合性医疗机构床位总量。启动一批医疗卫生功能疏解项目。完成二环路以内北京天坛医院、北京口腔医院两家市办医院的整体搬迁工作；推动同仁医院亦庄院区、北京中医医院垡头院区、朝阳医院常营院区、友谊医院顺义院区、安贞医院通州院区等项目建设，同时压缩原址医疗规模。部门办医院的布局和调整要根据京津冀协同发展纲要精神及中央编办有关文件要求，原则上不再在京新增事业机构和编制，控制在京医院增加病床数，推动向京外有序疏解。强化新城和大型居住区等医疗资源薄弱地区的区域医疗中心建设，力争使90%的常住居民不出区能解决大多数健康问题。

2. 构建与市城市副中心定位相匹配的区域医疗卫生服务体系 提升市城市副中心医疗服务能力，加强市城市副中心公共卫生和疾病预防控制能力。通过引进高水平综合医院及专科医院，建立区域医疗中心、医联体、托管等方式，优化市城市副中心医疗服务体系。鼓励社会力量办医疗机构资源向高水平专科医院发展。进一步提升基层卫生机构服务能力，加强公共卫生服务体系建设，推进公共卫生服务中心工程建设进程，强化疾病预防控制、卫生计生监督、院前急救和采供血机构职能和效率。充分利用镇（街道）、村（居）基层卫生资源，进一步完善区域内公共卫生管理和服务网络，提升公共安全保障能力和应急处置水平。调整完善人事薪酬政策，推进卫生人才培养和继续教育，加强人才引进培养与队伍建设。

3. 推进京津冀协同发展，加强医疗卫生服务区域合作 推进和落实《京津冀卫生计生事业协同发展合作协议（2015—2017年）》，通过合作办医、托管、技术支援等方式，重点对张家口、唐山曹妃甸、承德等地区的医疗机构和公共卫生机构进行帮扶，提高当地服务水平。研究探索京津冀跨区域医疗机构设置、医师电子化和区域化注册试点；积极推进检验、影像结果互认工作。探索建立区域内分级诊疗、双向转诊机制。推进卫生计生区域联动。构建分工协同、紧密合作的疾病预防控制体系，加强京津冀区域重大疾病监测预警和联防联控工作。加强区域饮用水、空气污染等环境卫生协同监测与评价机制建设。搭建区域内妇幼健康服务机构交流合作平台，构建卫生计生综合监督协调机制。加强基层卫生计生合作。探索搭建区域内社区卫生服务机构和乡镇卫生院交流合作平台，提升社区和乡镇卫生机构服务水平，逐步缩小服务差距。加快区域卫生健康信息一体化建设。研究区域内信息协同共享协作机制和医疗卫生大数据分析研究机制。深化区域间远程医疗、预约诊疗、采供血、卫生应急、卫生计生监督、执业医师（护士）注册信息共

享及生育服务等业务信息化应用，提高信息协同水平。发挥优质医学教育资源辐射带动作用，开展学术交流、继续教育、远程教育等多种形式的培训活动，优化优势学科布局。落实三地专业技术人员继续教育证书、学时互认，推进管理干部和专业技术人员交流任职。

六、组织实施与监督评价

（一）加强规划工作组织领导

明确政府领导责任。把医疗卫生服务体系规划制定和实施列入各级政府的重要工作内容和考核目标，建立问责机制，合力攻坚，积极实施推进。市卫生计生行政部门（含中医药行政部门，下同）负责监督各区落实卫生资源配置标准。区政府做好规划衔接工作，落实医疗卫生资源配置标准和重点任务。各区政府负责研究编制本区医疗卫生服务体系规划（卫生计生事业发展规划）和医疗机构设置规划并组织实施，并按照属地化原则，对本区内的各级各类医疗卫生机构的设置进行统筹规划或提出建议。

明确部门分工。卫生计生、发展改革、财政、规划国土、人力资源和社会保障、编办等部门要认真履行职责，协调一致推进区域卫生规划工作。卫生计生部门要制定医疗卫生服务体系规划（卫生计生事业发展规划）和医疗机构设置规划并适时进行动态调整；发展改革部门要将医疗卫生服务体系规划（卫生计生事业发展规划）和医疗机构设置规划纳入国民经济和社会发展总体规划安排，依据规划对新改扩建项目进行基本建设管理，推进医疗服务价格改革；财政部门要按照政府卫生投入政策落实相关经费保障；规划国土部门要依据依法批准的城乡规划审批建设用地；编制部门要依据有关规定和标准统筹公立医疗卫生机构编制；人力资源社会保障部门要不断提高医疗保障水平和加快医保支付制度改革，加快形成符合行业特点的人事薪酬制度；其他相关部门要各司其职做好相关工作。

（二）创新体制机制

落实政府保障责任。坚持政府在提供公共卫生和基本医疗服务中的主导地位，建立和完善政府卫生投入机制，切实落实对公立医疗卫生机构的投入政策。按照“保基本、强基层、建机制”的基本原则，深化基层医疗卫生机构综合改革，健全城乡基层医疗卫生服务运行机制；进一步推进公立医院改革，建立合理的补偿机制、科学的绩效评价机制和适应行业特点的人事薪酬制度，发展现代医院管理制度，维护和加强公益性。加快发展城乡居民大病保险、商业健康保险，建立完善以城乡基本医保为主体的多层次医疗保障体系。深化医保支付方式改革，建立总额预付、疾病诊断相关分组等医保付费机制。加强属地化全行业监管。推行医疗责任保险、医疗意外保险等多种形式的医疗执业保险，加快发展医疗纠纷人民调解等第三方调解机制，完善医疗纠纷处理机制。统筹规划京津冀三地医疗卫生资源，探索政策协调、资源共享机制，逐步缩小京津冀卫生计生服务差距。

（三）规范规划编制流程

各区在编制医疗卫生服务体系规划（卫生计生事业发展规划）和医疗机构设置规划工作中，要根据群众健康需求，按照全市统一规划要求，合理确定各类医疗卫生资源的配置目标。要综合考虑包括军队、武警医疗卫生机构等在内的各方医疗卫生资源，充分征求有关部门和社会各界意见。要做好与本规划指导意见及当地经济社会发展规划、城乡规划、土地利用总体规划、国防卫生动员需求等的衔接，合理控制资源总量标准及公立医院单体规模。各区在强基层的基础上，根据实际需要可以对不同级别、类型机构床位的比例关系进行必要调整。各区医疗卫生服务体系规划（卫生计生事业发展规划）起草和论证完成后，须经北京市卫生计生委组织专家审核同意并报本级人民政府审批，确保规划的一致性、可行性、可操作性和权威性。医疗卫生服务体系规划的周期一般为5年。

（四）严格规划实施

加强政府管理责任。及时发布规划信息，将纳入规划作为建设项目立项的前提。规范卫生机构设置、建设项目审批。各级卫生计生行政部门加强与发展改革、规划国土部门协同合作，严格执行禁限目录有关要求，引导各级各类卫生资源向医疗资源薄弱地区乃至津冀地区扩散转移，切实加强对卫生机构设置、基本建设项目的审核督导，控制公立大中型医疗机构扩张。所有新增医疗卫生资源，特别是公立医院的设置和改扩建、病床规模的扩大、大型医疗设备的购置，无论何种资金渠道，必须按照规划要求和程序严格管理。医疗机构床位增加必须依法经卫生计生行政部门核准；在区卫生计生行政部门登记的医疗机构总床位达100张（含）以上的，在增加床位数量前应报市卫生计生行政部门（中医医疗机构报市中医管理局）审核。对严重超出规定床位数标准、未经批准开展项目建设、擅自扩大建设规模和提高建设标准等的公立医院，要进行通报并由其上级隶属部门做出处理。强化规划引领，“十三五”期间要建立市、区两级卫生计生部门内部合规性审查制度并逐步完善，规范工作流程，将是否符合规划要求作为审查内容，保证医疗卫生机构的设置、项目立项、人员、设备、技术、信息资源等要素资源配置符合医疗卫生服务体系规划（卫生计生事业发展规划）的要求。各区应在规划总量和结构内容要求框架内优化资源配置与管理，以结构调整为主，防范无序扩张。

（五）建立监督评价机制

强化政府监督责任。组织开展规划实施进度和效果评价，及时发现实施中存在的问题，并研究解决对策。评价过程中要实行公开评议，运用法律、经济和行政等手段规范、管理和保障规划的有效实施。必要时开展联合督查，认真总结经验，发现存在问题及时提出改进措施，推动规划落实，实现医疗卫生资源有序发展、合理配置、结构优化、公平高效。

北京市护理事业发展实施方案（2017—2020年）

京卫医字〔2017〕46号

（2017年3月16日）

为进一步推动北京市护理事业发展，满足人民群众健康需求，根据《全国护理事业发展规划（2016—2020年）》，结合本市医疗卫生体制改革及医疗卫生工作实际，制定《北京市护理事业发展实施方案（2017—2020年）》。

一、“十二五”时期护理事业发展基本情况

“十二五”时期，在持续深化医药卫生体制改革和全面落实《中国护理事业发展规划（2011—2015年）》进程中，北京市护理事业发展成效显著。护士队伍数量显著增加，截至2015年年底，全市注册护士总数由“十一五”末的6.7万发展为11.4万，增加70%；每千人口注册护士数为5.3人；全市医疗机构医护比达1∶1.18，其中三级医院达1∶1.51，二级医院达1∶1.33。护士队伍结构不断改善，全市具有大专以上学历的护士占总数的67%，中高级职称的护士占总数的14%。全市具有专科护士证的护士人数为5826人，占注册护士数的5.1%，涉及重症监护、急诊急救、血液净化、肿瘤护理、手术室护理、糖尿病健康教育、静脉输液治疗、骨科护理、消毒供应、伤口造口、助产等专业及领域。近年来，各级医疗机构按照深化医改和护理改革发展的工作要求，深入开展优质护理服务，积极推进护士岗位管理，切实提高了护理服务质量及能力，完善了护理管理科学水平，激发了护士队伍活力，推动了公立医院改革。护理服务领域逐步从医疗机构向社区和家庭拓展，服务内容从疾病临床治疗向慢病管理、老年护理、长期照护、康复促进、安宁疗护等方面延伸，中医特色服务能力也不断提高，努力满足人民群众日益多样化、多层次的健康需求。

“十三五”时期，健康中国建设、医药卫生体制改革的全面深化、信息技术的快速发展为护理事业发展带来了难得机遇，同时，社会经济发展、疾病谱改变和人口老龄化进程加快也给护理服务提出了挑战和新的工作要求。目前，护理服务供给能力与社会日益释放的健康需求之间的矛盾仍显突出，护士队伍总量不足、能力不均衡、基层服务能力薄弱、体制机制性管理障碍等问题尚未根本解决，迫切需要立足本市医疗卫生工作实际，统筹解决关系护理事业长远发展的主要问题，促进护理事业适应人民群众健康发展需求。

二、“十三五”时期护理事业发展指导思想、基本原则

（一）指导思想

全面贯彻落实党的十八大和十八届三中、四

中、五中、六中全会及全国卫生与健康大会精神，牢固树立和贯彻落实创新、协调、绿色、开放、共享的发展理念，深入实施健康中国战略，紧紧围绕统筹推进“五位一体”总体布局和协调推进“四个全面”战略布局，立足首都城市战略定位，适应疏解非首都功能、建设北京城市副中心和京津冀一体化协同发展战略需要，以人民健康为中心，以全面深化改革为动力，以社会需求为导向，营造健康执业环境，加强护士队伍建设，完善护理管理制度，优化护理服务质量，完善护理服务体系，拓展护理服务领域，促进护理事业与社会经济协调发展，为全面建成小康社会和建成国际一流的和谐宜居之都提供有力保障。

（二）基本原则

1. 提高服务能力 加强护士队伍建设，从护士队伍数量与质量、护理服务广度与深度等方面切实提高护理服务能力，促进护理工作专业化发展，适应群众健康需求。

2. 保证护理质量 完善护理工作标准制度、技术规范及操作流程，并加强落实。完善护理质量控制，加强质控指标、质控体系、监测评价等工作，保证护理质量及患者安全。

3. 优化资源配置 根据社会需求，引导护理资源向需求紧迫、资源紧缺领域布局转移。加强基层护理机构建设、人员队伍建设、服务能力建设，引导人才合理流动。加大老年、儿科、助产等领域人才培养力度。大力发展社区护理、居家护理，鼓励社会资本办医，支持护理服务与互联网融合发展。

4. 完善体制机制 将护理工作与医疗卫生体制改革工作统筹推进，完善体制机制建设，促进护理、医疗协同发展。完善护士执业制度，建立人才合理流动机制。落实护理岗位管理，建立以岗位为基础的聘用评价、培训培养、职称晋升、绩效考核及薪酬分配制度，激发护士队伍活力。完善护理服务体系，促进分级诊疗制度落实，推动机构间护理工作有效衔接、相互补充，实现生命全周期、疾病全过程管理。

三、发展目标

通过全面推进各项护理工作，到2020年，全市护士队伍数量、质量、能力适应本市卫生计生事业发展和人民群众健康需求。护理人员培训体系、培训制度、培养方式适应临床护理服务能力和专业发展需求。护士执业制度、护理人员管理方式适应人才流动和队伍发展需求。优质护理服务进一步向纵深开展，责任制整体护理服务模式全面推行，护理管理科学化水平进一步提升，护士岗位管理制度全面落实，“以机构为支撑、社区为依托、居家为基础”护理服务体系更加健全，人民健康水平明显提高。

“十三五”期间护理事业发展主要指标

指标	2015年	2020年	性质
注册护士总数	11.4万	15万	预期性
每千人口注册护士数	5.3	6.1	预期性
执业（助理）医师与注册护士比	1∶1.14	1∶（1.4～1.6）	预期性
三级综合医院、部分三级专科医院（肿瘤、儿童、妇产、心血管病专科医院）： 全院执业（助理）医师与注册护士比 全院在岗护士与开放床位比 普通病区在岗护士与开放床位比 重症监护病区在岗护士与开放床位比 手术室在岗护士与开放手术间比	 1∶1.5 0.6∶1 0.4∶1 （2.5～3）∶1 3∶1	 1∶1.6 0.8∶1 0.6∶1 （2.5～3）∶1 3∶1	约束性
二级综合医院、部分二级专科医院（肿瘤、儿童、妇产、心血管病专科医院）： 全院执业（助理）医师与注册护士比 全院在岗护士与开放床位比 普通病区在岗护士与开放床位比 重症监护病区在岗护士与开放床位比 手术室在岗护士与开放手术间比	 1∶1.3 0.5∶1 0.4∶1 （2.5～3）∶1 3∶1	 1∶1.5 0.7∶1 0.5∶1 （2.5～3）∶1 3∶1	约束性
二、三级医院护士离职率	≤5%	≤3%	预期性

续表

指标	2015年	2020年	性质
在基层医疗机构从事护理工作的护士数	2.6万	4.5万	预期性
大专以上学历护士所占比例 全市范围内 三级医院 二级医院	 ≥65% ≥70% ≥50%	 ≥75% ≥90% ≥80%	预期性
三级综合医院新入职护士规范化培训比例	/	100%	预期性
二级及以上医院护理管理人员岗位培训比例	50%	100%	预期性
社区护士参加培训比例	/	90%	预期性
老年专科医院、综合医院老年科、养老机构老年护理人员参加培训比例	/	90%	预期性
设立护理院、护理站的区比例	/	90%	预期性
医疗机构护士电子化注册比例	/	100%	预期性

四、主要任务

（一）依法执业

依据国家相关法律法规，落实各医疗机构在保证护士人力配置、规范护士执业行为、提升护士薪酬待遇、改善护士工作条件、维护护士合法权益等方面的主体责任。健全护士执业管理制度，实行护士区域注册。开展护士电子化注册，完善护士执业信息登记，实现护士执业生涯全周期、全方位的动态管理。

（二）加强护士队伍建设

1. 提高护士队伍总量 严格按照国家有关规定和要求配备护士数量基础上，完善护士人事管理制度，创造良好执业环境，充分保障护士福利待遇及职业发展，稳定护士队伍，降低离职率。到2020年，本市注册护士总数达15万，每千人口注册护士达6.1以上，全市医护比达1∶（1.4～1.6）。

2. 优化护士队伍结构 逐步提高护士队伍学历水平，护士聘用以大专、本科学历为主，提高护理硕士、博士人才比例，适应人才队伍梯度建设需要。逐步优化护士职称结构，增加医疗卫生机构中、高级护理职称比例，在一定规模的医疗机构设立具有护理专业背景的院级护理管理人员。按照职称晋升制度改革有关工作要求，职称晋升向临床一线人员倾斜，坚持德才兼备，注重技术能力、工作业绩、实际贡献和满意度。

3. 健全护士培训制度 建立“以需求为导向，以岗位胜任力为核心”的护士培训培养制度，完善人才培养体系，切实提高护理专业素质和护理服务能力。一是参照国家有关培训大纲和培训要求，落实新入职护士规范化培训。二是以岗位为基础，完善面向全员的继续教育，优化继续教育实施方式和开展形式，持续提高护士岗位胜任能力。三是以社会需求为导向，强化社区护理、老年护理、儿科、精神科、妇产科、助产等专业护理人才培养，发挥护士在预防保健、慢病管理、精神卫生管理、老年护理、儿童保健、生殖健康咨询等资源紧缺专业的作用。四是继续开展专科护士培训，完善专科护士使用及管理，规范专科护士临床教育基地建设。五是推动和规范护理管理人员岗位培训，加强护理管理队伍建设，提高行业管理水平。六是开展护理科研、护理教育、国际化交流、青年技术骨干及师资的遴选、培养，做好护理人才梯队建设和人才储备。

（三）加强护理科学管理

1. 完善护理岗位管理 结合人事制度、薪酬制度、职称制度改革有关要求，建立人事、财务、医务、护理、后勤等多部门联动机制，落实、完善护理岗位管理制度。统一医疗机构岗位设置，建立护士岗位责任制，明确岗位职责和工作标准。以护士临床护理服务能力和专业技术水平为主要指标，结合工作年限、职称和学历等，对护士进行合理分层，并建立以岗位为基础的绩效考核、薪酬分配制度，实现同岗同薪同待遇，体现能级对应、多劳多得、优绩优酬。加强对护理人员的长期激励，实现护士薪酬适度增长。

2. 加强护理信息化建设 大力推进护理信息化

建设，创新优化护理服务流程和服务形式，强化移动医疗设备等护理信息系统，提高护理服务效率和质量，减轻护士工作负荷。推进医疗机构信息系统和数据项目标准化，促进信息系统互联互通、资源共享。建立护理质量指标监控系统，完善护理人力资源信息系统，为实现护理质量持续改进、护理管理更加科学化、精细化提供技术支撑。

（四）提高护理服务质量

进一步深化“以患者为中心”的护理服务理念，全面推进优质护理，落实责任制整体护理，规范护理服务行为，落实各项护理工作制度、服务指南和技术规范，为群众提供医学照顾、病情观察、健康指导、慢病管理、康复促进、心理护理等服务。进一步完善护理质量控制管理，建立护理专业质量指标监测体系及质量持续改进工作机制，科学开展护理质量评价和持续改进工作，保障患者安全。在三甲医院部分专科开展护理专科化试点工作，提升患者专科护理质量，促进护理专业发展。

（五）完善护理服务体系

1. **加强服务体系建设** 明确各级各类医疗机构功能定位，基本建立“以机构为支撑、社区为依托、居家为基础”的长期护理服务体系。发挥大医院在管理、技术、人才等方面的优势，保证疑难、急危重症患者的急症期护理工作。在此基础上，促进护理资源在社区卫生服务体系、基层医疗机构等资源紧缺领域布局。深入推动社会资本办医，鼓励社会资本举办护理院、护理站、安宁疗护中心等基层护理机构，提供康复促进、健康管理、老年护理、长期护理、居家护理、安宁疗护等紧缺服务，对现行医疗服务体系形成有效补充。支持连锁经营、树立品牌、集团发展。支持社会办机构加入医疗联合体。支持社会办机构承接大医院延续护理服务需求，提高大医院运行效率。

2. **提高基层护理服务能力** 加强基层护士能力培训，提高其健康管理、老年护理、康复促进、安宁疗护等护理服务能力。以医联体为载体，加强医联体内护理工作，发挥医联体核心医院作用，通过护理共建、临床带教、业务指导、教学查房等多种形式，实现人员培训、质量管理、护理管理上下联动帮扶机制。

有计划、分步骤放开护士多机构执业，引导人才合理流动，加快优质资源下沉，鼓励二、三级医院专科护士在养老院、护理院、康复院、安宁疗护中心等基层医疗机构（含社会资本办）巡诊或兼职；鼓励二、三级医院护士通过社会资本办基层医疗机构开展出院后患者延续护理、长期护理和居家护理服务，从数量及质量上快速提升基层护理服务能力，并带动基层网底建设，为落实分级诊疗制度提供有力保障。

3. **推进护理员队伍建设** 完善护理员管理，进一步明确护理员资质、职责定位、服务规范、配置比例及管理原则等。积极推进护理员职业技能培训和职业技能鉴定工作，建设一支社会急需的健康服务业技能人才队伍。优先鼓励康复院、护理院等医疗机构按标准聘用经过培训的护理员，在护士指导下为住院患者提供生活护理。

（六）拓展护理服务领域

适应健康服务业发展需求，拓展护理服务领域，创新护理服务供给模式。加快发展社区护理，结合分级诊疗制度要求及社会卫生服务机构功能定位，强化护士岗位能力培训，将护士纳入家庭医生签约服务团队，向居民提供健康管理、个案护理签约服务。积极推动居家护理，加强居家护理队伍建设，完善服务规范及医保政策衔接。鼓励护士开设护理站。支持护理服务与互联网融合发展，推进“护理+互联网”行动助力健康惠民服务。积极推进医养结合，发挥护士在医养结合机构及长期护理机构中专业管理、质量控制、人员培训等方面的主导作用。

（七）促进护教协同

以需求为导向，探索建立护理人才培养与行业需求紧密衔接的供需平衡机制。结合本市实际，研究制定护教协同政策措施，逐步建立院校教育、毕业后教育、继续教育阶段有机衔接的标准化、规范化临床护理人才培养体系。加强护理专业人文教育、职业素质教育，强化职业道德、创新精神和临床实践能力培养，严格临床护理实习实训管理。加强临床教育基地和师资队伍建设。鼓励发展护理专业在职学历教育，提高在职护理人员的服务能力和学历水平。

（八）推动中医护理发展

加大人才培养，提高中医护理水平，促进中医护理技术创新和学科建设，推动中医护理发展。按照《中医医院中医护理工作指南》《关于加强中医护理工作的意见》等文件要求，落实中医护理常规、技术规范，积极开展辨证施护和中医特色专科护理，创新中医护理服务模式，发挥中医护理在疾病治疗、慢病防治、养身保健、康复促进、健康养老等方面的作用。

（九）加强地区间及国际合作交流

落实京津冀一体化协同发展工作部署，探索推进护理领域合作交流，建立协调工作机制，发挥北京医疗护理资源优势，加强三地护理标准建设和人才交流，推进三地护士电子化注册和信息共享。按照国际交流部署，加强与部分国家及地区在人才培养、护理管理等方面的交流合作。

五、重大工程项目

（一）护理服务能力提升工程

“十三五”期间，全面推进护理服务能力提升工程。对新入职护士、专科护士、护理管理人员、社区护士、助产士、中医护士、护理员分类开展培训。各三级综合医院参照《新入职护士培训大纲（试行）》要求落实新入职规范培训；由北京护理学会根据护理工作需求有针对性地开展专科护士培训，并加强临床教学基地建设和专科护士规范化管理工作；由市卫生行政部门联合行业学会、院校有计划地开展护理管理人员能力培训；由区级卫生行政部门落实开展辖区社区护士服务能力培训；由市中医管理局开展中医护理管理、护理骨干人才培养，并加强中医医疗机构新入职护士培训工作；由北京护理工作者协会负责护理员能力提升项目。

（二）老年护理服务发展工程

“十三五”期间，大力发展老年护理服务，全面提升老年护理服务能力。发挥政府引导、市场驱动作用，加强护理院、护理站、安宁疗护中心等护理服务机构建设。完善老年护理相关指南及规范，加强制度建设。开展老年专科护士培训，完善护理员管理，加强服务队伍建设，促进医疗护理员与养老护理员队伍融合。按照国家及本市有关文件要求，落实医养结合各项重点工作和任务。按照以机构为支撑、以社区为依托、以居家为基础的原则，分类保障老年人健康养老护理服务需求。

六、保障措施

（一）提高思想认识，加强组织领导

从全面建成小康社会、建设国际一流的和谐宜居之都、提高首都人民群众健康水平的高度，充分认识促进护理事业改革与发展的重要性、必然性和紧迫性，将护理工作纳入健康北京建设、深化医药卫生体制改革和北京市卫生计生事业发展总体规划，统一部署、统筹安排、协同发展。要切实加强组织领导，明确目标任务，建立责任制，确保各项重点工作有效落实。

（二）加强制度建设，加大护理投入

按照医改工作要求，结合护理工作实际，围绕岗位管理、绩效考核、薪酬分配等重点、难点问题，加强制度建设，建立长效机制。从人力配置、经费支持、后勤保障等方面加大投入力度，保障护理质量安全，促进护理工作健康可持续发展。

（三）认真贯彻落实，加强督导评估

各区卫生计生行政部门与医疗机构及时制定落实方案，细化工作措施，确定责任部门，加强协作配合，认真组织落实，确保各项工作取得实效。市卫生计生委将建立监督评估机制，对重点指标和重点任务落实情况进行跟踪评价，并适时开展中、终期评估。

北京市“十三五”中医护理发展规划

京中医政字〔2017〕15号

（2017年2月28日）

“十三五”时期是我国全面建成小康社会的决胜阶段，是全面深化改革的攻坚时期。为全面深入贯

彻落实党中央、国务院振兴发展中医药的方针政策，大力推进北京市中医护理事业快速发展，满足人民群众日益增长的多元化健康需求和经济社会发展对中医护理事业发展的新要求，更好地为建设健康中国和全面建成小康社会服务，根据国务院《中医药发展战略规划纲要（2016—2030年）》、国家中医药管理局《中医药发展“十三五”规划》、国家卫生和计划生育委员会《全国护理事业发展规划（2016—2020年）》、《北京市人民政府关于促进首都中医药事业发展的意见》、北京市中医管理局《北京市中医药“十三五”发展规划》等文件精神，结合本市医药卫生体制改革总体要求和中医药工作实际，制定本规划。

一、“十二五”时期中医护理事业发展现状

“十二五”时期，在全面落实《中国护理事业发展规划（2011—2015年）》进程中，北京市中医护理事业发展取得显著成效。经过5年建设，依法加强护士队伍建设，全面提升临床护理服务能力，加快专科护理骨干培养，不断提高护理科学管理水平。特别是随着医药卫生体制改革的不断深入和中医药发展上升到国家战略，中医护理事业发展也取得突破性进展。

（一）护理队伍不断壮大，队伍结构进一步优化

随着中医护理事业的快速发展，以及人民群众日益增长的多元化健康护理需求，北京市护理队伍不断壮大。各级各类中医医疗机构以实施“优质护理服务示范工程”活动为抓手，深化“以患者为中心”的服务理念，大力开展重症监护、急诊急救等领域的专科护士规范化培训，护士队伍专业技术水平不断提升，临床护理服务质量显著提高，护理人员队伍结构也得到进一步优化。

截止到2015年底，全市二级以上中医医疗机构注册护士总数达8000余人，医院实际开放床位与病区护士比平均为1：0.4。“十二五”期间，共培养全国中医护理骨干人才40名、专科护士410名；全市二级以上中医医疗机构具有大专以上学历的护士占总数的79.7%，护士队伍向以中专为主体转为以大专、本科为主体的多层次教育的方向发展。

（二）中医护理学科建设得到发展

“十二五”期间，国家中医药管理局首次将护理学纳入重点专科，并且成立了协作组，形成合力，开展协作，中医护理学科得到迅猛发展。截止到2015年底，北京市中医医疗机构获得国家卫生和计划生育委员会临床护理重点专科3个、国家中医药管理局中医护理重点专科培育项目5个、北京市中医管理局中医护理重点专科6个。

（三）中医护理内涵建设不断加强，中医特色服务能力得到提升

随着社会经济发展、疾病谱变化和人口老龄化进程，以及人民群众日益多样化、多层次的健康需求，全市中医医疗机构不断加强中医护理内涵建设，提升中医特色服务能力。“十二五”期间，三级中医医疗机构开展优质护理服务的病区实现了全覆盖，二级中医医疗机构开展优质护理服务的病区达96%。中医护理服务领域不断拓展，延伸至老年护理、慢病管理、临终关怀、康复养生等领域，开展中医食疗、音乐疗法、运动疗法等中医特色护理服务项目，推广应用中医护理技术40余项。

（四）中医护理科研教学能力不断提高

“十二五”期间，高度重视中医护理科研、教学能力的提高，通过开展中医护理科研能力专项培训、中医护理教学竞赛等方式，使全市中医护理临床科研、教学水平不断提高。截至2015年底，全市中医护理科研在研项目115项，其中市级以上项目44项，资助金额480万元。

（五）中医护理国际交流日趋活跃

“十二五”期间，本市坚持优势互补，创新发展，加强中西医护理融会贯通，积极推进中医护理国际交流，开展中医护理对外交流合作项目，连续举办中医护理国际化推进会，二级及以上中医医疗机构中医护理国际交流人才培养实现全覆盖，参与中医护理交流项目40余项，促进了中医药文化的国际传播，加速中医护理国际化进程。

（六）“十二五”期间中医护理工作存在的问题

一是中医护理队伍存在不稳定性，岗位设置和人才激励机制不健全，护士职业生涯规划欠清晰，护士待遇偏低等问题影响了中医护理队伍的稳定性，造成护理人才的流失。二是护理队伍的数量和水平偏低，尚不能完全满足临床需求。中医医疗机构中护士数量相对不足，中医护士学历有待进一步提高，缺乏

高层次的中医专业护理人才和中医护理国际交流人才。三是中医护理人才培养形式过于单一，培养内容、培养方式尚不能满足护理学科发展和临床服务需求。四是中医护理服务能力尚显不足，中医特色优势在临床护理中的应用有待进一步提高。五是中医护理科学研究水平处于起步阶段，缺乏高质量的中医护理研究。

二、“十三五”期间中医护理发展面临的机遇与挑战

随着医药卫生体制改革的不断深入，中医药服务从“主要提供医疗服务”转向“提供融医疗、预防、保健、养生、康复于一体的全链条服务”，护理模式也由以疾病为中心向以健康为中心转变。为适应新常态下医药卫生工作发展，发挥中医药在深化医改中的优势作用，中医护理应以能力提升为关键环节，坚持“建首善，创一流”的基本原则，解放思想、抓住机遇、创新思路，建立与之相适应的政策机制，建立完善的护理发展体系，从而推动中医护理持续健康快速发展。

（一）中医护理发展面临的机遇

“十三五”期间，中医药工作得到了党和政府高度重视，各项措施不断完善，中医药迎来了前所未有的发展机遇，国务院《中医药发展战略规划纲要（2016—2030）》为中医护理指明了发展方向。随着医药卫生体制改革的持续深化、健康中国建设的大力推进，京津冀协同发展，“互联网+”全新信息时代的到来，给中医护理工作带来了巨大发展机遇和广阔空间。百姓对健康服务需求的多样化，使独具特色的中医护理优势凸显，护理服务领域进一步扩大，必将发挥出巨大的作用。

（二）中医护理发展面临的挑战

面对“十三五”中医药事业的快速发展，中医护理事业发展将面临更严峻的挑战。随着社会经济和人口老龄化的迅猛发展，百姓对生命质量、健康水平和医疗保健的需求日益增高，因此，中医护理工作要向家庭和社区延伸，护理服务领域要不断拓展，护理队伍建设要进一步加强，护理服务能力要进一步提升，护理科学研究要进一步提高，护理管理模式要进一步创新，护理服务体系要进一步健全，以满足百姓多样化、多层次、多方位的需求。

三、“十三五”时期中医护理发展指导思想与基本原则

（一）指导思想

全面贯彻党的十八大和十八届三中、四中、五中、六中全会及全国卫生与健康大会精神，遵循国家中医药管理局《中医药发展“十三五”规划》、国家卫生计生委《全国护理事业发展规划（2016—2020年）》、《北京市人民政府关于促进首都中医药事业发展的意见》、北京市中医管理局《北京市中医药“十三五”发展规划》等文件精神，紧抓“一带一路”等契机，紧密结合京津冀协同发展、“互联网+”信息技术的应用，以启动“北京市中医护理能力提升工程”为着力点，健全中医护理体制机制，创新中医护理人才培养模式，提升中医护理服务内涵及创新能力。以社会需求为导向，以政策扶持、搭建平台为保障，立足抓基础、强内功、重服务、建品牌，做到科学管理、有序推进、促进中医护理全面发展，为全面建成小康社会和建成国际一流和谐宜居之都提供有力保障。

（二）基本原则

1. 提升能力，服务社会 加强护士队伍建设，加大中医护理人才培养力度，全面提升护理的临床服务能力，适应群众健康需求。完善护理工作标准制度、技术规范及操作流程，加强护理质量控制、监测评价等工作，保证护理质量及患者安全。

2. 中西并重，协同发展 坚持中西医护理并重，突出中医护理特色，发挥中医在疾病护理、养生保健、预防康复等方面的优势，积极推广中医适宜技术在护理工作中的应用，促进中西医护理有机融合，协同发展。

3. 改革创新，科学管理 以深化医疗体制改革为契机，将中医护理工作与医药卫生体制改革工作统筹推进，创新中医护理管理体制机制，落实护理岗位管理，建立以岗位为基础的绩效考核制度，促进护理、医疗协同发展。加强中医护理人才培养体系建设，探索建立中医护士职业生涯发展机制，形成可持续发展的中医护理发展体制机制。

4. 拓展服务，满足需求 根据社会需求，拓展中医护理服务领域及服务手段，引导护理资源向需求紧迫、资源紧缺领域布局转移，大力发展老年护理、慢病护理、养生保健等护理服务，积极推广中医适宜技术，满足多元化的健康服务需求。

四、发展目标

充分发挥北京中医护理的独特优势和资源，以创新中医护理管理体制机制、创新中医护理人才培养模式、提升中医护理服务能力和国际传播能力为抓手，建立科学的中医护理管理体制，加强中医护理队伍建设，提升中医护理内涵，弘扬中医护理文化，推动北京中医护理事业快速发展。

到2020年，创新中医护理体制机制。建立科学的中医护理管理体制和中医护理发展机制，建立中医护理岗位制度，完善中医护理标准体系建设。建立中医护士职业生涯发展机制，实现医院护理科学化、专业化、精细化管理，形成支撑中医护理发展的保障机制。

到2020年，构建中医护理队伍人才培养体系。启动“北京中医护理1351人才培养项目”。中医护士队伍的数量由2015年8000余人，增长到12000余人，实际开放床位与护士比达1∶0.6。使中医护士队伍的数量、素质、能力、分布均可以满足临床护理服务需求。

到2020年，提升中医护理服务及创新能力。加强科技创新、成果转化，开展中医护理理论及特色技术的创新应用研究，发挥中医特色护理优势，建立完善的中医护理质量评价体系，推出50个中医特色专科护理示范病房，以此为建设平台，探索中医专科护士培养模式，实现中医护理服务及创新能力整体提升。

到2020年，提升中医护理国际传播能力。弘扬中医护理文化，加强中医护理国际交流，开展双语中医护理人才培养，培养100名中医护理国际交流人才，提升中医护理国际地位，塑造中医护理品牌。

五、主要任务

（一）创新中医护理管理体制

坚持以岗位需求为导向，创新中医护理管理体制，建立科学的中医护理岗位管理机制和中医护理人才激励机制，完善中医护理质量标准体系，为中医护理发展提供支撑和保障，推进中医护理可持续发展。

1. 建立科学的岗位管理机制 以岗位管理为切入点，科学设置护理岗位，建立完善的护理人员岗位管理制度和绩效考核制度等。建立符合中医护理工作特点的护士层级管理制度，体现能级对应原则，合理配备护士数量，保障护士合法权益，促进护理队伍的可持续发展。

2. 探索护士职业生涯发展规划 坚持以人为本，依据护士的职业兴趣、职业能力、职业适应性，结合护士职业生涯发展的不同阶段，明确护士发展目标，规划护士的职业发展路径，营造利于护士成长的发展环境，逐步建立一支职业生涯明确、积极向上、朝气蓬勃的护理队伍。

3. 建立中医护理人才成长激励机制 积极探索符合中医护理人才发展的激励机制，为护理人才的成长提供支持保障。创新人才培养模式，设立中医护理科研专项基金。开展中医护理典型人物宣传，推出优秀中医护士和优秀中医护理团队，发挥示范引领作用。

4. 完善中医护理质量管理体系 完善中医护理质量标准体系，建立健全中医护理质量评价体系，优化中医护理方案，制定实施中医护理技术操作规范和评价标准，达到精细化管理，形成中医护理质量管理长效机制。

（二）构建中医护理人才培养体系

创新中医护理人才培养模式，开展“北京中医护理1351人才培养项目”“中医护理传承人才培养项目”，以培养中医护理领军人才、中医专科护理学术带头人、中医护理骨干人才、基层护理人才、国际化中医护理人才为重点，逐步形成师承人才培养、院校教育、继续教育有机结合的中医护理人才培养体系。

1. 北京中医护理1351人才培养项目 10名中医护理领军人才：推选出在中医护理领域有较强的组织协调能力，并在学术团队中具有核心作用，学术造诣高，对中医护理科学研究、临床应用等学科前沿有独到见解，能发挥学术引领和指导作用，通过持续创新推进学科的建设发展，对中医护理做出突出贡献的人才。

30名中医专科护理学术带头人：推选出具有精湛专业理论和技能，有较强的创新能力和科学研究能力，能解决本专科疑难复杂护理问题，在本专科领域具有较强的学术影响力，在引领专科发展中起到带头作用的人才。

500名中医护理骨干人才：选拔中医理论水平较高、专业技术扎实，能较好地运用中医护理知识技能开展护理实践工作，带动中医护理队伍专业素质和服务能力整体提升。具备中医护理科研、教学能力，成为中医护理临床科研、教学的骨干力量。

1000名中医护理规范化培训护士：为社区基层及临床低年资护士开展规范化培训。掌握中医基本理论和中医护理专业技术，能运用中医知识开展辨证施护，并独立进行临床技术操作，具备良好的职业道德素养、沟通交流能力、健康教育及康复指导等能力，满足临床护理服务需求。

2．中医护理传承人才培养项目 建立护理老专家工作室、工作站，挖掘和整理护理老专家临证（症）护理经验和学术思想，提升护理老专家的学术影响力，新增中医护理传承工作室（站）3～6个。通过跟师学习、临床实践、讲座交流等方式培养传承人才，并逐步形成护理老专家传承团队，建立中医护理传承体系，培养中医护理传承人才。

3．创新护教协同培养模式 以需求为导向，探索建立护理人才培养与行业需求紧密衔接的供需平衡机制。结合本市实际，研究护教协同合作措施，探索"订单式"人才培养模式，建立不同层级护理人才培养基地，搭建临床护理教学平台，通过医院与高校双方签订合作"订单"等形式，有针对性地为临床培养实用型人才，确保人才培养与需求同步。

4．优化继续教育培养模式 面向全员开展中医护理继续教育，优化继续教育实施方式。有针对性地开展中医基础理论及技能及中医护理科研、教学能力的培训。注重新知识、新技术及本学科发展的最新动态，提升岗位胜任能力，为中医护理人员搭建学习交流平台。

（三）提升中医护理服务及创新能力

1．提升中医护理服务能力 充分发挥中医优势和特色，积极开展辨证施护和中医特色专科护理服务。创新具有中医特色的护理服务模式，建立中医专科护理模式病房，开设专科护理门诊，提高中医护理专科专病的服务能力。开展老年护理、慢病管理、养生康复指导等中医特色护理服务，提升中医护理服务品质。

组建中医护理专家团队，开展院际护理会诊，发挥护理专家指导作用，探索疑难疾病医护协作模式，实现医护资源共享和疑难问题协同攻关。

建立大型中医医院与基层社区护理服务联动模式，采取对口支援的方式，选派中医护理骨干通过培训指导、护理技术支援等方式，服务于基层，提高社区基层护理服务能力，形成城乡社区护理服务一体化格局。

2．拓展中医护理服务领域 随着分级诊疗和医养结合工作的逐步推进，护理服务也将不断向老年护理、慢病管理、康复护理、临终关怀等领域拓展，建立"医院-社区-家庭"延续护理模式，推进中医护理健康服务与养老服务相结合，满足群众多层次、多样化的健康需求。

推进社区中医护理发展，从生活起居护理、运动养生、情志护理、饮食调护、用药护理、健康指导等方面着手，形成中医护理健康管理模式，提高人民群众的生活质量。

3．加强推广中医非药物疗法 开展中医非药物疗法的规范化培训，建立中医非药物疗法技能培训基地，加大对非药物疗法的宣传和推广使用；根据疾病特点，制定中医非药物疗法服务包。发挥中医非药物疗法在疾病治疗、预防保健、养生康复等方面优势。结合国际上认同的"自然疗法""绿色疗法"，加大非药物疗法的对外宣传和国际推广应用。

4．深入推进优质护理服务 进一步深化优质护理服务内涵，突出中医护理特色和优势，满足患者多元化服务需求，融合中西医护理知识技能为患者提供医学照顾，健康教育，促进患者身心健康，体现中医护理人文关怀，改善百姓就医感受，提高患者满意度。实现二级及以上中医医院优质护理服务全覆盖，带动基层医疗机构护理服务的持续提升。

5．加强中医护理学科建设 全面开展护理科技创新，打造中医护理智库，建立中医护理专项科研基金，加大护理科研经费投入；在护理教育、护理管理、临床护理等方面开展中医护理理论和实践的护理科研工作，推动护理科技成果创造性转化、创新性发展。探索创办中医护理专业期刊，搭建中医护理学术阵地，促进中医护理学术发展。

（四）提升中医护理国际传播能力

以提升国际传播能力为契机，紧密结合护理发展前沿动态举办国际会议，提高护理人员对外交流能力；积极利用"互联网＋"等各种信息化平台，大力宣传推广中医护理文化，制作中医特色护理双语宣传片，编撰中医护理双语知识及技术的宣传手册，传播中医护理康复保健知识，塑造中医护理品牌形象，提升中医护理的国际地位。

六、保障措施

（一）提高思想认识，加强组织领导

从全面建成小康社会、建设国际一流的和谐宜居之都、提高首都人民群众健康水平的高度，充分认识推进中医护理事业改革与发展的重要性、必然性和紧迫性，将中医护理工作纳入健康北京建设、深化医药卫生体制改革和北京市中医药事业发展总体规划，统一部署、统筹安排、全面推进、协同发展。要切实加强组织领导，明确任务目标，建立责任制，确保各项重点工作有效落实。

（二）完善政策支持，加大投入力度

按照医改工作要求，围绕岗位管理、绩效考核、薪酬分配等重点、难点问题，完善促进中医护理发展的长效机制，从人力配置、经费支持、后勤保障等方面加大对中医护理事业的投入力度，保障护理质量安全。在护士学历提升、职称晋升、岗位聘用等方面给予政策支持，促进中医护理工作健康可持续发展。

（三）认真贯彻落实，加强督导评估

各区卫生行政部门与中医医疗机构要贯彻落实本规划，及时制定落实方案，细化工作任务，确定责任部门，加强协作配合，认真组织落实，科学统筹，注重实效，稳步推进各项重点任务实施。北京市中医管理局将进一步完善督查考核机制，加强督导，对重点任务落实情况进行跟踪评价，确保目标和任务落到实处。

北京市“十三五”时期全民健康信息化发展规划

京卫信息〔2017〕25号

（2017年9月27日）

全民健康信息化是深化医药卫生体制改革、完善卫生与健康服务体系、建设健康北京的重要支撑，为做好“十三五”时期北京地区全民健康信息化工作，提升卫生与健康服务质量，更好地满足居民多样化健康需求，保障居民健康权益，根据全国卫生与健康大会精神、《“十三五”卫生与健康规划》（国发〔2016〕77号）、《“十三五”深化医药卫生体制改革规划》（国发〔2016〕78号）、《国务院办公厅关于促进和规范健康医疗大数据应用发展的指导意见》（国办发〔2016〕47号）、《北京市“十三五”时期卫生计生事业发展规划》（京卫规划〔2016〕19号）、《北京市“十三五”时期信息化发展规划》（京政发〔2016〕57号）、《北京市“十三五”时期健康北京发展建设规划》（京卫健促〔2016〕17号）等文件精神，结合北京实际，编制本规划。

一、发展现状

（一）“十二五”工作回顾

“十二五”期间，北京地区卫生与健康信息化工作从管理体制、基础设施建设、应用系统建设、标准规范和信息安全体系建设等方面全面推进，取得较好成效，为深化医改和提升卫生与健康服务和管理水平发挥了重要作用。

信息化统筹管理进一步加强。成立了网络安全与信息化工作领导组织机构，发布了数据服务管理和信息化项目管理等文件，进一步加强了北京市卫生与健康信息化的统筹协调管理。

互联互通的网络体系初步建立。依托北京市电子政务外网、互联网及业务专线等网络，初步建立了为公众和医疗单位提供基础服务的健全稳定的基础网络体系。

信息化应用效果进一步提升。信息技术在公共卫生、计划生育、医疗服务、药品管理、基层卫生、卫生综合管理等方面应用进一步加强，在业务管理和服务及百姓便民服务方面的应用效果进一步提升。区域卫生信息化取得突破进展，初步建成市级和8个区区域全民健康信息平台及区域卫生资源中心，支撑了转诊、会诊及信息共享等区域医疗卫生协作任务。

信息安全和标准化扎实推进。信息安全工作有序推进，各机构有效开展信息安全等级保护工作及电子认证工作，信息安全管理水平不断提高。研究制定了一系列信息技术和数据标准规范，部分区制定了辖区范围内的数据标准规范，促进了信息系统标准化建设。

人才队伍建设进一步加强。各区和机构已经设置卫生信息化专职岗位及人员，通过多种形式的教育培训提高卫生信息化人员能力水平，加强人才队伍建设。

（二）面临的形势

1．卫生与健康事业的改革与发展给信息化工作带来了挑战 “十三五”时期是全面建成小康社会、全面深化改革的重要时期，北京“全国政治中心、文化中心、国际交往中心和科技创新中心”的战略定位，建设国际一流和谐宜居之都的目标，“将健康融入万策”及京津冀协同发展的新形势等，对北京卫生与健康事业提出了更高的要求。北京人口老龄化趋势、“全面两孩”政策实施、流动人口增加、疾病谱变化、复杂多变的传染病等考验着卫生与健康工作应对能力，给卫生与健康工作带来了严峻考验。分级诊疗、现代医院管理、药品供应保障、综合监管等深化医药卫生体制改革任务艰巨而复杂。这些艰巨的改革与发展任务给卫生与健康信息化工作提出了新需求，带来了新挑战。

2．信息惠民成为“健康北京”建设的重要内容 没有居民健康就没有全面小康，人民群众对全面建成小康社会美好生活的追求激发多层次、多样化及个性化的健康需求，居民对于创新医疗健康服务模式、优化流程和改善就医体验，以及提高卫生服务的便捷性、有效性和透明性等需求日趋迫切，因此，通过信息技术实现信息惠民服务，提升居民满意度，构建和谐健康社会，成为“健康北京”的重要内容。

3．迅猛发展的信息技术成为创新卫生与健康服务的重要驱动 云计算、大数据、互联网等信息技术发展日新月异，并与各业务深度融合，给传统的业务带来了变革和创新，“互联网+”、大数据已提升为国家战略，新技术加速卫生与健康领域新模式、新业态、新服务的涌现，成为驱动卫生与健康事业创新发展的力量。

（三）存在的问题

1．管理机制有待完善 全民健康信息化的行业统筹管理机制需要进一步加强和完善，业务和信息部门协作机制、不同部门之间协调机制有待进一步加强，信息化建设项目全流程管理制度不完善，信息资源管理制度有待健全。

2．建设成效有待加强 全民健康信息化支撑卫生服务、监督管理及惠民应用的深度和广度应用方面有待进一步提升；信息化建设存在周期长、协调难度大、管理不规范、绩效不明显的问题，在一些领域较为突出和普遍。

3．数据资源挖掘利用有待提升 健康档案、电子病历、卫生资源信息未实现充分有效整合，信息共享不足；数据的挖掘分析、支持决策、服务社会等方面有待加强；数据资源开放尚未有序推进。

4．配套政策法规、标准规范有待完善 全民健康信息化相关的政策法规滞后，卫生信息资源管理、电子病历、个人隐私保护、远程医疗等方面的政策法规问题日益凸显。信息化项目管理类标准不健全，相关标准的维护和贯彻机制缺乏，标准化水平缺乏有效评估。

二、指导思想、原则和目标

（一）指导思想

全面贯彻全国卫生与健康大会精神，根据国家和本市卫生与健康发展改革的要求，在建设新型“智慧北京”框架指引下，立足首都城市战略定位和卫生与健康事业发展现状，坚持以人为本，以全面提高卫生与健康事业发展水平和人民群众的健康素质为目标，以需求和应用为导向，以建立互联互通的全民健康信息服务体系为抓手，创新体制机制，推动信息技术在深化医改和惠民服务中的深入应用，探索“互联网+健康医疗”服务模式创新，促进深化医改难点、热点问题的解决和医疗卫生服务质量运行效率的提升，满足人民群众多元化健康服务需求，辅助政府管理和科学决策，为首都卫生与健康事业发展提供有力支撑。

（二）基本原则

1．统筹协调 完善市、区两级统筹协调机制，按照整体规划、协调发展、突出重点的思路，加强规划建设和运行维护统筹、市级及区级信息化建设和应用统筹、不同卫生计生机构信息化建设和应用统筹，强化顶层设计，构建纵横结合、京津冀协同的协调发展的全民健康信息化格局。

2．应用导向 紧密围绕深化医药卫生体制改革、完善计划生育政策、加强卫生科学管理和提升居民医疗健康服务等目标，以应用为导向，加强各类业务服务和管理系统及惠民服务系统建设，有效提升全民健康信息化业务应用水平。

3. 标准安全 在国家全民健康和本市信息化标准和安全管理框架下，健全首都卫生健康信息化标准规范体系和安全保障体系。加强标准规范的完善、贯彻落实和应用，推进信息系统标准化建设。坚持把网络信息安全放在首位，强化安全管理和个人隐私保护。

4. 融合创新 推进大数据、云计算、物联网、移动互联网、人工智能等新技术与医疗卫生深度融合，促进卫生与健康业务服务模式创新，提高行业信息服务能力。鼓励国家优势资源和社会力量积极参与信息化建设，发挥专业技术和产业化优势，形成多方参与、合力建设的良好局面。

5. 共享集约 充分利用本市网络基础设施和共性平台，强化基础设施资源、支撑软件资源、数据信息资源的共享利用，坚持集约建设，提高信息化效能。促进各级各类机构信息系统互联互通、资源整合和信息共享，支持业务协同协作。推进医疗健康数据的开放、共享和利用。

（三）发展目标

“十三五”期间，进一步加强信息技术在公共卫生、计划生育、医疗服务、药品管理、行业监管等全行业的深化和创新应用，促进信息技术与卫生健康业务深度融合，推进“互联网+健康医疗”服务创新，助力以治病为中心向以健康为中心模式转变，为卫生服务体系完善和服务质量提高、体制机制改革和行业综合治理能力提升、居民健康服务优化和健康水平提升、京津冀卫生与健康协同发展提供全方位的支撑。

建成一体化全民健康信息服务支撑体系。完成市区两级统一权威、互联互通的区域全民健康信息平台建设，以需求为导向，实现区域内不同级别类别、不同部门机构的信息系统互联互通和协同共享应用，一体化全民健康信息服务支撑体系基本形成。

构建便捷化信息惠民服务格局。基本实现北京常住居民拥有规范化的、覆盖生命全周期的电子健康档案，为优化完善居民健康管理，提升健康水平提供基础；各医疗卫生和计生机构信息化便民应用初见成效，有效支撑健康管理、疾病防控和诊治、分级诊疗等服务，居民医疗保健服务获得感明显提升；基于感知技术和产品的新型健康信息服务逐渐普及，“互联网+健康医疗”创新服务新模式取得初步成效，信息化对实现人人享有基本医疗卫生服务发挥显著作用。

形成智能化卫生行业管理与决策体系。信息技术在医疗卫生服务和管理各领域深度应用，有效促进行业治理和服务能力的全面提升；医疗、医保、医药和健康各相关领域数据融合应用取得明显成效，基于卫生信息资源数据和知识库的智能管理和决策体系初步形成。

三、主要任务

“十三五”期间，重点开展“一个机制、五个体系”建设。一个机制即信息化管理推进机制，五个体系即信息化基础体系、信息资源体系、标准规范体系、信息安全保障体系、智慧卫生与健康应用体系。

（一）建立协调、有效的信息化管理推进机制

健全首都全民健康信息化统筹协调机制，协调在京医疗机构落实全市统一的信息化规划，整合信息资源，实现全市深化医改的信息化支撑联动。健全与信息化、统计、人社、民政、公安等相关部门协作机制。

完善卫生与计生系统内部业务协同机制。加强全市卫生计生、中医管理和医院管理的信息化统筹管理。建立健全“一把手”总负责、业务和管理部门主导、信息化管理部门统筹、信息化技术部门实施的工作机制，加强用户方在信息系统规划与建设中的作用，加强不同业务部门之间的沟通协作，加强市、区两级建设主体的协调统一。

健全信息化项目规范化全流程管理机制。强化项目规范化建设的意识，加强项目立项、实施、验收、运维的全流程管理。加强立项前的可行性研究，优化项目审批立项流程，探索重点项目审批“绿色通道”的试点。建立项目关键环节的信息收集机制，开展对项目建设成效的绩效考核，保证项目发挥应有效果。

建立信息化发展应用评估机制。合理构建医院信息化、区域卫生信息化等不同种类信息化发展应用评价指标，开展信息化建设、应用、效能等方面的调查与评价，公示信息化项目建设关键信息，发布北京地区全民健康信息化建设状况白皮书，开展“健康北京、智慧服务”展评，以评促建，提升信息化建设效益。

建立数据管理机制。按照国家和行业主管部门关于数据资源基础库和大数据的要求，制定全民健康数据采集管理、共享与应用、信息资源保护等有关管理制度，建立健全数据资源管理机制，促进数据资源整合共享和利用。

（二）建设融合、共用的信息化基础体系

1．完善互联互通的卫生专网 以政务网为主，互联网、移动互联网为辅，完善卫生专网建设，网络带宽满足应用需求，实现全市各级各类医疗卫生和计生机构信息系统互联互通，为信息化应用提供基础保障。

2．集约建设云计算基础设施 按照市、区政府信息化主管部门要求，统筹规划、集约建设医疗卫生行业信息系统应用所需的云计算基础设施（医疗健康云），或利用政府政务云基础设施，推动应用系统逐步迁移到政府政务云和医疗健康云。

3．完善市、区两级区域全民健康信息平台 按照国家关于省统筹区域全民健康信息平台功能指引并结合实际情况完善市全民健康信息平台，推进区级全民健康信息平台建设和应用，通过市、区两级信息平台，连接各级各类卫生机构，促进不同业务信息体系交互，实现系统互联互通、信息共享和业务协同，统筹管理各类卫生与健康信息资源，支撑医疗卫生数据应用和共享，实现业务数据的一点采集、多点利用，推动市全民健康信息平台与国家平台的对接，实现数据统一上报。平台建设符合国家和北京卫生与健康信息化相关标准，并达到国家区域卫生信息互联互通标准化成熟度要求。

（三）构建标准、共享的信息资源体系

1．完善医疗健康大数据资源建设 按照国家和北京标准推进医疗健康信息资源建设。围绕健康服务，整合电子病历、健康档案相关信息资源，形成覆盖居民生命全周期的电子健康档案，建设电子病历、健康档案数据中心，为疾病诊治、健康管理、卫生决策提供有效的支撑；围绕卫生综合管理，进一步整合公共卫生、医疗服务、人口管理、基层卫生、药品管理等领域的信息资源，建立人口数据中心、卫生资源数据中心；鼓励建立专业医疗健康数据中心，为智能医疗卫生服务、智慧决策支持和医疗科技创新提供支持。

2．推动医疗健康大数据共享、开放与应用 以需求为导向，推动医疗健康大数据在医疗卫生体系内部及其他政府部门、科研机构的共享，推动医疗健康大数据应用成果向社会开放。推进医疗健康大数据行业应用，搭建医疗健康大数据挖掘应用平台，加强与其他专业机构的合作，开展医药卫生体制改革监测评估、卫生管理部门和医疗机构的绩效评估，加强居民健康行为、状况等分析评价。推进健康医疗临床和科研大数据应用，为精准医疗和临床智能决策支持提供基础。

（四）建立统一、协调的标准规范体系

遵从国家卫生信息化标准体系框架，结合北京全民健康信息化的实际需要，制定相应标准和规范，重点推进全民健康信息化发展评价标准、信息系统建设应用指南、信息化管理规范、信息安全标准规范等，并加强对标准的维护、宣贯落实和应用评估。

推动区域卫生信息和医院信息系统互联互通成熟度测评工作，力争80%以上的区域卫生信息平台达到国家4级及以上标准，60%的三级医院和40%的二级医院达到国家4级及以上标准。

（五）健全可信、稳健的信息安全保障体系

1．网络可信体系建设 建立以电子认证技术为基础的全市网络可信体系及可信管理新模式。建立北京市全民健康电子认证服务监管平台，加强对电子认证服务应用成效的监管，加强电子认证互联互通管理；建设全市全民健康行业可信数字身份管理体系，实现对全市卫生与健康从业人员和卫生机构基于数字证书、电子证照（执照）等多种身份凭证的可信数字身份管理；建设数据资源的网络可信体系，实现对数据的有效授权访问控制及行为抗抵赖机制，保证用户访问、处理数据的行为可管、可控、可追溯。

2．安全防护体系建设 健全全市各级各类全民健康信息系统安全防护体系。推进全市各级各类医疗卫生和计生机构关键信息基础设施保护，加强网络安全等级保护工作；建立全民健康信息保护体系，保障数据产生、存储、使用等环节的机密性、完整性、可用性，保障信息数据全生命周期安全；落实安全管理机构设置、制度、人员、建设及运维安全管理等内容；建立健全网络安全风险评估和应急工作机制，制定网络安全事件应急预案，加强演练。

（六）构建协同、高效的智慧卫生与健康应用体系

1. 深化服务和管理应用

（1）加强对公共卫生服务的信息化支持。进一步完善疾病预防控制、卫生监督执法、妇幼保健、应急指挥、精神卫生、血液管理等公共卫生信息系统，助力提高公共卫生服务能力。加强对慢性病等重点人群的信息管理、分级诊疗、综合防治等服务的信息化支持。加强妇幼保健信息化，推进妇幼出生信息与计划生育信息共享。促进院前医疗急救机构和院内医疗急救机构的信息有效衔接，建立与110、119、122等城市公共服务平台之间的联动机制。完善监督信息平台，扩大生活饮用水水质、公共场所室内空气质量、游泳池水卫生等电子监管应用范围，提高公共安全保障水平和现代化监管水平。

（2）强化对基层卫生服务的支持力度。强化以健康档案为中心的基层卫生信息服务和管理系统建设，加大系统覆盖广度和应用深度，为健康综合管理、家庭医生签约服务、分级诊疗、医防联动、便民服务、基层中医馆等社区卫生综合改革提供信息化支撑，强化对基层卫生绩效管理的信息化支持力度，通过信息系统构建市、区、机构三级精细化绩效管理体系，提高绩效管理水平和效率。推动公共卫生数据在基层卫生机构层面的共享，完善健康档案，为居民连续性和完整性服务提供支持。探索人工智能、知识库辅助决策系统在基层应用，提高社区医生的诊疗和健康服务管理水平，吸引居民主动到社区就诊，形成可持续的社区首诊良性运行模式。将村卫生室、非公基层机构纳入信息化管理。

（3）提高医疗服务的信息化水平。提高医疗机构信息化水平，支撑医药卫生体制改革，强化面向患者服务，推进医院信息系统标准化建设，加强医院信息系统集成和数据资源整合，建立统一临床数据中心，实现信息统一出口，医院按照区域卫生信息化要求完成相关功能改造，满足医院内部数据的共享利用及区域卫生信息共享需求。力争80%三级医院电子病历应用水平等级评审达到4级及以上水平。推进人工智能在医疗服务中的应用。

加强医疗服务监督和综合管理相关系统建设，加强医院医疗服务、业务运营、绩效效果等监督管理，推进市属医院对医护、药械、科教、人事等方面的精细化管理。

（4）加强对计划生育服务的信息化支持。完善生育服务信息系统建设，完善出生人口信息采集、分析、预警功能，为出生人口性别比综合治理和计划生育利益导向政策落实提供决策依据。加强流动人口计划生育信息化建设，完善流动人口移动终端信息采集工作，积极推进流动人口婚育证明电子化。

（5）加强药品管理信息化建设。完善药品采购和药品使用相关信息系统，加强药品采购与药品使用情况对接，为阳光采购、药品使用情况的监管进一步提供支撑。支持医院和基层医疗机构利用合理用药系统及智能辅助系统提高医务人员诊疗水平。

（6）推进中医药信息化发展。加强医院、社区卫生服务中心中医特色电子病历和中西医结合医疗信息系统建设，建立中医药综合信息数据库、中医辅助开方和诊断系统，建立名老中医知识库、古籍文献知识库等中医特色数据库，完善中医药信息服务。

（7）支持老年健康服务。加强对医疗、养老、健康服务一体化的养老服务体系的信息化支持，推广普及面向居家养老的老年人可穿戴设备和急救呼叫设备，加强老年人健康管理服务，支持医疗机构与养老机构的协作。

（8）加强卫生综合管理的信息化支撑。完善卫生管理决策系统、卫生人力资源管理系统、卫生财务管理系统、人体研究管理平台、电子监察平台、信用信息管理系统等，通过信息化完善监管机制、创新监管手段，实现智慧管理，全面提高监管的时效性和针对性。

2. 促进区域卫生协同

（1）支持完整有序的诊疗体系的建立。完善市、区两级区域全民健康信息平台交换共享功能，推进区域内、医联体内电子病历、电子健康档案、检查检验等信息交互与共享，推动医院之间及医院与公共卫生机构、社区卫生机构的协同合作，为基层首诊、双向转诊、急慢分治、上下联动的分级诊疗服务体系奠定基础。根据紧密型医联体与专科医联体建设需求，为连续性的医疗服务提供信息化支撑。根据区域医疗卫生业务需求，推进远程医疗、区域多学科临床会诊中心、区域医技会诊中心（心电、病理、检验、影像）等信息系统建设，为优化资源配置提供支持。

（2）支撑京津冀等跨地区协同。在京津冀协同发展框架下，研究区域内信息协同共享协作机制和医疗卫生大数据应用机制；深化区域间远程医疗服务、预约诊疗、重大疾病联防联控、采供血、卫生计生监督、流动人口生育服务、药品联合采购、跨区域医疗机构和医师

注册等业务信息化应用；京津冀地区协同开展医疗机构、医师、护士电子证照试点工作；开展远程教育和远程培训，发挥优质医学资源辐射带动作用，提高京津冀协同医疗惠民服务水平。

3. 加强信息惠民应用

（1）推进健康服务一卡通应用。按照国家卫生计生委及北京市政府的部署，实现居民健康卡和北京通卡管系统对接融合，推进北京通基本卡（居民健康卡）的标准应用，推进与医保卡、京医通、民政卡、医院内诊疗卡的应用融合，实现身份标识、信息共享和结算等惠民应用。

（2）加强惠民信息服务。各卫生计生行政部门、医疗卫生服务机构和北京12320等利用网站、微信、移动应用软件（APP）等，完善健康咨询、预约挂号和分诊、健康信息查询、医疗电子导航、办理证照等便民信息服务。整合健康相关信息资源，逐步向公民提供个人健康服务信息，支持居民自我掌握健康状况，提升居民自我健康管理水平。

（3）构建“互联网+健康医疗”服务新模式。利用信息技术创新健康医疗服务模式，鼓励社会力量参与，整合线上线下资源，优化服务流程，探索建立医院、社区、公众、第三方机构等共同参与的健康服务模式；建设适应居民多层次健康需求、上下联动、衔接互补的信息化应用服务体系。

四、保障措施

（一）加强组织领导，强化统筹协调

各级各类卫生计生机构要立足于服务首都新功能定位、服务深化医改和惠民服务、推进健康北京建设的高度，充分认识加强全民健康信息化工作的重要性和必要性，切实加强领导、精心组织、统筹谋划、完善机制、协同推进，确保规划目标如期实现。

（二）完善政策法规，营造良好环境

完善全民健康信息化工作相关的政策法规制度，营造信息系统建设、维护与应用的良好环境。完善远程医疗、“互联网+健康医疗”、隐私保护、信息共享等方面的制度建设。

（三）加强资金投入，强化考核监管

加强和保障全民健康信息化建设资金投入，拓宽筹资渠道，鼓励社会资本参与信息化建设，探索PPP、政府购买服务等多元信息化建设模式。加强对信息化项目建设过程的监管及建设效果的评估，提高资金使用效益。

（四）着力队伍建设，强化人才支撑

围绕信息系统建设、大数据应用、标准规范等重点领域，一是发挥首都各类国家级行业及跨行业团队优势，充分吸纳国家级优势人才资源参与首都全民健康信息化决策、建设和服务。二是实施信息化优秀青年人才培育工程，开展专业培训、学历教育、专项研究、学术交流等，培养复合型紧缺人才，逐步打造具有核心竞争力、高水平、多层次的人才队伍。三是探索建立符合行业规律的信息技术专业人员的职称、薪资体系，切实提高待遇、地位，激发卫生信息化人员的积极性和创新活力。

北京市2017年度卫生与人群健康状况报告

一、人口基本情况

（一）常住人口

2017年底北京市常住人口2170.7万人，比2016年减少2.2万人。其中在京居住半年以上的常住外来人口794.3万人，比2016年减少13.2万人，占常住人口的比重从2016年的37.2%降到2017年的36.6%。

（二）户籍人口

1. **人口数量** 户籍人口1359.2万人，其中男性676.8万人、女性682.4万人，非农业人口1131.7万人、农业人口227.5万人；总人口比2016年减少3.7万人。60岁及以上老年人336.4万人，占户籍人口的24.7%；65岁及以上老年人222.9万人，占户籍人口的16.4%。

2. 出生和死亡情况

（1）出生情况。户籍人口出生171305人，其中男婴88446人、女婴82856人、性别不明3人。男女出生性别比107：100。出生人数比2016年增加了23516人。户籍人口出生率12.59‰，其中男性为13.02‰、女性为12.15‰。

（2）死亡情况

1）全人群死亡情况：户籍人口死亡93154人，总死亡率6.84‰，其中男性为7.72‰、女性为5.97‰。居民标化死亡率3.54‰，其中男性为4.05‰、女性为3.05‰。户籍人口婴儿死亡率2.29‰，5岁以下儿童死亡率2.64‰，孕产妇死亡率8.17/10万。

2）性别和年龄分布：户籍人口男性死亡52462人，女性死亡40691人，性别不明1人。在全部死亡人数中，15岁以下儿童死亡人数占总死亡人数的0.7%，15～64岁组人群占20.9%，65岁及以上老年人群占78.4%。

3）主要死因分析

①总体情况：主要死亡原因仍为慢性非传染性疾病，前三位死因分别为恶性肿瘤、心脏病和脑血管病，共占全部死亡的71.7%。与2016年相比，除脑血管病和传染病死亡率下降外，其他疾病死亡率均有所上升。

恶性肿瘤：户籍居民恶性肿瘤死亡率183.76/10万，占总死亡的26.9%。肺癌、结肠直肠和肛门癌、肝癌居恶性肿瘤死亡的前三位，分别占恶性肿瘤死亡的30.7%、10.6%和9.8%。男性恶性肿瘤死亡率220.00/10万，女性为147.67/10万。男性恶性肿瘤死亡前三位是肺癌、肝癌、结肠直肠和肛门癌，共占男性恶性肿瘤死亡的55.9%；女性前三位是肺癌、结肠直肠和肛门癌、乳腺癌，共占女性恶性肿瘤死亡的46.1%。

心脏病：户籍居民心脏病死亡率179.27/10万，占总死亡的26.2%，其中慢性缺血性心脏病和急性心肌梗死占心脏病死亡的87.7%。男性心脏病死亡率为189.05/10万，女性为169.53/10万。男性心脏病死亡中慢性缺血性心脏病占心脏病死亡的53.8%，急性心肌梗死占33.0%；女性心脏病死亡中慢性缺血性心脏病占心脏病死亡的59.1%，急性心肌梗死占29.6%。

脑血管病：户籍居民脑血管病死亡率127.45/10万，占总死亡的18.6%，其中以脑血管病后遗症、脑梗死、脑出血为主，共占脑血管病死亡的96.4%。男性脑血管病死亡率为144.14/10万，女性为110.83/10万。男性脑血管病前三位死因为脑血管病后遗症（52.8%）、脑梗死（22.6%）和脑出血（21.2%），女性脑血管病前三位死因为脑血管病后遗症（51.1%）、脑梗死（25.0%）和脑出血（20.0%）。

传染病：户籍居民传染病死亡率4.40/10万，其中男性死亡率为6.10/10万、女性为2.71/10万。传染病死亡占总死亡的0.64%。传染病死亡原因以病毒性肝炎和呼吸道结核为主，共占传染病死亡的64.3%。

②性别分布：男性前三位死因是恶性肿瘤、心脏病和脑血管病；女性是心脏病、恶性肿瘤和脑血管病。

③年龄分布：0岁组的前三位死因为围生期疾病、先天异常、损伤和中毒，死亡率依次为153.53/10万、65.38/10万和10.51/10万，共占该年龄组死亡人数的82.2%。

1～14岁组的前三位死因为神经系统疾病、损伤和中毒、恶性肿瘤，死亡率依次为2.46/10万、2.07/10万和2.01/10万，共占该人群死亡人数的54.6%。神经系统疾病死亡原因主要为脑瘫，占全部神经系统疾病的60.5%；损伤和中毒中，由机动车辆交通事故、溺水和自杀造成的意外伤害死亡占59.4%；恶性肿瘤死亡原因主要以白血病、脑及神经系统恶性肿瘤为主，分别占25.8%和16.1%。

15～64岁组的前三位死因为恶性肿瘤、心脏病、脑血管病，死亡率依次为78.30/10万、38.81/10万和27.03/10万，共占该人群死亡人数的71.6%。恶性肿瘤死亡原因主要以肺癌和肝癌为主，共占39.2%；心脏病死亡原因主要以慢性缺血性心脏病为主，占41.5%。

65岁及以上组的前三位死因为心脏病、恶性肿瘤、脑血管病，死亡率依次为923.20/10万、778.60/10万和659.14/10万，共占该人群死亡人数的72.3%。心脏病死亡中，慢性缺血性心脏病占59.1%；恶性肿瘤死亡中肺癌占首位，占恶性肿瘤死亡的33.1%；脑血管病中主要是脑血管后遗症、脑梗死和脑出血，分别占脑血管病的55.2%、24.4%和16.8%。

4）死亡发生地点：户籍居民在医院内死亡占55.3%，院外死亡占44.7%。其中，在家死亡36191人，占院外死亡的87.0%。院外死亡的主要原因为心脏病和脑血管病，分别占院外死亡总数的35.0%和22.0%。

3. 四类主要慢性非传染性疾病早死概率 户籍居民30～70岁（不含70岁）主要慢性非传染性疾病的早死概率为10.8%，男性和女性重大慢性病过早死亡率分别为14.5%和7.1%。

4. 自然增长情况 户籍人口自然增长率5.75‰，

男性和女性自然增长率分别为5.30‰和6.18‰。

5. 期望寿命 户籍居民期望寿命82.15岁，其中男性79.98岁、女性84.41岁。

二、慢性非传染性疾病及相关危险因素

（一）恶性肿瘤

1. 总体情况 2016年户籍居民共报告恶性肿瘤新发病例46870例，发病率346.15/10万，2007～2016年年龄标化发病率年平均增长1.6%。

（1）发病顺位。2016年男性恶性肿瘤新发病例中肺癌发病居第一位，其次是结直肠癌、肝癌、胃癌和前列腺癌；女性中乳腺癌发病居第一位，其次是肺癌、甲状腺癌、结直肠癌和子宫体癌。

（2）性别分布。2016年恶性肿瘤新发病例中，男性23337例，发病率344.50/10万；女性23533例，发病率347.81/10万。

（3）年龄分布。恶性肿瘤发病率随年龄增长而增高，25岁以前恶性肿瘤的发病率较低，25岁后开始逐渐升高，59岁以前女性的发病率高于男性，60岁以后男性发病率高于女性。

0～14岁组共报告208例，占恶性肿瘤新发病例总数的0.4%。其中，白血病比例最高，男性共报告41例，占该年龄组男性恶性肿瘤患者的38.3%；女性共报告38例，占该年龄组女性恶性肿瘤患者的37.6%。

15～44岁组共报告5131例，占恶性肿瘤新发病例总数的10.9%。其中，甲状腺癌比例最高，男性共报告669例，占该年龄组男性患者的40.9%；女性共报告1523例，占该年龄组女性患者的43.6%。

45～64岁组共报告18820例，占恶性肿瘤新发病例总数的40.2%。其中，男性肺癌比例最高，共报告1966例，占该年龄组男性患者的22.5%；女性乳腺癌比例最高，共报告2734例，占该年龄组女性患者的27.1%。

65岁以上年龄组共报告22711例，占恶性肿瘤新发病例总数的48.5%。无论男女，肺癌的发病率均居第一位，男女肺癌占该年龄组所有恶性肿瘤的比例分别为27.8%和22.5%。

（4）地区分布。2016年城区共报告30965例，占恶性肿瘤新发病例总数的66.1%，发病率366.35/10万；郊区共报告15905例，占恶性肿瘤新发病例总数的33.9%，发病率312.60/10万。

2. 常见恶性肿瘤发病情况

（1）肺癌。2016年共报告肺癌新发病例9238例，占恶性肿瘤新发病例的19.7%。其中，男性5639例，发病率83.24/10万；女性3599例，发病率53.19/10万。肺癌发病率由2007年的55.08/10万上升至2016年的68.23/10万。

（2）乳腺癌。2016年共报告女性乳腺癌4813例，占女性恶性肿瘤新发病例的20.5%。发病率由2007年的56.45/10万上升至2016年的71.13/10万。女性乳腺癌年龄别发病率在2001年、2006年均呈45岁以上组和60岁以上组双峰分布；2016年自40岁以后发病率进入高峰期，呈现平台期分布。

（3）结直肠癌。2016年共报告结直肠癌5839例，占恶性肿瘤新发病例的12.5%。其中，男性3320例，发病率49.01/10万；女性2519例，发病率37.23/10万。发病率由2007年的30.30/10万上升至2016年的43.12/10万。结直肠癌发病率30岁以后逐渐升高，男性发病率高于女性。

（4）肝癌。2016年共报告肝癌2365例，占恶性肿瘤新发病例的5.1%。其中，男性1715例，发病率25.32/10万；女性650例，发病率9.61/10万。肝癌发病率由2007年的20.46/10万降低到2016年的17.47/10万。肝癌发病率在0～1岁组有一个小高峰，1～29岁很少发病，30岁以后逐渐升高，男性发病率高于女性。

（5）胃癌。2016年共报告胃癌2442例，占恶性肿瘤新发病例的5.2%。其中，男性1638例，发病率24.18/10万；女性804例，发病率11.88/10万。发病率2007年为18.84/10万，2016年为18.04/10万，10年间变化不显著。胃癌发病率40岁以后开始升高，男性发病率高于女性。

（6）甲状腺癌。2016年共报告甲状腺癌4270例，占恶性肿瘤新发病例的9.1%。其中，男性1156例，发病率由2007年的2.63/10万上升至2016年的17.07/10万；女性3114例，发病率由2007年的8.64/10万上升至2016年的46.02/10万，顺位由2007年的第九位升至2016年的第三位。甲状腺癌发病率自20岁以后快速升高，在40岁～组达到顶峰，55岁以后发病率逐渐下降。

（7）前列腺癌。2016年共报告前列腺癌1416例，占男性恶性肿瘤新发病例的6.1%。发病率由2007年的13.15/10万上升至2016年的20.90/10万。男性前列腺癌发病顺位由2007年的第八位升至2016年的第五位。男性前列腺癌主要发生于高年龄组，其发病率在55岁以前很低，55岁以后快速升高。

（8）子宫体癌。2016年共报告子宫体癌1267例，占女性恶性肿瘤新发病例的5.4%。发病率由2007年的11.96/10万上升至2016年的18.73/10万。子宫体癌发病率自25岁以后逐渐升高，到55岁组达到高峰，之后逐

渐下降。

（9）宫颈癌。2016年共报告宫颈癌640例，占女性恶性肿瘤新发病例的2.7%。发病率由2007年的8.11/10万上升至2016年的9.46/10万。

（10）淋巴瘤。2016年共报告淋巴瘤1358例，占恶性肿瘤新发病例的2.9%。其中，男性764例，发病率11.28/10万；女性594例，发病率8.78/10万。淋巴瘤发病率由2007年的8.51/10万上升至2016年的10.03/10万。45岁以前淋巴瘤的发病率较低，45岁以后明显升高。

3．恶性肿瘤患者生存状况 恶性肿瘤2012年新发病例的5年生存率居前三位的依次为甲状腺癌（95.0%）、子宫体癌（81.4%）及女性乳腺癌（81.1%）。

（二）急性冠心病事件

1．发病率 2016年25岁以上户籍居民发生急性冠心病事件36865人次，标化发病率224.45/10万。男性发病率294.72/10万，女性为159.23/10万。随着年龄增加，发病率升高。

2．住院患者30天病死率和住院病死率 2016年25岁及以上户籍居民急性心肌梗死患者发病后30天病死率为30.8%，其中男性30.0%、女性33.1%。住院的急性心肌梗死患者在住院期间病死率为10.8%，其中男性10.6%、女性11.3%。

（三）急性脑卒中事件

1．发病率 2016年户籍居民发生急性脑卒中事件84973人次，标化发病率380.81/10万，比2015年上升3.3%。男性急性脑卒中事件标化发病率469.79/10万，女性为287.48/10万。随着年龄增加，发病率增高。

2．住院患者30天病死率和住院病死率 2016年户籍居民急性脑卒中事件30天病死率3.4%，住院病死率2.5%。

（四）口腔疾病

2017年北京市12岁儿童恒牙患龋率31.6%，男性为26.3%、女性为36.9%；龋均为0.66，男性为0.51、女性为0.81；充填率为43.6%，男性为42.7%、女性为44.2%。

三、传染病发病情况

（一）总体情况

2017年北京市共报告甲、乙、丙类传染病25种，报告发病132588例，发病率610.19/10万。发病率居前十位的病种依次为：其他感染性腹泻病、流行性感冒、手足口病、痢疾、肺结核、梅毒、猩红热、病毒性肝炎、流行性腮腺炎和淋病，占报告发病数的99.0%。流行性感冒由2016年的第三位升至2017年的第二位。

甲、乙类传染病报告发病率139.61/10万，丙类传染病报告发病率470.58/10万。

（二）常见传染病

1．病毒性肝炎 新发病例788例，发病率3.63/10万，其中甲肝174例、乙肝194例、丙肝76例、戊肝319例、未分型肝炎25例。

全人群乙肝病毒表面抗原（HBsAg）阳性率降至2.7%，25岁以下人群降至1%以下，5岁以下儿童HBsAg流行率保持在1%以下。

2．艾滋病 报告现住址为北京市的艾滋病病毒感染者及患者3117例（京籍734例、非京籍2383例），其中新增感染者及患者2919例。新增艾滋病病毒感染者2371例，其中京籍573例、非京籍1798例；新增艾滋病患者548例，其中京籍161例、非京籍387例。既往艾滋病病毒感染者转化为艾滋病患者198例。

新增现住址为北京市的艾滋病病毒感染者及患者中，以15～54岁青壮年为主，共2742例，占93.9%。15～24岁年龄组感染者及患者传播途径以性接触传播为主，其中同性传播456例、异性传播69例。新增现住址为北京市的学生病例131例，以男性为主，占96.18%；传播途径以性传播为主，其中同性传播113例、异性传播16例；15～24岁年龄组感染者及患者为108例。

新增现住址为北京的艾滋病病毒感染者及患者中，经性传播2878例（同性传播2276例、异性传播602例），其中京籍725例、非京籍2153例；经注射吸毒传播32例，其中京籍7例、非京籍25例；母婴传播1例，为非京籍；传播途径不详8例，其中京籍2例、非京籍6例。

截至2017年底，现住北京市且存活的艾滋病病毒感染者及患者17421例，其中艾滋病病毒感染者12586例、艾滋病患者4835例，京籍4640例、非京籍12781例。北京市累计报告艾滋病病毒感染者及患者死亡病例517例，其中2017年死亡44例。

2017年共检测艾滋病病毒抗体5065677人份，总体阳性检出率0.71‰。艾滋病哨点共监测36360人。

3．肺结核 新登记管理肺结核（包括单纯性结核性胸膜炎）患者6058例，新登记率27.9/10万。其中男性占64.3%、女性占35.7%，15～34岁年龄组患者占比为43.1%，京籍患者占58.3%、非京籍患者占41.7%，涂阳患者比例为28.1%。2016年登记管理的京籍和非京籍肺结核病患者的治疗成功率分别为86.1%和88.6%。

4. 流感样病例 2017年9月1日至2018年3月31日（2017～2018年流感流行季），在北京市144家二级及以上医疗机构门诊、急诊就诊的28266163人次中，累计发现流感样病例601099例，流感样病例百分比为2.1%。

5. 手足口病 报告病例19987例，无死亡病例，发病率91.98/10万，比2016年下降34.0%。其中，男性11955例、女性8032例，5岁及以下儿童占发病数的82.5%。报告手足口病病例较多的月份主要集中在5～11月，发病高峰为7月和11月。

6. 痢疾 报告病例8215例，占甲、乙类传染病报告总病例数的67.70%，发病率37.81/10万。痢疾发病的季节分布明显，病例从5月开始上升，7月达发病高峰（报告病例1338例，占全年病例数的16.3%），8月开始下降。

7. 麻疹 报告麻疹确诊病例65例，报告发病率2.99/100万，无死亡病例。0岁组发病率最高，京籍与非京籍病例比为100：81。

四、残疾人口状况

2017年新增办证的残疾人34191人，累计办证的残疾人511915人。持证残疾人口中，肢体残疾所占比例最高，占56.4%；其次是视力残疾（10.8%）、精神残疾（10.1%）、智力残疾（9.9%）、听力残疾（7.2%）、言语残疾（0.6%）和多重残疾（5.0%）。

持证残疾人口中，男性占54.2%、女性占45.8%；居前三位的年龄组依次为60岁～组（30.0%）、50岁～组（28.1%）、70岁～组（13.0%）；占比居前三位的地区依次为朝阳区（10.3%）、丰台区（8.3%）、西城区（8.1%），比例最低的区为石景山区（3.9%）。

五、精神疾病

（一）总体情况

2017年北京市社区累计登记在档的严重精神障碍患者73623例，新登记建档严重精神障碍患者10707例。

（二）新确诊病例

开展精神疾病诊疗业务的医疗机构上报的新诊断严重精神障碍患者中，京籍10233例、非京籍474例。

1. 病种分类 上报新诊断的患者中以精神分裂症为主，3173例，占全部新诊断患者的31.3%；其次为双相情感障碍患者，2314例，占22.8%。

2. 性别分布 医疗机构上报新诊断的严重精神障碍患者中，男性5375例、女性5332例。男性中精神发育迟滞伴发精神障碍患者最多，2047例；女性中精神分裂症患者最多，1737例。

3. 年龄分布 医疗机构上报新诊断的严重精神障碍患者中，40～59岁年龄段所占比例最高，占新诊断患者的37.8%。

4. 地区分布 上报新诊断的严重精神障碍患者中，城区6845例、郊区3862例。城区患者中精神发育迟滞伴发精神障碍比例最多，占37.8%；郊区患者中精神分裂症比例最多，占35.8%。

（三）免费服药情况

2017年底在档的73623例严重精神障碍患者中，享受门诊免费服药的患者36076人，免费服药率49.0%。

六、儿童青少年健康状况

（一）学龄前儿童

1. 出生缺陷 户籍人口围产儿出生缺陷发生率14.22‰，非京籍围产儿出生缺陷发生率27.40‰。

2. 新生儿先天遗传代谢性疾病 筛查新生儿263077人，筛查率99.6%，确诊患者270人，其中先天性甲状腺功能低下182人，高促甲状腺激素血症48人，苯丙酮尿症40人。

3. 低出生体重儿 户籍人口低出生体重儿发生率4.2%。

4. 母乳喂养 户籍人口新生儿母乳喂养率96.4%，比2016年下降0.1%，其中纯母乳喂养率73.6%。6个月内婴儿母乳喂养率93.1%，其中纯母乳喂养率76.0%。

5. 与营养有关的常见疾病 0～6岁户籍儿童贫血患病率2.6%。5岁以下儿童低体重患病率0.19%，生长迟缓患病率0.25%，消瘦患病率0.27%，肥胖率3.5%。

（二）中小学生健康

1. 生长发育水平

（1）身高。2016～2017学年度，17岁年龄组男生平均身高175.7cm，女生平均身高163.2cm。6～17岁男生和女生身高比2015～2016学年度平均增长0.17cm

和0.08cm，其中13岁男生年龄组和9岁女生组增幅最大，分别增长0.54cm和0.34cm。

（2）体重。2016～2017学年度，17岁年龄组男生平均体重72.9kg，女生平均体重58.2kg。6～17岁男生和女生体重比2015～2016学年度平均增长0.16 kg和0.07 kg，其中男生12岁和女生9岁增幅最大，分别增长0.50kg和0.41kg。

（3）肺活量。2016～2017学年度，17岁年龄组男生平均肺活量4335.7ml，女生平均肺活量3012.2ml。6～17岁男生和女生肺活量比2015～2016学年度平均增长7.5ml和9.8ml。

2. 学生体质 2017年，中小学生体质健康测试及格以上比例达93.0%，良好率50.0%，优秀率13.0%；分别比2016年提高0.1%、6.0%和6.0%。

3. 学生常见病

（1）沙眼。2016～2017学年度，中小学生沙眼检出率0.07%，其中男生0.06%、女生0.08%，城区0.02%、郊区0.14%。

（2）缺铁性贫血。2016～2017学年度，中小学生缺铁性贫血检出率2.4%，其中男生1.8%、女生2.9%，城区2.0%、郊区3.0%。

（3）视力不良。2016～2017学年度，中小学生视力不良检出率58.6%，其中男生55.9%、女生61.6%，小学46.8%、初中78.0%、普通高中89.0%、职业高中71.0%，城区61.3%、郊区54.6%。

小学阶段：小学一年级学生视力不良检出率31.6%，视力不良检出率随年级的升高而上升，小学六年级为69.4%。

初中阶段：视力不良检出率随年级升高而上升，初一年级学生为72.6%，初三年级为83.5%。

高中阶段：高一年级学生视力不良检出率为87.2%，高三年级为90.7%。职业高中视力不良检出率低于普通高中，职高一年级为69.0%，职高三年级为73.7%。

（4）肥胖。2016～2017学年度，中小学生肥胖检出率16.8%，其中男生21.0%、女生12.1%，小学17.7%、初中16.0%、普通高中13.2%、职业高中15.4%，城区15.1%、郊区19.3%。

小学阶段：肥胖检出率小学一年级为18.4%，六年级为17.2%。

中学阶段：肥胖检出率呈下降趋势，初中一年级最高（17.1%），高三年级最低（13.3%）。

（5）恒牙龋齿。2016～2017学年度，中小学生恒牙患龋率15.9%，其中男生12.8%、女生19.3%，城区16.9%、郊区14.3%。恒牙患龋率随年龄增长呈上升趋势，小学生恒牙患龋率9.7%、初中学生为25.1%、高中生为31.6%。

中小学生恒牙龋均为0.30，其中男生0.23、女生0.39，城区0.33、郊区0.26。恒牙龋均随年龄的增长而增高，小学生0.16、初中学生0.48、高中学生0.71。

中小学生恒牙龋齿充填率为49.7%，其中男生45.3%、女生52.5%，城区58.1%、郊区32.9%，小学生45.7%、初中学生47.6%、高中学生56.7%。

4. 健康相关环境因素

（1）教室人均面积。2017年，中小学校教室人均面积合格率87.7%，其中城区83.6%、郊区91.2%。

（2）教室温度。中小学校教室温度合格率97.4%，其中城区99.1%、郊区96.1%。

（3）教室二氧化碳浓度。中小学校教室二氧化碳浓度合格率89.9%，其中城区91.4%、郊区88.7%。

（4）教室噪声。中小学校噪声合格率97.3%，其中城区96.2%、郊区97.7%。

（5）消毒合格率。对19家学校医务室进行监测，消毒合格率95.7%，其中压力蒸汽灭菌器、消毒剂、一次性医疗用品和污水污物的消毒合格率100%，空气、物表、手和紫外线灯的合格率分别为96.0%、94.6%、95.7%和92.9%。对729家托幼机构进行监测，消毒合格率94.9%，其中空气、餐饮具、手和物体表面消毒合格率分别为96.4%、96.8%、89.1%和95.7%。

七、健康素养

（一）日常保健行为素养

2015年北京市居民日常保健行为素养水平为11.7%，比2012年（8.5%）提高37.6%。其中，男性为11.2%、女性为12.2%，城市为12.1%、农村为8.7%。

30～49岁年龄组居民日常保健行为素养水平高于其他年龄组；30～39岁组和60～69岁组男性高于女性，其他年龄组均为女性高于男性。

（二）安全与急救素养

2015年北京市居民安全与急救素养水平为68.0%，比2012年（63.5%）提高7.1%。其中，男性为66.2%、女性为70.0%，城市为69.4%、农村为59.6%。

30～39岁组居民安全与急救素养水平较高；50～59岁组男性高于女性，60～69岁组性别间差异不明显，其他年龄组均为女性高于男性。

（三）传染病预防素养

2015年北京市居民传染病预防素养水平为46.4%，

比2012年（42.6%）提高8.9%。其中，男性为45.9%、女性为46.9%，城市为47.6%、农村为38.5%。

30～39岁组居民传染病预防素养水平最高；40～49岁组和50～59岁组男性高于女性，其他年龄组均为女性高于男性。

（四）慢性病预防素养

2015年北京市居民慢性病预防素养水平为32.9%，比2012年（19.6%）提高67.9%。其中，男性为32.1%、女性为33.7%，城市为33.8%、农村为27.3%。

30～39岁组居民慢性病预防素养水平最高；50～59岁组、60～69岁组不同性别间相差不大；除15～19岁组，其他年龄组均为女性高于男性。

八、医疗卫生服务

（一）经费投入

2017年北京市财政为公立医院拨款1372180万元，基层医疗卫生机构财政拨款510052万元，公共卫生拨款399753万元。

（二）机构及人员数量

1. 机构数量 北京市有医疗卫生机构10986家，其中医疗机构10843家、疾病预防控制机构28家、卫生监督机构18家、医学科研机构28家、采供血机构4家、其他卫生机构65家。

2. 人员数量 北京市卫生人员总数为346255人，其中卫技人员276969人。执业（助理）医师105732人，每千常住人口执业（助理）医师4.9人；注册护士123158人，每千常住人口注册护士5.7人。医院人员总数为254150人，其中卫技人员207457人。基层医疗卫生机构人员总数为70802人，其中卫技人员54937人。社区卫生服务机构人员总数为35174人，其中卫技人员29145人。疾病预防控制机构人员总数为3717人，其中卫技人员3073人。

（三）诊疗服务

1. 床位数 北京市医疗机构编制床位127845张，实有床位120557张。其中，医院编制床位117867张，实有床位113576张；社区卫生服务中心编制床位6528张，实有床位4383张。每千常住人口医疗机构编制床位5.9张，实有床位5.6张。

2. 床位使用率 医疗机构编制床位使用率72.6%，实有床位使用率80.5%。其中，医院编制床位使用率76.1%，实有床位使用率82.5%；社区卫生服务中心（站）编制床位使用率19.9%，实有床位使用率31.9%。

与2016年相比，地方医疗机构编制床位使用率和实有床位使用率均上升0.6个百分点，医院编制床位使用率和实有床位使用率均上升0.5个百分点。

3. 诊疗人数 医疗机构诊疗23884.4万人次，出院383.0万人次。

4. 平均住院日 医疗机构平均住院日9.5日。

5. 人均医疗花费 二级以上公立医院门诊患者次均医药费508.4元，去除物价上涨因素，比2016年增加10.0%；其中门诊次均药费262.3元，比2016年下降3.5%。住院患者人均医药费用21888.4元，比2016年增加2.2%；其中住院患者人均药费5735.7元，比2016年减少15.0%。

6. 医药分开综合改革情况 2017年4月8日，北京市实施医药分开综合改革，在北京市3700余家医疗机构通过设立医事服务费和调整医疗服务价格，促进分级诊疗体系建设。改革以来，北京市三级、二级医院门急诊诊疗人次较上一年减少11.7%和2.3%，一级医院及基层医疗卫生机构诊疗量增长16.4%，城区部分社区卫生服务机构诊疗量增加20%以上；三级医院平均住院日8.6天，与2016年同期相比减少0.7天；药价整体下降8.8%，二、三级医院药占比从改革前的43%下降到34%，改革后累计节约医药费用67.4亿元；城乡医疗保险患者个人负担总体平稳，社会救助对象门诊、住院和重大疾病救助政策范围内人均负担减少了30%左右。调查显示，91.7%的患者支持医药分开综合改革，90%以上的患者对就医状况表示满意。

北京市完善医疗卫生机构分工协作机制，健全完善分级诊疗政策体系，推进65个综合医联体与专科医联体建设。启动紧密型医联体建设试点，各区以医联体核心医院及其他综合或专科医院为骨干，已成立26个紧密型医联体，包括26家核心医院和95家合作医院。提高对低收入群体的医疗救助，门诊和住院费用报销比例提高10个百分点，封顶线提高一倍。

7. 急救 新建及调整急救站33个，累计急救站达323个，全年总出车超过73.8万次，急救呼叫满足率85.2%。120及999急救网络共接诊约70万人次，其中普通患者60.6万人次、危重患者9.3万人次。前五位急救疾病依次为循环系统疾病、损伤和中毒、呼吸系统疾病、消化系统疾病和神经系统疾病。

8. 体检

（1）健康体检。北京市具有健康体检服务资质的医疗机构229家。

（2）专项体检。机动车驾驶员体检426794人，体检合格率99.2%；残疾人机动轮椅车驾驶员体检702人，体检合格率94.0%；药品从业人员体检13024人，体检合格率96.8%；教师资格认定体检18271人，体检合格率99.7%。

高招体检：高招体检59152人，其中男性28379人、女性30773人，完全合格6134人、基本合格53013人、不合格5人。重大异常指标检出率前五位依次为视力不良、身高不足（男生低于170cm，女生低于160cm）、肥胖、超重、体重过轻。

中招体检：中招体检76806人，其中男性40248人、女性36558人，完全合格12792人、基本合格64008人、不合格6人。重大异常指标检出率前五位依次为视力不良、肥胖、超重、色觉异常、身高不足（男生低于160cm，女生低于150cm）。

（四）公共卫生服务

1. 社区卫生服务

（1）机构设置。已建成社区卫生服务中心337家，其中正常运行333家；已建成社区卫生服务站1936家，其中正常运行1594家。

（2）人员配置。社区卫生服务机构在岗人员36472人，其中医生12772人（其中全科医生5927人）、护士8351人、专职防保人员3374人。

2013～2017年社区卫生服务机构人员队伍呈增长趋势，职工总数5年平均增长速度为2.9%。

（3）诊疗服务。社区卫生服务机构诊疗5913.6万人次，其中门急诊5881.6万人次。门诊5800.1万人次，其中门诊全科3940.2万人次、中医门诊1183.6万人次。

（4）居民健康档案。社区卫生服务机构共建立居民健康档案1745.6万份，其中电子健康档案1718.6万份，电子健康档案建档率79.2%；使用过的健康档案846.7万份，健康档案使用率48.5%。

（5）家庭医生签约服务。截至2017年底，社区卫生服务机构家庭医生签约服务累计签约451.0万户865.4万人，重点人群签约504.7万人。

（6）家庭保健员培养。截至2017年底，社区卫生服务机构已累计培养家庭保健员21.8万余名。

2. 疫苗接种 北京市纳入常规免疫规划和应急接种的疫苗可预防疾病共17种，包括结核、乙型病毒性肝炎、甲型病毒性肝炎、脊髓灰质炎、百日咳、白喉、新生儿破伤风、麻疹、风疹、流行性腮腺炎、流行性乙型脑炎、流行性脑脊髓膜炎、水痘、流行性出血热、炭疽、钩端螺旋体及季节性流感等疾病。常规免疫共接种6197188人次，二类疫苗接种1991540人次。

3. 妇幼保健

（1）分娩人数。活产242811人，比2016年减少13.1%。

（2）婚前医学检查。婚前医学检查率12.8%，比2016年提高23.1%。

（3）产前筛查与产前诊断。孕中期血清学筛查覆盖率62.4%，孕中期超声筛查覆盖率95.9%，21-三体综合征（唐氏综合征）筛查覆盖率78.4%，严重出生缺陷患儿的产前诊断率为64.4%。预产期高龄孕妇比例为23.2%，建册孕妇高危比例为65.3%，活产儿中高危产妇比例为68.7%。

（4）剖宫产率。剖宫产率41.0%，比2016年增加5.7%。

（5）婚前及孕产期传染病筛查和治疗。婚前检查共筛查39510人，筛查出HIV感染者3名，均为男性。

孕产期保健共对239205名孕产妇进行了HIV、梅毒和乙肝检测，检测率为99.79%。确诊HIV感染产妇45例，其中41例应用了抗病毒药物；分娩活产45例，应用了抗病毒药物43例。确诊梅毒感染产妇284例，其中应用抗生素治疗263例；需要预防性治疗儿童215例，实施预防性治疗179例。乙肝表面抗原阳性孕产妇所娩活产7415人，其中乙肝免疫球蛋白治疗7414例。

（6）围孕期叶酸增补。共为34689名妇女发放了叶酸，服药率和服药依从率分别为98.4%和70.4%。

4. 癌症筛查

（1）宫颈癌筛查。为305988名适龄妇女提供免费宫颈癌筛查，宫颈癌筛查覆盖率19.3%；检出宫颈癌前病变665人，癌前病变检出率217.33/10万；宫颈微小浸润癌3例、宫颈浸润癌9例，宫颈癌检出率3.92/10万。

（2）乳腺癌筛查。为327472名适龄妇女提供免费乳腺癌筛查，乳腺癌筛查覆盖率20.7%；检出乳腺癌前病变12人，癌前病变检出率3.66/10万；乳腺微小浸润癌24例、乳腺浸润癌144例，乳腺癌检出率51.30/10万。

5. 口腔卫生服务

（1）幼儿乳牙龋病预防。为1488所幼儿园的358051名学龄前儿童进行了口腔检查，提供免费氟化泡沫预防龋齿服务514795人次。

（2）学龄儿童恒牙龋病预防。为268865名儿童提供免费窝沟封闭服务，封闭恒磨牙270440颗。

6. 住院严重急性呼吸道感染（SARI）病例监测 2017年9月1日～2018年3月31日（2017～2018年流感流行季），累计发现SARI病例2779例，SARI病例百分比为15.6%。流感病毒核酸阳性率为16.0%，其中甲型

H1N1流感病毒核酸阳性占37.1%、甲型H3N2亚型流感病毒核酸阳性占25.2%、乙型Victoria系流感病毒核酸阳性占0.7%、乙型Yamagata系流感病毒核酸阳性占36.6%、甲型与乙型混合感染占0.4%。无禽流感H5、H7亚型阳性病例检出。SARI病例中流感活动高峰时间与上一流行季相同，峰值高于上一流行季，与门急诊病例监测结果一致。

7. 呼吸道传染病病原学监测 呼吸道传染病病原谱构成中前五位依次为：流感病毒占26.9%，肺炎支原体20.1%，副流感病毒13.5%，鼻病毒9.3%，肠道病毒6.6%。其中，儿童呼吸道感染病原谱前五位依次为：副流感病毒18.3%，肺炎支原体17.0%，流感病毒15.7%，肠道病毒11.0%，呼吸道合胞病毒9.0%；成人呼吸道感染前五位依次为：流感病毒32.8%，肺炎支原体21.7%，副流感病毒10.9%，鼻病毒9.4%，冠状病毒6.8%。呼吸道病原体流行季节为冬春季，流行高峰期在12月至次年1月，以流感病毒流行为主。

8. 碘缺乏病监测

（1）碘盐监测。碘盐覆盖率91.5%，碘盐合格率94.0%，居民合格碘盐食用率86.0%，食盐碘含量中位数为22.0mg/kg。

（2）重点人群碘营养状况监测。育龄妇女尿碘中位数为150.0μg/L，孕妇尿碘中位数为137.6μg/L，成年男性尿碘中位数为152.1μg/L，8～10岁学生尿碘中位数为174.0μg/L。

9. 北京市卫生计生热线

（1）服务请求类别。2017年北京市卫生计生热线（12320）服务中心共接到各类服务请求493410件，与2016年相比增长2.0%。其中电话呼入量270094件，呼出量64125件，语音自助服务、语音留言及传真服务82250件，短信、网站留言、邮件和在线回复21741件，微信55200件。

（2）咨询受理量。12320共受理各类咨询227193件，其中咨询最多的是寻医问药问题56626件，其次是预防接种问题26689件，第三是计生问题23171件。

（3）诉求受理量。受理各类诉求32781件，其中公共卫生类13799件、医疗卫生类18982件。公共卫生类诉求中，前三位为：控烟举报投诉11662件、医政管理1130件、公共场所696件。医疗卫生类诉求中，前三位为：投诉9429件、建议8326件、表扬1167件。医疗卫生投诉中，前三位为：医疗服务管理8541件、医药分开综合改革327件、预约挂号178件。

（4）12320网站、新媒体、健康广播情况。12320网站总点击量2034901次。点击量排前三位的栏目是：热点新闻566474次，留言板452479次，门诊信息429986次。

官方微博“@北京12320在聆听”共发布微博4234条，互动总量14.78万次，新浪微博粉丝量为189.47万。

12320微信用户1.86万人，共推送健康科普类文章69篇，提供自助服务4561次，向公众发送健康提示和职能宣传短信1200余万条。联手北京人民广播电台的新闻广播节目，每周向听众宣传卫生政策、普及健康防病知识，共制作45期。

（5）戒烟干预服务量。12320与北京市社区卫生服务管理中心合作开展电话和短信综合戒烟服务试点工作，试点社区向12320转介戒烟者319人，其中进入戒烟干预流程96人，两周戒烟68人；12320接到主动报名戒烟者198人，其中进入戒烟干预流程105人，两周戒烟63人。共拨打戒烟干预电话2676通，发送戒烟干预短信7918条。

10. 健康传播活动

（1）媒体宣传。报刊：市属报刊《健康》《健康咨询报》《健康少年画报》《北京科技报》等，刊登健康政策和健康知识稿件288篇，累计50余万字。市属新闻报刊单位播发健康促进新闻21篇，照片40余张。

出版物：12家市属出版单位出版了40余种1000余万字健康类图书。

电台：北京电台报道医药卫生体制改革、医疗卫生和大众健康等相关新闻360余条，总时长约20小时；在爱家、体育、故事、交通、文艺、城管广播等6个频率开设涉及健康、养生、防病知识的日常节目10档，全年共播出740期，节目总时长约2500小时。北京电台策划制作系列访谈《医改路上》共13期，同步网络推送，视频累计访问量超过180万，图文新闻累计点击量近40万。

电视台：北京电视台新闻节目中心播发健康促进新闻报道超过500条。北京电视台设立《养生堂》《我是大医生》《健康北京》等健康栏目，共计800期，1000小时。播出“一切为了孩子——2017年世界艾滋病日公益音乐会”“为爱重塑”等大型公益项目，收获8000万人次的关注。组织“全民健康学院”等地面健康宣传活动，同步网络直播科普专题，单次浏览量达几十万人次。

新媒体：22家市属医院院长做客直播，北京广播网、北京时间、腾讯视频、新浪直播、网易健康、今日头条、凤凰新闻7家平台同步直播，视频点击量超过600万，其中北京时间针对北京市新医改方案和医疗健康领域相关活动推出直播、短视频及图文等报道200余条。市疾控中心主任微博、北京健康教育官方微博矩阵累计粉丝150万，全年共发布微博近4.5万条，阅读量超过1000万人次；北京健康教育官方微信矩阵发布微信8217条，阅读量近800万人次。在健康素养主题推广活动中，北京健康教育官方微博矩阵发布微博162条，总阅读量348万人次；其他社会单位健康教育网络发布微博1.5万条，总阅读量超过204万人次。北京健康教育官方微信矩阵发布微信160篇，总阅读量超过10万人次；其他各级单位发布4231篇，总阅读量137万人次。

（2）健康咨询活动。北京市各级医疗卫生机构及健康教育专业机构共举办公众健康咨询活动8003次，直接受众96.9万人次。市疾控中心在全市举办大型健康素养主题宣传活动69场，直接受众20万人次。

（3）健康传播材料制作。北京市各级健康教育专业机构制作并播放电视节目824期，在报纸上发表科普文章372期。其中，市疾控中心刊发报纸健康专版36期，受众650万人次，制作并播放广播节目308期；基层医疗卫生机构播放音像资料12952种，制作健康教育宣传栏面积22350平方米，更新13548次。各级各类医疗卫生机构及健康教育专业机构开发制作各类宣传品20001种，印制801万份。

（4）健康大课堂。北京市各级健康教育专业机构共举办各级各类健康大课堂24041场，其中市疾控中心举办40场，区级疾控中心举办121场，各级医院举办5069场，社区卫生服务中心（站）举办18811场。各级健康大课堂直接受众超过200万人次，间接受众数千万人次。

（五）计划生育

2017年户籍人口已婚育龄妇女2310017人，户籍人口政策内生育105186人，户籍人口计划生育政策符合率99.3%。成功办理生育登记234204例，其中一孩136842例、二孩97362例，京籍150808例、非京籍83396例，互联网及手机端办理62677例、现场办理171527例。

（六）社会保障

1. 基本医疗保险 参加城镇职工基本医疗保险1569.16万人，其中在职职工1282.95万人、退休人员286.21万人；参加城镇居民医疗保险202.24万人，其中城镇老年人19.87万人、无业居民3.21万人、学生儿童179.16万人。

2. 新型农村合作医疗 参加新型农村合作医疗1868832人。

3. 低保服务 民政部门资助参保76398人，直接救助129921人次，其中住院救助31317人次、门诊救助98604人次。

城市低保47031户78341人，农村低保27317户44032人。五保供养人员4503人，其中集中五保供养人员1640人、分散五保人员2863人。救助生活无着人员177133人次。全市城乡低保标准一致，城市和农村低保人员每月标准均为900元。

4. 养老服务 有养老机构516家，养老床位12.62万张（其中运营床位10.3万张），年末在院老人收养人数为8.8万人（含军休离退休老干部4.6万人）。

北京市出台社会办养老服务机构扶持政策，建设阶段给予每张床位40000～50000元资金支持；运营阶段，每收住1名老人给予每月300～500元补贴，每收住1名低保低收入、计划生育困境家庭、失能老人、高龄老人及残疾人，市级财政给予每月400～1200元补贴。

九、健康环境状况

（一）空气质量

1. 空气质量监测 2017年北京市空气质量达标（优和良）天数为226天，空气重污染（重度和严重污染）天数为23天。

空气中细颗粒物（$PM_{2.5}$）年平均浓度值为58 μg/m³，超过国家标准0.66倍；二氧化硫（SO_2）年平均浓度值为8 μg/m³，达到国家标准；二氧化氮（NO_2）年平均浓度值为46 μg/m³，超过国家标准0.15倍；可吸入颗粒物（PM_{10}）年平均浓度值为84 μg/m³，超过国家标准0.20倍。一氧化碳（CO）24小时平均第95百分位浓度值为2.1mg/m³，达到国家标准。臭氧（O_3）日最大8小时滑动平均的第90百分位浓度值为193 μg/m³，超过国家标准0.21倍。

2. 煤炭质量检测 对煤炭生产企业监督抽查，抽取煤炭样品333批次，抽样合格率98.8%。

（二）饮用水

1. 水源地水质 集中式饮用水源地水质符合国家饮用水源水质标准，达标率100%。密云水库和怀柔水库均符合地表水饮用水源地水质标准要求。

2. 饮用水卫生 市政自来水厂出厂枯水期合格率97.1%、丰水期合格率100%，全年出厂水合格率98.5%。末梢水合格率99.9%，不合格项目均为消毒剂余量指标中的余氯不达标。二次供水水箱出水合格率99.6%，不合格指标以消毒剂余量和感官性状指标为主，超标项次依次为：余氯2件、浑浊度

1件。

（三）食品与药品

1. 食品生产许可 对食品相关产品监督抽查，检测合格率97.3%。截至2017年底，北京市获得食品相关产品生产许可证的生产企业共181家。

2. 食品药品安全抽检 食品药品安全抽检样本17.2万件，重点食品监测样本15.7万件，抽检合格率99.2%；药品（含医疗器械、化妆品）抽检监测样本1.5万件，合格率99.9%。基本药物和社区零差率药品抽检合格率连续8年为100%。

3. 食品安全风险监测 对市售23类食品进行食源性致病菌监测，共监测样品2358件，其中143件样品合计检出144株致病微生物，总检出率为6.1%。

4. 食源性疾病暴发监测 食源性疾病暴发监测系统共接到食源性疾病暴发事件报告44起，报告发病321人，无死亡病例。第三季度发生暴发事件27起，发病人数占全年总发病人数的60.1%。宾馆饭店发生的食源性疾病暴发事件数占全年总起数的50.0%，发病人数占总报告病例数的42.7%。

报告的食源性疾病暴发事件中，不明原因事件所占比例最高，占50.0%；其次为细菌性致病因子导致的事件，为25.0%，主要致病因子为副溶血性弧菌；有毒植物致病因子占22.7%，主要致病因子为扁豆；化学性致病因子1起，致病因子为盐酸克伦特罗。

5. 食源性疾病病例监测 食源性疾病病例标本采集率为93.2%，散发中毒病例152例，寄生虫感染病例13例。沙门菌、志贺菌、副溶血性弧菌和致泻大肠埃希氏菌的检出率分别为3.8%、0.08%、4.8%、9.0%；共监测诺如病毒2419例，检出率14.6%。

6. 食盐销售 食用包盐销售总量64300吨，其中市区销售38117吨、郊区销售26183吨。销售低钠盐8657吨。

7. 膳食模式 2015年北京市居民人均每日谷薯类摄入量为367g，蔬菜类292g（其中深色蔬菜78g），水果101g，畜禽肉类80g，鱼虾类17g，蛋及蛋制品42g，奶及奶制品66g，大豆及坚果43g，植物油20g，盐8g。

居民平均每标准人日能量摄入量为2235.9kcal，其中城市为2306.4kcal、农村为2184.2kcal*。三大营养素的供能比为：蛋白质13.2%、脂肪34.7%、碳水化合物52.2%。

居民蛋白质平均摄入量为72.3g，城市为81.2g、农村为65.7g；脂肪平均摄入量为89.9g，城市为90.8g、农村为89.3g；碳水化合物平均摄入量为284.4g，城市为291.2g、农村为279.4g。

* 1kcal=4.186kJ

（四）公共场所卫生

1. 公共场所健康危害因素监测 2017年北京市各类公共场所健康危害因素监测总合格率为96.4%，集中空调通风系统合格率95.9%，室内$PM_{2.5}$合格率84.5%，淋浴热水嗜肺军团菌合格率96.7%。

各类公共场所总体卫生监测情况中，空气样品合格率97.2%，池水样品合格率84.3%，公共用品用具样品合格率99.1%。医院室内空气质量和游泳场所池水水质合格率较低，分别为88.4%和83.9%。

（1）室内空气质量。医院主要问题为CO_2超标，合格率82.6%；住宿场所主要问题为甲醛、空气细菌总数超标，合格率分别为91.9%和91.1%；购物场所主要问题为甲醛超标，合格率92.1%。

（2）池水水质。游泳场所主要问题为尿素和游离性余氯超标，合格率分别为63.1%和54.3%。

（3）公共用品用具。公共用品用具卫生状况监测发现，住宿、沐浴和美容美发场所大肠菌群和金黄色葡萄球菌合格率均为100%，细菌总数合格率分别为97.7%、97.3%和95.6%。

（4）集中空调通风系统。各类公共场所集中空调通风系统合格率95.9%。主要问题是送风中细菌总数、真菌总数超标，新风量不足，合格率分别为84.9%、93.3%和89.9%。

（5）公共场所室内$PM_{2.5}$。住宿、购物、影剧院场所和医院$PM_{2.5}$总合格率为84.5%。

（6）公共场所淋浴热水嗜肺军团菌。住宿、沐浴和游泳等三类场所淋浴热水嗜肺军团菌监测合格率为96.7%。

2. 冷却塔风险分级评估 公共建筑集中空调冷却塔的军团菌病平均健康风险综合指数为55.4，其中贡献率最高的为暴露人群易感风险（64.8%），其次为含菌气溶胶传播风险（57.8%），最低为冷却塔军团菌增殖风险（46.2%）。

3. 卫生监督抽检

（1）公共场所卫生抽检。公共场所内的室内空气质量总合格率为88.9%，游泳池水质总合格率为55.0%，集中空调通风系统总合格率为89.5%。

（2）公共用品用具。住宿场所公共用品用具消毒总合格率为85.9%，沐浴场所公共用品用具消毒总合格率为98.4%，美容美发场所公共用品用具消毒总合格率为94.6%。

（3）消毒产品抽检。监查消毒产品生产企业17家，抽检产品29种，抽检样品检测结果均合格。其中，第二类消毒产品生产企业9家，抽检产品14种；

第三种消毒产品生产企业8家，抽检产品15种。

（五）妇幼用品抽检

2017年共抽查妇幼用品508批次，包括儿童服装、学生装、一次性生活用纸及制品（含卫生巾、纸尿裤）、玩具、文具、服装及针织品，总体抽检合格率92.5%。

（六）病媒生物密度

1. 蚊密度 2017年北京市平均蚊密度值为1.47，其中7月上旬达到最高峰，蚊密度为2.52。在不同环境中，居民区密度值为1.63，公园绿地为1.75，医院为1.26，旅游景点为1.62，农村民房为0.79，养殖场为0.97。主要蚊种为淡色库蚊，占蚊总数的84.1%；白纹伊蚊居第二位，占14.0%；三带喙库蚊居第三位，占0.35%；中华按蚊占0.23%。

2. 蝇密度 平均蝇密度值为5.41，其中7月中旬蝇密度最高，为10.84。在不同环境中，公园绿地密度值为7.91，中小餐饮为6.06，农贸市场为5.31。主要蝇种为麻蝇，占蝇总数的47.5%；绿蝇居第二位，占13.5%；腐蝇居第三位，占12.6%。

3. 蟑螂密度 平均蟑螂密度值为0.053，其中1月蟑螂密度最高，为0.071。在不同环境中，中小餐饮密度值为0.100，居民家庭为0.074，农贸市场为0.191，宾馆饭店为0.016。主要蟑螂种类为德国小蠊。居民家庭蟑螂侵害率为14.3%。

4. 鼠密度 鼠密度值为0.20，其中8月鼠密度最高，为0.69。在不同环境与行业中，中小餐饮鼠密度最高（0.53），其次为农贸市场（0.26），畜牧场为0.25，居民区为0.20。主要鼠种为褐家鼠（82.0%）和小家鼠（18.0%）。

（七）职业危害

1. 职业危害管理 北京市职业病危害项目申报系统共申报职业危害场所12527处，其中粉尘职业危害场所4945处，化学物质职业危害场所6905处，物理因素职业危害场所5743处，其他职业危害场所276处。接触职业病危害因素劳动者179629人，其中接触粉尘53952人，接触化学物质72019人，接触物理因素66869人，接触其他职业危害因素5144人。

职业病危害申报单位5236家，其中进行职业病危害因素检测单位4683家，检测率95.0%；进行职业病危害告知单位4835家，告知率98.0%；设置职业病危害警示标识单位4781家，警示标识设置率97.0%；接触职业病危害作业劳动者职业健康检查单位4689家，体检率95.0%；开展接触职业病危害劳动者职业卫生培训4792家，培训率97.0%。

职业卫生执法检查用人单位累计8589家次，下达执法文书8716份，查出职业危害隐患8802项，处罚498.7万元。

有职业卫生技术服务机构27家，其中甲级资质14家、乙级资质13家；职业病诊断机构7家；职业健康体检机构27家。

2. 职业病诊断与农药中毒 确诊职业病1086例，其中尘肺病1008例，职业性传染病40例，职业性耳鼻喉口腔疾病14例，职业性肿瘤9例，慢性职业中毒5例，急性职业中毒3例，物理因素所致职业病3例，其他呼吸系统疾病3例，其他职业病1例。

报告农药中毒293例，死亡41例。其中生产性农药中毒9例，无死亡病例；非生产性农药中毒286例，死亡41例。

（八）烟草使用与控制

1. 控烟活动

（1）监督执法。2017年北京市卫生监督执法人员共监查各类控烟场所121621户次，合格率95.06%。责令整改不合格单位5359户次，共处罚违法单位653家，单位罚款176.67万元；处罚个人3292人，罚款17.16万元。

市工商局针对各类烟草违法行为，新增立案312起，办结326起，罚没款合计415.26万元；市交通执法总队累计处罚1093起车内吸烟违法事件；全市各级城管执法系统共出动执法人员104899人次，规范乱扔烟头人员7259人次，处罚33起，罚款共计1200元；各级烟草专卖管理部门清退校园周边100米内零售卷烟经营户1459家。

（2）控烟宣传。策划刊发控烟增刊《健康》6000册，印发控烟海报、禁烟标识、宣传册和提示卡等55万张（份），制作无烟家庭工具包1500个，在200个公交车站、100辆公交车，以及北京站、北京南站、北京西站、北京客运段和首都机场等开展多种形式的控烟宣传，公交车站、公交车有效宣传受众达5014万人次。

（3）控烟暗访。各类公共场所中有禁烟标识的占94.7%，既有禁烟标识又有举报投诉电话的占93.3%；发现有烟蒂的场所占6.7%，有烟灰缸的场所占0.9%，有人员吸烟的场所占1.3%。出租车中无禁烟标识的占39.7%，21.9%的出租车司机允许乘客在车内吸烟，2.7%的车内有烟味，0.9%的出租车司机在车内吸烟。

（4）戒烟干预。医疗卫生机构共提供简短戒烟干预服务781万人次；61家医院开设了戒烟门诊，其中有10家达到规范化戒烟门诊标准，提供首诊2375人，药物服务1549人次。12320戒烟热线提供服务20145人次。

（5）志愿者活动。有控烟志愿者14851人，全年共协助处理投诉案例4547件，巡查8063户，发放各类宣传品31万余件，总服务工时77009小时。

2. 控烟效果

（1）控烟宣传及烟草广告。2016年北京市15岁及以上成人中，有29.4%的人在报刊上看到过控烟信息，比2014年的39.6%下降25.8%；60.3%的人在电视上看到过控烟信息，比2014年的58.7%上升2.7%；48.8%的人在新媒体上看到过控烟信息；25.2%的人在广播中听到过控烟信息。

2016年北京市15岁及以上成人在销售卷烟的商店里看见烟草广告的比例为3.7%，比2014年（10.9%）下降66.1%，其中男性为3.9%、女性为3.5%；现在吸烟者为4.5%，非吸烟者为3.5%。7.0%的人看到过卷烟促销信息，比2014年下降4%；现在吸烟者看到任一种卷烟促销方式的比例为8.7%，非吸烟者为2.6%。

（2）对公共场所禁烟的态度。绝大多数成人支持在中小学校、医疗机构、大学、工作场所、餐馆和出租车完全禁烟，支持率分别为99.2%、98.9%、98.0%、97.9%、96.4%和94.7%。与2014年相比，均有不同程度提升。

（3）《北京市控烟吸烟条例》知晓情况。2016年北京市15岁及以上成人知晓《条例》中规定中小学校禁止吸烟的比例为91.7%，知晓大学、医院、餐馆、工作场所和出租车禁止吸烟的比例超过80%；知晓排队等候、酒吧和夜总会禁止吸烟的比例较低，分别为66.8%和61.6%。

（4）烟草消费。2016年北京市15岁及以上现在吸烟者购买20支卷烟花费的中位数为9.9元，与2014年（9.7元）基本持平。城市为10.0元，农村为7.0元。现在吸卷烟者购买20支机制卷烟花费中，购买5元以上不超过10元卷烟的比例最高，为41.0%；购买超过20元的比例最低，为10.1%。

2016年每月购买卷烟花费的中位数为181.3元，比2014年（159.5元）上升21.8元。城市为176.8元，农村为181.2元。男性和女性分别为181.6元和73.6元。

3. 烟草使用 2017年北京市限额以上批发和零售企业卷烟商品销售量9272940.23万支，比2016年下降1.2%。

（九）体育与健身

1. 全民健身设施 2017年完成重要民生实事项目509片专项活动场地建设工作，其中篮球场地55片、网球场地12片、多功能球场31片、乒乓球场48片、门球场19片、棋苑344片。新建1片900平方米室外制冷冰场和2片室外简易冰场，在具备条件的地点配置100件滑雪训练器，对已建成的6片冰场和1片简易冰场进行运营试点。

2. 全民健身活动 开展各类全民健身活动2.3万余项次，参与活动千万人次。组织全民健身体育节、十大群众体育国际品牌赛事、北京市体育大会、“一区一品”群众体育品牌活动、体质项目通讯赛、公园半程马拉松等市级品牌项目，社区体育、公园体育、假日体育、休闲体育、城乡体育等体育活动，大众足球赛、市民篮球赛、农民篮球赛、市民业余排球赛、京津冀龙舟比赛、冰球挑战赛等群众性赛事。

2016年11月～2017年4月，举办以“全民健身迎冬奥，快乐冰雪圆梦想”为主题的第三届北京市民快乐冰雪季，共组织群众性冰雪活动22项2312次，参与182.5万人次。其中，市级活动17项260次，参与49.4万人次；区级活动5项2052次，参与133.1万人次；激励全市461.6万人次直接前往冰雪场馆滑冰滑雪。组织冰雪公益体验课894次，参与11.28万人次；开展冰雪社会体育指导员培训184次，参与11193人；组织冰雪健身知识大讲堂843次，参与7.737万人次。2017年11月，启动第四届北京市民快乐冰雪季，内容包括100余项国际级、国家级、市级、区级冰雪赛事和活动。

3. 科学健身指导 开展各类社会体育指导员培训26期2596人，全民健身科学指导大讲堂继续联合北京体育广播推出“1025动生活”“界内界外”两档电台栏目，全年各播出700余期，其中冰雪专场节目各100余期；面授讲座38场，直接受益约10050人。

推动全民健身和全民健康深度融合工作，市体育局与市卫生计生委签订《体医融合战略合作框架协议》，在北京市体检中心尝试医疗体检与体质测试相结合的试点工作，对实验人群进行专业测评、运动管理、营养干预、健康宣教等工作。同时还开展了“阳光长城计划——城市减重活动”、健康北京周系列健身活动，以及宣传推介健身气功和中医知识。

（十）园林绿化情况

截至2017年底，北京市注册公园403个，其中城市注册公园363个（面积13830公顷）、森林公园31个、湿地公园9个。城市注册公园免费率达88.7%。

市级以上风景名胜区11个，其中国家级3个、市级8个。

公园风景区年接待游客近3.4亿人次，举办文化活动450余项。

（十一）城市环境噪声

建成区区域环境噪声平均值为53.2分贝（A），道路交通噪声平均值为69.3分贝（A）。

（十二）农村改水改厕

农村自来水普及率累计达99.6%，无害化户厕改造率达98.1%。

（十三）垃圾无害化处理

生活垃圾清运量901.8万吨，日均2.47万吨，同比增长3.34%，无害化处理率99.9%，资源化率57.0%。生活垃圾日处理能力达2.43万吨，其中焚烧、生化的日处理能力达1.52万吨，建设完成阿苏卫、怀柔、通州、顺义二期等焚烧发电厂。

19个街道开展了垃圾分类示范片区创建工作，共涉及527个社区的6231个垃圾分类管理责任主体，其中包括1594个小区、679个机关单位、186家医院、312所学校、3460个经营场所，覆盖人口892944户2512824人。

北京市共配发分类收集容器84627个，分类收集车辆3056辆。

（摘自人民卫生出版社《北京市2017年度卫生与人群健康状况报告》）

北京市卫生和计划生育委员会 2017年度绩效管理工作完成情况

2017年，市卫生计生委承担市政府绩效任务46项，其中主办市政府重要民生实事1项，市政府年度工作报告重点任务16项，京津冀协同发展任务8项，疏解整治促提升任务1项，清洁空气行动计划任务1项，水污染防治任务1项，三定职责任务13项，行政审批工作1项，建议提案办理1项等，全部按计划完成。

一、落实市政府重要民生实事

在东城、西城、朝阳、海淀、丰台、石景山、通州试点实施中医治未病健康促进工程。成立了市级治未病指挥中心，组建了由两院院士、国医大师、中医首席技术官为主的治未病三级专家组和150个专业服务团队，开发了“首都中医治未病”公众号，积极推广中医药养生保健方法。至年底，对13万余名高血压、糖尿病等慢病患者实施健康管理，超额完成了预定目标。

二、完成市政府工作报告重点任务

1. 按要求推进部分市属医院疏解 友谊医院顺义院区项目基本完成土方施工，施工总包招标资格预审、招标施工图设计等招标准备工作基本完成；天坛医院新院区主要施工内容基本完成，年底实现试运行。

2. 推进优质医疗项目落地 安贞医院通州院区完成设计方案及项目建议书代可行性研究报告编制工作，确定选址地块；会同市规划国土委、通州区政府，修改完善城市副中心和通州区医疗卫生专项规划，进一步明确首都儿科研究所、妇产医院、胸科医院、市疾控中心和卫生职业学院项目纳入专项规划，会同市规划国土委推进项目选址工作。

3. 深入推进医养结合 确定隆福医院等15家医疗机构为北京市首批临终关怀试点单位，加强技术培训，开展试点工作；开展65岁及以上老年人健康管理工作，健康管理率达67.4%，超过了65%的目标要求。

4. 深入推进健康北京建设 市委、市政府召开全市卫生与健康大会，贯彻落实全国卫生与健康大会精神，深入实施健康中国战略，部署推进健康北京建设。市委、市政府印发了《关于促进卫生与健康事业改革发展的意见》和《“健康北京2030”规划纲要》。召开全市建设健康北京暨纪念爱国卫生运动65周年会议，对推进健康北京建设进行了动员部署。围绕开展全民健康促进行动、优化生命全周期健康服务、健全全民健康保障体系、建设和谐宜居的健康环境、推动京津冀健康协同发展等重点工作，积极推进健康北京建设。

5. 全面实施医药分开综合改革 市政府印发了《医药分开综合改革实施方案》，从4月8日起，3700余所医疗机构参加改革，改革总体平稳有序，反响良好，效果显现。分级诊疗制度建设成效显现，门急诊诊疗人次三级、二级医院分别减少12%和3%，一级医院及基层医疗卫生机构增长16%；医疗机构功能出现可喜变化，三级医院更加注重住院服务提供，平均住院日缩短，服务效率改善；新的补偿机制有效发挥作用，医疗机构收入结构得以优化；改善医疗服务取得阶段效果，公众和患者给予了较高评价。根据国家统计局北京调查总队等单位独立调查的结果，二、三级医院患者对医疗服务的满意度达90%以上，在基层社区达99%以上的好评率。国务院总理李克强、副总理刘延东做出批示，肯定北京医改工作和成效。年末，《中国卫生》杂志将北京医药分开综合改革评为全国医改十大创新举措之首。

6. 调整医疗服务价格 配合市发展改革委出台《关于推进本市医疗服务价格改革的实施意见》《关于规范调整床位费等医疗服务价格项目的通知》等文件，对5类435项医疗服务价格进行了调整。加强医药分开综合改革实施后各方影响监测分析，跟踪改革效果，为完善配套政策夯实数据基础。配合市发展改革委制定第二批医疗服务价格项目规范调整工作方案，启动北京市医疗服务定价与动态调整机制研究。

7. 大力推行药品阳光采购 完善基本药物制度，促进大医院与社区用药衔接。使原有基层基本药物采购平台与二级及以上医疗机构的药品采购平台合二为一，实现平台、目录双统一。规范了各级医疗机构基本药物使用比例。截至12月27日，药品阳光采购金额累计452亿元，共节省药品费用约38.2亿元，药价整体下降8.4%。

8. 推进分级诊疗 加快紧密型医联体建设，制定《关于开展紧密型医疗联合体系建设试点工作的通知》，要求每个区至少建立1个紧密型医联体。16个区共建设了26个紧密型医联体，努力构建利益共同体、责任共同体和发展共同体，促进了分级诊疗。

9. 推动第二批共6家二级医院向康复医院转型 为每家转型机构确定1家对口支援的三级医院，加强转型指导工作。启动康复治疗师转岗培训，完成康复治疗师一次性转岗考试，全市1000余名专业人员参加转岗考试。

10. 完善基层医疗卫生绩效考核制度 推广家庭医生签约服务，提高基层医疗服务能力。印发《北京市基层医疗卫生机构绩效管理指导方案》，修订社区卫生绩效考核指标体系，组织实施2016年度全市社区卫生绩效考核。完成“十、百、千”社区卫生人才的遴选和补充工作，开展优质服务示范社区卫生服务中心评选和群众满意乡镇卫生院创建工作。印发《关于提升北京市家庭医生签约服务质量有关工作通知》，指导各区完善签约服务包，增强签约吸引力，定期通报各区家庭医生签约工作进展，全市老年人等重点人群签约已基本覆盖。

11. 实施中医药治未病健康工程，支持中医药振兴发展 实施中医药治未病健康工程，对13万余名慢病患者进行健康管理。制定了落实《北京市人民政府关于支持中医药振兴发展的意见》部门分工方案和2017年工作计划，建立了中医药工作部门联席会议制度，积极推进中医药发展。

12. 落实院前医疗急救服务条例 加强《北京市院前医疗急救服务条例》宣传培训，制定《关于院前急救分类救护的指导意见（试行）》等7个落实文件。推进全市院前医疗急救体系改革，起草了《北京市院前医疗急救机构设置规划》，修订了《北京市院前医疗急救服务标准和规范》，对北京城市副中心院前医疗急救工作实行业务垂直管理。制定《北京市社会急救培训大纲和教学、考核标准》等文件，提升社会急救能力。优化急救站点布局，完成了建设120急救分中心3家、急救工作站8家任务。

13. 加强重点传染病和慢病防控 组织开展传染病防控相关科普宣传5次、主题日宣传活动3次、技术培训5次、专项督导3次，持续强化全市重点传染病应对管理能力，加强霍乱、流感、禽流感等传染病及输入性传染病防控。印发《北京市防治慢性病中长期规划（2017—2025年）》，完成心脑血管病高危人群初筛5.7万余人，对筛查出的高危人群进行干预随访，为78万余名儿童及青少年提供口腔保健服务。

14. 优化妇幼保健和计划生育服务，增加助产服务资源 开展增加助产服务资源专项督导评估，动态调整产科床位。启动助产人才培养计划，建立助产人员培训基地，完成70名助产人员转岗培训任务。完善危重孕产妇和新生儿救治转会诊网络，加强对市危重孕产妇和新生儿抢救指定医院绩效评审，严格控制孕产妇和儿童死亡。加强妇幼保健计划生育网底建设，全市69%的社区卫生服务中心妇女保健和儿童保健门诊达到规范化标准要求。

15．提高儿科救治能力 开展儿科医师转岗临床实习培训工作和社区全科医生经培训后从事儿科疾病诊疗试点工作。启动儿科专科医联体建设，北京大学第一医院、北京儿童医院等7家医疗机构成为北京市第一批儿科专科医联体核心医院。鼓励社会资本举办包括儿科医院在内的医疗机构，完善儿科服务。

16．完成党的十九大、“一带一路”国际合作高峰论坛服务保障工作，确保重大活动服务保障工作万无一失

三、稳步推进疏解整治促提升和京津冀协同发展任务

1．市委常委会审议通过了市属医疗卫生资源率先疏解促进协同发展工作方案，按照市政府统一部署积极推进疏解方案实施 制定了2018～2020年医疗卫生领域疏解整治促提升专项行动方案，优化调整医疗资源布局。年底实现天坛医院新院区试运行，同仁医院亦庄院区扩建工程完成主体结构封顶，友谊医院顺义院区项目基本完成土方施工，安贞医院通州院区和北京口腔医院新院区项目确定选址。

2．加快推动优质医疗资源向副中心转移布局，提升副中心公共服务品质 安贞医院通州院区完成设计方案及项目建议书代可行性研究报告编制工作。

3．加强京津冀卫生计生发展智库建设，促进优势学科和高层次人才开展科研合作 召开有关省市卫生计生委和智库专家学者交流研讨会，开展卫生发展改革相关研究；组织首都医疗卫生机构特色专业和优势学科与天津、河北对接，加强三地卫生人才培养和联合开展工作。

4．协同推动京津冀省级妇幼保健、采供血、突发应急、疾病防控信息互联互通 开展河北省危重孕产妇及新生儿在京就诊情况调研，建立妇幼、儿童保健工作信息沟通共享机制；推动三地采供血信息共享平台的建设，三地采供血信息实现共享；京津冀卫生应急和疾病预防控制机构每季度联合召开公共卫生安全风险评估会议，建立重大传染病疫情通报和联防联控工作机制。

5．扩大检验结果互认范围，推动医学影像图像和结果互认，建立双向转诊机制 京津冀卫生计生部门加强工作协调，确定132家医疗机构共27个临床检验结果互认，102家医疗机构共17个医学影像资料共享，根据工作需要及时进行动态调整，确保互认效果。印发了《关于在京津冀地区探索医师区域注册试点工作的通知》，为三地医师的合法流动明确了执业注册规定，有效促进三地医师资源共享和流动。

6．严格执行本市新增产业禁止和限制目录，严把企业、项目准入关 严格执行医疗卫生领域负面清单制度，严控本市核心城区及五环路内新增医疗资源，遏制了大医院规模盲目扩张，严控增量，并逐步向五环外疏解布局。

7．加快北京友谊医院曹妃甸合作医院建设 成立开诊筹备领导小组与招聘领导小组，坚持每周五合作医院项目例会；制定了曹妃甸区工人医院全面开诊所需医疗设备清单和设备参数，确定了专业科室规划及所需人才数量；组织友谊医院专家到曹妃甸开展大型义诊活动。

8．深入推进北京–燕达、北京–曹妃甸、北京–张家口、北京–承德等重点医疗合作项目建设，推进建立与保定市的医疗对口合作关系 签订了《京冀保医疗协同发展框架协议》，加强与保定市医疗合作；将回龙观医院和张家口市沙岭子医院、北京口腔医院和张家口市口腔医院合作纳入政府框架协议；组织北京市12家医院对河北省13家医院加强合作，深入推进京津冀重点医疗合作项目。

四、落实清洁空气行动计划相关任务

组织开展空气污染对人体健康影响研究项目。成立了由100名医疗和公共卫生专家组成的空气污染雾霾健康防护专家组，利用电视、广播、报刊等媒体开展科学防护知识宣传，通过网站、微信、微博发布健康知识1.1万余条，开展宣传2009次，专题讲座375场，覆盖356.15万人次。

五、开展水污染防治工作

加强生活饮用水监测，每季度在官方网站发布城市集中式饮用水安全状况信息。居民可上网查询饮用水水质监管信息，促进公众参与和监督。

六、全面履行“三定”职责任务

1．建立“双随机一公开”监督抽查工作机制，将公共卫生、医疗卫生、计划生育监督抽查事项全部纳入双随机抽查 制定《北京市卫生计生监督执法“双随机”抽查规则》，完善北京卫生监督平台、双随机摇号系统功能，制定市级“双随机一公开”督查考核方案，确保监督抽查事项全部纳入随机抽查。截至年底，通过“双随机”抽查方式共检查32000余

户，抽查单位比例达到管理相对人总数的51%，处罚1000余户，罚款85万元。

2. 加强卫生计生监督执法 组织制定全市公共卫生、医疗卫生、计划生育监督规划计划，大力加强医疗监督执法，完成4253件监督抽检任务，抽检完结率近100%；完成执法稽查工作，稽查处罚案件2263件，合格率近100%，向公安机关移送案件109卷。全市开展日常监查19万余户次，罚款1348万余元，同比处罚件数增长39%，处罚金额增长42%，执法效能有效提高。完成654家游泳场所抽检任务，100%覆盖。对系统内的安全生产隐患进行清查和整治，建立台账和督察制度，全年未发生安全生产不良事件。

3. 开展艾滋病防治项目 印发《北京市遏制与防治艾滋病“十三五”行动计划》。完成支持非政府组织开展防艾活动参与机构的遴选工作，签订了工作委托书。全市10家美沙酮社区药物维持治疗门诊加强服务，为阿片类物质成瘾者提供美沙酮药物维持治疗。截至12月27日，累计艾滋病免费抗病毒治疗17917人，在治16595人。以高校青春红丝带社团等人群为重点，开展防艾宣传教育活动，活动覆盖89所高校共15万人次。

4. 发挥市级健康科普专家作用，采取多种形式开展健康知识宣传教育，普及健康知识和技能 加强健康科普和健康北京建设宣传，组织健康科普大赛，制作播出合作节目93期，刊载专版54期，发布科普视频90部，制作健康公益广告2部，举办各类健康大讲堂1.6万场次。

5. 开展新生儿耳聋基因筛查项目 制定《进一步加强本市新生儿耳聋基因筛查流程管理的通知》和考核标准，进一步完善服务流程和考核标准。开展常住新生儿耳聋基因筛查、阳性儿童转诊、追访和遗传咨询等工作，前三季度筛查率近100%。

6. 开展医疗机构及护士行政审批改革 在城六区启动护士电子化注册，在朝阳区、海淀区试点开展医疗机构电子化注册。医疗机构、医师、护士三大基础执业注册数据库实现了互联互通和信息交互验证。

7. 制定实施改善医疗服务行动的具体措施 坚持改革与改善并重，推出了改进预约服务、积极提供“互联网+医疗服务”、灵活开展便民服务、积极探索一站式服务、不断改善就诊环境等十项措施，从优化就诊服务流程的各个环节进行设计和安排，努力提升群众就医获得感。

8. 加强食品安全标准实施，提高食品安全标准服务能力 印发《关于促进食品安全标准实施工作的通知》，组织宣贯新发食品安全国家标准23项。建立60余人的指导解答队伍，组织设立了7个食品安全标准工作站，建立了80余人的食品安全标准专家库。广泛开展食品安全宣传培训活动，直接受众2500余人。

9. 推进流动人口基本公共卫生计生服务均等化，落实《流动人口健康教育和促进行动计划（2016—2021年）》 完成16次流动人口健康大课堂，直接受益5000余人次。开展第二批流动人口健康促进示范企业学校评选申报工作。

10. 开展“暖心计划”综合保险项目 为全市所有享受独生子女死亡特别扶助的老人投保“暖心计划”综合保险，每人保费2789元，为所有投保老人提供养老金和意外伤害等综合保险，为投保的失独老人提供安全、健康和养老保障，年度“暖心计划”综合保险项目各项工作全部完成。

11. 组织开展重点疾病科技攻关，促进首都卫生科技发展 对接国家和北京市科技重大专项，市疾控中心、市眼科研究所、市耳鼻喉科研究所、首都儿科研究所均有项目获批国家和北京市科技重大专项。组织2018年首都卫生发展科研专项申报、评审，拟立项项目267项。发布《首都卫生发展科研专项管理办法》和《首都卫生发展科研专项资金管理办法》。

12. 开展以全科医师为重点的基层卫生人员培训 4183名乡村医生参加岗位培训，安排111名区级骨干医师到三甲医院接受培训，27885名社区卫生人员接受继续医学教育必修课培训，组织全市基层全科医生开展呼吸疾病知识技能岗位练兵活动，组织301名全科医生参加转岗培训，面向基层招收153人接受助理全科医生规范化培训。

13. 全方位推进卫生计生领域国际合作 进一步提升与法国、捷克等多个国家和地区的国际合作水平。出席国际会议，介绍北京市卫生与健康工作经验，促进北京市与“一带一路”沿线国家的卫生合作。创新开展援外医疗工作，中几对口医院合作项目成效显著，几内亚医务人员来华进修项目和优秀援外医疗队员赴外学习项目顺利启动。派遣专家参与全球卫生治理，加强国家话语权。

七、深化行政审批制度改革

开展市区两级公共服务事项梳理、办事指南编制、系统数据录入填报及区级事项审核确认等工作，共梳理填报市级公共服务事项54项、区级公共服务事项30项。全面清理规范权力清单。经事项整合、划出，梳理出市级卫生计生部门行政许可28项、行政强制2项、行政检查1项、行政确认2项、行政奖励2项、其他职权31项。清理规范行政审批中介服务事项。取消消毒产品生产企业生产人员健康证明等6项中介服务事项。

八、做好市人大代表建议和市政协提案办理工作

邀请代表委员参加调研、座谈会、政府公开日等活动，听取代表委员意见，改进卫生计生工作。2017年共承办建议、提案191件，全部按要求办理完毕。

重要会议报告

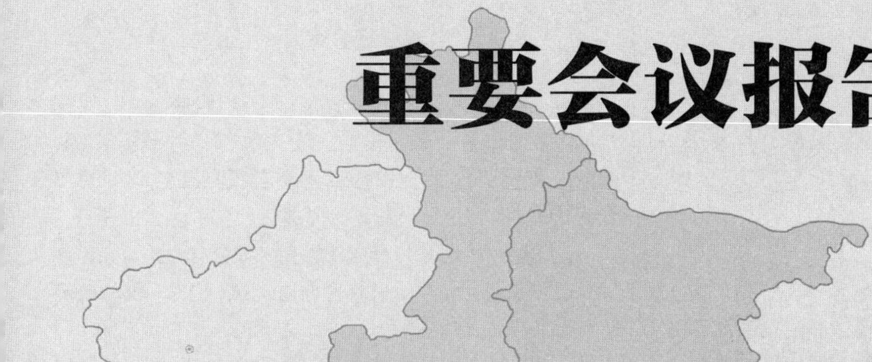

2017年北京市医院管理局工作会议上的报告

——高举改革创新旗帜　心系人民健康福祉　引领市属医院在落实首都城市战略定位中稳中求进

北京市医院管理局局长　于鲁明

（2017年1月24日）

同志们：

现在我代表市医管局报告2016年工作，与大家一起分析形势任务，部署2017年重点工作。

一、2016年工作回顾

2016年，市医管局系统在市委、市政府和市卫生计生委的领导下，深入贯彻落实习总书记视察北京重要讲话精神，牢固树立新发展理念，坚持稳中求进工作总基调，坚持首都城市战略定位，积极推动京津冀协同发展，着力推动优质医疗资源供给侧结构性改革，较好完成了全年主要目标任务，实现“十三五”良好开局，市属医院卫生与健康事业发展呈现出令人欣慰的可喜局面。

（一）依托非首都功能疏解和京津冀协同发展战略驱动，历史性地拓展了市属医疗资源在空间上的服务范围

综合运用“加减乘除”法，带领市属医院合力打出“疏解、均衡、协同和瘦身提升”组合拳。坚定决心在核心城区做好疏解减法。立足首都和京津冀地区整体医疗规划，推动市属医疗资源功能调整和重新布局。在建、办理前期手续和开展前期准备的疏解项目共计15个，外迁疏解床位4295张。友谊医院顺义院区开工，天坛医院迁建、同仁医院开发区院区扩建进展顺利，中医医院垡头院区（新址）和口腔医院迁建申报立项，安贞医院通州院区确定选址，朝阳医院东院区完成设计方案优化，首儿所、妇产医院通州院区正在沟通确定选址。

在郊区和新城做好医疗资源均衡供给加法。在承接核心区医疗资源疏解的同时，围绕建立覆盖城乡基本医疗卫生制度目标，推动优质医疗资源向基层下沉，探索“区办市管”等合作形式。友谊医院、世纪坛医院、中医医院、儿童医院、妇产医院5家医院托管8家郊区和基层医疗机构，安贞医院、肿瘤医院2家医院开展特许经营合作探索，市属医院已帮助带动13个区的基层医疗机构提升诊疗实力。

与津冀等地医疗机构做好协同合作乘法。出台《市属医院医疗合作项目管理办法（试行）》，鼓励规范医院与津冀医疗机构和社会资本开展合作。以张家口、承德、曹妃甸地区和燕达医院为重点，组织21家医院与津冀47家医院建立55个合作项目。出台《推进市属医院远程医疗服务工作实施方案》，15家医院的106个专科面向河北、内蒙古等外埠患者较多区域开展远程会诊医疗合作，部分地区患者进京人数出现下降趋势。对市属医院做好瘦身提升除法。启动第一批10家医院抗震加固工程，宣武医院改扩建一期主要项目接近完工，肿瘤医院新病房楼进行基础施工，回龙观医院门急诊综合楼、佑安医院儿科门诊和传染病筛查中心楼进入验收备案阶段，世纪坛医院肿瘤外科楼、清华长庚医院妇儿中心、回龙观医院科研教学康复楼、老年医院康复护理综合楼4个项目进入前期准备，小汤山医院征地和安贞医院门诊楼工程资金历史遗留问题得到解决。

与时俱进明确市属医院发展定位。编制“十三五”规划，明确市属医院由临床为主向临床科研并重转型；明确市属医院主要承担急危重症、疑难病诊疗和专科医疗服务；明确市属医院要在北京市级临床医学中心基础上承担好首都医学科技创新任务，同时创建高水平的国家级医学中心和医学科技创新中心。

（二）精心准备三项改革，组织市属医院勇于担当首都深化医药卫生体制改革的攻坚重任

坚持以深化改革带动医院更加注重发展内涵，提升发展质量。全面做好医药分开改革准备。深度总结改革试点运行情况，建立完善涵盖120个指标的改革数

据监测体系，开展平移测算和分析研判。稳步推进药品阳光采购。出台《药品阳光采购实施细则》和《药品遴选与采购管理办法》，形成《市属医院药品阳光采购候选品种目录》，组织医院召开药品遴选会，确定用药目录，为药品全品种、全用量网上采购做好准备。积极参与推动医疗服务价格调整规范。配合市发展改革委等部门，开展调价项目对接测算和对患者的负担影响测算，提出建议。抓好改革风险防控和组织动员。成立局三项改革领导小组和专项工作组，组织医院梳理出59个风险点并制定应对措施，出台《推进市属医院三项改革工作方案》等3个配套文件，开展信息系统升级改造，建立系统内部“手拉手”帮带机制，指导医院完成平移测算、中层干部动员等改革准备工作。

（三）围绕就医痛点变革创新医疗服务模式，持续增进群众在医药卫生体制改革中的获得感

以引导患者科学有序就医、提升患者就医体验为重点，推出多项便民惠民新举措。在全行业率先实施非急诊全面预约挂号，缓解“三长一短”。对患者就医流程进行全新再造，建立“北京通·京医通”预约挂号平台，在21家医院上线运行，累计完成挂号443万人次，与114、医生工作站诊间预约等形成多渠道预约挂号模式，市属医院总体预约挂号率已达79%，明显高于全市三级医院平均水平。

构建院内分级诊疗服务模式，引导患者科学就诊。在同仁医院、天坛医院、宣武医院等9家医院组建36个知名专家团队开展院内层级转诊，首批15个团队，接诊患者9.9万人次，转诊率9.4%，知名专家诊治疑难重症患者的比例显著提高。

改善规范就诊秩序。严格实名制建卡挂号，严格加号管理，实现普通号、专家号在系统内部统筹调剂。加强外部医疗秩序整治，在8家挂账医院打击号贩子3789人次，配合公安机关抓获犯罪嫌疑人563名。

积极推进分级诊疗格局构建。市属医院牵头区域纵向医联体7个、重点专科横向医联体3个，龙头作用发挥显著。在朝阳医院、友谊医院、天坛医院、同仁医院、世纪坛医院等5家医院试点组建医联体专家团队，开展慢病分级诊疗。开发市属医院与医联体内社区医生之间的转诊平台，实现高血压等7种慢病实名制转诊。“2+12”模式康复医联体成效扎实。脑卒中等8种疾病在市属12家综合、专科医院和2家康复特色医院实现双向转诊，小汤山医院、老年医院接收转诊患者460人次，提前完成市政府为民办实事项目。

全力应对二孩生育高峰。出台扩增产科床位等九项措施，12家市属助产机构调增产科床位340张，妇产医院南院区正式开诊，朝阳医院妇儿中心完成申报立项。

规范强化急诊应急管理。针对媒体反映的急诊“黑出租”问题，下发《市属医院急诊秩序安全管理办法》，督导20家医院改善急诊环境。统一配置群体伤检伤分类标识，对11个急诊科、35个重症监护病房开展质量管理现场评价，提升医院急危重症和突发群体伤救治能力。

用心保障患者诊疗权益。首次开展便民服务现场检查，督导医院落实“帮老助残六项举措”等五项便民措施。加强医疗不良事件质控管理，规范医务人员告知行为，规范重点医疗管理制度。统一设置患者投诉中心和医患关系协调办公室，规范医疗投诉与纠纷管理。强化信访矛盾排查化解，依法保障患者权益。

推出药事便民惠民举措。在世纪坛医院共建共享市属医院制剂室，推动儿童制剂在系统内部调拨使用。在10家医院开展中药饮片、代煎剂配送到家服务。

（四）加快现代医院管理制度探索步伐，推动市属医院精细高效运行

坚持制度创新，坚持向管理要效益，出台符合现代医院管理内涵的制度28项，医院内部管理更加精准科学。绩效考核日趋完善。修订评价指标和考核办法，实行考核结果与运行经费挂钩，将奖励资金提升至6.4亿元。新增各区卫生计生委评价项目，激励医院落实政府指令和公益性任务。

强化医院权责规范。实行院长任职承诺制度，督促院长队伍切实履行内部管理运营职责。组建监事会协调组和4个监事会，对22家医院实现全覆盖监督。研究总结友谊、朝阳医院法人治理情况，参与修订《北京清华长庚医院理事会章程》。

全面落实新型财政补偿机制。由“补人头”转变为结合服务量等因素安排基本经费财政补助，运行经费较上年增加3.4亿元；向精神、传染等8家医院进行分类补偿倾斜，新增财政基本经费补助8500万元。全年财政补助73.14亿元，较上年增加8.18亿元，同比增长12.6%。规范工资总额管理，完善并试行市属医院工资总额内部管理办法，建立动态增长机制，初步核定2016年工资总额，较上年增长7.6%。

构建新型护理管理体系。探索综合医院护理岗位体系设置和绩效管理机制，开展新入职护士岗位胜任力均质化培训，探索现代医院护理人力资源管理新模式。

提升药械管理水平。在合理用药等7个专业领域设立总药师，带动全系统药事工作整体发展。开发“医疗设备配置审核系统”，实现医疗设备在线申请和在用设备台账管理。

国有资产监管立体到位。出台《市属医院资产损

失责任追究办法（试行）》和《关于加强对市属医院下属经营机构监督管理的意见》，指导3家医院解决三产历史遗留问题。完成总会计师制度建设，在部分医院启动选配试点。

经营风险管控全面加强。严格落实《市属医院经营风险管理办法（试行）》，开展经营风险分析评价监测，帮助医院提升整改针对性，亏损医院合计减亏2亿元，亏损金额减少26%。

审计全覆盖落到实处。出台《关于进一步加强市属医院内部审计工作的若干规定》，实行医院法定代表人直接分管审计。开展审计整改年活动，10个历史遗留问题整改到位，38个历史遗留问题正在推进解决，占全部问题的73%。

安全生产监管有力。严格落实安全检查机制，督导医院整改安全隐患517个，狠抓重点运行设施和区域安全管理，实施第一批4家医院安防系统升级改造项目，梳理93类安全风险事件，构建4级评估指标体系。

创新深化后勤服务理念。制定基础运行管理岗位技术标准，联合北京建筑大学开展人才培养。出台6项物业服务管理规范，推进卫生间和食堂规范化管理。拓展一站式后勤服务中心功能，实现服务数据在全系统互联互通。推进医院公车改革，运行成本下降10%。

信息化建设稳步推进。启动市医管局医改监测平台，建立改革测算分析和院级应用系统，实现以电子病历为核心的门急诊、住院等医疗数据自动收集、分析和应用，为改革决策评估和局院两级精细化管理提供大数据支撑。在4家医院试点物流管理信息系统，为医院管控成本提供工具。

（五）将医学创新摆在更加重要的位置，推动市属医院由临床向临床科研并重转型发展

紧紧围绕全国科技创新中心的首都核心职能，推动市属医院医学创新态势持续向好。探索建立医学学科协同发展机制。在部分优势学科研究建设市医管局医学学科协同发展中心，推动医院优势互补和共同发展，重点提升医院科研联合攻关、人才培养、临床诊疗和质量安全的创新能力。全面加速科技成果转化平台建设。编制成果转化文件，制定平台建设方案。举办第二届科技成果转化会，打造医疗卫生行业“京交会”。加强转化人才培养，储备59名技术经纪人。获批“北京市医院管理局技术合同登记处”资质，这是北京市乃至全国首个主要面向医学科技领域的成果转化合同登记咨询服务点，将有力促进市属医院成果转化。全面完善学科建设体系。强化过程管理和实施评估，第一期“扬帆计划”已发表SCI论文330多篇，获得3项国家科技进步二等奖、6项省部级科技进步奖，10余项临床新技术得到应用推广。继续实施“培育计划”，加大对中青年学术骨干的支持力度。巩固深化分层人才培养体系。分类制定“使命”“登峰”“青苗”人才个性化发展方案，为“使命”“登峰”团队聘请两院院士等知名学术导师，为“青苗”人才选定专业导师，搭建良好学术指导合作平台。实施局领导联系专家和人才工作联络员制度，为人才成长提供更多帮扶。优势学科对医疗质量的引领作用更加突出。8家医院的10个学科影响力排名进入全国前三位，16家医院的18个学科进入全国前十位。市属医院拥有国家临床医学中心6个，占在京国家临床医学中心总数的37.5%，占全国国家临床医学中心总数的18.75%。在心血管、神经、呼吸、精神心理、消化、老年等领域，参与研究、推广了一批规范化临床诊疗方案和路径，提升了医院临床诊疗水平。

一年来，市属医院继续发挥了首都卫生健康事业主力军作用。截至2016年11月底，承担门急诊3086万人次，同比增长5.5%；出院75万人次，同比增长8.4%；手术37万人次，同比增长8.5%；医疗服务量超过全市91家三级医院的三分之一。

二、保持清醒敏锐头脑，全面精准把握当前形势任务

在去年召开的全国卫生与健康大会上，习总书记指出，要把人民健康放在优先发展的战略地位，没有全民健康，就没有全面小康。这标志着一个以全民健康为主题、全民共建共享的全新时代正式开启。面对新形势、新战略、新任务，我们必须进一步统一思想认识，增强政治担当，提高履职能力，才能更好肩负起新时期首都卫生健康事业发展主力军的重任，才能将市属医院真正打造成为市委市政府放心、人民群众满意的卫生队伍。具体来说，要在六个方面继续强化认识、统一思想。

一是必须牢牢将疏解协同战略作为全部工作的主旋律，更加扎实推进市属医院均衡有序发展。进一步深刻领会习总书记视察北京的“2·26”重要讲话精神，把握住医疗资源结构调整的窗口期，为非首都功能和人口产业的疏解转移做好医疗保障，做到首都的人口产业疏解到哪里，市属医院的卫生健康保障就覆盖到哪里。需要特别强调一下，规划建设城市副中心，是疏解非首都功能的标志性工作，对涉及副中心区域的5个项目，我们要集中优势人力物力，以项目责任制加快推进步伐。对京津冀卫生健康协同发展，我们必须始终将提升当地医疗机构诊疗实力，促进外

埠患者就近就医作为最终落脚点，主动围绕筹办北京冬奥会、冬残奥会等政府层面的规定动作，将协同发展做实做深。同时抓好协同发展方式创新，将远程会诊、双向转诊作为下一步协同发展的重要举措，既发挥好对口支援中的技术管理帮扶，又发挥好市属医院国家级医学中心的辐射带动作用，做好津冀地区疑难危重症患者的技术支撑，更好地服务当地百姓。

二是必须牢牢将医疗水平质量作为全部工作的永恒主题，更加注重提升市属医院的发展内涵。提高医疗水平质量永无止境。市属医院要切实担当三级医院功能定位，将更多精力聚焦首都城市特点，聚焦疾病谱、生态环境、生活方式变化给人民群众带来的健康威胁，围绕疑难病症主动进行科学攻关，实现新的诊疗理论突破，打造更多重点医学学科，培育更多医学大家，推出更多临床科研成果和诊疗规范，在更高更广范围扩大医学影响力，推动临床诊疗水平不断提升，更好造福患者。

三是必须牢牢将全国和北京卫生与健康大会精神作为全部工作的指引，在构建分级诊疗格局上主动担当有为。在市卫生与健康大会上，市委书记郭金龙强调，要深刻认识新形势下建设健康北京的重大意义，努力建设健康中国首善之区，积极回应群众关切，深化医改。市长蔡奇提出了构建大健康治理体系、大力推进分级诊疗制度的工作要求。在推进分级诊疗现场会上，副市长林克庆指出，要在三个方面创新机制，做到“六有”：即基层有能力、有激励，群众有认知、有意愿，医院有途径、有动力。两个重要会议和市领导讲话，都传达出了分级诊疗将成为国家和北京深化医改首要任务的重要信号。北京将出台分级诊疗“组合拳”，引导常见病、慢性病到社区首诊。而医联体将成为“组合拳”落地的重要载体，医联体内用药政策联通、总额预付打通、患者转诊畅通将成为必然趋势。在这种医疗格局调整的大背景下，市属医院面临严峻考验。从对市属医院2016年门诊患者分析来看，单纯开药患者比例高达35%。我们要借助改革带来的医院收入结构调整契机，舍得“放下去”这部分常见病患者。借助构建分级诊疗体系的大格局，积极发挥市属医院在纵向和横向医联体中的重要作用，将与基层的“软联合”逐步转变为“硬联合”，在人员、技术、管理等方面积极探索有效途径，努力畅通、做实双向转诊。

四是必须牢牢将创新作为全部工作的助推剂，更加奋力推动医学创新和制度创新，双轮驱动市属医院转型发展。坚持将医学创新放到国家发展大形势、经济社会环境新变化、人民群众卫生健康新需求下去统筹考虑布局。未来的医学创新不再仅仅局限于以专家个人意志为动力的项目创新，而是要以问题为导向，以疾病为导向，以让人民群众共享医学科技成果为导向，开展群体性科技攻关；要打破医院学科围墙，打通资源桥梁，将医院单体推进的局部医学创新转变为市属医院协同推进、共同发展；最终形成一批重大临床新技术、科技新成果，以科技创新带动临床疑难病症的攻关突破。立足推动市属医院在首都率先建成现代医院管理制度的目标，把制度创新作为核心任务。努力构建充满活力的科研管理运行机制，用医学科技成果的充分转化最大程度体现人才创新的价值，大力激发医务人员愿意做科研、主动做科研的热情和耐心。围绕分级诊疗格局、多地点执业政策、医疗资源下沉等医疗格局新变革，深入思考如何创新管理制度以适应公立医院改革的大形势要求。坚持以人为本，积极探索建立符合医疗行业特点、体现医务人员劳务价值、激励医务人员更好提供优质医疗服务供给的人事薪酬制度，更好适应公立医院未来发展需求。

五是必须牢牢将纪律、规矩作为全部工作的高压线，更加自觉强化敢于担当的干事创业精气神。严守政治纪律和政治规矩是当今时代政治生态的最强音，领导干部心中有了纪律规矩的“紧箍咒”，就有了干事创业的“护身符”。2017年三项改革将同步推开，这是市属医院发展史上前所未有的挑战机遇。当前形势下，不折不扣落实市委、市政府关于公立医院改革的各项决策部署，既是对每位在座同志的重大政治考验，也是对我们管理和驾驭能力的深度测试。最近各医院都在测算改革前后的经营状况，“经济账”对管理者来说必须算，但我们更要算好改革的“政治账”。所谓政治账，就是站在讲政治的高度，充分认识三项改革是市委、市政府落实国家公立医院改革决策的重大部署，充分认识市属医院在推进三项改革中的主力军作用，充分认识让人民群众共享改革成果的重要意义。这是改革能否成功的“大账”，而不是某一家医院盈亏的“小账”。我们必须以全市一盘棋的大局意识强力推动改革，不能让任何不负责任的异常声音出现在市属医院。我们要牢固树立政治意识、大局意识、核心意识、看齐意识，自觉在思想上、政治上、行动上同以习近平同志为核心的党中央保持高度一致，恪守“三严三实”要求和好干部标准，始终做政治上的明白人、敢于担当的带头人、率先垂范的正派人。为了党的卫生事业，为了人民的健康福祉，我们在任何时候都要发扬钉钉子精神，对认定的事，要咬住不放；对定下的事，要持之以恒；对已干的事，要一抓到底。

三、坚持以抓落实促进人民健康福祉，奋发有为做好2017年工作

2017年是实施“十三五”规划、率先全面建成小康社会、建设国际一流和谐宜居之都的关键一年，也是推进健康中国、健康北京建设打基础、利长远的重要一年，市医管局系统的总体工作思路是：围绕贯彻党的十八大和十八届三中、四中、五中、六中全会及全国和北京卫生与健康大会精神，围绕市委、市政府中心工作，在市卫生计生委领导下，以疏解北京非首都功能为重点的京津冀协同发展战略为导向，以三项改革引领医疗供给侧结构性改革落地为主线，以便民惠民增进人民群众健康福祉为目标，以建立现代医院管理制度推动市属医院规范高效运行为支撑，以推动市属医院向临床科研并重转型担当首都医学创新职能为驱动，深入推进“工作落实年”，一切突出落实，一切聚焦落实，一切狠抓落实。重点做好以下六方面工作。

（一）站在讲政治的高度勇于担当突破，率先在实现市属医疗资源疏解协同上取得更多务实成效

加快推动核心城区医疗资源疏解。按照“加快建设一批、推进开工一批、前期准备一批”的总体思路，加快推进友谊医院顺义院区、天坛医院迁建、宣武医院改扩建一期、同仁医院开发区院区扩建、肿瘤医院扩建和朝阳医院妇儿中心等6个项目建设进程，实现天坛医院新院区试运行，宣武医院改扩建一期竣工验收；加快推进安贞医院通州院区、朝阳医院东院区、口腔医院迁建和中医医院垡头院区（新址）4个项目，力争实现开工建设；加快推进首儿所、妇产医院通州院区，胸科医院分院，积水潭医院、世纪坛医院、儿童医院、佑安医院和安定医院新院区8个项目前期论证，力争完成规划选址等工作。促进郊区和新城医疗资源均衡供给。深入总结托管合作经验，在平谷、怀柔两区探索“区办市管”合作模式，鼓励支持市属医院与区属等医疗机构建立更加紧密的合作关系，加快安贞医院、肿瘤医院2个特许经营合作项目实施步伐，推动市属优质医疗资源辐射全市16区。

创新京津冀医疗协同合作载体。深入落实《推进市属医院远程医疗工作的实施方案》，以“菜单”形式全面开放远程医疗服务项目，与张家口、通辽等京津冀协同合作、京蒙对口支援地区的地市级医院开通一批远程医疗合作项目，依托“互联网+”拓展市属优质医疗资源辐射范围。按照市卫生计生委部署，持续做实做深与张家口、承德、曹妃甸地区和燕达医院的协同合作项目，筹备启动与保定市的协同合作。

推进市属医院瘦身提升和功能优化。积极协调有关部门合理规划医院疏解腾退空间使用方案，稳步实施第一批10家医院（积水潭医院、肿瘤医院、儿童医院、首儿所、胸科医院、佑安医院、安定医院、回龙观医院、老年医院、小汤山医院）抗震加固改造项目，加快推进世纪坛医院肿瘤外科楼、清华长庚医院妇儿中心、胸科医院改扩建、佑安医院教学综合楼、回龙观医院科研教学康复楼和老年医院康复护理综合楼6个项目前期工作，力争实现部分项目立项。

强化组织领导和责任落实。对所有确定实施项目制定“一项一策”方案，全面实行项目负责制。整合全系统力量，调整加强项目任务单位管理机构，建立局院两级主要领导牵头、专职院级干部负责、选配专业人员抓落实的工作机制，明确时限，倒排工期，定期督查。联合专业管理机构探索推行基建项目管理模式，联合北京建筑大学做好基本建设和基础运行人才培养储备。

（二）充分发挥市属医院首都卫生战线改革排头兵的示范带动作用，积极稳妥推进三项改革

全力以赴，倒排时限迎接改革。做好改革预案制定、风险应对和信息系统改造升级，抓好政策宣讲和业务培训，统一干部职工思想认识。强化组织领导，统筹推动三项改革。坚持统一领导、分工负责，统一进程、提前谋划，统一口径、动态监测，统一总结、不断完善的原则，确保市属医院运行平稳有序。勇于担当，实现三项改革在市属医院高质量落地。强化医院落实改革主体责任，按照改革总体安排，抓好院内组织实施，将每一项改革细节责任到人，确保改革有序实施。充分发挥市属医院“手拉手”帮带机制作用，形成推进改革的合力。强化改革动态监测，为市委、市政府完善改革当好参谋助手。综合运用信息化手段和改革数据监测指标体系，做好改革实时监测评估。深入一线调查研究，及时掌握医院改革进展情况和最新动态。针对改革中出现的问题，及时向市委、市政府和有关部门提出意见建议，促进配套政策持续完善，努力提升医患双方改革获得感。加强医院内部绩效考核，充分调动医务人员参与改革的积极性。指导医院修订完善内部绩效考核制度，更好体现医务人员劳动价值，为改革提供强大支撑。

（三）持续创新变革医疗服务模式，让群众共享卫生健康事业改革发展成果

强化市属医院在构建分级诊疗体系中的示范引

领。牢固树立大卫生、大健康理念，坚持市属医院功能定位，组织医疗资源有序下沉，做实做深11家市属医院牵头的区域纵向医联体和临床重点专科横向医联体。依托医联体支持基层医疗机构提升诊疗能力。建立完善医联体内部远程医疗会诊平台，试点成立影像、检验、病理、心电等医技会诊中心，每家医联体核心医院至少开展一项医技会诊服务，优先覆盖市属医院和医联体成员单位。配合属地卫生计生委建立与医联体成员单位，尤其是基层医疗卫生机构的信息互联互通机制。按照属地任务部署，积极参与紧密型医联体建设。深化慢病医联体建设。持续做好医联体慢病专家团队建设和运行试点，推动区域医联体运行管理和技术发展一体化进程。拓展康复医联体服务功能。立足市属医院整体优势，推动康复等系统内部医联体更好地服务患者，实现康复医联体内转诊患者突破600人次。加大对市属医院构建分级诊疗制度的鼓励支持力度。将分级诊疗实施情况和取得成效纳入绩效考核范围，推动市属医院在构建分级诊疗体系中有为有位。

依托非急诊全面预约挂号，优化门诊服务全流程。加快“互联网+医疗”探索步伐，利用移动互联网技术拓展手机端和自助机端在诊后支付、检查检验结果打印和信息推送等方面的运用，研发推出APP应用，进一步缓解患者缴费排队时间长的问题。培育更多便民惠民服务品牌。做实“帮老助残”窗口综合服务；加强急诊绿色通道建设和院感质控管理；研究制定急诊留观区域患者用品配置标准，逐步在医院推广实施；在慢病专病、精准用药等领域充分发挥药师作用；继续推进人文医学培训，打造有温度的医疗；大力改进医院在服务态度和诊疗秩序等方面存在的突出问题，让患者逐步获得更多人性化服务；丰富“守护天使”志愿服务内涵。奖励引导医院积极开展便民服务。研究制定便民服务奖励办法，从财政绩效奖励增量资金中拿出一定金额，开展便民服务专项奖励，鼓励医院立足实际，丰富便民服务项目和内涵。

（四）牢牢把握精细化方向，推动市属医院率先在首都建成现代医院管理制度

在体制机制上探索完善法人治理结构。总结友谊、朝阳、清华长庚三家医院法人治理结构试点经验，进一步完善医院管理体制和运行机制，提升理事会决策科学化水平。继续推行院长负责制和院长任职承诺制度，推动医院精细管理运营。

在日常监督上强化政府办医监管职能。完善监事会工作制度，坚持问题导向，结合中心工作确定监督重点，切实发挥监事会“探头”作用，为医院安全平稳运行提供有效保障。

在责任落实上深入完善绩效考核。调整优化2017年度绩效考核评价指标，继续提升奖励资金额度，督导医院完善科学的奖励分配机制，重点向临床一线、业务骨干、关键岗位等人员倾斜。

在人事管理上注重激发队伍活力。创新医院编制管理方式，试点实行工作人员数额管理，建立动态调整机制。完善编制外人员管理，在岗位设置、收入分配等方面统筹考虑。推进聘任制和岗位管理，建立能进能出、能上能下的用人机制。落实医院用人自主权，对紧缺的高层次人才可由医院按规定采取考察方式公开招聘。推动院领导（总会计师）年薪制探索落地，扩大总会计师制度覆盖范围。

在国有资产安全上落实政府出资人职责。指导医院规避经营风险，强化医院下属经营企业监督，以党政负责人经济责任审计、医院财务收支审计和专项审计为重点持续推进审计全覆盖，跟踪整改审计发现的各类问题。

在医疗质量安全上推进规范化管理。研究制定加强医疗质量安全事件质控管理的文件制度，完善医疗质量安全管理与持续改进的体系机制。

在药械管理上强化内涵建设。积极发挥总药师作用，实施药物治疗管理项目，推进精准用药。开展药品预算管理试点，探索临床用药路径，在全系统实施处方点评和用药监测结果排名公示。开展耗材使用动态监测，严控耗材费用。开展大型医疗设备使用评价和常用设备质控标准建设。与首都高校合办药品器械人员硕士学位课程班，提升专业技术能力。

在安全管理上坚持红线意识。强化安全机制建设和制度考核，认真落实一岗双责等各类医院安全监管制度，推进安防系统升级改造项目建设，开展医院运行安全风险评估，创建医院“微型消防站”，确立并公示医院安保承诺目标，牢固树立不能以牺牲安全为代价的红线意识。

在基础运行上推进精细化管理。督促医院落实患者满意度闭环式管理，严格执行各项后勤管理规范，提升一站式后勤服务中心服务能力，开展医院后勤社会化服务评价，推进节能减排，提升基础运行智能化水平，建设“绿色医院”。

在管理方式上强化信息化手段运用。推进市属医院综合管理信息平台建设，开展医疗健康大数据挖掘应用，加快医护、药械和安全管理信息系统建设，推动科研教育和人事管理信息化项目申报立项，督导医院加强信息安全。

（五）大力提升市属医院医学创新水平，更好地服务首都四个中心的核心职能

加大投入，构建创新型学科协同发展平台。按照成熟一个、启动一个的原则，开展医学学科协同发展中心试点，探索建立市属医院学科协同发展模式，提升疾病诊疗能力和质量。加强服务，推动科技成果转移转化。出台科技成果转化配套文件，加快公共服务平台建设，发挥市医管局技术合同登记处的载体作用，推动重大科技成果落地和重大新技术推广应用。培养人才，筑牢医院核心竞争力。深入实施“使命”“登峰”“青苗”人才计划，丰富培养内容、创新培养手段、注重综合成长，优化建设层次合理的人才梯队，着力培育两院院士等高端人才队伍。深挖潜力，持续完善科技平台建设。启动“扬帆计划”二期，继续开展“培育计划”，优化工作方案、细分支持领域、完善评审流程，不断丰富创新学科发展体系。

（六）巩固“两学一做”学习教育成果，将全面从严治党成效转化为守护人民健康的扎实行动

狠抓巡视反馈意见整改，将“两学一做”学习教育成果常态化。强化“一岗双责”意识，深入落实党风廉政建设主体责任，认真抓好中央巡视组“回头看”和市委巡视组反馈问题整改。严格依法行政，大力推进法治政府建设。加强行风建设，健全局院两级行风建设工作体系，完善规章制度，开展行风建设风险点梳理排查专项行动。落实党风廉政建设“四种形态”要求，建立重大纠风管理问题单位负责人约谈制度，确保行风建设取得实效。依法加强执业管理，制定《关于加强市属医院医疗领域依法执业工作的通知》，建立医院依法执业工作机制和内部监管队伍，强化重点风险管控。关心关爱医务人员，统一规范医务人员职业暴露后的干预支持机制，保障职业安全。多途径开展健康干预，改善医务人员身心健康状况。做实“相约守护·暖基金”，及时救助困难职工。支持医院举办“暑期职工子女托管班”等职工关爱项目。服务保障好国家重大活动，围绕党的十九大、“一带一路”国际合作高峰论坛等重大活动，高标准、高水平完成各项服务保障任务。做好舆情应对回应，站在维护首都政治安全和社会稳定的高度，围绕改革等重大时间节点，抓好舆情分析应对和引导回应，推动工作改进。

2017年北京中医药工作会议上的报告

——服务健康中国建设　奋力开创中医药振兴发展新局面

北京市中医管理局局长　屠志涛

（2017年2月24日）

同志们：

这次北京中医药工作会议是在《北京市人民政府关于支持中医药振兴发展的意见》2月7日正式颁布实施，加快推动首都中医药事业振兴发展，建设健康中国的重要时期召开的一次重要会议，主要任务是：深入贯彻党的十八大和十八届三中、四中、五中、六中全会及全国卫生与健康大会精神，学习贯彻习近平总书记系列重要讲话精神和发展中医药的新思想、新论断、新要求，落实2017年全国中医药工作会议的部署，总结2016年工作，研究落实市委、市政府支持中医药振兴发展的决策部署，做好2017年的工作，努力为人民群众提供全方位、全周期的中医药服务，全力打造中医药振兴发展首善之区。

一、圆满完成2016年各项工作，“十三五”高位开局

2016年是中医药发展史上具有里程碑意义的一年，首都中医药系统坚定不移贯彻中央决策部署，紧紧抓住深化医改、京津冀协同发展的重要机遇，以发展战略引领决策，以规划统领事业发展，不断激发中医药“五种资源”的潜力与活力，发展中医药服务供

给，提高服务水平，“十三五”中医药工作高点起步，主要表现在以下8个方面。

第一，加强宏观治理体系建设。研究制定了《北京市人民政府关于支持中医药振兴发展的实施意见》，完成了《北京市人民政府关于促进中医药健康服务发展实施方案（2016—2020）》的起草工作。推动了市级财政对区县中医药发展的投入机制改革，制定了《北京市促进区中医药事业发展考核奖励办法》草案，探索了对区中医药工作的考核奖励机制。完成了价改方案中医医疗服务项目价格内容和方案测算。各区、各单位以“五大中心”发展战略为指引，明确了功能布局，优化了资源配置，落实了优先方向，强化了协调统筹，为中医药公共服务供给能力及供给水平的全面提高创造了有利条件。

第二，优化资源合理布局。全市16个区落实区域发展战略，均围绕中医药发展提出的目标任务和战略定位。东城、西城、朝阳、丰台、海淀、通州、房山等区专门制定了中医药发展“十三五”规划，石景山、门头沟、大兴、怀柔、顺义、延庆、昌平等区也在谋划制定中医药发展规划，朝阳、通州更是召开了全区的中医药发展大会，首都区域中医药多元发展格局正在迅速形成。

第三，推进京津冀中医药协同发展。正式启动京廊中医药协同发展“8.10”工程，开展包括北京6家三甲中医院10个重点专科到廊坊开设300张病床、北京10家三甲中医院与廊坊10家中医院建立医联体、北京12位名老中医药专家学术经验传承到廊坊、北京10项优势传统技术传播到廊坊等8类共80余个项目，在医疗、保健、科研、教育、产业、文化等方面与廊坊开展全方位合作。

第四，丰富中医药服务供给取得突破。启动北京市中医药健康养老“身边”工程试点工作，推进中医药健康养老服务保障体系建设。积极推进中医健康养老社区示范工程，在东城、西城、丰台、石景山、大兴、通州等6个试点区遴选了一批社区卫生服务中心作为中医健康养老示范社区，组织专家遴选10个中医健康养老适宜技术，对遴选出的400余名中医健康养老技术骨干进行中医健康养老适宜技术培训。遴选了105个试点单位设立中医药健康养老服务专区，根据不同的服务功能提供中医药健康养老服务。建立了54个中医养老联合体。推进“卡包岗”服务模式试点。在北京通·老人助残卡中开通了中医药健康养老服务功能，老年人持卡可到中医药健康养老联合体内消费中医药健康养老服务。开通北京中医药健康养老咨询服务96189热线，方便老年人了解咨询中医药健康养老服务。

第五，基层中医服务能力得到进一步提升。在基层中医药工作中，着力推进了围绕乡村“十个一”、社区“五个一”的总体任务，开展有计划性的建设中医药健康乡村（社区）、中医药“三医联动”（中医、中药、新农合）新农合支付方式改革、中医药健康养老、中医药“治未病”标准化建设、中医全科医师规范化培训和中医药“三下三加强”专项行动等6个试点项目，对基层中医药服务供给的人力资源、供给方式、供给内容、供给路径等进行了积极的探索，为中医药实施供给侧结构性改革提供了可供借鉴的样板。

第六，科技和人才支撑得到进一步增强。加强基层中医药学科建设，发挥三级中医医院的专业特色优势，对基层中医药科技工作进行精准指导和帮扶，探索基层学科团队建设的新模式。进一步完善北京中医医疗机构、科研团队科技能力和成果的第三方评价体系。深入开展薪火传承“3+3”工程，2016年新增两室一站11个。启动“名医传承教育联合体”建设工作会，建立名医室站横向交流机制。继续举办北京西学中高级研究班。完善中医类别全科医生规范化培训体系，完成2016年度888名住院医师规范化培训结业考核及2016年399名中医住院医师规范化培训招录工作。整合北京地区乃至全国优质中医药培训资源，创办京豫宛三地仲景国医班培训项目。

第七，中医药对外开放得到进一步强化。举办第四届京交会中医药服务板块，中医药服务主题日暨海外华侨华人中医药大会吸引了200余位华人华侨代表出席。推动欧洲中医药发展和促进中心项目建设，北京中医药大学与巴塞罗那大学及庞培法布拉大学中医学硕士教育项目在当地反响热烈，北京中医医院与巴塞罗那大学医学院合作在巴附属医院开设不少于20张床位的中医诊疗区装修工作也已开始。开展首批中医药国际医疗服务包试点建设工作，确定中国中医科学院广安门医院等16家单位共计31个服务包为首批北京中医药国际医疗服务包建设项目。

第八，落实主体责任，全面深入推进从严治党。把巡视整改作为重大政治任务紧紧抓在手上，制定方案、明确分工、压实责任，逐项列出问题清单、整改清单、责任清单，切实做到组织到位、措施到位、整改到位。深入开展“两学一做”学习教育，认真落实党的十八届六中全会精神。扎实推进中医药行风建设。

二、深刻领会党和国家领导同志发展中医药的重要指示精神，把握大好时机全力推进首都中医药振兴发展

（一）深入理解党和国家领导同志发展中医药的新思想、新论断、新要求

近年来，以习近平同志为代表的党和国家领导同志，站在历史的方位、民族的高度，从社会经济发展全局、健康中国建设大局着眼，提出了一系列发展中医药的新思想、新论断、新要求，为推动中医药振兴发展提供了强大思想武器和行动指南。准确认识和把握党和国家领导同志发展中医药的重要指示精神，成为推动首都中医药振兴发展的必要前提。

首先，要正确理解中医药在首都经济社会发展新时期的定位。习近平总书记强调，中医药学是“中华民族的瑰宝”，是“打开中华文明宝库的钥匙”，“凝聚着中华民族几千年的健康养生理念及其实践经验”，充分肯定中医药学是我国独有的、原创的医学科学，具有深厚的理论基础、实践基础、文化基础和群众基础。刘延东副总理指出，中医药是潜力巨大的经济资源、具有原创优势的科技资源、优秀的文化资源和重要的生态资源。北京中医药经过几千年风雨洗礼，积淀了厚重的底蕴和丰富的内涵，是“首都特色”不可替代的重要内容，是推进健康北京和国际一流和谐宜居之都建设的重要资源，将在首都经济社会发展中发挥日益重要的作用。当前，以习近平同志为核心的党中央以高度自信和坚决态度推进中医药发展，“中医药振兴发展迎来天时、地利、人和的大好时机”，这更要求我们应该以源源不断的文化自信和文化自觉来推动首都中医药振兴发展。

其次，要深刻理解中医药在首都卫生与健康工作中的作用。习近平总书记强调“坚持中西医并重，推动中医药与西医药相互补充、协调发展，是我国卫生与健康事业的显著优势”。这既确立了中医药在卫生与健康工作中的地位，也明确了中医药与西医药的内在关系，深刻回答了中国特色的卫生与健康发展之路。作为全国首善之区，北京应该充分发挥具有丰富中医药资源的优势，推进中医药与西医药的相互补充、协调发展，把中医药、西医药摆到同等重要的位置，放在推进实现健康北京目标的全局中一同谋划部署，发挥中医药在预防、治疗、养生、康复等方面的独特优势，建立覆盖全生命周期的新型中医药健康服务模式，形成具有首都特色的“北京方案”，做好全国的示范和表率。

再次，要准确理解中医药在新的历史时期的发展目标和保障路径。习近平总书记强调“要切实把中医药这一祖先留给我们的宝贵财富继承好、发展好、利用好”，“坚持古为今用，努力实现中医药健康养生文化的创造性、创新性发展，使之与现代健康理念相融相通，服务人民健康”。这就要求振兴发展中医药要以传承弘扬传统文化、服务人民健康为出发点和落脚点。而在如何保障中医药发展的问题上，习近平总书记指出要“建立健全中医药法规，建立健全中医药发展的政策举措，建立健全中医药管理体系，建立健全适合中医药发展的评价体系、标准体系”。这一论述为保障中医药发展指明了科学方法和行动路径。

（二）牢牢把握中医药在健康中国建设中的新任务

习近平总书记在全国卫生与健康大会上明确提出，要以治病为中心向以人民健康为中心转变、由注重治已病向既注重治已病更注重治未病转变、由疾病治疗向健康管理转变。我们要深刻把握全国卫生与健康大会的精神实质，以中医药供给侧结构性改革为主攻方向，向实现中医药健康养生文化的创造性转化、创新性发展聚焦和发力，全方位、全周期保障人民健康。一要围绕发挥中医药在治未病、重大疾病、疾病康复中的重要作用，深化体制机制改革，优化要素配置和服务供给，建立健全中医药服务体系，拓宽中医药健康服务领域，提升中医药服务质量和效益，满足人们生命全周期健康全过程的中医药需求。二要推动中医药健康服务优化升级，推进中医药与养老、旅游、文化深度融合发展，有效开发中医药资源，产生一批适应市场与健康需求的新产品、新业态，创造新供给、引领新需求、释放新动能。三要按照体现时代性、把握规律性、富于创造性、重在实效性的总体要求，推动中医药健康养生文化顺应时代的变革，赋予新的内涵，进行创造性转化，进而融合新的健康理念，顺应新的健康目标，产生新的健康理论、实践和产品，实现创新性发展。

（三）全面贯彻中医药振兴发展的意见是今后一段时间首都中医药工作的重要工作

市政府已印发了《关于支持中医药振兴发展的意见》，以建立符合首都中医药特点的法规体系、政策

体系、标准体系、评价体系、监管体系为着力点，对如何推动首都中医药的振兴发展进行了顶层设计。一要推进中医药卫生资源服务体系的完善和提升，进一步拓宽中医药服务领域，推进优质中医药资源下沉基层，促进中医药资源提质增效，在构建首都特色医疗卫生体系方面发挥中医药更大的作用，既以较低成本保障人民群众的健康，又满足群众多样化、多层次的健康需求。二要推进中医药文化资源的创造性转化，建立中医药文化传承传播、资源保护制度，着力推进中医药文化产业发展，提升广大人民群众的健康素养，在北京创建全国文化中心中做出更大贡献，以中医药为载体让人民群众加深对中华传统文化的认识。三要推进中医药原创科技资源的创新引领，建立中医药科技创新、中医药传承制度，着力完善中医药人才体系，强化中医药科研布局，在北京创建全国科技创新中心中挖掘更大潜力，提升中医药科技创新能力。四要推进中医药特色经济资源的跨界融合发展，搭建中医药产业公共服务平台，大力发展中医药养生保健和中医药服务贸易，推进中医药与产业的深度融合，在北京经济转型升级、供给侧改革、提质增效中有更大作为，创建一批适应市场的新产品、新业态，形成新的经济增长点。五要推进中医药生态资源的集约优化，推动中药技术创新，加快形成中药产业发展链条，在北京建设生态文明中发挥独特优势，促进中医药产业持续发展与生态环境保护的良性互动。六要推进中医药治理能力现代化，建立区域发展评价和行业诚信制度，提升信息化支撑水平，加强中医药标准建设，建立符合中医药发展规律的法律体系、标准体系、监管体系、政策体系。

三、扎实做好2017年中医药工作

2017年，是北京市实施“十三五”规划、率先全面建成小康社会、建设国际一流的和谐宜居之都的关键一年，也是落实《京津冀协同发展规划纲要》的重要一年，更是推动《中医药法》和《北京市人民政府关于支持中医药振兴发展的意见》实施的第一年，做好中医药工作意义重大。今年工作的总体思路是：深入贯彻全国卫生和健康大会提出的新时期卫生工作方针，坚持以习近平总书记视察北京重要讲话精神为根本遵循，牢固树立和贯彻落实新发展理念，按照国务院《中医药战略规划纲要（2016—2030）》和市委、市政府决策部署，以维护和增进人民群众健康为中心，以深化供给侧结构性改革为动力，以“中医药学术模式、服务模式、产业模式”改革专项行动、“降低费用、提升疗效、优化服务”专项行动、“增强文化自信、改善学术生态、聚集发展动能”专项行动“三大行动”为抓手，落实好深化医改中医药工作，落实好“实施中医药治未病工程”这个市政府办实事项目，加快建立区域中医药发展评价制度，整体推进京津冀中医药协同发展，围绕健康北京建设不断提高中医药健康服务的贡献度，提升人民群众的获得感，以优异成绩迎接党的十九大胜利召开。

2017年的中医药工作要点将印发给大家。这里，我着重强调几点：

第一，推动中医药振兴发展，就要落实中央和北京市的一系列重大部署，推进京津冀中医药资源协同发展。一要积极宣传落实《中医药法》，研究制定本市中医医术确有专长人员考核、中医诊所备案制的实施办法，推动修订《北京市发展中医条例》。二要贯彻落实卫生与健康大会精神，把“四个建立健全”、“发挥三个作用”、产业发展、创新体系等新要求、新任务落实到《“健康北京2030”规划纲要》部署中，做好中医药传承创新行动。三要稳步抓好《北京市人民政府关于支持中医药振兴发展的意见》落实，推动建立中医药工作部门联席会议制度，制定并下发分工方案，加强部门配合，联合出台并实施一批重大政策、重大工程、重大项目。四要推进《中医药健康服务发展规划（2015—2020年）》实施，研究制定《北京中医药健康服务发展三年行动方案》，打造丰台区等以中医药健康服务创新为核心的国家中医药综合改革发展试验区，与相关委办局协同开展中医药“三品”和“三标”行动。五要出台京津冀中医药协同发展规划，做好国家中医药管理局医疗服务协同项目的管理，继续配合市卫生计生委做好环京中医药协同工作，推进京廊中医药协同“8.10”工程落地。

第二，推动中医药振兴发展，就要推进深化医改中医药工作，持续增强中医药发展活力。一要积极参与分级诊疗制度，重点建设紧密型中医医联体，建立健全中医药基层服务支持政策，引导中医优质资源下沉和共享。二要积极落实“三医联动”改革工作，建立“三医联动”改革的中医药数据动态监测和评估制度，启动中医服务项目价格动态监控平台，开展“降低费用、提升疗效、优化服务”专项行动，研究制定系列中医药控费和规范行为的措施，推动中医医院完善成本管控、质量管控、绩效考核等制度。三要积极参与深化医保支付方式改革，建立与中医药服务模式相适应的医保付费制度，建立中医类医院医保总额与医保患者增长幅度相适应的动态调节机制。四要实施中医药基层能力“十三五”提升工程，组织开展基层全科医师中医药适宜技术培训，继续推进“中医药健康乡村、社区”工作，开展中医药特色示范站建设、社区卫生服务站针推技能培训计划，提升基层中医药服务能力。五要支持社会资本举办中医专科、妇科、儿科、康复、老年等五类机构，开展学术模式、服务模式、管理模式和产业模式的融合试点。

第三，推动中医药振兴发展，就要下大力气促进首都中医药服务提质增效升级，不断优化中医药服务资源供给。一要开展“中医药学术模式、服务模式、产业模式”改革创新专项行动，推进市级中西医结合疑难病会诊中心建设，建设好分层分级的重点专科项目，实施中西医结合医院领并跑计划，推进中西医结合肿瘤防治模式试点。在区级中医医院形成国家、市级重点学科和科研专家指导基层的“科联体”机制。二要加强中医药应急平台建设，启动北京市中西医结合传染病防治基地建设，做好H7N9禽流感等传染病的中医药应急队伍培训和演练。落实《北京市院前急救条例》，在区级中医类医院设置急救站点。三要实施中医治未病健康促进“落地工程”，在东城等7个区试点遴选10万名慢性病患者等重点人群，推广使用中医药治未病服务包，建立中医治未病岗位标准、技术标准、服务标准，打造首都特点的中医药治未病服务体系。四要继续实施中医药健康养老“身边”工程，开展中医药健康养老服务专区改造，支持中医药健康养老统一呼叫平台和网络服务平台建设，联合老龄办组织开展养老服务队伍中医药专项培训，探索建立中医药养老服务小微创业模式，开展中医药健康素养老人的评选。五要继续推进妇幼保健机构中医药服务能力全覆盖项目，组织开展中医药妇幼保健技术的培训和推广，加强中医妇科、儿科诊疗中心的布局，强化中医妇科、儿科病房建设。六要开展市民中医药健康文化素养提升工程，在城六区和通州区试点树立经络人和八段锦示意像。完善中医药自我保健三联学堂建设。七要编制北京地产药材和林下中药材种植技术手册，支持各相关单位开展国家中医药健康旅游示范项目和示范基地申报和建设，探索开展北京中医药旅游小镇和街区试点建设，协助世园局推进2019世园会“本草园”建设。

第四，推动中医药振兴发展，就要深入实施创新驱动发展战略，加强全国中医药科技创新中心建设。一要完善北京中医药科技创新制度。落实国家创新大会精神和国有企事业单位科技成果转化的激励政策；鼓励医疗机构采取聘任制建立科研助理队伍；建立中医药科研评价的指标体系，对北京中医药医疗和科研机构、科研团队和个人进行评价。二要依托亦庄开发区开展首都中医药科技创新转化示范园建设试点，并建立北京中医药创新驱动联盟；对接京津冀中医药科技资源和需求，形成首都中医药“5+1”生态创新体系。三要开展“双领”中西医协同项目建设，开展儿科、五官科、中药等薄弱学科的重点学科建设。四要继续推进“十病十药”工作，开展医院和企业联合研究所建设试点，建立企业与医院新药研发和转化合作机制。开展已上市中成药质量和价值提升研究，打造临床一线北京中药品种。强化国家发展改革委和国家中医药局的中药标准化项目管理。

第五，推动中医药振兴发展，就要坚持中医药文化创造性转化，加强全国中医药文化中心建设。一要继续扩大中医药进校园范围，建立中医药校园推广专家库，联合市教委明确中医药在中小学教育中的定位和作用，支持北大、清华等中医社团在大学校园的推广。二要开展中医药科普立体传播体系建设，采用线上线下结合的方式，启动中医养生文化转化示范社区行活动；完善北京中医药科普专家库，建设中医药养生文化知识载体库；办好第九届地坛中医药健康文化节；在社区学院开展中医药健康素养学历教育和养生保健技能培训班。三要开展“增强文化自信、改进学术生态、聚集发展动能”专项行动。加强中医药文化标志建设，开展首都和京津冀名医故居、老字号、文物古迹等专项保护调研；协助推进国家中医药博物馆建设立项用地等相关工作；探索建立中医药非物质文化遗产代表性项目集聚区，形成非遗传承目录。

第六，推动中医药振兴发展，就要加大中医药学术传承力度，打造全国中医药人才高地。一要构建中医药人才职业生涯教育体系，形成市、区、医院三级分工衔接的北京中医药人才职业生涯培养和管理制度，试点开展北京市区两级中医药继续教育基地建设。二要做好领军和紧缺人才培养工作。开展第三届首都国医名师和群众喜爱的中青年名中医评选，做好仲景书院、西学中高级研究班、中药等高水平人才培养项目，建立北京中医药儿科等市级专项诊疗技术培训基地。三要推进中医住院医师规范化培训。开展住院医师“三优”教学团队建设，对师资和师资团队进行分级管理；启动规范化培训临床实践能力培训中心和中医思维训练室建设；探索开展中医专科医师规范化培训。四要继续与市体育局联合开展医体结合人才队伍培养。支持北京中医药院校和职业中等学校设立健康服务类专业，支持高等院校与企业联合开展中药、康复等技能型人才培养，联合相关单位开设中医药旅游、外语人才等专题培训班。五要实施中医药薪火传承新“3+3”工程。推行中医学术传承人制度；实施“燕京学派”传承工程，加强燕京医学传承谱系研究，继续开展大师“1+1”经验整理转化工作。六要完善国家、市和区的三级传承指导老师和传承人的管理制度，发布区级中医药传承工作指导意见。开展国家第六批师承导师和学生遴选工作，强化北京市级师承“双百”工程日常督导和管理，逐步实现为每个社区培养1名传承人的工作目标。

第七，推动中医药振兴发展，就要深化合作交流，着力促进中医药海外发展。一要开展中医药国际服务人才培养计划。继续办好海外华侨华人中医药大会，加快北京中医药国际医疗服务包建设，推进欧洲中医药发展和促进中心建设。二要配合做好“一带一路”峰会的中医药保障工作。配合做好国家在京举办的“一带一路”峰会的中医药服务及推介工作，并组织好“一带一路”国际大会等重大活动中医药体验工作。三要做好“京交会”中医药版块的筹备和组织工作。做好2017年北京国际服务贸易交易会中医药版块筹备、组织、举办工作。

第八，推动中医药振兴发展，就要坚定有序开展中医药行业治理，提升中医药持续发展保障水平。一要建立区域中医药工作评价制度和财政转移支付经费奖励制度，建立评价指标体系并实施区域评价，以评价结果落实财政转移支付资金。二要实施五类中医药岗位管理推进行动，完善社区卫生服务机构中医全科医师岗位职责，实施中药饮片验收人员上岗制度，建立中医特色护理岗位管理制度，在综合医院设立西学中岗位，增加临床类别医师“西学中”执业范围，在医疗机构建立中医药传统技能岗位。三要强化中医医疗机构医疗质量管理，建立质量控制、效果评价体系及惩处制度，加强对医疗安全事件的监测，重点完善血液安全、血液透析等限制性医疗技术和新技术项目临床应用的监管，继续开展大型中医医院巡查和等级评审工作。四要深化“放管服”改革，探索建立互联网中医医疗保健服务信息发布标准、中医药国际化服务机构的基本标准，建立对采取传统方法临方加工中药服务的备案制度。五要推进中医药监督工作，加强对卫生监督人员中医药培训，开展百姓科学就医和打击非法行医的宣传，建立中医医疗机构内审制度，建立中医药监督信息数据平台，完善行业诚信制度，加强重点领域监管。六要建立中医药管理与服务领域相关的地方标准。建立中医药大数据中心和中医药部门统计制度；推进中医药肿瘤防治平台和中医药大数据创新实验室建设，发布中医药健康服务白皮书（肿瘤篇）。七要出台《中医增量资金重点项目管理办法》，重点对中医重点项目增量资金和中央转移支付资金进行绩效评价。八要完善社会组织指导和日常监督制度，鼓励各学（协）会和各学科专业委员会围绕北京中医药发展中心工作、中医药发展规律和社会对中医药的需求，开展研究、服务、交流、人才培养和宣传工作。指导办好《北京中医药》杂志，扩大影响力和竞争力。

第九，推动中医药振兴发展，就要全面加强党的建设，为中医药改革发展提供坚强保证。认真学习贯彻党的十八届六中全会精神，落实好《准则》和《条例》，建立健全落实全面从严治党要求的长效机制，把全面从严的要求落实到每个党组织和每名党员。继续深入开展“两学一做”学习教育，自觉把“两学一做”学习教育的要求体现到落实党中央的重大决策部署上来，体现到严格要求自己上来。加强行风建设，树立风险意识，增强预警防范能力，大力弘扬“大医精诚”的核心价值观，深入挖掘和弘扬传统医德的深刻内涵，强化正面典型的激励作用，发挥负面典型的警示作用，以良好的行业作风为中医药振兴发展保驾护航。

2017年北京市卫生计生科教工作会议上的报告

——凝聚合力　协同推进　续写北京卫生计生科教工作新篇章

北京市卫生计生委委员　郑晋普

（2017年2月28日）

同志们：

为贯彻落实国家和北京市卫生与健康大会、科技创新大会和2017年全国卫生计生科教工作会议精神，总结2016年全年卫生计生科教工作，研究部署2017年重点任务，今天我们召开北京卫生计生科教工作会议，加快落实创新驱动发展战略，加快推进医教协同和科卫协同发展，为建设北京全国科技创新中心、全面深化医改提供有力支撑。2016年工作总结和2017年工作要点已经印发给大家，这里我主要围绕2016年重点任务完成情况和2017年重点工作做部署。

一、坚持首善标准，全市卫生计生科教工作提质增效

（一）医学教育和人才培养工作取得新进展

一是住院医师规范化培训扎实推进。符合条件的"社会人"身份住院医师可以参照引进非北京生源毕业生渠道办理进京落户手续。全市1万多名指导医师完成聘任工作，基地教学绩效考核制度逐步建立。协和、清华、北大、首医和解放军医学院5家在京高校专硕研究生全部并轨培养，816名研究生取得住培合格证书，132名本科住院医师进入同等学力学习。"三查一审"基地动态评估纵向铺开，32个专业基地在人事管理政策评估中获得满分，28个专业在培训轮转和出科考核两项评估中平均成绩良好。对培训后回到就业单位的住院医师能力360度评价五级评分（5分为非常好）中，患者、科主任等相关人员和住院医师本人的评价分别达4.87、4.79和4.33，充分体现北京住培工作得到各方共识，培训成效得到充分肯定。2016年新招收1923名西医住院医师，36家基地招收"社会人"，朝阳医院、通州医院、顺义医院、房山医院、大兴区送出参培人数居前五位。结业考核通过率保持在85%，2882人获得合格证书，协和医院、北京医院、北大医院、宣武医院、天坛医院、华信医院、武警总医院等19家培训基地通过率高于90%。

二是基层卫生人才培养全面铺开。市、区两级分别组织1863名60岁以下和2335名60岁及以上乡村医生进行岗位培训，98名优秀乡村医生、30名优秀师资、15名优秀管理者、30个先进教学点获表彰，丰台、房山、顺义、密云4个区卫生计生委被评为优秀。"3+2"助理全科医师规范化培训由8个区增加到全部10个郊区，103人完成培训、取得资格，成为一名合格助理医师。全科百名优师培养计划启动，首批40名社区全科医生入选，西城区、东城区、朝阳区入选人数居前三甲。全市26571名社区医生、护士和防保人员参加市级必修课培训，大兴区、昌平区、门头沟区、房山区参培率达100%。全市开展高血压、冠心病、2型糖尿病、脑卒中等四大慢病社区防治适宜技术岗位练兵活动，东城区、顺义区、通州区、丰台区、海淀区、朝阳区、门头沟区、平谷区在展示阶段分获一、二、三等奖。在全国基层卫生岗位练兵和技能竞赛中，朝阳区、丰台区、顺义区代表北京参赛，并取得优异成绩，其中朝阳区管庄选手获农村全科医疗组第一名，朝阳区望京获城市全科医疗组一等奖，丰台大红门获社区护理组一等奖，顺义区南彩镇获全科团队组二等奖。

三是继续医学教育管理更加规范。22万名卫技人员完成寨卡病毒和院感防治知识全员线上培训。北京共获批国家级项目1310项，总体学分达标率达98.57%。石景山和门头沟2个区，中日医院、阜外医院、北大口腔医院、北大六院、友谊医院、天坛医院、世纪坛医院、儿童医院、首儿所、老年医院、市急救中心、市疾控中心、体检中心等28家医疗卫生机构在年度学分审验中合格率达100%。

（二）卫生计生科技创新登上新台阶

一是科技实力更加雄厚。2016年，北京地区医疗

卫生机构承担的新立项科研项目共计5241项，获得科研经费23.8亿元。获得国家科学技术奖15项，省（市）科学技术奖39项。被SCI收录论著5714篇，影响因子大于10的论著63篇，最高影响因子达137.578。被中国科技论文统计源期刊收录20810篇，出版专著636部。获得发明专利186项。获批国家临床医学研究中心16个、国家临床重点专科176个、科技部国家重点实验室5个、国家工程技术研究中心5个。拥有院士40人、教育部长江学者29人、国家自然基金杰出青年50人、国家自然基金优秀青年18人、千人计划12人、科技北京领军人才26人。

二是科技政策环境更加友好。召开全市卫生与健康科技创新工作会议，传达会议精神，学习领会会议实质，贯彻落实意见要求。积极协调相关部门支持，首次明确将医疗卫生机构纳入市委、市政府完善财政科研项目和经费管理政策的适用范围，出台促进医疗卫生机构科研项目经费管理改革实施意见，研究制定促进医疗卫生机构科研仪器设备开放共享、科技成果转移转化等方面的实施方案，将各项改革举措落实落细落小。

三是首都卫生发展科研专项初见成效。针对北京地区常见、多发、疑难疾病的防治关键技术和瓶颈问题，2016年支持230个在研项目240个新立项目开展研究工作，2016～2017年财政累计投入达1.3亿元。加强项目过程管理和绩效评价，组织对2012年100家单位314个项目进行了结题验收，其中311个项目验收合格，20个重点攻关和70个自主创新项目评优。评优项目中，协和医院、北大人民医院和佑安医院评优项目最多为6个，其次为阜外医院4个；中日医院、北大医院、市妇产医院、市口腔医院、胸科医院、市老年病研究中心、肝病所、儿研所、复兴医院和潞河医院承担项目评优率达100%。对2014年118个项目进行了现场中期检查，其中109个项目基本按计划执行，110个项目基本完成考核指标，应用前景很大和较大的项目分别为25项和92项。

四是科技成果转移转化动力持续增强。支持20个转化试点项目开展研究。推进市属医学科研院所纳入首都科技条件平台的各类科研仪器设备达370台（套），原值合计58086.6万元。2016年京区医疗卫生机构转移转化科技成果38项，其中获得新药批件1项、技术许可10项、技术转让4项、合作开发7项、技术示范与推广16项。组织“艾滋病患者外科手术防护流程的应用推广”等23项技术包进行适宜技术推广普及，近百家基层医疗卫生机构获益。

五是市属医学科研院所经费改革力度逐步加大。经费投入从设备购置向科研项目转变，结构不断优化。组织6家研究所开展公益发展改革试点项目研究，将从儿童发育营养、眼病、脑血管病、肝病、呼吸疾病等方面稳定支持研究所开展研究。2016年16家市所共承担科研项目276项，获得科研经费21505.52万元。

（三）实验室生物安全无重大事件发生

开展16区和重点涉源单位专项督查，开展生物样本库建设情况调研，推动样本库建设列入地方标准。全市全年未发生实验室生物安全重大事件。

在看到成绩的同时，我们也要清醒地看到，科教工作同卫生与健康事业发展和人民群众日益增长的健康需求相比还有一定差距，卫生计生系统的创新活力还有待进一步释放，协同创新的合力还有待进一步增强，卫生计生队伍结构还急需改善，打通政策落地“最后一公里”的任务还很艰巨。我们必须要正视这些问题，在今后的工作中下大力气推动。

二、抓住机遇，全力做好2017年科教重点工作

2017年，北京卫生计生科教工作的思路是，深入贯彻国家和本市卫生与健康大会、科技创新大会和全国卫生计生科教工作会议精神，围绕加快实施创新驱动发展战略、深化医药卫生体制改革和医学教育改革重点任务，以需求为导向，以落实为重点，以质量求效益，以创新促发展，加快人才培养和科技创新体系建设，全面提高卫生计生队伍岗位胜任力，全面提升卫生与健康科技创新能力，全面推进科技成果尽快向产业化转化，为健康中国、健康北京建设提供强有力的人才和科技支撑。在确保常规工作落实的同时，还要重点做好以下工作。

（一）聚焦国家战略，深入推动科技创新

一是加快推动科技改革举措落地。贯彻落实国家和北京实施创新驱动发展战略部署，建立北京卫生与健康科技战略专家咨询委员会，强化创新顶层设计。深化医疗卫生机构和科研机构的科研项目及经费管理改革，深入实施市属医学科研院所公益性科研项目稳定支持改革试点，促进医疗卫生科研仪器设备向社会开放共享，推动科技体制改革措施落实落细落小。

二是深入实施首都卫生发展科研专项。修订首发专项管理办法和资金管理办法，完善工作机制。以卫生与健康需求为导向，做好新一轮项目组织工作。建设北京临床研究质量促进中心，加强研究人员方法学能力建设，开展项目稽查和质量控制，实施绩效评

价，不断提高临床研究质量。

三是促进科技成果产业化转化。深化医疗卫生机构和研究所科技成果使用权、处置权和收益权改革。研究建立并发布科技成果转化指数。建设首都转化医学中心，打造医研企协同创新示范基地。支持有条件的研究所组建科技成果转化实体。开展首届卫生与健康创新创业大赛，营造行业“双创”氛围。

四是加强适宜技术推广。落实国家卫生计生委卫生与健康适宜技术推广行动计划，开展北京卫生与健康适宜技术推广基地建设，建立合理可行的适宜技术评价体系、基地评估体系和激励机制，探索适宜技术推广长效机制。

五是加强干细胞临床研究和医学伦理管理。成立领导小组和专家委员会。研究制定干细胞临床研究监查细则，监查备案机构及项目。研究制定人体研究伦理管理规范和伦理审查工作指南，加强培训与督导，提高医学伦理管理水平。

（二）深化医教协同，加强医学教育和人才培养

一是全面推进自主培训模式住院医师规范化培训。2018年市、区两级将全面实施自主培训模式，医疗卫生机构不再直接聘用没有完成住院医师规范化培训的医学毕业生，鼓励中央在京医院同步实施。今年要重点做好医学人才需求调研和基地培训供给能力测查，建立住院医师规范化培训供需匹配机制，年底前完成2018年招录工作。

二是加大全科医生培养力度。贯彻落实国家关于进一步加强全科医生培养与使用意见精神，完善培训体系和配套措施。调整全科住培基地布局，分解下达培养任务，将任务完成情况同基地认定挂钩。改革全科转岗培训方式，采取模块教学做好转岗人员培训工作。深入实施百名优师计划，培养具有国际视野的“双师型”全科精英队伍。

三是加快乡村医生培养。贯彻落实市政府加强乡村医生队伍建设意见要求，实施乡村医生岗位能力提高工程，为乡村医生岗位免费定向培养100名医学大专生，开展乡村医生执业能力提升计划，鼓励不具备大专以上学历的乡村医生参加本市成人学历教育，不断改善乡医队伍学历结构，提高执业水平。

四是启动精神和儿科医师转岗培训。落实国家卫生计生委关于精神科和儿科医师转岗培训工作要求，制定本市转岗培训实施方案，全面启动精神科和儿科医师转岗培训工作，首批培养40名精神科和20名儿科医师。

五是提高继续教育信息化水平。建立统一的市级继续教育数字化学习平台，在部分专业试点建设继续教育资源库。开展精神卫生防治知识全员线上培训，在传染病培训中试点启用电子合格证书。

（三）加强能力建设，提高实验室生物安全水平

继续巩固监查长效机制，深入落实四方责任。加强重点涉源单位监管，做好重大活动及节日生物安全管理。研究起草《基层医疗卫生机构实验室生物安全管理规范》，提高基层生物安全保障能力，确保病原微生物实验室不发生重大生物安全事件。

同志们，卫生计生科教工作肩负改善民生、促进产业发展、加快科技进步的重要使命，让我们齐心协力，不断开拓进取，为培养合格的医学人才、推动医学技术进步，为实现全民健康、实现科技强国目标做出新的更大的贡献！

2017年北京市妇幼健康工作会议上的报告

——开拓进取　提升能力　全力推动妇幼健康工作可持续发展

北京市卫生计生委副主任　耿玉田

（2017年3月22日）

同志们：

今天，我们在这里召开全市妇幼健康工作会议。这次会议是在全面贯彻落实党的十八届五中、六中全会精神，全面推进健康北京建设的关键时期召开的一次

重要会议。主要任务是：认真贯彻落实2017年全国卫生计生工作会议、全国妇幼健康工作会议，以及北京市卫生与健康大会精神和要求，回顾总结2016年妇幼健康工作，交流经验，分析形势，部署2017年重点工作。下面，我代表北京市卫生计生委向大会报告工作。

一、2016年北京妇幼健康工作成效显著

2016年是卫生与健康事业改革发展具有里程碑意义的一年，是“十三五”规划的开局之年，也是全面两孩政策实施的第一年。在市委、市政府的坚强领导和国家卫生计生委的有力指导下，全市妇幼健康战线攻坚克难，多措并举增加助产资源，提高孕产妇和新生儿急危重症救治能力，夯实基层网底，为妇女儿童健康提供坚实保障。

（一）妇幼健康服务水平不断提升

2016年，北京市常住人口孕产妇死亡率8.34/10万，户籍孕产妇死亡率为10.83/10万，实现规划目标，但与2015年相比，分别上升了16.48%和24.63%；婴儿死亡率2.21‰、5岁以下儿童死亡率2.67‰，创历史最好水平；孕产妇系统服务率及0～6岁儿童保健覆盖率继续保持在较好水平，分别为97.49%和98.90%。有效控制剖宫产，剖宫产率38.75%，在高龄、高危孕妇增加的情况下不仅未增反而首次降至40%以下。

（二）妇幼健康服务体系建设持续推进

一是科学谋划发展蓝图。“十三五”开局之年，我们积极与《“健康北京2030”规划纲要》、北京市“十三五”时期社会基本公共服务发展规划、妇女发展规划、儿童发展规划及卫生计生发展规划的编制工作对接，明确新时期妇幼健康事业发展的目标、任务和措施。部分区积极行动，通州区、平谷区将妇幼保健院新院建设项目纳入“十三五”区域规划；大兴区将儿科医师不足等内容列入“十三五”区域经济社会发展规划。

二是积极推进资源整合。市卫生计生委与市编办联合印发《关于优化整合妇幼保健和计划生育技术服务资源的实施意见》，积极推进各区资源整合。截至目前，16个区均完成资源整合，部分区已启动服务项目和功能整合。

三是努力创建国家示范。根据国家卫生计生委要求，指导各区积极开展妇幼健康优质服务示范工程创建。继西城区、怀柔区之后，朝阳区、通州区获得国家级妇幼健康优质服务示范区称号。在房山区成功创建国家级儿童早期综合发展示范基地基础上，通州区也成功创建国家级示范基地。

四是持续推进绩效考核。自2010年实施妇幼卫生绩效考核以来，各区妇幼健康工作持续改进。2016年，通州区、西城区、朝阳区位列绩效考核前三名，房山区、丰台区进步明显。

五是不断夯实基层网底。截至目前，全市已有123家基层卫生服务机构成功创建妇女保健和儿童保健规范化门诊。2016年，各区均完成20%的创建目标，其中东城区、西城区、通州区、怀柔区创建率达50%以上，西城区还成功创建2家AAA门诊。

（三）全面两孩政策实施扎实有序

为应对全面两孩政策实施后的生育高峰，经市政府同意，市卫生计生委联合相关部门印发《关于落实全面两孩政策增加助产服务资源的通知》，从六个方面加强孕产期保健管理服务。包括完善监测预警机制，制定《产科建档应急预案》，按月实施调度。市、区妇幼保健院设立孕妇建档服务中心，保障北京市所有常住孕妇实现建档分娩。严格分级建档，社区建册时对孕产妇进行高危因素筛查和分级建档指导，三级助产机构高危孕妇建档率不低于80%。畅通危重孕产妇转诊绿色通道。合理控制剖宫产率，提高床位使用率。加大健康宣教力度，对高危妊娠及不宜妊娠情况充分做好风险告知，预防和减少孕产期危险因素发生等。各区认真落实通知要求，各医疗机构积极响应，通过将公立助产机构具有增床空间的特需病房统一调整为普通病房、科室间病房调整、合作租赁等方式，全市增加产科床位1400余张。通过稳定现有产科人员，吸引持证人员回归；定向培养助产士；科室调整和岗位招聘，补充产科护士缺口等措施，增加助产人员800余名，确保全面两孩政策平稳落地。朝阳区将辖区公立三级助产机构与民营机构进行片区化架构管理，助产机构做好人员储备，并配备危重孕产妇抢救专用电话。海淀区卫生计生委、财政局、人力社保局、发展改革委等部门密切合作，全力推进。丰台区投入50万元用于助产及妇幼保健人才培养。石景山区投入100万元用于产科质量绩效奖励。通州区优化提升助产级别，建立产科人才资源库，将分片管理与分级诊疗相结合，积极引导有序就医，区域抢救中心将高危接诊比例提升至90%。

（四）出生缺陷综合防治逐步加强

北京市坚持出生缺陷综合防治策略，认真落实三级预防措施，取得明显成效。一是全面推进一级预防。依法开展婚前保健机构校验。积极推进婚前保健工作，房山区、怀柔区、大兴区实现婚检、婚

登、优生咨询指导一站式便民服务，房山区婚检率达43.42%，怀柔区达38.83%。继续实施增补叶酸预防神经管缺陷项目、免费孕前优生健康检查项目，有效降低出生缺陷发生风险。二是不断加强二级预防。制定超声转会诊指征，实现产前筛查与产前诊断的区域化管理，规划北京市孕妇外周血胎儿游离DNA检测网络。户籍人口严重出生缺陷发生率连续7年呈下降趋势，2016年户籍围产期出生缺陷发生率13.52‰，约70%以上的严重出生缺陷避免出生。三是扎实落实三级预防。新生儿疾病筛查率明显提高，遗传代谢性疾病筛查率达98.4%，儿童听力筛查率达96.27%。

（五）危急重症救治能力不断提高

一是拉紧预警线。对高危妊娠及不宜妊娠情况充分做好风险告知，引导科学备孕，专科就诊治疗，理性对待医疗风险。

二是密织安全网。在筑牢危重孕产妇抢救网络的基础上，搭建起市、区危重新生儿救治转诊网络。东城、西城、朝阳、海淀区级转诊网络运转流畅，切实承担区域内危重新生儿转运工作。将市级危重孕产妇和新生儿抢救专项补助经费提升为每年1200万元，充分发挥市级抢救机构及专家作用，带动基层提升抢救能力，做好危重孕产妇和新生儿急救、转运、用血等重要环节保障。

三是筑牢防火墙。严格孕产妇和儿童死亡评审。两次召开全市控制孕产妇死亡工作会议，总结梳理情况，交流工作经验，部署防控工作。针对北京市新生儿主要死因，组织新生儿复苏技能竞赛，北京大学第三医院、北京大学第一医院获一等奖；北京市海淀医院、北京大学人民医院、北京华信医院获二等奖。

（六）妇幼健康重点任务扎实推进

一是全面落实医改公共卫生服务任务。全年完成孕产妇免费5次产前检查和2次产后访视近7000人次，补助经费230余万元。完成农村孕产妇住院分娩补助8000余人，补助经费493万元。增补叶酸预防神经管缺陷服药率达97%，依从率79%，神经管缺陷发生率由2009年的1.2‰降低到2016年的0.93‰。推动落实预防艾滋病、梅毒和乙肝母婴传播免费检测工作，2016年全市孕产妇艾滋病、梅毒和乙肝检测率接近100%，艾滋病、乙肝感染治疗率均超过97%。探索并逐步优化北京市宫颈癌筛查最佳方法和流程。完成宫颈癌筛查25万余人次、乳腺癌筛查27万余人次，检出宫颈癌21人、癌前病变272人，检出乳腺癌156人、癌前病变17人。完成新生儿遗传代谢性疾病筛查23万余人次，确诊先天性甲状腺功能低下136人，苯丙酮尿症51人。完成耳聋基因筛查检测23万余例，检出常见耳聋基因阳性者10694例、先天性遗传性耳聋48例、药物性耳聋易感者520例。

二是加强妇幼保健服务管理。完善妇女盆底功能障碍防治网络，对全市45家筛查机构、28家防治机构进行评估。在西城区、丰台区、房山区开展孕产期抑郁等妇女心理卫生问题的早期发现和干预试点，探索适宜服务流程。结合新形势下儿童保健需求，完成《北京市散居儿童保健工作常规》《北京市托幼机构卫生保健工作常规》《北京市0～6岁儿童听力筛查诊断管理办法》及《儿童听力筛查诊断定向转诊制度》等制度规范修订工作。强化计划生育技术服务培训和监督，提高合并症及并发症的识别、处理能力。将青春期生殖健康试点拓展到西城、朝阳、海淀、丰台、房山、通州、昌平、平谷等8个区。平谷区联合卫生监督开展计划生育技术督导。朝阳、丰台、石景山、门头沟、房山、通州、昌平、怀柔、密云、延庆等10个区计划生育技术服务个案上报率超过90%。

三是不断强化信息化建设。提升妇幼二期信息系统应用速度和性能，启动妇幼三期建设工作。继续开展国家三网监测工作，西城区、怀柔区参与全部监测项目。为落实国务院办公厅及市政府办公厅关于解决无户口人员登记户口问题工作要求，市卫生计生委印发《关于加强北京市出生医学证明签发管理的通知》。朝阳、海淀、丰台区推进信息化建设，积极引导辖区部分医疗机构通过接口方式导入孕产期保健信息，避免重复录入，极大减轻基层人员工作量。

四是围绕生育全程开展健康宣教。一是利用媒体平台广泛开展宣传。召开落实全面两孩政策增加助产资源新闻通气会，及时回应社会关切，公开政府信息，中央电视台等20余家媒体先后进行采访报道。二是利用宣传资料普及健康知识和服务内容。组织专家编写《孕育宝典》，免费向群众发放。通过“婚育服务包”整合宣传婚前、孕前、孕产期保健和出生缺陷防控等内容。三是在地铁和公交的站台、车厢广告位，开展免费婚检、免费孕前优生健康检查及免费服用叶酸等预防出生缺陷的宣传。四是利用宣传阵地进行宣传。在全市创建示范孕妇学校基础上，全市56家助产机构创造条件设置孕期营养门诊，引导孕产妇合理饮食和运动，促进自然分娩。五是协助国家开展世界母乳喂养周、预防出生缺陷日、世界早产儿日等健康宣教活动。

2016年是妇幼健康事业发展极不平凡的一年，总结起来有四个“给力”：一是领导重视程度给力。面对妇幼健康服务需求激增，母婴安全风险加大的严峻形势，领导高度重视，统筹部署。国家卫生计生委两次召开加强孕产妇管理救治工作和生育全程服务的视频会议；市政府多次召开会议商议保障措施，市长主持专题会议审议通过增加助产资源的文件。二是政府投入力度给力。财政经费对产科床位调整予以补助，涵盖北京辖区所有公立助产机构，每年补助金额1亿余元。每年投入60余万元订单式培养助产士，并加强京津冀人才交流。投入1000余万元打造北京大学第三医院和北京妇产医院两家市级助产培训基地。三是政策出台强度给力。“十三五”期间，发展改革部门和规划国土部门优先安排市、区妇幼保健院新建、扩建、改建项目，扩增服务规模，改善服务环境；人力社保部门适当增加外地进京指标，用于产科指标单列；财政和人力社保部门建立绩效工资总量核定增长机制，在薪酬分配上体现产科落实国家生育政策调整及高风险等因素。四是卫生系统执行给力。在增加助产资源的过程中，在各区卫生计生委、市医院管理局等统筹调度下，无论北京市属、区属助产机构，还是国家部委、驻京部队所属助产机构，都能急群众所急，关键时刻听从政府统一调度，克服困难完成增床、增人任务；广大医务人员夜以继日，奋战在一线，为母婴安全提供坚实保障。

二、全面分析妇幼健康工作面临的新形势

全国卫生与健康大会上，习近平总书记强调要努力全方位、全周期保障人民健康，尤其要重视妇幼、老年人、残疾人、流动人口等重点人群健康。妇幼健康工作以妇女儿童为主要服务对象，守护着生命的起点，贯穿全生命周期，是全民健康的重要基石。去年，在应对全面两孩政策生育高峰的工作中，我们取得优异的成绩。但我们务必要清醒地认识到，在推进健康中国、健康北京建设的大形势下，妇幼健康工作仍面临众多挑战。

从生育形势和群众健康需求看，今后几年北京市人口出生数量将持续保持在高位，高龄高危孕产妇比例上升，母婴安全形势严峻。妇女儿童医疗保健服务需求呈现多样化和差异化。出生缺陷、营养性疾病、心理疾患等成为日益突出的公共卫生问题，广受社会关注。系统连续的婚前保健、孕前保健、产前保健、产时护理、产后康复、儿童保健、妇女青春期、更年期保健等，给妇幼健康服务带来新挑战。

从服务供给看，妇幼健康优质服务资源总量不足。一是妇幼保健院发展建设规模相对滞后。按国家相关文件测算，北京市二级妇幼保健院床位应不少于200张、建筑面积不低于2万平方米，三级妇幼保健院床位应不少于300张、建筑面积不低于3万平方米。据了解，部分省级妇幼保健院建筑面积已超过10万平方米。北京市妇幼保健机构标准化建设整体滞后。截至2016年底，全市17家区级妇幼保健院，面积不足1万平方米的8家、1万～2万平方米的5家，距离国家标准及“十三五”目标要求存在较大差距，亟须从政府层面大力推动落实辖区妇幼保健机构建设。二是妇幼健康专业人才不足。去年，尽管我们通过定向培养助产士等渠道增加了一部分助产人员，但助产队伍数量整体不足，人员流失现象严重，人才梯队断层，引不进人等问题仍普遍存在。国家要求妇幼保健院公共卫生人员配备标准为市级121～160人、区级61～90人，有相当一部分区妇幼保健院公共卫生人员不达标。随着孕产妇建册、产后访视及信息录入等常规工作成倍增加，基层卫生服务机构妇幼保健人员不足问题凸显，导致健康宣教、高危追访等服务不到位。这些都要求我们加强急需紧缺人才培养使用，按照新增工作量，配备相应岗位人员，确保工作落实。同时，通过改善待遇、增加岗位吸引力和职业认同感、落实进京指标等方式，吸引并留住专业人才。

全国卫生与健康大会明确了新形势下卫生与健康工作方针。北京市卫生与健康大会提出努力建设健康中国首善之区。我们必须深刻理解并切实增强做好妇幼健康工作的使命感和紧迫感，变压力为动力，实现妇幼健康事业新发展。

一是坚持以基层为重点，破解制约妇幼健康发展的突出问题。基层是妇幼健康的网底和根基，也是工作短板。我们要持续推动基层卫生服务机构妇女保健、儿童保健规范化门诊建设，增加软、硬件投入。通过三级服务网络联动、远程医疗、对口支援、学科帮带等方式，促进优质妇幼健康服务资源下沉，提高基层能力水平。紧紧依靠基层卫生服务机构，深入社区和家庭开展工作，让广大妇女儿童享受公平可及、安全可靠的健康服务。

二是坚持以改革创新为动力，推进妇幼健康事业可持续发展。面对新形势、新挑战，我们要创新发展模式，从大卫生、大健康的视角，结合医改，激发活力，将妇幼健康服务贯穿妇女儿童生命全周期、健康全过程。密切跟踪国内外妇幼健康领域科技进展，鼓励和支持技术创新，围绕妇幼健康管理、重大疾病防治、疑难危重疾病诊治，建设一批妇幼保健重点专科，培养一批领军人才。同时，大力推广适宜技术，满足群众日益增长的多层次、多样化妇幼健康服务需求。

三是坚持预防为主、中西医并重，提高妇幼健康服务效益。几十年妇幼健康实践凝练出预防为主、面

向群体、保健与临床相结合的服务模式，实现了防与治的有机结合，必须始终坚持。中医治未病的理念与妇幼健康服务理念高度契合。去年，妇幼保健机构中医药服务全覆盖工程启动，东城区、丰台区、房山区妇幼保健院成为首批试点单位。后续，我们将进一步发挥中医药在妇幼健康服务中的独特优势，力争用三年时间实现妇幼保健机构中医药服务全覆盖。

四是坚持将健康融入所有政策，全面保障妇女儿童健康权益。妇幼健康服务链条长，工作点多、面广，我们必须坚持政府主导、部门合作、社会参与的工作策略，将健康融入所有政策。多年来，我们与教委、民政、妇联、残联等部门密切合作，将妇幼健康作为妇女儿童发展规划的重要内容，加强考核评估，对推动工作发挥重要作用。新时期，我们要将保护妇女儿童健康权益体现在各项政策中，推动政府落实责任，协调好部门及系统内部关系，形成合力推进妇幼健康事业发展。

三、全力推动2017年妇幼健康工作上新台阶

2017年工作思路是：深入贯彻党的十八届五中、六中全会和全国卫生与健康大会精神，以新形势下党的卫生与健康工作方针为指引，着力加强妇幼健康服务体系建设，加强生育全程基本医疗保健服务，推动解决重点难点问题，推进妇幼健康事业全面发展。

（一）完善妇幼健康服务体系

一是优化妇幼健康资源配置。我们要积极落实国家卫生计生委等五部委《关于加强生育全程基本医疗保健服务的若干意见》，制定北京市实施意见，配置好妇幼健康服务资源，推进生育全程医疗保健服务政策衔接配套。调整完善区级妇幼健康工作绩效考核指标，指导各区参与国家妇幼健康优质服务示范工程创建，以此为抓手，推动政府更加重视妇幼健康工作，把妇幼健康事业改革发展推向深入，进一步推进妇幼保健、计划生育技术服务资源和服务项目整合。

二是加强妇幼保健机构建设。近两年，国家相继印发《关于妇幼健康服务机构标准化建设与规范化管理的指导意见》《关于三级和二级妇幼保健院评审标准》和《妇幼保健专科建设和管理指南（试行）》等文件。有了标准和指南，我们要做的就是抓落实。要按照国家孕产保健、妇女保健、儿童保健、计划生育技术服务“四大保健”设置要求，推进北京市妇幼保健机构内部改革重组。按照国家安排，启动妇幼保健机构评审，开展国家妇幼保健专科建设示范单位评选。各区要赶抓机遇，乘势发展。妇幼保健院新建及改扩建项目已立项的区要加快建设进度；有建设规划但未立项的区，要加快立项；没有改扩建或新建计划的区，要积极推动制定辖区妇幼保健院建设规划。各区要在妇幼保健机构发展方向、辖区业务管理、服务质量安全、服务流程管理和自身管理建设等方面提早谋划，指导妇幼保健机构健康发展。要加强孕产保健、儿童保健、妇女保健、计划生育技术服务、信息、健康教育等妇幼保健专科建设，丰富服务内涵。以机构评审、妇幼保健专科建设为抓手，推进妇幼保健机构规范化、标准化建设与发展，更好地满足新时期妇女儿童健康需求。

三是夯实基层网底。开展基层妇幼保健人力资源调查与评估，为有计划地解决专业人员不足问题提供依据。加快基层卫生服务机构妇女保健和儿童保健规范化门诊建设进度，2017年各区要实现50%以上基层卫生服务机构妇女保健和儿童保健门诊达到规范化标准。同时，要高标准、严要求，积极争创AAA门诊，发挥示范带动作用。

（二）提升妇幼健康服务能力

一是提升助产能力。去年，市卫生计生委先后印发《关于实施全面两孩政策做好孕产期保健工作的通知》和《关于落实全面两孩政策增加助产服务资源的通知》，制定出台产科人才培养、增加产科吸引力的多项措施。我们要协同财政、人力社保等部门进一步落实相关支持政策。各区一定要有力贯彻，督促各助产机构落实到位，切实使绩效工资向产科人员倾斜、优先产科人员晋升、解决优秀产科人员进京指标等支持政策落地有声。近期，我们会同市财政局制定增加助产资源专项补助经费管理办法，将委托第三方开展经费使用督导，各区、各助产机构要合理使用补助经费，保证用于产科运行支出。人才是产科稳定的前提，是保障母婴安全的关键。今年，我们将开展助产人员转岗培训和骨干人员规范化培训，进一步提高产科疾病救治水平。针对群众需求，指导助产机构建立生育咨询门诊，实现孕产期保健关口前移，帮助有生育意愿的家庭科学备孕，提供生育和孕期监测，保障安全分娩。去年，我们在全市推进孕期营养门诊建设，取得良好成效。今年各区要尽快推广经验，实现50%助产机构建立孕期营养门诊并提供规范服务，有条件的区要争取尽早实现全覆盖。

二是提升妇女保健能力。开展北京市宫颈癌筛查质量评估。优化整合农村长效节育已婚育龄群众健康体检与适龄妇女两癌筛查工作。开展青春期、更年期保健试点工作。在全市推进孕产期抑郁干预项目，建立多学科工作团队。举办系列培训，提高盆底功能障

碍防治工作水平；强化检查评估，实行动态管理，进一步完善防治网络。

三是规范儿童保健服务。全面开展新一周期爱婴医院复核，爱婴社区覆盖率要达90%以上。前不久，国家印发早产儿工作规范，我们将制定北京市的实施细则，强化早产儿管理和服务工作。落实市、区听力与耳聋基因联合筛查定向转诊制度。提升各区儿童早期综合发展服务中心医护人员对口腔、眼及视力、心理行为问题的筛查、诊断、干预水平，探索建立长效工作机制。今年，我们将继续开展北京市级儿童早期综合发展示范基地创建，并指导创建国家儿童早期综合发展示范基地。研究制定儿童营养均衡计划，改善儿童营养健康状况，促进全社会共同关注儿童营养问题。联合市教委编制北京市统一的托幼机构卫生保健培训教材，探索托幼机构卫生保健人员岗前培训新模式。

四是落实好计划生育技术服务。严格计划生育技术服务质量管理，落实并发症三级评审制度，减少节育手术并发症发生。研究制定《北京市计划生育手术并发症鉴定管理办法》。推动全市流产后避孕及产后避孕工作开展。指导避孕药具发放服务，做好避孕药具不良反应监测。

五是推进信息化建设。推进妇幼三期信息化项目进程，推进市、区危重孕产妇和新生儿远程会诊、培训信息系统建设。完成妇幼卫生年报和数据监测，做好数据分析利用。通过健康北京APP，为群众提供婚前保健及孕前优生健康检查预约服务，探索智慧妇幼健康服务平台。

（三）强化危急重症救治，保障母婴安全

一是严格孕产妇死亡控制及评审，建立市、区、医疗机构三级孕产妇危重症上报评审制度。今年孕产妇死亡防控任务十分艰巨。截至目前，全市已有9例孕产妇死亡，都是户籍人口，特别是元旦、春节以来连续发生多例孕产妇死亡。我们必须认真分析，总结研究，拿出有效的应对措施。年初，召开孕产妇死亡控制工作会议，对北京市孕产妇死亡情况进行全面梳理。下一步，我们要加强孕产妇妊娠风险评估和高危孕产妇专案管理，减少和控制妊娠合并症和并发症发生，进一步规范助产机构产科临床用血，强化高危孕产妇救治。严格孕产妇死亡通报、约谈机制及责任追究制度，实现联防联控。针对孕产妇死亡重点问题开展专业技术培训。围绕助产能力提升和规范落实，严格各项督导考核。

二是完善市、区危重新生儿救治转会诊网络，建立危重新生儿绩效评估体系，各医疗机构要按照对口关系转会诊，市级转会诊指定医院要加强对有关区医疗机构的技术帮扶和指导。各区要发挥组织协调作用，着力加强区级危重新生儿转诊指定医院建设，开展技能培训，提高区级危重新生儿救治水平。积极争取区财政经费支持，保障危重新生儿转会诊工作顺利开展。加强新生儿复苏市级师资队伍建设。继续围绕新生儿死亡顺位前三位的早产、先天性心脏病和新生儿窒息开展针对性干预。

（四）做好出生缺陷三级预防

加大出生缺陷预防宣传力度，提高婚前保健、孕前优生健康检查、增补叶酸预防神经管缺陷覆盖率及服药依从率。各区要在区政府领导下，实现卫生计生、民政等部门联动，积极推进婚检、婚登、优生咨询指导一站式便民服务。优化整合婚前保健与孕前保健服务流程。完善产前筛查和产前诊断一体化服务管理模式，实施产前筛查、产前诊断机构备案公示。试点开展先天性结构畸形救助项目。规范开展新生儿遗传代谢病筛查。

（五）创新妇幼健康服务模式

一是推广国家母子健康手册，结合北京市实际优化整合国家母子健康手册与北京市母子健康档案，逐步形成涵盖婚前保健、孕前保健、孕期保健、住院分娩、儿童保健等内容的优生优育全程服务管理模式，实现“一册在手，全程服务”。2017年将在西城、朝阳、石景山、房山、大兴、平谷、怀柔、密云8个区先行推广。各推广区要建立工作机制，加大培训和宣传力度，做好国家母子健康手册与北京市母子健康档案、基本公共卫生服务项目中的孕产妇健康管理、儿童健康管理和预防接种服务，计划生育服务管理中生育登记，以及家庭医生签约服务等工作的有机衔接。

二是推进妇幼保健与中医药融合服务。开展北京市妇幼保健机构中医药服务全覆盖工程，以妇幼群体健康需求为核心，着力提升妇幼保健机构的中医药服务能力，普及中医药妇幼保健技术。

（六）强化妇幼健康服务监管

结合“放管服”改革，加强妇幼健康服务的事中事后监管。规范母婴保健法律证件管理，严格母婴保健技术服务机构、人员、技术准入，加强行政审批及备案管理。严格出生医学证明管理，开展出生医学证明管理专项督查，对出生医学证明签发管理工作进行考核。梳理出生医学证明新发、换发、补发各项流程，建立出生医学证明特殊案例办理会商制度。将孕妇外周血胎儿游离DNA检测等妇幼健康服务作为卫生计生综合监督的重要内容，保障妇女儿童获得安全、

规范、有效的医疗保健服务。

（七）加强妇幼健康宣传教育

利用网络及自媒体等将婚前保健、孕前保健、孕期保健、住院分娩、儿童保健、出生缺陷防控等妇幼健康公共卫生项目重点服务内容进行整合宣传。推广使用北京市孕妇学校标准化课件，借助世界母乳喂养周、预防出生缺陷日、世界早产儿日、世界避孕日等重要节点，开展多种形式的主题宣传和咨询活动。

（八）加强妇幼健康文化建设和行风建设

宣传妇幼健康先进典型，创建国家妇幼健康文化示范单位，塑造妇幼健康服务品牌。落实全面从严治党要求，坚持业务和行风两手抓，落实党风廉政建设主体责任和监督责任，切实加强妇幼健康行风建设。厉行勤俭节约，严格各项支出，杜绝铺张浪费。及时回应社会关切，主动接受社会监督，提高群众满意度，树立行业好形象。

2017年北京市疾病预防控制工作会议上的报告

——总结经验　巩固提升　努力开创疾病预防控制工作新局面

北京市卫生计生委疾控处处长　刘清华

（2017年3月31日）

第一部分　2016年工作总结

2016年，在市委、市政府的领导下，首都疾病预防控制战线的工作者深入贯彻落实十八大和十八届三中、四中、五中、六中全会精神，推进《“健康中国2030”规划纲要》落实，紧抓卫生计生发展机遇，全面深入推进疾病预防控制与公共卫生管理各项工作，在“十三五”开局年迈好关键一步，出色完成了各项工作任务，有效保障了首都人民群众健康安全。

一、统筹部署专项工作，加强疾控工作体系化建设

根据北京市实际工作特点与发展趋势，印发了《北京市精神卫生工作规划（2016—2020年）》《北京市中小学校卫生防病工作规划（2016年—2020年）》《北京市消除疟疾工作方案（2016—2020年）》《北京市包虫病等重点寄生虫病防治工作实施方案（2016—2020年）》，明确专项工作目标。积极落实《北京市政府办公厅关于加强传染病防治人员安全防护的实施意见》的要求，组织专家制定并印发《北京市传染病现场处置人员个人防护标准（2016版）》，指导基层传染病现场处置人员规范做好个人防护。围绕医防密切合作与管理评估的内容，建立疾控机构与医疗机构间传染病相关监测信息共享沟通机制。组织全市疾控及B超专家圆满完成国家首次公共卫生援藏任务，对口支援西藏开展包虫病流行情况调查工作。

二、积极稳妥应对新发传染病的挑战，重大传染病及日常防控工作成效显著

2016年共报告法定传染病三类27种，报告发病121949例，报告发病率为561.85/10万，较去年上升了12.6%。其中甲、乙类传染病共报告发病19种29951例，报告发病率为137.99/10万，较去年下降了8.5%。

（一）健全监测网络，强化技术储备，全面落实防控措施

围绕城市副中心功能定位与布局，进一步优化传染病监测网络，将通州区纳入全市住院严重呼吸道感染监测网络；结合北京市防病实际和疾病发展变化规律，修订完善霍乱等13个传染病监测与疫情处置方案，进一步规范北京市传染病监测与疫情处置工作。针对新发传染病防控，强化技术培训和能力储备，及时制定印发疫情防控方案，强化传染病源头管理，与北京出入境检验检疫局研究建立境外输入性传染病信息定期交换机制，在全国首次发现报告并妥善处置了输入性黄热病、裂谷热疫情，有效应对了寨卡病毒病、人感染H7N9禽流感等新发传染病疫情；针对流

感、病毒性胃肠炎等重点传染病疫情变化特点，通过风险研判、专题部署、强化培训、联合督导、健康教育等多种途径积极落实各项防控措施，有效保障了首都群众的健康安全。

（二）开拓创新，艾滋病防控工作不断深化

2016年全市二级以上医疗机构及疾控机构全部实现艾滋病初筛检测，96%的社区卫生服务中心具备开展快速检测的能力。开展“互联网+艾滋病尿液匿名检测”研究，提供多元化检测服务，为艾滋病感染者和患者的早期发现和干预创造了条件。抗病毒治疗覆盖面进一步扩大，目前在治患者病死率降至0.18%，超过了发达国家的治疗水平。特别是治疗一年病毒完全抑制率达93%，超过了联合国艾滋病规划署提出的到2020年实现90%的目标。建立艾滋病抗病毒治疗转诊绿色通道试点，将患者从发现到治疗的时间从100天缩短到27天。

（三）强化管理，进一步规范结核病防治工作

2016年，肺结核报告发病率为33.1/10万，较去年下降3.6%，活动性肺结核病患者的治疗成功率为90.0%。在肺结核疫情常规监测的基础上，定期开展情况分析，研究、探索新型结核病防治工作机制。修订《北京市结核病防治工作规范》，使结核病管理工作更加科学化、制度化。规范卡介苗预防接种管理，全市所有卡介苗补种单位都已达到规范化免疫预防门诊要求，在疫苗采购、存储、配送中做到系统化管理。通过开展学校肺结核疫情监测、结核病筛查、入学体检、PPD筛查等，强化学校结核病防控。对耐多药结核病加强研判与管理，做好患者治疗与访视等工作。结合疾病特点，探索性在朝阳区对登记肺结核病患者进行HIV检测。

（四）规范实施，计划免疫工作构筑健康屏障

继续保持疫苗高接种率、高覆盖率，全市第一类疫苗报告各剂次接种率均达99%以上，完成26.15万人次集中用工单位外来务工人员流脑、麻疹疫苗接种及流动儿童强化查漏补种等工作，强化人群免疫屏障的建立。继续保持无脊灰、无白喉病例报告状态。加强免疫服务的基础性建设，推进北京市免疫规划信息管理系统改造项目实施。根据《国务院关于修改〈疫苗流通和预防接种管理条例〉的决定》，对二类疫苗管理模式进行调整。完成了脊灰疫苗转换，实现2016年5月1日全市停用三价脊灰疫苗并转为二价疫苗。第一类疫苗预防接种异常反应保险补偿工作在全市顺利实施，实现异常反应调查诊断与鉴定，经费测算与补偿的有序对接，补偿工作更加规范、及时。

（五）强化落实，地方病监测工作有序开展

监测显示，2016年全市碘盐覆盖率96.36%，合格碘盐食用率92.80%，除孕妇人群（略低于适宜水平下限，属于碘缺乏状态）外的各类碘缺乏病防控重点人群碘营养状况均处于适宜水平；儿童氟斑牙患病率2.86%，比去年下降51.5%，氟斑牙指数0.06，流行强度为阴性。

三、慢性病防治和健康教育工作深入推进

完善了北京市慢性病监测系统，形成区域指标，为分析总结慢性病的发病变化趋势提供了数据支撑。设置65家社区卫生服务机构为监测点，评估基层医疗机构心血管疾病及糖尿病诊疗质量。开发并运用社区结直肠癌高危人群风险评估系统，开展大肠癌高危人群社区评估工作。积极做好公共卫生服务项目工作，2016年开展脑卒中高危人群筛查38567人，评估5种癌症高危人群35246人次；为307007名适龄儿童提供免费窝沟封闭服务，开展学龄前儿童免费氟化泡沫预防龋齿服务594326人次。推进全民健康生活方式行动，新创建健康示范机构152家，培养健康生活方式指导员3694人。联合市体育局开展“阳光长城计划”城市减重行动。“阳光长城”慢病防治微博科普专家累计发布微博5456条，“阳光长城慢病防治”话题阅读量达4970.7万次。

四、加强精神卫生综合管理，不断提升服务能力

会同综治、公安、财政等部门，强化精神卫生综合管理机制平台作用，推进精神卫生信息系统与居民电子健康档案平台、电子病历或全员人口数据库的对接，做好属地严重精神障碍患者信息共享机制的建立。推进社区个案管理服务，提高严重精神障碍患者社区管理治疗服务的精准度和主动性。研究制定不同类型康复服务技术标准，探索社会组织参与康复服务的途径和形式，配合残联等相关部门推进“政府主导、部门负责、社会组织运营、全程跟踪评估”的重性精神障碍患者康复工作。打造“四心”工程，积极开展心理健康促进，探索适于北京本土化的社区主动式治疗技术（ACT）服务模式。完善全社会参与工作机制，首次对社会工作者进行了精神卫生知识培训，充实精神卫生工作队伍。北京市严重精神障碍患者在

册管理率92.78%，在册规范管理率86.18%，在管病情稳定率99.27%，规律服药率80.04%，各项指标均处于全国领先水平。

五、其他公共卫生工作齐头并进

制定了《北京市公共场所卫生检测技术服务机构技术能力考核标准》，首次开展了社会办公共场所卫生检测机构技术能力考核，初步建立了社会办公共场所卫生检测机构考核结果通报机制，强化社会办检测机构自觉依法依规开展检测服务。继续扩大空气污染物和生活饮用水水质监测覆盖面，定期公开城市集中式生活饮用水水质状况信息。加强职业和放射卫生工作，开展重点职业危害监测与评估，为卫生、安监等部门提供技术支撑。全面开展北京市中小学生健康月系列活动，初步形成以学校为主导，家庭和学生为主体的家校协作、共促健康的学生防病机制。进一步完善“营”在校园工作机制，以新版学龄儿童膳食指南宣教为切入点，以“营”在校园公众微信号为平台，以“我做营养小达人”主题活动为核心，逐步形成共同关注学生营养健康的氛围。

2016年，全市疾控工作取得了一定的成效，提升了管理能力和服务水平，同时也要看到，随着城市化进程的加快，社会经济水平不断提高，人民群众对健康的需求也不断增强。但是传染病防控的形势依然严峻，慢性非传染性疾病对群众健康造成的危害日益严重，新技术、新产品在疾控领域中的应用仍显不足。

第二部分　2017年重点工作

2017年，全市疾病预防控制工作将深入贯彻国家和本市卫生与健康大会精神，在市委、市政府和市卫生计生委党委的坚强领导下，围绕全市卫生计生事业大局和国家卫生计生委疾病预防控制工作要求，结合当前医药卫生体制改革主要任务，科学实施、依法防控、积极探索、完善机制、不断提升服务能力，着力推进全市疾控事业持续深入发展。

一、立足首都实际，全力推进专项规划平稳落地

根据国家专项规划要求，结合首都疾病预防控制工作实际，加强顶层设计，科学制定北京市“十三五”艾滋病、结核病、地方病、职业病、重点寄生虫病等防治计划或实施方案，确定“十三五”期间专项工作任务，制定北京市防治慢性病中长期规划实施方案，有力推进各项工作有序开展。

二、加强组织协调，着力完善首都疾病预防控制管理体系

坚持问题导向，注重协同发展，组织修订并印发2017年度区疾病预防控制工作考核标准；研究制定《北京市疾控机构基本公共卫生服务项目组织管理工作考核标准》，强化专业机构对基本公共卫生服务的技术指导；围绕疾病控制行业管理策略，探索研究公立医院承担公共卫生职能评价指标，着力构建首都疾病预防控制科学体系，服务首都医药卫生体制改革发展。

三、不断探索创新，切实提升传染病防控服务能力

继续加强人感染禽流感等传染病及新发、输入性传染病防控力度，加强传染病网络实验室管理，做好新型流感等新发传染病监测和检测技术能力储备，在西城区、丰台区、通州区、顺义区、昌平区开展致病菌识别网建设，提高细菌性传染病检测、监测和疫情溯源能力；进一步加大医疗卫生机构专业人员疾病预防控制能力建设力度，持续提高医务人员重点传染病发现报告能力和疾控人员现场流行病学调查能力；研究利用信息化手段提升全市传染病早期发现、早期预警和应对处置能力，推动京津冀疾病防控一体化建设。

四、坚持因病施策，提升重大疾病防治效果

逐步推广快速检测、无创检测等手段，提高高危人群干预覆盖面及HIV检测比例；充分发挥北京市定点医院的规范治疗作用，完善综合医院—艾滋病抗病毒治疗定点医院转诊绿色通道工作流程，力争到2017年底治疗覆盖率达90%；进一步完善艾滋病检测实验室布局，在试点区建立艾滋病确证实验室；探索在大学校园开展“互联网+尿液匿名检测”服务，支持社会组织开展艾滋病防治工作，对社会组织参与艾滋病患者防控工作效果进行评价考核。积极推进本市结核病防治服务体系调整，开展结核病分级诊疗和综合防治服务模式试点工作；推进全市结核病防治信息化建设，探索通过与定点医院数据交换，运用新型肺结核病患者治疗管理手段，实现肺结核病患者发现、登记、监督服药及随访的一体化管理，提升本市结核病防治水平。

五、落实政策文件，进一步提高首都免疫规划规范管理水平

深入贯彻2016年修订的《疫苗流通和预防接种管理条例》，严格落实疫苗采购、储存、分发、供应等相关规定，积极协调确定第二类疫苗预防接种服务费标准，推动预防接种工作可持续发展；贯彻落实《预防接种工作规范（2016年版）》《国家免疫规划儿童免疫程序及说明（2016年版）》，细化完善北京市扩大免疫程序；进一步推进免疫规划信息化建设，出台免疫预防接种门诊管理办法及配套文件，规范预防接种工作，确保接种安全。

六、动员社会参与，全面落实慢病综合防控措施

进一步完善慢病防治体系，梳理疾控机构与各慢病防治办公室的分工协作机制，突出各自优势，统筹开展全市慢病防控工作；以慢性病综合防控示范区建设为抓手，紧密结合卫生城镇创建和健康城镇建设要求，完成朝阳区国家级示范区复审和昌平区、顺义区、怀柔区第四批国家级示范区建设工作；加大慢性病防控与分级诊疗、家庭医生签约式服务的融合力度，以糖尿病管理为切入点，探索慢性病分级诊疗模式，带动区域慢性病防治管理水平整体提升；在全市开展“三减三健”（减盐、减油、减糖，健康血压、健康体重和健康骨骼）工作，进一步增强群众维护和促进自身健康的能力；在朝阳区启动成人血脂异常及社区管理二期项目，推广社区慢病高危人群风险评估工具，加强居民自我健康管理；在继续实施癌症早诊早治、心脑血管疾病高危人群筛查与干预、口腔公共卫生服务等项目的基础上，推动京津冀一体化口腔公共卫生服务领域的协作。

七、完善服务体系，有效提升精神卫生服务能力

立足完善首都精神卫生服务体系，研究北京市人口特点，提高医疗机构发现报告患者的能力，保持对精神疾病患者的有效管理；推广海淀区康复服务试点经验，研究制定不同类型康复服务技术标准及社会组织参与康复服务的途径和形式，构建政府、社会、家庭三位一体的关怀帮扶工作体系；推广朝阳区在基层医疗机构设置精神科的试点经验，健全基层服务网底；进一步加大政策保障力度，适时调整免费服药的药品目录；启动北京市精神卫生信息管理系统三期建设立项工作，提高管理随访效率；通过将精神卫生专业知识纳入继续教育必修课、开展精神科医师转岗培训等多种途径，加强精神卫生队伍建设；积极落实国家22部委《关于加强心理健康服务的指导意见》，制定北京市精神卫生与心理健康行动计划，建立健全心理健康服务体系，研究制定心理健康服务单元建设标准，指导基层心理咨询或辅导室建设；探索心理健康服务管理机制，促进行业规范化管理；大力开展各类心理健康促进和教育，通过多种途径引导公众关注心理健康，提升公众心理健康素养。

八、加大研究力度，稳步推进公共卫生工作扎实开展

围绕空气污染对人群健康的影响，探索开展雾霾对人体健康影响研究，组建北京市空气污染（雾霾）健康防护专家组，大力开展健康防护知识的宣传和雾霾健康防护知识的正面引导；持续推进重点职业病监测与职业健康风险评估，实现医疗机构医用辐射防护监测及职业放射疾病监测与职业健康风险评估16个区全覆盖；制定中小学校食堂管理规范，推进“营”在校园北京市平衡膳食校园健康促进行动和中小学校健康食堂创建推广工作，修订印发《北京市中小学生健康膳食指引》；制定全市中小学生肥胖、营养不良分级标准，全面开展防近视、控肥胖工作；联合教育、红十字会等部门推行《健康促进学校评定规范》地方标准，积极推进“星级健康促进学校”的创建和评定。

九、坚持依法行政，规范开展公共卫生行政许可

坚决贯彻落实北京市“放管服”政策调整要求，依法组织开展2017年北京市公共场所卫生检测服务机构技术能力考核，提高第三方检测机构技术能力和服务规范；在2016年承接国家卫生计生委下放的放射卫生技术服务机构评价（甲级）资质审定工作基础上，完善北京市放射卫生防护检测和评价多项资质的非京备案工作；减少审批资料交换环节，合理缩减许可时限，实现行政审批提速增效。

2017年北京市卫生应急工作会议上的报告

——开拓进取　真抓实干　全力推动全市卫生应急工作再上新台阶

北京市卫生计生委委员　刘娜

（2017年4月12日）

同志们：

2017年全市卫生应急工作会议今天在这里举行。本次会议的主要任务是：贯彻北京市卫生与健康大会和2017年全国卫生应急工作会议精神，落实市应急委和市卫生计生委2017年重点工作计划，全面总结2016年全市卫生应急工作，深入分析当前面临的新形势和新任务，研究部署2017年重点工作。刚才，市疾控中心、北京急救中心、市红十字会紧急救援中心、朝阳区卫生计生委、同仁医院等5家单位做了很好的交流发言，介绍了他们的做法和经验，请大家认真学习、借鉴。下面，我讲三点意见。

一、团结拼搏，开拓进取，2016年全市卫生应急工作成效显著

2016年，在国家卫生计生委应急办和市政府应急办的指导下，在市卫生计生委的统一部署下，全市卫生应急系统各单位齐心协力，服务大局，全市卫生应急战线全体人员奋发作为，敬业奉献，在首都突发事件应对和卫生应急能力提升方面做了大量工作，取得了新成绩，做出了新贡献。

（一）推进法制建设，提升服务质量，重点任务取得突破性进展

2016年，全市卫生应急工作承担市政府重要民生实事1项、市政府折子工程1项、市卫生计生委折子工程6项，全部顺利推进。

完成市政府重要民生实事1项。在前期工作的基础上，全力配合市人大推进急救立法工作进程。2016年7月22日，市人大已颁布了《北京市院前医疗急救服务条例》，并于2017年3月1日开始正式实施。

完成市政府折子工程1项。即优化急救网点布局。

完成市卫生计生委折子工程 6 项。一是全面启动卫生应急预案修订工作，完成特别严重烈性传染病的卫生应急预案，印发北京市突发空气重污染卫生应急分预案。二是巩固突发公共卫生事件联防联控机制，与出入境检验检疫、食药、农业、园林等部门就联防联控机制进行了进一步梳理和细化。三是加强京津冀卫生应急协作，健全京津冀卫生应急信息通报机制，强化京津冀突发事件卫生应急处置的联动机制。四是做好《北京市院前医疗急救服务条例》的实施工作，各项配套改革措施稳步推进。五是打破院前急救行政区划界限，实现全市120统一受理、统一指挥调度。六是加强院前、院内急救有效衔接，顺畅批量伤病员救治绿色通道，急救体系布局与资源配置更加合理。

（二）反应迅速、处置有力，卫生应急保障工作成效明显

2016年，全市共报告突发公共卫生事件26起，均为一般级别，得到及时有效处置，并按时进行了网络直报；全市共接到生活饮用水污染事件报告3起，都得到及时有效处置，未造成人员发病；全市未发生公共场所危害健康事故和医疗机构放射事件。全年突发公共卫生事件网络直报率、报告及时率、规范处置率均达100%。

一是输入性传染病防控工作有力、有效。2016年年初，黄热病、寨卡病毒病、裂谷热等输入性传染病疫情先后侵入北京市，其中黄热病首例是亚洲首次报告，裂谷热是中国首次报告，这对北京市突发公共卫生事件的防控工作带来了前所未有的挑战。面对新挑战，北京市卫生应急相关单位严格履职，健全输入性传染病防控救治体系，明确工作流程、岗位职责和分级相应措施，密切关注疫情进展；适时组织开展形势研判和风险评估，及时向国家卫计委和市应急办汇报疫情最新进展及有效防控措施；组织开展了多部门防控输入性传染病疫情应急处置桌面推演和实操演练，明晰了处置程序和指挥体系；组织开展对相关医疗卫

生机构的督导检查，查找薄弱环节，依托市突发公共卫生事件应急指挥部工作机制，强化多部门联防联控和沟通协调；通过建立输入性传染病病例全过程监控信息平台，实现了病例从入境到最后转归的信息全过程监控和各环节职责部门的信息共享。北京市强化源头监测、注重联防联控的输入性传染病防控经验体现了首都卫生应急工作的能力和水平，相关措施作为典型经验在全国卫生应急工作会议上进行了交流。

二是紧急医疗救援工作有力、有效。2016年，全市院前急救力量共处置自然灾害、事故灾难、公共卫生事件和社会安全事件四大类突发事件1498次，其中事故灾难896次、车祸785次、塌方8次、砸伤6次、爆炸伤15次、煤气中毒87次、食物中毒12次、社会安全事件373次。全年院前急救力量共完成突发事件紧急医疗救援任务2419起，出动车辆3141车次，出动人员9423人次，转送伤员9284人次。协和医院、同仁医院、积水潭医院、朝阳医院等，在突发公共事件伤员救治方面也做出了突出贡献。

典型事件：朝阳区一起食物中毒14人送院事件，丰台区一起火灾12人送院事件，大兴区车祸伤26人送院事件，石景山区车祸伤18人送院事件，怀柔区燃气泄漏事故11人送院事件，海淀区一起车祸伤27人送院事件，朝阳区电梯坠落伤10人送院事件，朝阳区孙河乡前苇沟村火灾致8死1伤事件，东城区夕照寺西里火灾3死事件，通州区北苑煤气爆炸致3死事件，平谷区黑水湾村塌方致5死事件，朝阳区来广营红星美凯龙塌方3伤事件，海淀区农业大学西门静淑苑公交车站刀扎伤3伤事件，大兴区长子营2死4伤交通事故，大兴区魏永路6伤交通事故，昌平区马池口畜砻屯4死5伤交通事故等。

三是日常卫生应急保障工作有力、有效。元旦、春节、国庆等重要节日和全国两会、清明祭扫、高考等重要活动期间，全市启动卫生应急机制，强化应急值守工作，共完成各类卫生应急保障任务800余起。其中，全年院前急救力量派出急救车1064辆，出动急救人员2982人次，完成大型活动保障任务625次；全年派出急救车469辆、急救人员971人次，完成政治任务医疗及应急保障28次；全年在马家楼、久敬庄等上访人员聚集点安排24小时急救车组进行应急保障，共救治患者272人次，转运至医院66人次；全年在天安门地区安排急救车组，救治患者185人次；全年做好马航失事客机家属应急保障任务，共安排保障车次11次、保障人员33人，救治患者70人次。有力、有效的卫生应急保障工作，对维护首都社会稳定发挥了不可替代的重要作用。

四是全力支援兄弟省市突发公共事件紧急医疗救援工作。2016年，北京市受国家卫生计生委指派，全年共抽调本市8家医院35名专家，指导帮助兄弟省市突发事件紧急医疗救援任务6起；组织协调友谊医院、宣武医院、朝阳医院、回龙观医院6名消化内科、精神卫生及心理危机干预专业专家，随国家卫生计生委领导赴湖北、江西、安徽等省督导洪涝灾害卫生应急工作；按照市政府相关工作指示，组织协调北京急救中心组建一支由30辆救护车、104名急救人员和管理人员组成的医疗保障队伍，支援杭州G20峰会医疗保障工作。医疗保障队发挥在大型活动医疗保障工作中的经验优势，以硬朗的作风、奉献的精神、精湛的专业能力，圆满完成医疗保障任务，展现了首都急救医疗队伍的专业水平和职业素养。

（三）贴近实战、精心演练，卫生应急队伍能力不断提升

2016年，共组织开展全市性应急演练2次，组织开展国家卫生应急队伍卫生应急演练2次，组织参加2016年京津冀卫生综合应急演练1次。

一是抽调精锐力量参加京津冀三省市重大自然灾害卫生应急综合演练。2016年9月，京津冀三省市重大自然灾害卫生应急综合演练在河北省张家口市张北县中都草原停车区展开。市卫生计生委抽调北京急救中心和市红十字会紧急救援中心2支院前急救力量、北京市疾控中心卫生防疫力量、中日友好医院医疗紧急救援练力量、市卫生监督所、北京安定医院和北京回龙观医院2支心理救援力量共5类队伍，7家医疗卫生单位200多人、47台专业车辆；携带相关应急装备参加了此次演练。此次演练，进一步提高了京津冀地区联合处置突发事件卫生应急能力，起到了检验预案、锻炼队伍、评估能力的演练效果，为实现京津冀卫生应急工作资源共享、信息互通、优势互补、随时处置突发事件打下了坚实基础。

二是开展突发中毒事件卫生应急演练。9月29日，市卫生计生委组织在房山区开展了突发中毒事件卫生应急演练，强化了卫生应急队伍的应急能力和水平，检验了相关处置流程的科学性和可操作性，为今后切实做好中毒事件奠定了基础。

（四）夯实基层、厘清责任，卫生应急基础性建设工作步入快车道

一是大力推进卫生系统应急体系建设。在卫生应急体系建设方面，将基层医疗卫生机构作为重点。2016年，3家区级疾控机构及5家卫生应急基地医院设

立应急机构；5个区完善区级卫生应急指挥决策系统；全市投入卫生应急工作经费400余万元，应急物资储备250余万元；开展不同类型突发事件公共卫生风险评估52次；培训卫生应急人员1576人次，稳步提升了基层卫生应急管理水平和综合卫生应急能力。8月24～25日，在密云区急救分中心举办2016年北京120急救网络院前急救专项培训，来自密云、平谷、怀柔3个区的院前急救人员140余人参加了此次培训，进一步提高基层120急救网络日常院前急救水平，增强应对突发事件的综合救援能力。

二是厘清突发公共卫生事件防控各部门责任清单。针对突发公共卫生事件应急管理中跨部门、跨层级的有关职责，以突发公共卫生事件应急指挥部各成员单位为单元，进行了梳理、界定、细化，责任清单编制结合近年来卫生应急工作实际，将本市处置传染病疫情的“四方责任”等防控突发公共卫生事件的经验做法和固化做法纳入责任清单，明确在防控突发公共卫生事件中动态和静态不同状态下各部门、各单位责任，突出实用性和可操作性。

三是修订突发公共事件系列应急预案。主要是《北京市突发公共卫生事件应急预案》《北京市突发事件紧急医疗救援预案》及6个专项预案，印发《北京市突发空气重污染卫生应急分预案（2016版）》。

（五）形式多样、内容丰富，卫生应急知识宣传活动广泛开展

一是以“5·12”防灾减灾日系列活动为契机，组织部署全市医疗卫生机构开展防灾减灾卫生应急宣传活动，并形成常态机制。通过举办“科学减灾建设安全城市”2016年防灾减灾与卫生应急主题宣传活动，进一步唤起社会各界对防灾减灾与卫生应急工作的理解与重视，增强全民防灾减灾意识，普及推广公众防灾减灾和自救互救的技能。

二是开展丰富多彩的卫生应急“五进”宣传活动。组织卫生应急专家深入居委会和乡村，为居民、村民宣教防灾减灾与卫生应急的科普知识。以“雾霾”“蚊”为题，为村民讲授雾霾的防护、口罩的种类与选择，以及防蚊防病等知识；采用问卷调查、咨询服务、游戏互动等形式，为村民普及流感和禽流感、破伤风等传染病，以及地震、雷电、高温、暴雨等灾害事故自救互救和应急避险、中毒处置等应急知识和防护技能。通过寓教于乐的方式增强了村民在面对突发事件时的应急处置意识，提高了防灾减灾及卫生应急意识和学习的积极性，推广了公众防灾减灾和自救互救的技能，受到广大村民的热烈欢迎和高度赞扬。

（六）加强基层卫生应急队伍建设，各区卫生应急工作全面建设亮点纷呈

2016年，全市16个区加大卫生应急经费投入，加强卫生应急队伍建设，积极开展突发事件公共卫生风险评估工作和形式多样的防灾减灾与卫生应急管理系列活动，基层卫生应急工作呈现新气象。

东城区重新梳理了区疾控中心、卫生监督所、动物卫生监督科等应急组织和队伍，结合区人民防空袭、地震、防汛、空气重度污染防控等应急保障工作，及时修订了应急预案中涉及公共卫生、医疗救援等卫生应急保障内容。西城区通过多次调研，对应急指挥系统进一步完善，应急指挥系统向紧凑化和扁平化管理发展，应急信息化工作迈上新的台阶。海淀区结合区突发公共卫生事件特点和卫生工作实际，突出典型性、紧迫性、实效性，开展了以突发流感传染病疫情为背景的突发公共卫生应急指挥部专题情景构建工作，进一步提升应急处置能力。丰台区利用现代化传媒手段深入各种场所广泛开展卫生知识宣传，通过广泛的应急健康教育，指导群众以科学的行为和方式应对突发公共卫生事件。石景山区组织辖区36家医疗卫生机构开展形式多样的防灾减灾与卫生应急管理系列活动，通过组织社区咨询义诊、张贴海报标语、制作宣传栏、印发科普读物、开办专家讲座、发放宣传材料等多种形式，大力宣传、普及传染病防控、食物中毒、急救、生活饮用水卫生安全等相关知识。大兴区强化新机场地区疾病防控卫生应急保障工作，组织印发了《卫生计生系统内新机场建设地区传染病预防控制工作方案》，采取在机场设立驻点办事机构的模式，及时发现、处置各类卫生应急事件。顺义区组织各医疗卫生单位对本单位卫生应急预案进行了修订和完善，增强了预案的适应性和可操作性，明确了有关部门、单位在突发公共卫生事件应急处置中的职能，为突发公共卫生事件的有效处置提供了有力的体系保障。密云区深入开展健康大课堂，共开展275场讲座，受众24589人次，出版疾控报2期，印发2万余份。延庆区依托全区健康教育工作网络，将常见病、多发病防治，健康科普与卫生应急知识有机结合，制作《卫生新视野》电视专题片22期，发布卫生应急信息24条，全年发送短信100万余条。

（七）资源共享，信息互通，京津冀卫生应急一体化进程稳步推进

2016年，大力加强卫生应急跨区域、跨部门综合指挥、协调联动能力建设，实现京津冀卫生应急工作

资源共享、信息互通、优势互补，为随时处置突发事件打好坚实基础。2016年11月17～18日，市卫生计生委召开“京津冀综合演练总结暨卫生应急协作研讨会”，三地各参演单位逐一汇报了3年来参加联合演练的体会，总结了存在的缺点和不足。在市卫生计生委的主导下，三地卫生应急部门和机构相关负责人深入研讨了如何推进京津冀三地卫生应急“一体化”建设，如何逐步深化细化三地卫生应急协作机制，并达成共同的意向和思路：一是全体参演单位认真总结演练工作，加强学习交流、取长补短；二是对于专家组提出的问题和不足，虚心接受、积极整改；三是以联合演练为抓手，不断推进三地专业机构间的沟通与合作。

回顾2016年全市卫生应急工作，这些成绩是全市卫生系统各部门齐心协力、团结奋斗的结果。

同时，我们也清醒地看到，当前北京市卫生应急工作还面临着许多突出的问题和困难，需进一步完善突发公共卫生事件应急机制，加快人才队伍建设和物资技术储备等，卫生应急工作任重道远。我们要不断提高认识，在新的起点上，坚定信心、狠抓落实，努力推动卫生应急工作再上新台阶。

二、认清形势，创新发展，努力开创卫生应急工作可持续发展新道路

新时期，我们要牢固树立起安全发展和生命至上理念，胸怀大局，居安思危，勇于承担起保障首都人民群众身体健康和生命安全之重任，站在更高的高度，认识卫生应急工作的地位和作用。

一是要认识到卫生应急工作是健康中国战略、国家生物安全战略和公共安全体系的重要组成部分。首都群众仍然面临着多种新发突发急性传染病的威胁和多种健康因素的影响，需要从经济、国家交往和社会发展多维度考虑问题，承担职责。二是从创新发展的角度找准下一步努力的方向。以卫生计生规划为引领，以一体两翼发展思路为抓手，以项目为支撑，不断推进卫生应急能力和体系建设，提升突发事件应急处置的能力。三是要注重协同发展。充分利用联防联控、群防群控等工作机制和京津冀协同发展战略，调动区域内政府、机构、社会团体和公民等各方力量，构建军民融合、军警地协同、社会广泛参与共建共享的大格局。要整体规划、有效整合，努力开创卫生应急工作可持续发展的道路。

三、明确重点，真抓实干，扎实推进2017年卫生应急工作

2017年，是深入贯彻卫生应急工作一体两翼发展思路，加快推进体系建设、提升核心能力之年。全市卫生应急工作要紧密围绕2017年全国卫生应急工作会议、全市应急工作会议要求和市卫生计生委重点工作安排，深化京津冀卫生应急协同发展，提高突发公共卫生事件防控和突发事件紧急医学救援能力，为首都公共安全提供强有力的保障，重点做好以下工作。

（一）全面细致准备，务必做好重大会议活动的卫生应急保障工作

2017年是党和国家事业发展中具有重大意义的一年，党的十九大、“一带一路”国际合作高峰论坛等重大会议活动将在京举行。同时，大事要事多，各种节点贯穿全年。全市卫生应急系统将深入学习贯彻习近平总书记视察北京重要讲话精神和关于公共安全、首都安全的重要精神，切实增强四个意识；切实抓好重大会议活动保障的相关责任和任务的落实。各相关市级专业机构、涉及的区级部门和专业机构提前组织开展专项风险评估、做好风险沟通，切实为重大会议活动安全顺利提供坚实应对准备；同时在重大会议活动期间，不折不扣地履行卫生应急保障的职责，保障工作的各个方面均做到万无一失。

（二）推进卫生应急工作规范化建设，夯实卫生应急综合能力

按照以体系和核心能力建设为主体，以国家卫生计生委组织的卫生应急大比武为契机，以突发急性传染病防治、突发事件紧急医学救援力量建设为两翼（即“一体两翼”）的发展思路，启动并持续推进卫生应急工作规范化建设提升工程，具体按照《北京市卫生计生委关于开展卫生应急工作规范化建设提升工程的通知》实施。提升工程实施主体为各区卫生计生委，主要内容包括：夯实组织管理基础、发挥联防联控工作机制作用、增强预案针对性和可操作性、强化突发公共卫生事件监测预警管理、提升突发公共卫生事件处置效能、推进紧急医学救援建设有序发展、加强队伍建设和物资技术储备、注重培训演练和公众宣传实效、提高突发事件总结评估工作科学性等九个方面。通过提升工程的开展，夯实全市尤其是首都核心区及城市副中心的卫生应急能力。

（三）强化联防联控和监测预警，做好突发公共卫生事件防控

以市、区两级突发公共卫生事件应急指挥部为平台，按照突发公共卫生事件防控属地化管理的原则，加强与国检、农业、食药等部门的信息沟通和协调联

动，充分发挥部门间、区域间联防联控工作机制，强化对突发、新发、输入性急性传染病等突发公共卫生事件的综合监测、风险评估和防范应对准备。尤其是针对境外输入性急性传染病，市疾控中心及有口岸的区疾控中心建立常态与应急相结合的监测分析机制，重点关注急性传染病多发的、“一带一路”沿线的国家和地区；在此基础上，建立健全输入性急性传染病的防控体系。另外，在前几年工作的基础上，进一步强化京津冀卫生应急工作一体化进程；2017年起，每季度开展一次省级的京津冀突发公共卫生事件风险评估，以后根据需要逐步向毗邻区县（市）层面延伸。争取到“十三五”末期，以输入性急性传染病为重点，建立起首都的突发公共卫生事件防控的“护城河工程”。

（四）充分全面准备，切实做好突发公共事件的紧急医学救援工作

在总结以往经验和不足的基础上，进一步优化市、区两级应对突发公共事件紧急医学救援的总体指挥协调机制，建立健全突发公共事件紧急医学救援现场指挥协调机制，及时有效展开自然灾害、事故灾难、突发公共卫生事件、社会安全事件四大类突发公共事件的紧急医学救援工作。疾控及卫生监督部门以传染病防控的四方责任为抓手，履行专业机构的业务指导及行业监督职能，切实具备做到大灾之后无大疫的能力。院前医疗急救机构加快信息化建设，做到必要时能指挥调度全市院前、院内救护车参与紧急医疗救援工作，并建立健全具备与全市二、三级医院及时快捷沟通相关急救信息的能力。二、三级医院完善相关预案和工作流程，具备短时间内接收大批量伤病员的救治能力。三级甲等医院完善抽调医疗专家支援、指导兄弟省市应对突发公共事件所致的危重症伤病员的机制，切实做到“即抽即走，援助有力”。

（五）深化改革院前医疗急救体系，不断提升服务急救能力

全面贯彻落实《北京市院前医疗急救服务条例》，出台《关于深化改革本市院前医疗急救体系的指导意见》；对全市院前医疗急救机构实行统一规划布局、统一服务规范、统一监督管理。推动各区卫生计生委、各相关医疗卫生机构组织宣贯《条例》及系列配套文件，将其相关精神和要求落到实处，同时在需要时配合好市人大的相关立法督导检查。分步推进城市副中心及首都核心区的院前医疗急救机构的优化和服务水平的快速提升。

同志们，卫生应急工作关乎首都公共卫生安全，是新时期卫生计生事业发展的重要组成部分，我们要进一步增强信心、凝聚力量，努力推动卫生应急事业向前发展、取得更大的进步。

2017年北京市卫生计生综合监督工作会议上的报告

北京市卫生计生委副主任　毛羽

（2017年8月10日）

同志们：

今天的会议既是一个工作经验的交流会，又是一个完成工作任务的推进会。刚才，西城、朝阳、昌平3个区卫生计生委的负责同志交流了上半年综合监督工作的经验，开斌同志通报了医疗机构依法执业专项监查结果，亚京同志分析了上半年全市监督工作的形势。我认为，无论是经验交流，还是情况通报与分析，都坚持了实事求是的指导思想，都突出了更加深入扎实开展好监督执法这个主题。

一、2017年上半年综合监督工作的亮点

上半年的综合监督工作，紧密结合医疗卫生中心工作特别是医药分开综合改革展开，有很多新的突破和亮点。

一是医药分开综合改革的监查工作到位，有力维护了医疗卫生秩序。两级卫生计生行政部门制定了周密的医药分开综合改革监查方案，两次组织监查，对

参加改革的3600多所医疗机构，做到了全覆盖。这一点，市卫生计生委，包括首都医药分开综合改革领导小组的领导——蔡奇同志、吉林同志、克庆同志和来英同志、海潮同志，都是非常满意的。

二是以医疗卫生为主的综合监督工作推进有力，展示了监督执法的良好形象。据统计，市、区两级监督机构共实施行政处罚5078户次，罚款930万余元，没收非法所得301万余元，向公安机关等部门移送案件5件。从行政处罚的情况看，医疗卫生、生活饮用水、控烟处罚的单位、罚款金额都显著上升，表明今年上半年对医疗卫生、生活饮用水、控烟监督执法的力度明显加大。我感到，除了行政处罚的力度明显加大外，今年在公共卫生、医疗卫生、计划生育监督上，有几件事让我印象深刻，也让人民群众非常满意。比如，在医疗卫生的监督上，组织开展了医疗机构依法执业专项监查，开展了“双随机一公开”监管、启动了“一户一档”建设工作，在一、二、三级医疗机构建立监督协管员，特别是我们最近在全国第一家推出的驻院式监督，多个专业执法人员联合进驻三级医疗机构“解剖麻雀”，发现了我们医疗机构存在的严重违法行为和管理不到位的问题，国家卫生计生委综合监督局领导，得知我们开展驻院式监督试点后，专门要求我们要进驻委属委管医院开展驻院式监查。又比如在公共卫生监督上，我们首次对三级医院的集中空调进行监查，我们开发的游泳馆池水监测手机APP，在社会上都产生了良好影响。我们还积极稳妥处置和应对生活饮用水污染和“胎盘事件”“微整形”医疗美容事件，都让党和政府，让人民群众感到了卫生计生行政部门、监督执法机构和医疗卫生机构，对人民群众健康、对社会安全极端负责任的态度和作风。

三是京津冀三地综合监督的交流合作越来越深入、广泛。伴随着首都功能疏解、京津冀协同发展战略和对口支援等，全市综合监督工作不仅仅立足于全市，还要辐射和带动京津冀地区。市所与通州区签订支援协议，部分区还与天津、河北及保定、张家口等部分省市展开对口支援合作。就在今天，石景山区与天津津南区和唐山市签署三地卫生计生监督与法制合作协议。合作交流，首先要从人才培养抓起。对此，我们与首都医科大学联合举办四省市学校卫生监督培训班，还安排北京部分学校保健所的负责同志参加培训，在全国卫生计生行业产生了积极影响。

除了这些亮点，我们在综合监督体系的建设和其他方面，也都取得了长足的进步。

二、2017年下半年综合监督的重点工作任务

市卫生计生委印发的卫生计生工作要点和卫生计生综合监督工作要点，明确了全年综合监督工作的任务。

（一）大型活动和重要会议的监督保障

下半年，党的十九大要在北京召开，还有中秋、国庆等重大节日。对全市公共卫生、医疗卫生、计划生育安全，以及卫生计生系统安全生产、治安保卫工作，都是十分严峻的考验。各级各单位要站在维护首都安全的高度，把重要会议、重大活动、重点场所的卫生计生监督工作，摆在十分突出的位置。市卫生计生监督所要深入总结历史经验和教训，加强指导，全面组织开展监督执法，确保监督工作万无一失。

（二）完成国家卫生计生委和北京市下达的各项监督计划

完成国家下达的任务，完成北京市下达的各项指标，突出北京的特色，站在更高的起点上，用首善标准做好监督工作，这是硬指标，是检验我们这支队伍作风过不过硬、能力强不强、素质高不高的试金石。各区和各级各单位，都要以争创一流、争当先进的精神，严格按照计划，完成国家下达的公共卫生、医疗卫生监督执法抽检任务，完成市政府、首都综治办、市法制办安排布置的重点地区整治、行政执法、城市综合管理各项数据指标。在这里，我也强调一下，就是各区，不管是行政机关还是监督执法机构，对上级部门和业务机关要求统计、填报、上报的数据，必须要及时准确填报，要沟通，要掌握了解填报的数据是否准确、是否到位，比如好几个区向城管部门上报的“四公开一监督”数据连续为零，这里面就有问题，到底是没有填报，还是没有履行这方面的职责？又比如，给市法制办上报的数据，到底是由监督执法机构报，还是由主管法制工作的行政处（科、室、办）报，都要落实到位。我们讲依法行政，连数据都报不出去、报不准确，何来的依法行政？

（三）总结驻院式监督检查经验

最近，市监督所联合朝阳区监督所对一家三级医院进行了驻院式监督，公共卫生、医疗卫生、计划生育监督执法人员全面进驻，通过现场检查和调查取证，发现了一些突出和严重的违法违规问题。按照计

划和“双随机一公开”摇号的结果，今年还有5家三级医院接受驻院式监查。希望市所要加强组织协调，区所和被监查的医疗机构要密切配合，争取10月份完成。然后，市里要召开专门会议，进行专题研究，要通过对6家医疗机构的解剖，发现规律性问题，寻找加强各级各类医疗机构综合监管、自我监管的办法。各级各类医疗机构要严格按照市卫生计生委的要求，对照《医疗机构依法执业自查指南》开展好自查，要针对查找出来的问题立即进行全面的整改，千万不要自欺欺人和夜郎自大。

三、做好下半年工作的几点要求

（一）领导要重视

综合监督，是确保首都公共卫生、医疗卫生、计划生育安全的重要防线。只有组织和领导重视，用力去推动，工作才能得到有效落实。比如，有的医疗机构，违法违规问题突出，一方面是认识不到位，一方面是管理不到位，一方面是执行不到位，这几个不到位，根子在领导，在领导的重视不到位，抓落实不到位。今年下半年，综合监督工作的任务很重，只有领导重视，上下一心，才能完成。

（二）程序要严密

监督执法工作要讲程序，程序违法是最大的违法。程序合法，就是我们每办一个案件，都要留痕管理、都要有法律依据，每一个环节的事实证据、法律适用都清清楚楚，要经得起时间的检验、经得起法律法规的检验。当前，党和政府、人民群众对监督执法的要求越来越高，监督执法机构和人员随时面临复议诉讼、行政追责、执纪问责的风险。大家一定要严格遵照法律、严格按照程序、严格依据事实，履行好职责，确保自身安全无事。

（三）执行要到位

也叫执法要到位、落实要到位。各区、各医疗卫生机构、各监督执法机构和各位领导、同志，一定要按照职责分工，将法律法规执行到位、落实到位，将上级的文件指示贯彻到位、检查到位。市卫生计生委要发挥统筹协调作用，组织协调相关单位和部门，将各级贯彻落实法律法规、履行职责的情况稽查到位、考核讲评到位。

深入落实党的十九大精神 奋力推进新时代健康北京建设

——在建设健康北京暨纪念爱国卫生运动65周年会议上的讲话

北京市卫生计生委主任　雷海潮

（2017年11月8日）

同志们：

按照会议的安排，我简要总结“十二五”以来推进健康北京建设的进展情况，并就贯彻落实党的十九大精神和《“健康北京2030”规划纲要》的工作进行部署。

一、健康北京建设取得新进展

“十二五”以来，按照党中央、国务院的决策部署，市委、市政府统筹谋划，各区、各部门积极行动，以深化医药体制改革、完善公共卫生服务体系、卫生城镇创建、无烟环境推进、治污增绿等为重点，大力推进健康北京建设，取得了新的进展和效果。

（一）健康北京工作机制更加完善

积极发挥爱国卫生运动委员会和健康促进工作委员会的组织协调作用，统筹推进健康北京建设。全市12个区和3个地区（西站、天安门和燕山地区）、20个乡镇获得并保持国家卫生区（镇）称号。颁布实施了食品安全、大气污染防治、控制吸烟等一系列条例法规，制定实施健康北京“十二五”和“十三五”规划，明确了28项核心指标。每年以市政府名义发布全市卫生与人群健康状况报告，并对全市和16个区的卫生发展绩效进行综合评价，促进均衡可持续发展。

（二）健康支持性环境不断优化

石景山、昌平等8个区先后启动全国健康促进区建设，全市累计创建2377个健康社区（村）、191个健康示范单位、1548个健康促进学校、151个健康促进医院。完成农村改水工程1281个，农村无害化户厕普及率达99.8%。每年定期开展病媒生物防制行动，防范各类媒介传染性疾病。市城市管理委、市水务局、市环保局、市食品药品监管局等部门积极建设和谐宜居的健康环境，全市已建垃圾处理设施26座，生活垃圾无害化处理率达99.9%，今年以来132条河段水体得到治理，重点食品安全和药品抽检合格率分别达98.5%和99.9%，空气污染天数逐年下降。

（三）居民健康素养持续提升

持续开展健康知识普及、合理膳食、健身、控烟、母婴健康等九大健康行动，普及健康知识，多渠道、全方位提升全市居民健康素养。实施最严控烟条例，加强控烟宣传、执法和督导，依法评选控烟示范单位339家，保持高压态势和教育引导，成人吸烟率降至22.3%，世界卫生组织授予北京市政府2015年度“世界无烟日奖”。积极推广全民健身行动，加强健身场地建设，人均体育场地面积达2.3平方米，街（乡）和行政村实现体育设施全覆盖。

（四）卫生服务全面提高

截至2016年底，全市医疗卫生机构达10637家，卫技人员26.5万人，实有床位数11.7万张，医疗服务能力和服务效率显著提高。为城乡居民免费提供12大类46项基本公共卫生服务项目和11项重大公共卫生服务项目。非传染性疾病增长势头放缓，2008～2014年，本市居民高血压患病增长率由11.6%降至3.3%，糖尿病患病增长率由3.5%降至1.1%。传染病防控和应急机制健全，有效防控了埃博拉、寨卡、黄热病、禽流感等输入性和新发传染病。全面落实两孩生育政策和配套服务，增加1400余张产科床位和800多名助产人员，基本适应孕产妇建档和分娩需求。开展基层中医药服务能力提升工程、中医流动医院和中医药健康乡村社区建设，建立了以16名国医大师、60名首都国医名师、40名中青年名中医为核心的四级中医师承制度。

（五）医药分开综合改革成效显现

2017年4月8日北京实施医药分开综合改革，半年多以来总体平稳有序，变化积极，成效显现。分级诊疗制度建设成效明显，医疗机构新的补偿机制基本建立，医药费用稳中有降，医保患者负担平稳，困难群众得到有效救助，居民就医体验得到有效提升，中医等部分短板专业得到发展支撑。已完成门急诊量1亿多人次，200多万住院患者治疗有序，告别了已实行61年的以药补医机制，医药费用快速增长的势头得到扭转，分级诊疗格局正在形成。李克强总理、刘延东副总理近期先后6次做出重要批示，肯定北京医改工作和成效，并寄予殷切希望。

（六）非首都功能疏解和京津冀健康协同发展进程加快

医疗卫生资源加快疏解，促进均衡布局。友谊医院顺义院区开工建设，天坛医院迁建、同仁医院经济技术开发区院区二期工程等重点项目有序推进，安贞医院通州院区、市口腔医院丰台新址、北大医院大兴院区等一批疏解项目加快实施。全面加强副中心医疗卫生服务体系能力，东城、西城、朝阳、海淀等区支持副中心基层卫生服务能力提升，北京大学公共卫生学院和市疾控中心、监督所支持副中心公共卫生发展，安贞医院、友谊医院、东直门医院、市中医院等通过多种方式支持副中心提升医疗服务水平。与河北省张家口、唐山、承德、廊坊、保定等签订了医疗卫生协同发展协议。京津冀132家医疗机构的27项检验结果实现互认，102家医疗机构的17项影像资料实现共享，方便了患者，节省了费用。

二、健康北京建设跨入新时代

党的十八届五中全会将健康中国上升为国家战略，去年8月召开了全国卫生与健康大会，今年年初北京市召开了卫生与健康大会，对今后健康北京建设提出了新要求、新任务。在刚刚闭幕的党的十九大上，习近平总书记强调，实施健康中国战略，完善国民健康政策，为人民群众提供全方位、全周期健康服务。

从健康优先发展的战略要求上看，习近平总书记在全国卫生与健康大会上强调，要把人民健康放在优先发展的战略地位；李克强总理在去年年底第九届全球健康促进大会上要求，坚持在发展理念中充分体现健康优先，在经济社会发展规划中突出健康目标，在公共政策制定实施中向健康倾斜，在财政投入上着力保障健康需求。现实工作中，我们还需要重视和解决以下问题：一是在健康优先发展战略上，各级政府需要研究建立相应的体制机制和措施保障；二是实现从以疾病为中心向以健康为中心转变，需要从认识上、政策上、措施上、行动上做出具体安排；三是对预防和基层工作重视不够，卫生监督、疾病控制、妇幼保健及基层等工作，长期处于短板的状况还未彻底改观；四是开展健康影响评价评估工作的机制、内容、实现路径和方法体系等还需要探索；五是动员全社会参与卫生与健康工作的机制、手段、办法和能力比较欠缺。我们要坚决贯彻落实健康优先发展战略，将健康融入所有政策，坚持人民共建共享的原则，努力开创卫生与健康工作的新格局。

从深化医改工作的长远要求上看，党中央、国务院高度重视深化医改工作，出台了系列重大改革方案，“十三五”期间要重点推进分级诊疗制度、现代医院管理制度、全民医保制度、药品供应保障制度及综合监管制度建设，任务十分繁重。我们要坚决贯彻落实党中央、国务院关于医改的决策部署和国家卫生计生委的具体要求，做到态度鲜明、行动有力、成效明显，不断探索积累可复制、可推广的经验。

从疏解非首都功能的全局要求上看，习近平总书记两次视察北京，明确了北京“四个中心”城市战略定位和建设国际一流的和谐宜居之都战略目标，提出了“建设一个什么样的首都，怎样建设首都”的重大历史命题，并给予了科学、前瞻的指导与引领。围绕首都城市战略定位，要处理好舍与得、都与城、疏解与提升、一核与两翼等重大关系，努力实现减量发展。卫生与健康领域在发展的思路、资源总量、服务结构和布局等方面，都有进一步优化的空间。我们要坚决贯彻落实市委、市政府“疏解整治促提升”专项行动的总体部署，不断创新“疏解功能谋发展”的新路子、新方法，加快优化医疗资源布局，推动医疗卫生资源向薄弱地区疏解，逐步解决发展不平衡不充分的城乡和南北差距等问题，进一步提高医疗卫生服务公平性和可及性。

三、奋力推进健康北京建设

今年以来，市委、市政府制定了《北京市促进卫生和健康事业改革发展的意见》，发布了《“健康北京2030”规划纲要》。全市卫生计生系统要进一步增强推进新时代健康北京建设的使命感、责任感和紧迫感，坚持预防为主、关口前移，坚持传承和创新，坚持政府主导、部门协作和社会动员，统筹抓好以下五个方面工作。

（一）加强健康促进工作，提升全民健康素养

从今年起，全市每年开展健康北京周系列宣传活动，今年的活动主题是普及健康生活，提高全民健康素养。各区、各有关单位要按照方案安排，积极响应、全面落实。要加强青少年和儿童健康教育，启动健康促进幼儿园标准制定工作。建立完善运动处方库，加强体医融合和非医疗健康干预，发挥全民健身在慢性病防治及健康促进等方面的积极作用。完善社会共建、共治、共享的控烟体系，对写字楼、中小餐馆等重点场所加大控烟执法力度，坚持开展监测评估，强化戒烟咨询热线、戒烟门诊、行为干预等戒烟服务，降低成人吸烟率。做好慢性病及危险因素监测，完善以社区为基础的慢性病防控网络，针对高危人群进行早期有效干预和监测评价，强化对高血压、糖尿病等常见慢性病的早期发现和健康管理。

（二）突出全方位全周期，优化健康服务

进一步健全完善妇幼健康服务体系，努力缓解孕妇建档难和新生儿床位紧张状况，加快人才培养与储备。加快市、区两级孕产妇和新生儿危急重症救治能力建设，努力降低孕产妇死亡率，巩固婴儿死亡率控制在已达到的国际先进水平。加强学生视力保护，控制减少超重等健康问题。开展健康工作场所建设，引导职工主动管理健康，全面提升职工身体素质。推动医养结合，支持养老机构开展医疗服务，推广居家上门医疗服务，为老年人提供预防保健、治疗期住院、康复期护理、稳定期生活照料及临终关怀一体化的健康服务。以提升健康服务内涵为重点，推动慢性病患者和老年人等重点人群家庭医生签约率基本覆盖，提高服务频次。强化政府责任，严格绩效考核制度，做实、做精、做细基本公共卫生服务项目，增强群众获得感。

（三）深化体制机制改革，健全健康保障体系

按照中央医改要求和市委、市政府重点工作部署，切实做好以下工作：第一，加快推进紧密型医疗联合体建设，所有三级医院都参与医联体建设，各区至少建立一个紧密型医联体，研究健全医联体内部决策治理机制；第二，加强一级医院及基层医疗卫生机构能力建设，家庭医生签约服务年底前要基本覆盖重点人群；第三，加快人事薪酬制度改革，激发医务人员积极性和活力；第四，加快京津冀医用耗材联合采购工作，启动高值医用耗材采购；第五，加强医疗机构绩效考核，严控成本和费用，从源头上规范处方和服务行为；第六，启动第二批医疗服务价格规范研究测算工作，完善基本医疗保障制度总额预付和扩充DRG支付方式改革；第七，研究完善公立医院财政分类补偿机制，促进各类机构均衡发展；第八，进一步改善医

疗服务，全面提升患者就医获得感和满意度。

（四）推动综合治理，大力建设健康环境

全面加强健康城市和健康村镇建设，积极打造卫生城镇升级版。丰台区、朝阳区、海淀区、大兴区要积极创建国家卫生区，其他区要保持和巩固国家卫生区镇建设的高水平。实施北京市健康村镇建设，积极打造城乡一体化健康城市建设格局。开展病媒生物综合预防控制示范社区建设，规范基层工作基础。加强城乡环境建设，开展环境污染综合治理，保障饮用水和食品药品安全，强化生产安全和职业健康，积极营造绿色宜居的生态环境和安全和谐的社会环境。

（五）围绕首都功能定位，推动京津冀健康协同发展

按照疏解非首都功能的要求，推进天坛医院、友谊医院、同仁医院、朝阳医院、安贞医院、口腔医院、中医院等在五环外的布局建设。帮助河北雄安新区和廊坊、唐山、张家口、承德、保定等环首都周边地区发展，逐步优化京津冀健康资源布局。加强公共卫生合作，共建三地疾病防控一体化合作平台。健全三地转诊制度，实现医师、护士电子化注册和资质互认。建立三地区域联动的药品供应体系，推动药械信息共享。

同志们，党中央、国务院，市委、市政府为加强新时代爱国卫生运动，推动健康北京建设提供了强大的理论武器和行动指南。我们要更加紧密地团结在以习近平同志为核心的党中央周围，按照党的十九大要求部署，在市委、市政府的坚强领导和社会各界的通力协作下，努力开创健康北京建设新局面，为建设国际一流的和谐宜居之都而努力奋斗！

全面学习宣传贯彻党的十九大精神　建设健康北京

——在建设健康北京暨纪念爱国卫生运动65周年会议上的讲话

北京市副市长　卢彦

（2017年11月8日）

同志们：

今天，我们召开全面学习宣传贯彻党的十九大精神、建设健康北京暨纪念爱国卫生运动65周年工作大会，主要任务是贯彻党的十九大精神，落实《“健康北京2030”规划纲要》，做好新时期爱国卫生工作，全面推进健康北京建设。

刚才，海潮同志对全市“十二五”以来爱国卫生工作和健康北京建设进行了全面总结，对下阶段工作进行了安排部署，各单位要高度重视，逐项对照、建账列表，研究制定具体措施加快推动落实。西城区、通州区、市体育局、市教委分别做了发言，讲得都很好，总结的经验值得学习借鉴。市卫生计生委和市体育局两家签订的体医融合战略合作协议，是全市强化部门合作、普及健康生活的有益探索，需要不断创新发展。国家卫生计生委常继乐同志介绍了全国各地落实健康中国战略进展及下一步工作重点，对今后健康北京建设和爱国卫生工作具有很好的指导意义，各单位要及时学习传达，认真贯彻落实。

下面，我再讲几点意见。

一、充分认识加强爱国卫生工作深化健康北京建设的重大意义

爱国卫生运动是我党把群众路线运用于卫生工作的伟大创举和成功实践。今年是爱国卫生运动开展65周年。65年来，在市委、市政府的领导下，北京市的爱国卫生运动承载不同时期的不同历史使命，特别是从2000年的国家卫生区（镇）创建、2008年全民健康促进行动，再到党的十八大以来的健康北京建设，爱国卫生运动在建设宜居环境、美化家园、保障群众健康方面发挥了重要作用。经过多年努力，目前全市有12个区和3个地区成为国家卫生区，国家卫生镇达到20个；居民健康素养水平达28%，居全国首位；此外，人均期望寿命超过82岁，婴儿死亡率2.2‰，孕产妇死亡率8.7/10万，已达到发达国家水平。

回顾近年来全市爱国卫生运动和健康北京建设的发展历程，我们也积累了许多宝贵经验。一是始终坚持融入全市战略发展。各级政府、各部门高度重视健康北京建设，将之放在全市“四个中心”的战略大局中统筹考虑、稳步推进，在顶层设计和分步实施方面，都体现了市委、市政府维护人民健康权益的为民宗旨和坚定不移落实首都功能新定位的政治决心。二是始终坚持整合各方资源。充分发挥了爱国卫生运动委员会的平台作用，与中央国家机关、军委后勤保障部卫生局、武警部队、国有企事业单位等密切联动，打出了保障健康、追求健康的“组合拳”。三是始终坚持人民群众的主体地位。坚持发动群众、依靠群众，让广大市民自觉行动起来，形成了全社会对健康理念、健康行动的知行合一，营造了全民健康、共建共享的浓厚社会氛围。四是始终坚持创新发展。爱国卫生运动和健康北京建设，能够顺应时代发展变化，不断拓展工作内涵，创新机制、丰富形式，实现了从环境卫生到健康人群，再到健康城市的重大发展，始终与时俱进、焕发生机。

习近平总书记在党的十九大报告中提出，“实施健康中国战略。坚持预防为主，深入开展爱国卫生运动，倡导健康文明生活方式，预防控制重大疾病”。在去年全国卫生与健康大会上，党中央明确了新形势下卫生与健康工作方针。即以基层为重点，以改革创新为动力，预防为主，中西医并重，把健康融入所有政策，人民共建共享。2017年5月，在爱国卫生运动65周年暨全国爱国卫生工作座谈会上，副总理刘延东提出了新时期爱国卫生运动的工作方针，即以人民健康为中心，政府主导，跨部门协作，全社会动员，预防为主，群防群控，依法科学治理，全民共建共享。今年以来，围绕贯彻实施健康中国战略，市委、市政府连续印发了《北京市促进卫生和健康事业改革发展的意见》和《“健康北京2030”规划纲要》，为今后全市爱国卫生运动和健康北京建设明确了目标、任务和时间节点。我们必须认识到，新时代发挥爱国卫生运动优良传统，深化健康北京建设意义重大，需求迫切。

首先，健康北京建设是落实健康中国战略的必然要求。习近平总书记在党的十九大报告中指出，人民健康是民族昌盛和国家富强的重要标志。党中央、国务院对健康中国战略的重视程度前所未有，健康中国战略可以说是国之大计。作为首善之区，无论从居民意愿看，从社会责任看，还是从讲政治、顾大局看，北京都理应在服务健康中国战略中勇于承担、积极作为，市委、市政府建设健康北京的决心坚定、步伐有力。各区、各部门、各单位要以更高的站位、更宽的视野，认识和把握新时期爱国卫生运动和健康北京建设在国家战略中的重要地位和作用，坚持健康优先，把保障人民健康作为经济社会政策的重要目标，切实将健康融入所有政策。

第二，健康北京建设是人民群众日益增长的美好生活期盼。新时代，我国社会主要矛盾已经转化为人民日益增长的美好生活需要和不平衡不充分的发展之间的矛盾。当前，人民群众对健康的需求已经不再满足于简单的寻医问药，而是少得病、不得病、生活更健康、服务更优质、环境更优美，群众不断增长和日益多元化的健康需求，与现有健康服务体系发展不平衡不充分之间的矛盾正在逐步显现。所以，深入开展健康北京建设就是要把人民健康放在更加突出的战略地位来抓，不断满足人民群众对美好生活的期盼，不断提高人民群众的健康福祉。

第三，健康北京建设是有效应对健康不利因素影响的良方好策。作为国际化大都市，北京不仅面临各类新发突发传染病威胁，还要应对由于工业化、城镇化和人口膨胀等带来的环境恶化、污染严重、交通拥堵、住房紧张等大城市病现象。同时，慢性非传染性疾病已成为当前威胁市民健康的最突出问题，恶性肿瘤、心脑血管疾病多年来成为北京市居民死因前三位。高强度生活节奏也给人们带来很多亚健康问题和精神隐患。要解决这些问题，仅仅关注人的个体健康是不够的。世界卫生组织研究表明，影响健康因素中，行为和生活方式占60%，环境影响占17%，生物学因素占15%，医疗服务仅仅占8%。因此，不仅要优化健康服务，更要注重普及健康生活方式、提高全民健康素养水平，还要从环境因素入手，深入推进“疏解整治促提升”专项行动、加强背街小巷治理、增绿留白，打好蓝天保卫战，推动空气质量持续改善，有效治理大城市病。

二、扎实推进新时代健康北京建设

“十三五”时期健康北京专项规划和《“健康北京2030”规划纲要》都明确指出，从现在到2020年，全市要广泛普及健康生活方式，优化全周期健康服务，营造和谐宜居健康环境，人均期望寿命达82.4岁，婴儿死亡率、5岁以下儿童死亡率分别控制在4‰和5‰以内，孕产妇死亡率控制在11/10万以内；到2030年，与国际一流的和谐宜居之都相适应的现代化卫生与健康治理体系基本建立，人人享受健康生活、人人享有基本医疗卫生服务、人人拥有健康环境的局面基本形成，人均期望寿命、婴幼儿死亡率、孕产妇死亡率等主要健康指标继续保持国际先进水平。围绕健康北京“十三五”时期专项规划和2030年建设目标，要切实从规划纲要实施、医改深入推进、基层卫生体系建设、爱国卫生督导和传染病防控五个方面深入开展健康北京建设。

一是落实健康中国战略，全面实施《规划纲要》。实施《规划纲要》要与全面学习宣传贯彻十九大精神紧密结合起来，各级政府、各部门、各单位要牢固树立健康优先的理念，在制定公共政策、管理公共事务过程中始终关注健康影响因素和健康领域发展目标，加大健康事业投入力度。各区要紧密围绕健康北京“十三五”建设目标，完善爱国卫生和健康促进工作平台建设，整合区内资源，深入开展政策解读、舆论引导等相关工作。要继续做好全市卫生发展综合评价，系统全面分析全市和各区在推动卫生发展工作中的长处和短板，促进区域卫生均等化。要加强合作、大胆实践、不断创新，持续优化健康资源布局，推动京津冀三地健康事业协调发展。

二是巩固深化医改成果，稳步推进医药分开综合改革后续重点任务。医药分开综合改革实施7个月来，改革迈出坚实步伐，发生积极变化，总体平稳有序，各方反响良好。深化医改是一项长期任务，下一阶段要按照总理李克强、副总理刘延东重要批示和市委、市政府要求，稳步推进医药分开综合改革后续重点工作。首先是要完善补偿机制。建立健全适应取消药品加成政策的补偿机制，统筹发挥价格调整、财政投入、医保支撑作用，形成改革政策合力。第二要巩固完善分级诊疗制度。要以医联体为抓手推进分级诊疗工作，提升基层医疗卫生服务能力，发展家庭医生制度。三是要完善现代医院管理制度。加快推进公立医院薪酬制度试点改革，加强公立医院经济管理，持续改善医疗服务与就医体验，健全评价考核管理机制。四是要加强医疗服务监管。要规范医疗服务行为，开展控制药占比和卫生材料占比专项行动。五是要完善药品供应保障制度。要保障药品有效供应，推行药品购销“两票制”，开展京津冀医用耗材联合采购。

三是完善基层卫生体系建设，扎实做好基本公共卫生服务项目。新形势下党的卫生与健康工作方针提出要以基层为重点。目前，全市仍有469个村无医疗卫生机构，社区卫生人员缺口2万人，上述因素制约着家庭医生服务的覆盖面和服务质量的提升。此外，基层卫生人员绩效工资动态增长机制尚待完善。按照党的十九大提出的“加强基层医疗卫生服务体系和全科医生队伍建设”的要求，全市要坚持政府主导，城乡统筹的原则，到2020年实现村级医疗卫生服务全覆盖、社区每万人口配置3名全科医生、家庭医生签约服务覆盖率达50%等目标，不断提升签约服务内涵。要完善社区卫生人员薪酬动态增长机制和基层绩效考核制度，落实好农村定向培养医学毕业生工作。各区要进一步完善公共卫生体系建设，以国家基本公共卫生服务项目为抓手，打基础、强基石，带动慢病防控、全民健康素养行动、疾病预防控制等重点工作落实。根据《宪法》第111条关于“居民委员会、村民委员会设人民调解、治安保卫、公共卫生委员会，办理本居住地区的公共事务和公益事业”的有关规定，在各社区、村原有计划生育委员会基础上，设立公共卫生委员会，专门负责辖区内计划生育、爱国卫生和卫生防病等公共卫生相关工作。要加强基层公共卫生队伍建设，特别要做好农村基层卫生人员业务指导和人才培养。

四是加大督导力度，加快推进爱国卫生工作。新时代，全市爱国卫生工作已经由卫生城市创建转变为健康城市创建。目前，上海、江苏、浙江等省市已经实现了国家卫生城市全覆盖，其中浙江省国家卫生县城（镇）也实现了全覆盖。北京市已有12个区及3个地区成为国家卫生区，未达标的4个城区中，朝阳、海淀和大兴已经全面启动创卫工作。按照《规划纲要》要求，到2020年，全市要实现国家卫生区全覆盖，国家卫生乡镇总数要达到全市乡镇总数的15%以上。各区、各有关部门要下定决心，攻坚克难，强化督导、落实责任，不仅要创国家卫生区，提高城市精细化管理水平，还要城乡联动，提高国家卫生镇创建比例。市爱卫办要做好工作指导和督导，确保《规划纲要》提出的目标能够顺利完成。此外，还要继续做好《北京市控制吸烟条例》的落实，加大控烟宣传，保持执法的高压态势，进一步强化“政府管理、单位负责、个人守法、社会监督”的社会共治模式，推动无烟环境建设。

五是加强疫情监测，全力做好传染病疫情控制。当前，国内外传染病形势不容乐观，流感、禽流感、诺如病毒感染性腹泻、手足口病等时刻威胁着人民群众的健康，特别是针对登革热、寨卡病毒病等蚊传疾病防控准备工作也迫在眉睫。各区、各部门、各单位要从“四个中心”的首都城市战略定位出发，强化政治意思、责任意识和大局意识，以预防为主，压实四方责任，不断强化联防联控工作机制，加强疾病监测预警，提升服务能力，加大人禽、人畜共患传染病源头治理力度，严把境外输入性传染病国门防控关，切实履行传染病防治职责。要加强免疫屏障建设，扎实做好预防接种，现阶段要继续提高流感疫苗的接种率。结合城乡环境卫生综合治理，每年定期开展病媒生物防控行动，清除病媒生物滋生地，降低蚊虫密度，防范蚊传疾病传播。

三、切实加强对健康北京建设的组织领导

推进健康北京建设是一项重大民生工程，也是我们义不容辞的责任。按照《北京市促进卫生和健康事业改革发展的意见》和《“健康北京2030”规划纲要》部署，各区、各部门、各单位要强化责任担当，抓落实、见成效。

一是加强领导、完善组织保障。《规划纲要》涉及全市40余个部门和16个区，是一部中长期的综合性规划，也是全市今后一个时期内健康北京建设的纲领性文件，在规划制定过程中，蔡奇书记和陈吉宁代市长多次指示要落实责任分工，做好规划的实施。健康北京建设要坚持全市统一领导、统一部署，各区、各部门、各单位主要负责同志是建设健康北京的第一责任人，要切实加强领导，明确责任分工。各区、各部门要按照《规划纲要》确定的主要指标和任务，制定具体实施方案和年度工作计划，分阶段、分步骤推进完成各项指标和任务。

二是部门协作、提高效能。各区、各部门要加强沟通协调，密切配合，充分整合各方资源，上下协同，内外联动，形成健康北京建设工作合力。要开展多部门合作的健康促进行动，制定部门联动的健康促进政策，注重将健康融入所有政策。要加强统筹协调，建立健全分工协作机制，形成全市一盘棋的工作局面。要广泛调动行业协会/学会、企事业单位、民营组织的积极性，充分发挥各类志愿者作用，形成多层次的健康北京建设格局。

三是加大投入、统筹推进。各级财政要全力保障健康北京建设，针对工作的重点任务、重要指标，各区和各部门要提前做好预算，要充分利用中央、市级和地方财政资源，发挥各类社会团体、民间组织优势，统筹资金安排。要切实加大健康北京建设人力物力投入，培养和建设重点领域人才队伍，加大培训力度，统筹推进健康北京建设。

四是加大宣传，广泛动员。各区、各部门、各单位要积极利用传统媒体及新媒体传播手段，大力宣传健康北京建设的目的、意义和相关措施，提高各级政府、社会和个人对健康北京的认知度和主动参与意识，在全市形成健康北京建设的浓厚氛围。充分发挥专家科普团队和社会组织的积极性，持续不断宣传健康北京建设的最新动态和成果。要积极倡导“每个人是自己健康第一责任人”理念，充分发挥公众在促进健康方面的重要作用，引导群众自我参与、自我管理、自我提高。在全市形成政府主导、全民参与、共建共享的健康北京建设氛围。

进一步做好新时期爱国卫生工作，深化健康北京建设，意义重大、使命光荣。同志们，党的十九大提出了既要决胜全面建成小康社会，又要开启全面建设社会主义现代化国家新征程的艰巨目标，我们要以党的十九大精神为指导，以高度的责任感和使命感，努力开创健康北京建设新局面，为建设国际一流的和谐宜居之都做出更大贡献！

文件和法规

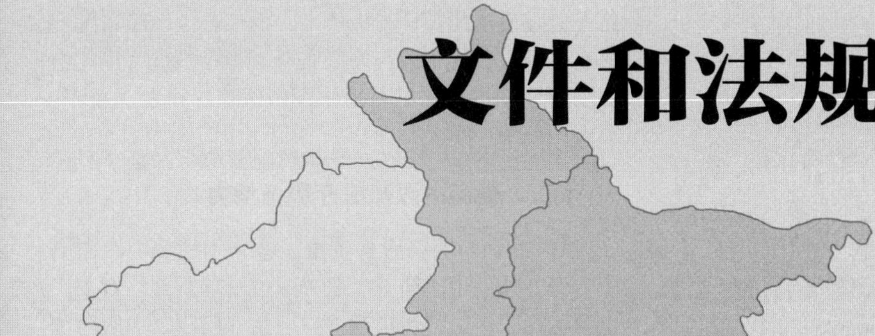

北京市人民政府关于支持中医药振兴发展的意见

京政发〔2017〕9号
（2017年2月7日）

一、总体要求

（一）指导思想

全面贯彻落实党的十八大和十八届三中、四中、五中、六中全会精神，以习近平总书记视察北京重要讲话精神为根本遵循，牢固树立和贯彻落实新发展理念，坚持中西医并重，充分遵循中医药自身发展规律，以推进继承创新为主题，以提高中医药发展水平为中心，以完善符合首都中医药特点的管理体制和政策体系为重点，以增进人民群众健康为目标，发挥中医药在促进卫生、经济、科技、文化和生态文明发展中的独特作用，统筹推进中医药振兴发展，全力打造中医药发展首善之区。

（二）工作目标

到2020年，基层中医药服务量占全市中医药服务总量的40%以上，中医药成为提升基层卫生服务水平的重要力量。加快中医药服务模式、管理模式和产业商业模式创新，中医药一二三产业、“五种资源”（卫生资源、经济资源、科技资源、文化资源、生态资源）融合发展，中药工业总产值占全市医药工业总产值的30%以上。符合中医药发展规律的法规体系、政策体系、标准体系、评价体系、监管体系基本建立，中医药对经济社会发展的贡献度明显提升，在全国的引领和示范作用显著增强。

二、主要任务

（一）统筹做好中医药规划发展

在制定战略性新兴产业规划时，要将中药产业作为重点进行专项规划。在城市总体规划和土地利用总体规划中充分考虑中医药机构发展需求，合理规划并保障其用地。制定实施中医药区域发展规划，构建中医药区域发展的评价指标体系，挖掘各区中医药发展潜在资源，优化中医药发展布局。积极推进京津冀中医药协同发展，促进三地中医药医疗、科技、教育、产业同规划、同发展。

（二）提高中医药医疗服务能力

1．增加中医药服务供给 进一步挖掘中医药卫生资源，建立中医药卫生服务岗位管理制度，对中医全科医师、中医特色护理、中药饮片验收、中医药传统技能等岗位实行分类管理，提高服务质量。发挥中医药在公共卫生服务领域作用，在妇幼保健机构、精神卫生防治机构、疾病预防控制机构中配备中医药专业技术人员，建立传染病中西医联合诊疗制度，将区级中医类医院（含中医、中西医结合、民族医等医院）纳入院前急救体系。支持社会资本举办中医妇科、儿科、康复、老年病和其他专科医疗机构。对只提供传统中医药服务的中医门诊部、诊所实施备案制管理。

2．增强基层中医药服务能力 建立健全大型中医类医院面向基层的服务管理制度，鼓励其在社区卫生服务中心（站）设立门诊部、诊所或医疗服务延伸点。建立名老中医基层服务补贴制度，完善中医药从业人员上门服务制度，引导中医药服务优质资源向基层下沉。继续实施中医药健康乡村（社区）建设。加强中医全科医生队伍建设，以中医全科医师为核心的全科医师服务团队数量不低于全市全科医师服务团队总数的25%。以区级中医类医院为基础，打造区域中医医疗中心，提升基层中医药综合服务能力。

（三）完善中医药传承创新体系

1．建立健全中医药分级分类传承制度 实施中医药当代名家收徒传承工程，推行中医药学术传承人制度，建立国家、市、区三级传承导师和传承人才管理制度。加大对名老中医药专家传承工作室建设的财政支持力度，鼓励专家学者为中医药发展提供智力支持。实施“燕京学派”传承工程，鼓励建立中医药传统师承教学机构，建立健全传承工作室多点服务机制。创立中医药传承学科，完善师承教育与学位挂钩制度。支持开展中医药民间特色诊疗技术传承，完善民间医生和公立医院医生间的“双向教学”机制，鼓励确有专长人员参与教育教学，支持其举办中医药传统技能服务机构。

2. 推进中医药创新驱动发展 建设国家级中医药创新驱动发展示范区，完善中医药研发、转化、推广平台。加大对中医药科技创新项目和创新平台类重点示范项目的支持力度，推进中医药重大科研项目协作合作。切实落实重大科研基础设施和大型科研仪器向社会开放的规定，满足中医药医疗、科研等工作需要。支持中医药学与现代科学融合。完善中医药科技管理体制机制，改革中医药科技评审评估和成果评价制度，建立健全中医药科技成果转化年度统计报告制度。加强中医药知识产权保护，完善中医药技术转移工作体系，落实国有企事业单位科技成果转化的激励政策。

（四）推进中医药文化创造性转化

1. 推进中医药文化中心建设 将中医药文化中心建设作为全国文化中心建设的重要组成部分。发挥国家中医药综合改革试验区的示范引领作用，推进以标志性成果、标准性项目为主要内容的中医药文化“北京品牌”行动，打造一批中医药文化特色品牌。完善中医药文化设施布局和功能。扩大中医药文化教育服务范围，推进中医药文化进校园、进社区、进企业、进机关、进家庭。实施中医药文化“走出去”战略，加快中医药文化国际传播。积极发展中医药文化旅游。

2. 挖掘中医药文化内涵 加强同仁堂等老字号、中医药文物古迹、名医故居保护，加强中医药古籍整理。加大对中医药非物质文化遗产代表性项目和传承人的保护力度，加快培养一批高层次、复合型、国际化的中医药文化创意人才，推动中医药文化创意产业发展。

3. 提高市民中医药健康文化素养 实施市民中医药健康文化素养提升工程。完善社区中医药健康养生公共设施。建立中医药健康教育宣传推广制度，在社区学院开展中医药健康素养学历教育，评选中医药健康素养老人。规范中医药健康教育，加强对中医药文化书籍出版的管理。

（五）全面提升中医药产业发展水平

1. 提升首都中药产业竞争力 完善中药材资源保护利用机制，促进中医药生态资源集约利用。将中药材种植纳入农业产业结构调整范围。制定中药养生种植园建设标准，高标准做好2019北京世园会“本草园”建设工作。持续推动中药产业绿色发展，大力推进首都“十病十药”科技攻关。支持医疗机构提供中药临方制剂服务，对采取传统方法加工的临方制剂品种实施备案制管理。建立中药饮片质量追溯制度。探索建立中医药产业发展评价指标体系。

2. 促进中医药相关产业融合发展 开展中医药一二三产业增品种、提品质、创品牌专项行动，建立一二三产业融合发展创新示范基地。开展中医药消费品“北京品牌”行动，培育一批品牌企业。实施中医药健康服务业跨界融合行动，打造国家级中医药健康服务业发展示范区。探索集健康教育、健康管理、健康保险于一体的中医健康保障模式。

（六）推进中医药行业管理能力现代化

1. 完善中医药行业管理制度 加快推进《北京市发展中医条例》修订工作。对中医类医院建立以提升中医药健康管理服务能力为导向的考核评估制度。定期发布中医药卫生服务白皮书，客观反映中医药服务的贡献度。健全中医药监督执法队伍，加强对中医医疗服务、养生保健服务及产品、从业人员资格、机构资质和互联网信息发布等监管。建立中医药监督信息平台，完善信息发布、黑名单、约谈制度。支持中医药社团组织发展壮大，充分发挥其行业监督作用。

2. 提升中医药标准化和信息化水平 制定中医药管理与服务的地方标准，健全中医技术、诊疗、管理和中药质量标准体系。加强中医药国际标准化建设，积极参与中医药国际标准制定。建设中医药大数据库和云计算中心，加快推动中医药公共数据资源向社会开放。建立中医药综合业务管理信息平台，实现医疗、医保、医药信息的汇聚共享。建立中医药统计机制和中医药统计信息发布制度，客观反映本市中医药发展状况。

（七）大力推进中医药服务贸易

研究制定支持中医药服务贸易发展的政策，在金融、保险、外汇结算、外商投资、知识产权保护、出入境便利等方面提供支持。推动本市中医药相关机构和企业与国外机构和企业开展合作，打造一批中医药对外服务贸易品牌。加强国家级中医药服务贸易示范区建设。引导中医药机构在海外建立集医疗、教育、科研、文化传播于一体的中医中心。支持建设一批面向国际、具备医疗与旅游服务功能的中医药医疗保健机构，支持建设国家级中医药健康旅游示范区。改善中医药高等院校、中医类医院的师资、教学设备等条件，优化服务与管理，吸引更多留学生来京接受中医药教育。

三、保障措施

（一）加强组织领导

建立北京市中医药工作部门联席会议，由市政府分管领导担任召集人，研究制定本市中医药发展的重大政策举措，协调解决重大问题，联席会议办公室设在市中医局。联席会议办公室要加强统筹协调，制定配套文件和分工方案，加强对本意见确定的各项政策措施落实的指导、督促和检查。各区政府要建立相应的组织协调机制，结合实际制定具体实施方案。

（二）完善财税等支持政策

继续实施公立中医类医院中医药特色绩效考核财政补偿政策，并将民族医院和民族特色医院纳入补偿范围。建立体现中医药服务人员技术劳务价值的中医药价格形成机制和动态调整机制。加大对中医药基础设施、信息化、重点学科专科建设和传承创新、人才培养、文化传播等的财政支持力度。建立与中医药服务模式相适应的医保付费制度。建立中医类医院医保总额与医保患者增长幅度相适应的动态调整机制。建立中医药医疗、医药、医保联动机制，将符合条件的新增中医药技术项目、新批医疗机构中药制剂和合理进行价格调整的中药制剂，按规定纳入医保报销范围。中医药企业或支持中医药发展的相关企业，可依照相关规定享受税收优惠政策。积极利用市政府投资引导基金，支持有条件的中医药企业上市或并购重组。引导金融机构与中医药企业加强对接，充分发挥债券、信托、债权基金等融资渠道对中医药发展的支持作用。

（三）完善人才培养激励机制

落实人才兴业战略，健全促进中医药人才发展的体制机制。完善中医药人才评价制度，改革中医药人员职称管理制度。健全国医大师推荐制度，实施首都国医名师培养计划。探索建立对民间医生的考核评价机制，调动各类中医药人才创新创业的积极性。建立中医专科医师规范化培训制度，强化中医住院医师规范化培训。支持高等院校开设面向社区卫生服务机构的中医学专业，鼓励高等院校、中等职业院校培养实用型中医药技能人才。通过以上措施，打造以30名全国国医大师、100名首都国医名师、100名国家级中医药领军人才、50名国家级中西医结合“双领”人才、300名中青年名中医为骨干的中医药人才队伍。

（四）加强宣传引导

综合运用各类媒体，大力弘扬中医药文化，宣传中医药在经济社会发展中的重要作用，充分调动各方面积极性、主动性和创造性，广泛凝聚社会共识，营造促进中医药发展的良好氛围。

北京市食品安全企业标准备案办法

京卫食品〔2017〕3号

（2017年2月23日）

第一条　为规范本市食品安全企业标准（以下简称“企业标准”）备案，根据《中华人民共和国食品安全法》（以下简称《食品安全法》）等有关规定，结合本市实际，制定本办法。

第二条　本办法适用于食品生产企业（以下简称“企业”）制定的严于食品安全国家标准或者本市食品安全地方标准的企业标准，向本市卫生行政部门备案。

严于食品安全国家标准或者地方标准，是指企业标准中的食品安全指标限值严于食品安全国家标准或者本市地方标准的相应规定。

企业标准备案是指企业将企业标准中食品安全相关内容材料向卫生行政部门进行登记、存档、公开、备查。

第三条 备案的企业标准作为企业组织生产的依据，企业要对企业标准负责。保证企业标准的内容符合《食品安全法》及相关法律法规的规定，不得与相关食品安全国家标准和本市地方标准相抵触。

第四条 市卫生行政部门负责全市企业标准备案及管理工作，区卫生行政部门在市卫生行政部门指导下开展相关工作，负责企业标准备案材料受理等工作。

第五条 企业标准主要内容包括标准名称、编号、适用范围、术语和定义、食品安全项目及其指标值和检验方法。

第六条 企业标准代号由企业编制，一般格式为：Q/（企业代号）（四位顺序号）-（四位年代号），其中企业代号应能反映所在行政区。

第七条 企业在备案企业标准前，应当将企业标准文本及严于食品安全国家标准或者本市地方标准的说明，在北京市食品安全标准管理系统上向社会公示并征求意见。公示时间为10个工作日。

公示结束后，企业应根据公示反馈意见，修改完善企业标准内容。

第八条 企业办理企业标准备案，应当在北京市食品安全标准管理系统在线办理，对提交材料的真实性、合法性负责。应向卫生行政部门在线提交下列材料，并提交纸质材料各一份：

（一）企业标准备案登记表；

（二）企业标准文本；

（三）企业标准编制说明（其中应包括：企业标准严于食品安全国家标准或者本市地方标准的说明，公示情况及反馈意见处理的说明）；

（四）食品生产企业的企业营业执照或生产许可证复印件。

办理新食品原料企业标准备案的，除提供前款规定的材料外，还应当提供相应的国务院卫生行政部门公告证明材料。

修订企业标准并办理重新备案的，应当提交前两款规定的材料。

已备案的企业标准有效期届满，办理延续备案的，只需提交企业标准备案延续登记表。

提交上述材料复印件均需加盖企业公章。

第九条 严于食品安全国家标准或者地方标准的说明包括以下内容：

（一）依据的食品安全国家标准或者本市地方标准，并明确相应的食品类别；

（二）列出严于食品安全国家标准或者本市地方标准的指标限值。

第十条 区卫生行政部门对企业标准备案材料及其内容是否齐全、是否属于备案范围进行核对，并根据下列情况，即时或在5个工作日内分别做出处理：

（一）不属于备案范围的，书面告知当事人不在备案范围；

（二）提交的材料及其内容不齐全的，一次性书面告知当事人需要补正的具体内容；

（三）提交的材料及其内容齐全的予以受理。

第十一条 市卫生行政部门10个工作日内完成备案登记，在标准文本封面标注备案登记号，即时在北京市食品安全标准管理系统公布备案的企业标准文本。

第十二条 企业标准备案登记号的编排格式：[北京市国标行政区划（区）代码]（四位顺序号）S-（四位年代号）。

第十三条 食品安全企业标准备案有效期为5年。

有效期届满需要延续备案的，在备案有效期届满20个工作日前办理延续备案手续。

逾期未办理延续备案手续的，该企业标准在有效期届满后自动注销备案。

第十四条 有以下情形之一的，企业应当进行修订重新备案，原备案自动注销：

（一）企业标准备案有效期届满，需要对企业标准进行调整的；

（二）适用范围和安全性指标均发生变化的。

除前款规定的情形外，需要对企业标准进行调整的，可以提交企业标准备案修改登记表（含修改单和修改说明）进行备案，原备案登记号不变。

第十五条 集团公司所属企业适用统一的企业标准的，可以由集团公司总部或者其所属任一生产企业办理备案，并注明适用的各企业名称以及注册地址。

委托生产食品的，委托方、受委托方均可办理备案。

第十六条 有下列情形之一的，市卫生行政部门注销企业标准备案：

（一）企业标准违反食品安全法律、法规规定的；

（二）企业标准不符合食品安全国家标准、本市食品安全地方标准的；

（三）备案材料被查实为弄虚作假的；

（四）企业主动申请注销企业标准备案的；

（五）经修订重新备案的。

属于第（一）至第（三）项的应告知当事人注销的理由。

第十七条 任何单位和个人发现备案企业标准存在的问题，都有权向市卫生行政部门进行举报。市卫生行政部门应及时受理对备案企业标准的投诉、举报。

第十八条 企业应当在食品安全国家标准、地方标准发生变化时，及时对企业标准进行复审。

市卫生行政部门对已经备案的企业标准加强管理，发现或经投诉举报企业标准存在问题，且属于第十六条第（一）至第（三）项规定情况的，应注销备案并向社会公布注销企业标准备案的相关信息。

第十九条 企业在企业标准备案中弄虚作假的，卫生行政部门除注销备案外，将把企业弄虚作假的行为向社会公布，并向监管部门通报。

第二十条 对本办法实施前已经备案的企业标准，在备案有效期内继续有效，有效期满后按本办法办理。

本办法不适用于保健食品企业标准备案。

第二十一条 本办法自2017年5月1日起施行。2013年3月26日北京市卫生局制定的《关于印发〈北京市食品安全企业标准备案办法（试行）〉的通知》（京卫食安标字〔2013〕2号）、2015年8月18日北京市卫生计生委制定的《关于修改〈北京市食品安全企业标准备案办法（试行）〉部分条款的通知》（京卫食品〔2015〕18号）同时废止。

北京市人民政府关于修改《北京市社会抚养费征收管理办法》的决定

北京市人民政府令第275号

（2017年7月3日）

北京市人民政府决定对《北京市社会抚养费征收管理办法》作如下修改：

一、将第一条修改为："为了规范本市社会抚养费的征收管理，保障人口与计划生育工作顺利开展，根据《中华人民共和国人口与计划生育法》《社会抚养费征收管理办法》和《北京市人口与计划生育条例》等有关规定，结合本市实际情况，制定本办法。"

二、将第三条修改为："不符合《中华人民共和国人口与计划生育法》第十八条和《北京市人口与计划生育条例》第十七条规定生育子女的公民，应当依法缴纳社会抚养费。"

三、将第四条第一款修改为："本市城镇居民和农村居民的社会抚养费征收标准，分别以做出征收社会抚养费决定时前一年全市城镇居民人均可支配收入或者农村居民人均可支配收入为基数确定；登记为居民户口的，以前一年全市居民人均可支配收入为基数确定。"

四、将第五条修改为："对不符合规定生育子女的夫妻或者非婚生育子女的公民（以下统称当事人），根据不同情节，按照下列标准征收社会抚养费：

"（一）对不符合规定生育第三个及三个以上子女的夫妻，每多生育一个子女，分别按照本办法第四条第一款规定基数的1至3倍征收；

"（二）对非婚生育两个以内子女的公民，每生育一个子女，分别按照本办法第四条第一款规定基数的二分之一征收；对非婚生育第三个及三个以上子女的公民，每多生育一个子女，分别按照本办法第四条第一款规定基数的1至3倍征收。"

五、将第十三条修改为："社会抚养费征收部门应当按照规定实行收费公示，收费时向当事人开具财政部门统一印制的收费票据。"

六、将第十六条第二项修改为："社会抚养费征收部门未按规定实行收费公示或者未开具财政部门统一印制的收费票据的。"

七、将原条文中的"区、县"修改为"区"，"计划生育行政部门"修改为"卫生和计划生育行政部门"，"违反规定生育""违法生育"修改为"不符合规定生育"，"违反规定收养"修改为"不符合规定收养"。

本决定自公布之日起施行。

《北京市社会抚养费征收管理办法》根据本决定作相应修改，重新公布。

北京市社会抚养费征收管理办法

（2002年11月12日北京市人民政府第111号令公布 根据2010年11月27日北京市人民政府第226号令第一次修改 根据2017年7月3日北京市人民政府第275号令第二次修改）

第一条 为了规范本市社会抚养费的征收管理，保障人口与计划生育工作顺利开展，根据《中华人民共和国人口与计划生育法》《社会抚养费征收管理办法》和《北京市人口与计划生育条例》等有关规定，结合本市实际情况，制定本办法。

第二条 市卫生和计划生育行政部门主管本市社会抚养费的征收管理工作。区卫生和计划生育行政部门负责本辖区内社会抚养费的具体征收工作。

财政、价格、审计、监察等行政部门按照各自职责，做好社会抚养费征收的相关管理和监督工作。

第三条 不符合《中华人民共和国人口与计划生育法》第十八条和《北京市人口与计划生育条例》第十七条规定生育子女的公民，应当依法缴纳社会抚养费。

第四条 本市城镇居民和农村居民的社会抚养费征收标准，分别以做出征收社会抚养费决定时前一年全市城镇居民人均可支配收入或者农村居民人均可支配收入为基数确定；登记为居民户口的，以前一年全市居民人均可支配收入为基数确定。

对非本市的公民征收社会抚养费，按照本市居民的征收标准执行。

对一次生育两个及两个以上子女应当征收社会抚养费的，以生育一个子女计算。

第五条 对不符合规定生育子女的夫妻或者非婚生育子女的公民（以下统称当事人），根据不同情节，按照下列标准征收社会抚养费：

（一）对不符合规定生育第三个及三个以上子女的夫妻，每多生育一个子女，分别按照本办法第四条第一款规定基数的1至3倍征收。

（二）对非婚生育两个以内子女的公民，每生育一个子女，分别按照本办法第四条第一款规定基数的二分之一征收；对非婚生育第三个及三个以上子女的公民，每多生育一个子女，分别按照本办法第四条第一款规定基数的1至3倍征收。

第六条 对不符合规定收养子女的当事人征收社会抚养费，按照本办法第五条规定的征收标准执行。

第七条 对不符合规定生育子女的当事人，有弄虚作假、妨碍执行公务、造成恶劣社会影响等严重情形的，可以按照本办法第五条规定的征收标准加倍征收社会抚养费。

第八条 社会抚养费由女方户籍所在地的区卫生和计划生育行政部门征收。区卫生和计划生育行政部门可以委托乡镇人民政府或者街道办事处征收。

第九条 当事人一方为本市户籍、另一方为非本市户籍的，由具有本市户籍一方当事人的户籍所在地的区卫生和计划生育行政部门征收社会抚养费。

双方均为非本市户籍的当事人，生育行为发生在本市或者生育行为未发生在本市但由本市现居住地首先发现的，由其现居住地的区卫生和计划生育行政部门征收社会抚养费。

第十条 社会抚养费的征收部门发现有不符合规定生育行为嫌疑的，应当立案调查，并于不符合规定生育事实确认之日起30日内做出征收决定，下达《社会抚养费征收决定书》。

第十一条 当事人应当自收到《社会抚养费征收决定书》之日起30日内一次性缴纳社会抚养费。

当事人一次性缴纳社会抚养费确有困难的，应当自收到《社会抚养费征收决定书》之日起30日内向做出征收决定的区卫生和计划生育行政部门提出分期缴纳的书面申请，并提供有关证明材料。区卫生和计划生育行政部门应当自收到当事人的申请之日起30日内做出批准或者不予批准分期缴纳的决定，并书面通知当事人。

分期缴纳的期限最长不得超过3年，第一次缴纳的金额不得低于应征收社会抚养费总金额的50%。

第十二条 当事人未在规定的期限内缴纳社会抚养费的，应当自欠缴之日起每月加收欠缴社会抚养费2‰的滞纳金；仍不缴纳的，由做出征收决定的卫生和计划生育行政部门依法申请人民法院执行。

第十三条 社会抚养费征收部门应当按照规定实行收费公示，收费时向当事人开具财政部门统一印制的收费票据。

第十四条 社会抚养费及滞纳金全部上缴国库，按照国家有关规定纳入财政预算管理，任何单位和个人不得截留、挪用、私分。

第十五条 当事人所在单位或者居民委员会、村民委员会应当如实提供当事人实际收入状况。职工由其所在单位提供；农村居民由其户籍所在地的村民委员会提供；城镇无固定职业者由其户籍所在地的居民委员会提供；个体工商户由其经营所在地的工商行政管理部门会同税务部门提供。

第十六条 有下列情形之一的，当事人有权拒绝缴纳社会抚养费：

（一）社会抚养费征收部门未下达《社会抚养费征收决定书》的；

（二）社会抚养费征收部门未按规定实行收费公示或者未开具财政部门统一印制的收费票据的。

第十七条 本办法自2002年12月12日起实施。

北京市卫生和计划生育委员会关于实施护士区域注册的通知

京卫医〔2017〕127号

（2017年7月7日）

市中医局、市医管局，各区卫生计生委，各级各类医疗卫生机构：

按照深化医疗卫生体制改革及“放管服”工作总体部署，根据国家卫生计生委同意在北京地区开展护士区域注册试点工作的批复，结合本市医疗卫生工作实际，我委定于在本市行政区域内实施护士区域注册。有关事项通知如下：

一、指导思想

按照深化医疗卫生体制改革及“放管服”工作总体部署，依据《护士条例》及《北京市人民政府办公厅转发市卫生计生委等部门〈关于推进医疗卫生与养老服务相结合的实施意见〉的通知》（京政办发〔2016〕54号）等文件精神，通过实施护士区域注册，进一步简政放权、优化服务，引导人才合理流动，发挥护理优质资源作用，加强基层护理服务能力建设，加大护理服务供给，拓展护理服务领域，促进护士队伍规范化、专业化、社会化发展，以更好地适应人民群众多样化、多层次健康服务需求。

二、工作内容

（一）实施护士区域注册。本《通知》所称护士区域注册，指护士执业注册地点由所执业的单个医疗卫生机构调整为北京市行政区划，即护士在本市行政区域内任一家医疗卫生机构执业注册后，执业注册全市有效，且可同时在本市行政区域内多个医疗卫生机构执业。

本《通知》实施后，在本市办理执业注册的护士，其《护士执业证书》执业地点栏登记为“北京市”。护士在本市行政区域内调整执业机构的，不需提交变更注册申请。

（二）实行执业医疗机构备案。在本市医疗卫生机构执业的护士，应当确定一个医疗机构作为其主要执业机构，并向卫生计生行政部门备案全部执业机构。护士只有一个执业机构的，视为其主要执业机构。2017年8月1日前已执业注册且执业注册仍在有效期内的护士，其执业地点视为北京市，现注册机构视为主要执业机构。

护士承担经主要执业机构批准的卫生支援、会诊、进修、学术交流、政府交办事项等任务和参加卫生计生行政部门批准的义诊，以及在签订帮扶或者托管协议机构内执业的，不需办理备案。

三、工作流程

（一）护士在本市办理执业注册申请的，包括护士首次注册、延续注册、重新注册、注销注册、入省变更，按《北京市护士执业注册管理办法》（京卫医字〔2013〕140号）规定程序办理。《护士执业证书》登记执业地点为“北京市”，并注明主要执业机构名称。

（二）在本市依法执业注册后，护士在其执业注册有效期内拟在本市范围内更换主要执业机构或增加其他执业机构的，应向执业机构所在地的区卫生计生行政部门办理备案；拟取消其他执业机构的，应向原备案卫生计生行政部门取消备案。

提交材料如下：

1. 本人身份证原件及复印件1份（原件现场核验后退回）；

2.《北京市护士执业机构信息备案表》（样表见附件）；

3.《护士执业证书》原件（拟更换主要执业机构的）。

区卫生计生行政部门收到备案材料后，应即时办理备案并向申请人反馈备案材料接收回执。更换主要执业机构的，需将更换后的主要执业机构信息打印在《护士执业证书》变更登记栏。

各卫生计生行政部门、各医疗卫生机构可在护士注册信息系统查询本辖区、本机构护士执业注册及备案信息。

四、其他事项

（一）市卫生计生行政部门负责本市护士区域注册管理工作，区卫生计生行政部门负责各区护士执业信息备案及监督管理。

（二）护士多机构执业的应遵循确保医疗质量安全、提高服务能力、加大护理服务供给、促进护理专业发展的基本原则。鼓励二、三级医院护士到基层医疗机构、医养结合机构、社会办医疗机构执业，为出院患者、慢病患者、老年人等提供延续护理、长期护理、居家护理等紧缺护理服务，促进分级诊疗、医养结合、社会办医等工作。

（三）各医疗卫生机构要完善护士岗位管理和全、兼职聘用制度，要规范护士执业行为，确保护理质量和安全。主要执业机构应支持护士多机构执业。各执业机构应充分保障护士合法权益，按照有关法律法规和聘用（劳动）合同或有关书面协议，与护士约定好护士岗位职责、时间安排、工作任务、薪酬待遇、相关保险等。

多机构执业护士应根据与相关机构签订的协议，合理安排在各执业机构的执业时间，严格按照诊疗技术规范开展护理活动，保质保量完成工作任务。

（四）多机构执业护士应接受各执业机构及所在地卫生计生行政部门的监督管理。多机构执业护士发生护理不良事件或纠纷的，由发生不良事件或纠纷的所在医疗卫生机构按照相关规定处理；发生违法行为的，由违法行为发生地的区卫生计生行政部门依法予以处罚；被依法处以暂停执业活动的，暂停执业期间内，停止其在所有医疗卫生机构的执业活动。

区卫生计生行政部门应在做出处罚的5个工作日内将护士处罚信息录入护士注册信息系统。

医疗卫生机构允许未按照本《通知》规定办理备案的护士在本机构从事护理工作的，按照《北京市医疗机构不良执业行为积分管理暂行办法》有关规定处理。护士未按照本《通知》规定办理备案在非备案机构开展执业活动的，按照不良执业记录录入护士注册信息系统。

（五）多机构执业护士应当服从主要执业机构突发公共事件及医疗救援工作的调遣，其他执业机构应予以支持。

（六）护士在主要执业机构以外的其他机构执业时，不作为其他执业机构校验、审核标准中的“人员”依据。

（七）护士主要执业机构注册信息失效后，其他执业机构原备案信息自动失效。

（八）本《通知》自2017年8月1日起实施。此前规定与本《通知》不一致的，以本《通知》为准。

附件：北京市护士执业机构信息备案表（样表）（略）

首都卫生发展科研专项管理办法

京卫科教字〔2017〕25号
（2017年7月10日）

第一章　总则

第一条　为促进首都医学技术进步，提高防病治病水平，更好地满足全人群、全生命周期的卫生与健康需求，本市设立首都卫生发展科研专项（以下简称首发专项）。为规范首发专项管理，提高项目实施质量和管理效率，结合本市实际，制定本办法。

第二条　首发专项立足首都，以卫生与健康需求为导向，重点支持疾病预防、诊断、治疗、康复护理、健康管理、公共政策等方面的应用研究、应用基础研究和科技成果转化工作。分为重点攻关项目、自主创新项目、基层普及项目和青年优才项目。

第三条　首发专项遵循公开、公平、公正的原则，根据需求定位和指南引领，实行专家评审与政府决策相结合，单位管理、项目负责人负责与第三方机构监督评价相结合的管理模式。

第四条　市卫生计生行政部门主管首发专项管理工作，负责以下工作：

（一）建立并完善首发专项管理制度，定期发布申报指南；

（二）组织首发专项的实施、验收、评估及监督管理等工作；

（三）监督并指导项目承担单位和项目负责人使用项目经费；

（四）组织建立首发专项专家库，制定并完善专家遴选机制；

（五）建立首发专项管理信息系统，建立项目和成果数据库，组织进行数据共享；

（六）根据项目管理需要，委托有条件的第三方机构参与承担相关的事务性工作，对第三方机构委托工作开展情况进行监查和考核；

（七）开展信用管理；

（八）促进首发专项科技成果转移转化。

第二章　项目申报

第五条　市卫生计生行政部门应当根据行业发展规划，结合区域卫生与健康的需求，凝练科学问题，确定重点研究方向，制定并发布《首都卫生发展科研专项申报指南》（以下简称《申报指南》），原则上每2年组织1次项目申报立项工作。

第六条　首发专项的项目申报人应当具备以下条件：

（一）正式受聘于北京地区具有独立法人资格的医疗卫生机构和医学科研机构的在职人员；

（二）具有良好的职业道德和科学素养，依法合规地履行医疗和科研工作岗位职责；

（三）具有较强的组织管理能力、较高的业务水平和学术水平；

（四）具有良好的科研工作基础，能够保证时间从事研究工作；

（五）身体健康，符合《申报指南》规定的年龄要求。

第七条　项目申报人应当按照《申报指南》的要求编制申报材料，并对所申报材料及内容的真实性负责。

项目申报人应当通过所在单位向市卫生计生行政部门申报首发专项。市卫生计生行政部门不受理个人申报。

第八条　申报单位应当对申报材料进行全面审核，重点审核以下内容：

（一）是否符合《申报指南》的要求；

（二）是否符合单位科研项目和经费管理要求；

（三）科研设计的合理性、可行性、新颖性及科学意义；

（四）是否符合医学伦理；

（五）项目产出的预期效果是否合理。

审核通过的，申报单位按照《申报指南》的规定，向市卫生计生行政部门报送项目申请书和项目预算。审核不通过的，申报单位应当向项目申报人说明原因。

第九条 首发专项实行限额申报制度。

项目申报人当年限牵头申报1项，另外参与项目不超过2项。尚未结题的在研项目的项目负责人不得申请新项目。

申报单位申报项目的数量应当符合《申报指南》的规定。

第十条 已经获得其他政府财政资助的研究项目不得申报首发专项项目。

申报首发专项前已经通过其他渠道申请资助同一研究项目的，申报时应当按照《申报指南》的要求进行特殊说明。

在研首发专项项目又获得其他政府资金资助的，项目负责人应当选择一种资助渠道，所在单位应当予以协助。

第三章 项目评审

第十一条 首发专项的项目评审应当按照形式审查、专家评审、部门审议等环节依次进行。

专家评审应当包括业务评审和预算评审。

第十二条 市卫生计生行政部门应当对项目申报人和申报单位的资格、申报材料的完整性等进行形式审查。审查通过的，进入专家评审环节。审查不通过的，应当书面向申报单位说明原因。

第十三条 市卫生计生行政部门应当建立专家库。专家库专家应当具备以下条件：

（一）具有良好的职业道德和科学素养，作风严谨，客观公正，廉洁自律，有时间和精力参加评审工作；

（二）具有高级专业技术职称或高级会计师、高级工程师等国家认可的高级职业资格，熟悉相关政策法规，有较丰富的专业知识和实践经验；

（三）具有承担或评审市级以上科研项目的经历，有较高的学术水平、敏锐的科学洞察力和较强的综合分析与判断能力。

第十四条 单位或者个人可以向市卫生计生行政部门推荐符合条件的人员成为专家库候选人。

市卫生计生行政部门应当对候选人的条件进行审核，审核通过的候选人成为专家库专家。

第十五条 市卫生计生行政部门应当根据进入评审环节的项目申请书内容，按照专业相符和奇数原则，随机从专家库中遴选专家成为评审专家。

第十六条 评审专家应当做好以下评审工作：

（一）遵守与评审工作相关的法律、法规及规范性文件要求；

（二）准确把握首发专项的申报指南要求和评审标准；

（三）独立、客观、公平、公正地作出判断并提出评审意见。

第十七条 首发专项的专家评审实行回避制度。

参与首发专项专家评审工作的专家，与被评审项目存在利益相关的，应当在专家评审环节开始前主动回避。

申报项目时，申报人可以在申报材料中提出至多2名评审专家回避的申请。

第十八条 市卫生计生行政部门根据专家评审意见，审议并初步确定首发专项资助项目数量与资金额度。

第十九条 首发专项专家评审实行保密制度。

参与评审的专家未经许可不得复制、透露或引用项目相关内容，不得对外泄露评审和评估过程中的意见及尚未公布的评审或评估结果。

第四章 项目公示

第二十条 首发专项项目实行公示制度。

项目申报单位在向市卫生计生行政部门提交申报材料前，应当对申报的项目名称、申请人等内容进行为期7日的公示。

市卫生计生行政部门应当对通过审议的拟批准立项的项目名称、项目承担单位、项目负责人等内容进行为期14日的公示，并将相关内容通报市科技主管部门。

第二十一条 市卫生计生行政部门应当公开投诉举报方式。

第二十二条 公示期内任何单位、个人均可以通过公开的投诉举报方式向市卫生计生行政部门提出异议及理由。

市卫生计生行政部门应当调查核实并公布调查核实结果。

第二十三条 公示期满无异议或异议不成立的，市卫生计生行政部门批准立项。批准立项的，项目承担单位、项目负责人应当与市卫生计生行政部门签订项目任务书。

第五章 项目实施管理

第二十四条 首发专项项目应当严格按照项目任务书开展，项目实施过程中应当遵守国家有关法律、法规和规章规定。

第二十五条 首发专项的经费管理应当严格执行《首都卫生发展科研专项资金管理办法》规定。

第二十六条 首发专项的实施实行项目承担单位和项目负责人双重负责制。

第二十七条 项目负责人应当做好以下工作：

（一）按要求填报项目任务书、项目预算和决算；

（二）根据项目任务书开展研究工作，涉及人的生物医学研究还应当遵循医学伦理原则，充分尊重受试者的知情权和选择权；

（三）按照批复的预算和相关管理制度使用项目经费；

（四）保存研究原始数据、资料和病例报告表等研究记录，按照规定进行数据共享；

（五）配合项目承担单位、市卫生计生行政部门做好年度自查、年度评估、结题验收和绩效考评等工作；

（六）项目进行过程中出现重大问题及时向项目承担单位报告，并提出项目调整或终止结题申请；

（七）做好研究成果的普及推广等其他工作。

第二十八条 项目承担单位应当做好以下工作：

（一）按照相关法律、法规并遵循相关国际规范，建立并完善本单位科研与财务管理制度，指定专兼职人员负责首发专项管理工作，为完成首发专项项目提供必要的支撑条件；

（二）审核并报送项目任务书、项目预算和决算；

（三）按照项目任务书组织并实施项目，开展涉及人的生物医学研究还应当遵守相关法律、法规和规章规定；

（四）对项目实施全过程监管，按照规定进行数据共享，配合市卫生计生行政部门做好年度评估、结题验收和绩效考评工作；

（五）加强项目安全性评价，制定并落实不良事件记录、报告和处理等制度措施，根据不良事件性质和严重程度及时做出继续、暂停或者终止项目的决定，同时及时报告市卫生计生行政部门，提出项目调整或终止结题申请；

（六）按照国家和本市医疗卫生服务单位信息公开的相关规定，对本机构批准实施的人体研究项目的基本信息进行公开；

（七）开展科技成果转化，做好知识产权保护与管理；

（八）加强项目档案管理，如实记录并妥善保管相关文书档案；

（九）配合市卫生计生行政部门完成其他相关工作。

第二十九条 项目负责人和项目承担单位应当于每一自然年度末对所承担项目的实施情况进行自查。

项目承担单位还应当结合自查情况编制年度计划执行情况报告并按要求报市卫生计生行政部门。

市卫生计生行政部门根据项目实施总体情况组织开展重点抽查工作，必要时可以委托第三方机构进行评估。

第三十条 项目实施期满，市卫生计生行政部门应当进行结题验收，必要时可以委托第三方机构参与结题验收工作。

结题验收依次经过财务审计、财务验收和任务验收。

结题验收工作应当在项目实施期满3个月内完成。

第三十一条 项目实施过程中或结题验收时，市卫生计生行政部门应当对项目研究计划完成情况、项目实施效果、研究成果的水平与创新性、科学价值和应用价值、研究队伍创新能力、优秀人才培养情况、项目组织管理情况等进行绩效考评，必要时可以会同有关单位一同进行。

第三十二条 项目实施过程中，项目承担单位变更、项目总预算调整应报市财政局批准。项目名称、研究目标原则上不予调整。项目任务书的其他内容进行调整的，项目承担单位应当于调整前1个月向市卫生计生行政部门提出变更申请，说明调整理由，并出具两名同行专家同意调整的推荐意见。涉及人的生物医学研究，应同时出具单位伦理委员会的审查意见。任务期满前3个月内不得进行调整。

市卫生计生行政部门对变更申请、调整理由和专家意见进行审核，必要时可以委托第三方机构进行评议。审核同意的，项目承担单位可以调整项目任务书。审核不同意的，项目承担单位应当协助项目责任人按照原项目任务书要求完成研究项目。

申请延期结题的，市卫生计生行政部门原则上至多可以批准延期1年。

第三十三条 由于不可预见因素致使研究无法顺利进行的项目，项目承担单位应当会同项目负责人及时向市卫生计生行政部门提出项目终止申请，说明终止理由，提交结题材料，并出具两名同行专家同意终止的意见，同时及时清理与终止项目有关的账目和资产。

市卫生计生行政部门对终止申请、终止理由、结题材料和专家意见进行审核，必要时可以委托第三方机构进行评议。审核同意的，市卫生计生行政部门做出终止项目决定，停止后续拨款，进行经费审计。

项目承担单位应当按照市卫生计生行政部门的终止决定和经费审计结果，及时将项目结余资金按规定退回。

第三十四条 实施首发专项过程中形成的固定资产属于国有资产，由项目承担单位管理和使用。

项目承担单位应当按照国家和本市有关规定向社会开放共享首发专项形成的固定资产。市卫生计生行政部门有权调配其用于其他相关科学研究和开发。

第六章 数据共享

第三十五条 首发专项实行数据共享制度。

首发专项项目实施产生的数据所有权归项目承担单位及市卫生计生行政部门共同所有。

首发专项项目实施产生的支持项目结果和结论的原始数据，以及由这些原始数据加工处理形成的各类衍生数据等科学数据，应当按照规定在指定的数据技术平台或数据中心进行汇交和管理；除涉及国家安全、国家利益和重大社会公共利益外，应当在授权情况下向社会开放共享。

第三十六条 市卫生计生行政部门应当建立健全规章制度，建立并完善数据共享组织管理体系和标准体系，加强数据共享技术平台或数据中心的建设和指导，明确数据的分级分类及共享原则，充分利用先进的技术手段为数据保管提供必要的安全条件。根据工作需要，可以委托符合条件的单位或组织承担数据管理等共享工作。

对属于保密性质的科学数据，市卫生计生行政部门应当按照密级分别采取特殊的保管措施。

第三十七条 项目承担单位和项目负责人应当按照规定的格式、标准、方式、路径和期限等，以实时或准实时网络交换、刻录电子文本光盘或其他电子介质载体等方式汇交科学数据。

项目负责人应当对汇交的科学数据的真实性负责，汇交的科学数据还应符合国家、本市和行业的质量标准和要求。

项目承担单位应当建立和完善管理体系，促进汇交的科学数据的真实性和客观性。

第三十八条 凡是遵守国家有关法律、法规和文件规定的单位或个人，均可以成为共享首发专项科学数据的用户。

用户可以根据首发专项确定的用户级别、数据级别、共享原则和程序要求使用科学数据。

第三十九条 首发专项科学数据共享的信息安全受法律保护，任何部门、单位和个人不得利用共享的科学数据及其技术平台从事危害国家安全、社会公共利益和他人合法权益的活动。

第四十条 首发专项科学数据共享应当遵守国家有关保密、知识产权及人口健康信息等相关法律、法规规定。涉及人体的科学数据共享应当遵循去隐私化原则或履行知情同意。

第七章 科技成果管理

第四十一条 首发专项的科技成果管理坚持依法管理、推动转化、促进共享、维护产权的基本原则，建立成果库并实施科技成果定期报告制度。

第四十二条 除涉及国家安全、国家利益和重大社会公共利益外，首发专项项目形成的科技成果的知识产权由项目承担单位依法取得。

第四十三条 项目承担单位应当加强对科技成果转化的管理、组织和协调，完善科技成果转化的管理制度，优化科技成果转化流程，建立健全科技成果转化重大事项领导班子集体决策制度，促进科技成果转化。

鼓励项目承担单位按照国家和本市促进科技成果转化的相关规定，通过转让、许可或者作价投资等方式，向企业或者其他组织转移科技成果。

第四十四条 项目承担单位应当通过协议定价、在技术交易市场挂牌交易、拍卖等市场化方式确定转化科技成果的价格。

通过协议定价的科技成果，项目承担单位应当在本单位公示科技成果名称和拟交易价格，公示时间不少于15日。项目承担单位应当明确并公开异议处理程序和办法。

项目承担单位领导在履行勤勉尽责义务、没有牟取非法利益的前提下，免除其在科技成果定价中因科技成果转化后续价值变化产生的决策责任。

第四十五条 项目承担单位转化科技成果所获得的收入全部留归单位，纳入单位预算，不上缴国库。

项目承担单位可以将科技成果转化所获收益的70%及以上的比例，用于对科技成果完成人和为科技成果转化做出重要贡献的人员的奖励和报酬。

项目承担单位中的国有企事业单位的正职领导，是科技成果的主要完成人或者对科技成果转化做出重要贡献的，项目承担单位在分配奖励和报酬时应当执行国家和本市促进科技成果转化的相关规定。

扣除对完成和转化科技成果做出重要贡献人员的奖励和报酬后的转化科技成果所获收益的剩余部分，项目承担单位应当主要用于科技研发与成果转化等相关工作。

第四十六条 项目承担单位中的国有企事业单位应当将转化科技成果所获收益中用于对完成和转化科技成果做出重要贡献人员的奖励和报酬支出一次性计入当年本单位工资总额，但不受当年本单位工资总额限制，不纳入本单位工资总额基数。

第四十七条 市卫生计生行政部门依据相关规定与项目承担单位就项目可能产生的成果及其形成的知识产权在项目任务书中进行书面约定。项目产生的科技成果，项目承担单位应当按照国家科技成果登记的有关规定进行登记。

第四十八条 首发专项实施中形成的论文、专著、专利、软件、数据库等研究成果，应标注“首都卫生发展科研专项”（英文标注：Capital’s Funds for Health Improvement and Research，缩写CFH）资助及项目编号。

第四十九条 项目产生的科技成果涉及知识产权和保密等内容的，按照相关规定执行。

第八章 监督管理

第五十条 市卫生计生行政部门对单位和个人参与首发专项的申报、评审、立项、实施及管理工作的情况进行客观记录，按照有关规定，建立信用记录，并作为其参与首发专项活动的重要依据。

第五十一条 任何单位和个人均有权对首发专项申报、评审、立项、公示、实施过程中存在的违反本办法规定的行为进行举报。

第五十二条 项目申报人或项目申报单位违反本办法规定的，市卫生计生行政部门应当中止项目申报并责令其限期改正；情节严重或逾期不改正的，取消其当次及下一次申报资格。

第五十三条 项目负责人或项目承担单位违反本办法规定的，市卫生计生行政部门应当中止项目实施并责令其限期改正；情节严重或逾期不改正的，撤销其所承担的项目，追回已拨经费，并取消其下一次申报资格。

第五十四条 项目申报人或项目负责人有剽窃或侵夺他人研究成果、伪造或编造申请材料、捏造或篡改科研数据、伪造或不按规定移交相关档案、提供虚假财务资料、截留、挤占或挪用项目经费等科研失信行为的，市卫生计生行政部门永久取消其申报资格、撤销其资助项目、停止拨款并追回已拨经费，并对其进行通报批评；涉嫌犯罪的，移交公安司法部门依法追究刑事责任。

第五十五条 项目负责人未按规定履行变更手续、自行调整项目内容的或调整3次以上、绩效考评结果差、经费使用出现问题而造成重大损失的，未与有关单位签订委托合作协议或未书面约定知识产权管理事项而造成知识产权纠纷的，市卫生计生行政部门取消其下一次申报资格，并在其恢复资格后，对其再次参与项目进行信用重点监督。

第五十六条 项目承担单位由于预测失误、风险估计不足、管理不力、监管不严、措施不当、不尽责等，而造成项目计划任务没有顺利实施，情节严重者导致项目任务被撤销、验收未通过等管理失信行为的，市卫生计生行政部门取消该单位下一次申报资格，并在其恢复资格后，对其再次参与项目进行信用重点监督；有瞒报或谎报重大事件、恶意串通、行贿，截留、挤占、挪用、转移项目经费，以及违反国家相关法律、法规和财经纪律等行为的，取消两次申报资格，并在其恢复资格后，连续3年对该单位参与项目进行信用重点监督。

第五十七条 评审专家不遵守本办法的规定，不公正评审或谋取不正当利益的，市卫生计生行政部门给予通报批评，取消其评审专家资格。

第五十八条 参与首发专项的卫生计生行政部门工作人员或其他人员，违反本办法规定谋取不正当利益，或者泄露相关信息的，按照国家和本市有关规定予以处理。

第九章 附则

第五十九条 重点攻关项目是指围绕首都全人群、全生命周期卫生与健康的重大需求，针对重点人群健康改善、重大疾病诊治能力提升、重要公共卫生防控策略优化，以及新型医疗服务模式创新等方面，在前期研究基础上，由多学科、多中心联合实施、具有示范应用、辐射带动作用的科学研究项目。

第六十条 自主创新项目是指针对卫生与健康工作的实际问题，在疾病预防、诊治、康复护理、健康促进和综合管理等方面，开展的新技术、新方法、新手段等原始创新或引进消化吸收再创新的科学研究项目。

第六十一条 基层普及项目是指根据分级诊疗制度的实施和基层医疗卫生服务的需求，面向城市社区和农村基层医疗卫生机构开展的适宜技术研究、开发与示范应用的科学研究项目。

第六十二条 青年优才项目是指为培养一批在卫生与健康领域有望进入国家乃至世界科技前沿的优秀学术骨干，建设首都卫生与健康行业青年科学人才队伍，以支持青年医务工作者开展自主选题研究为主的科学研究项目。

第六十三条 本办法自发布之日起实施。2011年11月14日印发的《北京市卫生局关于印发〈首都卫生发展科研专项管理办法（试行）〉的通知》同时废止。

北京市卫生和计划生育委员会关于简化医疗机构审批程序取消调整基层开具证明有关事项的通知

京卫医〔2017〕193号
（2017年9月8日）

各区卫生计生委：

根据《北京市简化优化公共服务流程方便基层群众办事创业工作方案》（京政办发〔2016〕15号）和《市政府审改办关于北京市第二批取消调整77项涉及企业和群众办事创业证明的通知》（京审改办函〔2017〕9号）要求，市卫生计生委决定对医疗机构审批中涉及需要基层开具证明的有关工作要求进行调整。现就有关事项通知如下：

一、简化办理材料。卫生计生行政部门办理医疗机构设置审批和医疗机构地址变更登记事项时，不再要求申请人提交该所在地街道办、居（村）委会或物业管理部门出具的医疗机构设置意见。

二、强化信息公示。取消以上要求申请人提交的证明材料后，卫生计生行政部门应通过强化信息公示和进行部门内部调查的方式，做好医疗机构审批中利害关系人的意见征询工作。

（一）对于受理的医疗机构设置和有关变更申请，卫生计生行政部门应通过公示的方式征询利害关系人意见。公示应通过实地张贴公示告知和在部门网站发布信息等形式同步进行；公示时间为5个工作日；公示内容应包括拟设医疗机构名称、地址、类别、经营性质、床位、诊疗科目等有关信息（参考样式见附件1）。卫生计生行政部门应将公示的有关情况进行记录并在审批档案中予以留存（参考样式见附件2）。

（二）对于申请设置社区卫生服务机构的，卫生计生行政部门除公示外还应通过部门间函件往来等形式，征询医疗机构所在地街道办或居（村）委会的意见。有关函件材料应在审批档案中予以留存。

三、各级卫生计生行政部门应切实落实改革要求，积极探索总结创新服务和管理的方式方法，主动加强部门之间的信息共享和合作配合，不断提高公共服务水平。

四、本通知自印发之日起实施。此前规定与本通知不一致的，以本通知为准。

附件：1.公示（参考样例）（略）

2. 医疗机构设置公示情况记录（参考样例）（略）

北京市医师执业注册管理办法（试行）

京卫医〔2017〕228号
（2017年10月25日）

第一章　总则

第一条　为规范本市医师执业行为，保障医疗质量和安全，根据《中华人民共和国执业医师法》、《医师执业注册管理办法》（国家卫生计生委令第13号）和《关于下发〈关于医师执业注册中执业范围的暂行规定〉的通知》（卫医发〔2001〕169号）等相关医师注册的法律法规规定的精神，结合本市实际情况，制定本办法。

第二条 本办法所称医师执业注册是指取得《中华人民共和国医师资格证书》并符合执业注册规定条件的临床、口腔、公共卫生和中医类别医师，申请在本市行政区域内医疗、预防、保健机构执业注册的行为。

第三条 市、区两级卫生计生行政部门按照各自职责负责医师的注册及监督管理工作。

第四条 医师注册应通过医师管理信息系统申请，实行医师电子注册管理。

第二章 执业注册和注册程序

第五条 凡取得医师资格的，均可申请医师执业注册。

第六条 医师执业注册实行区域注册，执业医师执业地点为北京市，执业助理医师执业地点为医疗、预防、保健机构所在区行政区划。

第七条 拟在医疗、保健机构中执业的人员，应当向批准该机构执业的卫生计生行政部门申请注册；拟在预防机构中执业的人员，应当向该机构的同级卫生计生行政部门申请注册。

第八条 拟在同一执业地点多个机构执业的医师，应当确定一个机构作为其主要执业机构，并向批准该机构执业的卫生计生行政部门申请注册；对于拟执业的其他机构，应当向批准该机构执业的卫生计生行政部门分别申请备案，注明所在执业机构的名称。医师执业范围应与备案的医疗机构诊疗科目相符，中医类别医师（中医、中西医结合及中医全科）可注册到中医科、中西医结合科或相关临床科室。医师只有一个执业机构的，视为其主要执业机构。在社区卫生服务机构（乡镇卫生院）执业的医师，注册有多个执业范围的，申请向非社区卫生服务机构（乡镇卫生院）备案执业的，只能选择最早注册的执业范围进行备案。

第九条 执业医师可跨执业地点申请多个机构执业注册，但必须明确主要执业机构。执业助理医师不能跨区行政区划申请多个机构执业，仅可申请主要执业机构所在区行政区划内的其他医疗机构备案并执业。一个机构有多个执业地址的，执业助理医师注册时，只能选择一个执业地址所在的区行政区划作为执业地点。

第十条 医师执业应先登录医师管理信息系统，进行用户注册，并经拟执业的主要执业机构确认，然后才能申请办理医师执业注册的相关工作。

第十一条 申请医师执业注册，应当提交下列材料：

（一）医师执业、变更执业、多机构备案申请审核表2份（在系统内填写好相关内容后打印）。

（二）近6个月2寸白底免冠正面半身照片3张（与系统提交的照片一致）。

（三）医疗、预防、保健机构的聘用证明复印件1份；在住院医师规范化培训期间申请注册的，只需提交规范化培训基地出具的《住院医师规范化培训证明》复印件1份。

（四）医师获得医师资格证两年内未注册者，中止医师执业活动2年以上或者《医师执业注册管理办法》规定的不予注册的情形消失的医师申请注册时，需提交北京医师协会（临床、口腔、公共卫生类别）或中医（药）主管部门认可的中医医疗机构培训合格证明。

（五）外籍人员取得中华人民共和国国家卫生计生委颁发的《医师资格证书》的，需同时提交有效的《中华人民共和国外国人就业许可证书》和《中华人民共和国居留许可》证书原件及复印件1份。

第十二条 申请备案的，直接通过医师管理信息系统办理。注册主管部门应当自收到备案申请之日起20个工作日内完成。

第十三条 注册主管部门应当自收到注册申请之日起20个工作日内，对申请人提交的申请材料进行审核。审核合格的，予以注册并发放《医师执业证书》。

第三章 变更注册和注销注册

第十四条 医师变更执业地点、执业类别、执业级别（执业医师和执业助理医师）和执业范围等注册事项的，应当通过医师管理信息系统提交医师变更执业注册申请，并根据申请变更的具体事项，按照相关规定提交相应的材料。

（一）医师申请变更执业地点提交以下材料：

除第十一条第一款、第三款、第四款外，还需：

1．近6个月2寸白底免冠正面半身照片1张（与网络上传的照片一致）；

2．医师执业证书原件和复印件1份。

（二）医师申请变更执业范围提交下列材料：

1．医师执业、变更执业、多机构备案申请审核表（网络填写完整后打印）2份。

2．医师执业证书原件和复印件1份。

3．2年内医师定期考核合格证明。

4．省级以上教育部门承认的相应专业学历（硕士研究生以上）原件及复印件1份；接受北京市三级甲等综合（专科）医院（军队、武警除外）同一类别其他专业的系统培训2年或者专业进修满2年或系统培训和专业进修合计满2年，由该医院出具的业务考核合格证明原件和复印件1份；申请变更执业范围为全科医学专业的，可以只提交全科住院医师规范化培训或全科医生转岗培训证明材料原件和复印件1份；申请变更执业范围为儿科专业或精神卫生专业的，可以只提交北京市儿科或者精神卫生专业转岗培训合格证原件和复印件1份。

（三）医师申请变更执业类别提交下列材料：

1．医师执业、变更执业、多机构备案申请审核表（网络填写完整后打印）2份；

2．医师执业证书原件；

3．医师资格证书及复印件1份。

（四）医师申请变更执业级别提交以下材料：

1．医师执业、变更执业、多机构备案申请审核表（网络填写完整后打印）2份；

2．执业助理医师证书原件和复印件1份；

3．医师资格证书及复印件1份；

4．同时申请执业范围变更的，需提交执业医师资格考试报名时相应专业的《医师资格考试报名暨医师资格申请表》及《试用单位考核合格证明》材料原件和复印件1份。

第十五条　执业医师在省（市）级行政区划之间、执业助理医师在区级行政区划之间变更执业地点的，直接向批准拟执业机构的卫生计生行政部门申请。

第十六条　变更执业类别的，应先取得相应类别的医师资格，再申请办理变更执业注册。执业类别变更后，原类别对应的执业注册信息同时失效。

第十七条　执业助理医师申请执业医师执业的，应先取得执业医师资格，再申请变更执业注册。执业助理医师变更为执业医师后，原注册信息失效，不能再申请同类别执业助理医师注册。

第十八条　执业地点、执业范围、执业类别、执业级别变更后，原主要执业机构和其他机构备案的执业信息全部失效。主要执业机构变更后，其他执业机构备案信息失效。

第十九条　注册主管部门应当自收到变更注册申请之日起20个工作日内对申请人提交的申请材料进行审核，审核合格的，予以办理变更注册手续。

第二十条　医师存在《医师执业注册管理办法》第十九条规定情形之一的，主要执业机构应主动向相应的卫生计生行政部门申请医师执业备案，备案满2年且未继续执业的，卫生计生行政部门直接予以注销注册；备案期间需继续在原机构执业的，由医师个人通过信息系统申请，原备案机构核定并向相应的卫生计生行政部门申请取消备案，卫生计生行政部门在信息系统直接确认。

第二十一条　医师注册后有《医师执业注册管理办法》第十八条规定情形之一的，医师个人或者其所在的医疗、预防、保健机构，应当自知道或者应当知道之日起30日内报告注册主管部门，办理注销注册。医师个人或主要执业机构申请注销注册，应通过系统向原注册卫生计生行政部门提出申请。

第二十二条　医师个人或主要执业机构申请注销注册，卫生计生行政部门受理注销注册申请后，应在医师管理信息系统确认注销注册信息。办理注销注册后，其所有执业机构的注册信息均失效。

第二十三条　申请注销注册提交以下材料：

（一）《医师注销执业注册申请审核表》（网络填写完整后打印）2份。

（二）《医师执业证书》原件。

（三）注销注册的相应证明材料：

1．死亡：《死亡证明》或已注销户口的户口本复印件1份；

2．被宣告失踪的：宣告失踪的法律文书复印件1份；

3．受刑事处罚的：法院判决书复印件1份；

4．受吊销《医师执业证书》行政处罚的：行政处罚决定书复印件1份；

5．医师再次定期考核仍不合格的：培训或考核机构出具的考核不合格证明1份；

6．中止医师执业活动满2年的：医疗机构证明材料或者医师未定期考核证明材料；

7．身体健康状况不适宜继续执业的：相关医疗诊断文书复印件1份；

8．在医师资格考试中参与有组织作弊的：有通报记录或相关证明材料。

第二十四条　注册主管部门应当自收到注销注册申请之日起20个工作日内对申请人提交的申请材料进行审核，审核合格的，予以办理注销注册手续。

第四章　监督管理

第二十五条　卫生计生行政部门应及时公开医师注册信息，方便公众查询和社会监督。

第二十六条　执业机构应当按照有关法律法规规定和聘用合同、劳动合同或有关书面协议，规范医师执业行为，做好医师考核工作，确保医疗安全和医疗质量。

第二十七条　医师在诊疗活动中应依法注册和执业，严格遵守执业准则，并按照卫生计生行政部门核定的执业地点、执业范围、执业级别和执业类别开展诊疗活动。

第二十八条 医师发生医疗争议事件的，依照《中华人民共和国执业医师法》《医疗机构管理条例》等相关法律法规规定处理。

多机构备案执业的医师发生医疗争议事件的，由发生争议的执业机构按照相关法律法规规定处理。

第二十九条 在多机构备案执业的医师发生违法行为的，由违法行为发生地的区级以上卫生计生行政部门依法予以处罚，并由做出行政处罚的卫生计生行政部门在10个工作日内书面通知为其注册主要执业机构的其他相关卫生计生行政部门。

医师依法被处以暂停执业活动的，应当同时停止在其他所有机构的执业活动。

第三十条 医师的主要执业机构以及批准该机构执业的卫生计生行政部门应当在医师管理信息系统及时更新医师定期考核结果。

第三十一条 开展多机构备案执业的医师应当向主要执业机构报告备案执业的有关情况，根据与相关医疗机构签订的协议，合理承担工作任务，合理安排工作时间，保质保量完成工作任务。

第五章 附则

第三十二条 军队内医疗、预防、保健机构医师执业注册管理不适用本办法。

第三十三条 中医（包括中医、民族医、中西医结合）医师执业注册管理由中医（药）主管部门负责。

第三十四条 港澳台人员申请在内地（大陆）注册执业的，按照国家和北京市相关规定执行。

外籍人员申请在中国境内注册执业的，按照国家和北京市相关规定执行。

第三十五条 参加住院医师规范化培训的人员申请注册，只登记执业地点，不登记执业范围，但需备注培训基地名称及培训时间。

第三十六条 本办法由北京市卫生和计划生育委员会和北京市中医管理局负责解释。

第三十七条 本办法自2017年11月1日起施行。

北京市卫生和计划生育委员会　北京市中医管理局关于开展医疗美容主诊医师专业备案管理工作的通知

京卫医〔2017〕229号

（2017年10月25日）

各区卫生计生委、各相关三级医院：

为落实《国家卫生计生委关于加强医疗美容主诊医师管理有关问题的通知》（国卫医发〔2017〕16号），加强医疗美容主诊医师管理，提高医疗美容服务质量，依据《医疗美容服务管理办法》《国家卫生计生委关于修改〈外国医师来华短期行医暂行管理办法〉等8件部门规章的决定》和《卫生部办公厅关于印发〈医疗美容项目分级管理目录〉的通知》（卫办医政发〔2009〕220号）等相关规定，北京市制定了《关于开展医疗美容主诊医师专业备案管理工作的通知》（以下简称《通知》），该《通知》已于2017年9月7日经北京市卫生和计划生育委员会主任办公会审议通过。现予以印发，请遵照执行。

一、医疗美容主诊医师基本条件

医疗美容主诊医师分为美容外科、美容牙科、美容皮肤科和美容中医科等四个专业。医疗美容主诊医师（以下简称主诊医师）应同时具备下列条件：

（一）具有执业医师资格，并在北京市地方注册执业。

（二）具有从事相关临床学科工作经历，其中：负责实施美容外科项目的医师应具有6年以上从事美容外科或整形外科等相关专业临床工作经历；负责实施美容牙科项目的医师应具有5年以上从事美容牙科或口腔科专业临床工作经历；负责实施美容中医科和美容皮肤科项目的医师应分别具有3年以上从事中医专业和皮肤专业临床工作经历。

（三）在北京市卫生计生委或北京市中医管理局指定的医疗机构进行医疗美容专业培训（进修）达到1年及以上并合格；或从事医疗美容临床工作1年以上，从事相关临床学科工作的计算时间应为连续从事医疗美容临床工作的实际时间。

（四）具有主治医师及以上专业技术职务任职资格。

（五）医师定期考核合格。

（六）医师注册执业范围限于外科专业、眼耳鼻咽喉科专业、皮肤病与性病专业、口腔专业、中医专业或中西医结合专业。

二、备案专业

医疗美容主诊医师备案专业包括美容外科专业、美容牙科专业、美容皮肤科专业和美容中医科专业。每一位医师只能备案一个专业。原则上医师执业类别不一致的，不属于备案范畴。

三、备案程序

医疗美容主诊医师专业备案应由医师注册的主要执业机构（以下统称为医疗机构）负责。医疗机构对本机构的医疗美容主诊医师专业进行核定后，通过医师管理信息系统申请备案。

（一）医疗机构按照《医疗美容服务管理办法》第十一条等相关规定，依据以下材料对申请医疗美容主诊医师专业备案的执业医师专业进行核定：

1.《北京市医疗美容主诊医师备案表》；

2.《医师执业证书》（含执业记录栏医师定期考核结果）原件；

3. 主治医师及以上专业技术职务任职资格证书；

4. 医疗美容工作经历证明；

5. 医疗美容主诊医师培训（进修）基地出具的培训或进修合格证明；

6.《医疗机构执业许可证》副本复印件1份；

7. 已经取得的《北京医疗美容主诊医师资格证书》的申请人提交上述第1、2项及《北京医疗美容主诊医师资格证书》原件。

（二）医疗机构通过医师管理信息系统填报《北京市医疗美容主诊医师备案表》，并将医疗美容主诊医师核定结果报核发其《医疗机构执业许可证》的卫生计生行政部门备案。申请备案时，需提交以下材料：

1.《北京市医疗美容主诊医师备案表》（与医师管理信息系统填报和审核内容一致，且加盖医疗机构印章）1份；

2. 医师执业证书原件。

（三）卫生计生行政部门收到备案信息后，在医疗美容主诊医师《医师执业证书》“备注”页登记核定专业和备注时间，并加盖卫生计生行政部门公章。医疗美容主诊医师《医师执业证书》中原注册信息不变。

（四）卫生计生行政部门将备案信息社会公开，供公众查询，接受社会监督。

四、工作要求

（一）加强备案信息和医师定期考核信息的管理。市、区两级卫生计生行政部门应在医师管理信息系统及时确认备案信息，并收到备案申请的材料之日起20个工作日内对办理备案登记手续。同时，市、区两级卫生计生行政部门和医疗机构应按照《医师定期考核管理办法》等相关规定，对医疗美容主诊医师进行定期考核，并依各自职责在医师管理信息系统及时更新医师定期考核结果。

（二）高度重视，严格监管。市、区两级卫生计生行政部门要高度重视医疗美容主诊医师管理工作，加大监查力度，保障医疗安全。发现医疗机构未按照相关要求进行管理、违规核定、备案医疗美容主诊医师信息的，要予以通报批评。对超专业范围开展医疗美容项目、使用非卫技人员从事医疗美容服务，以及在核定医疗美容主诊医师工作中弄虚作假等行为的医疗机构或医务人员，要依法依规进行严肃处理。

（三）加强执业机构对备案工作的管理。各医疗机构应制定本机构核定医疗美容主诊医师专业的工作措施和制度，明确各岗位职责，严格按照相关规定对本机构的医疗美容主诊医师专业进行核定，核定合格的，方可申请备案。申请备案时，应在医师执业注册联网管理系统认真详实地填报相关信息，并对本机构医疗美容主诊医师提交材料进行审核并保证其真实有效。

（四）加强医疗美容人员的培训和进修管理。各指定医疗美容主诊医师培训机构必须高度重视并加强对培训工作的领导，指定专门部门负责培训（含进修）工作，制定并落实确保培训质量的培训大纲和管理制度。培训机构应依据科室规模和培训能力，培训或进修结束后，培训机构应对培训进修对象进行考核，对考核合格者出具考核合格证明（应包含培训人、培训起止时间、培训科室、培训结论等信息）并加盖单位公章。

本通知自2017年11月1日起施行，原本市涉及医疗美容主诊医师的相关规定与本通知规定不一致的，以本通知为准。请各区卫生计生委将此通知转发到辖区内除三级医院外、设置医疗美容科的其他医疗机构。

附件：北京市医疗美容主诊医师备案表（略）

北京市卫生和计划生育委员会　北京市财政局关于提高本市计划生育特别扶助金标准的通知

京卫家庭〔2017〕6号

（2017年12月29日）

各区卫生计生委、财政局：

为贯彻落实国家卫生计生委等5部门《关于进一步做好计划生育特殊困难家庭扶助工作的通知》（国卫家庭发〔2013〕41号）和财政部　原国家人口计生委《关于建立全国农村部分计划生育家庭奖励扶助和计划生育家庭特别扶助标准动态调整机制的通知》（财教〔2011〕622号），经市政府批准，从2018年开始，提高本市计划生育特别扶助金标准，现就有关事宜通知如下：

一、提高计划生育特别扶助金的标准

自2018年1月1日起，计划生育家庭伤残、死亡特别扶助金分别由现行的每人每月400元、500元提高到每人每月590元、720元。

二、资金保障

按照现行财政管理体制，计划生育特别扶助金标准调整后所需资金由区财政保障。

三、工作要求

各区卫生计生部门要加强资格审查，防止发生虚报冒领问题，按规定时限应发尽发。各区财政部门要加强财政资金监管，确保特别扶助金专款专用。

工作进展

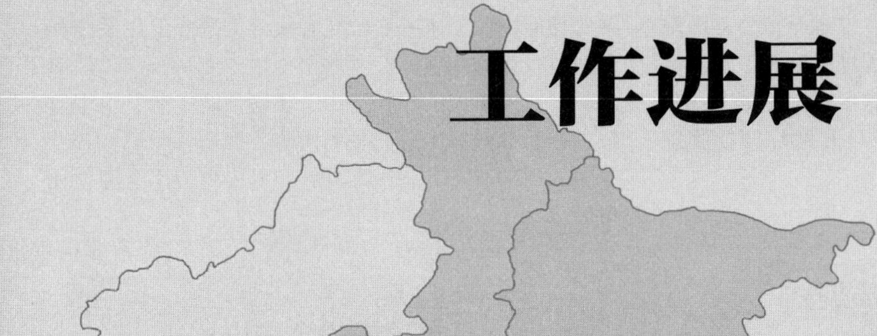

发展规划

【概述】 2017年，市卫生计生委发布实施《北京市医疗卫生服务体系规划（2016—2020年）》，推动京津冀协同发展与非首都功能疏解，全力推进城市副中心公共服务配套建设。推进公立医院综合改革，全面推行北京市医药分开综合改革。推进全市公立医院控费工作。全年基本建设项目工程进展顺利。通过专业管理培训、专家督导检查、创建示范单位等方式强化提高全市医疗卫生单位节能减排和医疗废物管理水平。

（王　莹）

编制卫生计生发展规划

【发布《北京市医疗卫生服务体系规划（2016—2020年）》】 按照《全国医疗卫生服务体系规划纲要（2015—2020年）》的要求，市卫生计生委开展规划编制工作。经过前期研究、规划起草、征求意见、论证完善等阶段，强化与津冀两地卫生规划的衔接，2月，正式发布实施规划。规划在分析北京市医疗卫生服务体系现状、主要问题，以及形势与挑战的基础上，提出了规划的指导思想、基本原则、总体目标与具体指标，规划了医疗卫生服务体系的总体布局，医疗卫生机构的功能定位、机构设置和床位配置原则，以及医疗卫生资源配置标准。明确了未来发展的重点任务，并对规划的实施和监督评价等提出具体要求

（赵妍慧）

【“十三五”卫生计生发展规划宣贯培训】 3月13日，市卫生计生委组织16个区卫生计生委、委属委管医院、全市三级医院，以及市卫生计生委相关处室召开“十三五”时期卫生计生发展规划宣贯培训会。要求各单位严格规划实施，分阶段、分领域、分项目推进重点任务的实施跟进，保障规划各项目标实现。

（赵妍慧）

【编制《城市副中心和通州区医疗卫生专项规划》】 按照8月19日和8月23日市政府专题会议精神，市卫生计生委在《通州区医疗卫生设施专项规划》基础上，召集有关部门、通州区政府、医学院校等召开专题会议，听取各方意见和建议。9月，形成《城市副中心和通州区医疗卫生专项规划》并报送市政府。专项规划进一步提升城市副中心医疗卫生服务体系的功能定位，进一步细化各级各类医疗卫生设施和公共卫生设施配置，完善基层卫生、专科医疗、院前急救、血液供应、精神卫生、疾病预防控制、卫生监督、妇幼保健等专业的规划内容，强调各领域、各专业间的内部联系和功能互补，统筹谋划卫生资源整体布局。

（赵妍慧）

基本建设投资与进展

【推进北京市疾控中心迁建选址】 按照市委、市政府的部署，市疾控中心将由位于地坛公园现址迁建至通州区。3月、5月，市卫生计生委分别致函市规划国土委，商请加快推进市疾控中心迁建通州的选址工作。11月，市卫生计生委副主任钟东波带队，与市规划国土委副主任施卫良，以及副中心规划处有关负责人，对接市疾控迁建事宜，加快推进选址论证工作。

（柳　伟）

【确定北京卫生职业学院新院区选址】 按照市委、市政府的部署，北京卫生职业学院将在通州建设新校区。年内，市卫生计生委会同市规划国土委、通州区政府加快推动卫生职业学院新校区选址工作。12月，收到市规划国土委《关于北京城市副中心安贞医院通州院区 北京卫生职业学院通州校区选址规划情况有关意见的函》，通报了市领导关于新校区选址的批复意见。新校区拟选址在通州区漷县镇中心区西北部，总用地约41.8公顷。

（柳　伟）

医药卫生体制改革

【公立医院医药分开综合改革】 3月2日，北京医药分开改革协调小组召开第一次会议。市长蔡奇作为

组长，对北京医药分开改革和协调小组工作提出要求。3月22日，市政府印发《医药分开综合改革实施方案》，并召开北京市医药分开综合改革动员部署会和新闻发布会。4月8日零时起，北京医药分开综合改革正式实施，所有参与改革的医疗机构全部取消15%的药品加成，实施零差率销售，取消了挂号费、诊疗费，设立医事服务费。本次改革坚持医疗、医药、医保三医联动，坚持同城同步推进，坚持改革与改善同步，坚持推动基本医疗卫生制度建设。全市共有3700余家医疗机构参加本次医药分开综合改革。6月1日，国家卫生计生委副主任、国务院医改办主任王贺胜主持会议，听取了北京医药分开综合改革工作汇报。7月7日，召开北京医药分开改革协调小组第二次会议，传达国务院领导对北京医药分开综合改革的批示，听取市卫生计生委关于北京医药分开综合改革进展情况和下一步工作建议的汇报。9月29日，副市长卢彦召开调度会，研究医药分开综合改革后续重点任务。10月30日，《医药分开综合改革后续重点任务》经市委第十七次全体会议审议并原则通过。11月，市委副书记景俊海、副市长卢彦带队，通过调研座谈、实地踏勘、资料核查、问卷访谈等方式，对全市推进落实医药分开综合改革工作进行了督察，市有关部门组建8个小组对全市16个区开展督察。12月8日，市政府办公厅印发《医药分开综合改革后续重点任务及分工方案》。至年底，改革总体平稳有序，变化积极，反响良好，改革效果显现。分级诊疗制度建设成效显现，一些普通病常见病逐步分流到基层机构，扭转了十多年来基层诊疗量下降或徘徊的局面，大医院人满为患的状态得到有效缓解，看专家难的问题得到缓解，医患沟通交流时间得以延长，有限的专家资源能更好地服务于危重急难患者；医药费用总体平稳，医药费用增长负担为2000年以来费用增幅的最低期；医疗机构新的补偿机制基本建立，医事服务费可置换原来的挂号费、诊疗费、药品加成收入，医疗机构收入在总量基本稳定的情况下，结构得以优化；医保患者负担平稳，困难群众得到有效救助，城乡基低收入群体等社会救助对象的利益得到有效保护，基本医疗保障制度发挥了重要的支撑作用；居民就医体验得到有效提升。中医、儿科、妇产科、护理、精神心理、传染等部分短板专业得到良好发展支撑。

（王　莹）

【推进卫生与健康工作】 3月，市委、市政府出台《关于促进北京市卫生与健康事业改革发展的意见》。6月，市卫生计生委配合市委改革办做好对北京市促进健康服务业发展实施意见的专项督察。12月10日，由北京市卫生经济学会主办首都卫生计生发展研讨会，主题是“学习贯彻落实党的十九大精神，实施健康中国战略”，北京、上海、天津、重庆、河北、辽宁、山东七省市卫生计生委给予指导和支持。

（王　莹）

【继续控制医疗费用不合理增长】 3月，市卫生计生委出台《北京市公立医院提质增效控费关键绩效指标管理方案》，建立关键绩效指标管理机制，引导医疗机构加强管理，提高质量，改善效率，控制费用。11月，出台《关于推动落实“一控两降”任务的通知》，明确控制年度医疗费用增长，至年底，全市公立医院（不含解放军、武警医院）医疗费用平均增长幅度控制在10%以内。同时，要求落实主体责任，实施综合措施确保控制公立医院医疗费用增幅、降低药占比、降低百元医疗收入消耗的卫生材料费用等重点任务顺利完成：2017年全市公立医院医疗费用同比增幅6.9%、药占比从2016年的42.5%下降到35.2%、百元医疗收入（不含药品收入）消耗的卫生材料为37.7元（较2016年下降2.6元）。

（王　莹）

【加快推进分级诊疗】 6月，市卫生计生委与市发展改革委、市科委、市财政局、市人力社保局、市中医局等部门共同制定了《北京市进一步加强和完善医联体建设工作方案》，明确了专科医联体建设、远程会诊中心建设等。以实施药品阳光采购为契机，通过“一个平台、上下联动”，使原有基层基本药物采购平台与二级及以上医疗机构的药品采购平台合二为一，实现平台、目录双统一。提升基层卫生服务能力，大力推进家庭医生签约服务，优先覆盖老年人、孕产妇、儿童、残疾人、慢性疾病、结核病和严重精神障碍患者等人群，力争实现农村低收入家庭、计划生育特殊家庭的家庭医生签约服务全覆盖。

（王　莹）

【健全卫生发展评价制度】 在完善原有评价体系和指标的基础上，研究形成了2016年度卫生发展绩效综合评价报告。11月，市卫生计生委在建设健康北京暨纪念爱国卫生运动65周年会议上，发布了2016年卫生发展绩效综合评价研究报告。市卫生计生委自2012年起开始组织全市卫生发展综合评价工作，科学客观衡量北京市卫生发展状况，分析卫生发展取得的成绩，发现薄弱环节及存在的不足，为政府管理工作提供参考，评价结果得到了各区高度重视，各区依据评价结果比学赶超，形成了协同发展的良好局面。评价指标体系分为资源投入、过程评价和健康结果三大维度，市级指标20项、区级16项，包括资金投入、人力投入、卫生服务质量、卫生服务效率、卫生服务公平可及、居民健康水平、经济风险分担和满意度等内容。总体看，2012～2016年北京市卫生事业稳步发展，投入、过程、结果各维度得分均有所提高，2016年绩效值达82.5分，较2012年提高6.4分。

（经　通）

【推进京津冀鲁辽健康智库建设】 为促进京津冀协同发展和环渤海地区协同发展，发挥智库作用，2015年北京市卫生计生委、天津市卫生计生委、河北省卫生计生委、山东省卫生计生委、辽宁省卫生计生委共同发起倡议，加强京津冀鲁辽五省市健康智库建设，包括国务院发展研究中心社会发展部、北京大学中国卫生发展研究中心等35家科研机构在内的首批成员单位共同为智库网络搭建政策和管理研究交流平台。2017年，北京市卫生计生委委托中国人民大学、北京大学中国卫生发展研究中心等智库成员单位完成了6项研究，12月9日，召开智库工作会议。

（经　通）

非首都功能疏解与协同发展

【推进京津冀卫生计生协同发展】 5月4日，北京市和河北省卫生计生委及廊坊市政府签订京冀廊医疗卫生协同发展框架协议。根据框架协议，京廊两地将坚持“资源共享、优势互补、互惠共赢”合作原则，建立长期、稳定、全面的医疗卫生合作，深入推进京冀两地医疗机构合作。8月，北京市政府与河北省政府签订关于共同推进河北雄安新区规划建设战略合作协议。按照“雄安新区需要支持什么，北京就坚决支持什么”的要求，北京市在医疗卫生领域将支持雄安新区以“交钥匙”方式建设1家高水平综合医院，由宣武医院提供办医支持；宣武医院、北京妇产医院、市疾控中心、市卫生计生监督所4家卫生机构对口支援雄安新区相关机构，加强新区医疗卫生服务体系建设，提升医疗卫生服务能力。8月30日，市卫生计生委主任雷海潮等与河北雄安新区临时党委副书记党晓龙就支持雄安新区建设相关事项进行专题对接，进一步研究支持合作任务的具体事宜。10月27日，市卫生计生委组织宣武医院、北京妇产医院、市疾控中心和市卫生计生监督所4家支援单位赴雄安新区开展工作对接，进一步了解新区医疗卫生资源现状，研究帮扶重点和任务安排。北京市卫生计生委、河北省卫生计生委、雄安新区有关部门在工作层面建立了沟通对接机制，及时通报进展，协调推进合作工作。

（柳　伟）

【推进市属医疗卫生资源疏解步伐】 年内，市卫生计生委统筹谋划2017～2020年全市医疗卫生领域资源疏解重点工作安排，加快推动市属医疗卫生疏解项目落地实施。积极推进天坛医院整体迁建、同仁医院亦庄院区扩建、友谊医院顺义院区等项目建设。天坛医院新院在年底实现试运行。

（柳　伟）

【规划建设副中心医疗卫生服务体系】 年内，市卫生计生委进一步完善城市副中心和通州区医疗卫生专项规划，提高副中心医疗卫生服务功能定位，适应高质量发展要求。专项规划经市领导审定同意后纳入城市副中心控制性详规及通州区总体规划。安贞医院通州院区项目确定选址在宋庄镇相关地块；协调推进北京大学公共卫生学院、北京市疾病预防控制中心、北京市卫生计生监督所支持通州区疾病预防控制和卫生监督执法等公共卫生能力提升；推动东城、西城、朝阳、海淀等城四区优秀社区卫生服务中心一对一精准帮扶通州区社区卫生服务中心提高管理和技术服务能力；启动和推进安贞医院与潞城、甘棠社区卫生服务中心建立医疗联合体，提升医疗卫生服务能力和水平。

（柳　伟）

医疗废物管理

【组织医疗废物管理培训】 8月2日，市卫生计生委举办医疗废物管理知识培训班，市卫生计生委、市中医局、市医管局，各区卫生计生委，二、三级医院，市卫生计生委直属单位的主管领导和部门负责人共300余人参加培训。本次培训就医疗废物管理工作中存在的问题及解决方案进行了探讨，邀请2016年度医疗废物专项检查中零问题发现的北京大学第一医院、北京安康医院、北京方舟皮肤病医院介绍了管理经验。

（杨　辉）

【医院污水管理专项检查】 11月13～30日，市卫生计生委组织31名医院污水管理专家，对全市90家三级医院（不含部队和武警医院）和5家相关委直属单位进行医院污水管理专项检查。对检查中发现的87项问题进行梳理并监督相关单位整改。

（杨　辉）

【制定医院污水管理评判标准】 年内，市卫生计生委从制度机制建设、设施设备、污水处理与监测、人员培训与防护、管理与监督等5个方面制定了包含20条内容的《三级医院污水管理工作评判标准》，为监查和日常管理提供了依据。

（杨　辉）

节能管理

【研究节能课题】 5月，市卫生计生委通过公开招标，遴选北京节能环保中心承担2017年节能技术推广咨询研究项目。12月，项目结题并通过专家评审。编制了《2017年北京市医疗卫生机构节能低碳技术（产品）推广目录及案例选编》《2017年北京市医疗卫生机构节能低碳政策汇编手册》，梳理节能工作思路，总结节能经验，汇集节能政策法规，形成节能行动计划，为全市医疗卫生机构“十三五”时期医疗卫生机构节能减碳工作提供服务。

（杨　辉）

【开展节能情况调查与改造】 年内，市卫生计生委对市属医疗卫生单位节能减碳工作进行调研，掌握了市属医疗卫生单位能源计量状况、分类计量条件、能源消耗情况、节能技术改造情况。12家市属医疗卫生机构实施绿色数据中心改造，改造信息中心7个，改造面积367平方米，节约电量约7万千瓦时，平均节能率37%；低氮燃气锅炉改造51台；实施太阳能热水项目9个，集热面积2286平方米。北京友谊医院、首都儿科研究所被评为北京市能效领跑者。

（杨　辉）

法制建设

【概述】 2017年，市卫生计生系统法治工作以全面提高依法行政能力为重点，修订《北京市社会抚养费征收管理办法》，完善地方卫生标准体系，开展“北京市落实健康优先发展战略研究”等研究，进行北京市全面两孩政策实施情况评估，深入推进“放管服”改革，全面梳理公共服务事项，清理规范权责清单，开展公共竞争审查，为首都卫生计生事业改革发展提供良好的法治环境。

（王　麟）

政策研究

【开展政策法规评估】 11月，市卫生计生委委托首都医科大学卫生法学系开展北京市全面两孩政策实施情况评估，促进首都人口长期均衡发展。

（王　麟）

【完成卫生计生行业法律顾问制度研究】 年内，市卫生计生委委托北京市律师协会万欣律师牵头完成了北京市卫生计生行业法律顾问制度研究。课题组提交了《北京卫生计生行业法律顾问聘用情况调查报告》和《建立北京市卫生计生行业法律顾问制度研究》，从研究结果应用角度提出了《关于建立北京市卫生计生行业法律顾问制度的意见》和《北京市卫生计生行业法律顾问管理规定》及起草说明。

（王　麟）

【完成卫生计生依法行政考核评价体系研究】 年内，市卫生计生委委托中国政法大学王敬波教授牵头完成了北京市卫生计生依法行政考核评价体系研究。课题组完成了《北京市卫生计生依法行政考核评价体系研究报告》，分别提出了市卫生监督所、区卫生计生委、委机关各处室依法行政考评指标建议，从研究结果应用角度提出了《北京市卫生计生依法行政考评办法》及起草说明。

（王　麟）

【完成卫生法规体系与十年立法规划研究】 年内，市卫生计生委委托中国政法大学刘莘教授牵头完成了北京市卫生法规体系与十年立法规划研究。课题组完成了《北京市卫生法规体系研究报告》，提出了《北京市十年卫生立法规划（2016—2025）》建议。

（王　麟）

【完成公立医院法律制度研究】 年内，市卫生计生委委托首都师范大学李昕教授牵头完成了公立医院法律制度研究课题。课题组完成了《公立医院法律制度研究报告》，提出了《北京市公立医院条例》建议稿，提交了公立医院国外法案汇编和国内相关法律法规整理等资料。

（王　麟）

【开展政策法规研究】 年内，市卫生计生委分别委托国务院发展研究中心、国家卫生计生委卫生发展研究中心、中国政法大学医药法律与伦理研究中心、首都医科大学、北京市医院协会等单位牵头开展2017年研究，4个课题分别为“北京市落实健康优先发展战略研究”“北京市落实健康融入所有政策机制研究”“法治医院建设研究”和“北京市医疗机构地方标准体系研究”。

（王　麟）

立法

【开展修订《北京市发展中医条例》调研】 3月10日，市卫生计生委就修订《北京市发展中医条例》与市政府法制办、市中医局、课题组进行了座谈研讨。11月，课题组向市中医局提交了修订《北京市发展中医条例》的立项论证报告。

（宿　珊）

【完成政府规章清理建议报送】 5月，市卫生计生委组织相关单位（处室）对2016年12月31日前公布的现行有效的北京市政府规章进行清理，按照“保留、废止、简易修订、全面修订”的分类逐项提出初步清理意见。市卫生计生委作为主责部门提出初步清理意见的政府规章共8项，分别为《北京市暂住人口计划生育管理办法》《北京市除四害工作管理规定》《北京市献血管理办法》《北京市集中空调通风系统卫生管理办法》《北京市流动人口计划生育管理规定》《北京市社会抚养费征收管理办法》《北京市实施〈食盐加碘消除碘缺乏危害管理条例〉办法》《北京市实行婚前医学检查管理规定》。

（宿　珊）

【修订《北京市社会抚养费征收管理办法》】 6月15日，经市政府第153次常务会议审议，通过了修订的《北京市社会抚养费征收管理办法》。修改内容主要涉及非婚生育两个以内子女的公民区分具体情形的处理、不符合规定生育或非婚生育第三个及三个以上子女的当事人区分不同情形的征收倍数、当事人不同户籍性质的征收标准、征收程序及需注意的事项、溯及力等方面。7月3日，予以公布，自公布之日起施行。

（宿　珊）

【完成市政府文件清理】 8月，市卫生计生委对1980年1月1日～2016年12月31日期间以市政府或市政府办公厅名义印发的文件提出初步清理意见，经整理汇总后将《市政府文件清理建议表》反馈市政府法制办。

（宿　珊）

【完成行政规范性文件清理】 年内，对市卫生计生委2016年12月31日前制发的现行有效的规范性文件进行清理。9月11日，将清理结果予以公布，其中保留219件、废止50件。

（宿　珊）

【申报2018～2022年地方性法规立法规划】 9月25日，向市政府法制办申报市卫生计生委2018～2022年期间4项地方性法规项目建议：制定《北京市公立医院管理条例》《北京市基本医疗卫生条例》《北京市献血条例》，修订《北京市发展中医条例》。

（宿　珊）

行政规范性文件与重大行政决策管理

【重大行政决策合法性审查和送审】 全年市卫生计生委审查拟以市政府、市政府办公厅名义颁布的重大行政决策7件。

（宿　珊）

【行政规范性文件审查备案】 全年共审查市卫生计生委行政规范性文件21件次，制定并备案行政规范性文件6件：《北京市食品安全企业标准备案办法》《关于实施护士区域注册的通知》《关于印发〈首都卫生发展科研专项管理办法〉的通知》《关于简化医疗机构审批程序取消调整基层开具证明有关事项的通知》《北京市医师执业注册管理办法（试行）》《关于开展医疗美容主诊医师专业备案管理工作的通知》。

（宿　珊）

行政复议与应诉

【办理行政复议43件】 年内，市卫生计生委累计办理行政复议43件。其中，作为行政复议机关共收到行政复议申请34件，办结34件；作为被申请人的行政复议案件9件，均为市政府法制办审理。

（宿　珊）

【办理行政应诉23件】 年内，市卫生计生委作为被告的行政诉讼案件共23件，其中一审案件12件、二审8件、再审3件。主管领导出庭应诉2次。

（郭　林）

【加强复议应诉案件分析】 年内，市卫生计生委加强对行政复议、诉讼案件成因、办事流程及存在问题的分析研究，对2016年行政复议和行政诉讼情况进行分析，提供2篇行政复议典型案件分析参加国家卫生计生委法制司工作会议。

（郭　林）

“放管服”改革

【清理规范行政审批中介服务事项】 6月29日，市卫生计生委取消了“消毒产品生产企业生产人员健康证明”“涉及饮用水卫生安全的产品卫生许可证件遗失声明”“消毒产品生产企业卫生许可证遗失声明”“放射卫生防护检测、个人剂量检测机构资质证书遗失声明”“放射诊疗建设项目职业病危害放射防护评价（乙级）机构资质证书遗失声明”“放射防护器材和含放射性产品检测机构、医疗机构放射性危害评价（甲级）机构资质证书遗失声明”等6项行政审批中介服务事项。

（钟海荣）

【调整涉及企业群众办事创业证明】 8月2日，市卫生计生委取消“申请设置医疗机构时，需提交的街道办事处或居（村）委会或物业单位同意设置医疗机构意见（盖章）”，办理方式变更为“部门内部调查核实或公示征询意见”。

（钟海荣）

【全面梳理公共服务事项】 年内，市卫生计生委开展市、区两级卫生计生公共服务事项梳理、办事指南编制、系统数据录入填报及区级事项审核确认等工作。共梳理填报市级卫生计生公共服务事项54项（具体办事事项121项）、区级卫生计生公共服务事项30项，基本实现了同一事项在市区之间、区区之间事项名称、设定依据、办理时间、申报材料、受理标准、审批条件、办理流程、结果文书“八个一致”。

（钟海荣）

【全面清理规范权力清单】 年内，市卫生计生委梳理市、区两级卫生计生行政部门权力清单，确保同一职权事项在市区之间、区区之间统一类别、统一名称、统一依据。其中梳理出市级卫生计生行政部门行政许可27项、行政强制2项、行政检查1项、行政确认2项、行政奖励2项、其他职权30项。

（钟海荣）

【开展公平竞争审查】 年内，市卫生计生委启动公平竞争审查。10月9日，印发了《北京市卫生和计划生育委员会关于落实公平竞争审查制度工作程序的通知》，确定市中医局、市医管局、市卫生计生委机关各处室、各直属单位作为公平竞争审查主体，对本部门（处室）制定（起草）的市场准入、产业发展、招商引资、招标投标、政府采购、经营行为规范、资质标准等涉及市场主体经济活动的规范性文件和其他政策措施进行审查，未梳理出违反公平竞争审查标准的文件。

（钟海荣）

普法

【市卫生计生系统普法活动】 按照市法制宣传领导小组关于“疏解整治促提升，法律十进‘七五’行”主题宣传活动要求，全市开展了以公共卫生为重点主题、以“法律进医院单位”为形式的普法宣传。在全市建立了17个法律宣传阵地（三级医院1个、区级医院16个），形成法律宣传的常态化、规范化。

（钟海荣）

【法学理论学习培训】 年内，市卫生计生委落实《民法通则》和《网络安全法》两次理论学习中心组扩大会学法活动。组织全市卫生计生普法暨复议诉讼培训工作会，各区、医疗机构110余人参加了培训。

（钟海荣）

地方卫生标准管理

【开展卫生与健康标准化研究】 6月21日、7月18日，市卫生计生委分别召开地方卫生标准研讨会。邀请国家卫生计生委、市质监局、市医管局、市中医局、市标准化研究院、各区卫生计生委、市卫生计生委机关各处室、公共卫生单位、医疗单位、相关学会、协会等单位的领导和标准化专家，对北京卫生与健康标准化工作展开研讨，献计献策。

（黄高平）

【宣贯实施地方卫生标准】 11月7日，市卫生计生委召开2017年北京市卫生标准工作培训会暨新发布实施地方卫生标准宣贯会，各区卫生计生委、医疗机构负责标准化工作人员270余人参加了培训。会上，对年内新发布实施的地方卫生标准进行了一级宣贯，要求各单位相应开展二级、三级宣贯。

（黄高平）

【制定地方卫生标准】 年内，市卫生计生委完成了《公共卫生信息系统指标代码体系与数据结构》《健康体检服务规范》《学校及托幼机构饮水设备使用维护规范》等4项标准的制定，并获批准发布。市卫生计生委标准终审通过率100%。地方卫生标准申报12项，获得市质监局批准立项10项，其中一类项目9项、二类项目1项。

（黄高平）

综合监督与安保工作

【概述】2017年，北京市卫生计生综合监督体系建设迈出新步伐，在人才队伍建设、专业执法、社会协同等监督体系建设方面取得显著进展，公共卫生、医疗卫生、计划生育行政执法力度进一步加大，全年卫生计生行政处罚13775件，罚款和没收非法所得款共计超过3400万元。年内，卫生计生人均行政检查量列全市执法部门第一名，行政执法总体考核得分列全市民生社会领域第一名。未发生安全生产事故、案件。创新综合监管机制，开展法律法规落实情况督查，加强计生监督队伍建设，强化传染病防治分类监督，以及双随机监督的经验做法，被国家卫生计生委和北京市政府推广。

（王开斌）

综合监督体系建设

【评选优秀典型案例案卷】年内，落实《国家卫生计生委监督局关于开展卫生计生监督执法案例评查工作的通知》，推选北京市卫生计生监督执法优秀案例参加全国案例评查。3月，成立参选案例评选小组，采取组内评查、小组推荐、全体讨论和投票等方式，对案例的新颖性、复杂性、办案难度、案例质量、社会影响、案例评析等进行综合评定。推选出市、区两级监督机构制作的6个监督执法优秀案例参加全国评选，其中4个案例入选国家优秀典型案例。

（王雅祺）

【公立医疗机构医药分开综合改革专项督查】3月，市卫生计生委制定《北京市公立医疗机构医药分开综合改革专项监督检查工作方案》，分别于4月8～22日、5月22日～6月4日开展2轮专项监查，重点监查医改相关政策落实情况、是否存在违规收取医事服务费情况，以及加强医改期间纪律保障工作落实情况。

（王雅祺）

【年度卫生计生监督执法专项稽查】年内，市卫生计生委开展年度卫生计生监督执法专项稽查，6月，下发了《北京市卫生和计划生育委员会关于开展2017年卫生计生监督执法稽查工作的通知》，稽查内容包括：贯彻落实《关于进一步加强卫生计生监督行政执法工作的意见》情况、卫生计生行政处罚裁量权行使情况、北京市医疗机构专项监查工作情况、查处无证行医责任落实情况、开展农村生活饮用水卫生监督情况、开展传染病分类监督综合评价推进情况、行政处罚案卷质量情况、监督员着装风纪情况等。通过稽查，不断加大对工作任务完成的督促力度，不断加大对监督执法的全过程记录和全流程留痕管理，促进监督执法人员文明执法、履职到位。

（王雅祺）

【举办卫生计生监督骨干培训班】7月10～12日，由市卫生计生委主办，首都医科大学承办了北京、天津、河北、云南4省市学校卫生监督人员专业培训班，培训内容包括学校卫生监督的相关政策、学校传染病防治、学校卫生监督案例评析等，4省市的卫生计生监督员和北京市中小学保健所的工作人员共150余人参加了培训。同时，举行了首都医科大学卫生管理与教育学院“国家级卫生监督基地”揭牌仪式。

（朱建华）

【加强卫生计生监督协管队伍建设】年内，北京市加强卫生计生监督协管队伍建设，将协管服务内容从5项增加为7项，新增计划生育相关信息报告和禁止吸烟场所控烟巡查任务，并规范服务内容；理顺体制机制，明确区卫生计生委、区卫生计生监督所、街道（乡镇）卫生计生办、社区卫生服务中心的职责分工；加强教育培训，组织专家分别就食源性疾病及相关信息报告、公共场所卫生巡查、饮用水卫生安全巡查等，对各区协管员骨干进行专题培训；开展考核评比，9月25日制定《卫生计生监督协管服务标准及评估指标》，选取20%即67个社区卫生服务中心作为卫生计生监督协管服务标准化试行机构，开展标准化创建及评估。

（朱建华）

【持续推动“双随机一公开”监管改革】市卫生计生委开展“双随机一公开”工作起步早、行动快、全面推进，走在了全国卫生计生系统前列：通过科学制定“两库、一清单、一细则”，推动随机抽查全面发力；研发摇号系统，加强结果运用，加快随机抽查纵深推进；实施三级医院“驻院式”监督，推动随机抽查重点突破；加强组织、人员、制度、稽查4个保障，着力增强随机抽查系统性、协同性。2017年，除监督频次同比降低外，实现处罚案件数和处罚金额双增长，处罚件数增长了19.44%，罚款金额增长了42.05%。

（朱建华）

【卫生计生综合监督绩效考核指标优化研究】 年内，市卫生计生委委托人民大学开展卫生计生综合监督绩效考核指标优化研究。通过文献研究和结构与半结构访谈的方法，深入基层卫生监督所调研，收集并整理考核指标体系优化的具体问题和建议，结合北京市法制办的相关要求，从行政管理指标体系的优化和监督执法指标体系的优化进行指标体系的优化考量，提出具体的意见建议，其中部门意见建议对卫生计生综合监督绩效考核指标修订具有借鉴意义。

（王雅祺）

综合监督行政执法

【医疗机构依法执业专项监查】 2016年12月～2017年7月，北京市共对2699家医疗机构开展依法执业专项检查。重点检查了医疗机构执业资质、医务人员执业资质、医疗技术准入、医疗文书书写、医疗服务价格（收费）公示情况，医疗美容、泌尿外科及性病诊疗工作开展情况，医疗机构抗菌药物临床应用、干细胞临床研究、麻醉管理等情况，以及传染病消毒、临床用血、放射等专业方面情况。同时，重点检查了医疗机构开展妇科及母婴保健技术、打击“两非”等情况，医疗机构履行管理主体责任、加强生活饮用水管理、开展控烟卫生管理工作情况。专项检查期间，查处案件351件，其中三级医院4件、二级医院5件、一级医院27件、门诊部72件、诊所139件。根据监查结果，对2家医疗机构进行吊销医疗机构许可证的处理，对9家医疗机构进行暂停执业活动的处理，向公安机关等部门移送案件10件。

（苏承馥）

【《北京市院前医疗急救服务条例》监督执法】 2月22日，市卫生计生委印发《北京市院前医疗急救服务条例》卫生监督执法工作方案。同时，召开全市院前医疗急救服务执法工作会。采取集中专项与“双随机”抽查方式开展卫生监督执法活动，依法查处违反《北京市院前医疗急救服务条例》行为，促进院前医疗急救服务工作规范化、法制化、科学化。通过全市卫生计生系统的统一行动，各级卫生行政部门层层分解落实责任，逐步建立规范、高效的院前医疗急救监督执法工作体系，避免“以罚代管”。

（苏承馥）

【开展落实法律法规监查】 按照国家卫生计生委部署，2月起，市卫生计生委在全市开展贯彻落实《传染病防治法》《传染病防治法实施办法》《艾滋病防治条例》《病原微生物实验室生物安全管理条例》《突发公共卫生事件应急条例》监查。制定了《北京市卫生和计划生育委员会关于开展传染病防治法等法律法规落实情况监督检查工作的通知》，要求全市卫生计生行政部门、监督机构、疾病预防控制机构要按照行政管理责任化、行政监督经常化、行政执法属地化、行政问责具体化的原则，坚持把贯彻落实“一法四规”监查工作与当前传染病防控工作相结合，把专项监查与“双随机一公开”监管相结合，把监查工作与履行日常监督管理和技术指导职责相结合，把监查与提高贯彻落实国家卫生计生重要法规的积极性相结合，全面形成合力，确保北京不发生重大传染病疫情。

（王雅祺）

【建立医疗机构监督协管员队伍】 4月，按照国家和北京市“放管服”改革、加强征信体系建设要求，市卫生计生委建立全市医疗机构监督协管员队伍，明确了医疗机构监督协管员任职资格、工作职责及管理要求。医疗机构监督协管员主要负责协助医院党政领导、配合卫生计生行政机关和监督执法机构，督促单位按照公共卫生、医疗卫生、计划生育相关法规依法执业，加强自我管理，防范违法违纪风险。

（苏承馥）

【暑期游泳场馆卫生专项监查】 5月31日，市卫生计生委印发《关于开展2017年暑期游泳场馆卫生专项监督检查工作的通知》，要求着力解决游泳场馆近年来存在的“尿素”合格率偏低等问题；强化经营者主体责任，防止和避免通过池水传播“红眼病”等疾病和健康危害事故；完善游泳场馆电子监管系统建设，启动预警功能。

（朱建华）

【全市餐饮场所控烟执法专项行动】 5月31日～6月30日，市卫生计生委开展全市餐饮场所控烟执法专项行动。以连锁经营的餐饮单位、中小餐饮单位为主，重点检查包房（间）。针对“四有一无一劝阻”开展控烟执法工作，特别是“未对禁止吸烟场所内的吸烟者进行劝阻”的违法情形，一经发现必须严格查处，并督促落实整改。

（朱建华）

【三级医疗机构集中空调通风系统专项督查】 6月20日~9月20日，市卫生计生委组织市、区卫生计生监督机构对全市三级医疗机构集中空调通风系统开展专项卫生监查。6月23日，市卫生计生委召开三级医疗机构集中空调通风系统卫生专项培训会，全市89家使用集中空调的三级医疗机构相关负责人、各区卫生计生监督所相关负责人共100余人参加了会议。

（朱建华）

【严厉打击非法医疗美容专项行动】 6月，市卫生计生委联合市公安局等七部门印发《关于开展严厉打击非法医疗美容专项行动的通知》，在全市部署实施打击非法医疗美容专项行动。全市有设置医疗美容专业的在册医疗机构416家，其中美容医院21家、医疗美容门诊部70家、医疗美容诊所196家、医疗美容科（室）129家。有设置整形外科专业的在册医疗机构62家。2016年7月~2017年7月，北京市各级卫生监督机构对医疗美容机构（美容医院、医疗美容门诊部、医疗美容诊所）处罚52件，罚款103000元，没收违法所得14500元。主要违法行为包括：医疗机构诊疗活动超出登记的诊疗科目范围、医疗卫生机构允许未办理执业地点变更手续的护士在本机构从事护理活动、任用非卫技人员从事医疗卫生技术工作。8月，市卫生计生委会同市公安局、市食品药品监督管理局有关执法机构，对位于东城区和朝阳区的4处涉嫌开展非法医疗美容的机构和个人开展联合执法行动，打击了违法行为。

（苏承馥）

【查处违法违规应用人类辅助生殖技术专项行动】 按照国家卫生计生委等部门《关于印发开展查处违法违规应用人类辅助生殖技术专项行动工作方案的通知》，市卫生计生委联合首都综治办、市公安局等部门开展查处违法违规应用人类辅助生殖技术专项行动。工作内容包括：一是加强对精子库的监查。6月，监督执法人员与北京市人类辅助生殖技术质控中心专家开展了为期6天的人类辅助生殖技术现场校验和执法监查。共出动执法人员36人次，制作现场检查笔录14份，下达卫生监督意见书3份，对全市12家开展人类辅助生殖技术服务的机构和2家精子库进行了执法监查。二是加强对开展人类辅助生殖技术机构的监查，未见12家人辅机构有超项目开展人类辅助生殖技术及实施代孕技术的违法行为。针对检查中发现的从业人员缺少培训合格证明、病历书写不规范等突出问题，要求立即整改。

（朱建华）

【医疗卫生机构传染病防治分类监督综合评价】 6月，市卫生计生委制定了《2017年北京市医疗卫生机构传染病防治分类监督综合评价工作方案》。在2016年选取6个区开展医疗卫生机构传染病防控分类监督综合评价试点基础上，统筹考虑医改和首都医疗卫生工作特点，组织全市16个区全面开展此项工作，为全国首家。实践中，坚持把组织开展分类监督综合评价工作摆在重要位置，变继续试点为全面展开；把握首都医疗卫生机构传染病防治特点规律，变运动式监督为驻院式监督；注重问题导向，推动医疗卫生机构积极履行传染病防控的主体责任，变“要我管”为“我要管”。国家卫生计生委将北京市开展医疗卫生机构传染病防治分类监督综合评价工作的经验在全国经验交流会上推广。

（王雅祺）

【开展驻院式监督执法检查】 6~11月，市、区两级监督执法机构采取驻院式联合监查方式开展首批6家三级医疗机构监查。医疗和计划生育专业、中医专业、传染病防治与消毒专业、职业与放射卫生专业、生活饮用水卫生专业、公共场所卫生专业6个专业组依次完成对航空总医院、昌平区医院、和平里医院、爱育华妇儿医院、积水潭医院、人民医院的执法检查。6家医院都存在违法违规行为，违法行为主要为“诊疗活动超出诊疗科目登记范围”“使用非卫技人员”“麻醉药品、一类精神药品管理不规范”“公共卫生、生活饮用水和放射卫生不符合法规要求”，绝大多数与管理不到位有关，管理意识薄弱、管理能力不强、管理方式粗放、管理手段单一等问题，导致违法违规问题未及早发现，未及时处理。

（苏承馥）

【全市医疗机构依法执业培训】 7月17日，市卫生计生委联合市卫生法学会召开2017年医疗机构依法执业培训和“一户一档”建设项目启动会。市、区卫生计生行政部门，监督执法机构，三级医疗机构医务部门、护理部门领导共240人参加会议。北京市高级人民法院、北京市第二中级人民法院的法官，北京市卫生法学会的领导和市卫生计生委综合监督处、医政医管处领导做了辅导报告，印发了《医疗卫生法律法规汇编》和《医疗机构自查指南（试行）》。

（苏承馥）

【计划生育监督执法培训】 9月19～20日，市卫生计生委举办年度计划生育监督执法工作培训班，各区卫生计生委分管领导、部门负责人，以及监督机构相关负责人共100人参加了培训。培训班就国家和北京市计生政策法规进行了解读，就如何深化计生监督执法与公共卫生、医疗卫生监督执法的融合，全面提高计生监督执法水平进行了重点培训和研讨，就如何全面落实两孩政策、推进计生服务管理、综合治理性别比偏高等进行了交流。

（朱建华）

【加强生活饮用水卫生安全隐患排查】 10月17日，针对个别未进入卫生计生监管底账的供水单位发生生活饮用水污染事件，市卫生计生委印发《关于进一步完善生活饮用水监管底账和加强卫生安全隐患排查工作的通知》，要求加强同水务部门沟通，及时掌握新增供水单位信息，及时纳入监管底账并开展监查，加强饮用水卫生安全隐患排查，开展重点监查。

（王雅祺）

【探索建立学校卫生监督"一户一档"】 11月28日，市卫生计生委邀请市教委、市卫生计生监督所、市疾控中心和部分中小学卫生保健所负责人召开专题会议，剖析2017年学校卫生监督工作，并就探索建立全市中小学校自监管制度、建立学校卫生监督"一户一档"进行研讨。

（朱建华）

【召开公共场所和控烟监督工作会】 12月14日，市卫生计生委组织市爱卫办、市卫生计生监督所、市疾控中心、12320公共卫生热线，以及有关区卫生监督机构负责人召开专题会议，通报年度公共场所和控烟卫生监督执法工作情况，研讨2018年工作思路。2017年，北京注重公共场所和控烟卫生监督工作，共罚款1000万余元，实现了行政处罚案件数和处罚金额双增长。针对媒体曝光多家五星级酒店卫生问题、三级医院集中空调通风系统、餐饮场所控烟等进行了专项执法行动。

（朱建华）

安全生产管理和治安保卫工作

【加强消防安全管理】 1月5日，市卫生计生委制定《2017年元旦春节烟花爆竹安全管理工作方案》。2月3日，下发《全市卫生计生系统开展可燃物清理专项行动工作方案》。2月27日，下发《2017年北京市卫生计生系统消防工作要点》。4月13日，制定《卫生计生系统消防安全"大排查大整治大宣传大培训"专项行动暨"一带一路"国际合作高峰论坛火灾防控工作方案》。9月5日，下发《关于成立消防安全委员会的通知》。11月21日，制定下发《卫生计生系统安全隐患大排查大清理大整治专项行动工作方案》。年内，组织市中医局、医管局和各区卫生计生委、各直属单位签订了《消防安全管理责任书》《烟花爆竹燃放安全管理责任书》。每季度开展1次消防安全检查，确保全年未发生消防安全责任事故。国务院考核北京市政府消防安全工作时，称赞市卫生计生委努力建设和完善消防安全岗位责任、科学预防、工作制度、隐患排查和宣教培训"五个体系"走在了北京前列，走在了全国同行业前列。

（刘振华）

【联合打击涉医违法犯罪】 年内，市卫生计生委与市公安局签订合作协议，将"医托""网络医托""号贩子""票贩子""黑救护"列为有组织犯罪团伙，由市卫生计生委组织公安部门和医疗机构定期召开碰头会、形势分析会，由公安机关重点打击。3月底，全市医改启动前，公安机关提前启动高等级涉医情报工作，摸排出医改期间可能引发的6个方面不安定因素，明确4月8日（医改方案实施日）和10日（方案实施后第一个上班日）两个关键工作节点。同时，组织内保局、治安总队、网安总队、相关分局对涉医违法犯罪活动集中的4个区域、8家医院进行动态分析，排查有倒票前科、反复作案人员，开展打击"医托""号贩子"专项行动。10月16日，市卫生计生委与市公安局、市互联网信息办公室、市人力资源和社会保障局、市中医管理局联合下发《北京市联合打击惩治"号贩子"工作措施》，进一步加大对"号贩子"的打击惩治力度。

（刘振华）

【加强医院安全保卫工作】 4月20日，市卫生计生委下发《关于强化安全管理防范暴力伤医事件案件发生的通知》，要求各医疗机构采取有效措施，努力提高风险防范能力。7～11月，市卫生计生委委托北京安全防范行业协会对北京协和医院、人民医院、阜外医院、医科院肿瘤医院、宣武医院、朝阳医院、北大国际医院、潞河医院、广安门医院、北京儿童医院、北京妇产医院等11家三级医院的安全保卫能力进行综合评价，对评价中发现的问题隐患给出整改意见，并对评价发现的共性问题通报各级医疗机构。

（刘振华）

【召开安全生产工作会】 8月1日，市卫生计生委召开全市卫生计生系统安全生产暨安全保卫工作会。通报2017年上半年安全生产督查情况，从组织开展安全生产大检查、电气火灾和危险化学品综合治理等7个方面对下半年安全生产和保卫工作进行部署。国家安监总局办公厅高级工程师刘毅和市公安局消防局原副局长进行了培训。市中医局、市医管局和各区卫生计生委、各三级医疗机构、市卫生计生委直属单位负责安全生产和保卫工作的领导130余人参加会议。

（刘忠良）

【督查新疆卫生计生系统安全生产】 9月25～28日，市卫生计生委副主任李彦梅带领国家卫生计生行业安全生产检查第一督查组到新疆维吾尔自治区，对自治区和新疆建设兵团卫生计生系统行业安全生产工作进行了督查。

（刘忠良）

【安全隐患大排查大清理大整治专项行动】 11月22日，市卫生计生委召开安全隐患“大排查大清理大整治”专项工作动员部署会，就贯彻落实市委、市政府要求，开展系统安全生产和消防安全隐患清查整治进行布置。会议传达市委、市政府主要领导讲话，通报大兴区西红门镇火灾情况，印发了《北京卫生计生系统安全隐患大排查大清理大整治专项行动工作方案》。12月13日，市卫生计生委召开紧急电视电话会议，传达学习全市安全生产（消防安全）紧急电视电话会议，对深入扎实做好系统安全生产和消防安全工作进行再动员、再部署、再推动。

（刘振华）

【开展消防安全培训】 12月21日，市卫生计生委组织各区卫生计生委、各三级医院、各直属单位和机关处室有关方面人员，集中进行本年度第二次系统消防安全培训。北京市防火中心宣传处资深专职讲师于连城重点围绕火灾现场的逃生与自救、初期火警的预防与扑救、灭火器的种类和使用方法等进行了辅导。

（刘忠良）

市属医院改革与管理

【概述】 2017年，市属医院改革取得3个方面初步成效：门急诊服务量略有下降，患者就诊结构得到优化；药费下降明显，患者费用负担总体变化不大；医院收入结构有所优化，新型补偿机制初步建立。

全力实施“疏解、均衡、协同、瘦身提升”组合拳。力推核心城区医疗资源疏解，天坛医院新院区进入试运行阶段，安贞医院通州院区新址调整方案报市政府，首儿所通州院区选址规划基本确定，友谊医院顺义院区等12个疏解项目稳步推进。力推郊区和新城医疗均衡供给，深化“区办市管”合作模式，友谊医院托管通州新华医院，市属医院托管郊区和基层医疗机构累计10家。力推京津冀医疗协同合作，14家市属医院与河北省张家口市医疗机构开展远程医疗合作，21家市属医院与津冀55家医院建立62个合作项目。力推既有院区瘦身提升和功能优化，抗震节能综合改造和宣武医院改扩建一期等9个现址提升项目进展顺利。

坚持改革改善同步，推出18项改善医疗服务行动计划，实施便民惠民服务以奖代补激励机制。优化“京医通”平台服务功能，基本改变患者排长队挂号缴费取药的传统方式。推出300余个专病专症门诊，70个知名专家团队覆盖15家医院，解决急诊环境混乱、秩序拥挤等问题，改善卫生间环境设施，协调市公安局开展打击号贩子专项行动。14家市属医院牵头组建28个医联体，覆盖254家基层医疗机构，保障群众便捷就医。市属医院以占全市三级医院不到五分之一的力量，服务患者3298.85万人次，占全市三级医院的33.06%；出院88.65万人次，占全市三级医院的35.92%；手术42.70万人次，占全市三级医院的39.27%。

坚持医学创新是引领医院发展的第一动力。打破医院壁垒，在儿科、消化内科建立2个医学学科协同发展中心，试点科研、医疗、人才、成果转化协同建设。启动“扬帆计划”二期建设首批项目，资助80项学科建设项目。狠抓人才聚集培育，1人当选中国工程院院士，5人当选北京学者，94人和1个集体入选省部级以上优秀人才项目，持续实施“使命”“登峰”“青苗”三大人才计划。签订医学成果转化合同37项，成交额超过3000万元。

坚持向管理要效益，持续规范医院权、责、事。健全法人治理结构，监事会协调组和4个监事会全面履职，重点监督医院运行管理和院长履职。强化财经运行管控，严格落实经营风险管理办法，规范国有资产权属，实现审计全覆盖。医院运行安全高效，整改安全隐患1460个。狠抓信息化建设，医改监测平台采集分析数据17.25亿条。

截至12月底，市属医院编内人员35275人，编外人员14121人。

（谭前飞　王存亮　时　亮）

公立医院改革

医药分开综合改革

【市属医院全面推行医药分开综合改革】 4月8日，22家市属医院启动医药分开综合改革。改革后，市属医院总体运行平稳，基本符合预期，社会反映较好。截至12月8日，市属医院门急诊1964万人次，同比下降5.4%；普通医师门诊占60.6%，同比下降1.8%；专家门诊占31.6%，同比上升1.1%；药占比下降到30.1%，同比下降7.3个百分点；百元收入消耗卫生材料下降到43.45元，同比下降5.54%；门急诊患者次均药品费用下降到222.7元，同比下降12.1%。

（杨　蕊）

医院绩效考核

【印发2017年绩效考核指标体系】 4月24日，市医管局制定并印发了《市属医院2017年度绩效考核与评价体系》。新的绩效考评体系框架以平衡计分卡为主要设计基础，建立“主要任务目标考核+日常评价+个性化考核+党建考核+公益性和指令性任务评价+各区评价”考评体系，全面提升市属医院精细化管理水平。

（农定国　张晓光）

【落实奖励性绩效工资兑现方案】 根据市属医院2016年度绩效考核结果排名，6月6日，市医管局制定了《2016年度绩效考核奖金分配方案》。6月30日，以市财政局批复的奖金总额向医院下发了《北京市医院管理局关于落实2016年度绩效考核奖励经费的通知》，督促各市属医院完成绩效考核奖励工资的发放。

（农定国　张晓光）

【完成2016年市属医院绩效考核】 年内，市医管局对市属医院2016年度绩效目标完成情况进行考核，完成《北京市属医院2016年绩效考核分析报告》，各市属医院在强化公立医院的公益性、加强医院管理、提高运营效率、保证医疗质量、降低医药费用方面取得显著成效，尤其体现市属医院公益性职能发挥的各项指标完成较好。

（农定国　张晓光）

【职工满意度、人才满意度调查】 年内，市医管局继续委托第三方在上半年、下半年各开展一次市属医院职工和人才满意度调查。完成《市属医院职工满意度调查报告》《市属医院人才满意度调查报告》，2017年平均职工满意度为84.918，人才满意度为82.347。

（农定国　张晓光）

市属医院规划编制

【“十三五”规划实施管理】 5月5日，制定《北京市医院管理局“十三五”时期市属医院发展规划重点任务分工方案》，完善《市医院管理局“十三五”规划评价指标体系》，指标体系包含医疗资源优化配置、医疗技术水平、经济运行管理、创新发展、患者满意度5个方面。委托首都医科大学对2016年度“十三五”规划实施情况进行监测和评估。

（张梦平）

【编制功能定位规划、院区总体规划】 7月22日，市医管局制定《市属医院功能定位规划工作方案》《市属医院院区总体规划方案编制工作方案》。8月22日，举办规划编制工作部署及培训会，指导市属医院科学编制医院功能定位规划和院区总体规划。

（张梦平）

【市属医院既有院区综合性能提升改造】 根据市属医院现况，市医管局委托北京建筑大学从院区功能布局、安全性能、设备设施、交通系统、人文环境、绿化景观环境、历史建筑保护与发展、管理水平等9个方面进行研究，12月31日，形成《市属医院既有院区及其建筑综合性能提升改造规划指导意见》。

（张梦平）

【完善规划管理制度】 年内，起草了《北京市医院管理局规划管理办法》，办法分总则、立项、起草、论证、衔接、报批、公布和实施、评估、附则共9章，为下一步推进规划编制和管理工作的规范化、制度化奠定了基础。

（张梦平）

医院基础管理

医疗护理工作

【改善医疗服务行动计划】 3月20日，市医管局出台《关于实施2017年市属医院改善医疗服务行动计划》，在市属医院推出18项措施，包括35个项目。具体措施有：完善“京医通”预约挂号平台；实行门诊化验全时段抽血和大型检查分时段预约；提供中草药、代煎汤药配送到家服务，月均服务患者7100余例次；利用用药咨询中心与京城药师微信平台为患者提供合理用药指导、用药政策宣传与解读，为2万余名患者提供相关咨询服务；改善卫生间环境，完善人性化服务设施，对门急诊区域、公共区域、办公区域的2000余个卫生间进行改造；改善住院患者膳食服务和饮食质量；完善院内综合导医服务；为群众提供全方位立体化的权威健康资讯服务，微信公众号“京城健康守护者”刊载健康咨询相关文章963篇，“京医通”健康专栏发布科普文章142篇，京城药师官方微信发布科普文章174篇，制作播出“健康加油站”260期；推出300余个专病专症门诊，通过“京医通”服务平台挂专病专症门诊号75.7万人次；开设疼痛门诊和镇痛治疗，覆盖40余个治疗项目，服务患者12.9万人次；在门诊提供专科护理服务，开设专科护理或咨询门诊76个，覆盖30余个专业，服务患者40万人次；增加知名专家团队数量；临床药师参与临床药物治疗，为特殊患者提供出院带药床旁指导，日均服务325例；扩展日间手术服务能力，16家医院日间手术服务患者7.3万人次、非手术类日间病房服务患者3.3万人次，6家医院被国家卫生计生委、人社部确定为日间手术试点医院；提供康复患者双向转诊，年内康复医联体内转诊患者624人；组建高血压、糖尿病、冠心病、脑卒中等医联体慢病专家团队，5家市属医院与社区医院组建了29个医联体慢病专家团队，全年专家到社区出诊7131人次、带教查房406次、专业培训107次，社区医生到核心医院学习1518人次；拓展远程医疗服务，21家市属医院与20个省51个市的126家医院开展远程医疗合作；推进郊区区属医疗机构“区办市管”合作模式，6家市属医院与10家区属医疗机构进行合作。

通过改善环境、优化流程、提升质量、保障安全、促进沟通、建立机制、科技支撑等措施，为民众提供有序、方便、安全、有效的基本医疗服务，患者看病就医获得感明显提升。

（刘立飞　程　卓　冀　杨　董思鑫）

【推进非急诊全面预约挂号】 3月，22家市属医院29个院区全部实现非急诊全面预约挂号及自助机端缴费功能上线。天坛医院等9家医院实现手机端自助缴费功能上线。年内，“京医通”预约挂号平台新建北京通·京医通卡540.4万张，通过统一平台完成挂号1629万人次（其中微信占41%，自助机占59%），挂号量占总预约挂号的60.8%，平台日最高挂号量7.5万人次，实现了114挂号平台和诊间预约的自助机取号，完成自助机缴费425万笔。市属医院全年总体预约挂号率86.2%，比上年增加7个百分点。患者满意度调查显示，95.86%的患者对挂号服务的改变感到满意，77.61%的患者认为门诊大厅拥挤现象明显好转。

（程　卓）

【继续探索知名专家团队】 5月31日，朝阳医院等10家市属医院新推出34个知名专家团队。15家市属医院共推出知名专家团队70个，通过“京医通”服务平台挂知名专家团队门诊号17万人次。知名专家团队的运行取得阶段性成果，根据问卷调查结果显示，92.4%的患者对知名专家团队的服务表示满意，96%的团队成员认为知名专家对自己的诊疗能力起到了指导带动作用，28个团队的知名专家认为疑难重症患者占比增加了30%以上，96.5%的管理者认为医院有必要组建专家团队。

（程　卓）

【“创新服务，佑护健康”护理文化周】 5月，市医管局开展以“创新服务，佑护健康”为主题的护理文化周活动。北京—张家口两地共同举办创新护理服务与管理研讨会，市属医院及张家口地区7家合作医院共380余名护理同仁分享工作体会和经验，展示了76项护理创新成果，制作了10个专科护理微场景投放在市医管局“京城健康守护者”“京医通”微信平台，年内累计阅读57万余人次。此外，还开展了护士代表游园插花、公益服务行动等一系列活动。

（董思鑫）

【便民惠民服务专项绩效考核】 7～10月，市医管局开展了市属医院便民惠民服务专项绩效考核奖励工作。通过“以奖代补”资金分配方式进行绩效管理的制度创新，“先做后补”的奖励方式激励各市属医院以创新方法加强患者服务、医院管理和综合改革。改善18项医疗服务措施，由市医管局统一考核，考核方法包括社会监督员暗访、现场督导检查和满意度调查等；创新便民惠民服务措施，由各市属医院主动申报，市医院管理局考核评价。

（刘立飞　冀　杨）

【深化市属医院康复医联体建设】 年内，市属医院康复医联体内转诊患者624人（小汤山医院和老年医院分别接收421人和203人）。积水潭医院、天坛医院、宣武医院转出数量居前三位，占全部患者的54.81%；脑卒中、骨折术后、心肺疾病、脑外伤占转诊病种的73.40%。医联体成员单位之间形成了顺畅的双向转诊关系。

（刘立飞）

【京津冀医疗协同发展新进展】 年内，21家市属医院与津冀55家医院建立了62个医疗合作项目，其中

18家市属医院与河北23家医院开展政府合作项目28个，12家市属医院与津冀33家医院开展了34个主动医疗合作项目。21家市属医院在京津冀合作中开展了远程医疗服务，除小汤山医院外，均可开展远程医疗服务。21家医院与20个省51个市的126家医院开展了远程医疗合作，远程会诊3.8万人次，通过远程会诊转诊至市属医院596人次，下转至合作医院64人次。市属医院共派出赴冀挂职人员31人次，开展科研合作14项，开展新技术89项，帮扶学科98项。在赴冀诊疗活动中，共派出医务人员4539人次，累计出诊单元6204个，门诊接诊患者12.7万人次，会诊1793人次，远程会诊78人次，手术2546例，住院1.2万人次，带教讲学1279次，接收河北医务人员来京进修133人次，转诊患者到京348人次，转回当地608人次，京冀医疗协同发展持续稳步推进。

（刘立飞）

【加强行风建设】 年内，市医管局在行风建设工作中重点开展风险点梳理自查，组织22家市属医院围绕药品耗材设备采购、工程建设、科室二级库管理、号源床位管理、院外会诊手术、患者转出管理、红包回扣等重点领域，突出防范谋取不当利益等行为。建立行风风险台账和防控措施及重大纠风管理问题单位负责人约谈制度，针对3家医院部分医务人员违规接受药商赞助、5家医院耗占比相对较高等行风问题，会同驻市卫生计生委纪检组分别组织2次集中约谈，责成医院整改。

（朱晓瑞）

财务资产管理

【更新临床医学发展专项经费管理办法】 11月，市医管局联合市财政局出台了《北京市医院管理局临床医学发展专项经费管理办法（试行）》。更新后的管理办法在规范经费使用的基础上，简化项目预算编报程序，下放部分预算调整权限，增强了医院临床医学发展专项经费使用的灵活性。

（刘林琳）

【22家市属医院会计联合考评】 年底，市医管局完成对22家市属医院2017年度经济管理绩效定性指标考评、会计基础工作考核评价复评和市级行政事业单位内部控制自我评价检查的联合考评。按照“统一设计、统筹评价”原则设计工作方案，多角度、多层级分析了评价维度和内容，并有针对性地提出了改进建议。

（雷光平）

【内部控制报告编报和评价】 年内，财政部颁布《行政事业单位内部控制报告管理制度（试行）》后首次部署了由行政事业单位建设部门牵头开展内部控制报告编报工作。21家市属医院和市医管局行政本级完成了2016年度行政事业单位内部控制内部评价工作，并组织专家开展外部评价，首次按照内控建设和内控评价两个维度分别开展报告工作，推动了单位内控工作持续完善。

（郑　涵　郭群英）

【推进部门绩效评价管理】 年内，市医管局创新绩效目标管理举措，开展医管局部门66个项目绩效考评自评工作。对回龙观医院供暖分支管线改造及一号病房楼修缮项目开展（普通程序）项目自评，组织市属医院完成1774台（套）医疗设备购置项目评价，对加快项目执行进度，完成设备的采购、验收、入库及安装投入使用，跟踪分析设备使用情况及效益实现情况起到积极作用。

（周　颖）

基础运行管理

【市属医院安防系统升级改造】 3月3日，市医管局召开市属医院安防系统升级改造工作沟通交流会。会上，基础运行处介绍了市属医院安防系统升级改造项目前期工作开展情况并部署了工作计划，地坛医院作为第一批项目实施单位代表进行了经验交流。5月9日，市医管局副局长边宝生带队到北京口腔医院王府井院区，听取安防系统升级改造工程实施情况及市属医院安防综合管理平台部署情况。5月12日，市医管局召开市属医院安防系统升级改造第一批项目单位工作情况汇报会，4家医院分别就本院安防系统升级改造工作开展情况进行了汇报。12月20日前，各市属医院均按照要求完成了项目实施。

（张华兴）

【推进微型消防站建设】 5月26日，市医管局召开市属医院微型消防站建设工作部署会，市属医院主管院领导及保卫处、总务处处长共60余人参会。会上，下发了《市属医院微型消防站创建工作方案》。自8月31日起，采取听取汇报、现场查勘、拉动演练的方式对22家市属医院进行“拉网式”考核验收，确保微型消防站创建工作落实落地。9月11～14日，市医管局副局长边宝生带队对回龙观医院、积水潭医院、朝阳医院、佑安医院的微型消防站创建工作进行考核验收。10月13日，市医管局在地坛医院举办消防安全技能比武竞赛暨微型消防站创建工作总结会。竞赛设定了队列军容风貌、50米折返跑灭火、消防接力甩水带3个比赛环节，邀请市消防局消防战士担任裁判。最终，朝阳医院获团体第一名。

（夏　宇）

【停电事件应急演练】 6月29日，市医管局组织在清华长庚医院开展停电事件应急演练观摩，22家市属医院相关管理人员40余人参加。同时，邀请国网北京电力公司的专业人员进行现场点评。

（冯　斌）

【开展安保服务承诺活动】 8月，为树立保卫部门“为职工服务、保医院平安、敢于担当、勇于担当”的管理服务意识，市医管局在市属医院开展安保服务承诺活动。明确工作机制、承诺范围、承诺内容及工作安排，提出工作要求，推进市属医院安保管理及服务水平持续提升。

（张华兴）

【国家老年疾病临床医学研究中心揭牌】 9月9日，国家老年疾病临床医学研究中心揭牌仪式在宣武医院改扩建一期工程工地举行。副市长卢彦、全国人大常委王陇德、市卫生计生委主任雷海潮、首都医科大学校长尚永丰、市医管局副局长吕一平等出席，并共同为国家老年疾病临床医学研究中心揭牌。

（纪路辉）

【人文医学师资团能力建设培训会】 9月21日和11月14日，市医管局分别召开市属医院人文医学师资团能力建设培训会。北京大学医学人文研究院丛亚丽教授和副院长郭莉萍做医患关系相关报告。

（林丽云）

【与北京燃气集团共建合作】 10月20日，市医管局与北京燃气集团举行合作共建签约仪式，22家市属医院的主管院领导及燃气集团业务部门负责人50余人参加。双方就市属医院燃气管道应急抢修及设备安全运行维护等方面开展深度合作，带动市属医院基础运行管理水平的提升。

（冯　斌）

【人文科室试评价】 11月16日、12月5日和12月20日，市医管局分别在同仁医院干部医疗科、胸科医院综合科和积水潭医院泌尿外科开展人文科室创建试评价工作。各位专家结合试评价情况，对现行创建标准和评价指标体系提出了意见和建议。

（林丽云）

【市属医院配餐员知识技能竞赛】 12月21日，市医管局组织市属医院配餐员知识技能竞赛决赛。此次竞赛从营养知识、配餐及送餐日常管理，以及文明礼仪等方面检验了配餐员的基础理论、基本知识及基本技能。最终，北京儿童医院获一等奖，安贞医院、世纪坛医院获二等奖，宣武医院、积水潭医院、朝阳医院获三等奖。

（冯　斌）

医院建设投资

【同仁医院亦庄院区扩建工程】 1月27日，同仁医院亦庄院区扩建工程主体结构出地面；11月底，实现主体结构封顶。

（纪路辉）

【调整安贞医院通州院区院址】 2月23日，项目取得市发展改革委前期工作函。3月15日，取得市规划国土委规划意见。8月，按市领导要求研究调整选址事宜。11月17日，市规划国土委函告市医管局，将安贞医院通州院区项目选址由通州区潞城镇调整为通州区宋庄镇六合村区域。

（纪路辉）

【天坛医院迁建工程竣工验收】 5月24日、7月14日、8月17日、9月14日、12月4日，副市长卢彦5次到天坛医院迁建工程现场协调指导工作。12月28日，天坛医院迁建项目完成整体工程竣工验收，启动试运行。

（纪路辉）

【友谊医院顺义院区项目】 10月18日，市政府副秘书长王文杰主持专题会，研究确定将该项目调整为政府投资。11月15日，市医管局向市发展改革委重新申报了项目建议书（代可研报告）。

（纪路辉）

【口腔医院迁建项目获批复】 年内，副市长卢彦先后4次专题研究推进口腔医院新院区选址事宜。11月，市政府批复同意口腔医院迁建项目有关规划意见。

（纪路辉）

药品和医疗器械管理

【召开年度医疗器械管理工作会】 2月23日，市医管局召开2017年市属医院医疗器械管理工作会，各市属医院分管院领导、医学工程处和采购中心负责人共70余人参加会议。会上，医管局总结2016年医疗器械管理工作、反馈绩效检查情况并就2017年工作做部署。参会人员围绕完善医疗器械管理链条、推动学科人才建设、加强耗材管控等问题进行了分组讨论。2017年，市属医院医疗器械管理要落实市医管局重点任务分工，推动学科人才建设，推进信息化管理，加强耗材管控，规范设备配置论证，全力保障市属医院医疗器械的使用安全。

（赵志强）

【召开年度药事管理工作会】 3月14日，市医管局召开2017年度药事管理工作会，22家市属医院主管院长、药学部门负责人80余人参加会议。会上，市医管局汇报了2016年药事管理工作、2017年工作计划、2016年绩效情况、2017年绩效调整情况。积水潭医院、天坛医院、朝阳医院做了经验分享，就药师转型、医改、阳光采购、合理用药、学科人才等进行了交流研讨。

（孔繁翠）

【药品阳光采购议价工作】 3月24日，市医管局召开市属医院药品阳光采购领导小组会，对阳光采购议价工作方案、品种及规则进行审议，对阳光采购工作重点及医院关心的问题进行沟通。对市属医院临床必须且不能替代的药品进行了审议，对符合议价成交规则的14个药品直接被确定为成交品种，其余49个品种将进入后续的互动议价。3月28日，召开市属医院药品阳光采购议价会。由市属22家医院药学部主任组成的议价专家小组与35家药品生产或配送企业针对51个产品进行了议价，39个产品达成了双方认可的供应价格。现场邀请市医管局纪检书记李彦昌、副局长边宝生和监察处处长李慧督导，保障议价工作合法合规、公开公正。3月31日，召开市属医院药品阳光采购专家小组会议，就市属医院药品阳光采购议价会通过的产品及价格向市属22家医院进行了通报，并对5个待定品种进行了现场专家实名投票，确定了本次阳光采购议价及备案品种，最终议价成交结果为44个品种52个产品。

（孔繁翠）

【保障综合改革的药品供应】 为保障4月8日北京市医药分开综合改革的顺利实施，保障阳光采购药品供应，市医管局与各市属医院药学部门于清明节前后一周内进行药品采购和备货。3月29日，市医管局下发药品供应保障应急预案，制定应急流程和上报机制。3月30日，召开市属医院与供应企业药品供应协调会。3月31日，建立阳光采购供应情况动态监测机制。4月1～2日，在采购平台公示市属医院议价和备案品种目录，涉及44种临床必需和不可替代的药品。4月3日，下发临床必须药品供应短缺的应急处置指导意见。4月5日，市医管局副局长边宝生带领药事处分组对市属医院药品供应准备情况开展专项督导检查。确保了医改的顺利启动和平稳实施。

（孔繁翠）

【开展药师专业培训】 4月21日，市医管局召开首期药物治疗管理药师培训项目工作进展汇报会。5月25日，市医管局和北京药师协会联合召开市属医院首期药物治疗管理培训项目启动会。10月22日，市医管局组织市属医院药物治疗管理培训班考核。12月15日，市医管局召开首期药物治疗管理项目结业典礼暨成果汇报会。该项目作为国家卫生计生委药政司试点，由北京市医管局、北京药师协会联合开展，首期培养73名药物治疗管理药师，同时出版教学专著25万字，汇集了200余例临床经典案例，形成适合国内临床实际的药物治疗管理一体化教研体系。

（孔繁翠）

【总药师委员会赴港考察】 7月12日，市医管局总药师委员会赴香港交流考察。在前香港药学会会长、香港医管局高级药师邝耀深的陪同下参观了2个不同服务模式的社区药店及全港首个非盈利的社区药房——慧泽社区药房。同时，与香港药学同仁进行了交流。

（孔繁翠）

【医疗器械规范化管理】 7月31日，针对医院医用设备配置论证不充分的现象，市医管局印发《市属医院医用数字平板X射线诊断仪配置标准（试行）》《市属医院医用超声诊断仪配置标准（试行）》，要求各医院参照医用数字平板X射线诊断仪、超声诊断仪两项配置标准贯彻执行。

（赵志强）

【表彰“京城药师”】 9月19日，市医管局召开“京城药师”微信公众号工作表彰会及科普宣传培训，市属22家医院药学科普工作组及药师共60余人参会。北京天坛医院、北京中医医院、北京妇产医院在“京城药师”评比中获最佳组织奖一等奖。随后，开展第二阶段科普培训，邀请科普达人、媒体专家和获奖选手分别对优秀作品及微信公众号文章制作技巧和经验进行了分享。

（孔繁翠）

【提高医院设备管理水平】 年内，市医管局开展市属医院医用设备现场抽测。10月10日，召开医用设备现场抽测前期准备暨动员会，从各市属医院抽调的30余名医工骨干和专家参会。会议就《2017年医疗设备质控现场检查方案》进行了培训，明确了检测时间、人员分组、检查方法和路径、检测标准、检查纪律等。10月12、13、16日，6个小组分赴22家市属医院，对医院的高频电刀、呼吸机、除颤仪进行现场飞行检查。主要针对抽检设备的日常保养记录单、预防性维护记录单、机器性能检测记录单等医疗设备规范质控内容展开，按照检测记录单上的项目进行现场检测。经检测，各医院的上述3类设备均性能良好，各项指标符合要求。

（赵志强）

【开展处方点评】 10月16日，市医管局开展2017年度处方点评工作。通过临床和药学专家协作的方式，对市属22家医院处方用药合理性进行专业且科学的评价。此项工作为西药和中成药全处方点评，涵盖各医院所有科室，由60余名临床、药学专家参与。本次点评处方43万余张，最终点评结果将反馈至各医院。处方点评工作自2014年开展以来，已形成具有一定规模、较为完备的体系，在市属22家医院合理用药中发挥了重要作用。

（孔繁翠）

【探索人才学科发展路径】 10月19日，首都医科大学药学研究生学位课程班举行开班仪式。此项目由市医管局和首都医科大学联合举办，在市属22家医院的药师中严格遴选，择优录取，共88名药师入选。医院药学的职能从单纯药品供应保障向以患者为中心的药学专业服务转变，已形成包括临床药学、基因组学、用药咨询、药物慢病治疗管理等全方位的药学服务体系。

（孔繁翠）

【推动合理用药管理】 11月22日，市医管局印发《北京市市属医院处方点评与合理用药动态监测实施办法（试行）》《北京市市属医院推进药品预算管理实施方案（试行）》。加强市属医院合理用药管理，保证处方点评、合理用药动态监测系列措施的有效落实。

（孔繁翠）

【中成药合理使用培训】 11月22日，市医管局在市属医院开展中成药合理使用培训，针对消化内科西医执业医师合理使用中成药进行培训，市属医院临床医师、药师共120余人参加。11月30日，针对心脑血管内科西医师合理使用中成药培训，市属医院临床医师、药师共110余人参加。

（孔繁翠）

【加强医工学科建设】 11月28日，市医管局召开市属医院医疗器械管理经验交流会。副局长边宝生，首都医科大学医学工程学院院长张旭，22家市属医院主管院长、采购部门负责人、医工骨干共160余人参会。12月15日，市医管局召开医学工程学科建设和医疗器械质量管理培训班，市医管局药事处、首都医科大学生物医学工程学院、市属医院医学工程和采购中心负责人及医学工程技术人员约100人参加。

（赵志强）

【举办咨询药师沙龙】 12月19日，市医管局举办第十一期咨询药师沙龙，市属医院50余名药师参加。会上，友谊医院药师结合实际案例讲解怎样发现需求并提供药学服务，同仁医院药师介绍了医改以来构建合理用药管理体系的工作，世纪坛医院药师结合实际案例讲解中药咨询标准化的必要性，同仁医院药学部主任介绍了伊利诺大学芝加哥分校药师工作情况与研习获得的启示。沙龙期间，还开设了微论坛，请宣武医院、世纪坛医院、中日友好医院的3名药师就日常用药咨询工作的经验进行开放式分享。

（孔繁翠）

医院干部与人事管理

人才队伍建设

【7人入选国家百千万人才工程】 年内，同仁医院王成硕、朝阳医院邢念增、天坛医院赵性泉、安贞医院聂绍平、首都儿科研究所曹春梅、口腔医院白玉兴、佑安医院张永宏等7人入选国家百千万人才工程。

（农定国　唐天宇）

【8人入选北京市百千万人才工程】 年内，同仁医院梁庆丰、安贞医院秦彦文、世纪坛医院鄢丹、宣武医院李静、中医医院张董晓、肿瘤医院孙应实、口腔医院刘怡、老年医院于佳等8人入选北京市百千万人才工程。

（农定国　唐天宇）

【36人入选北京“高创计划”】 年内，友谊医院贾继东、同仁医院张罗、积水潭医院田伟、安贞医院周玉杰、肿瘤医院季加孚等5人入选“高创计划”杰出人才；朝阳医院邢念增、安贞医院魏永祥、安定医院王刚等3人入选“高创计划”科技创新与科技创业领军人才；同仁医院梁庆丰、安贞医院秦彦文、世纪坛医院鄢丹、宣武医院李静、中医医院张董晓、肿瘤医院孙应实、口腔医院刘怡等7人入选“高创计划”百千万工程领军人才；同仁医院潘志强，朝阳医院童朝晖，积水潭医院程晓光，天坛医院徐有青、樊永平，世纪坛医院任军，地坛医院曾辉，中医医院王笑民，肿瘤医院郭军、郝纯毅、解云涛、张志谦，妇产医院阴赪宏，佑安医院丁惠国、闫军等15人入选“高创计划”卫生领军人才；朝阳医院翟侃、北京市神经外科研究所保肇实、北京市心肺血管疾病研究所刘燕、宣武医院胡鹏、肿瘤医院朱华、北京市结核病胸部肿瘤研究所逄宇等6人入选“高创计划”青年拔尖人才。

（农定国　唐天宇）

【15人入选北京市第十二批海外高层次人才】 年内，安定医院陈光、同仁医院宋红欣、肿瘤医院吴健民等3人获北京市第十二批海外高层次人才全职工作类入选资格；佑安医院粟斌、老年医院于佳等2人获青年项目类入选资格；宣武医院李德彪，积水潭医院赵琼，回龙观医院李江山，友谊医院何志洲、周贤忠、张晖，同仁医院王瑞康，儿童医院张隆基等8人获短期项目类入选资格；中医医院Marc Fisher，妇产医院Alferd Otto Mück获外专短期项目类入选资格。

（农定国　唐天宇）

【14人获北京市百千万人才工程经费资助】 年内，友谊医院杨吉刚，同仁医院梁庆丰、鲜军舫，天坛医院赵元立，安贞医院秦彦文、侯晓彤，世纪坛医院鄢丹，宣武医院李静、王红星，中医医院张董晓，肿瘤医院孙应实，口腔医院白玉兴、刘怡，老年医院于佳等14人获市百千万人才工程创新研发类项目经费资助，资助总额113.2万元。

（农定国　唐天宇）

【“使命”“登峰”“青苗”人才评选】 年内，经市属医院党委推荐、候选人答辩、专家评审等环节，4个团队入选市医管局第二批“使命”人才计划，29个团队入选第二批“登峰”人才培养计划，90名38岁以下优秀人才入选第三批“青苗”人才培养计划。

（农定国　唐天宇）

【海外引才】 年内，市医管局继续与北京海外学人中心合作，面向海外发布人才引进岗位79个，拟引进高层次海外人才125名。有28名海外学人网上报名，北京海外学人中心邀请14名海外高层次医学人才回国参加“海外赤子北京行”活动，召开医学人才专场对接会，邀请海外学子与22家市属医院现场洽谈，到部分医院考察参观。年内签约聘用1人。

（农定国　唐天宇）

【落实对口支援工作】 年内，市医管局选派朝阳医院、积水潭医院、宣武医院、儿童医院、回龙观医院、老年医院的6名专家参加市人才工作领导小组组织的“京青专家服务团”活动；由同仁医院、积水潭医院、安贞医院、肿瘤医院、儿童医院共派出18名医疗专家组成的团队开展“情系和田、直达心田”——北京医疗队送健康义诊活动；组织市属医院接收内蒙古领先（重点）学科骨干医师岗位培训锻炼班10人到京进修学习；举办新疆和田地区医疗卫生业务骨干赴京培训班，采取一对一导师带学方式，培训13人；选派积水潭医院和胸科医院的2名管理干部分赴宁夏、内蒙古挂职；选派13名技术干部和1名管理干部参加第八批第一期“组团式”援藏，对口援助拉萨市人民医院；选派17名技术干部参加第九批第一期援疆，对口援助和田地区人民医院；选派地坛医院杨松、口腔医院黄欣、首都儿科研究所管考平、清华长庚医院韩东冬、天坛医院刘伟明等5人参加第十八批“博士服务团”，分赴青海、西藏、宁夏、新疆等地参加援助工作；指导市属医院选派17名专家分赴远郊区医疗卫生机构参加“京郊行”卫生援助任务。

（农定国　唐天宇）

干部管理

【医院领导班子配备和干部调整】 年内，市医管局共任免干部57人，其中提拔14人、平级改任及交流任职13人、核职13人、免职17人。全年组织处级领导干部个人谈话90余人次，领导干部集体谈话7次，共有140余名处级领导干部参加谈话。建立领导干部调整公示制度，在办公系统、“京城健康守护者”官方微信及官网公开。

（农定国　李　慧）

【推进市属医院总会计师配备】 年内，市医管局在朝阳医院、安贞医院、儿童医院、安定医院配备了总会计师，按照医院副职领导干部管理。加强总会计师后备人才队伍培养，鼓励支持市属医院财经管理干部参加各类高层次培养。

（农定国　李方亮）

【完善监事会工作机制】 年内，制定《北京市医院管理局监事会2017年工作要点》，修订《市属医院监事工作暂行办法》，组建监事会协调组和4个监事会，对22家市属医院的运行管理和院长履职情况实现全覆盖监督，对医药分开综合改革工作落实和医院运行情况进行专项监查。

（农定国　张晓光）

人事管理

【完成公务员调配、军转干部接收】 全年市医管局公开招录公务员5人、遴选3人、调出5人；接收军转干部19人，其中市属医院17人、局机关2人。

（王存亮　时　亮）

【考核机关公务员】 考核机关公务员，确定机关优秀处室3个，考核优秀等次11人，三等功3人，嘉奖11人。制定《北京市医院管理局公务员平时考核实施方案（试行）》，2018年1月起实施。

（王存亮　杨恩明）

【市属医院薪酬和延退管理】 年内，市医管局完成汇总市属医院2016年工资总额执行情况，组织市属医院做好两次一次性核增绩效工资发放工作，完成工资年报统计。修订《关于加强市属医院工资和用工管理工作有关问题的通知》，做好工资执行和用工定期报送工作。开展市属医院滥发福利、津补贴问题专项整治，局机关和市属医院防治“吃空饷”，加强长效管理。

（王存亮　杨恩明）

【市属医院人员招聘和编制管理】 2017年，市属医院参加毕业研究生专场招聘会、退役大学生士兵和藏籍学生定向岗位招聘会。市属医院公开招聘1059人，其中引进非北京生源毕业生451人。为安贞医院核增编制46人。

（王存亮　张　蒙　时　亮）

市医管局处级及以上干部任免情况

樊世民　任北京市医院管理局改革发展处处长，不再担任北京市医院管理局基础运行处处长职务

刘　伟　任北京市医院管理局改革发展处调研员，不再担任北京市医院管理局改革发展处处长职务

邓　盼　任北京市医院管理局财务与资产管理处（审计处）副调研员，不再担任北京市医院管理局财务与资产管理处（审计处）副处长职务

土肥坚　不再担任北京市医院管理局改革发展处副处长职务

王　晨　不再担任北京天坛医院党委副书记、院长职务

邓亚芳　聘任为北京朝阳医院总会计师（试用期1年），任期4年

杜敬毅　聘任为北京儿童医院总会计师（试用期1年），任期4年

郭敬源　聘任为北京安定医院总会计师（试用期1年），任期4年

李　昕　任北京友谊医院副院长，不再担任北京安贞医院工会主席职务

冯国平　不再担任北京积水潭医院副院长职务，赴宁夏回族自治区卫生系统挂职2年

蔡　超　不再担任北京市结核病胸部肿瘤研究所（北京胸科医院）副所（院）长职务，赴内蒙古自治区卫生系统挂职2年

拜有庆　任北京友谊医院副院长（挂职1年）

王拥军　任北京天坛医院党委副书记、常务副院长（试用期1年），主持行政工作

李　娟　建议为北京回龙观医院工会主席人选，按照工会有关章程办理

王　成　聘任为北京安贞医院总会计师（试用期1年），任期4年

岳　红　任北京市医院管理局组织与人力资源管理处（监事会工作办公室）副处长（副主任）（挂职1年）

潘　峰　任北京友谊医院副院长，不再担任北京市医院管理局办公室副主任

龚文涛　任北京市医院管理局基础运行处处长（试用期1年）

李方亮　任北京市医院管理局组织与人力资源管理处（监事会工作办公室）调研员

刘立飞　任北京市医院管理局医疗护理处副处长（试用期1年）

王宁利　不再担任北京同仁医院党委副书记、院长，北京市眼科研究所所长（兼）职务

宋茂民　不再担任北京天坛医院党委书记、副院长职务

吴新宝　任北京积水潭医院副院长（试用期1年）

陈志宏　任北京积水潭医院副院长（挂职1年）

张　骏　任北京安定医院副院长（试用期1年）

陈效友　任北京市结核病胸部肿瘤研究所（北京胸科医院）副所长（副院长）（试用期1年）

封国生　不再担任北京朝阳医院党委书记职务

张　罗　任北京同仁医院党委副书记、常务副院长（主持行政工作），不再担任北京同仁医院党委书记、北京市耳鼻咽喉科研究所所长职务

赵晓兰　不再担任北京积水潭医院党委副书记、纪委书记职务

（农定国　孙雯雯　李　慧）

监事会工作

【召开市医管局监事会第一届会议】 1月13日，召开市医管局监事会第一届工作会议。成立4个监事组和1个协调组，建立监事联络员制度，实现监事会对22家市属医院监查的全覆盖。

（农定国　张晓光）

【召开监事工作务虚会议】 为加强对市属医院运行管理和院长履职情况的监督管理，更好发挥监事会的监督作用，11月22日，市医管局召开监事工作务虚会议，围绕监事会、组织架构及工作机制工作思路、

工作方式方法等进行了研讨。

（农定国　张晓光）

【开展专项监查】 年内，围绕医院领导班子履职情况、医院经济运行情况、医药分开综合改革实施情况、非首都功能疏解任务完成情况，组织监事开展专项检查，提升了市属医院规范化管理水平。

（农定国　张晓光）

科研学科教育工作

【推进成果转化平台建设】 5月，下发《北京市医院管理局关于进一步促进市属医院科技成果转移转化的通知》，制定规范的转化流程、合同范本、激励机制，推动科技成果转化收益、分配政策在市属医院落地。19家市属医院成立院内技术转移办公室并配备专职人员，15家医院出台管理办法。年内，市属医院上报具备转化价值的重点科技成果85项，涉及已授权专利129项，实现技术转移合同37项。其中7项专利权转让，合同成交额约3070万元；27项产品销售，合同成交额约660万元；技术开发3项，1项合同成交额980万元，其余2项为按市场收益提成。涉及医疗器械、诊断试剂、中药、化药、生物药和软件系统等领域。

（李晓峰）

【提升市属医院实验室生物安全水平】 9月，市医管局组织市属医院生物安全互查。12月，组织实验室生物安全培训。进一步提升了实验室生物安全意识，提高了生物安全规范化管理水平。

（魏合章）

【启动医学学科协同发展中心建设】 10月，市医管局致力于打破学科“围墙”，打通医院“壁垒”，构架资源“桥梁”，通过机制创新、整合资源、协同合作，在儿科、消化内科率先启动医学学科协同发展中心试点，引导市属医院由临床为主向临床科研并重转型发展，不断提升市属医院的疾病综合诊疗能力。

（李晓峰）

【医学科技创新英文风采大赛】 10月，市医管局举办医学科技创新英文风采大赛，21家市属医院的37支代表队共74名选手参加。经过初赛和决赛，天坛医院获一等奖，安定医院、世纪坛医院获二等奖，积水潭医院、儿童医院、妇产医院、口腔医院、朝阳医院等获三等奖，宣武医院获最佳风采奖。

（李晓峰）

【“培育计划”立项148项】 11月，市医管局完成2018年度“培育计划”评审。22家市属医院共上报西医、中医、管理218个项目。委托第三方评审，经形式审查和专家会议评审，2018年度“培育计划”立项148项，比上年增加近50%。

（魏合章）

【评选市属医院职工科技创新工场】 12月，市医管局开展评选市属医院职工科技创新工场。遴选出25支优秀团队，通过资助并对接市级创新工作室，进一步提升市属医院学科发展水平。

（李晓峰）

【成立临床研究方法学专家委员会】 12月，市医管局成立了市属医院临床研究方法学专家委员会。旨在提高市属医院临床研究质量，为临床研究提供支撑。通过梳理现状，明确任务，在已有临床研究教育教学工作基础上，把专家委员会指导和服务能力辐射到全部22家医院，指导市属医院临床研究规范化开展。

（李晓峰）

【“扬帆计划”】 年内，市医管局完成“扬帆计划”（一期）的过程管理、质量控制、任务验收。据统计，“扬帆计划”2013、2014年度资助重点专业和创新项目团队，共发表SCI论文539篇、核心论文489篇；产出学术著作、译作158部；专利114项，科技奖励28项；推广临床新技术140余次。启动“扬帆计划”（二期）建设，通过精细化的第三方学科评估，支持30项重点培育专业，补足系统内学科发展短板；以“定向扶持”和“定向择优”相结合的方式开展精准学科帮扶，整合系统内优势资源，通过资助10项重点扶持专业支持老年医院、小汤山医院发展；资助30项诊疗能力提升项目和20项交叉学科布局项目，打造北京市属医院新一期学科发展平台。

（李晓峰）

【“青苗计划”】 年内，市医管局完成前两批入选“青苗”人才的专题培训，从青年人才成长、人工智能、临床研究、人文医学等多方面对青年人才进行培养。完成2017年度（第三批）“青苗计划”的申报评审，遴选出90名“青苗”人才。在双向沟通的基础上，为“青苗”入选者选定了专业导师，搭建了良好的指导合作平台。

（郭妍宏）

【完善科教绩效考核与评价体系】 年内，市医管局在考虑市属医院专科特色明显、现有科研实力与水平差异较大、未来发展潜力不同的情况下，引入第三方医科院信息所的科技影响力排名作为个性化指标，充分发挥绩效考核指挥棒的作用，带动市属医院学科不断发展。

（郭妍宏）

【市属医院科研学科教育成果】 全年市属医院立项科研经费5.9亿元，其中国家自然科学立项229项，发表SCI论文影响因子总和6386。市属医院国家级住院医师规范化培训基地131个，硕士点279个、博士点179个，全系统有硕士生导师1151人、博士生导师512人，在读研究生3954人。

（郭妍宏）

【市属医院学科发展平台】 市属医院有国家医学中心1个、国家临床医学研究中心6个、国家工程技术研究中心1个、国家工程实验室1个，教育部国家重点学科12个、教育部重点实验室5个、教育部工程研究中心3个，国家临床重点专科建设项目62个，国家中医药管理局国家重点学科13个、重点专科12个，北京市重点实验室46个，北京市工程技术研究中心11个。

（郭妍宏）

党建、工会和共青团工作

【专家赴通州义诊】 1月，市医管局工会组织积水潭医院和中医医院皮肤科、消化内科、骨科、心内科等10名副高级职称以上的专家赴通州区于家务社区卫生服务中心开展义诊活动。本次义诊共诊治患者200余人次，为医务人员举办专业讲座1次。

（李　岩）

【“践行医改，拍出精彩”摄影大赛】 4月，市医管局工会在市属医院举办“践行医改，拍出精彩”主题摄影大赛。大赛收到220余人创作的摄影作品400余幅，内容涵盖护理服务、药事服务、医患关系等，展示了市属医院医务人员践行医改的良好风貌。

（李　岩）

【市医管局系统获奖情况】 4月，全国妇联授予首都儿科研究所病毒研究室、北京友谊医院急诊科“全国巾帼文明岗”称号；全国总工会授予北京同仁医院副院长兼急诊中心主任、中国第二十五批医疗队队长王宇全国五一劳动奖章；北京市总工会授予北京同仁医院王宇、北京佑安医院孙丽君和北京儿童医院杨海明首都劳动奖章，授予北京胸科医院胸外二科“北京市工人先锋号”。6月，北京天坛医院工会被市总工会评为北京市模范职工之家；北京市总工会与北京市科学技术委员会联合认定北京同仁医院张罗、北京地坛医院王克荣创新工作室为以领军人名字命名的市级职工创新工作室，授予张罗—王向东、王成硕、矫健、娄鸿飞，王克荣—韩晶、吴冬玲、马晓静、于艳萍，李宁—间军、张爱英“名师带徒”称号，联合授予北京胸科医院“分枝杆菌菌种鉴定DNA序列对比系统”2016年度首都职工自主创新二等奖。10月，市医管局工会获“全国工会电子职工书屋建设示范单位”称号。

（李　岩）

【“杏林艺苑”大讲堂】 6月，市医管局工会启动“杏林艺苑”市属医院职工大讲堂系列活动。此项活动在各医院内陆续举办文化艺术讲座40场，19家直属医院5200余人次参加；组织职工观赏话剧、音乐会、芭蕾舞剧、评剧等5个曲剧目共8场，累计3000余人次参加；为响应“全民阅读”的号召，局工会为系统内4万余名会员购买了“全国工会电子职工书屋”阅读卡。

（李　岩）

【举办暑期职工子女托管班】 7月，为解决暑期职工子女的“看护难”问题，解除职工后顾之忧，市医管局系统共有16家医院开办暑期职工子女托管班，参加儿童660余人。此外，为丰富托管班儿童的假期生活、培养绘画才艺，市医管局工会举办了第二届暑期托管班儿童绘画比赛。

（李　岩）

【启动第三期“天使健康关爱计划”】 8月，市医管局工会启动第三期“天使健康关爱计划——医务人员身心健康管理项目”。50名市医管局系统的劳模先进、一线科室医务工作者参加为期两天半的健康管理体验，进一步缓解医务人员的工作压力，培养医务人员健康生活的理念。

（李　岩）

【市医管局机关党委换届选举】 11月8日，召开市医管局机关党员大会，局机关51名党员参加。大会听取了徐长顺的工作报告。经无记名投票，选举产生了新一届机关党委和机关纪委，并分别召开了机关纪委第一次全体会议和机关党委第一次全体会议，选举产生了新一届机关纪委书记和机关党委书记、副书记。

（李　欢）

【开展技能竞赛】 11月，市医管局举办2017年医学科技创新英文风采大赛。市医管局副局长潘苏彦出席，北京市科委生物医药处处长曹巍，北京大学医学部研究生院常务副院长、国家杰出基金获得者徐明，首都医科大学科技处副处长邵雪梅参加。最终，天坛医院一队获得一等奖，天坛医院二队、安定医院、世纪坛医院获得二等奖，积水潭医院、儿童医院二队、妇产医院、儿童医院一队、口腔医院、朝阳医院获得三等奖。此外，在展示医院英文风采的视频网络投票环节中，宣武医院获得“最佳人气奖”。

（李　岩）

【“守护天使”志愿服务】“守护天使”志愿服务在门诊导医、义诊咨询、为老服务等方面发挥了越来越重要的作用，尤其在推进医药分开综合改革过程中，助力医改政策传播，为医改的顺利推进起到了积极作用。至年底，市属21家医院注册志愿者16594人，其中新增志愿者3522人。全年累计服务229797小时，在北京市社会建设工作领导小组开展的“北京社会志愿者公益行”评选中，被评为优秀志愿服务活动。

（单　玥）

【“相约守护”互换体验季活动】年内，市医管局继续打造“相约守护”活动品牌。邀请中央和北京市65家单位400余名干部职工走进市属医院开展医务岗位体验，组织市属医院1200余人参加患者体验及院内互换体验，撰写体验日记300余份，各级新闻媒体刊发报道140余篇次。医院通过体验者撰写的体验文章、举办体验者座谈会等征集意见，并有针对性地制定整改措施。

（单　玥）

信息化与统计管理

【概述】2017年，北京卫生信息化与统计工作圆满支撑了深化医改、政府办实事工程及重要国务活动；推进市、区两级信息平台互联互通建设，加强医院信息化建设，推广电子病历共享的经验，制定全面互联互通实施方案；支撑远程医疗和分级诊疗服务；推进“互联网+医疗健康”的信息惠民；开展健康医疗信息统计的医改监测分析、服务质量决策分析、居民健康分析、基层卫生分析、传染病监测分析、卫生监督分析等，初步奠定了大数据信息惠民的应用基础；做好健康医疗网络信息安全防御，加强了日常网络信息安全管理和制度建设；与政府部门合作促进信息协同和行业管理，与跨行业大型国企合作提升行业服务水准。

全年申报信息化建设项目49个，市卫生计生委信用信息管理平台试点应用项目、市卫生计生委网上信访信息系统项目、升级市卫生综合信息管理决策支持平台项目、市生育服务系统项目、健康北京APP建设项目、市食品安全标准管理系统建设项目等为年度信息化建设重点项目，北京市卫生监督执法信息管理平台升级改造项目、北京市精神卫生分析监测与综合管理信息系统建设项目、北京市疾控系统疫苗采购进销存管理信息系统等6个项目投入使用。同时，与中国电信北京分公司合作，开展了医疗机构云网融合的服务试点，北京大学第三医院开展了智慧医疗云建设，门头沟区开展了区域智慧医疗建设，延庆区启动了延庆医疗云服务计划；与歌华有线公司续签新一轮战略合作协议，启动了多业务处室牵头，辐射通州、怀柔、丰台、昌平等区500万家庭的信息服务试点。

（臧萝茜）

信息化管理

【北京市医药分开综合改革信息化支撑】2016年11月，市卫生计生委信息中心接受任务，负责组织、协调全市参与改革医疗机构的信息系统改造工作。此次改革的主要内容为取消药品加成和挂号费、诊疗费，设立医事服务费；实施药品阳光采购，降低药品采购价格；规范基本医疗服务项目，实施有升有降的调整。在北京市行政区域内政府、事业单位及国有企业举办的公立医疗机构，解放军、武警部队在京医疗机构，政府购买服务的社会办医疗机构，城乡基本医疗保险定点的社会办医疗机构，共计3600余家医疗机构参与此次医药分开综合改革。

为配合北京市医药分开综合改革，需要进行改造的系统包括药库管理系统、门急诊药房系统、病房药房系统、药品价格公示系统、门急诊挂号系统、门急诊收费系统、住院收费系统、物价公示系统。涉及药品调价模块、入库出库模块、药房盘点、现场挂号、预约挂号、挂号排班、自助挂号、网络手机挂号、挂号统计报表、门急诊财务报表、固定费用收费、住院财务报表、物价管理模块、门急诊财务报表功能模块。

市卫生计生信息中心起草了《北京地区医药分开综合改革信息系统改造工作实施方案》，明确了此项工作的目标内容、工作机制、任务分工、时间安排等。组织成立了技术小组，负责制定北京地区公立医院医药分开推广等3项改革信息系统改造指南及技术问题解答，成立了专家小组，负责提供与公立医院医药分开推广等3项改革相关信息技术、网络安全等方面的指导。信息中心组织制定了分别适用于公立医院和公立社区卫生服务中心（站）的信息系统改造指南，用于指导系统改造医疗机构开展相关信息系统的改造工作。组织对全市参与医药分开改革的医疗机构开展信息系统改造培训、测试、应急演练等工作。

4月8日，医药分开改革启动。2605家参与医药分开改革有信息系统改造任务的医疗机构按照要求完成系统改造、测试，并在统一时点完成系统切换，从而保证自4月8日起上述所有医疗机构接诊的患者均执行新的医改政策。

（郑　攀）

【发布公共卫生信息数据元属性与值域代码地方标准】 1月，市质监局召开《公共卫生信息系统指标代码体系与数据结构（修订）》地方标准审查会。与会专家肯定了该标准有助于公共卫生相关信息系统建设规范化，促进公共卫生信息的互联互通和共享，同意《公共卫生信息系统指标代码体系与数据结构（修订）》通过审查，并建议将名称改为《公共卫生信息数据元属性与值域代码》。6月，市质监局正式发布该标准，10月1日实施。该标准规定了公共卫生相关信息数据元属性，以及值域代码，适用于公共卫生相关基础数据资源库、信息系统建设与应用。该标准用于疾病预防控制、妇幼保健、医政管理、基层管理、卫生监督执法、卫生应急等管理和服务。

（张世红）

【试运行北京市生育服务系统】 2月，北京市生育服务系统通过了初步验收，随后，进行了试点区和全市范围的试运行。北京市生育服务系统是市卫生计生委首个按照市经信委要求接入政务云的项目，并实现了双云部署（政务云、互联网云）。该系统主要功能包括：两孩以内生育登记服务（网上及现场办理）、三孩及以上再生育确认、流动人口生育登记服务、移动生育服务系统、建设数据协同共享接口、云系统部署及功能开发。项目采用公开招投标形式，市财政全额拨款，总投资884.25万元。

（冯文洁）

【调整和变更计划生育系统行政区划代码】 2月和8月，市卫生计生委信息中心两次协助委信息统计处完成北京市行政区划代码调整集中变更工作，变更了2017年下半年新的全市区划代码。变更了2017年新的全国区划代码，并根据区划变更情况进行了计划生育业务数据的迁移工作。

（李　磊）

【信息系统等级保护安全整改建设】 3月，信息系统等级保护安全整改建设项目通过市经信委评审，建设总金额239.74万元。12月，项目进行了公开招投标。项目建设内容以采购重要关键性安全设备为主，采取租赁的形式，评估现有设备性能，能利旧的不考虑新购，达到最小化安全调整。

（朱　正）

【食品安全标准管理系统建设】 3月，北京市食品安全标准管理系统建设项目通过初验，并开始试运行。5月，启动升级改造项目建设，完成项目申报资料编写，通过专家论证会。10月，召开专家论证会并通过项目终验。强化运维工作，保证现有系统运行稳定，及时依据用户需求对系统功能进行调整。

（顾晓晖）

【编制《血液管理信息基本数据集》团体标准】 4月，市卫生计生委信息中心组织北京市红十字血液中心、北京医院输血科、中国医学科学院输血研究所、唐山启奥科技股份有限公司共同编制《血液管理信息基本数据集》团体标准，针对标准架构、编制格式、具体指标等进行研讨论证。11月，形成征求意见稿。对北京地区三级医院、16个区卫生计生委，以及湖南、上海、广东等9个省广泛征求意见。12月，完成各单位意见的收集。《血液管理信息基本数据集》共分4部分，包括：献血者档案信息，采血、生产业务过程信息，供血业务过程信息，业务管理信息。

（张世红）

【网上信访信息系统项目建设】 4月，市卫生计生委网上信访信息系统项目建设通过市经信委审核。5月，通过财政审核，完成项目立项工作；与业务处室沟通，落实项目招标需求。11月，完成项目公开招投标，选定项目承建公司，签订合同。12月，召开项目启动会，正式开展项目建设工作。

（顾晓晖）

【防范“勒索”病毒攻击】 5月14日，市卫生计生委信息统计处紧急部署北京地区卫生计生系统防范“勒索”病毒攻击工作预案。商请国家网络信息安全工程实验室（360）特制北京地区卫生计生系统防病毒安全免疫包，下发到16个区卫生计生委、22个市直属单位和市中医局、市医管局。各区按照属地责任管理原则，对属地所有参加医改的2589家医疗卫生机构（不含部队、武警）信息系统、64个区直属单位进行网络病毒攻击防范技术应对。到5月底，全系统未接到有感染病毒单位的报告。

（李朝俊）

【信用信息管理平台试点项目建设】 6月，市卫生计生委信息中心与国家卫生计生委卫生和计划生育监督中心签订了工作委托书，承担北京市卫生计生委信用信息管理平台试点应用项目建设工作。8月，项目组召开项目启动会，下发省级信用信息管理平台试点任务要求。持续上报院内6类信用记录，完善打击号贩子业务协同应用，打击非法医疗广告业务协同，建立涉医违法犯罪行为人的联合惩戒协同模式；与市教委建立了对学校卫生安全的联合监管模式；与市经信委建立了持续数据共享模式，建立了失信企业黑名单及联合惩戒机制。11月，将北京肿瘤医院纳入项目试点，开展号贩子、伤医人员业务协同应用，以及基于第一、二类消毒产品监管系统的建设工作，提供服务接口供医疗机构与采购部门进行调用与共享。截至年底，省级信用平台共采集数据1679条，初始化“个体工商户基本信息”“企业主要投资人信息”“行政处罚与行政许可”“失信企业黑名单”4大类信息共计3414360条。

（陈　臣）

【完成医疗健康信息互联互通标准化成熟度测评】 6月，市卫生计生委信息中心作为国家医疗健康信息互联互通标准化成熟度测评分级管理试点单位，与国家卫生计生委统计信息中心签订试点协议，组织北京地区互联互通标准化成熟度四级及以下的测评工作。市卫生计生委信息中心下发了《关于2017年北京市医疗健康信息互联互通标准化成熟度测评工作安排的通知》，并建立互联互通测评工作组织管理体系，有效推动测评工作的开展；召开全市医疗信息互联互通标准化成熟度测评培训会；组织专家对8家医院和2家有意向参加2017年互联互通测评的单位开展了互联互通标准化成熟度测评预评估和专题指导；组织对4家申报互联互通测评医院的信息平台进行实验室测试，4家医院均通过测试；组织专家对通过实验室测试的4家医院进行文档审核评审，最终3家医院通过了专家文审。

（杨小冉）

【推进居民健康卡应用】 6月，市卫生计生委信息中心与国家卫生计生委统计信息中心签署了《居民健康卡试点工作委托协议书》。国家卫生计生委委托市卫生计生委信息中心根据《居民健康卡应用目录》，重点开展京津冀医疗卫生一卡通及虚拟化应用试点。截至年底，通州、怀柔、平谷、大兴4个区实现了居民健康卡的发放和应用，累计发放居民健康卡779510张、SAM卡（识别健康卡）4072张，接入医疗机构71家，其中包括三级4家、二级11家、社区56家。

（冯文洁）

【升级北京市卫生综合信息管理决策支持平台】 6月，完成了决策支持平台2016年度数据的加载工作。11月，市卫生计生委信息中心对决策支持平台进行数据更新维护。12月，北京市卫生计生综合信息管理决策支持平台用户覆盖市卫生计生委所有业务处室，工作人员共300余人。通过该平台，用户可以查阅卫生资源情况（含医疗机构、人力、床位、设备、资产等）、医疗服务情况（含工作量、工作效率、服务费用、运营情况等）、公共卫生情况，以及主题分析（包括出院患者病案首页分析、门诊就诊信息分析、门诊大病信息分析）等。全年共计476人次访问，访问卫生资源548次、医疗服务300次、公共卫生371次、疾病统计270次，市属医院、数据导航、资料汇编等其他栏目访问1000余次。

（郭默宁　韩　冬）

【开展新型农村合作医疗基本数据集研究】 7月，市卫生计生委信息中心按照首都医学发展科研基金课题“对北京市新型农村合作医疗基本数据集的研究”的项目计划开展相关研究，形成了数据集框架；8～11月，经过进一步论证、修改和完善，形成数据集初稿。

（史　森）

【开展卫生计生信息化项目管理关键点评价研究】 7月，市卫生计生委信息中心启动“北京市卫生计生信息化项目管理关键点评价指标”的研究工作，针对该指标多次组织专家进行论证。11月，形成征求意见稿，并征求部分单位（市中医局、医管局，市卫生计生委信息统计处、财务处等）对指标的意见，根据意见对评价指标进行修改完善。关键点评价包括立项管理、采购管理、合同管理、变更管理、验收管理等卫生信息化项目管理关键点的评价指标，指标的制定为下一步开展卫生计生信息化项目绩效评估打下基础。

（史　森）

【健康北京APP项目建设】 8月，市卫生计生委信息中心启动了市级统筹的卫生计生便民服务平台——健康北京APP的建设工作。健康北京APP是以共用北京市基础设施，采用集约化建设的思路，将用户注册系统接入市经信委打造的基础平台“北京通”，用户注册实现实名认证，确保登录安全，实现“一次认证、多点互联”（即用户一次登录，便可实现各类便民服务的访问）。健康北京APP一期项目完成了北京通实名认证、预约挂号、生育服务证登记办理、行政审批等5个重点服务的对接；完成了找医院、两癌筛查、免费孕检、生殖服务、药具站、常规免疫、狂犬疫苗、生殖辅助机构的地图导航等8个地图服务建设；实现了医疗机构执业登记信息查询、执业医师查询、护士信息查询、卫生状况查询、游泳场馆查询、医疗卫生状况查询、公共场所登记查询、新生儿疾病筛查结果查询、新生儿耳聋基因筛查结果查询等9个查询服务的接入。至年底，APP已通过软件测试和安全测试，初步具备上线发布使用的条件。

（刘　辰）

【推进医疗机构公用移动宽带网络基础设施建设】 年内，市卫生计生委与北京市通信管理局联合制发了行业性推进医疗机构公共移动宽带基础设施建设的方案，利用电信、移动、联通三大国家通信基础运商资源优势，启动了北京地区医疗机构移动宽带网络基础设施建设工作。8月10日，市卫生计生委、市通信管理局联合召开会议，部署首都三级医院公用移动宽带网络基础设施建设工作。实现了三级公立医院4G网络信号覆盖。

（李朝俊）

【推进“互联网+医疗健康”信息惠民服务】 9月22日，市卫生计生委召开北京地区“互联网+医疗健康”信息惠民服务经验推广大会，市医管局副局长潘苏彦、市中医局副局长禹震出席会议。医院国家远程医疗管理培训中心办公室助理王桂平、北京大学第三医院信息中心主任计虹、天坛医院霍晓川、世纪坛医院信息中心主任田宗梅、朝阳区卫生计生委副主任张瑞和市中医局中医治未病指导中心马薇在会上分别介绍远程医疗、智慧医院、院前急救、医院医改、智慧区域健康医疗、中医治未病等经验，市卫生计生委信息统计处处长臧萝茜介绍了《进一步加强北京地区“互联网+医疗健康”信息便民服务实施方案》（征求意见稿）。《实施方案》包括提升“互联网+医疗健康”信息便民服务的8项措施：推进互联互通，奠定“互联网+”便民服务的基础；开展机构内诊疗信息便民行动，提升患者获得感；开展远程服务，支撑分级诊疗服务的深入开展；新技术助力急救，缩短救治空间，提升救治质量；探索面向公民的健康信息服务，方便健康管理；依托北京地区家庭端信息服务，温暖重点人群；开展一卡通的标准应用，方便就医及健康服务；夯实网络运行基础，支撑医院运行和就医服务。年内，“互联网+医疗健康”服务在央属医院、部队医院、市属医院、区属医院，以及基层社区卫生服务中心、体检中心、急救中心、疾控中心等医疗机构广泛应用。为服务到家庭，市卫生计生委启动了依托歌华有线辐射本市500万家庭端惠民服务试点工作。

（李朝俊）

【印发《北京市“十三五”时期全民健康信息化发展规划》】 9月27日，市卫生计生委与市经济和信息化委员会联合印发《北京市“十三五”时期全民健康信息化发展规划》。规划明确了北京市“十三五”时期全民健康信息化发展的指导思想、原则和目标、主要任务、保障措施，是“十三五”时期开展北京地区全民健康信息化工作的指导性文件。“十三五”时期健康信息化的主要任务是开展“一个机制、五个体系”建设，一个机制即信息化管理推进机制，五个体系即信息化基础体系、信息资源体系、标准规范体系、信息安全保障体系、智慧卫生与健康应用体系。

（李朝俊）

【开展卫生计生系统网站评议】 9月，市卫生计生委信息中心开展2017年度北京地区卫生计生系统网站考核评议。本次考核范围包括16个区卫生计生委、13家市卫生计生委直属单位、96家三级医疗机构，以及286家一、二级医疗机构，共计411家单位。从评测结果来看，区卫生计生委、市卫生计生委直属单位平均考评达70分，发展水平相对较好；三级医疗机构平均考评60分；一、二级医疗机构平均考评得分35.99分。同时，各类网站整体发展水平仍具有较大的提升空间，需加大信息公开力度，完善在线服务功能，优化与公众的互动交流，健全保障措施，提高对全系统网站建设的认识。本年度网站考评结果设优秀网站奖、信息公开奖、在线服务奖、互动交流奖4个奖项，共有18个单位获奖。

（白　玲）

【开发地理位置信息采集平台】 9月，为做好卫生地理信息系统建设，根据国家卫生计生委统计信息中心《关于报送医疗卫生机构地理位置信息的通知》要求，市卫生计生委信息中心开展各类医疗卫生机构的地理位置信息采集工作，依托北京市卫生计生综合统计信息平台，开发地理位置信息采集模块。通过测试后，各类医疗卫生机构通过平台上报地理位置信息。

（郭默宁）

【制定全面互联互通实施方案】 11月1日，代市长陈吉宁视察朝阳区时提出“打通医院信息系统、推进信息互联互通”。为此，市卫生计生委开展了国内省级调研、部委调研，与国家卫生健康委卫生发展研究中心合作，启动了北京地区医疗卫生机构运行的绩效监测指标体系研究。制定了全面促进互联互通实施方案，形成了《加速推进北京地区健康医疗信息协同发展的实施框架（征求意见稿）》和未来3～5年的工作目标。

（臧萝茜）

【完成电子病历共享工作】 11月，市卫生计生委信息中心召开电子病历共享工作推进会，并发布《北京市卫生计生委关于加强北京地区30家试点医院电子病历共享调阅工作的通知》。市卫生计生委信息中心每月收集并审核30家医院电子病历数据，产出基础数据并交由专家完成分析报告，提供医院间沟通交流的机会，加强电子病历数据质量控制与应用。12月底，30家试点医院通过电子病历浏览器全部实现电子病历信息的共享调阅。

（郭默宁　冯文洁）

【升级北京地区住院医疗服务绩效评价平台】 11月，为对DRG付费背景下医院管理模式变革和信息化提供技术支撑，市卫生计生委信息中心对北京地区住院医疗服务绩效评价平台功能进行了新一轮的改版升级。升级主要包括：绩效平台定制功能，各省卫生计生委权限开放，完善临床专科评价，在临床专科、医院等维度下增加各类医院平均值。信息中心申报的北京市首都医学发展科研基金课题——“临床专科住院医疗服务绩效评价的DRG信息化模型研究与应用”完成研究，并撰写结题报告。

（郭默宁）

【完成妇幼保健网络信息系统硬件加固】 11月，北京市妇幼保健网络信息系统二期硬件加固项目完成最终验收，对系统的正常运转起到了保障作用。截至年底，使用该信息系统的机构达3928个，注册用户15903个。

（韩　冬）

【全员人口个案信息管理系统升级改造及云迁移】 11月，北京市全员人口个案信息管理系统升级改造项目财政预算正式下达。北京市公共卫生信息中心与北京市人口和计划生育委员会信息中心机构合并后，经市财政局同意，于2017年底该项目经费从市卫生计生委结转至市卫生计生委信息中心。12月，信息中心与招标委托代理机构签订了委托代理协议，启动项目招标；同时，完成了该系统政务云迁移项目财政评审的申报，评审费用为603.51万元。

（李　磊　梁惠茹）

【基本医疗与公共卫生服务管理信息系统通过审核】 11月，基本医疗与公共卫生服务管理信息系统项目通过市经信委审核。此项目在已建成的北京市新社区卫生服务综合管理信息系统的基础上，整合国家和北京市卫生计生的有关要求以及基层医疗机构卫生业务发展的实际需求，经调研市卫生计生委有关处室意见，形成北京市基本医疗与公共卫生管理服务信息系统项目，编写了项目申报资料。

（顾晓晖）

【支撑远程医疗和分级诊疗服务】 年内，各区开展了区域远程医疗会诊中心和医技中心建设。53个区域医联体以高血压等4类慢病和老年人为突破口，开展转诊服务和家庭医生签约服务；核心医院同下级医院建立了远程医疗业务服务；90%的社区卫生服务中心与上级医院建立了不同方式的远程医疗服务业务。北京地区有40家专科、综合、中西医结合，以及中医在内的优势学科医院与外省份的2000多个医院建立了跨省临床专科会诊中心。在怀柔、顺义、大兴启动了危重孕产妇和患儿的远程临床会诊试点，启动了远程传染病防御和临床会诊的试点。全市远程医疗信息化建设支撑了第一批17家医院组成的市级临床会诊中心和4个医技中心建设。

（臧萝茜）

【市区两级信息平台互联互通建设】 年内，市卫生计生委继续完善市、区两级全民健康信息平台。以电子病历共享平台为主要内容的北京市全民健康信息平台（一期）与16个区的区域信息平台，按照国家新标准实施了平台级的全部联通。市、区两级政务网络接入工作稳步进行，完成了100%的区属医疗卫生机构的接入和部分市属、少量央属机构的接入，部分区建成了政务外网、卫生专网的双网互备的畅通网络。在国家通信基础设施管理部门的支持下，开展了三级医院4G移动信号均等同时全覆盖的建设。

（臧萝茜）

【北京通标准融合应用】 年内，为完成市政府第十七项办实事任务（北京通标准融合应用），市卫生计生委与市经信委、民政局等相关部门以及试点区合作，将健康服务的多卡信息协同纳入北京地区“互联网+医疗健康”信息惠民措施。研究制定了诊疗卡向健康卡（北京通）标准迁移的技术方案，在西城区启动了健康卡（北京通）电子卡（虚拟卡和手机NFC）试点。与民政局等部门联合发布“民政一卡通管理办法”，启动了与民政一卡通信息协同。实施了健康卡与北京通的部门信息融合。

（臧萝茜）

【市卫生计生委网站建设】 年内，市卫生计生委信息中心负责的官方网站总计发布各类信息17687条。其中，市卫生计生委官网发布各类信息13332条、市医院管理局官网发布各类信息3861条、市卫生计生委信息中心官网发布各类信息494条，包括基层动态8196条、委内新闻411条、市卫生计生委发文272条、健康贴士204条、公告通知172条。市卫生计生委官网全年浏览量70148602次，市医院管理局官网全年浏览量12282383次，市中医局中医药信息网全年浏览量12458558次；市卫生计生委网站独立IP访问共计2132394人次，市医院管理局网站独立IP访问共计353065人次，市中医局中医药信息网站独立IP访问共计294615人次。

发挥卫生计生委官网宣传作用，网站新制作专题8个，包括医药分开综合改革有关政策、分级诊疗和基层医疗卫生服务、京津冀医疗卫生合作、“一带一路”国际合作高峰论坛、独生子女证及奖励扶助表格下载、2017年第四届北京市卫生计生系统优秀院报展评活动获奖情况、学习宣传贯彻十九大精神。市卫生计生委网站功能由信息公开、在线服务、互动交流三大块服务组成，截至年底，有一级栏目7个、二级栏目40个、三级栏目68个，其中一级栏目包括新闻中心、政务公开、行政审批、便民服务、互动交流、卫生计生文化、个人健康中心。为了呼应新版市卫生计生委网站栏目内容和设计风格，英、日、法3个外文网站均进行重新规划设计，改版后切换上线。

（刘　辰）

【北京市医师电子化注册系统上线】 年内，市卫生计生委在全市按照行政区域划分，分批开展医师电子化注册。实现医师在互联网上直接申请业务、查验注册和资格信息；医疗机构可进行业务确认和人员管理；卫生行政部门可对医师提交的业务申请进行审批；方便公众查询和社会监督，方便行政执法监督。截至年底，全市在册医师124822人，申请电子化注册用户108473人，占总注册人数的86.90%；其中已经激活107246人，占总注册人数的85.92%。医师或机构共提交申请55308人次，完成审批51600人次。

（韩　冬）

统计管理

【完成烟花爆竹致伤情况和黄金周工作量统计】 2月，市卫生计生委信息中心连续第十四年承担春节期间烟花爆竹致伤人员统计工作，通过北京市卫生计生综合统计信息平台对全市各级各类医疗机构收治的烟花爆竹致伤人员个案信息进行实时采集与统计。在元旦、除夕、正月初五与十五等重点监测时间段，对烟花爆竹致伤人员情况进行每小时一次的统计发布，及时将统计数据和分析报告发送至市烟花办，将实时统计信息以手机短信的方式发送给市卫生计生委主管领导。在春节、十一期间，通过北京市卫生计生综合统计信息平台开展黄金周医疗工作量的统计，使各级领导及时掌握全市各大医疗机构节假日期间医疗服务工作情况。

（郭默宁）

【开展北京市医药分开综合改革监测工作】 3月，根据北京市委、市政府《医药分开综合改革工作安排》和《医药分开综合改革实施方案》要求，市卫生计生委信息中心承担医药分开综合改革监测工作。

市卫生计生委信息中心依托已有的北京市卫生计生综合统计信息平台，开发改革监测模块，制定标准接口和数据表样。部署协调、数据催报、数据采集分析、会审订正及撰写各类医改监测报告。经过前期医院调研和专家意见征询，确定通过《改革监测日/周报表》《改革监测月报表》《改革监测病种周报表》《改革监测药品周报表》收集数据。监测数据由各医疗机构的HIS系统导出并上传，统一收集、审核。平台也可根据数据产出使用需求设计开发各类统计指标产出表，定制产出报告的模板并导出报表。3月底，平台完成需求调研、开发、测试并投入使用。至年底，共产出医改监测报告280余份，监测产出表600余张，相关图表近5000张，重点分析报告及数据差异分析报告20余份。为制定卫生政策、监测与评价医改工作、加强卫生服务监管提供了数据支持，医改监测报告为及时掌握医改成效、支撑领导决策发挥了作用。

（郭默宁）

【市统计局巡查指导】 8月30日，市统计局副巡视员钱岩带队赴市卫生计生委进行部门统计巡查指导。市卫生计生委副主任钟东波介绍了单位整体情况，信息统计处处长臧萝茜重点介绍了部门统计工作情况。双方就人口动态监测、妇女儿童发展规划监测等统计指标、“互联网+”新业态、京津冀协同、规范统计调查项目等进行了沟通交流。市统计局查阅了统计调查组织、数据质量评估监管、统计资料发布、统计分析报告等文件资料。

（刘　颖）

【维护卫生计生综合统计信息平台】 年内，市卫生计生委信息中心依托卫生计生综合统计信息平台，继续做好医疗卫生机构年报表、医疗服务月报表、卫生人力基本信息调查表、医用设备调查表、北京市门急诊病历首页、北京市出院患者调查表、北京地区医疗机构总诊疗人次分省份统计表、北京市医疗卫生机构节能医废统计表等报表的更新和维护，同时对北京市宏观库经济与社会发展基础数据库做好数据督促上报和系统维护，确保日常工作及时、准确地开展。

（郭默宁）

【慢病管理监测系统建设】 年内，市卫生计生委信息中心继续建设北京市慢性疾病管理监测系统，完善全市主要慢性病及其危险因素监测体系，开展慢性病及行为危险因素监测，增加心脑血管疾病数据的指标项目，更新心脑血管疾病和肿瘤数据，以及疾控中心的心脑血管和肿瘤疾病的死亡数据基础信息数据库，为科学决策提供依据。

（郭默宁）

卫生应急

【概述】 2017年，全市卫生应急系统以完善卫生应急体系、健全卫生应急制度、创新卫生应急机制为重点，着力推进市政府工作报告重点工作关于“落实院前医疗急救服务条例、急性传染病防控工作和院前急救服务保障管理工作”，圆满完成各项卫生应急保障任务。全年全市共报告突发公共卫生事件26起，均为一般级别，得到及时有效处置，并按时直报国家卫生计生委突发公共卫生事件网络管理系统。全年全市共接到生活饮用水污染事件报告11起，得到及时有效处置，未造成人员发病。全市未发生公共场所危害健康事故和医疗机构放射事件。全市突发公共卫生事件网络直报率、报告及时率、规范处置率100%。

元旦、春节、国庆等重要节假日和全国两会、清明祭扫、春运、高考等重要活动期间，全面启动卫生应急响应机制，强化卫生应急值守工作，全年共完成各类卫生应急保障任务260余起，出动车辆654车次，出动人员1657人次。同时，卫生应急常态化保障全市信访、反恐等专项工作及天安门、中南海周边等敏感地区服务保障工作。

（张志伟）

卫生应急体系建设

联防联控机制建设

【推进全市卫生应急工作规范化建设】 年内，市卫生计生委贯彻落实国家卫生计生委《关于加强卫生应急工作规范化建设的指导意见》，指导全市各区按“一体两翼”的发展思路进行卫生应急体系建设和能力建设。3月，制定印发《北京市卫生应急规范化建设提升工程实施方案》，启动全市卫生应急工作规范化建设3年提升工程。各区按计划、分步骤解决自身存在的重点和难点问题，共提出涵盖九大工作领域的233项重点任务。

（张志伟）

【推进京津冀卫生应急一体化进程】 加强京津冀卫生应急协作，在切实履行《京津冀突发事件卫生应急合作协议》和《京津冀毗邻县（市、区）突发事件卫生应急合作协议》基础上，健全京津冀卫生应急信息通报机制。7月，按照京津冀卫生应急合作协议，由北京市卫生计生委主办，天津市、河北省卫生计生部门共同参与的京津冀卫生应急联合演练在通州区西集镇举行。本次演练首次对三地参演力量实行人员装备混编、统一指挥、协调行动，检验了跨区域、跨部门、多中心的指挥、组织、协调、反应、联动、配合、生存等综合能力，规范了处置流程。国家卫生计生委应急办、中国疾控中心应急中心、北京市应急办，以及京津冀三地有关领导和嘉宾共180余人莅临观摩。

（张志伟）

卫生应急能力建设

【修订卫生应急专项预案编制修订工作】 5月，启动《北京市突发公共事件医疗卫生救援应急预案》编制修订工作。经过收集资料、风险评估、情景构建、能力分析等技术环节，对原预案中卫生应急指挥体系、突发公共卫生事件分级及卫生应急响应措施等内容进行了修订。至年底，形成修订初稿，并征求有关部门意见和组织专家评审。

（张志伟）

【印发空气重污染卫生应急分预案】 按照市政府关于印发《北京市空气重污染应急预案（2017年修订）》的通知精神，10月，市卫生计生委制定印发《北京市突发空气重污染卫生应急分预案（2017修订版）》，指导各区和相关单位在空气重污染预警期间做好卫生应急响应，并对健康宣传、应急值守等工作措施落实情况进行督查。

（张志伟）

【推进基层医疗卫生机构卫生应急能力建设】 全市有3家区级疾控机构、5家卫生应急基地医院设立应急机构；5个区完善区级卫生应急指挥决策系统；全市投入卫生应急工作经费480余万元，应急物资储备650余万元；开展不同类型突发事件公共卫生风险评估62次；培训卫生应急人员2576人次，开展应急演练78次，提升了基层卫生应急管理水平和综合卫生应急能力。

（张志伟）

【开展突发事件卫生应急演练】 年内，市卫生计生委召开全市性突发中毒事件卫生应急处理技术与突发公共卫生事件应对培训班2次，全市性应急演练5次；组织国家卫生应急队伍卫生应急演练3次；参加2017年京津冀卫生综合应急演练1次。

（张志伟）

院前医疗急救

【落实《北京市院前医疗急救服务条例》】 3月1日，《北京市院前医疗急救服务条例》正式实施。全市卫生应急系统高度重视，加速跟进条例实施的相关配套工作，积极推进《条例》的贯彻落实。下发《北京市卫生和计划生育委员会关于做好实施〈北京市院前医疗急救服务条例〉相关准备工作的通知》；对全市卫生行政监督执法人员进行针对性培训；在12320建立群众投诉举报反馈、整改、跟踪绿色通道；通过官方网站和微信、微博发布《条例》宣传内容，制作“北京市院前医疗急救服务条例知识宣传”H5宣传篇，通过“健康北京”官方微信及微信朋友圈广泛传播；成立课题组，开展相关配套文件的研究制定，课题组共开展各类调查、访谈、研讨220余场次，形成各类报告35万余字；出台《条例》配套的《关于院前急救分类救护的指导意见（试行）》等7个文件。

（张志伟）

【强化院前医疗急救服务管理体系】 根据首都城市战略定位和北京城市副中心建设要求，大力推进首都功能核心区和北京城市副中心的院前医疗急救机构市级垂直管理体系建设；健全全市院前急救指挥调度机构与110、122、119等城市公共服务平台的数据共享、突发事件紧急救援联动和救护车快速通行保障机制；结合北京市院前医疗急救服务工作实际，出台院前急救急危重症和非急危重症分类救护的指导性意见，修订了一批院前医疗急救服务相关标准及规范。

（张志伟）

【加大院前医疗急救保障经费投入】 年内，按照标准对北京急救中心（120）的日常运行经费予以全额保障。全年市级财政分别安排北京急救中心支出预算2.7亿元，重点保障担架员、编外聘用人员、120指挥调度系统升级改造等经费6140万元；制定出台院前急救价格政策，规范院前医疗急救收费，并同步将相关收费项目纳入相应的保险报销范围；协调市交管局针对救护车新增、报废、更新等车管业务及违法处理，压缩环节，提高效率。

（张志伟）

【加强院前医疗急救队伍素质建设】 贯彻落实国家有关政策规定，逐步增加院前医疗急救人员待遇，调整优化职称结构；协调相关部门进一步研究加强院前急救人员培养使用和激励保障的机制，明确对院前急救从业人员实行分类管理、面向院前医疗急救机构定向培养医学大专生、推进住院医师规范化培训基地相关专业在培住院医师到院前医疗急救机构轮转培训等工作。全市配置担架员462名，首批30名学生在首都医科大学就读。

（张志伟）

【推进社会急救能力建设】 年内，市卫生计生委组织编制了社会急救培训大纲和教学考核标准，向社会公布了公共场所急救设施设备、药品配置指导目录，要求相关组织扩大面向社会的急救培训活动，广泛开展社会急救技能和急救知识的宣传普及；协调市红十字会持续开展应急救护知识普及教育，组建应急救护培训督导考评师队伍，建设紧急救援志愿服务站，配置物资设备，组建应急救援队。

（张志伟）

【推进通州地区急救站点建设】 为加强北京城市副中心及通州地区院前急救基础设施建设，根据北京市卫生应急“十三五”规划安排，市卫生计生委协调北京急救中心和通州区卫生计生委重点推进通州地区急救站点建设。10月，120急救中心第一批通州急救站点正式挂牌并投入运转，解放军第二六三医院、胸科医院、东直门医院东区也分别开设了急救站点，实现了正常运转。年底，启动了第二批急救站点的协议签署和房屋使用权交接工作。

（张志伟）

突发事件处置

【防控输入性传染病等突发公共卫生事件】 春季，北京市发生人感染H7N9禽流感、诺如病毒等突发急性传染病疫情。为及时有效阻止疫情扩散，市卫生计生委强化了疫情监测，各级各类医疗机构严格落实预检分诊制度，同时在全市禽类暴露等高危人群中开展持续跟踪监测，做到早发现、早报告，及时有效救治；注重联防联控，组织并参加京津冀季度突发急性传染病风险评估会商会，及时向国家卫生计生委和市应急办汇报疫情最新进展及有效防控措施；加强督查，对疾病预防控制机构和医疗机构进行督导检查，建立健全传染病防控与救治机制；依托市突发公共卫生事件应急指挥部工作平台，强化与农业局、国检局等多部门联防联控和沟通协调机制。

（张志伟）

卫生应急保障

【“一带一路”高峰论坛卫生应急保障】 5月，“一带一路”国际合作高峰论坛在京举办。为有效防范和处置会议期间可能发生的核生化恐怖事件，按照市反恐协调领导小组的工作要求，市卫生计生委应急办人员带队，组织市疾控中心和120应急力量共36人，以及病原微生物检测、理化检测、消毒、负压救护共12台专业车辆，组成2支反恐卫生应急处置队，在国家会议中心和雁栖湖实行24小时全天候现场驻守保障，并与市反恐办和军队防控部门密切配合，做到无缝衔接，完成了峰会卫生应急保障任务。

（张志伟）

【国庆、中秋两节卫生应急保障】 在国庆、中秋两节前，市卫生计生委组织协调全市各医疗单位，对卫生应急值守人员进行了专题培训，对应急值守相关设施设备进行检查检修，确保设施运转正常，确保通讯联络畅通。节日期间，各单位加强对卫生应急值守工作的组织领导，严格执行24小时领导在岗带班、专人值班制度及信息报送制度。两节期间，市疾控工作人员共 1069人次在岗值班，出动车辆 11车次，动用应急物资32件次。全市院前急救系统共接听电话52265 次，受理急救要车电话16604 次，派车14895次；开展突发事件紧急医疗救援 114 起，出动救护车138 辆，转运伤员 186 人。全市未发生突发公共卫生事件。

（张志伟）

【十九大卫生应急保障】 市卫生计生委将十九大期间卫生应急保障纳入全市2017年卫生应急重点工作，多次召开专题会进行部署，强化训练演练，提升备战水平；制定详尽的卫生应急保障及处置方案，确立了工作任务、分级备勤和响应措施，与会议核心区医疗卫生保障组实现无缝对接。十九大期间，启用全市卫生应急指挥平台，强化应急力量24小时在岗值守，120、999调度指挥中心设立调度专席，增加值班车辆20%，全市各级各类卫生应急队伍备战待命；加强信息收集、整理、分析，强化卫生应急信息报送；开展督导检查，发现问题及时改进。

（张志伟）

【突发事件紧急医疗救援】 全年120院前急救力量共完成突发事件紧急医疗救援1242起，出动车辆1709车次，出动人员4968人次，转送伤员4897人次；承担全市救护保障719起1169车次3541人次，完成全国两会、“一带一路”峰会、十九大等重要会议和大型活动的医疗保障。999院前急救完成突发事件紧急医疗救援287起，出动车辆424车次，出动人员1272人次，转送伤员941人次。完成各型各类卫生应急保障任务826次，出动车辆998车次，出动人员2994人次，完成全国两会、“一带一路”峰会、厦门金砖国家峰会、十九大等重要会议和大型活动，以及重大节日、重点区域和特殊敏感时期的卫生应急医疗急救及航空医疗救援保障任务。受国家卫生计生委指派，北京市卫生计生委协调组织北京儿童医院、友谊医院、宣武医院、朝阳医院、回龙观医院的胸外科、重症医学科、精神卫生及心理危机干预专业的16名专家，赴内蒙古大兴安岭、河南濮阳、四川茂县等地帮助指导突发事件紧急医疗救援工作。

（张志伟）

疾病预防控制

【概述】 2017年，北京市报告法定传染病3类25种132588例，报告发病率610.19 /10万，较上年上升8.6%。其中甲、乙类传染病报告发病19种30336例，报告发病率139.6/10万，较上年上升1.2%。北京市建立传染病监测系统42个，覆盖医疗机构667家。加强人感染禽流感、中东呼吸综合征等新发、输入性传染病防控，应对并妥善处置人感染禽流感疫情27起。全市已建立246家艾滋病筛查实验室、11家艾滋病确证实验室、329个检测点，99.4%的社区卫生服务中心具备开展艾滋病、梅毒抗体快速检测能力。继续实施耐多药结核病高危人群筛查策略，全市耐药筛查率65.6%，所有区级结核病实验室均具备分子生物学诊断能力。在全市新登记或可随访的HIV感染者或AIDS患者中，开展结核病症状筛查。继续保持疫苗高接种率、高覆盖率，全市第一类疫苗报告各剂次接种率均99%以上，完成26.15万人次集中用工单位外来务工人员流脑、麻疹疫苗接种及流动儿童强化查漏补种等工作。继续保持无脊灰、无白喉病例报告。全市碘盐覆盖率96.36%，合格碘盐食用率92.80%，除孕妇人群（略低于适宜水平下限，属于碘缺乏状态）外的各类碘缺乏病防控重点人群碘营养状况均处于适宜水平。儿童氟斑牙患病率2.86%，比上年下降51.5%，氟斑牙指数0.06，流行强度为阴性。开展脑卒中高危人群筛查38567人，评估5种癌症高危人群35246人次。为307007名适龄儿童提供免费窝沟封闭服务，开展学龄前儿童免费氟化泡沫预防龋齿服务594326人次。推进全民健康生活方式行动，新创建健康示范机构152家，培养健康生活方式指导员3694人。强化精神专科医疗机构服务能力建设和精神卫生管理，全市16个区级精神疾病专科医疗机构均达到了二级精神疾病专科医疗机构标准和服务水平，精准开展严重精神障碍患者社区管理治疗服务。

（张　斌）

疾病控制综合管理

【2016年度国家基本公卫服务项目考核】 3月14～17日，市卫生计生委委托北京市社区卫生协会组织疾病预防控制、卫生应急、慢病、妇幼、精防、中医药服务、卫生监督协管、结核病防治等领域的76名专家，由各有关处室领导带队，分为4个考核组，对16个区基本公共卫生服务项目从组织管理、资金管理、项目执行及项目效果等方面进行了全面考核。项目考核结果通报各区，同时作为社区卫生服务绩效考核依据。

（陈　鑫）

【召开北京市疾病预防控制工作会】 3月31日，市卫生计生委召开2017年北京市疾病预防控制工作会。会议总结了2016年北京市疾病预防控制工作，部署了2017年疾病预防控制重点工作，通报了2016年度北京市疾病预防控制工作考核结果，表彰了西城区、昌平区等考核优秀的8个区卫生计生委，市疾控中心通报2016年1月~2017年3月传染病疫情情况，同仁医院、西城区卫生计生委交流发言。军委后勤保障部卫生局、市教委、市财政局、市民政局等委办局领导，各区卫生计生委、三级医疗机构、市级公共卫生机构、市级慢病防治所和市卫生计生委机关处室等单位负责人参加了会议。

（陈　鑫）

传染病防治

艾滋病防治

【加强艾滋病防治工作】 4月12日，市防艾委印发了《2017年北京市艾滋病防治工作要点的通知》，从增强责任意识，依法履职、加强源头治理，增强综合干预实效性、提高检测可及性，最大限度发现感染者、扩大抗病毒治疗覆盖面，强化随访服务规范性，切实提高患者生存质量，突出重点地区、重点人群的防控工作，充分发挥社会组织防艾作用、不断提高宣传教育的针对性和有效性、做好信息沟通和报送等8个方面对本市艾滋病防控工作提出了要求。

年内，北京市推行艾滋病抗病毒治疗“绿色转诊通道”工作模式，简化艾滋病患者治疗流程，患者从发现到治疗的时间从100天缩短到10.7天，治疗覆盖率94%，在治患者病死率降至0.08%，治疗效果达到国际先进水平。同时，在男男同性性行为人群和高校中推广“互联网+艾滋病多元化检测”工作模式。打造高校大学生艾滋病防治知识宣传辩论赛品牌，“青春红丝带”社团遍及89所高校，会员10万余人，青少年性教育取得尝试性突破。支持民间组织参与艾滋病防控工作，全年22个社会小组共开展37个动员、转介、关怀项目。全年全市各级医疗机构共检测各类人员HIV抗体506万余人份，同比检测量增加23万余人份，检出HIV/AIDS 3594例；北京4家艾滋病抗病毒定点治疗医院累计免费治疗艾滋病患者成人17973人、儿童27人；至年底，在治成人16578人、儿童17人，治疗1年病毒有效抑制率99.1%，超过了联合国艾滋病规划署提出的到2020年实现90%的目标。

（徐　征）

【召开第三轮全国艾滋病综合防治示范区阶段工作会】 4月14日，市卫生计生委、市示范区工作管理办公室召开2017年北京市艾滋病综合防治示范区工作阶段会，市疾病预防控制中心主管领导、各示范区卫生计生委主管领导、防保科科长、疾控中心主管主任、性艾科科长等近30人参会。市卫生计生委疾控处处长刘清华对下一步工作提出要求：强化政府责任，最大限度地发挥政府主导作用；各卫生计生部门要主动沟通，提高各级领导和各部门对公共卫生的关注度和支持度；疾控中心作为业务部门要研究艾滋病面临的新形势，及时提出解决问题的专业建议；加大政策创新、措施创新的探索力度。

（徐　征）

【规范职业暴露感染艾滋病处理程序】 6月20日，市卫生计生委发布关于进一步规范职业暴露感染艾滋病病毒处理程序的通知，确保在职业活动中发生暴露的医疗卫生人员、人民警察得到及时规范处置。

（徐　征）

【召开市防艾成员单位联络员会议】 7月20日，北京市防治艾滋病工作委员会办公室、市卫生计生委召开北京市防治艾滋病工作委员会成员单位联络员会议，国务院防治艾滋病工作委员会办公室副主任、国家卫生计生委疾控局副局长夏刚，市防艾办主任、市卫生计生委委员郑晋普，市防艾办副主任、市卫生计生委疾控处处长刘清华，市疾控中心书记黄春出席，市防艾委31个成员单位联络员、16个区防艾办负责人参加了会议。

（徐　征）

【召开美沙酮社区药物维持治疗工作会】 9月21日，市卫生计生委、市公安局禁毒总队、市食品药品监管局联合召开2017年全市美沙酮社区药物维持治疗工作会。城6区卫生计生、公安分局、食品药品监管局、疾控中心的主管领导和相关人员，10家美沙酮社区药物维持治疗门诊负责人及所属派出所负责人参加了会议。会上，美沙酮社区药物维持治疗工作组秘书处、疾控中心性艾所通报了北京市美沙酮门诊工作进展，并对下一步门诊工作提出了要求。市禁毒办兼职副主任、市卫生计生委疾控处处长刘清华对北京市美沙酮社区药物维持治疗工作提出了要求：巩固协作机制，推进本市社区药物维持治疗工作发展；加强门诊治疗和综合服务管理工作，拓展治疗工作的内容，提高服务工作质量；做好门诊硬件改造，提升门诊安全性；完善定期信息通报制度，做好信息统计工作。

（徐　征）

【京津冀高校大学生艾滋病防控宣传辩论赛】 10月21～22日、11月10～12日，举办“艾”奉献青春季——2017京津冀高校大学生艾滋病防控宣传辩论赛初赛、复赛，三地近200所高校报名参赛，最终北京师范大学、中国科学院大学、中国人民公安大学、南开大学、河北科技大学、燕山大学进入决赛。

北京、天津、河北于第三十个“世界艾滋病日”联合举办了2017京津冀高校大学生艾滋病防控宣传辩论赛决赛。国务院防治艾滋病工作委员会办公室副主任、国家卫生计生委疾控局副局长夏刚，国务院防治艾滋病工作委员会办公室主任助理、中国疾病预防控制中心性病艾滋病预防控制中心主任韩孟杰，中国预防性病艾滋病基金会理事长王玉民（少将），以及北京市、天津市和河北省卫生计生委、教委、疾控中心、北京性病艾滋病防治协会、首都高校“青春红丝带”社团领导小组的领导、嘉宾及高校大学生共500余人参加。赛后，京津冀三地的领导、嘉宾共同启动了京津冀高校大学生艾滋病防控宣传联盟。

（徐　征）

结核病防治

【世界防治结核病日主题宣传活动】 3月24日，第二十二个世界防治结核病日，宣传主题是“社会共同努力，消除结核危害”。3月22日，市卫生计生委指导，北京结核病控制研究所和北京防痨协会联合主办北京市2017年世界防治结核病日主题活动，市卫生计生委、首都经济贸易大学、北京结核病控制研究所、各区卫生计生委、疾病预防控制中心/结核病防治所、结核病防治传播行动志愿者和首都多家媒体的180余名代表参加活动。

（徐　征）

【印发《“十三五”北京市结核病防治规划》】 11月15日，市卫生计生委会同市发展改革委、市教委、市科委、市公安局、市民政局、市司法局、市财政局、市人力社保局、市食品药品监管局、市新闻出版广电局、市中医局、北京出入境检验检疫局和市红十字会等14个部门联合印发了《“十三五”北京市结核病防治规划》，对北京市结核病防控工作提出了具体要求。

（徐　征）

【召开学校结核病预防控制工作培训会】 11月21～22日，北京市召开学校结核病预防控制工作会，市结控所、北京胸科医院、各区结防机构、结核病定点医院的主管领导和工作人员共80余人参加了培训。市卫生计生委疾控处处长刘清华到会并讲话。

（徐　征）

其他传染病防控

【应对诺如病毒性胃肠炎】 针对诺如病毒重组株成为导致北京市诺如病毒聚集性疫情报告数量高的情况，3月29日，市卫生计生委组织疾控、临床等方面的专家召开专题研讨会，分析研判疫情情况，研究应对措施。5月24日，围绕病毒性胃肠炎疫情监测、发现报告、疫情处置、消毒隔离等关键环节开展北京市病毒性胃肠炎防控师资培训，并会同市疾控中心组织相关专家就诺如病毒性胃肠炎起草科普文章，广泛宣传，引导公众科学防治。

（纪晋文）

【加强联防联控，落实传染病防控责任】 为做好北京市春夏季传染病防控工作，保障学生、儿童等重点人群健康安全，4月17日，市卫生计生委联合市教委组织16个区卫生计生委、教委，市、区疾控中心相关负责人召开春夏季重点传染病防控暨培训会，对学校、托幼机构春夏季传染病防控工作进行专题部署。为进一步了解全市重点传染病防控工作开展情况，市卫生计生委联合市教委组织疾控、学校卫生等领域专家分别围绕春夏季、夏秋季、秋冬季重点传染病防控对16个区96所小学和托幼机构开展3轮次专项督导检查。为进一步规范北京市学校、托幼机构传染病疫情管理、报告和处置，11月9日，市卫生计生委联合市教委组织各区疾控中心、中小学卫生保健所、相关社区卫生服务中心业务骨干开展北京市秋冬季重点传染病防控技术培训。围绕第十个全国疟疾日宣传主题——“消除疟疾：谨防境外输入”，在全市开展宣传活动的基础上，市卫生计生委会同北京出入境检验检疫局机场局在北京国际旅行卫生保健中心举办全国疟疾日宣传活动。

（纪晋文）

【开展夏秋季传染病防控】 7月31日，市卫生计生委副巡视员刘泽军召开夏秋季传染病疫情防控形势专家分析研讨会，对夏秋季传染病防控任务提出了明确要求。8月16日，市卫生计生委组织全市16个区卫生计生委主管主任，市、区疾控中心主管主任及相关业务人员召开北京市流感禽流感防控工作暨培训会。8月18日，市卫生计生委组织全市各三级医疗机构疾控处、院感办主任及各医疗机构、各区培训师资举办夏秋季重点传染病防控工作暨师资培训，围绕中东呼吸综合征、流感、细菌性痢疾诊断治疗、防控策略及医院感染预防控制等开展技术培训。

（纪晋文）

【开展秋冬季重点传染病防控督导检查】 9月19～29日，市政府应急办、市卫生计生委、市教委组织市疾控中心及相关专家对全市16个区32所学校托幼机构、34家医疗机构秋冬季重点传染病防控情况进行了督导检查。针对发现的问题进行现场反馈，并将督导情况全市通报。

（纪晋文）

【推进国家致病菌识别网建设】 作为第一批试点的8个省份之一，北京市将国家致病菌识别网建设工作纳入年度疾控工作要点，并在西城区、丰台区、通州区、昌平区、顺义区5个试点区启动了国家致病菌识别网建设。组织专家深入5个试点区开展国家致病菌识别网评估，针对问题研究解决路径。10月12日，市卫生计生委组织各区卫生计生委疾控科负责人，市、区疾控中心相关业务人员召开国家致病菌识别网建设工作暨业务培训会，讲解《北京市国家致病菌识别网监测工作方案（2017版）》。

（纪晋文）

【召开医疗机构疾控工作会暨能力建设培训会】 11月14日，市卫生计生委召开北京市医疗机构疾控工作会暨能力建设培训会，全市三级医疗机构疾控处（科）长，各区卫生计生委疾控科科长、疾控中心主管主任及市疾控中心相关科所负责人参会。会上，市卫生计生委疾控处通报了北京市重点传染病督导检查情况和传染病发病情况，并针对下一步工作提出了明确要求。中华预防医学会专职副会长杨维中以“中国公共卫生成就和健康中国”为题总结了我国公共卫生取得的成就，指出全面实施健康中国战略，全力做好疾病预防控制工作，为人民群众提供全方位全周期的健康服务。

（纪晋文）

【有效应对流感流行高峰】 年内，市卫生计生委密切关注流感发病情况，及时研判，组织市疾控中心加大流感病毒病原学及生物特性监测分析，修订印发流感监测方案，每周开展疫情分析和会商；与市教委对学校托幼机构等重点单位流感防控工作开展有针对性的指导；组织市疾控中心重点围绕流感预防、个人防护、家庭护理、自我管理等核心知识开展宣传，发布流感病例家庭护理指南、流感消毒指南、流感防控致家长的一封信等，及时向社会公开流感疫情信息，科学防控。同时，于11月开展了全市医疗、疾控及学校卫生保健人员技术培训，尤其是对学校、托幼机构集中发热处置实用技术开展专题培训，并做到各区二级培训全覆盖。12月，多次召开流感防控工作研讨会和冬春季重点传染病疫情视频会商会，对全市流感防控工作进行专题研究部署。

（纪晋文）

免疫规划

【发布《北京市免疫规划程序（2017版）》】 年内，市卫生计生委组织市疾控中心专家及相关人员分析北京市疫苗可预防疾病的发病状况，结合北京市预防接种工作实际，细化完善北京市扩大免疫程序，制发《北京市免疫规划程序（2017版）》并完成国家报备。

（王艳春）

【推出多种新的第二类疫苗】 年内，根据疾病特点，北京市扩大免疫接种种类，及时推出多种新的第二类疫苗，包括13价肺炎球菌多糖结合疫苗、双价人乳头瘤病毒吸附疫苗、肠道病毒71型灭活疫苗（Vero细胞）、AC群脑膜炎球菌（结合）b型流感嗜血杆菌（结合）联合疫苗。

（王艳春）

【印发免疫规划门诊管理办法及配套文件】 年内，市卫生计生委组织区卫生计生委，市、区疾控中心，社区卫生服务中心接种单位等管理人员及专业技术人员共同梳理既往北京市关于预防接种门诊的管理要求，结合国家相关工作规定，印发《北京市预防接种门诊管理办法（2017版）》，将免疫门诊分为六大类，系统地规范北京市免疫规划门诊的管理，为提高全市疫苗流通和预防接种管理水平奠定基础。

（王艳春）

【固化疫苗免疫策略研究模式】 北京市在全国率先引入实施3年脊灰灭活疫苗序贯程序并保持无疫苗相关麻痹病例报告，序贯疫苗免疫策略取得了显著成效。市疾控中心独立完成的“水痘流行病规律与疫苗策略研究”获中华预防医学会科学技术三等奖，疫苗免疫策略研究模式再次得到印证，为下一步北京市提出新的疫苗免疫策略奠定了基础。

（王艳春）

【消除麻疹进展明显】 全年全市共报告麻疹病例65例，报告发病率0.30/10万，无麻疹暴发疫情和麻疹死亡病例报告。多年来，北京市在不断加强儿童常规免疫屏障的基础上，辅以学龄前流动儿童强化查漏补种、入托入学接种证查验、外来务工人员麻疹疫苗接种等补充免疫策略，不断提高人群免疫水平，同时加强疫情常规监测，实施强有力的疫情控制措施，2017年北京市麻疹报告发病率为自1950年开展麻疹疫情数据统计以来的历史最低水平。

（王艳春）

【推进第二类疫苗接种服务收费标准的出台】 市卫生计生委组织市疾控中心和医学院校梳理预防接种服务项目，开展接种工作费用核算，主管副市长卢彦到疾控中心、社区卫生服务中心接种单位、承担综合医院狂犬疫苗接种门诊实地调研等，推进并落实了第二类疫苗预防接种服务费的制定实施。

（王艳春）

【Ⅱ型脊髓灰质炎疫苗相关病毒登记清册】 市疾控中心设立专项办公室，开展全市Ⅱ型脊髓灰质炎疫苗相关病毒登记清册工作。市卫生计生委协调北京地区相关部门，组织16个区开展北京市Ⅱ型脊髓灰质炎疫苗相关病毒登记清册，保障全球消灭脊灰行动计划的顺利实施。

（王艳春）

【学龄前流动儿童强化查漏补种】 年内，市卫生计生委联合教育、公安、流管办等部门，完成全市学龄前流动儿童强化查漏补种工作。共调查学龄前流动儿童560859人，较上年（550152名）上升1.95%；查漏补种后流动儿童建卡率、建证率均100%。

（王艳春）

【外来务工人员流脑、麻疹疫苗接种】 自2003年起，北京市连续15年开展集中用工单位外来务工人员流脑、麻疹疫苗接种工作。2017年，外来务工人员预防接种工作启动较早，市卫生计生委与市工商管理局、市住建办、市流管办等部门沟通，联合下发加强麻疹等疫苗可预防疾病免疫预防接种工作通知，为各区部门间合力推进工作提供政策支持。全市外来务工人员两种疫苗接种243764人次，较2016年减少10223人次，减少了4%。随着北京市人口梳解工作的开展，外来务工人员的接种人数可能持续减少。

（王艳春）

【提升学生流感疫苗接种率】 为做好北京市户籍60岁以上老年人及在校中小学生和中等专业学校学生的流感疫苗接种工作，自9月20日开始，市卫生计生委组织在校中小学生和中等专业学校学生集体接种流感疫苗；老年人开始接种时间由各区根据接种单位的实际工作情况确定，最迟不晚于10月15日。从10月16日起，预防接种门诊周六、日不间断提供流感疫苗接种服务，免费流感疫苗接种工作到11月30日，全市共接种1238370人。市卫生计生委联合市教委对16个区开展周周督促的形式推进学生接种工作，中小学生接种率较2016年提高了7%。

（王艳春）

慢病防治

【建设慢性病综合防控示范区】 1月13日，市卫生计生委举办慢性病综合防控示范区建设培训班，各区卫生计生委疾控科科长、区疾控中心主管主任及相关工作负责人共70余人参加培训。3月30日，市卫生计生委组织专家通过听取工作汇报、现场交流座谈等方式，对朝阳区第一批国家慢性病综合防控示范区进行现场复核。5月4～5日，对顺义、昌平、怀柔区申请第四批国家慢性病综合防控示范区进行检查指导。7月17～18日，国家卫生计生委组织专家分别对朝阳区、顺义区慢性病综合防控示范区建设进行复审和技术评估。经现场考核，朝阳区通过了国家级示范区复审，顺义、昌平、怀柔3个区被确定为第四批国家级示范区。东城、西城、朝阳、海淀、丰台、房山、顺义、昌平、怀柔9个区已获得国家级示范区称号，石景山、门头沟、通州、平谷4个区已通过市级示范区的验收。

（刘　峰）

【京津冀口腔公共卫生合作】 4月22日，举办京津冀口腔公共卫生工作合作协议签署仪式。北京市卫生计生委委员郑晋普，天津市卫生计生委副主任王栩冬，河北省卫生计生委党组成员、省中医药管理局局长姜建明签署合作协议，进一步深化京津冀口腔公共卫生工作合作，推动区域内口腔公共卫生服务发展。

7月14日，成立京津冀口腔卫生保健服务协作中心。北京口腔医院院长白玉兴任第一届协作中心主任，天津市口腔医院（南开大学口腔医院）纪委书记戴艳梅、河北医科大学口腔医院副院长林瑞华任副主任，协作中心办公室设在北京口腔医院。

8月21～23日，京津冀第一届牙防论坛暨2017社区口腔医生培训班在京召开，三地牙防骨干和一线临床口腔医生共83人参加培训。

（刘　峰）

【完成2017年口腔公共卫生项目】 4～10月，北京市继续开展适龄儿童窝沟封闭（7～9岁，12～14岁）和氟化泡沫（3～6岁）预防龋齿服务。全市设立定点医疗机构166家，共为279865名儿童提供免费窝沟封闭预防龋齿服务，封闭恒磨牙285440颗；为1546所幼儿园的358051名学龄前儿童进行口腔检查，提供免费氟化泡沫预防龋齿服务514795人次。

（刘　峰）

【完成慢性病公共卫生服务项目】 6月8～9日，市卫生计生委组织专家对西城区、丰台区及北京安贞医院、北京天坛医院就2016~2017年度国家公共卫生专项慢性病防治项目的开展情况进行督导检查。督导组现场听取各单位项目组织实施及进展情况汇报，并就项目实施过程中存在的困难和问题进行了交流研讨。10月20日，市卫生计生委召开北京市2017年慢性病公共卫生服务项目工作会，各相关区卫生计生委、区疾控中心、项目筛查医院及市肿瘤防办、市疾控中心相关工作负责人共110余人参加。会议总结了2016年度癌症早诊早治、脑卒中及心血管高危人群综合干预工作完成情况，部署了2017年度项目工作方案。

2016~2017年度，城6区共完成肺癌、乳腺癌、肝癌、上消化道癌、下消化道癌高危问卷评估24123例，评估出高危11853例，完成临床筛查9849例，任务完成率98.49%，筛查阳性者842例。农村大肠癌筛查33682例，评估出高危10520例，完成临床筛查6065例，早诊113例，早诊率91.15%；肺癌筛查在同一人群中继续推进，共完成1816例年度复查和224例基线筛查，任务完成率102%，检出肺癌1例。为24029名适龄人群开展脑卒中筛查，筛出高危3873人；开展心血管病高危因素筛查33067人，筛出高危9362人，对筛出的高危人群开展综合干预。

（刘　峰）

【全民健康生活方式行动】 6月20日，市卫生计生委召开全民健康生活方式行动第二阶段启动会，市卫生计生委副巡视员郑晋普、市疾控中心及各区卫生计生委、疾控中心主管领导及相关负责人参会。会上，总结第一阶段工作成果，围绕“三减三健”、适量运动、控烟限酒、心理健康4个专项行动部署第二阶段工作。

9月1日，市卫生计生委与海淀区卫生计生委联合举办健康生活方式日宣传活动，200余人参加。活动涵盖了健康骨骼讲座与互动、健步走实践、“三减三健”健康知识与技能宣传、血压血糖体脂检测与讲解等。

11月27～30日，在各区初验合格的基础上，市卫生计生委联合市教委、市食品药品监管局组织专家对各区申报的中小学校健康食堂进行验收。经现场审核和综合评定，北京市第二中学等45所学校食堂验收合格，被评定为中小学校健康食堂。

全市验收合格各类全民健康生活方式行动示范机构150家，开展“三减三健”专项行动60项，其中“减盐”行动14项、“减油”行动10项、“减糖”行动7项、“健康口腔”行动9项、“健康体重”行动11项、“健康骨骼”行动9项。

（刘　峰）

【启动血脂异常健康管理服务试点二期项目】 6月21日，市卫生计生委在朝阳区启动了中国成人血脂异常健康管理服务试点二期项目。北京市心血管疾病防治办公室负责人对项目方案进行了讲解，就项目实施过程中可能存在的困难和问题进行了讨论。

（刘　峰）

【肿瘤患者登记随访】 8月22日，市卫生计生委召开2017年户籍肿瘤患者社区随访工作总结暨技术培训会，16个区卫生计生委、疾病预防控制中心、社区卫生服务中心相关负责人共50余人参加。会议总结2016~2017年肿瘤患者社区随访工作总体情况及数据质量情况，并对肿瘤患者社区随访系统新增模块功能进行演示和培训。2017年，全市纳入社区随访的肿瘤患者47962例，社区工作人员通过随访排除非京籍患者902例，占1.88%。在47060例本市户籍患者中，成功随访44385例，失访2570例，失访占5.46%。44385例成功随访的患者中，死亡2070例，占4.66%。

12月4日，召开北京市肿瘤登记技术培训会，全市130余家二级及以上医院统计室、病案室人员共270余人参会。会上，对2017年全市肿瘤登记工作质控情况及肿瘤病例常见编码错误进行了总结，并邀请肿瘤数据上报优秀的医院介绍经验。将北京市2016年10～12月份、2017年1～3季度报告的62170人次户籍新发肿瘤病例导入综合统计信息平台，与历史数据库及本年度数据库内部进行查重比对，更新完善历史数据库信息。同时，从市疾控中心全死因数据库中筛选出25548例肿瘤死亡病例与北京市发病数据库关联，完善发病库相关信息。

（刘　峰）

【开展城市减重行动】 年内，市卫生计生委通过阳光长城微信公众号开展减重等知识宣传，通过微信公众号组织居民报名参与减重行动，共有6563人报名参加。全年累计推送图文258条，阅读数19万人次，关注人数3.2万人。9月16日，在北京慕田峪长城开展“长城行”群众健步走活动，150余人参加。

（刘　峰）

【加入“城市改变糖尿病”项目】 12月20日，北京市宣布正式加入“城市改变糖尿病”计划，成为中国项目伙伴城市之一，这是北京市卫生计生委与丹麦哥本哈根市卫生局于6月签署的卫生谅解备忘录首个落地项目。北京“城市改变糖尿病”项目重在对糖尿病高危人群和患者的早期防治，计划用3年的时间，通过干预对照研究，探索北京特色的糖尿病综合干预管理模式，提高糖尿病患者的综合达标率。

（刘　峰）

【启动脑卒中防控网络试点项目】 12月22～23日，市卫生计生委召开脑卒中防控网络试点项目启动暨培训会，市卫生计生委疾控处、清华长庚医院及120、999、14家试点医院主管领导、相关科室负责人共100余人参加。清华长庚医院对项目工作方案及技术方案进行了培训。该项目在整合全市120和999急救网络的基础上，以清华长庚医院为技术支持单位，联合京北地区14家二级及以上医疗机构，通过开展机构能力调查、技术培训、转诊会诊、优化院内急救流程及脑卒中防治规范化建设，探索建立从居民健康宣教、卒中发病急救到院内规范救治、多学科会诊、高级卒中单元支持，再到社区康复的脑卒中防控网络。

（刘　峰）

【阳光长城慢病防治微博】 第二批近百位“阳光长城”慢病防治微博科普专家利用各自的微博，将专业的科普知识向公众尤其是广大中青年群体传播，累计发布微博3100条，“阳光长城慢病防治”话题阅读量6442.8万次。

（刘　峰）

精神卫生

【召开精神卫生大会】 2月16日，召开全市精神卫生工作大会，邀请原国家卫生计生委疾控局副局长王斌、首都综治办副主任许继慧，以及市公安局、市民政局、市财政局、市残联等部门的领导出席会议。会议对2016年本市精神卫生工作做了总结并部署了2017年工作。许继慧从维护首都稳定的角度就北京市精神卫生工作做了总结并对2017年工作提出了要求，王斌对北京的工作给予了肯定，并对下一步的工作提出了要求。

（张　斌）

【赴泰国考察精神卫生】 3月20～24日，市卫生计生委由副巡视员郑晋普带队，由疾控处、国合处，安定医院和回龙观医院相关工作人员组成的一行5人对泰国的精神卫生工作进行交流、考察和参观。考察期间，市卫生计生委与泰国精神卫生司就双方在精神卫生领域开展更加深入和广泛的交流合作签署了协议。

（张　斌）

【京津冀精神卫生协同发展】 4月22日，北京市卫生计生委举办京津冀精神卫生和口腔公共卫生服务合作签约仪式暨京津冀精神卫生发展论坛。三地卫生计生委签署了《京津冀精神卫生工作合作协议》，北京安定医院、天津市安定医院、河北省第六人民医院签署了《京津冀精神卫生防治协作中心框架协议》。6月8日，北京安定医院、天津市安定医院、河北省第六人民医院召开京津冀精神卫生防治协作联盟管理委员会第一次会议筹备工作会，讨论京津冀精神卫生防治协作联盟工作章程（草案）、京津冀精神卫生防治协作联盟管理委员会第一次全体成员会议相关筹备事宜及2017~2018年京津冀精神卫生防治协作重点工作。7月12日，京津冀精神卫生防治联盟暨防治协作中心正式成立并在河北省保定市举行挂牌仪式。

（张　斌）

【强化综合协调机制】 北京市加强协调配合，不断巩固和完善市、区、街道（乡镇）三级精神卫生工作政府领导和部门协调机制，实现全市全覆盖。海淀区和朝阳区两个精神卫生综合管理试点区基本建立了村（居）委会严重精神障碍综合领导小组，部分区也建立了村（居）委会严重精神障碍综合领导小组。综治部门牵头，卫生等多部门协同开展工作。通过工作例会、联合检查、专题调研等形式，切实发挥好区精神卫生综合管理机制平台作用，确保各项工作落实。

（张 斌）

【强化精神卫生管理】 年内，市卫生计生委以重大活动安保为契机，精准开展严重精神障碍患者社区管理治疗服务。截至11月底，全市发病报告33422人次，累计建档79042人，年内新建档9170人，报告患病率从年初2.9‰提升至3.4‰；为67893名患者开展了危险度评估、分类干预和药物使用及康复指导等日常管理，治疗服务303409人次；为26148名患者提供免费体检服务；全市严重精神障碍患者在册管理率94.66%，同比增加0.54%；在册规范管理率91.06%，同比增加5.03%；规律服药率77.44%，同比增加3.83%。

（张 斌）

【推进精神卫生工作能力建设】 年内，市卫生计生委举办精神卫生类培训20余班次，现场学员2000余人次，线上学员20余万人次；并将精神卫生专业知识纳入继续教育必修课程，实现全市22万余名医、技、护、防等专业医疗卫生人员全覆盖，执业医师精神卫生专业知识培训率100%；精神科医师转岗培训41人，提高精神科医生数量；完成22名精神卫生专业社会工作者的培训；针对基层精防人员的个案管理、康复适宜技术、ACT主动治疗、应急处置演练、科普宣传和心理健康促进服务等各类专业课程。同时，推广朝阳、海淀两区在基层医疗机构设置精神科，强化社区卫生服务机构精神卫生服务功能；构建医院康复、机构康复、社区康复等不同类型康复模式等试点经验。推动社区、社会组织和社工“三社联动”工作机制，引入经过培训的专业社会工作者参与社区精神卫生工作。

（张 斌）

【加大心理服务】 年内，市卫生计生委推出了心理健康促进行动——明心、知心、舒心和安心“四心”工程，制作北京市居民心理健康自评工具；组建心理卫生科普讲师团（80名）和心理志愿者服务队伍（557人），在全市开展进学校、企业、社区、特殊群体等活动437场，大讲堂讲座19场；在北京6个区试点，为重点人群开展常见心理问题1200人次的个体化干预服务；探索适于北京本土化的社区主动式治疗技术（ACT）服务模式，并在6个区应用和推广，为500名患者提供精准度高、主动性强的专业化连续性的服务；推广精神分裂症社区康复适宜技术，为600名患者提供专业康复服务。通过“北京市心理援助热线”，面向市民提供24小时专业心理援助服务，累计服务量超过22万次，对其中的8000名高危人群提供免费的定期随访服务。同时，在具备条件的区陆续开通了9条区级心理援助热线。

（张 斌）

【提升精神障碍患者救治救助水平】 落实北京市严重精神障碍患者监护人看护补助制度，激励监护人主动履行职责。全市有86%的在册患者监护人提出补贴申领，较上年底（59.4%）提升了近30个百分点，全年财政投入1.3亿元。政策实施以来，全市新增患者10193人（其中2016年5563人，2017年9月底4630人）；有8098名拒绝访视的在册患者自愿接受社区规范管理服务（其中2016年4956人，2017年9月底3142人），通过补贴调动监护人履责积极性，吸引更多的疑似患者或拒访患者主动就诊，纳入服务管理，从源头上减少肇事肇祸案事件。落实北京市严重精神障碍患者免费服药政策，累计享受此项政策的患者约3万人，免费服药惠及率48.51%（较上年底提高了3.5个百分点），全年财政投入4000余万元。同时，在调研的基础上，市卫生计生委、市财政局、市人力社保局会商，拟订了对优化服务流程措施和调整免费药品目录的意见。

（张 斌）

【加强精神卫生知识宣传】 年内，市卫生计生委制作了《了解抑郁症》科普动漫和精神卫生法宣传动漫，世界卫生日宣传海报设计、世界精神卫生日宣传海报设计、惠民政策海报等宣传海报折页3个，“精神障碍患者护理知识”和“抑郁症的识别与防治策略”标准化课件2个，精神卫生知识点宣传手册设计3个，精神卫生宣传台历设计1个。利用北京精神卫生微信号公众号推送精神卫生知识94篇（其中科普文章58篇、工作动态信息36篇），累计关注1927人，关注人群分布33个省192个城市，阅读22074人次。利用睡眠日、精神卫生日等主题宣传活动日，组织市级精神卫生领域专家深入社区、家庭为居家精神障碍患者开展咨询义诊和提供帮助，结合广播电视网络等媒体开展公益宣传等活动，让公众走近精神障碍患者，了解精神卫生的服务内容，促进社会对精神卫生工作的理解与支持。世界精神卫生日，发起了“每个人是自己心理健康第一责任人”的倡议，并同北京市精神卫生保健所开展了多项宣传活动。

（张 斌）

职业病防治

【全面推进职业卫生工作】 根据《北京市职业病

防治规划（2016—2020年）》和《北京市职业病防治规划（2016—2020年）重点任务分工方案》，市卫生计生委联合市安监局组织相关规划和方案的培训，并启动部署相关工作，指导全市16个区开展职业病防治工作。

（王艳春）

【完成全市尘肺病防治现场督办】 年内，市卫生计生委组织市相关委办局开展区级自查、市级抽查，完成全市尘肺病防治现场督办工作，维护尘肺病患者健康权益。

（王艳春）

【完成职业病防治能力摸底调查】 年内，市卫生计生委完成全市职业病防治能力摸底调查，北京市下辖16个区，职业病诊断机构7家（总体覆盖数7/16），分布在3个区（地级覆盖率18.8%）；职业健康检查机构28家（总体覆盖数28/16），分布在12个区（覆盖率75%）；职业病报告业务管理单位地级覆盖率、重点职业病监测单位地级覆盖率均达100%。基本掌握了全市职业病防治机构及其能力情况，也为进一步开展职业病防治工作奠定了基础。同时，开展专项培训，规范职业病报告和职业病诊断鉴定管理工作。

（王艳春）

【推进重点职业病检查与职业健康风险评估】 年内，通过制定方案、组织培训、中期督导，市卫生计生委在全市16个区推进重点职业病检查与职业健康风险评估。收集4万余名接触职业危害劳动者的健康检查资料，分析现场职业病危害因素与劳动者健康的关系，为卫生、安监、社保等行政部门制定相关政策提供支持。

（王艳春）

【开展放射卫生工作】 年内，市卫生计生委开展了医疗卫生机构医用辐射防护监测、职业性放射性疾病监测与职业健康风险评估等国家卫生计生委重点职业病防治（放射卫生）重大专项工作。配合国家卫生计生委协调完成对口支援的西藏放射卫生监测工作。有针对性地举办了能力提高培训班。

（王艳春）

学校卫生

【健康促进星级学校的创建和评定】 年内，北京市推行健康促进学校评定规范地方标准，总结十多年来北京市健康促进学校的工作，梳理、制定并出台新的北京市健康促进学校方案，举办市、区卫生、教育、红十字会启动和培训会，推进全市星级健康促进学校的创建和评定。

（王艳春）

【学校卫生工作稳步前行】 年内，市卫生计生委联合市教委共同开展学校健康月系列宣传活动，初步形成以学校为主导、家庭和学生为主体的家校协作、共促健康的学生防病机制。组织市、区疾控中心和中小学保健机构的专家开展学校卫生“十三五”规划的督导，总体推进全市学校卫生防病工作。进一步完善“营”在校园工作机制，以新版学龄儿童膳食指南宣教为切入点，以“营”在校园公众微信号为平台，以“我做营养小达人”主题活动为核心，逐步形成共同关注学生营养健康的氛围。

（王艳春）

【探索中小学生成年期疾病早期预防及营养状况分级管理路径】 年内，市卫生计生委联合市教委多次组织市、区疾控机构，中小学卫生保健机构，综合医院临床和管理专家，共同讨论北京市中小学生成年期疾病早期监测与干预试点工作和北京市中小学生营养状况分级管理工作，并针对存在的问题组织卫生、教育系统和医疗机构的管理人员及专家研讨，探索在中小学校开展学生慢病管理工作的路径。

（王艳春）

健康城市与健康促进

【概述】 2017年是全面落实全国卫生与健康大会精神的开局之年，全市以健康北京建设为主线，加强多部门合作机制，制定并启动实施《“健康北京2030”规划纲要》。连续第八年以市政府名义发布人群健康状况报告，广泛开展健康中国行、健康大课堂、健康科普大赛等健康知识普及活动，全市各级各类健康大课堂1.6万场，受益超过80万人。海淀区、朝阳区、大兴区启动国家卫生区创建工作，房山区、顺义区、密云区、北京西站地区及延庆区八达岭镇高质量完成国家卫生区镇复审，城市人居环境不断改善。广泛开展各类控烟宣传，发挥社会共治模式，严格落实《北京市控制吸烟条例》的规定，控烟工作继续在全国起表率作用。

（张　冲）

健康北京建设

【贯彻实施《“健康北京2030”规划纲要》】 1月，市委、市政府召开全市卫生与健康大会，明确了编制实施《“健康北京2030”规划纲要》，推进新形势下健康北京建设的任务。同月，市政府将此项工作纳入年度重点工作，责成市卫生计生委牵头起草《“健康北京2030”规划纲要》。市卫生计生委成立编写组和指标预测组，面向社会公开遴选专家团队，开展规划编制研究和起草工作。召开指标预测研讨会，分别邀请主责部门和相关专家，对拟列入规划纲要的主要指标进行筛选和指标值预测。同时，由技术单位数据统计分析模型对主要指标进行测算。《“健康北京2030”规划纲要（征求意见稿）》完成后，3次征求委内处室意见，2次征求45家市属相关部门意见，依据意见修改完善。第一百四十六次市政府常务会议和第二百八十四次市委常委会议先后审议并原则通过了《“健康北京2030”规划纲要》。9月7日，市委、市政府印发实施《“健康北京2030”规划纲要》。9月21日，市卫生计生委、市政府新闻办联合召开新闻发布会，向社会公开发布解读《“健康北京2030”规划纲要》。11月8日，召开全市建设健康北京暨纪念爱国卫生运动65周年会议，对各地各级贯彻落实《“健康北京2030”规划纲要》进行动员部署。11月13～19日，市卫生计生委、市体育局、市教委和市总工会联合开展“健康北京周”宣传活动，对《“健康北京2030”规划纲要》进行宣传。

（刘福森）

【连续8年发布人群健康状况报告】 自2009年以来，市卫生计生委坚持每年以市政府名义发布上年度《北京卫生与人群健康状况报告》。2016年度健康状况报告涉及18个市属委办局，经过编写组10余次编审和整理，于6月29日正式发布。主要包括人口基本情况、慢病相关危险因素、传染病发病情况、残疾人口和精神疾病情况、儿童青少年健康状况、医疗卫生服务情况、健康环境状况等，全面、客观地反映了全市居民年度健康水平和卫生事业发展的情况。与2009年相比，2016年北京市户籍居民期望寿命提升1.56岁，高于全球高收入国家和地区水平。婴儿死亡率下降37.7%（2009年为3.49‰），孕产妇死亡率下降25.6%（2009年为14.55/10万）。8年数据分析表明，北京市的卫生健康事业得到了长足发展，北京市居民的健康水平也获得显著提升。居民健康指标持续向好、国内领先，与发达国家接近。

（周月娜）

【健康细胞工程建设】 为落实全国健康促进区建设各项指标，全市开展了以健康示范单位和在职人群为重点的健康细胞工程建设。2016年，市卫生计生委下发了《关于进一步加强健康促进区建设，做好健康促进场所建设的通知》，明确了创建工作进度安排。2017年，北京市新创建评选出市级健康示范单位85家、市级健康社区2家。全市累计创建健康示范社区（村）2488个、健康促进学校1547所、健康促进医院175家、健康示范单位276个。

（周月娜）

健康促进

【启动“健康中国行”】 4月，全市启动“健康中国行”——合理膳食宣传教育系列活动。“健康中国行”是健康促进的全国性品牌活动，为深入推进健康中国建设，根据国家卫生计生委统一要求，5月10日，市卫生计生委结合科普专家巡讲活动启动了“2017年健康中国行”北京地区宣传周。全市各区、各医疗卫生机构结合工作实际，围绕健康中国战略和健康北京建设，分别启动了健康中国行活动，广泛传播健康北京、健康素养66条等理念，普及健康知识，引导市民养成健康的生活方式，提高市民健康素养水平。

（周月娜）

【第二届北京市健康科普大赛】 4~10月，市卫生计生委在全市开展第二届北京市健康科普大赛。面向驻京各级医疗卫生机构、有关专业院校和科研机构，以团队形式报名参赛。共55个团队165名队员报名参加，经过初赛、复赛和决赛，最终10个团队分别获得团队一、二、三等奖。决赛于国庆节期间在北京电视台“健康北京”栏目全程播出。大赛结束后，持续每周日在北京人民广播电台《健康加油站》对15名大赛优秀选手进行推广和宣传，并组织16支优秀科普团队及30名科普选手深入全市16个区开展健康巡讲。

（周月娜）

【健康促进区试点建设】 8月，怀柔区、东城区完成第二批全国健康促进区试点建设自评。9月，市卫生计生委邀请新疆卫生计生委专家共同完成终期评估，总结提炼了第一批和第二批试点经验在全市推广。5月，确定西城区、门头沟区为第三批健康促进区建设试点区。

（周月娜）

【健康大课堂】 年内，市卫生计生委在全市开展各级各类健康大课堂活动。统筹市级专家资源，分别与市直机关合作，在市直属机关、市属事业单位开展对公务员和干部的健康大课堂；与市教委合作，在各区中小学校开展对学生、教师及家长的健康讲座；与区卫生计生委合作，在16个区针对大中小学生、公务员、企业职工、社区居民、流动人口等开展健康讲座。全年开展市级科普专家健康知识巡讲166场，其中机关讲座62场、学校巡讲30场、公安巡讲42场、社区巡讲32场，约5万人次受益。全年市、区各级各类健康大课堂1.6万场，受益80万人次。

（周月娜）

【健康科普宣传】 年内，市卫生计生委继续与北京电视台、北京电台、《北京晚报》、《法制晚报》、《今日头条》、新华网等多家主流媒体合作，以市级科普专家为主要力量，开展健康科普宣传。全年制作播出合作节目93期，刊载健康知识专版54期，刊载健康科普文章144篇，发布科普视频90部，制作健康公益广告2部，在北京电视台所属频道播出1500余次。精选《挽救生命的"黄金4分钟"》《降焦卷烟致癌吗？》《久坐族警示》等10部健康科普视频在全市各级医疗卫生机构中播放，播放频次500万次左右。同时，精编"2017年健康中国行——北京市健康科普大赛"优秀科普文章并出版《健康到你家——科普达人谈健康》科普书籍，免费向市民发放4000余册。

（周月娜）

爱国卫生

【病媒生物防制】 3月20～24日、11月20～24日，全市以市政地下管线、公共绿地、中小餐饮、宾馆（饭店）、农贸市场等为重点，开展春、冬季统一灭鼠活动。6～9月，在全市开展4次统一灭蚊蝇活动。以首都核心地区、农贸市场、城中村、城乡接合部、居民社区及疏解非首都功能重点区域为重点开展蚊蝇防制活动，使外环境蚊蝇滋生地得到有效清除。同时，为指导单位和居民家庭开展灭蟑工作，制定了《北京市病媒生物控制——灭蟑技术指南》。

（孙轶卓）

【城乡环境整洁行动】 根据《全国城乡环境卫生整洁行动方案（2015—2020年）》精神，年内，北京市以《国务院关于进一步加强新时期爱国卫生工作的意见》为指导，在全市范围内启动了新一轮的城乡环境卫生整洁行动。市爱卫会下发《关于落实全国城乡环境卫生整洁行动方案（2015—2020年）的通知》，明确重点，全方位开展城乡环境卫生整治，提高城乡环境卫生基础设施建设和运行能力，推进"疏解整治促提升"专项行动，保障城乡饮水安全。4月，全市开展第二十九个爱国卫生月活动，围绕"为了人民的健康——65年的历史与展望"主题，动员和组织全市各部门、各界群众参与爱国卫生活动。

按照《全国城乡环境卫生整洁行动督导检查工作方案（2015—2020年）》要求，9月19～20日，全国爱卫办组织成员单位对北京市城乡环境卫生整洁行动进行督导检查。由国家卫生计生委疾控局副巡视员崔刚带队，督导组一行首先来到大兴区庞各庄镇，检查镇中心水厂，实地察看了水厂水质净化和消毒设施，并对水质检测报告进行了核实。随后，督导组对庞各庄镇梨花村和榆垡镇西麻村的村容村貌、生活垃圾收集转运及生活污水处理进行了检查，尤其对西麻村的环境卫生党员负责制给予了表扬。19日，督导组来到丰台区再生水厂和区循环经济产业园，查看了污泥处理、生活污水处理净化及生活垃圾、厨余垃圾、建筑垃圾等的资源化利用，并高度评价了区循环经济产业园的垃圾资源回收利用。督导组随后查看了永定河河道治理、方庄地区环境整治和生活垃圾分类回收开展情况。20日，督导组对海淀区温泉镇东埠头村和温泉镇高里掌村进行实地督导，重点检查了生活垃圾分类收集转运、农村污水处理、农村无害化卫生厕所及病媒生物日常监测与防制等。

（孙轶卓）

【保障"一带一路"高峰论坛】 为确保"一带一路"高峰论坛免受病媒生物侵扰，市卫生计生委、市爱卫会组织专业队伍对雁栖岛病媒生物防制工作进行3次督导检查，了解雁栖岛鼠类、蟑螂等病媒生物危害情况，并及时向雁栖湖指挥部、城市运行和环境保障组汇报。5月9日，第三次病媒生物防制督导检查发现餐前酒区域蝇密度较高，紧急购置高效灭蝇药物和喷洒设备。5月12日，派出14名专业人员第四次上岛开展消杀工作，重点针对雁栖岛餐前酒区域及周边外围环境的蚊蝇等飞虫采用"推—拉"防制策略进行全面处理，作业面积1万余平方米。

（孙轶卓）

【基本完成农村改厕】 北京市农村户厕改造基本完成，完成对农村环境卫生与户厕调查评估报告。全市农村卫生厕所普及率98.11%，无害化厕所普及率98.11%。

（孙轶卓）

控烟工作

【控烟培训】 4月26日，市爱卫会举办北京市爱国卫生与控烟高级培训班，市人大教科文卫体办公室巡视员胡姮、WHO驻华办事处代表施贺德讲话，国家卫生计生委疾控局副局长张勇授课。各区爱卫会主任、各委员部门主管领导及相关机构负责人。4~12月，市爱卫办举办21场餐饮、物业等重点场所控烟工作管理者、经营者的控烟技能和《北京市控制吸烟条例》执行能力培训，参加培训人员近3000人。

（孙轶卓）

【控烟宣传】 年内，市爱卫办开展多种形式控烟宣传活动。5月31日，市爱卫会、市卫生计生委与通州区政府在通州运河文化广场共同主办“健康北京，无烟通州”大型主题宣传活动，北京市控烟协会名誉会长孙康林、市卫生计生委党委书记方来英，以及国家卫生计生委、WHO相关领导出席。7月，市爱卫会启动全市100个社区的1000个家庭开展“无烟家庭”宣传活动，推出“好男人黄磊为无烟家庭代言”“粽子对对碰，无烟消消乐”和“节后遇好事，答题赢大奖”3个H5互动有奖游戏，上万人参与活动。5~7月，在200个公交站台和100辆公交车持续开展2个月的控烟宣传。在北京站、北京西站户外大屏和7600个楼宇电视播放控烟宣传片，印发20万张控烟海报，并利用报纸、电视等传统媒体，网络、短信等新兴媒体，公园、宣传栏、楼门等社区媒体及微信、博客、微博等社会媒体开展控烟宣传。

（孙轶卓）

【控烟成效显著】《北京市控制吸烟条例》实施两年多来，全市控烟工作形成了“政府主导、部门协调、单位负责、社会共治”的工作机制。年内，市爱卫会、市卫生计生委评出150名控烟管理先进个人、130名控烟执法标兵和40名控烟优秀志愿者，在世界无烟日活动上予以表彰，并对2016年度部分控烟管理示范单位的先进经验和做法予以宣传。在国家卫生计生委对全国无烟医疗卫生系统暗访检查中，北京市排名第一；美国疾病预防控制中心对全球最为繁忙的50座机场进行无烟政策分析，首都国际机场全面禁烟被评定为走在国际前列。

（孙轶卓）

【无烟环境建设】 年内，首都文明办继续组织全市9000名公共文明引导员在2300个公交地铁站台开展控烟宣传活动。首都控烟志愿者14851人，全年协助处理投诉案例4547件，巡查8063户。

北京12320热线全年受理控烟相关服务14043件，投诉处理率97%。投诉举报前三位的场所为写字楼、餐厅和居民楼楼道。全年市卫生监督执法人员共监查各类控烟场所121621户次，发现不合格单位6013户次，总合格率95%，比《北京市控制吸烟条例》实施之初的77%有了较大提升。

针对全市政府机关、医疗机构、写字楼、旅馆、餐馆、KTV、网吧、长途汽车站、出租车等公共区域开展控烟实施效果的暗访检查，94.7%的场所张贴有禁烟标识，6.7%的场所发现烟蒂，0.9%的场所发现烟灰缸，1.3%的场所发现有人吸烟，60.3%的出租车内张贴了禁烟标识。

（孙轶卓）

【戒烟门诊规范化建设】 年内，市卫生计生委继续开展戒烟门诊规范化建设，提高戒烟门诊接诊能力。通过“申报—评选—建设”的形式从全市的64家门诊中评选出10家戒烟门诊开展规范化建设，召开专家评估会2次，第一次是对戒烟门诊的接诊能力进行评估，第二次是对戒烟门诊的工作计划和项目经费分配进行评估。10家戒烟门诊开展了规范化建设工作，提供首诊5340人，药物服务2092人次。

（孙轶卓）

基层卫生

【概述】 2017年，北京市基层卫生工作以促进健康北京建设为目标，全面落实基层医改各项要求，促进分级诊疗制度建设，深化家庭医生签约服务，探索完善基层医疗卫生运行补偿机制，改革群众在基层的就医体验，夯实各项工作基础，提高服务能力和水平。

据北京市社区卫生服务管理中心统计，全市运行社区卫生服务机构1950家，其中社区卫生服务中心335家、社区卫生服务站1615家。社区卫生服务机构诊疗5913.2万人次，其中门急诊5881.2万人次。家庭医生签约服务累计451万户865.4万人，其中65岁及以上老年人签约201.3万人、4种慢性病患者签约268.3万人；建立居民健康档案1745.6万份，其中电子健康档案1718.6万份，电子建档率78.9%；慢性病患者健康管理370.5万人，4种慢性病患者健康管理316万人。

（荣志清）

社区卫生

【加强社区卫生绩效管理】 年内，市卫生计生委出台《北京市基层医疗卫生机构绩效管理指导方案》《北京市基层医疗卫生服务机构基本项目标化工作量指导指标（2017版）》。3月14～17日，市卫生计生委联合市中医局成立4个考核组，现场考核。每个考核组分为2个小组，一组负责社区卫生绩效考核，一组负责基本公卫项目考核。每区考核2家社区卫生服务中心（1家为各区推荐、1家为现场随机抽取），全市共考核32家社区卫生服务中心。现场考核结束后通过数据汇总、质控、横向评比等环节得出各区现场考核成绩。西城区、朝阳区、东城区位列考核前三名。考核成绩和等次与各区基层卫生奖励经费拨付及基层医疗卫生机构绩效工资总量调整直接相关。

（宗保国）

【落实医药分开综合改革】 4月8日，全市社区卫生服务机构参与医药分开综合改革，坚持改革与改善同步进行。主要措施：一是取消药品加成及挂号费、诊疗费，设立医事服务费。基层医疗卫生机构医事服务费标准为：普通门诊20元，副主任医师40元，主任医师60元，知名专家80元，急诊40元，住院50元/床日。其中普通门诊和急诊医事服务费医保分别报销19元和39元，个人自付1元；副主任医师、主任医师、知名专家医事服务费医保均报销20元，个人自付分别为20元、40元、60元；住院医事服务费按比例报销。二是实施药品阳光采购，加大社区用药供应。打破基层和大医院的用药壁垒，实现采购平台和目录双统一，为推进分组诊疗和大医院下社区的医嘱用药提供政策支持。结合居民不同用药需求，建立"有序采购、保障供应、短缺登记、预约取药"机制。鼓励有条件的区开展基层药品配送模式改革，灵活配送方式和配送渠道，方便社区居民用药。三是规范医疗服务价格。降低大型医用设备检查项目价格，提高中医、护理等体现医务人员技术劳务价值和技术难度高、执业风险大的医疗服务项目价格。四是加强成本和费用控制，遏制医药费用不合理增长。五是加大基层中医药适宜技术推广应用，满足群众中医药服务需求。

（荣志清）

【落实社区长处方服务】 年内，为提高居民在基层卫生机构就医获得感，北京市针对4种慢性病签约患者，提供105种慢性病用药长处方服务。4月8日～12月底，全市社区卫生服务机构签约长处方13226人，开具长处方18662人次26536张。

（宗保国）

【落实老年人优先政策】 年内，北京市为符合条件的老年人减免社区医疗普通门诊医事服务费自费部分。4月8日～12月底，全市社区卫生服务机构为1989.78万人次的60岁及以上老年人提供优待服务，减免金额1989.78万元。

（顾　菲）

【开展京台基层卫生交流培训】 5月7～13日，全市基层医疗机构的医护人员和部分管理者一行16人赴台湾，针对全科医疗、社区护理和基层卫生政策与管理等进行培训与交流。9月，京台科技论坛期间，北京市社区卫生协会与中华华夏医师协会共同举办基层卫生论坛，京台双方近50名基层医务人员参加。

（李志敬）

【推进家庭医生签约服务】 年内，出台《北京市推进家庭医生签约服务实施意见》，围绕"5·19"世界家庭医生日，开展多种形式的宣传和现场签约活动。落实国家卫生计生委和国务院医改领导小组办公室《关于做好2017年家庭医生签约服务工作的通知》精神，着力做好重点人群家庭医生签约服务。在老年人、残疾人、低收入户、计划生育特殊家庭等方面建立信息共享机制，为推动重点人群签约提供支持。9月，市卫生计生委印发《关于提升北京市家庭医生签约服务质量有关工作的通知》，统一提供家庭医生签约服务包供各区参考，其中包括基本包和个性包。个性包中涵括老年女性服务包、老年男性服务包、高血压患者服务包、糖尿病服务包等。同时，制定家庭医生签约服务备选服务项目（市级指导2017版），供基层结合实际参考选用。至12月底，全市家庭医生签约865.4万人，家庭医生总签约率39.9%；全市重点人群签约504.7万人。此外，开展"北京市家庭医生签约服务内涵及考核机制"和"北京市家庭医生发展战略"研究，为家庭医生制度可持续发展提供支撑。

（朱文伟）

【举办京港示范社区卫生服务中心培训项目】 10月24～26日，第五期"社区医疗新世界"全科医学专业培训现场指导项目在丰台区方庄社区卫生服务中心举办，香港医管局的5名全科医师和北京市8名师资向全市50余名全科医师骨干进行临床应诊能力培训，重点加强学员对全科医学理论的应用能力及改进应诊能力。

（李志敏）

【开展"先诊疗后结算"服务】 年内，全市社区医疗卫生服务机构持续优化就诊流程，减少居民候诊时间。有233个社区卫生服务中心实施"先诊疗后结算"服务。

（朱文伟）

【健康档案和慢性病管理】 截至年底，全市建立居民健康档案1745.6万份，建档率80.4%。其中电子健康档案1718.6万份；老年人健康档案337.1万份，占居民健康档案总数的19.3%；健康档案使用率48.5%。全市社区卫生服务机构高血压患者规范管理率65.3%，糖尿病患者规范管理率74.5%。全年北京市培养家庭保健员2万余名。

（李君念）

【示范社区卫生服务中心评选和群众满意乡镇卫生院建设】 年内，市卫生计生委在全市开展人民满意的乡镇卫生院建设和优质服务示范社区卫生服务中心评选活动。经过机构自查、区级审核、市级复核和国家评定，北京市有10家乡镇卫生院被国家卫生计生委遴选为2016~2017年度群众满意的乡镇卫生院：大兴区采育镇中心卫生院，房山区阎村镇中心卫生院、大石窝镇卫生院，通州区西集卫生院、张家湾卫生院，顺义区赵全营镇卫生院、杨镇沙岭卫生院、李桥镇卫生院，怀柔区琉璃庙镇卫生院、北房镇卫生院；32家社区卫生服务中心被国家卫生计生委遴选为优质服务示范社区卫生服务中心：东城区朝阳门、东花市社区卫生服务中心，西城区新街口、大栅栏、展览路社区卫生服务中心，朝阳区六里屯、管庄第二、东风、常营、南磨房、八里庄社区卫生服务中心，海淀区北太平庄、蓟门里、青龙桥、双榆树、万寿路、羊坊店社区卫生服务中心，丰台区长辛店、马家堡社区卫生服务中心，石景山区鲁谷社区卫生服务中心，门头沟区东辛房社区卫生服务中心，通州区于家务回族乡于家务、马驹桥镇马驹桥社区卫生服务中心，怀柔区龙山街道社区卫生服务中心，昌平区北七家、南邵社区卫生服务中心，大兴区西红门镇社区卫生服务中心，平谷区马昌营镇、平谷镇社区卫生服务中心，密云区鼓楼、太师屯镇社区卫生服务中心，延庆区永宁镇社区卫生服务中心。

（朱文伟）

【社区卫生服务满意度调查】 年内，市卫生计生委继续委托北京永润禾信息咨询有限公司开展居民对社区卫生服务认识度、使用度和满意度"三围"调查。调查采用定量与定性相结合的方式，定性主要采用文献检索、专家深访的方式开展，定量主要采用在社区卫生服务机构随机拦截调查的方式进行。随机抽取92个社区卫生服务中心、144个社区卫生服务站。北京市社区卫生服务机构综合评价指数86.02分，其中东城区、西城区、昌平区、朝阳区分别获得92.25分、90.06分、89.60分、89.03分。

（宗保国）

【加强社区人才队伍建设】 年内，市卫生计生委继续开展"十、百、千"社区卫生人才培养选拔计划。在各区选拔推荐的基础上进行综合笔试和面试，有17名社区卫生首席专家和40名社区健康管理专家入选。至此，拥有了一支包括1267名社区卫生业务骨干、103名社区健康管理专家、26名社区卫生首席专家的优秀人才梯队。另外，委托北京市社区卫生协会继续开展社区卫生管理干部培训，全年举办3期培训班，每期2天，800余人参加培训。

（荣志清）

【加强社区医生儿科常见疾病培训】 年内，市卫生计生委邀请16名北京儿童医院、首都儿科研究所附属儿童医院及部分三级医院儿科专家，分别就儿童生长发育与保健管理要求、营养性疾病、发热、小儿肺炎、小儿腹泻病、小儿贫血、小儿皮疹、儿童意外伤害等16项内容对社区医生进行专题授课，着重对儿科各种常见病、多发病的诊疗规范、鉴别诊断、重症识别和转诊标准系统讲解，共培训100人。

（李君念）

【促进社区医养结合】 年内，北京市为提升基层医疗卫生机构为居家高龄、重病、失能及部分失能老年人提供上门服务的能力，拓展家庭医生签约服务内涵，拟订了《社区上门医疗卫生服务规范》（培训教材），开展了社区全科医生、护士等人员培训，共培训约70人。此外，丰台、西城等区结合实际情况，开展上门服务试点，促进社区医养结合。如丰台区为失能、半失能高龄老人上门提供康复护理、中医适宜技术和生活指导等服务，财政出资800万元用于建立家庭医生上门服务奖励；西城区结合家庭医生签约服务，制定失能老人入户服务包，探索失能老人入户服务有偿购买机制，费用用于家庭医生补贴。

（顾　菲）

农村卫生

【规划建设村级医疗卫生机构】 年初，10个远郊区对辖区村卫生机构进行规划建设的梳理。699个无卫生机构的行政村中需新建村级卫生机构525个（村卫生室511个、社区卫生服务站14个），其余230个无卫生机构的行政村通过相邻村卫生机构覆盖或采取巡诊的方式提供服务。截至年底，10个远郊区已启动村卫生室建设项目247个，完成103个。

（荣志清）

【补充乡村医生】 年初，北京市首次开展乡村医生岗位人员订单定向免费培养。通过首都医科大学高职自主招生考试（笔试和面试），98名符合条件的考生被首都医科大学临床医学专业（乡村医生方向）录取。9月，开启为期3年的全日制学习，毕业后将回到本区从事乡村医生岗位工作。

（荣志清）

【加强村卫生室绩效管理】 年初，出台《北京市卫生计生委关于加强村卫生室绩效考核的指导意见》，明确绩效考核的目标、原则、内容、要求及考核结果的应用，拟定了考核指标（参考），包括6个一级指标、29个二级指标。同时还出台《北京市村卫生室管理与服务规范（试行）》，提出村卫生室的规划设置、基本建设、设备配置标准（如诊疗科目、房屋建设规模、基本仪器设备等），明确人员配备与管理要求（如乡村医生岗位人员配备及准入、补充渠道、奖惩培训方式等）、村卫生室功能任务与业务流程、业务管理要求（如依法执业、药品管理、医疗废物处理等）、财务及医保管理要求（包括财务管理及资产登记、药品账册、医保定点服务），对于规范村级医疗卫生服务行为、提高服务能力、指导绩效考核起到重要作用。

（李志敏）

【开展村卫生室满意度调查】 6月，市卫生计生委、北京市社区卫生服务管理中心委托第三方研究单位（永润禾北京信息咨询有限公司）开展2017年度北京市村卫生室调查研究。此次调查涉及12个涉农区（房山、怀柔、密云、通州、昌平、大兴、门头沟、平谷、延庆、丰台、海淀、顺义），按照每个区所拥有的村卫生室数量，分别抽取1～3个村卫生室，共计25个村卫生室，每个村卫生室完成50份村民问卷调查和1份村医问卷调查。综合来看，北京市村民对村卫生室满意度91.29分。从各区来看，海淀区、大兴区、昌平区等得分较高，丰台区得分相对较低。从各维度来看，村民对服务态度、就诊方便性、及时性等方面评价较高，而对于常规检查设备、药品种类、硬件设施等方面的评价相对较低。

（李志敏）

中医工作

【概况】 北京市有中医类机构1097个，占全市医疗机构总数的10.13%。其中，中医类医院215 家（包括：三级 31 家、二级 32 家、一级 146 家、未评级 6 家，公立 51 家、民营 164 家，中医医院 170 家、中西医结合医院 42 家、民族医院 3 家），中医类门诊部 219 家，中医类诊所 663 家。中医类医院实有床位24746张，占全市医院实有床位数的21.79%。全年各级各类医疗机构中医门急诊5760.5万人次，占全市总诊疗人次的25.71%。其中，中医类医院总诊疗3814.0 万人次，社区卫生服务机构中医科服务948 万人次。

市中医局为了在改革中实现“降低费用、提升疗效、优化服务”的目标，出台了6个配套文件和3个补充通知，建立了中医药数据动态监测和评估制度，启动中医服务项目价格动态监控平台。分别在西苑医院、世纪坛医院、佑安医院、北京中医医院开展中医药“学术模式、服务模式、管理模式”三模式改革试点。成立了中医药肿瘤防治办公室和中医药大数据创新实验室。

启动本年度市政府为民办实事项目之一——中医治未病健康促进工程。同时，继续推进2016年市政府为民办实事项目——中医健康乡村（社区）工程、中医药健康养老“身边”工程，创新中医药体验馆的乡村服务模式。推动中医药老年康复服务资源扩充，完成西城区广外医院、隆福医院、昌平南口医院、东城区第一人民医院等以老年康复服务为特色的综合医院向中西医结合医院的转型。望京医院、北京中医医院入选国家中医康复服务能力规范化建设项目，制定了一批优势病种中医康复方案，开展中医康复单元建设。推动规范化的中医妇幼保健服务包纳入妇女孕前、孕中和产后及儿童保健的各个环节。

制定区域中医药发展评价指标体系，并与市财政局联合开展中医药区域发展投入机制的改革。在10个远郊区中，通州、房山、顺义、昌平、门头沟、平谷等区初步形成了本区域的中医药发展规划。推进京津冀中医药协同发展，开展首个专科协同病房建设——望京医院托管河北省固安县中医医院骨科病房正式启动，与河北省衡水市中医药协同发展的调研形成初步方案，推动东方医院与河北省隆化县中医医院、北京中医医院与天津市宁河区中医医院的合作。

建立北京市中医药科研评价指标体系，发布《北京地区三甲医院中医科技竞争力初步评价》，组织首都卫生发展科研专项（中医药类）的申报和遴选，最终50个中医药项目获得立项。开展第三届“首都国医名师”评选，推出102名“首都国医名师”。召开“国医名师·中医脊梁”——贯彻落实《中医药法》百名国医宣传活动，启动北京市第六批全国老中医药专家学术经验继承工作，持续推进北京中医药“薪火传承3+3工程”，新增两室一站11个、分站19个。编制中医药蓝皮书《北京中医传承发展报告》。推进中医住院医师规范化培训，建立规培师分级管理制度，完成200名考官培训考核，评定管理优、教学优、效果优的教学团队21个。成立北京市中医药继续教育管理委员会，创建中医药继续教育申报及系统管理平台，对中医药继续教育实行单独管理，率先实施中医药继续教育导航工程。

（高　彬）

中医医政管理

【提升中医护理能力】 1月，市中医局印发了《北京市中医护理“十三五”发展规划》，在全市中医机构内加强护理人才培养，提高中医护理能力。启动各种中医护理项目，开展护理示范病房试点建设项目和中医护理门诊项目，培养中医护理培训师。6月，组织京津冀伤口护理病例大赛，10名参赛选手对病例进行现场汇报，经过专家提问、现场评选打分、现场统计，最终西苑医院徐春艳获一等奖，另外评选出二等奖3名、三等奖6名。11月，编辑《中医护理知识问答》，指导中医机构护理人员学习中医药知识100学时。

（祝　静）

【支持中医药振兴发展】 2月7日，印发《北京市人民政府关于支持中医药振兴发展的意见》。该《意见》以符合首都中医药特点的管理体制和政策体系为重点，进一步发挥中医药独特的卫生资源、潜力巨大的经济资源、具有原创优势的科技资源、优秀的文化资源和重要的生态资源。为此，市中医局制定了《北京市人民政府中医药工作部门联席会议制度》，建立由市政府领导牵头负责的中医药工作部门联席会议制度，协调推进全市中医药工作。

（诸远征）

【中医医疗机构医疗质量安全专项整治】 2月，下发《北京市中医管理局关于开展医疗质量安全专项整治活动工作的通知》，制定了整顿活动方案。要求各中医机构进行自查，梳理医疗安全存在的隐患，排查存在的安全问题和薄弱环节。与市卫生计生委联合完成国家卫生计生委对北京中医医院医疗质量安全的督导检查，协助国家中医药管理局完成局直属医院的医疗质量安全督查；组织专家完成8家中医医疗机构医疗质量安全督查，8家中医医疗经自查整改、市级督查，均达到了医疗机构的安全管理要求，全部合格。

（祝　静）

【中医健康乡村和社区试点建设】 2月，市中医局下发《北京中医健康乡村（社区）试点建设工作要点》，组建北京中医健康乡村（社区）试点建设工作市级领军人才团队37支，团队负责人中有22人承担着院级领导职务，6人享受国务院特殊津贴，19人为国家级重点学术专科带头人，37人均担任市级学会专业委员会副主任委员及以上职务，同时团队成员中高级职称人才占比54%。北京中医健康乡村（社区）试点建设工作领军人才团队的驻村、驻社区工作模式进入常态化，创新了中医药医疗模式，提升了中医药健康服务能力，健康乡村的“十个一”（即成立一个乡村中医专家工作室、实施一份四联单健康管理活动、编写一份村域健康管理报告、形成一套慢病综合干预措施、实施一项中医证候监测和村域健康研究、推广一套中医运动养生功法、培养一支农村家庭中医保健员队伍、培养一名农民身边的小名医、建立一个农村居民健康管理信息平台、选派一名中医专家基层挂职）、健康社区的“五个一”（即开展中医药标准化治未病工作，指导中医药基本公共卫生服务工作，实施中医药慢病管理和中医健康教育，组建并培训中医社区养生功法队伍，培养社区家庭中医保健员）核心内容基本实现，居民的知晓度、参与度明显提高。在医联体模式、医疗模式、证候监测模式、合作模式、健康管理模式和智慧模式等6个方面进行了探索创新，工程建设模式固化红利显现。全年37支领军人才团队驻村、驻社区467次，派出骨干人才3864人次，服务人群81802人次；开展科普404次，听众21745人次；科普视频课件播放2000余次，健康书籍发放5万余册。专病免费筛查3000余人次，接收转诊患者337人，分诊转回137人，远程会诊559人，团队入户诊疗咨询106人。

（赵玉海）

【“十二五”国家中医重点专科验收】 3月，市中医局对北京市54个国家中医重点专科项目执行情况进行实地检查验收。54个国家临床重点专科均能按照建设计划开展工作，完成了建设计划内容，中医临床诊疗水平及服务能力明显提高，人才队伍建设取得较显著成效，学术影响明显增强，中医适宜技术得到推广，达到了预期目标。

（祝　静）

【加强行业监督管理】 3月，市中医局对引起舆情的案件开展调查处理，配合市公安局等部门对“辟谷”班联合执法，展开对四大“神医”等重点案件的调查及处理，并针对存在的问题组织全市医疗机构开展中医师参与医药广告宣传活动的清理。全年中医医疗机构行政处罚66件，涉及单位57家，共计罚款13.5万元，警告26户次，责令改正13户次，有效净化了中医药服务市场环境。

（诸远征）

【推进中医药改革】 4月8日，全市开展医药分开综合改革，市中医局出台了6个配套文件和3个补充通知，提出“三控四限”要求（即控制中医非药物疗法总费用的增长幅度、诊疗总人次的增长幅度、次均费用额度，限治疗病种、限治疗疗程、限人次人头比、限治疗项目数），要求收取一次普通门诊医事服务费开具针灸、推拿诊疗次数不少于3次，强调从严开展中药饮片处方点评，对中成药实施分类管理并提出规范使用的具体要求。同时，对中医医院和基层卫生服务机构提供中医药服务提出了改善服务的具体举措。全市36家公立中医医院门急诊量同比下降、出院人次上涨、医疗收入上涨、药占比明显下降的总体趋势符合预期，中药饮片收入占药品收入比重上升、针灸推拿诊疗人次增长凸显中医药特色更加突出，各类指标总体趋势符合预期。

（诸远征）

【实施中医药健康养老“身边”工程】 4月，市中医局继续推动中医药健康养老“身边”工程建设，不断完善中医药健康养老服务保障体系，构建“卡、包、岗”三结合的中医药健康养老服务模式，大力培养基层中医药健康养老服务岗位人才队伍，积极开展京津冀三地协同发展中医药医养结合事业。推进“卡、包、岗”服务模式试点，老年人持卡可到中医药健康养老联合体内消费中医药健康养老服务；制定了中医药健康养老的普惠包和50余种分类技术服务包，供老年人在居家、社区和机构养老中选择使用。根据月度抽调数据显示，累计92449人次的老年人使用了中医药诊疗包、35252人次使用中医适宜技术包、88966人次使用健康管理包。在医院、社区服务机构、养老机构等场所按照“诊疗岗、调理岗、咨询岗”的岗位要求，105个试点单位三岗共服务老年人210099人次为5754名老人提供免费中医体质辨识，减免服务费95871元；为2772名老人提供上门诊疗服务，为1104名老人提供上门身体检查服务。为医养联合体实现老年人转诊1493人次，分诊转回（康复治愈）106人，重点监测1956人，并为3874名托底老人开展健康养护工作。

实施中医药健康养老人才骨干培养计划。首期遴选40家社区卫生服务机构的397名中医技术人才参加10项中医药健康养老适宜技术的分类培训（中医心理疗法、中医刁氏脊椎病诊疗法、药管术、调脊术、贺氏火针、经络腿足疗法、铍针术、振腹疗法、贺氏管针、葛氏捏筋拍打疗法），分别通过4个阶段129次688课时的学习，90%的学员合格毕业，82人成绩优秀，进入北京中医药健康养老适宜技术骨干人才团队，并开启为期3个月的跟师深度学习。

（赵玉海）

【加强中医药应急管理】 5月，成立北京中医药学会中医应急工作委员会。10月，市中医局组织专家对8家社会办中医医疗机构开展突发公共卫生事件应急工作检查。11月，举办北京中医应急培训演练，全市39家中医医疗机构近200人参加。12月，制定《2017年冬季流行性感冒中医药防治专家指导意见》，举办中医医疗机构冬季常见传染病培训。

（林文慧）

【中医治未病健康促进工程】 6月28日，市中医局承担市政府为民办实事项目——北京中医治未病健康促进工程，在东城、西城、朝阳、海淀、丰台、石景山、通州7个区试点，形成了治未病服务“北京模式”。遴选10万名慢性病患者（高血压、糖尿病）重点人群，推广使用中医药治未病服务，推广中医养生保健方法。坚持项目管理智能化，围绕管理精细化机制建设，变“粗放型”管理为“精细化”治理。创新“互联网+”、“大数据+”中医药治未病服务模式，集健康养生文化创造性转化、健康观转变、服务模式改革、治未病科技创新、治未病智慧监管于一体，形成治未病“五化”（数据化、可视化、清单化、痕迹化、责任化），使北京中医治未病成为健康北京建设的重要实践。至年底，中医治未病管理134746人，惠及316642人。

（赵玉海）

【贯彻落实《中医药法》】 2016年12月25日，国家颁布了《中华人民共和国中医药法》，于2017年7月1日起施行。年内，市中医局组织《中医药法》培训70余次1.6万余人，并举办“国医名师·中医脊梁”——贯彻落实《中医药法》百名国医大型宣传活动。推动配套制度建设，6月，市中医局借助信息化平台启动了中医诊所备案制，突出“宽准入、严监管”的原则，实施“三限制”（即对执业范围进行限制：不得开展西医西药诊疗服务、中药注射剂、穴位注射、中医微创类技术等存在不可控的医疗安全隐患和风险的诊疗服务等）、“四明示”（即要求中医诊所和各区中医药主管部门对中医诊所重要信息进行公示：备案证明示、人员资质明示、药品价格明示、诊疗病种明示）、“五统一”（即统一招牌标识、统一风险防控、统一分级分类管理、统一不良行为积分制度、统一诚信指标体系），确保中医医疗市场良好秩序。起草中医医术确有专长人员考核管理的北京市实施细则，加快推进《北京市发展中医条例》的修订，形成调研报告，并纳入2018年市人大立法调研计划。

（诸远征）

【提升基层中医药服务能力】 8月，市中医局启动部署基层中医药服务能力提升工程“十三五”行动计划。推进“中医药健康乡村、社区”工作，推动中医药健康养老“身边”工程，创新丰富中医药健康养老“卡、包、岗”服务模式内涵建设，开展中医药特色社区卫生服务示范中心和示范站建设。强化基层中医药人才队伍建设，实施高层次人才扎根基层三联示范工程。夯实社区卫生服务机构中医药服务基础，实施327个社区卫生服务中心中医馆建设全覆盖工程。把优质适宜的中医药技术送到基层百姓身边，实施“16+1”（即以16家行政区区属中医医院为依托的区级中医适宜技术推广基地，加以北京中医医院为依托的市级中医适宜技术师资基地）的中医药适宜技术推广基地建设和技术培训推广计划。12月，市卫生计生委、市发展改革委、市经信委、市财政局、市人力社保局、市中医局联合印发《北京市分级诊疗制度建设2018—2020年度重点任务》，建立健全中医药基层服务支持政策，引导中医优质资源下沉和共享。

（赵玉海）

【北京市国家中医重点专科建设】 9月，印发《北京市中医管理局关于启动北京市国家中医重点专科辐射工程的通知》，制定《北京市国家中医重点专科辐射工程建设方案》《北京市国家中医重点专科辐射工程招标指南》《北京市中医管理局国家中医重点专科辐射工程项目管理暂行办法（试行）》。经过单位申报、形式审查、专家评审、局务会讨论研究，最终确定北京市国家中医重点专科辐射工程首都核心专科16个、首都区域专科48个，进一步均衡重点专科资源布局。

（祝　静）

【加强中药饮片管理】 9月，市中医局委托北京市药剂质控中心开展北京市医疗机构中药饮片管理专项检查。对医疗机构中药饮片管理责任、饮片过程管理、处方质量、专项点评制度等进行重点检查，强化了中药饮片质量管理体系。连续4年对全市二级以上中医医疗机构进行中药饮片抽样质量评定，分析评定结果，召开饮片质量讲评会，集中对饮片质量相关问题反馈，保证中药饮片的质量。针对二级以下医疗机构中药饮片调剂人员举办《北京市中药饮片调剂规程》培训4期，1600余人参加。

（祝　静）

【完成二级中医医院巡查】 11月21～30日，市中医局完成北京按摩医院、通州区中西医结合医院、丰盛中医骨伤专科医院、怀柔区中医医院、鼓楼中医医院、密云区中医医院、石景山区中医医院、门头沟区中医医院及北京中医医院延庆医院的巡查。巡查专家组分为管理组、纪检组、临床组、药事组和护理组，采取听取汇报、查阅资料、现场查看、问卷调查、座谈会、个别访谈、统计资料分析、随机抽查归档和运行病历、参加医疗活动等方式，完成上述9家中医医疗机构的巡查并撰写了巡查报告。针对巡查中发现的问题，专家组进行了现场反馈，要求各医疗机构对照问题整改，确保工作落到实处。

（祝　静）

【强化中医医院医疗质量管理】 11月，市中医局以病案、中医技术、中药、护理、急诊、临床路径、院感、检验与输血、病理、影像10个质控中心为抓手，加强中医医疗质量管理。10个质控中心制定质控标准，举办质控培训，加强监督考核，开展经验交流，规范临床诊疗行为，促进了中医医疗质量的提升。10个质控中心以联合检查等形式按照质控检查标准分别进行了医疗质量督导检查，检查结果显示，各中医医疗机构均建立了医疗质量管理体系，强化了医疗质量责任意识，严格执行落实制度规范，保障了医疗质量安全。

（祝　静）

【推进京津冀中医药协同发展】 在专科协同病房项目上，7对京廊中医医院签订协议并开展实质性工作，特别是望京医院与固安中医医院签署协议约定双方共建固安县中医医院骨伤科，固安县中医医院将其骨伤科的经营管理权托管给望京医院，望京医院在固安县中医医院开展临床诊疗、教学培训、重点学科建设等工作，使国家级中医药重点专科首次在固安落户，并在北京中医系统中创建了第一个科室资产托管型的合作模式。在中医医联体项目上，以东方医院和霸州中医医院创建医联体为表率，5对京廊中医医院签订协议或开展实质对接工作。在名老中医传承基地建设项目上，10家北京名老中医传承室站与对接的廊坊市相关中医医院签订协议并开展实质性工作。在中医药适宜技术基层培训项目上，共同制定《京廊合作中医适宜技术人才培养方案》，培养人才120～200人。在中医健康乡村领军团队示范带动项目上，廊坊市的中医团队与北京中医健康乡村（社区）试点建设的联络秘书组建立合作，进行团队对接，并下到乡村、社区提供中医药服务。中医药专业委员会协同方案初步达成，将在北京、廊坊分别召开10场专业学术会。此外，还开展了与衡水市中医药协同发展的调研并形成初步方案，推动东方医院与河北省隆化县中医医院、北京中医医院与天津市宁河区中医医院的合作。

（诸远征）

中医科教工作

【中医药科技项目年度结题验收】 4月23日，市中医局召开北京市中医药科技项目结题验收评审会。采用现场评审答辩方式，对2017年到期的96个中医药科技项目进行验收评审。95项通过验收，1项未通过验收，并从95个验收合格项目中推选出学术创新示范项目3个、科研方法示范项目4个、推广应用示范项目6个、示范成果项目16个。

（刘骅萱）

【走近世园花卉——中医药版块预展】 4月26日，“走进世园花卉-2017”展会在延庆区世界葡萄博览园开启，市中医局承担建设的“中华本草园”参加此次预展。中国国际贸易促进委员会、北京世界园艺博览会事务协调局及市科委、市财政局、市园林局、市农业局、市中医局、延庆区相关领导参加启动仪式。本次中医药展区预展以“本草印象馆”为主展区，汇集以中医药本草文化、中医药膳文化、中医茶文化、中医运动养生等多种展示内容，向来宾介绍2019年中国北京世界园艺博览会中华本草园。预展活动展示各类中药材鲜药、饮片及标本等百余种，日均接待参观300余人次。

（刘　楠）

【签约欧洲中医药发展促进中心产业园项目】 5月14日，在“一带一路”国际合作高峰论坛“加强政策沟通和战略对接”平行主题会议上，北京市中医管理局、欧洲中医药发展有限公司、西班牙加泰罗尼亚自治区知识商务部及奥斯皮塔莱特市政府正式签约欧洲中医药发展促进中心产业园项目。此次签约是推动《欧洲中医药发展和促进中心合作框架协议》落实的重要内容，利用西班牙奥斯皮塔莱特市15111平方米的建筑用地，建设包括中医诊疗与健康管理中心、中医教育培训中心、中医药文化中心、中医药科研中心、中医药产业中心等在内的欧洲中医药发展促进中心产业园。同时，由北京中医药大学和巴塞罗那大学医学院联合开办的、获得欧盟官方认可的首个中医学官方硕士班已举办两届，由北京中医医院负责设在巴塞罗那临床医院的中医诊疗中心预计于2018年开诊。

（刘　楠）

【举办第十届北京中医药文化宣传周】 5月19～21日，由市中医局、东城区政府共同主办的第十届北京中医药文化宣传周暨第九届地坛中医药健康文化节在地坛公园举办。开幕式上展示了北京市近年来中医药文化进校园成果，10余所中小学共300来名师生演出了丰富多彩的中医药文化节目。本次文化节活动以弘扬传统文化，促进健康服务、共享健康服务为主题，开设了“中医治未病”健康咨询专区、鲜药展区、文化创意区、中医药特色示范区展区、中医药文化长廊等。有6万余人次参与，为3000余名群众提供中医专家健康咨询，数百万人从网络、电视、移动客户端等渠道参与。

（刘　楠）

【北京中医药国际医疗服务包建设】 5月23～24日，市中医局组织北京市首批中医药国际医疗服务包建设验收。评选出15家建设单位共计30个北京中医药国际医疗服务包，并在北京国际服务贸易交易会中医药健康旅游论坛上发布。同时，选取4个建设成果较好的服务包单位，联合携程网开展中医药国际医疗旅游线路体验活动。年底，第二批中医药国际医疗服务包建设开始遴选。

（刘　楠）

【验收全国名老中医药专家传承工作室】 6月13日，市中医局组织专家对北京市2013年度立项的全国名老中医药专家传承工作室进行验收。专家组由4名专家及1名财务专家组成，实地检查了北京中医医院宋祚民、周乃玉、孙伯扬、柯薇君，鼓楼中医医院张士杰、曹洪欣和朝阳区中医医院金伯华等7个全国老中医药专家传承工作室。验收采取听取传承工作室建设情况汇报、查阅资料、实地检查的方式进行，重点对工作室条件建设、学术经验继承工作开展情况、人才培养情况、信息管理系统建设、管理制度建立和经费使用等方面进行评估与验收。验收通过了全部工作室，其中2个工作室优秀、4个工作室良好。

（刘骅萱）

【国家中药标准化项目建设】 6月13～14日，由国家中医药管理局委派正副组长、市中医局组织督导专家组对北京三和药业有限公司承担的沉香等4种中药饮片标准化建设项目、北京康仁堂药业有限公司承担的何首乌等2种中药饮片标准化建设项目、北京华邈药业有限公司承担的白术等14种中药饮片标准化建设项目、北京同仁堂科技股份有限公司承担的安宫牛黄丸标准化建设项目进行现场检查，完成了北京市承担的国家中药标准化项目阶段建设督导任务。

（刘　楠）

【培训中医师健身气功社会体育指导员】 7月1～5日，市中医局和市体育局联合主办北京市中医师健身气功社会体育指导员培训班。学员由全市的100余名执业中医师组成，在通过培训和考试合格后，将获得健身气功社会体育指导员资格。本次培训在兼顾功法技能的基础上，更加侧重对健身气功理论的学习。

（刘　楠）

【建设住院医师规培体系】 7月3日～9月18日，市中医局开展住院医师"三优"教学团队建设，在全市范围内遴选建设培训制度完善、教学水平较高、培训效果良好的三优（管理优、教学优和效果优）教学团队21个。在东直门医院、中日友好医院、东方医院开展中医临床实践能力培训中心建设试点，进一步规范中医临床实践教学。

（江　南）

【申报首都卫生发展专项（中医药类）】 7～8月，市中医局组织首都卫生发展科研专项（中医药类）的申报，共收到87个单位309项申报，占总申报项目数的24%，其中重点攻关25项、自主创新181项、基层普及45项、青年优才58项。8月23日，组织50名专家对申报书进行函评，推荐111项进入答辩评审环节。其中重点攻关20项、自主创新57项、基层普及15项、青年优才19项。9月，市卫生计生委组织答辩，评审出50个中医药项目立项。

（刘骅萱）

【新增"3+3"两室一站11个和分站19个】 市中医局于2007年启动了名老中医药专家学术思想抢救挖掘与优秀传承人才培养联动工程——北京中医药薪火传承"3+3"工程，即建立3类室（站）：为已故中医药名家建立"名家研究室"（宣传陈列室）、为80岁以上老中医药专家建立"名医工作室"、为70岁以上老中医药专家建立"学术继承工作站"；选拔培养3类中医药优秀传承人才：优秀中医药传承临床人才、优秀中医药传承科普人才和优秀中医药传承研究人才；以3年为一个建设周期进行滚动建设。2017年，北京中医医院等7个单位的11个项目申报"3+3"工程室站建设。经专家评审论证，8月1日，市中医局决定对刘奉五、王乐亭、孙惠卿、冯泉福、郝万山、孙立华、韩碧英、李新吾、佘继林、王家骥、寿小云名医传承工作站等11个室站立项并下拨建设经费。至此，共建成"3+3"工程两室一站149个。同时，新增19个分站，其中在京外设立分站9个。

（刘骅萱）

【验收"3+3"第七批两室一站】 8月8日，市中医局召开北京中医药薪火传承"3+3"工程两室一站评审验收会，对第七批建设到期的西苑医院安效先、魏子孝、麻柔名医传承工作站和友谊医院李贵名家研究室进行验收。经过3年建设，室站均取得一定的建设成果，全部通过了验收，其中安效先、魏子孝、麻柔等3个室站成绩突出，获得优秀。

（刘骅萱）

【东城区中医药发展综合改革试验区建设】 东城区作为全国首批中医药发展综合改革试验区，自2009年创建以来历经8年。8月29日，国家中医药管理局办公室领导、国家行政学院评估课题组专家听取东城区国家中医药综合改革试验区创建成果汇报。东城试验区的工作得到了国家中医药管理局的认可，东城区探索的以"一书"[中医药知识读本（小学版）]、"一经"（中药养生三字经）、"一操"（中华健身操）、"一园"（中草药百草园）、"一网"（学生护眼网）和"一班"（中医宏志杏林实验班）为主要路径的中医药文化进校园的工作机制获得评估专家的高度评价，将向全国推广。

（江　南）

【第二批中医药传统技能传承工作室建设】 9月22日，市中医局启动第二批中医药传统技能传承工作室建设。对北京兆麟堂中医诊所的李旭升、王福庆中医药传统技能传承工作室，北京明睿通健康咨询有限公司的彭黎明中医药传统技能传承工作室，北京世华堂健康管理有限公司的张世华中医药传统技能传承工作室，北京张氏合明健康管理有限公司的张淑华中医药传统技能传承工作室，北京大卫中医医院的张占宗中医药传统技能传承工作室共6个工作室进行立项，签订了建设项目合同书。

（刘骅萱）

【启动北京中医药发展基金会公益项目】 9月26日，北京中医药发展基金会举办“迈向新征程”——北京中医药发展基金会公益项目启动仪式，正式启动中医道地药材种植扶贫、中医药传统技能传承与创新计划等项目。启动仪式上，北京中医药发展基金会与深圳上市公司并购协会、北京东方灵盾科技有限公司签署战略合作协议，搭建了优势互补、资源共享、互通多赢的公益平台。同时，向路志正、陈可冀、金世元、柴嵩岩等国医大师颁发了首席顾问证书。

（刘　楠）

【全国基层名老中医药专家传承工作室立项】 经单位推荐申报，9月27日，鲍树仁、崔述生、董福慧、顾自悦、韩臣子、金宇安、李祥舒、鲁承业、马万千、王宝玉等10个全国基层名老中医药专家传承工作室建设项目获得立项并下拨经费，签订项目任务书，启动了项目建设。

（刘骅萱）

【第二届北京·西山中医药文化季】 10月11日，由市中医局和石景山区政府共同主办的“尚医善佑·养生祉民”第二届北京·西山中医药文化季系列活动开幕式在石景山区八大处公园举办。本届中医药文化季活动以构建“社区中医药健康驿站”和“流动中医药健康驿站”为主体，助力京西中医药服务发展新举措，并通过中医药文化创意主题活动，引领和带动石景山区中医药振兴发展，系列活动持续到年底。

（刘　楠）

【北京中医药参加澳门国际贸易投资展览会】 10月19～21日，北京中医药代表团参加了澳门第二十二届国际贸易投资展览会（22MIF）。参展单位通过展区现场介绍，对首都中医药的国际医疗服务、中药产业等进行了展示和推介。共接待参观500余人次，发放各类宣传资料300余册、各式中药茶饮200余袋。其间，市中医局与粤澳中医药科技产业园开发有限公司签署了合作协议；华邈药业与同亨投资（印度尼西亚）签订中药材进出口协议，交易额1亿元人民币。

（刘　楠）

【第六批全国老中医药专家学术经验继承拜师】 12月18日，市中医局召开北京市第六批全国老中医药专家学术经验继承工作拜师仪式暨北京市中医药继续教育工作推进会，入选第六批继承工作的56名指导老师与112名继承人举行了拜师仪式。同时，宣布成立北京市中医药继续教育委员会，组织和指导全市中医药继续教育工作，构建中医药继续教育的独立管理体系；启动中医药继续教育导航工程，北京市继续教育委员会将通过实施启航、引航和领航三大工程，形成传承创新、丰富发展的中医药继续教育新格局。

（刘　楠）

【建设东城区中医药健康旅游示范区】 年内，东城区成功获批首批国家中医药健康旅游示范区。东城区以建设“国际化、现代化新东城”发展战略为指导，以建设“国际一流的都市旅游核心区”为努力方向，搭建旅游产业创新发展服务平台，引导区内丰富的中医药文化、教育、医疗、科研等资源集聚，开发中医药养生旅游产品，发挥中医药文化资源和大型旅游企业聚集的特点，借助市场网络优势，将中医药文化与旅游服务业嫁接发展，打造区内中医药文化旅游商业圈，开展中医古迹、中医药文化博物馆、中医药养生保健的观光、考察和体验旅游服务。

（江　南）

【建立北京市药用植物保存圃】 年内，市中医局在房山区种植业服务中心建立了北京市药用植物保存圃。接收各普查队上交的根及根茎类为繁殖器官的种质资源75种1590棵，种子34个品种。种植基地建立林地、露地资源圃20余亩，完成土壤整理、基质调酸，安装配套节水灌溉设施；对引种到保存圃的种质资源分别建立引种档案和种植档案；按要求设计并制作了标识牌、展板，完成科普展馆基础设施建设。

（江　南）

【北京中医药传承“双百工程”】 市中医局于2015年启动“双百工程”人才培养项目，遴选了107名中医药专家为指导老师，207名中医药学术骨干为学术继承人，以师承方式进行培养。2017年，市中医局稳步实施北京中医药传承“双百工程”，总结了以往传承类项目的经验，加强过程管理，推出电子管理平台，实现报名、作业、考勤、活动信息化管理，并实行季度考核。“双百工程”举办公开课19场，学员出勤率高于85%。同时，创新双百学员管理模式，组建8个团队开展自主学习，学习形式有沙龙、读书会、病例讨论会、专题会、义诊服务等。

（江　南）

【第四次全国中药资源普查】 按照国家中医药管理局统一部署，年内北京市成立中药资源普查领导小组及专家委员会办公室，北京师范大学与门头沟区卫生计生委、首都师范大学与密云区卫生计生委、中国医学科学院药用植物研究所与怀柔区卫生计生委、北京中医医院延庆医院与延庆区卫生计生委、北京中医药大学与房山区卫生计生委、北京卫生职业学院与昌平区卫生计生委分别联合，组建了6个中药资源普查队并开展普查。同时，参加中药资源普查的还有首都医科大学中医药学院、中日医院、朝阳区卫生计生委、中日友好医院、北京万泰利克药业有限公司、延庆区园林绿化局、延庆区医院、张三营和香营社区卫生服务中心等。

6个普查队主要制定普查方案和外业工作。4个普查队基本完成外业工作，实地调查区域27个，完成样地159个、样方套795个、普查野生品种1134种、栽培品种24种、记录重量14种，有蕴藏量的14种。市场调查主流品种6种。采集腊叶标本2868份、药材标本280份、种质资源121份。拍摄照片26207张、录像364分钟。药用动物调查3种。

（江　南）

【建设中医药服务贸易试点区】 年内，朝阳区利用其使馆区和CBD金融区的优势，开展丰富多样的中医药服务贸易工作。辖区内外籍患者接受中医药服务的人次和消费额逐年增加，2016年12月~2017年10月31日，朝阳区中医药涉外服务9150人次，消费金额873.8万元。

（江　南）

中医对外交流与合作

【举办北京中医药机构对外交流与服务贸易培训班】 4月，市中医局组织北京中医药机构对外交流与服务贸易培训班，面向中医药对外交流与服务贸易重点项目、骨干机构及开展服务贸易工作的行业内企、事业单位进行培训，近百人参加。

（高　亮）

【承办北京国际服务贸易交易会中医药板块】 5月28日～6月1日，市中医局承办2017北京国际服务贸易交易会中医药板块。34家单位搭建了780平方米的展示区，吸引近90个国家和地区、参展商及群众约7万人次客商。其间，合作签约9项，意向签约额约1.6亿元人民币。本届活动中，世界中联发布了《中医基本名词术语中匈英对照国际标准》，世界中联与法国瓦纳旅游管理股份有限公司签署健康旅游合作协议；东直门医院国际部与FESCO签署合作协议，世界中联与昌平区卫生计生委签署中医药发展战略合作协议，广安门医院与12320服务中心签署合作协议，世界中联与北京青年旅行社股份有限公司签署战略合作协议，北京精诚中医药国际服务中心与中国人才科学院合作协议。

（高　亮）

【组织第五届中医护理国际化推进会】 5月31日～6月1日，市中医局组织第五届中医护理国际化推进会，邀请巴林、西班牙等国家的护理专家与北京护理同仁围绕“拔罐疗法与中医护理”的主题开展交流，促进了双方基于临床科研数据支持的拔罐疗法的交流和探讨。

（高　亮）

【召开北京国际针灸与神经病学研讨会】 6月25日，市中医局召开北京国际针灸与神经病学研讨会，美国、加拿大等中外代表120人参会。会议以“脑卒中”“疼痛”和“针灸”为主要议题，交流各国、各单位对相关神经系统疾病的研究思路和临床治疗进展，加深彼此了解，探讨并建立高质量的国际合作。

（高　亮）

【召开中美癫痫中西医学研讨会】 8月18日，市中医局召开中美癫痫中西医学研讨会，来自美国乔治·华盛顿大学、霍华德大学及北京中医药大学、中国中医科学院的50余位著名癫痫专家、学者参加。研讨会的主题是“中西对话，聚焦癫痫”。

（高　亮）

【赴塞黑两国访问】 11月15～21日，市中医局与市政府外办、市卫生计生委和北京同仁堂集团专家组成工作组，赴塞尔维亚和黑山访问。考察、走访当地实际情况，并撰写考察报告，制定了塞尔维亚黑山中草药种植项目的研究方案并呈报市政府有关部门。

（高　亮）

老年、妇幼卫生与康复护理

【概述】 2017年，北京市常住孕产妇死亡率5.68/10万，户籍孕产妇死亡率8.17/10万。户籍5岁以下儿童死亡率2.64‰，婴儿死亡率2.29‰。持续推进妇幼健康服务体系建设，开展区级妇幼卫生绩效考核和妇幼保健重点专科建设，全市69.25%的社区卫生服务中心创建了妇女保健和儿童保健规范化门诊。实施中医妇幼保健3年全覆盖工程。启动国家妇幼信息化建设试点项目。加大控制和降低孕产妇死亡力度，建立市、区、医疗机构三级孕产妇危重症报告评审制度，加强妊娠风险评估和高危孕产妇专案管理，严格控制及评审孕产妇死亡，优化危重孕产妇抢救绩效考核，开展产科质量飞行检查；建立市级助产培训基地，启动助产人才培养计划，分层分类培养产科主任、产科骨干及基层妇幼保健医生。完成增加助产服务资源专项督导评估，动态调配产科床位，实现建档孕妇艾滋病、梅毒、乙肝免费筛查全覆盖。完善儿童生命安全保障和健康服务，完善市、区危重新生儿救治转会诊网络，加强新生儿复苏师资队伍的建设。全市爱婴医院114家，爱婴社区覆盖率90%以上。落实0～6岁儿童听力与耳聋基因联合筛查定向转诊制度。研究制定《儿童营养均衡计划》。规范早产儿服务。提升各区儿童早期综合发展服务中心儿童口腔、视力及心理三大保健服务能力。

老年健康工作推进安宁疗护试点，确定15家医疗机构为北京市首批安宁疗护试点单位，并举办技术培训和现场推进会。参加国家安宁疗护试点工作。强化老年健康管理。开展老年人健康管理督导和《国家基本公共卫生服务规范（第三版）》培训。规范老年健康管理信息报送，实行网上季报。启动老年友善医院的创建。

继续推进康复医疗服务体系建设，分类指导两批共12家公立医疗机构康复转型，组织全市康复治疗师一次性转岗考试，启动康复治疗师转岗培训。研究制定三级综合医院设立康复医学科督导实施细则。

（杨　凯）

老年卫生

【临终关怀试点单位服务技术培训】 3月29～30日，市卫生计生委召开北京市临终关怀试点单位服务技术培训班，15家首批试点单位及39家开展临终关怀工作的非试点医疗单位共146人参加了培训。培训主要内容包括临终关怀试点工作背景与意义、医院临终关怀服务模式、社区居家临终关怀服务模式等理论知识及综合医院组建临终关怀科的实践、癌症晚期的镇痛治疗等实用技术。

（毕宪国）

【召开老年人健康管理现场会】 7月13日，市卫生计生委召开2017年老年人健康管理工作现场会。会议对国家卫生计生委基本公共卫生绩效考核情况、财政部国家基本公共卫生项目专项支出重点绩效评价工作情况及上半年全市老年人健康管理情况进行了通报。顺义区卫生计生委、平谷区社区卫生服务管理中心、朝阳区六里屯社区卫生服务中心介绍了经验。国家基本公共卫生考核组专家就《国家基本公共卫生服务规范（第三版）》进行了培训。市卫生计生委老年妇幼处与基层卫生处、市社区卫生服务管理中心负责人，16个区卫生计生委主管主任、老年人健康管理牵头科室负责人、区社区卫生服务管理中心主管主任共50余人参加会议。

（毕宪国）

【首届京津冀医养结合暨老年健康发展研讨会】 7月24日，北京、天津、河北三地卫生计生委联合召开首届京津冀医养结合暨老年健康发展研讨会，三地从事医养结合的工作人员、老年医疗机构负责人及部分健康养老实体负责人分别介绍了本地本单位开展医养结合暨老年健康的做法，并围绕医养结合工作中存在的主要问题及如何破解难题、创新思路等进行了讨论。国家卫生计生委家庭司刘明参加会议并提出工作要求。

（毕宪国）

【举办安宁疗护关键技术培训班】 9月19～20日，市卫生计生委举办安宁疗护关键技术培训班。聘请北京老年医院、协和医院专家对安宁疗护关键技术进行培训，重点对临终患者死亡预期评估与死亡教育、癌症晚期患者的疼痛治疗、与临终患者及其家属交流沟通的方法与技巧、生命有限患者急症的处理等进行讲解。首批安宁疗护试点单位、开展安宁疗护工作的非试点医疗机构及拟开展安宁疗护工作的医疗机构医务人员或护理人员共157人参加了培训。

（毕宪国）

【召开老年友善医院验收工作培训会】 11月8日，市卫生计生委召开老年友善医院验收工作培训会，进一步对老年友善医院验收标准、验收流程等准备工作进行解读。80余家拟申请老年友善医院的医疗机构负责人参加了培训。

（毕宪国）

【召开老年健康暨医养结合工作推进会】 12月20～21日，市卫生计生委召开北京市老年健康暨医养结合工作推进会，北京市各区卫生计生委老年工作主管主任、主管科室负责人参加了会议。国家卫生计生委家庭司家庭处副处长汪丽娟就健康老龄化“十三五”规划和医养结合相关政策进行了解读，中国医学科学院医学信息研究所卫生体系与政策研究中心研究员王芳做了中国医养结合发展现状与思考专题讲座，市民政局副局长李红兵就北京养老服务现状及发展趋势进行了讲解，东城区、朝阳区、海淀区、丰台区就老年健康及医养结合进行了经验交流。

（毕宪国）

妇幼卫生

【召开控制孕产妇死亡工作会】 1月23日，市卫生计生委召开2017年北京市控制孕产妇死亡工作会议，16个区卫生计生委主管主任及妇幼、医政科长，16个区妇幼保健院院长，各级助产机构主管院长、产科主任，北京急救中心主管主任，红十字会紧急救援中心主管主任等300余人参加会议。会议通报2016年北京市孕产妇死亡情况，并提出下一步工作建议，要求从“落实支持政策，稳定产科队伍”“强化政府职责，提高诊疗能力”“加强高危管理，严格规范转会诊”“落实绩效考核，加强人员培训”“加强健康宣教，提升保健意识”5个方面进一步提高认识，落实责任，加强对孕产妇的全程管理，严格遵循各项服务规范和措施，保障孕产妇母婴安全。

（张　杨）

【先天性结构畸形救助项目试点】 2月，北京市作为全国先天性结构畸形救助项目试点地区，印发《北京市卫生计生委关于印发北京市先天性结构畸形救助项目试点工作方案的通知》，确定解放军总医院、陆军总医院、北京儿童医院、首都儿科研究所附属儿童医院为北京市项目定点医疗机构，开展先天性结构畸形患病儿童救助试点工作，并承担与患儿医疗费用补助相关的事务性工作。

（金英楠）

【创建国家级妇幼健康优质服务示范区】 3月9日，市卫生计生委印发《关于国家级妇幼健康优质服务示范区创建工作的通报》，对示范工程创建工作中的优秀做法和积极成效进行总结。通过示范创建工作，各区政府对妇幼健康工作重视程度进一步提高，建立了目标量化、指标细化、责任强化的长效管理机制；妇幼健康服务水平得到不断提升，孕产妇和儿童死亡控制进一步强化，出生缺陷防治措施进一步完善，孕产期保健服务能力进一步提升，计划生育服务内容进一步丰富；妇幼健康重点任务扎实推进，妇幼健康示范工程及基层网底建设成效明显。

（张　杨）

【召开全市妇幼健康工作会】 3月22日，市卫生计生委召开2017年全市妇幼健康工作会，总结2016年妇幼健康工作，部署2017年重点任务。市卫生计生委副主任耿玉田做工作报告，国家卫生计生委妇幼司副司长宋莉出席并讲话。2016年是全面两孩政策实施的第一年。会上，市卫生计生委为8家北京市危重新生儿转会诊指定医院、8家北京市基层卫生服务机构妇女保健和儿童保健规范化门诊授牌。朝阳区卫生计生委、通州区妇幼保健院、北京协和医院和西城区新街口社区卫生服务中心进行经验交流。

（张　杨）

【规范危重新生儿转会诊】 3月，市卫生计生委制定《北京市危重新生儿转会诊工作绩效考核实施方案》，建立危重新生儿转会诊工作绩效评估体系，并在10月开展危重新生儿转诊双向绩效考核，规范北京市危重新生儿转会诊工作，提升救治能力，有效控制儿童死亡。

（金英楠）

【开展孕产妇危重症报告和评审】 年内，印发《北京市卫生和计划生育委员会关于开展北京市孕产妇危重症报告和评审工作的通知》，规定了孕产妇危重症的定义、病例报告标准和评审流程，旨在加强北京市危重孕产妇管理，提高医务人员对孕产妇危重症早期识别、干预和救治能力，改善产科服务质量。4月1日，孕产妇危重症报告和评审工作开始在全市范围内开展，并纳入区妇幼健康工作绩效考核。

（张　杨）

【创建儿童早期综合发展示范基地】 年内，市卫生计生委开展儿童早期综合发展示范基地创建工作，海淀区、丰台区妇幼保健院儿童早期综合发展服务中心成为北京市第二批儿童早期综合发展示范基地。5月，推荐顺义区妇幼保健院参加国家儿童早期综合发展示范基地创建并通过了国家验收。

（金英楠）

【开展增加助产资源专项督导检查】 6月，市卫生计生委、市财政局开展全面两孩政策、增加助产资源专项督导检查。本次督导采取行政管理督导和经费管理督导两个层面分4组同时开展，对16个区94家有增床任务的公立助产机构进行全覆盖督导。督导报告为2018年产科床位调整提供依据和参考。

（张　杨）

【复核爱婴医院】 6~7月，市卫生计生委开展全市爱婴医院复核，对已取得爱婴医院称号的医疗机构按比例进行抽样复核，并对新申请创建爱婴医院的医疗机构进行逐一评估。经过市级复核与社会公示，全市确定114家医疗机构获得爱婴医院称号。

（金英楠）

【开展生育咨询服务】 为使生育家庭做好备孕准备、了解生育相关基本知识、增强风险意识、理智做出生育选择和决策，北京市将在全市助产机构内开展生育咨询服务工作，7月10日，北京市卫生计生委印发《关于开展生育咨询服务工作的通知》，推动助产机构开展生育咨询服务，重视生育咨询管理，指导有生育意愿夫妇知晓自身面临风险，自主做出知情决策。

（张　杨）

【推进北京市孕期营养门诊建设】 7月，市卫生计生委确定北京协和医院、北京大学第一医院、宣武医院、北京医院、北京妇产医院、海淀区妇幼保健院为北京市孕期营养门诊建设示范单位。12月，增选朝阳医院、人民医院、天坛医院、友谊医院、解放军总医院、清华长庚医院6家医院为2018年孕期营养门诊示范单位。示范单位与全市各区建立对口支援关系，定期组织对口区医疗机构业务培训及交流，接收对口区专业人员进修。自2016年开展至2017年底，全市已有109家助产机构创建孕期营养门诊。

（张　杨）

【创建妇女保健和儿童保健规范化门诊】 8～9月，在社区自评、区级评估基础上，市卫生计生委组织专家通过查阅资料、现场查看、业务考核等方式，从房屋设施、设备配置、人员配备、制度规范、服务内容、基本技能、信息管理、效果指标、档案管理等9项内容进行市级复核。东城区东四社区卫生服务站等109家基层医疗卫生机构成为北京市第三批基层医疗卫生机构妇女保健和儿童保健规范化门诊，其中AAA级1家、AA级29家、A级79家，创建率69.25%。

（周彦华）

【提升孕产保健人员能力】 9月，市卫生计生委印发《关于开展北京市孕产期保健人员能力提升工作的通知》。要求全市公立二级及以上助产机构选派产科骨干医师与对口市级危重孕产妇抢救指定医院建立培训关系，培训时间不少于3个月，每次连续学习时间不少于1周。对全市公立二级及以上助产机构产科主任开展培养，包括举办产科主任培训班和市级危重孕产妇抢救指定医院产科主任带教两种方式，旨在提升产科主任管理能力、团队建设及业务水平。针对区妇幼保健院和基层医疗机构妇女保健人员培训，由各区卫生计生委组织辖区妇幼保健院和社区卫生服务中心各派出1名妇女保健骨干人员至区级危重孕产妇抢救指定医院临床学习，学习内容包括孕产期常见内外科合并症及并发症的临床表现、疾病进展，掌握高危孕产妇识别和管理要点，每人累计培训时间不少于2个月，每次连续学习时间不少于1周。自印发文件之日起，共培训产科主任、产科骨干各100人，区妇幼保健院和社区卫生服务中心342人。

（张　杨）

【产科质量飞行检查】 9月，市卫生计生委印发《关于开展北京市孕产期保健人员能力提升工作的通知》。根据文件，市卫生计生委开展产科质量飞行检查，事先不通知被检查的区卫生计生委和助产机构。9～11月，共组织飞行检查16次，包括夜间、周末和工作日，重点对市、区危重孕产妇抢救指定医院进行实地检查。检查采用病例模拟，检查人员以普通患者和家属身份从急诊就诊，从孕产妇急诊首诊、院内危重孕产妇抢救流程及医疗机构管理情况等多个方面对孕产妇救治全过程进行检查。针对检查中发现的问题，市卫生计生委老年与妇幼健康服务处及市级专家向医院当班领导和值班医生提出指导性意见，要求立即整改，并将整改报告报辖区卫生行政部门。

（张　杨）

【编制孕产期服务规范口袋书】 9～10月，市卫生计生委与中华医学会、《中华妇产科杂志》联合编制印发孕产期服务规范口袋书，内容涵盖孕产期保健相关基础知识、基本技能和操作规范。口袋书免费发放给每位孕产期保健从业人员，人手一册，便于携带，随时学习。

（张　杨）

【全市助产人员技能岗位练兵】 10～11月，市卫生计生委举办全市助产人员技能岗位练兵，分助产机构、区级和市级三级进行，助产机构实现人员全覆盖。区级由各区卫生计生委组织实施，以机构为单位进行，参加人数不低于产科人数的20%。北京市110余家机构通过抽签方式进入市级考核环节，真正实现“广动员、广覆盖”。11月20日，举办市级技能岗位练兵。16个区的20支助产队伍参加，每个机构抽取4人，分别是1名一线医师、1名二线医师和2名助产士，所有持有母婴保健技术考核合格证书的人员均列入抽取对象。本次技能岗位练兵围绕“产后出血”，对相关基本理论、基本技能进行全方位考察，对助产人员的实战能力进行全方位检验。

12月13日，市卫生计生委组织北京市助产技能岗位练兵展演。国家卫生计生委妇幼健康服务司副司长宋莉、妇幼健康服务司妇女处副处长王亮，中国疾控中心妇幼中心主任张彤，市卫生计生委副主任李彦梅等出席。市卫生计生委有关处室，各区卫生计生委主管主任，市、区妇幼保健院负责人，各助产机构主管院长共300余人参加。

（张　杨）

【开展儿童口腔、眼及视力、心理保健】 年内，北京市在各区妇幼保健院儿童早期综合发展服务中心开展儿童口腔保健、眼及视力保健、心理保健项目工作，建立市、区儿童口腔保健、眼及视力保健、心理保健服务转诊网络，全面提升各区儿童保健工作质量和服务内涵。11月，市卫生计生委举办儿童早期综合发展服务专业知识竞赛。全市16个区妇幼保健机构儿童早期综合发展服务中心代表队参加初赛，6支代表队参加决赛。

（金英楠）

【全市助产人员理论考试】 年内，市卫生计生委在全市范围内开展孕产期保健人员理论考核，实现了年度助产新上岗人员全覆盖，年度参加培训的产科主任、产科骨干及基层医疗机构妇女保健人员全覆盖。同时，理论考核范围外延，梳理了《母婴保健技术人员考核合格证书（助产）》持证人员底数，随机抽取人员参加考核。本次理论考核约2000人参加，考核题型由市级危重孕产妇抢救指定医院产科主任共同制定，以临床应用为主。12月2日，市卫生计生委统一组织理论考核，由市卫生计生委人才交流服务中心承担。考生自12月6日起登录北京卫生人才网可查个人成绩。

（张　杨）

【妇幼卫生工作绩效考核】 年内，为进一步落实全面两孩政策，做好生育全程基本医疗服务，市卫生计生委结合国家和北京市妇幼健康服务工作内容，对区级妇幼健康工作绩效考核标准进行调整。区级绩效考核侧重于全面两孩增床增人政策落实情况及效果评估，侧重于高危孕产妇和危重新生儿转会诊及救治能力考核，侧重于出生医学证明、产前筛查产前诊断机构、助产人员考核方式及儿童听力与耳聋基因联合筛查等规范管理情况等。妇幼保健机构等级评审、妇幼保健专科建设、新版母子健康手册推广等长效指标也首次纳入考核范围。

（张　杨）

【孕产妇艾滋病、梅毒和乙肝免费筛查】 为进一步规范预防艾滋病、梅毒和乙肝母婴传播工作，全面落实预防艾滋病、梅毒和乙肝母婴传播综合干预措施，北京市自2017年起调整经费补助方式，由区级财政按照实际检查例数予以全额支持，保障全市助产机构免费开展孕产妇艾滋病、梅毒和乙肝免费筛查工作。

（张　杨）

【编制启用产科表格化病历】 年内，市卫生计生委组织专家制定《北京市产科表格化病历模板》，产科表格化病历的记录、使用、保存和管理等按照《医疗机构病历管理规定（2013版）》《病历书写基本规范》和《电子病历基本规范（试行）》等管理要求执行。

（张　杨）

【在职护士参加助产士定向培训】 年内，北京市继续组织助产机构选派在职护士参加助产士定向培训。培训历时3个月，第1个月为封闭式理论培训，第2～3个月为临床实习。培训结束后进行多站式考核，包括问诊和病历书写、案例分析、新生儿复苏、接产和模拟抢救等基本内容和基本操作。全年有70人参加了定向培训。

（张　杨）

【创建爱婴社区】 年内，市卫生计生委启动第三批爱婴社区创建工作，并将创建情况纳入区妇幼卫生绩效考核。在单位自评、区级复评基础上，市卫生计生委组织专业人员对申报单位进行综合检查。经评估，中国地质大学社区卫生服务中心等27家基层医疗卫生机构成为北京市第三批爱婴社区，全市爱婴社区达315家，爱婴社区覆盖率90%以上。

（金英楠）

【推广使用母子健康手册】 年内，北京市在西城、朝阳、石景山、房山、大兴、平谷、怀柔、密云区推广使用新版《北京市母子健康手册》，实现国家《母子健康手册》与《北京市母子健康档案》优化整合。

（金英楠）

【开展妇幼保健专科建设工作】 为加强妇幼健康服务体系建设，推进妇幼健康服务机构标准化建设和规范化管理，突出妇幼保健特色，提升妇幼健康服务能力和水平，年内，市卫生计生委印制《关于开展北京市妇幼保健专科建设的通知》。经各医疗机构申报，区级审核择优推选，市级专家评审，确定孕产期保健、儿童生长发育、儿童心理保健、儿童口腔保健、更年期保健、健康教育等6个专科为重点发展、重点扶持的妇幼保健专科。最终遴选北京大学第三医院、北京儿童医院、房山区妇幼保健院、海淀区妇幼保健院、北京妇产医院、朝阳区妇幼保健院作为北京市专科建设示范单位，对每家示范专科予以100万元经费支持，以3年为一个建设周期，大力提升专科业务能力和服务质量，充分发挥示范引领作用，积极带动辖区及全市该学科发展，提升全市服务水平。

（周彦华）

康复护理服务

【加强三级综合医院康复医学科建设】 为落实“到2020年三级综合医院（含中医、中西医结合医院）实现康复医学科设置达100%，康复医学科床位占医院总床位数不低于2%”的目标，加强三级综合医院康复医学科建设。6月29日，市卫生计生委制定了《北京市三级综合医院康复医学科督导检查考核评价实施细则》，从康复医学科设置、康复专业人员梯队建设、康复治疗技术水平、医疗质量管理组织、临床早期康复介入服务、全程康复医疗质量与安全管理和持续改进等6个方面设置了23个考核指标进行考核。

（杨　凯）

【康复治疗师转岗培训】 市卫生计生委自2017年起开展康复治疗师转岗培训工作。11月17日开班，首批培训学员57人，培训6个月，其中理论课程采取全脱产集中授课的方式，临床实践在康复治疗培训医院全脱产进行。学员在转岗培训期间按课程安排完成理论和实践学时，参加理论考试和临床实践操作考核，经统一考试考核合格者，可在北京市医疗机构从事康复治疗工作。

（杨　凯）

【部分公立医疗机构向康复功能转型】 年内，北京市确定西城区广外医院、海淀区羊坊店医院、丰台区铁营医院、通州区第二医院、怀柔区第二医院、房山区韩村河社区卫生服务中心等6家机构作为第二批康复转型机构向康复转型。北京市财政为每家转型机构补助1500万元，专项用于人才培养、设备设施采购或房屋维修改造。各转型机构均进行充分的转型设计及规范的转型管理，在科室设置、设备配置、人才培养、服务能力、医疗质量方面均取得一定进步。

（杨　凯）

【组建康复转型工作专家组】 年内，市卫生计生委遴选北京大学第一医院、北京大学第三医院、北京康复医院、小汤山医院、友谊医院、望京医院、西城区展览路医院的专家组成北京市康复医院转型工作专家组，协助转型医疗机构制定转型计划和方案，从专业角度给予转型医疗机构业务指导，指导转型医疗机构在发挥原有职能基础上逐渐承担区域内康复医疗体系的枢纽作用。组织转型工作专家组定期指导转型机构，加强督查考核，从人才队伍建设、康复学科建设、医院管理、硬件设施配备等方面对每家转型机构工作进展情况进行评估。

（杨　凯）

【建立康复转型对口支援机制】 年内，市卫生计生委协调康复技术水平高、能力强的三级医院为每家转型机构确定1家对口支援医院，并将对口支援工作纳入《“十三五”期间北京城乡医院对口支援工作方案》。

（杨　凯）

【建立康复转型工作例会制度】 市卫生计生委建立康复医疗机构转型工作例会制度，年内共召开了3次例会，康复护理处负责人及相关工作人员，各转型医疗机构院长、主管副院长及康复医学科主任，北京市康复医院转型工作专家组成员，必要时邀请北京市、区卫生计生委主管主任及有关科室负责人等参会。例会围绕转型工作进行经验交流、专题讨论，传达国家、北京市及卫生计生委相关工作精神，了解各机构转型工作进度、面临问题及困难并协调解决，安排阶段性工作任务。组织各转型机构集中汇报交流工作，分享经验，共同破解转型工作难题。举办讲座，讲授康复专业技术人才队伍建设、康复医院组织管理等具有实际操作意义的课程。

（杨　凯）

【康复治疗师转岗考试】 年内，市卫生计生委组织康复治疗师转岗考试。在北京市医疗机构执业，拟转岗从事康复治疗工作，且已取得其他医疗卫生专业技术职称，但尚未取得国家康复治疗技术职称证书者，经所在单位推荐，可以参加市卫生计生委组织的一次性考试。考试由理论和临床操作考试组成，考试内容以国家卫生计生委《常用康复治疗操作技术规范（2012年版）》和《康复治疗师培训项目大纲（2012年版）》为基本考试内容，对康复医学基本概念、康复治疗风险管理、康复评定和康复治疗技术等进行理论与临床操作考试。考试合格者，由市卫生计生委颁发《康复治疗师岗位培训合格证》，可在北京市医疗机构从事康复治疗工作。全市有5753人报名参加康复治疗师转岗考试，其中符合条件的考生5747人。理论考试成绩60分以上1403人，临床实践操作考试60分以上462人。

（杨　凯）

【加强社区和家庭康复服务能力建设】 市卫生计生委将社区康复开展情况纳入全市社区卫生服务中心绩效考核内容，制定了《北京市社区康复绩效考核指标体系》，要求各区卫生计生委推动三级康复体系的建设，组织社区康复专业技术人员业务培训；各社区卫生服务中心要有中心（站）领导班子成员分工负责康复管理工作，相关规章制度和岗位职责健全，设置独立的康复医学科；对场地面积、设备设施、康复治疗技术服务能力、医疗记录、康复健康宣教、专业技术人员配备等提出了要求。从三级康复体系建设、社区康复组织管理、设备设施配备、康复医疗服务能力、人才队伍建设等5个方面引导社区卫生服务中心开展社区和家庭康复。

（杨　凯）

医政管理

【概述】 截至年底，全市医疗卫生机构10986家，其中医院732家（含116家三级、144家二级、433家一级及其他39家）。卫技人员27.7万人，其中执业（助理）医师10.6万人、注册护士12.3万人。每千常住人口拥有卫技人员 12.76人、执业（助理）医师4.87人、注册护士 5.67人、医疗机构编制床位5.89张、实有床位5.55张。全年医疗机构诊疗23884.4万人次，出院383.0万人次。

年内，北京医疗管理工作围绕深化医药卫生体制改革重点任务，进一步优化医疗资源配置：要求中心城区三级医院在郊区建立新院区的同时调减本院区床位规模，共调减大医院中心城区床位1300张，五环内综合性医疗机构数量和东城区、西城区医疗机构床位数量实现零增长；稳步推进京津冀医疗协同发展，完成北京—保定医疗合作项目签约；持续鼓励和引导社会办医发展，截至年底，全市社会办医疗机构4768家，床位26947张，诊疗3140万人次，分别占全市总量的43.9%、22.35%和14.2%。不断完善分级诊疗制度建设：市卫生计生委会同发改、财政、人保等部门共同制定《北京市进一步加强和完善医联体建设工作方案》，明确2018~2020年各部门重点工作任务，全市共建成包括600余家合作医疗机构的57个医联体；成立心血管、呼吸内、内分泌等8个专业的专科医联体，建立以内科4类慢病、肿瘤、骨科、儿科及眼科等专科重点疾病的远程临床会诊中心和以影像（X-平片、CT、MRI、超声）、血液检测、心电图监测与诊断、病理4类医技为主的远程医技会诊中心；在各区启动紧密型医联体建设试点。深入推进行业“放管服”改革：将独立医学检验机构和外国医师注册的审批权限下放至区卫生计生委，制定《关于实施护士区域注册的通知》，在全国率先实施护士区域注册，取消护士执业机构数量限制，将执业地点由单一机构调整为北京市行政区划，实行多机构执业备案管理；制定《北京市医疗机构、医师、护士电子化注册改革工作方案》，确定全市未来两年推进电子化注册改革的工作内容、进度和目标，简化审批流程，优化管理模式，促进信息共享。改进医疗服务：印发《北京市卫生和计划生育委员会关于进一步改善医疗服务的通知》，制定改进预约服务、加强院内层级就诊、改善后勤服务、推动日间手术、加强合理用药管理等进一步完善医院管理、优化就医流程的10项工作措施，加强对患者的指导和服务，增强人民群众就医获得感；印发《北京市护理事业发展实施方案（2017—2020年）》，持续优化护理服务质量，完善护理服务体系，拓展护理服务领域。加强医疗行业监管：联合发改、人保、食药监等部门共同制定《关于加强医疗机构综合监管工作的通知》和《医疗机构综合监管联合检查行动方案》，建立联席会议机制，配合医药分开综合改革工作开展跨部门联合检查；充分发挥各医疗专业质控中心职能，通过制定规范、专项督查等方式，深入开展医疗质控工作；开展人类辅助生殖技术专项督导检查；完成列入2017年度巡查计划的15家大型医院的巡查，累计巡查医院47家。

（陆　珊）

规划和体系建设

【出台加强和完善医联体建设工作方案】 6月30日，市卫生计生委会同市发展改革委、市科委、市财政局、市人力社保局、市中医局联合制定了《北京市进一步加强和完善医联体建设工作方案》。该方案从完善医联体布局、建设高效的医联体保障体系、顺畅上下转诊增强基层服务能力、齐抓共管全力推进医联体政策落实、突出目标管理形成良好氛围等4个方面，在《北京市区域医疗联合体系建设试点指导意见》全面建设医联体、基本实现医联体服务辖区居民全覆盖目标的基础上，不断完善管理机制和措施，并对每一项工作提出了责任部门、完成时限，进一步加强和完善本市医联体建设，使医联体在分级诊疗中发挥重要作用。

（王同国）

【签订《医疗卫生协同发展框架协议》】 为贯彻落实京津冀协同发展战略，促进北京与河北省保定市医疗卫生全面合作，加快推进区域医疗卫生事业协同发展，8月25日，北京市卫生计生委、河北省卫生计生委和保定市政府共同签订《医疗卫生协同发展框架协议》，同时，北京市5家市属医疗机构也分别和保定市5家医疗机构签订了医疗合作协议。

（刘瑞森）

【京冀张医疗卫生协同发展合作签约】 为贯彻落实京津冀协同发展战略，进一步促进京张两地医疗卫生全面合作，9月16日，京冀张医疗卫生协同发展合作签约揭牌仪式和督导推进会在张家口市举行。北京回龙观医院、北京口腔医院分别与张家口市沙岭子医院、张家口市口腔医院签订合作协议。

（刘瑞森）

【调研分级诊疗和家庭医生签约服务】 9月26日，国务院医改办主任、国家卫生计生委副主任王贺胜及国家有关部委领导、全国人大代表共30余人到北京调研分级诊疗和家庭医生签约服务。副市长卢彦介绍了北京市整体工作情况，市卫生计生委主任雷海潮介绍了本市医改整体情况、分级诊疗和家庭医生签约工作情况。王贺胜肯定了北京市医改、分级诊疗及家庭医生签约的成绩。调研组一行实地到复兴医院、月坛社区卫生服务中心、方庄社区卫生服务中心调研，详细了解北京市医疗机构分级诊疗和家庭医生签约工作具体做法。

（王同国）

【提升急性心脑血管疾病医疗救治能力】 12月19日，市卫生计生委召开进一步提升急性心脑血管疾病救治能力工作会议。市卫生计生委副主任毛羽参加会议，市、区卫生计生委，市医管局、市中医局有关负责人，北京市具有急性心梗、急性脑卒中诊疗能力的二、三级医疗机构共82家（含分院、军队和武警医疗机构）相关负责人约210人参加会议。心血管介入质控中心、脑卒中质控中心、急诊质控中心有关负责人分别通报了质控工作情况。市卫生计生委医政医管处对“心脑绿色通道”APP的使用进行了培训。

（刘　颖）

准入管理

【召开社会办医疗机构专项工作培训会】 12月6日，市卫生计生委召开社会办医疗机构专项工作培训暨扩大服务业开放试点政策解读会议，全市各级各类社会办医疗机构的主要负责人及工作人员共260余人参加了培训。会上，医政医管处介绍了北京市服务业扩大开放试点的有关工作情况及政策措施，并对促进社会办医健康发展的有关政策进行总体介绍。

（段姗姗）

【启动护士电子化注册】 12月8日，市卫生计生委印发《关于实施护士电子化注册管理工作的通知》，并于12月11日召开全市动员培训会，正式在城6区启动护士电子化注册工作。北京市护士电子化注册工作对提高行政许可效率、优化政府服务、极大程度上方便了护士和医疗机构，同时完善了护士执业档案管理和护士执业数据管理，提高了行政管理效能。

（杨　琴）

【启动北京市医疗机构电子化注册】 12月13日，市卫生计生委召开会议，在朝阳区和海淀区启动实施医疗机构电子化注册试点工作。会上，市卫生计生委副主任毛羽就如何做好医疗机构电子化注册工作及发挥好电子化注册的积极作用等方面提出，要积极发挥医疗机构自我管理的作用，提高审批效率，加强信息公示、共享，发挥社会监督作用。市卫生计生委医政医管处、市医管局医疗护理处、市中医局医政处、行政审批服务中心、12320服务中心、各区卫生计生委、朝阳区和海淀区的部分医疗机构的负责人共600余人参加了会议。

（段姗姗）

医疗服务

【春节期间燃放烟花爆竹致伤医疗救治工作】 1月22日，市卫生计生委召开2017年春节期间燃放烟花爆竹致伤人员医疗救治工作会议。会议对春节期间做好医疗救治和信息报送工作进行了部署，对烟花爆竹致伤人员医疗救治信息上报、值班和工作量信息上报开展了培训。各区卫生计生委主管主任、医政科长、信息科长，各有关三级医院、部队医院主管医疗的副院长、医政负责人，287家网络直报医院负责信息上报工作的负责人共400余人参加会议。2017年除夕0时到正月十六6时，共收治在北京市燃放烟花爆竹致伤就诊人员106人，包括眼外伤17人、外伤（头面、躯干、四肢）24人、烧伤3人、复合伤62人，其中截肢1人（为截拇指），累计住院治疗5人。受伤人员燃放地点五环路内47人、五环路外59人。在外埠燃放来京就诊人员72人，包括眼外伤10人、外伤17人、复合伤45人，其中摘眼球1人、截肢6人（均为截拇指），累计住院治疗13人。

（刘瑞森）

【落实军人依法优先工作】 11月28日，市卫生计生委转发《北京市双拥工作领导小组关于在全市进一步做好军人依法优先工作的通知》，要求各级医疗机构要严格按照通知要求，结合单位实际，落实各项拥军政策，做好军人依法优先工作。要在12月30日前完善“军人依法优先”标志，在挂号、取药、收费等环节设置“军人优先”兼用或专用窗口，有条件的医院可以设置优先患者兼用或专用候诊区域。

（杨　琴）

医疗监管与评价

【完成15家大型医院巡查】 7月，完成了对垂杨柳医院、北京大学国际医院、良乡医院、地坛医院、爱育华妇儿医院及国丹白癜风医院的巡查。市卫生计生委委员高小俊作为领队参与了北京大学国际医院的巡查。截至7月21日，完成15家大型医院巡查工作，2017年大型医院巡查实地检查工作全部完成。

（段姗姗）

【加强抗菌药物临床应用管理】 9月8日，市卫生计生委召开加强抗菌药物临床应用管理暨医院感染防控工作会，副主任毛羽参加会议并讲话。印发了《北京市卫生计生委关于进一步加强抗菌药物临床应用管理有效遏制细菌耐药工作的通知》《关于开展重症监护室多重耐药菌感染控制专项督导检查的通知》。会上，市院感质控中心主任武迎宏通报了多重耐药菌感染情况及特殊级抗菌药物报告情况，市重症质控中心主任段美丽介绍了重症医学科多重耐药菌感控专项督导安排。市中医局、市医管局相关处室负责人，各区卫生计生委主管主任、医政科科长，各三级医院主管院长、医务处处长、院感办主任、重症医学科主任，市院感质控中心、重症医学质控中心、护理质控中心、药学质控中心、后勤管理质控中心主任等共计300余人参会。

（杨　琴）

【纠正医药购销领域和医用耗材专项整治】 9月8日，市卫生计生委召开纠正医药购销领域和医疗服务中不正之风暨医用耗材专项整治工作会议。市卫生计生委党委副书记、主任雷海潮出席会议并讲话，市卫生计生委党委委员、副主任毛羽主持会议。会议强调加强对药品使用的管理和监督，严格规范处方行为，有效遏制和打击医用耗材购销领域的不正之风。市发展改革委、市人力社保局、市经济信息化委、市商务委、市财政局、市国税局、市工商局、市食品药品监管局等有关负责人近350人参会。

（罗培林）

【进一步改善医疗服务行动计划第三方评估】 为进一步做好改善医疗服务行动计划相关工作，国家卫生计生委下发《关于开展2017年进一步改善医疗服务行动计划效果第三方评估工作的函》，在全国开展进一步改善医疗服务行动计划效果第三方评估工作。北京市组建第三方评估专家组及调查员队伍，并于12月20日开展培训。培训分为医院调查表填写、医护调查表填写、患者调查表填写、效果评估上报系统等4项内容。第三方评估专家组组长姜凤梅及近20名专家、本次评估的16家医院负责人、北京卫生职业学院130名学生（调查员）参加。

（刘　颖）

护理管理

【印发《北京市护理事业发展实施方案》】 3月16日，市卫生计生委制定印发了《北京市护理事业发展实施方案（2017—2020年）》。该方案明确了“十三五”期间护理事业发展的主要指标、主要任务及重大工程项目，为“十三五”期间北京市护理事业发展明确了目标和方向。

（杨　琴）

【举办国际护士节暨北京护理发展论坛】 5月10日，市卫生计生委主办、北京护理学会承办“5·12”国际护士节暨北京护理发展论坛。市卫生计生委委员刘娜出席会议并致辞。医政医管处对《北京市护理事业发展实施方案（2017—2020年）》进行了解读，通报了2016年度北京市优质护理服务评价结果，对在优质护理服务评价中表现优秀的医院及优质护理服务先进集体和个人（医院5家，病房15个，临床一线护士25名）予以表彰。市卫生计生委、市医管局、市中医局主管部门负责人，各区卫生计生委主管主任、医政科科长，全市二、三级医院主管院长、护理部主任、护士代表，北京护理学会、北京护理工作者协会有关领导及全市各级各类医院护士代表等500余人参会。

（杨　琴）

【联合推出国际护士节特别节目】 在“5·12”国际护士节来临之际，市卫生计生委联合北京护理学会，围绕“推动行业发展，促进全民健康”的主题开展系列宣传及交流活动。同时，联合北京电视台，在北京卫视《养生堂》栏目于5月12～14日连续推出3期以护理为主题的“5·12”国际护士节专题节目，传播健康知识，展现护理风采，弘扬南丁格尔精神。

（杨　琴）

【试点护士区域注册工作】根据国家卫生计生委同意在北京地区开展护士区域注册试点工作的批复，结合北京市医疗卫生工作实际，7月7日，市卫生计生委印发了《关于开展护士区域注册试点工作的通知》，自8月1日起在北京市实施护士区域注册。护士区域注册可有效弥补社区开展居家护理存在的不足，进一步完善居家护理服务模式，并推动社会资本进入资源紧缺的护理服务领域，对现行医疗服务体系形成有效补充。此外，还可进一步拓展护理服务领域，将护理服务从机构延伸到社区、家庭，促进护理工作规范化、专业化、体系化发展。

（杨　琴）

【召开护士区域注册政策解读暨培训会】7月13日，市卫生计生委召开护士区域注册政策解读暨培训会。会议对护士区域注册进行了解读，对系统操作流程进行了培训。各区卫生计生委主管主任、医政科长，北京市12320公共卫生服务热线等40余人参加培训。

（杨　琴）

血液管理

【通州区中心血站纳入市级统一管理】2月10日，市卫生计生委副主任毛羽主持召开城市副中心医疗服务工作协调会，对通州区中心血站纳入市级统一管理、通州区120急救中心建设和干部保健等事项进行了研究。毛羽要求相关部门研究确定血站、急救中心等有关机构的具体划转和设立模式；并就具体方案作进一步细化和对接，明确市、区两级政府相关职能部门的工作职责；进一步研究有关机构的发展定位和职能，提出发展思路。在此基础上，形成工作方案报市政府。

经交流研讨，各部门对通州区中心血站划转至市级统一管理的有关问题提出了意见，通州区卫生计生委将按照会议议定事项尽快推进相关工作。通州区中心血站纳入北京市统一管理主要存在人财物的问题，如人员编制、在职人员、退休人员管理、养老保险等个人缴费情况等，应该人事、债权债务清晰。市卫生计生委与市财政、市编办、市人力社保局联合到通州区卫生计生委开展调研。至年底，通州区卫生计生委无法与区财政、编办、人力资源联合处理区中心血站存在的问题，区中心血站无法纳入市级统一管理。

（杨培蔚）

【召开公民献血委员会会议】12月7日，北京市召开2017年北京市公民献血委员会全体会议。会议由市公民献血委员会常务副主任、市政府副秘书长王晓明主持，市公民献血委员会主任、副市长卢彦出席会议并讲话。会上，市卫生计生委主任雷海潮通报了近年来北京市无偿献血工作情况，部署了2018年工作安排。自1998年国家实施《献血法》以来，北京市无偿献血累计560余万人次；献血20次以上，获全国无偿献血奉献奖的献血者2.3万人次。2016年，北京市39.4万人次参加无偿献血，献血量137吨，人口献血率1.82%，高于1.05%的全国人口献血率，居全国城市之首。2013年以来，检测出艾滋病毒阳性献血者19例，丙肝病毒阳性献血者7例，乙肝病毒阳性献血者454例，血液安全方面的社会效益显著。北京市临床用血医院251家。近3年来，在医院手术量和出院人数均增长的情况下，异体血用量增长幅度相对平稳。2016年，手术人均用血量同比下降25%，出院人均用血量同比下降5%。全市三级以上医疗机构自体血回输率占临床用血29.3%。

（杨培蔚）

质控中心建设

【质控中心工作】年内，北京市32家质控中心共聘请专家1200余人次，召开各项质控工作会议180余次，各质控中心依托专家委员会开展工作，制定专业的技术操作规范和质量考核标准，进行质量管理和技术指导，组织开展专业人员的培训，定期开展质量检查和考核评估工作。年内，各质控中心共参与国标、地标、行标制定（修订）工作34项，制定（修订）技术操作规范44项，制定（修订）质控规章制度22项，参与卫生计生委规范性文件制定19项；共开展业务培训176次，培训人员包括公务员、院级干部、中层干部、专业技术干部、其他管理干部，共培训30408人次；共开展督导检查81次，涉及检查机构2526家次，参与检查专家3199人次，检查内容重点为质量管理和技术操作规范；共开展行业调研37次，主办和承办各类学术交流会议85次；共开展各项合作78项，涉及各医疗学科行业发展、标准制定、监查等。

（杨培蔚）

突发事件医疗救治及大型活动医疗保障

【全国两会医疗卫生保障】 3月3~15日，全国两会在北京召开，市卫生计生委成立了领导小组，制定工作和应急方案，全面做好医疗卫生保障工作。本次大会共选派北京市11家医院的56名医务人员、10辆救护车，承担11个住地的医疗保障任务，各转诊、应急医院24小时备勤、反应迅速。市疾控中心全面开展传染病监测和早期预警，配合卫生监督部门开展住地公共场所等抽样检测。卫生计生监督所共出动监督员106人次，监督车辆32辆，开展住地培训、现场采样等工作，对住地进行了全面监督监测工作。

（刘　昆）

【北京国际长跑节医疗急救保障】 4月16日，2017北京国际长跑节暨北京半程马拉松在天安门广场举行，有参赛运动员2万余名。市卫生计生委成立了长跑节赛事医疗急救保障工作领导小组，制定医疗急救保障工作方案。比赛共设立11个固定医疗站、2个线路流动医疗站和5辆摩托车救护组，120与999共选派62名医务人员、13辆救护车、5辆救护摩托车、1辆线路协调车参加医疗保障工作。同时指定同仁医院、朝阳医院等7家医院为赛事后备医院。

比赛期间，共救治伤病员869人，其中低血压2人、心脏骤停1人，送解放军第三〇六医院救治，好转后出院。

（王同国）

【“一带一路”国际合作高峰论坛医疗卫生保障】 5月14~15日，“一带一路”国际合作高峰论坛在北京举行。29位外国元首、政府首脑及联合国秘书长等3位重要国际组织负责人，130多个国家的政要，共1500多名代表参加论坛。市卫生计生委成立领导小组，针对41个住地酒店、5个会议及活动场地，分别制定了工作方案和应急预案。本次大会共派出12家医疗机构的129名医务人员及43辆救护车，做好住地及会场医疗保障。市疾控中心积极开展传染病风险评估、病媒消杀、应急反恐等工作，并联合卫生计生监督部门对会议涉及酒店开展实验室检测，开展人员健康监测66260人次。市卫生计生监督所共出动卫生监督员2948人次，开展相关场所及社会面的卫生监督工作。市红十字血液中心及其他部门按要求做好后勤保障。

（刘　昆）

【北京马拉松赛医疗急救保障】 9月17日，2017年北京马拉松赛在北京举办，共有包括30名特邀运动员在内的3万余名运动员参赛。市卫生计生委在赛事全程共设立了21个固定医疗站、6个线路流动医疗站和8辆摩托车救护组，120与999共选派医务人员120名、救护车28辆、救护摩托车8辆、线路协调车1辆参加医疗保障工作。此外，组织了由400余名学生志愿者、40名携带自动体外除颤器（AED）的自行车志愿者、30名医师组成的志愿者团队参加医疗保障工作。同时指定中日友好医院、协和医院（西区）等12家医院为赛事后备医院。

比赛期间，共诊治伤病员2249人，其中休克5人、热射病2人、肾功能不全1人，分别送解放军第三〇六医院、中日友好医院等救治，好转后出院。

（王同国）

【中国网球公开赛医疗保障】 9月24日~10月8日，2017中国网球公开赛在北京举办。市卫生计生委指派120派出2名医生、2名护士、1名司机组成急救单元完成赛事医疗保障任务。

赛事期间，共诊治患者130人次，其中观众67人次、工作人员63人次，包括上呼吸道感染、腹泻、高血压、腹痛、过敏、外伤等疾病。

（王同国）

【十九大医疗卫生保障】 10月18~24日，中国共产党第十九次全国代表大会在北京召开。市卫生计生委成立领导小组，制定工作和应急方案，全面做好医疗卫生保障工作。本次大会共选派本市6家医疗机构的37名医务人员、7辆救护车，承担5个住地和会场外围的医疗保障任务。市疾控中心采取城市层面和会议住地核心区域相结合的工作模式，开展风险评估、培训等工作，配合卫生计生监督所开展实验室检测。市卫生计生监督所共出动监督员130人次、监督车辆60辆次，对住地开展全面监督监测。

（刘　昆）

药械管理

【概述】 4月8日，北京市正式实施医药分开综合改革，药品阳光采购作为本次改革的重要措施之一一并施行。同时，建立短缺药品供应保障机制，保障临床药品供应。开展京津冀三地六大类高值医用耗材联合采购。

（杨　旸）

药品及医用耗材集中采购

【药品阳光采购】 按照北京市医药分开综合改革的整体部署，4月8日，药品阳光采购工作与调整医疗服务价格、取消药品加成同步实施。本次药品阳光采购是在以往药品集中采购工作基础上的制度创新，探索了市场竞争机制与政府规制的有效结合点，坚持质量、需求、价格相统一的原则，在整体上降低药品采购价格，减轻患者药费负担，也有利于规范药品生产流通秩序。采购平台建立了涵盖7200余个品种4万余个产品的药品数据库和价格数据库，为2600余家生产经营企业和近4000家医疗机构提供药品采购服务。同时，搭建政府监管平台，实现了“9+2+16”（9个委办局+监察和审计+16个区卫生计生委）监管功能，提供平台接口，各部门可实时登录平台实现远程监管。

阳光采购充分发挥市场在资源配置中的决定作用，尊重和发挥医疗机构采购主体作用，引入“多方谈判、公开透明、结果共享”的价格机制，鼓励医院、医院集团、医保经办机构等多方参与谈判，关注以往药品价格虚高与虚低同时存在的乱象，对产品科学分类，引导价格进一步趋于合理。针对市场供应充足的常用药品，采购平台及时联动全国各省药品采购同厂家同品规的中标价格作为医疗机构竞价议价的参考价格，及时将市医管局和朝阳区、延庆区集团带量采购价格、国家谈判、医保谈判、企业主动降价、医疗机构议价等各方谈判结果纳入采购平台，“动态调整、随行波动、就低趋同”，引导北京市同类药品价格始终处于全国较低水平。针对价格低廉、临床救治必需且不可替代的低价短缺药品，遵循市场规律，保障临床救治和百姓需求，医疗机构可通过价格杠杆调节作用，参考周边省份采购价格和本市其他医疗机构采购价格，随时与生产经营企业协商议价，提高企业生产供应低价短缺药品的积极性，缓解供应紧张问题，让百姓“用得起、用得上”。

阳光采购坚持以基层为重点，将原基层与二、三级医院药品采购平台合并，通过“一个平台，上下联动”的方式，实现基层机构与二、三级大医院采购目录一致，为分级诊疗制度奠定基础。同时，制定了基层4类105种慢病目录，签约患者在基层可以开具两个月的长处方。105种药物改革前二、三级医院与基层机构采购金额比为2∶1，改革后二、三级医院与基层机构采购金额比为1∶1。4类慢病就诊和用药下沉基层趋势明显，成效显著。

截至12月31日，药品采购金额累计460亿元，从采购费用中节省药品费用约38.8亿元，药价整体下降8.4%，费用节省超预期，为综合医改有效地腾挪了空间。

（房　薇）

【京津冀联合采购医用耗材】 年内，京津冀三地卫生计生委经多次协商，在全国范围内第一个正式启动跨地区的京津冀医用耗材联合采购。第一批选定心内血管支架类、心脏节律管理类、防粘连类、止血类、人工关节类和吻合器类六大类金额较高的医用耗材联合采购。完成全部由北京负责的产品信息收集，并发布了医疗机构采购要求，预计2018年在三地同时执行采购结果，让利金额4亿元。

（王　喆）

医疗机构药事管理

【解决短缺药品供应】 部分药品供应不足甚至全面断货，一直引发社会普遍关注。10月，市卫生计生委牵头建立了市经济信息化委、市食品药品监管局等9部门组成的短缺药品供应保障工作会商联动机制，印发《关于贯彻落实改革完善短缺药品供应保障机制的实施意见的通知》，对接国家、市、区三级监测预警机制和分级联动应对机制，合力改善短缺药品供应。

年底，产科用药利凡诺库存告急，且无其他方法可以替代，但原国家定点生产企业已停产。接报后，市卫生计生委紧急启动会商联动机制，协调国家卫生计生委药政司、相关委办局和药品流通企业寻找货源，打通交易渠道，先款后货，及时缓解了全市医疗机构的产科手术压力。

（房　薇）

【推动公立医院药品采购“两票制”】“两票制”是指药品生产企业到流通企业开具一次增值税专用发票或者增值税普通发票，流通企业到医疗机构开具一次发票。根据国务院办公厅《关于进一步改革完善药品生产流通使用政策的若干意见》和国务院医改办等八部门《关于在公立医疗机构药品采购中推行“两票制”的实施意见（试行）的通知》要求，北京市卫生计生委在市医改办的牵头下，联合印发了《北京市公立医疗机构药品采购推行“两票制”实施方案（试行）》，并于11月3日，召开实施启动大会，组织各区政府相关部门、各级公立医疗机构、药品生产经营企业开展专题培训，确保相关政策在京平稳落地。

为确保“两票制”在医疗机构顺利实施，市食品药品监管局与市卫生计生委联合印发了《关于北京市公立医疗机构药品采购推行“两票制”有关工作的通知》，对“两票制”药品相关资质审核和阳光采购平台挂网及医疗机构、生产经营企业在阳光采购平台签订承诺书等内容提出要求。12月12日，市卫生计生委召开了各区卫生计生委和全市二级及以上公立医疗机构落实“两票制”工作专项会议，对“两票制”政策进行了解读与答疑，对具体实施及阳光采购平台的操作进行了培训。

（房　薇）

【综合提高药学服务能力】 年内，市卫生计生委成立北京市药学质量控制和改进中心，推进各药学管理小组工作，综合提高全市药学服务能力。开展了全市基本药物临床应用指南和处方集培训，举办了第二期药物经济学快速评价与医院新药遴选培训班和第二届“发现最美自己”社区处方开具技能竞赛。

市卫生计生委组织北京市药学质控中心处方点评小组，分别开展了二级及以上医院和社区医疗机构处方集中点评。点评医疗机构范围包括全市所有二级及以上公立医疗机构和100家社区卫生服务机构，点评处方百万余张，既提高了处方合理性，又通过大医院带动基层机构“大手拉小手”的形式，提高了基层卫生服务机构的合理用药水平。

持续进行抗菌药物使用、细菌耐药、支原体耐药等合理用药的监测评价。组织16个区进行2018~2020年度麻醉药品、第一类精神药品购用印鉴卡换发暨专项检查。市卫生计生委完成对北京市医疗机构抗菌药物使用、药学部门管理、阳光采购执行等情况的监查，约谈存在突出问题的医院，限期整改。

（杨　旸）

医疗器械管理

【核准全市大型医疗设备的配置】 截至年底，全市地方医疗机构已核准配置甲类大型医用设备PET-CT（X线-正电子发射计算机断层扫描仪）21台、PET-MR（正电子发射磁共振成像系统）1台、头部γ刀（伽马射线立体定位治疗系统）2台、306道脑磁图3台、CyberKnife（X线立体定向放射治疗系统）1台、Tomo Therapy（断层放射治疗系统）3台和da Vnici S（内窥镜手术器械控制系统）7台，乙类大型医用设备CT 411台、MR 265台、DSA（800毫安以上数字减影血管造影X线机）205台、SPECT（单光子发射型电子计算机断层扫描仪）67台和LA（医用电子直线加速器）65台。

（王　喆）

食品安全标准管理与监测评估

【概述】 2017年，北京市以食品安全相关“十三五”规划为指引，进一步完善工作体系，加快信息化建设，提高管理与服务能力，更好地发挥食品安全标准与监测评估在食品安全治理体系中的作用。在全市开展了安全宣传周专题活动，举办食品安全标准大课堂5期，开展标准专题培训6次，食品安全标准宣讲活动4次。启动了5项食品安全标准跟踪评价专项研究。企业标准首次备案及修订重新备案

425份。完善风险监测体系的构建，完成监测样本2395件，全年监测任务完成率106%，获得监测数据24290个。

（张　婷）

食物消费量调查与风险评估

【调查食物消费量】 6月，市卫生计生委参加国家卫生计生委食物消费量调查工作，印发了《2017年北京市居民食物消费量调查工作方案》，将国家3岁及以上健康人群含油、盐、糖加工食品为主扩展为所有食物消费状况调查，以便更好地补充北京市食物消费量数据库。形成《食物消费量数据基本情况的报告》。截至12月底，食物消费量数据库基本建立，可以满足常规的风险评估项目。

（张　婷）

【食品安全风险评估】 年内，市卫生计生委对食品添加剂及非法添加物进行系统性危害评估，如山梨酸、氯丙醇、蒽醌和氟等。完成了山梨酸危害评估报告，并于11月1日接受国家食品安全风险评估中心专家组对山梨酸报告的阶段性考核验收，获得认可。撰写山梨酸危害评估毒理学信息资料，并录入国家食品中有毒有害物质基础信息库。

年内，市疾控中心首次开展中国居民总膳食壬基酚和双酚A类似物暴露水平研究，发现中国1岁以下婴幼儿通过食用配方奶粉具有较高的暴露风险并及时进行了风险预警，市卫生计生委配合国家制定临时限量标准。提出有效降低我国婴幼儿乳制品风险管理方法，为政府监管部门实施风险管理提供了依据。

（张　婷）

食品安全标准管理

【升级企标备案系统】 年内，市卫生计生委在实现企业标准备案全程网上办理、新备案办法印发后，对备案系统进行了升级改进，5月1日，同新备案办法同时执行。各区卫生计生监督机构受理备案材料后，市卫生计生监督所即时登记、公开，加强备案后管理。备案提交的4份材料可以实现与市食品药品监管局食品生产监管处、许可证审查中心网上共享。新备案办法实施以来，依企业提出，已有384份食品安全企业标准文本及严于食品安全国家标准或者本市地方标准的说明在“北京市食品安全标准管理系统”上进行了备案前公示，向社会公开征求意见。其中完成前期公示353份、公示中31份。截至12月15日，全市完成首次备案及修订重新备案425份，修改193份，注销136份。备案的食品类别主要包括调味品、饮料、粮食及其粮食制品等。涉及企标的政务信息公开40余份，包括通州、怀柔、海淀、门头沟、大兴、平谷、顺义等辖区。

（张　婷）

【举办食品安全宣传培训】 6~12月，市卫生计生委举办了食品安全标准大课堂，食品企业、监管部门、食品协会、企标备案人员等标准使用者免费参加。完成《食品中污染物限量》（GB 2762-2017）等5次大课堂，由专家对标准进行全面解读，现场答疑。

全年开展标准专题培训6次，覆盖各区卫生计生相关人员、市食品药品监管局、市农业局、出入境检验检疫局、市食品行业相关协会、食品检验机构、主要食品生产企业。邀请国家食品安全风险评估中心专家授课。

委托北京预防医学会、北京肉制品协会、北京茶业协会等社会团体开展食品安全标准宣讲活动4次。邀请专家宣讲重点基础标准或者某食品行业关注的食品安全国家标准，对标准使用者遇到的问题当面交流，解疑释惑。

（张　婷）

【食品安全跟踪评价】 7月，市卫生计生委与市食品药品监管局、市质监局、市出入境检验检疫局、市农业局联合印发《2017年食品安全标准跟踪评价工作方案》，通过网络平台收集社会意见、征集标准使用者意见、开展专业培训、进行专项调查研究等，对检验方法、通用标准共16项食品安全国家标准开展跟踪评价。其中理化检验方法6项，共收到65条意见和建议，包括标准的适用范围、样品制备、计算公式、附录等；通用标准6项，收集到71条意见和建议；食品相关产品4项，收到3条意见和建议。启动专项研究5项，委托专业技术机构完成，分别为：“食品中总膳食纤维的测定”“食品中果糖、葡萄糖、蔗糖、麦芽糖、乳糖的测定”“食品中叶黄素的测定”“《食品接触用塑料树脂》（GB 4806.6-2016）中聚乙烯树脂正己烷提取物的方法及限量研究”“食品中氰化物的测定”。

（张　婷）

【征集食品安全地方标准立项建议】 年内，市卫生计生委公开征集北京市食品安全地方标准制（修）订立项建议。结果均不符合制定范围，不予立项。

（张　婷）

食品安全风险监测

【完善风险监测体系构建】 3月，市卫生计生委印发《2017年北京市食品污染及食品中有害因素监测方案》和《2017年北京市食源性疾病监测方案》。食品污染物及有害因素监测覆盖全市所有区，并逐步将采样点向农村延伸。食源性疾病监测覆盖全市二级以上医疗机构，在26家社区卫生服务中心开展食源性疾病病例监测试点。李斯特菌病专项监测扩大到10个区，监测医疗机构23家。在北京热带医学研究所设立北京食源性寄生虫病临床监测中心。食源性疾病分子溯源网络初步形成，8个分子溯源分中心独立开展了PFGE分子分型的工作。4月，市疾控中心营养与食品卫生所获批国家食源性疾病病因学鉴定实验室（华北）。

（张　婷）

【建设参比实验室】 市疾控中心有兽药残留、非法添加物、有害元素3个国家参比实验室。年内，参比实验室建立了食品和饮用水中双酚A及其类似物、壬基酚等热点污染物，动物源性食品中磺胺、四环素、硫酸黏菌素、喹乙醇代谢物的国家风险监测标准操作规程。研制了辣椒粉中苏丹红的标准物质、蜂蜜中的甲硝唑类化合物的参考物质。

（张　婷）

【2017年风险监测结果】 北京市化学污染物及有害因素监测样品采集覆盖农贸市场、商店（超市、便利店、专营店）、大型饭店（酒店、饭店和宾馆）、网店、养殖环节、种植环节。化学污染物及有害因素监测的食品包括蔬菜等17大类240个食品子类，监测污染物包括农药、兽药、真菌毒素、有机污染物、食品添加剂、非食用物质等9大类166项监测指标。截至12月底，实际完成样本2395件，全年监测任务完成率106%（2395/2266），共获得监测数据24290个。此外，还完成了熟肉制品中喹乙醇、硫酸黏菌素、磺胺喹噁啉及禽肉和禽蛋中氟虫腈的应急监测工作。

食源性致病菌监测样品采集覆盖农贸市场、商店（超市、便利店、专营店）、街头摊点、学校周边小卖店、小型餐饮店（快餐店、小吃店、饮品店）、大型饭店（酒店、饭店和宾馆）、网店、食品生产企业等食品生产经营场所。食品中微生物及其致病因子监测包括卫生指示菌、食源性致病菌、商业无菌、病毒、寄生虫等5类21项监测指标。实际完成样本2358件，完成国家监测任务的100.3%（2358/2350），共获得监测数据9195条。

食品中放射性物质监测共采集蔬菜、茶叶、粮食、家畜家禽肉类、奶粉、海产品6大类至少16种23份食品样品，其中核设施地区（昌平）7种7份，对照地区（通州、大兴）7种7份，市售鱼虾、茶叶、奶粉样品4种7份，日本进口食品2种2份。对样品中9种放射性核素的含量进行了测定，所有样品γ能谱检测的9种核素的含量均未超出《食品中放射性物质限制浓度标准》（GB 14882-94）规定的限值。

年内，食源性疾病监测未发现疑似食源性异常病例/健康事件；食源性疾病事件接报和启动流调135起，监测食源性疾病暴发事件44起，发病321人，无死亡病例。上报食源性疾病病例信息6995例，采集腹泻病例粪便标本6449份，阳性检出率16.34%（1054/6449）；检测诺如病毒2419份，阳性检出率14.63%（354/2419）；报告食源性中毒病例158例。监测发现河豚中毒、瘦肉精中毒、肉毒中毒病例，并通报。

（张　婷）

计划生育管理

【概述】 2017年，北京市计划生育管理工作以落实市委、市政府《关于实施全面两孩政策改革完善计划生育服务管理的意见》为主线，以完善利益导向政策、综合治理出生人口性别比为重点，完善相关配套政策措施，深化计划生育服务管理改革和流动人口基本卫生计生公共服务均等化；开展计划生育利益导向、性别比综合治理等多项培训，举办“圆梦女孩”培训关爱活动，开展计划生育奖励扶助、特别扶助、禁止“两非”的网络宣传和社会宣传；持续开展“暖心计划”综合保险项目，家庭发展能力不断增强。

全市常住人口出生252812人，户籍人口计划生育政策符合率99.3%。全市计划生育奖励扶助、特别扶助惠及群众9.9万人，扶助资金全部发放到位，特殊家庭双岗联系人、医联体内就医转诊绿色通道、特殊家庭建档、家庭医生签约服务均实现了全覆盖，经济扶助、社会关怀力度不断加大。出生人口性别比治理取得成效，北京市常住人口出生性别比降至107.16，实现了3年连降，初步完成“十三五”时期稳中有降的目标。

（车昱晓　肖　利）

计划生育服务管理

计划生育基层基础工作

【修订《北京市社会抚养费征收管理办法》】 7月3日，修改并实施《北京市社会抚养费征收管理办法》。此次修改主要是针对生育政策调整后原《办法》中不再适用的内容，涉及征收情形、征收基数和征收标准3个方面。同步出台了《关于实施〈北京市社会抚养费征收管理办法〉的意见》，并加大培训力度。

（蒋新宁）

【完善常住人口两孩以内生育登记服务】 10月，市卫生计生委升级北京生育服务系统，开通生育登记服务手机APP。全年本市办理生育登记234204例，其中一孩136842例、二孩97362例，户籍150808例、流动83396例，互联网及手机端62677例、现场办理171527例。

（车昱晓）

【开展生育全周期宣传活动】 12月4日，市卫生计生委举办“美好人生，从健康生育开始”——北京市生育全周期宣传活动。发布了《美好人生，从健康生育开始》公益广告和《生育全周期放心孕育爱》动画。公益广告诠释生育全周期内卫生计生工作者的服务与守护；生育全周期动画则用通俗易懂的方式梳理了从婚前到子女6岁的生育全程，政府和医疗卫生机构为群众提供的各项服务的时间、内容、地点、需要的材料。

（叶小敏）

【全国生育状况抽样调查】 年内，北京市按照国家卫生计生委全国生育状况调查的要求，完成全市16个区120个街乡镇300个社区村6000份样本的调查，为准确把握人口形势、科学制定发展规划、完善计划生育政策提供决策支持。

（蒋新宁）

【基层队伍建设研究】 年内，市卫生计生委联合国家卫生经济学会开展“基层计划生育干部待遇保障对策研究”。举办4次部分区、街（乡镇）、村（居委会）计划生育干部和区政府有关部门座谈会，发放2000余份问卷，了解基层干部职责待遇现状、相关部门政策体系及对基层队伍建设的意见建议。提交了《北京市基层计划生育队伍建设情况调研分析报告》，建议发挥优势、拓展职责，推动计生专干向健康计生专干转型；强化基层计划生育队伍培训；绩效激励、提高待遇，提高岗位吸引力；维护队伍稳定，妥善解决退休计生专干的养老待遇。

（王星麟）

【举办基层基础工作培训班】 全年市卫生计生委共举办了3期面向区、街（乡镇）计划生育干部的计划生育基层基础工作专题培训，共200余人参训。培训内容涉及计划生育基层基础工作、健康教育与健康促进、妇幼健康、依法行政、流动人口计划生育服务管理等。

（王星麟）

【换届评先候选人计生资格联审】 年内，市卫生计生委完成市党代会代表、团代会代表、非公经济代表人士、十九大代表、两会换届代表委员是否存在违反计划生育法律法规情况审查近万人次。

（蒋新宁）

流动人口计划生育工作

【创建流动人口基本公共卫生计生服务均等化示范区】 10月20日，市卫生计生委印发《北京市流动人口基本公共卫生计生服务均等化示范区创建工作方案》，在全市开展流动人口基本公共卫生计生服务均等化示范区创建工作。方案明确2017~2020年，北京市将推荐8个全国流动人口基本公共卫生计生均等化服务示范区，每年各2个。2017年推荐了丰台区与石景山区。

（周宏宇）

【启动“新市民健康新干线”活动】 12月4日，市卫生计生委出台《关于印发“新市民健康新干线”活动方案的通知》，启动“新市民健康新干线”项目。通过建立一支“流动人口健康指导员”队伍，发行一套“北京市流动人口健康护照”，开设一台“流动人口健康教育大课堂”，创建一个“流动人口计生协示范点”，打造一处“新市民健康图书角”，全方位立体化传播健康知识，并同步实现与户籍人口均等的“生育全周期”服务。

（黄晶晶）

【流动人口健康大讲堂】 年内，市卫生计生委牵头在各区开展以“共建北京，共享健康”为主题的流动人口健康大讲堂活动。邀请6名北京市三甲医院专家为16个区的3200余名流动人口举办健康讲座，内容涉及儿童预防接种、传染病防控、孕产妇和儿童保健、老年病防治等。

（黄晶晶）

【流动人口生育服务登记】 按照《北京市卫生计生委关于流动人口生育服务登记工作的通知》，全年共办理流动生育服务登记83396例，其中一孩54800例、二孩28596例。

（车昱晓）

【完成流动人口动态监测】 按照国家卫生计生委要求，市卫生计生委完成2017年全国流动人口卫生计生动态监测调查北京市7000例样本任务，内容涉及流动人口及家庭成员人口基本信息、流动范围和趋向、就业和社会保障、收支和居住、基本公共卫生服务、婚育和计划生育服务管理、子女流动和教育、心理文化等，数据综合质量列全国第三位。

（潘　滑）

利益导向及出生人口性别比综合治理

计划生育奖励与扶助

【春节慰问计划生育特殊困难家庭】 春节前，市卫生计生委向全市100户在生活保障、养老照料、大病医疗等方面长期面临经济困境或遭遇突发灾难、需要政府援手帮扶的计划生育特殊困难家庭分别发放了1500元慰问金。各区卫生计生委也开展了多种形式的慰问活动，帮助解决计划生育特殊困难家庭的实际困难。

（葛纪军）

【计划生育奖励扶助和特别扶助专项检查】 4月13～18日，市卫生计生委抽查西城区、石景山区特扶工作，抽查朝阳区和顺义区奖扶、特扶工作。本次抽查对奖扶、特扶对象的确认进行政策把关和政策解释，对奖扶、特扶工作三级审核公示等程序的合法性和执行情况进行监查，对数据统计、核实和报表填写的准确性进行检查。共抽验奖特扶资料档案1000余份，抽查结果显示：各区奖特扶工作完成良好，均按照文件规定保证时限、程序合法、统计数据准确。对抽查中发现的问题，告知相关区整改。

（葛纪军）

【完成年度奖励扶助对象资格确认】 截至5月25日，全市16个区卫生计生委2017年奖励扶助、特别扶助对象资格确认、数据审核、上报等工作全部结束。各区于7月31日前将扶助金存入扶助对象个人账户。按照奖励扶助120元/人月、独生子女发生伤残特扶400元/人月、独生子女发生死亡特扶500元/人月发放标准，2017年度全市共有9.9万名群众享受到扶助费用，政府投入资金2.6亿元。

（葛纪军）

【调研市第五福利院失独老人养老】 9月29日，市卫生计生委副巡视员刘娜赴市第五福利院调研失独老人养老问题。市第五福利院院长常华介绍了失独人员入住情况、服务管理情况、面临的问题和挑战等。刘娜表示，市第五福利院专门接纳失独老人，解决这些人的养老问题，为政府分忧，为失独家庭解难。号召社会关注失独家庭养老问题，鼓励社会机构积极参与，共同解决好失独家庭养老问题。

（刘　丹）

【计划生育特殊家庭扶助再添新举措】 10月27日，出台《北京市人民政府办公厅关于印发〈北京市城乡居民基本医疗保险办法〉的通知》。自2018年1月1日起，需要交纳城乡居民基本医疗保险的计划生育特殊家庭成员，其个人缴费部分全部纳入财政全额补贴范围。

（葛纪军）

【召开全市失独家庭代表座谈会】 12月8日，市卫生计生委召开全市失独家庭代表座谈会，16个区共25名代表到会。市卫生计生委汇报了2017年重点开展的计划生育特殊家庭帮扶工作，听取了失独家庭代表的诉求及意见建议，并就提高扶助金标准、家庭医生签约、就医绿色通道、手术签字、机构养老等进行了沟通交流。有关部门针对失独代表的问题，就全市养老服务体系、第五福利院入住安排、医保结算、廉租房补贴、公共交通优惠、志愿者服务、家庭医生签约服务等问题做了解释说明。

（葛纪军）

【召开变更奖特扶录入系统说明会】 12月18日，为确保2018年计划生育奖励扶助、特别扶助信息录入系统由国家卫生计生委的PADIS系统变更为北京市奖特扶管理系统信息录入工作的顺利开展，市卫生计生委召开培训说明会，16个区相关业务人员参加培训。

（葛纪军）

【提高计划生育特别扶助金标准】 12月29日，北京市卫生和计划生育委员会、北京市财政局印发《关于提高本市计划生育特别扶助金标准的通知》。从2018年1月1日起，计划生育家庭伤残、死亡特别扶助金标准分别由每人每月400元、500元提高到每人每月590元、720元。标准调整后，计划生育特别扶助金所需资金全部由区级财政给予保障。

（葛纪军）

【第四季“听民意，解民忧”活动】 年内，市卫生计生委积极参与第四季“听民意，解民忧”委领导接电话活动，家庭发展处针对涉及计划生育利益导向工作的11条个性化问题，逐个与提出诉求的群众进行电话沟通，解读讲解政策。对一直无法联系的群众，委托区卫生计生委回访，在规定时限内做到件件有回复，接访群众普遍对回复结果满意。同时针对活动中的个性问题，统一为12320编写了政策解答，为12320今后接访工作提供政策支持。

（葛纪军）

【实施“暖心计划”综合保险项目】 发挥财政资金杠杆作用，引入商业保险保障机制，为失独家庭成员每年给予2900元的养老保险金，补充失独人员养老金及日常养老照料需求，同时当发生意外风险时，给予经济上的适当补偿。截至2017年，全市累计投入“暖心计划”保险项目资金1.45亿元。各区也积极探索政府购买服务形式，如朝阳区开展“安欣计划”保险项目，为失独家庭人员提供医药费、住院护理，家政服务等综合保障服务。

（梅红光）

出生人口性别比综合治理

【开展“关爱女孩”宣传活动】 3月，市卫生计生委印制“关爱女孩”宣传画2万张，发放到全市346个区及街（乡）、村（居委会）。

（肖　利）

【举办计划生育利益导向暨性别比综合治理培训班】 6月20～23日，市卫生计生委举办计划生育利益导向暨性别比综合治理培训班。市卫生计生委副巡视员刘娜到会并讲话，国家卫生计生委家庭司利益导向处处长齐新杰介绍全国特殊困难家庭扶助情况，中国人口与发展研究中心工程师对“两非”案件信息管理系统规范应用进行了培训，北京扶老助残基金会秘书长及基层卫生处相关负责人介绍了养老新理念及家庭医生签约服务进展情况。16个区分管主任、科长和相关工作人员参加了培训。

（肖　利）

【“圆梦女孩”行动】 8月16～18日，市卫生计生委、海淀区卫生计生委联合举办了“圆梦女孩”培训活动。市卫生计生委副巡视员刘娜、海淀区卫生计生委副主任张宇光出席了开班仪式。东城区、西城区、朝阳区、海淀区、丰台区、石景山区、门头沟区、房山区的相关工作人员及40名女孩参加了培训活动。培训邀请中国人口宣教中心对青春梦想、青春健康等课程进行授课。培训后，女孩们参观了清华大学和海淀区科技中心。

12月11日，在由国家卫生计生委家庭司、中国人口宣教中心主办的2017年“圆梦女孩志愿行动”报告会上，北京市卫生计生委获“圆梦女孩”志愿行动优秀组织单位奖。

（肖　利）

公众权益保障

【概述】 2017年，市卫生计生委召开新闻发布会22场。市卫生计生委按照“阳光信访、责任信访、法治信访”总要求，深入推进信访工作制度改革，积极探索依法分类处理群众信访诉求，建立健全各项信访工作制度，加快信访信息化建设，重视信访干部队伍能力建设，加大信访积案化解力度。信访比3.8：1，信访形势呈总量下降、结构优化的良好态势。

（毕天琦）

新闻宣传

【录制“市民对话一把手”节目】 1月20日、7月27日，市卫生计生委党委书记方来英、主任雷海潮分别参与录制由市政府办公厅主办，北京城市广播、北京电视台、北京新媒体集团“北京时间”、北京发布、首都之窗、千龙网联合制作等联合录制的“市民对话一把手”专题访谈节目。围绕“让百姓看病就医有更多获得感”与“建设健康北京”主题，介绍北京市医疗机构应对全面两孩政策生育高峰的举措、分级诊疗、慢病防控、健康促进、医药分开综合改革、家庭医生、京津冀医疗协同等方面的情况，并与网友在线交流。

（毕天琦）

【加强人口计生工作宣传】 发挥“幸福家庭大讲堂”活动品牌优势，1~6月，市卫生计生委计生服务指导中心组织以“健康北京，幸福家庭”为主题的示范性宣传服务活动，在通州、丰台、平谷等区，人民大学、河北雄县等地，共举办计生科普讲座和咨询9次。发挥公园宣传阵地作用，推出北京医改、优生优育、家庭文化主题展览。与北京电视台、北京人民广播电台联手打造《健康北京》《健康加油站——人口直通车》《今夜私语时》等多档计划生育宣教栏目共188期。借助人民网、中国网、光明网、中国家庭网北京站、首都之窗网络宣传平台开办网络宣传专栏“健康北京，幸福家庭”，宣传计划生育科普知识，结合重要节日、重要活动推出专题宣传。微信服务号“幸福家庭，健康生活”实现及时、准确发布官方信息，对大众进行人口与家庭健康科普，为公众提供实用便利的网络查询、办理服务。12月5日，围绕“婚育新风进万家”主题，举办北京市生育全周期宣传活动暨流动人口健康教育促进项目启动仪式，发布“生育全周期”服务广告片、动画片，启动面向流动人口“新市民健康新干线”健康教育健康促进综合项目。

（毕天琦）

【加强宣传京津冀医疗卫生协同发展】 2月，市卫生计生委与市政府新闻办联合召开习近平总书记视察北京3周年来北京市新举措新变化新成果新闻发布会。市卫生计生委新闻发言人高小俊介绍京津冀医疗卫生协同发展工作情况，组织媒体赴河北张家口采访天坛医院援建张家口第一医院工作情况。5月，组织媒体采访报道京冀廊医疗卫生协同发展框架协议签署仪式。6月，市卫生计生委组织20余家中央、市属媒体赴河北燕达医院参观和采访，宣传总结京津冀医疗卫生协同发展成果。8月，组织6家媒体赴河北保定采访报道京冀保医疗卫生协同发展框架协议签约仪式。同时，加大了京津冀卫生计生应急协同机制的宣传。

（毕天琦）

【北京卫生计生系统新闻宣传工作会】 3月9日，市卫生计生委召开2017年全系统新闻宣传工作会。6家单位介绍了本单位新闻宣传工作经验，市卫生计生委新闻宣传工作领导小组组长、新闻发言人高小俊出席会议并讲话。市卫生计生新闻宣传工作领导小组办公室成员，各区卫生计生委、各三级医院、各直属单位宣传工作的主管领导、宣传部门负责人、宣传干部，市中医局、市医管局宣传工作负责人及委机关各处室负责人等参加会议。会上，对第二届北京市卫生计生系统“十佳”微博和优秀微博、第三届“首都除夕，护卫健康”暨“醉美身影 点亮花灯”主题宣传活动的先进单位和先进个人进行了表彰。

（毕天琦）

【宣传本市医药分开综合改革】 自3月开始，按照“科学统筹、突出主题、口径统一、稳步推进”思路，市卫生计生委会同市委宣传部、市政府新闻办、网信办、医改办，紧跟北京市医药分开综合改革进程，协调沟通中央媒体、市属媒体、网络媒体和自媒体平台开展正面宣传解读。同时，发挥27所市属、区属公园宣传阵地作用，同步推出北京市医改专题宣传。3月22日，会同市政府新闻办组织70家媒体召开新闻发布会，围绕政策实施开展宣传。3月22日～4月8日，重点围绕医药分开综合改革政策全面解读，组织中央电视台、新华社、人民日报等中央媒体召开媒体沟通会6次，组织15家主流媒体召开媒体通气会3次；分3组深入三级医院和社区卫生服务中心实地采访。4月8日0时，组织15家主流媒体就全市系统切换跟踪报道。4月10日，系统切换后首个工作日，分两组共35家媒体深入三级医院实地采访。4月12日以来，围绕医改实施半个月、两个月、半年等时间节点，8次组织媒体集中深入4个区4家医院实地采访，5次召开媒体座谈会通报医改情况，9次群发新闻通稿，《人民日报》、新华社、中央电视台和中央人民广播电台持续深入宣传报道，市15家主流媒体连续5天在头版头条就医改进行集中宣传，医药分开综合改革新闻宣传形成立体全方位、全覆盖宣传态势。

（姚秀军）

【召开“砥砺奋进的五年”系列新闻发布会】 6月15日，市政府新闻办联合市卫生计生委举办北京市“砥砺奋进的五年”系列新闻发布会。市卫生计生委新闻发言人高小俊出席发布会，介绍5年来市卫生计生委在卫生计生工作发展总体情况、公共卫生服务和保障任务、深化医药卫生体制改革和非首都功能疏解及京津冀协同发展等4个方面的工作情况。中央电视台、北京电视台、《北京日报》、千龙网等20余家媒体参加新闻发布会。

（毕天琦）

【市卫生计生系统新闻发言人培训班】 9月25～26日，市卫生计生委举办2017年市卫生计生系统新闻发言人暨新闻宣传骨干培训班。市卫生计生委新闻发言人、副巡视员高小俊出席会议并讲话。培训班邀请原铁道部新闻发言人王勇平、国防部原新闻发言人杨宇军、国家卫生计生委宣传司新闻处处长刘哲峰分别围绕新闻发言人素养、舆情回应处置和新媒体建设专题授课。市卫生计生委新闻宣传工作领导小组办公室成员，市中医局、市医管局、各区卫生计生委、各三级医院及各直属单位的新闻发言人、新闻宣传部门负责人，委机关各处室负责人等170余人参加培训。

（毕天琦）

【加强微博、微信新媒体平台建设】 年内，市卫生计生委官方微博“@首都健康”共发送微博3910条，策划、发布第三届“首都除夕，护卫健康”、元宵节“醉美身影点亮花灯”、“医改进行时”、国际护士节“5·12最美身影”等微博话题。官方微信公众号“健康北京”累计发布信息684篇，围绕医药分开综合改革、控烟条例实施、分级诊疗、医联体建设等推出了一系列微信话题。

（毕天琦）

【加强基层卫生工作宣传】 年内，市卫生计生委依托官方微信公众号“健康北京”推出各区卫生计生委医改亮点工作系列专题，介绍基层医改工作的特色、成效。组织媒体到丰台、海淀、朝阳及石景山的社区卫生服务中心采访，介绍社区医改特色，宣传社区卫生服务中心医改情况，引导市民到社区就医。市卫生计生委宣传中心拍摄《送医送药——行走在乡村间的医者仁心》专题片，在北京电视台播出，讲述基层社区卫生服务工作；到德胜社区卫生服务中心拍摄医改后家庭医生式服务进展；采访医改一线工作人员，利用《北京晚报》《京华卫生》整版报道；到方庄社区卫生服务中心、天坛医院、朝阳六里屯社区卫生服务中心拍摄《医联体双向转诊有效缓解看病难》专题片，在北京电视台《特别关注》栏目播出；开展“卫生摄影走基层”活动，深入一线采访报道，在《健康报》《北京晚报》《中国卫生画报》《京华卫生》上整版刊登。

（毕天琦）

信访投诉

【开展社会矛盾纠纷排查】 年内，按照市信访办工作部署，市卫生计生委坚持将社会矛盾纠纷定期排查与专项排查相结合，结合动态排查不间断，边排查边化解，把各类矛盾纠纷纳入工作视线。1月，组织全市卫生计生系统开展第一次社会矛盾纠纷排查，共排查矛盾纠纷49项。重大活动期间，开展矛盾纠纷专项排查。7月，下发《关于开展2017年第二次社会矛盾纠纷排查调处工作暨影响社会稳定矛盾问题摸排调研工作的通知》和《关于做好十九大社会矛盾纠纷稳控工作的通知》。截至9月，摸排矛盾纠纷55项，重点人81人。确保不发生因信访问题引发的重大群体性事件和重大个人极端事件。

（毕天琦）

【推进信访信息化建设】 年内，市卫生计生委推进信访信息化建设。1月，完善升级委机关信访诉求办理模块，进一步规范委机关自办件的办理流程。加快卫生计生信访信息化建设。2月，申报北京市卫生计生网上信访信息系统建设项目，进入系统前期开发阶段。系统运行后，将解决三级医院和直属单位转件难问题，实现转办交办信访件横向到边、纵向到底、上下贯通的信访格局。

（毕天琦）

【召开北京市卫生计生信访工作会】 3月10日，市卫生计生委召开2017年北京市卫生计生信访暨纠纷投诉管理工作会。市卫生计生委以打造“阳光信访、责任信访、法治信访”为引领，以“构建和谐医患关系”为核心，以开展“责任落实年”活动为抓手，从“落实信访责任，深入推进信访制度改革”“规范基础业务，提高信访工作科学化水平”“重视源头预防，着力解决好信访关键性问题”“拓展纠纷投诉管理，积极构建和谐医患关系”等4个方面继续推进工作的开展。门头沟区卫生计生委、北京儿童医院、12320服务中心和市医调委就本单位信访暨纠纷投诉管理工作做了经验交流，市卫生计生委副巡视员高小俊出席会议并讲话。各区卫生计生委、各三级医院、各直属单位信访及纠纷投诉管理工作主管领导、相关部门负责人，市中医局、市医管局信访工作负责人及委机关各处室信访工作联络员等210余人参加会议。

（毕天琦）

【完善信访工作考核机制】 4月，市卫生计生委印发《2017年北京市卫生计生信访暨纠纷投诉管理工作考评方案（试行）》，明确不同性质单位考核的重点和工作要求，突出考核的针对性和实效性，切实发挥考评对工作效能的推动作用，不断提高市卫生计生信访工作的制度化、规范化和科学化水平。

（毕天琦）

【开展信访条例宣传月活动】 5～6月，在市卫生计生系统开展以“落实信访责任制，推动信访法治化”为主题的信访条例宣传月活动。深入宣传国务院《信访条例》和《北京市信访条例》，推进信访工作法治化建设，通过主题宣传实践活动、专题讲座、典型宣传等方式开展宣传。5月26日，市卫生计生委开展信访条例宣传月主题实践活动，解答群众咨询，引导群众自觉、依法、有序信访，促进依法、及时、妥善处理信访问题。

（毕天琦）

【卫生计生信访工作培训会】 6月29～30日，市卫生计生委举办2017年第一期依法分类处理群众信访诉求工作培训会。邀请市信访办复查复核处、市政府法制办专家围绕行政事项、信访事项如何区分，群众信访诉求办理工作中法律风险防范等主题进行培训讲解。市医管局、市中医局、各区卫生计生委、委机关相关处室信访工作干部共50余人参加了培训。12月，举办2017年第二期依法分类处理信访诉求专题培训会，邀请市信访办领导、律师等解读国家信访局《依法分类处理信访诉求工作规则》，以案说法，厘清信访程序与依法履职之间的关系。

（毕天琦）

构建和谐医患关系

【推进医疗机构医务社工工作】 为探索推进医务社工工作，市卫生计生委开展相关课题调研。6月，委托北京大学第三医院申报“2018~2020年度首都卫生发展科研专项管理策略研究建议”课题，调研北京市三级医院医务社会工作现状，探索适合首都实际的三级医院医务社工发展模式及管理策略。8月31日，市卫生计生委联合北京医患和谐促进会、北京医院协会社会工作专业委员会共同举办医患关系专业化管理培训会暨第二届医患和谐论坛，重点围绕医务社工工作进行培训和研讨。

（毕天琦）

【出台“生命与医学”科学倡导实施意见】 12月18日，出台《北京市卫生和计划生育委员会关于“生命与医学”科学倡导的实施意见》，提出以建设健康北京为主线，形成政府引导、行业引领、媒体配合、公众参与的社会认知。通过提升公众健康素养，矫正就医行为，强化科学就医理念，从而树立正确的生命观和医学观，养成科学就医、理性就医习惯，在全社会形成尊医重卫、医患和谐的良好风尚，为做好“生命与医学”科学倡导工作提供机制保障。

（毕天琦）

【举办“生命与医学”科学倡导启动会】 12月28日，由市卫生计生委主办、北京人民广播电台承办以“人文医学，敬佑生命，健康北京，让爱永恒”为主题的“生命与医学”科学倡导启动会。中国工程院副院长樊代明、国家卫生计生委宣传司副司长李浓、北京市卫生计生委党委书记方来英出席启动会。各区卫生计生委、各三级医院、各直属单位党政领导、新闻宣传部门负责人及市卫生计生委机关各处室负责人等200余人参加启动会。启动会上，央视少儿频道主持人鞠萍等多位社会知名人士、医生、医学院学生及志愿者参与演出。同时，成立“生命与医学”科学倡导公益联盟，汇集医疗机构、高等院校、公益组织、文化传播等各方力量，倡导健康理念，传播医学文化，持续参与、推动“生命与医学”科学倡导，使医学有温度、医者有情怀、行业有尊严、患者有信赖。

（毕天琦）

科研与教育

【概述】 2017年，北京市医疗卫生机构承担新立项科研项目4868项，获科研经费28.04亿元；获国家科学技术奖励16项；有国家临床医学研究中心16个。首都卫生发展科研专项持续支持87家医疗卫生机构240个项目开展心脑血管、肿瘤、内分泌等30个学科领域的研究，全年财政资助经费5879.27万元。向基层推广普及医疗卫生技术85项。国家住院医师规范化培训基地33个，协同医院19家。获批国家和市级继续医学教育项目2354项，完成寨卡病毒及院感防治知识全员必修项目培训；开展各类基层卫生人员培训4万余人次，以岗位胜任力为导向的毕业后教育体系和继续医学教育体系不断完善。全市未发生实验室生物安全重大事件。

（宋　玫）

科研管理

科研项目管理

【修订科研专项管理办法和资金管理办法】 年内，市卫生计生委组织医疗卫生机构主管领导、科研管理人员、评审专家、科研人员就修订《首都卫生发展科研专项管理办法（试行）》和《首都卫生发展科研专项资金管理办法（试行）》召开了6次座谈会和论证会。7月10日，制发了《首都卫生发展科研专项管理办法》和《首都卫生发展科研专项资金管理办法》。对首都卫生科研发展专项的定位、组织管理方式、工作原则、实施程序、监督管理等进行了细化，对预算编制、资金使用要求等做了简化与下放。

（王　岩）

【组织2018年首发专项申报评审】 年内，市卫生计生委印发了《首都卫生发展科研专项2018年申请指南》，制定了首发专项预算评审原则与经费测算概要。培训1500余名科研人员及科管人员。对148家单位申请的1269个项目进行了形式审查、专家函评和会评，700余人次专家参与评审。

（王　岩）

【设立首发专项—基层创新培育联合项目】 为提高北京市基层社区科技创新能力，培育优秀科研人才，市卫生计生委与北京市社区卫生协会联合设立首发专项—基层创新培育联合项目。聚焦全科医学与社区卫生服务，发布申报指南。12月21日，召开联合项目启动暨培训会，市卫生计生委与北京市社区卫生协会签署合作协议。各区卫生计生委和社管中心科教部门负责人、社区卫生首席专家和健康管理专家等160余人参加会议。截至年底，共申报基层创新培育联合项目40项。

（王　岩）

【2014年度首发专项项目结题】 年内，市卫生计生委对2014年度首发专项项目开展结题工作，对201个应结题项目进行财务审计。组织重点攻关和自主创新共99个项目的专家业务验收，其中优秀14项、良好41项。专家建议延期1项、终止2项。34项普及应用和68个青年项目由各单位科研主管部门及区卫生行政主管部门组织专家验收，全部通过了业务验收。

（王　岩）

【开展2016年首发专项项目研究】 年内，市卫生计生委持续支持2016年首发专项项目，包括87个单位的240个项目，共拨付项目经费5879.27万元。

（王　岩）

科技奖励和成果推广

【获国家和北京市科学技术奖励】 年内，北京地区医疗卫生机构共获得“配子胚胎发育研究与生育力改善新方法的应用”等6项国家科技奖励、“难治性创面的精准修复新技术集成及社会防治应用推广”等25项北京市科技奖励。

（王冯彬）

【推广卫生适宜技术86项】 年内，市卫生计生委组织人民医院“高血压患者食盐摄入量评估适宜技术推广”等86项成果和适宜技术向基层推广，项目涵盖心血管、精神心理、妇儿、老年、急救、感染等领域，覆盖全市16个区的200余家基层医疗卫生机构。

（王冯彬）

【推动科技成果转移转化】 年内，市卫生计生委举办首都转化医学创新大赛，全市各级医疗卫生机构400余个项目参赛。医学专家、财务专家、投资界专家和产业界专家200余人次进行多角度评审，经初赛、复赛、决赛和总决赛，27项分获一、二、三等奖及最具投资价值奖和最佳创意奖。

（王冯彬）

知识产权和医学伦理管理

【加强干细胞临床研究管理】 5月，市卫生计生委成立北京市干细胞临床研究专家委员会，承担北京地区干细胞临床研究机构和项目备案技术初审，开展监查，为管理决策提供咨询建议等；同时，市卫生计生委会同市食品药品监督管理局，组织干细胞临床研究专家委员会专家开展国家二批干细胞临床研究机构备案申报评审。7月，发布《关于进一步加强北京地区医疗机构干细胞临床研究管理的实施意见》，从加强组织领导、规范机构和项目备案、严格落实主体责任、强化监督管理等角度规范干细胞临床研究。11月，北京医院、北京口腔医院、宣武医院、天坛医院、同仁医院、安贞医院获批第二批国家干细胞临床研究备案机构。

（白　冰）

【加强医学伦理管理】 12月，市卫生计生委成立北京市医学伦理专家委员会，承担督导和评估医疗卫生机构伦理委员会工作，开展相关培训、咨询和指导等。举办医学伦理管理与审查培训班，提高涉及人的生物医学研究伦理管理能力。支持举办首都医学伦理论坛和伦理审查观摩交流活动，加强伦理审查规范化建设。

（白　冰）

实验室生物安全管理

【实验室生物安全专项督查】 5月12日，为保障“一带一路”国际合作高峰论坛顺利进行，市卫生计生委对朝阳区卫生计生委、中科院微生物所、医科院动物所实验室生物安全管理工作进行了专项督查。督查结果显示，被检查单位安全组织管理体系较为完善，病原微生物实验室各项防控措施基本落实到位，实验室设施设备配备齐全。针对督查中发现的实验室医疗废弃物处理及生物安全标识不规范等问题，督查组进行了现场反馈，要求及时整改，排除隐患，并要求“一带一路”国际合作高峰论坛期间，加强实验室人员管理，严格管理高致病性病原微生物实验活动，做好相关信息日报送工作，确保不发生实验室生物安全事故。

（白　冰）

【病原微生物实验室及实验活动备案复核】 6月，市卫生计生委组织16个区开展病原微生物实验室及实验活动备案复核，动态了解全市人间传染的病原微生物实验室、实验活动、菌毒种保藏及人员等情况。全市共备案生物安全一级实验室979个、二级实验室1182个、三级实验室17个。实验室设立单位1106家，实验室技术人员5469人，压力灭菌器432个，其他生物安全及防护设施（洗眼器、紧急喷淋装置、洁净工作台等）152套。

（白　冰）

【病原微生物实验室生物安全专项检查】 7月，市卫生计生委根据国家关于开展2017年人间传染的病原微生物实验室生物安全专项检查安排，组织16个区对全市2178个生物安全二级、三级实验室进行了自查。9月11～12日，市卫生计生委对东城、昌平、通州、大兴等4个区的实验室生物安全管理情况进行重点督查，并现场检查中国疾控中心（病毒病所、传染病所、性艾中心）、北京市疾控中心、北京胸科医院、中国药品生物制品检定研究院等实验室设立单位的组织管理、制度建设、生物安全防护设施设备运行及人员培训情况等。其中包括中国疾控中心病原微生物菌（毒）种保藏中心运行情况和中国食品药品检定研究院搬迁过程中生物安全保障情况。

（白　冰）

【召开实验室生物安全管理工作会】 9月7日，市卫生计生委召开实验室生物安全管理工作会暨市级师资培训。通报了全市实验室生物安全管理工作进展，解读生物安全管理政策要求，交流管理工作先进经验，讲授实验室生物安全标准和实验技术规范等。

（白　冰）

【严格行政审批】 年内，市卫生计生委依法做好高致病性病原微生物菌（毒）种或样本运输审批工作，全年办理并发放《可感染人类的高致病性病原微生物菌（毒）种或样本准运证书》市内运输899份、跨省运输初审37份。

（白　冰）

医学教育

毕业后医学教育

【康复治疗师规范化培训】 8月，市卫生计生委启动康复治疗师规范化培训，首批招录12名康复治疗师在各培训基地进行培训。

（石菁菁）

【评估住院医师规范化培训基地】 9月起，市卫生计生委对住院医师规范化培训基地的培训实施继续进行专项评估，共评估22个专业的358个专业基地和协同医院。至此，完成全部培训基地在培训实施方面的评估。

（石菁菁）

【增加住院医师规范化培训基地】 10月，北京大学肿瘤医院、解放军陆军总医院、清华长庚医院和潞河医院获批成为国家住院医师规范化培训基地。至此，北京市经认定的培训基地33家、协同医院19家。

（石菁菁）

【住院医师规范化培训】 年内，全市有住院医师规范化培训专业30个，其中临床医学专业28个、技术类专业2个；西医住院医师规范化培训基地33个、协同医院19家，3年培训总容量15841人。招收2017级住院医师2337人，其中全科108人、儿科145人、精神科58人、妇产科154人。在培总人数8721人，其中住院医师5049人、专业硕士学位培养研究生3672人。

（石菁菁）

【住院医师理论培训和临床技能考核】 年内，住院医师规范化培训（原第一阶段）结业考核首次实行一年两次考核，结业理论笔试和临床实践能力考核共7766人次，其中理论考试24个专业3763人、临床技能考核24个专业4003人。理论考试及格3556人，临床技能考核及格3407人。第二阶段技能考核43个专业1446人，及格1187人。发放住院医师规范化培训合格证书（原第一阶段）3410个（累计16338个），第二阶段合格证书1174个（累计11093个）。

（石菁菁）

【接收代培医师50人】 年内，培训基地接收新疆维吾尔自治区、西藏自治区和贵州省代培住院医师50人。在培代培住院医师共113人。

（石菁菁）

【公共卫生医师规范化培训】 年内，全市公共卫生医师规范化培训共开设7个专业，培训基地招收2017级公共卫生医师规范化培训8人。在培医师共24人。

（石菁菁）

【专科医师规范化培训】 年内，国家首批开展心血管病、神经外科、呼吸与危重症专科医师规范化培训，北京地区共12个培训基地25个专科基地，首批招收专科医师培训142人。

（石菁菁）

继续医学教育

【儿科、精神科转岗培训】 年内，印发《北京市卫生计生委关于公布北京市儿科和精神科医师转岗培训基地名单的通知》。2月6日，市卫生计生委召开北京市精神科医师转岗培训启动会暨开班典礼，12个区39名学员开始接受为期1年的精神科医师转岗培训。2月27日，市卫生计生委召开北京市儿科医师转岗培训启动会，首批10个区19名医师开始接受为期1年的儿科医师转岗培训。

（冯　雷）

【精神卫生知识全员培训】 4月15日～10月31日，市卫生计生委开展北京地区医疗技术人员精神卫生知识全员培训。学员登录北京市继续医学教育必修课培训平台（bjsqypx.haoyisheng.com）学习，实现全员在线学习，并将培训与继续教育考核达标挂钩。共培训217687人，培训率99.56%。

（冯　雷）

【加强继续医学教育项目和学分管理】 年内，市卫生计生委公布2017年北京市第一、二批继续教育项目2731项，其中国家级1430项、市级1301项。申报2018年继续医学教育项目2218项。审核并公布全国性社团组织在京举办的省级I类学分项目和在京申报并许可发放证书的备案项目共计871项、异地启动项目6项、临时项目3项。督查63家单位108项继续教育项目（国家级项目72项、市级项目36项），督查合格率96.30%；学分审验136家医疗卫生机构，抽审8408人，其中医师4145人、护理3587人、医技584人、其他92人；审验合格8228人，合格率97.86%。

（冯　雷）

基层卫生和计划生育专业技术人员培训

【以全科医生为主的基层卫生队伍培训】 全年共培训社区卫技人员3万余人次，其中全科医生转岗培训301人、全科医学师资培训1259人；开展社区卫生人员继续医学教育必修课163个模块240个课程630学时的培训，参加培训27885人；全科医学研究生课程进修班培训34人。

（王凯峰）

【乡村医生岗位培训】 全年培训在岗乡村医生4183人，共计134学时。培训重点内容为全科医学相关知识和内科常见疾病的临床诊疗、中医适宜技术治疗常见病知识。

（王凯峰）

【免费定向培养农村医学生271人】 依托首都医科大学和北京卫生职业学院为农村地区培养医学生，共招收各类定向生271人，其中三年制临床医学专业（山区、半山区定向班）81人、五年制医学专业（远郊定向）90人、三年制康复治疗技术（远郊定向）33人、三年制医学影像技术专业（远郊定向）33人、三年制医学检验技术专业（远郊定向）34人。

（王凯峰）

【培养区级医院学科骨干】 年内，共招录111名区级医院学科骨干到三级医院进行一对一导师制培养。

（王凯峰）

【助理全科医师规范化培训】 年内，继续开展助理全科医师规范化培训。共招录153人到全科医师培训基地接受为期2年的规范化培训。同时，68人完成培训回到农村偏远地区医疗卫生机构，成为助理执业医师。

（王凯峰）

国际和港澳台交流

【概述】 2017年，北京卫生计生国际和港澳台交流工作立足新时期首都功能定位，贯彻落实“一带一路”合作倡议和首都“四个中心”建设要求，围绕卫生计生重点工作开展了全方位、多层次、宽领域、高水平的国际交流与合作。

进一步巩固深化已有政府间国际合作项目机制与成果，开拓新的合作空间和领域。分别与捷克等国签署了7项医疗卫生合作协议，合作内容涵盖航空救援、公共卫生、慢病防控、健康政策等多个领域，发挥境外资源优势，助力“健康北京”建设。

在第三届中国-中东欧国家卫生部长论坛上介绍北京市卫生相关工作经验和实践，发出“北京声音”。支持和引导系统多家单位通过项目合作、学术研讨、人才培养、合作研究等形式，开展与“一带一路”沿线国家的务实合作。

强化顶层设计，援外医疗工作实现创新发展。通过整合援外资源，初步将中几友好医院打造成西非地区具有影响力的中国援助医院，发挥了品牌效应。

继续巩固深化与港澳台地区在卫生健康领域的交流，举办第21届京港洽谈会卫生合作专题、2017京台科技论坛基层卫生分论坛等活动，为深化交流搭建了高层次平台。

落实中央决策，加强和改进教学科研人员对外合作交流。市卫生计生系统教学科研人员执行对外合作交流任务数量同比上升约21.5%；同时，在国际学术会议中担任分会主任委员及参与大会主旨发言的专家人数有显著提升。

积极参与全球卫生治理和WHO合作中心建设，不断深化与国家卫生计生委、WHO驻华代表处有关部门的互动联系。在推动境外非政府组织管理规范化、科学化，打造政治站位高、业务能力强的外事人才队伍，深化系统国际语言环境建设等方面都取得了新的进展。

（鲍　华）

国际交流与合作

政府间交流与合作

【中捷卫生合作】 3月20日，捷克卫生部副部长拉德克·波利察尔一行访问市卫生计生委，双方就卫生领域各项合作项目进度、开拓新合作领域等交换了意见。

8月17日，捷克卫生部副部长罗曼·普里姆拉一行访问市卫生计生委，双方围绕在全民健康教育、健康促进、健康管理、慢病防治、控烟和航空救援等领域深化合作进行了交流。

9月27日，市卫生计生委主任雷海潮会见了捷克卫生部副部长罗曼·普里姆拉一行。续签了双方合作谅解备忘录，主要内容包括加强双方卫生应急、公共卫生政策、临床医学、研究与创新等方面的合作。同时，北京急救中心、布拉格急救中心和捷信中国公司签署了在航空医疗救援方面的合作谅解备忘录。该项目针对2022年冬奥会的筹办，立足北京市卫生急救和应急人才储备，通过医生、护理人员和管理人员的培训，加强北京市航空应急人才培养，提高专业技术水平。

（刘　畅）

【中泰卫生合作】 3月20～24日，市卫生计生委委员郑晋普率团赴泰国开展精神卫生领域的访问交流，双方签署了《关于精神卫生合作的协议书（2017—2022年）》。

4月24日，泰国卫生部精神卫生司司长Boonruang Triruangwarawat一行6人访问市卫生计生委，郑晋普委员会见了代表团。代表团在京期间访问了安定医院、回龙观医院、西城区和海淀区的精神卫生保健机构，与北京市精神卫生管理人员和专家进行了交流。

（刘　畅）

【中法卫生合作】 5月18日，召开中法急救与灾难医学合作中心2017年管理委员会会议。会议总结了2016年度工作，明确了2017年中心将以继续改进急诊高级模拟培训的教学方法、扩大培训规模、加大模拟教学师资培训力度等为重点。

年内中心共聘请中法专家102人次，组织培训26场，培训医生1084人次，培训320学时。5名老师加入到模拟教师团队，并被授予法国笛卡尔大学颁发的师资证书，中心已培训模拟教师23人。完成2018~2019年中心课程所涉及的国家及北京医学继续教育项目的申报。自2011年以来，第六次参加北京协和急诊国际高峰论坛，设立中法专场，为北京市急诊急救医务人员200余人免费提供国内外专家高水平的知识和经验分享。

（刘　畅）

【中荷卫生合作】 6月15日，市卫生计生委和荷兰驻华使馆共同主办医疗体系改革和绩效研讨会。市卫生计生委主任雷海潮出席会议并做主题报告，荷兰使馆临时代办孟克范尔德先生出席会议并致辞。中国、荷兰及世界银行有关专家分别以“北京医药分开综合改革”“荷兰卫生体系质量和绩效”“开放性基准——提高医疗绩效的有力工具”和“深化中国医药卫生体制改革：建设基于价值的优质服务提供体系”为题做报告并分享研究成果。

（刘　畅）

【中以卫生合作】 12月3～7日，市卫生计生委副主任李彦梅率团访问以色列，双方就政府在妇幼卫生领域资金投入和管理体系建设及经验做法等方面进行了交流。

（刘　婧）

国际组织交流与合作

【与WHO的合作】 8月18日，联合国副秘书长、联合国艾滋病规划署执行主任米歇尔·西迪贝一行到西城区月坛社区卫生服务中心参观访问，就基层卫生人力资源发展、基层卫生服务能力提升、乡村医师的培养、中西医适宜技术推广等进行了交流。

10月27日，市卫生计生委召开2017年WHO合作中心工作培训会。国家卫生计生委国际司国际组织处处长刘岳、WHO驻华代表处施南（Fabio Scano）博士分别就在华WHO合作中心所面临的主要问题及对策、中心的角色和任务，WHO合作中心的启动申请、发展管理和注意事项等授课。

（刘　畅）

民间交流与合作

【腹膜癌项目落户北京世纪坛医院】 4月21日，腹膜癌国际联盟中国中心及欧洲外科肿瘤学会欧洲腹膜癌学院中国中心落户北京世纪坛医院，成为中国地区唯一一家经国际专业学术机构认证的腹膜癌专科医疗机构。腹膜癌国际联盟中国中心将推动腹膜癌领域的国际交流，提供中国经验及更多的循证医学证据，加速腹膜癌国际指南的制定及规范化治疗的推广。

（刘　畅）

【北京口腔医院与荷兰续签合作协议】 6月2日，北京口腔医院与荷兰拉德布德大学内梅亨医学中心牙学院续签了合作协议。双方将继续围绕口腔医学科研、教学等领域开展合作，通过师生交换项目，增进双方的交流与理解。协议有效期为3年。

（刘　畅）

【北京中医医院与新加坡合作项目】 6月3日，北京中医医院与新加坡鹏瑞利中医医疗管理有限公司合作创办的“北京中医医院明医馆”项目签署了战略合作协议及相关补充协议，并举行揭牌仪式。双方通过整合各自优势资源，致力将“北京中医医院明医馆（新加坡）”打造成新加坡乃至东南亚地区标志性的中医药中心，发挥中医药的医疗特色优势、健康养生优势和文化优势，让海外人士更多地了解中医药。

（刘　畅）

【国际消化内镜技术高级培训班】 北京友谊医院发挥“国家消化系统疾病临床医学研究中心”的作用与优势，于6月5～23日举办国际消化内镜技术高级培训班暨第二届“一带一路”友谊高级消化内镜国际大讲堂，几内亚、埃及等8个发展中国家的16名学员参加。培训班邀请国内外18名消化内科专家授课，通过理论与操作相结合的方法，临床带教、手把手带教等方式，开展计算机模拟训练、器械模拟训练、离体动物实验、活体动物实验，迅速提高学员的内镜技术。

（刘　畅）

【缪克先生获长城友谊奖】 9月29日，北京妇产医院客座教授、内分泌科荣誉主任阿尔弗雷德·奥托·缪克教授（Alfred O Mueck）获北京市长城友谊奖。长城友谊奖是北京市政府为表彰在北京市建设发展中做出杰出贡献的外国专家而设立的最高奖项，2014~2016年北京市政府长城友谊奖共评选出15名专家，缪克教授是其中唯一一位医学领域的专家。

（刘　畅）

【北京安贞医院启动新加坡护士培训项目】 11月16日，北京安贞医院与新加坡保健服务集团、新加坡淡马锡国际基金会达成护理培训合作协议，由新加坡护理专家培训安贞医院部分护理人员，促进医院护理工作的对外交流。

（刘　畅）

【北京儿童医院与美国合作项目】 年内，北京儿童医院与美国加利福尼亚大学旧金山分校医学院联合开展“儿童期特应性皮炎异常表皮屏障功能与瘙痒和睡眠质量不佳的相关性研究”。该项目针对表皮屏障功能障碍在特应性皮炎发病机制中的作用进行专题讲座和培训，针对儿童期特应性皮炎异常表皮屏障功能与瘙痒和睡眠质量不佳的相关性研究进行课题培训和汇报，并对皮肤科“扬帆”课题中屏障相关研究进行指导和培训。通过临床随机、多中心、开放对照研究，探讨特应性皮炎睡眠障碍及瘙痒程度与皮肤屏障功能的相关性，进而探讨修复皮肤屏障功能能否改善瘙痒及睡眠障碍。

同时，北京儿童医院与美国波士顿儿童医院联合开展“PICU科室质量管理”“全球儿童危重症营养调查”和“营养支持在危重患儿中的规范应用和推广”3项合作研究项目，为促进我国儿童医学向规范化发展提供支持。

（刘　畅）

【北京儿童医院与俄罗斯合作项目】 年内，北京儿童医院呼吸感染疾病研究室与俄罗斯圣彼得堡巴斯德研究所在结核分枝杆菌分子遗传学、结核病耐药机制和进化传播和结核病转化医学等方面开展合作。内容包括：通过全基因组测序技术分析中国和俄罗斯分离菌株的遗传特点及进化规律，以进一步明确不同遗传背景群体分离菌株的分子流行病学机制；开展结核分枝杆菌补偿突变与菌株耐药和传播能力的关系研究，有助于明确耐药结核分枝杆菌的传播机制，并为新型抗结核药物的研发奠定基础；开展结核感染检测和耐药检测系统在多种族儿童及成人结核病患者群体的临床验证，为新型技术的研发和推广提供基础数据。

（刘　畅）

港澳台交流与合作

【与香港的合作交流】 5月15～17日，市卫生计生委党委书记方来英率团赴香港出席2017年香港医院管理局研讨大会，并做“互联网+助推医疗普惠群众”的专题报告。访港期间，与香港医院管理局和郑裕彤基金会共同召开了“社区医疗新世界——社区卫生及基层医疗管理培训计划”计划策导委员会第十一次会议，就项目续签内容和未来定位进行了探讨。

11月28日，北京市卫生计生委、香港特区政府卫生署在香港共同举办京港卫生合作高层研讨会。北京市卫生计生委主任雷海潮、香港特区政府卫生署署长陈汉仪和医院管理局主席梁智仁等，以及两地相关卫生行政部门管理人员、专家共50余人出席会议。会议以“健康优先、服务优化，提升居民健康获得感”为主题，以北京、香港两个特大型城市面临的卫生挑战——老龄化为切入点，分享了两地在长期照料、慢病防控、老年医学和安宁养护等领域的最佳实践和有益经验，深入探讨提升居民健康获得感的做法，相互借鉴了两地卫生事业改革发展和居民健康改善的有效方案。11月29日、30日，两地管理者和专家实地访问了邓肇坚医院、卫生署卫生防护中心、养和医院和相关私营诊所，交流医养结合、老年照料与康复等领域的具体举措和创新模式。

（刘　畅　王　峰）

【与澳门的合作交流】 9月19日，由澳门全科医生学会主席官世海率领的澳门全科医生学会代表团到德胜社区卫生服务中心参观访问。双方就两地医疗卫生服务体系的异同进行了交流，代表团对中心应用智能化药房，节省药师时间提高处方质量，帮助患者合理用药的特色服务给予了高度评价。

11月8～9日，由澳门特区卫生局副局长郑成业率领的社区卫生服务人员代表团到西城区月坛社区卫生服务中心和丰台区方庄社区卫生服务中心参观访问。双方就全科与专科医生联合查房、全科医生培养模式、双向转诊、新增全科病房、社区护理人才培养等进行了交流研讨。

年内，继续落实《京澳卫生领域合作机制备忘录》，向澳门卫生局推荐6名医师赴澳工作。

（刘　畅　王　峰）

【与台湾的合作交流】 年内，市卫生计生委共派出因公赴台团组27个112人次，包括自组团组17个82人次、随团团组10个30人次。北京市院感质控中心与台湾地区感染症医学会签署了合作协议。与北京市台办共同组织首届“5·12”国际护士节两岸护理人员交流系列活动；举办京台科技论坛——基层卫生分论坛、2017京台护理发展论坛等学术交流活动，成为北京市对台交流的亮点。

组织两批北京市医疗卫生代表团赴台分别开展以“分级诊疗推进”和“药品器械管理体系建设和采购制度”为主题的交流访问。

全年接待台湾来访5批50余人次，来访以座谈交流、医疗机构参访为主。交流内容涉及两岸卫生合作、院感防控、护理管理、社区卫生等领域，对象包括台湾中华华夏医师协会、台湾财团法人王民宁先生纪念基金会、台湾护理专家代表团等机构和团体。

（王　峰）

卫生援外

【援非工作】 3月，市卫生计生委在几内亚举办中几重症医学研讨会，北京市捐建的“重症医学诊疗中心”投入使用。会上还介绍了第25批援几内亚医疗队协助中几友好医院编制“重症医学科建设发展规划”和医院未来发展规划的情况。

5月，市卫生计生委主任雷海潮在全国政协“加强和改进援非工作”调研中介绍了北京市援非工作的发展历程、工作特色和面临问题，提出了在国家层面设立卫生对外援助专门人员和机制等建议。

5月和11月，由北京同仁医院和北京朝阳医院组织的短期专家组分别赴几内亚开展手术示教、临床带教和学术交流，填补了几医疗技术领域的多项空白。

9月，市卫生计生委启动几内亚医务人员来华进修项目，10名几内亚优秀医务人员将在北京学习两年。

11月，市卫生计生委派遣3名临床专家赴马达加斯加协助当地开展鼠疫防控工作。

12月，市卫生计生委组织工作组赴几内亚监督医疗队交接工作。

（刘　畅）

【中国援几医疗队获几内亚政府表彰】 7月18日，几内亚政府在首都科纳克里举行仪式，为圆满完成任务、即将离任回国的中国援几第25批医疗队全体队员授予奖状，以表彰他们为发展几内亚医疗事业、增进两国友谊做出的贡献。几内亚总统阿尔法·孔戴向医疗队队长王宇授予总统大骑士勋章。

（刘　畅）

外事综合管理

【完善外事管理体制机制】 为贯彻中央组织部、

中央外办等部门的相关政策，在对外交流合作中进一步激发教学科研人员创新创造创业活力，市卫生计生委印发的《关于加强和改进教学科研人员因公临时出国管理工作的实施意见》于2017年正式实施。该意见针对各主体责任单位的教学科研人员执行对外学术交流合作任务给予了政策突破：由限量管理变为不限量管理；对任务计划管理更宽松，由审批转为备案；对经费管理做出新突破；进一步强调了主体责任。向全系统各单位发放《外事综合管理专题调研问卷》，并实地走访调研，与外事主管领导、外事工作负责人和一线教学科研人员逐层次沟通。年内，市卫生计生系统教学科研人员执行对外合作交流任务数量比上年上升约21.5%，同时在国际学术会议中担任分会主任委员及参与大会主旨发言的专家人数有明显提升。

（刘　婧）

【外事人才队伍建设】 3月9～10日，市卫生计生委和外交学院联合举办2017年首都卫生计生系统国际合作综合培训班，市卫生计生委、市医管局、市中医局，市属医疗机构和直属单位的外事部门负责人、外事专办员60余人参加培训。

年内，市卫生计生委继续举办高端日语、法语提高班和英语口语培训班。全系统近60名外事干部参加培训，显著提升了听、说、写、译等语言应用能力，进一步充实了系统外语人才库储备。

（刘　畅）

【国际会议管理与服务】 年内，市卫生计生委利用举办国际会议的平台，推动系统内专家与境外专家在专业领域的交流，促进专家学者和学术会议辐射带动作用的发挥。全年举办的主要国际会议有：4月26~30日，北京天坛医院举办世界神经外科联盟2017年第一期培训班；6月30日~7月2日，北京儿童医院举办第三届中国儿科发展国际论坛；11月3~5日，北京天坛医院举办2017北京天坛国际神经外科高峰论坛；11月9~10日，北京市肝病研究所举办2017中国北京第一届自噬与肝病国际会议；11月10~12日，北京市耳鼻咽喉科研究所和北京同仁医院举办第三届WHO防聋合作中心战略计划会议。

（王　峰）

【引智工作】 5月17～21日，美国匹兹堡大学医学中心卡尔·亨利·斯奈德曼（Carl Henry Snyderman）博士和保罗·安德鲁·加德纳（Paul Andrew Gardner）博士到北京天坛医院进行神经内镜与垂体瘤治疗的学术交流，并为医院举办的内镜颅底外科解剖培训班授课。

6月，美国马里兰大学牙学院生物材料和组织工程部主任徐华焜教授来京，指导北京口腔医院开展“纳米磷酸钙防龋作用的研究”，并帮助开发新型正畸黏结系统。

9月1日～11月30日，北京天坛医院邀请突尼斯莫纳斯提尔高等生物技术研究所莎拉·利马姆（Sarra Liman）博士来华开展胶质瘤分子病理检测技术的学术交流与合作。

（王　峰）

【国际语言环境建设】 5月，市卫生计生委下发了国际语言环境建设工作规划和工作要点，结合2022年冬奥会等重点工作，进一步促进首都国际语言环境建设的深入开展。5月，12320服务中心与广安门医院签署了合作协议，利用广安门医院医学外语热线资源和专家优势，为12320和北京急救中心培养外语人才，提升医学外语服务平台水平。10月28~29日，市卫生计生委承办了2017年北京外语游园会医疗卫生专场活动。

（刘　畅）

【因公出入境管理】 年内，市卫生计生委系统因公出国赴港澳共1219人次，其中党政干部及参公人员57人次、非参公人员1162人次（含教学科研人员704人次）。邀请外国学者短期来华3批6人次，引进境外专家智力60余人次。邀请外国专家开展专题培训、合作研究及现场技术示范等多种形式的交流与合作，推进了相关单位的学科建设和医教研工作。

（刘　婧）

【接待重要党宾国宾】 年内，市卫生计生委共接待副部级以上党宾、国宾团组6批29人次。接待重要来访团组包括冈比亚国民议会议长、英国安妮公主、以色列卫生部部长、捷克卫生部副部长等。

（王　峰）

对口支援与区域合作

【概述】 5月，市卫生计生委成立对口支援与区域合作处并开始运行。支援合作处的职责为：负责研究拟订本市医疗卫生对口支援与区域合作工作的相关配套措施，负责统筹协调、联系服务全市医疗卫生对口支援与区域合作工作，负责督促检查市对口支援和经济合作工作组有关议定事项和相关协议的落实。

年内，市卫生计生委签订合作协议2 个，医疗机构签订合作协议17个，在京接待对口支援协作（合作）地区领导并组织座谈9次，到京外开展调研、考察、义诊对接等19次，开展义诊巡诊2500人次，撰写调研报告5份，组织对口支援地区来京人才培训375人。督促组织区医疗机构与全国45个贫困地区对接，洽谈帮扶意向。

北京市医疗卫生对口支援工作从1994年开始，2017年市卫生计生委主要担负对口支援与合作的有新疆、西藏、青海、内蒙古、河南、河北、湖北、江西、沈阳、四川、宁夏、贵州12个省（自治区）的83个县（市、旗、团场）。其中，对口支援地区包括4个省16个县（市）：新疆维吾尔自治区和田地区的和田市、和田县、墨玉县、洛浦县和新疆生产建设兵团第十四师；西藏自治区拉萨市的城关区、堆龙德庆区、尼木县、当雄县，昌都市（资金支持）；青海省玉树州的玉树市、囊谦县、治多县、杂多县、曲麻莱县、称多县；湖北省三峡库区的巴东县。对口帮扶地区包括3个省51个县（市、旗）：内蒙古自治区赤峰市、乌兰察布市；河北省张家口市的张北县、康保县、沽源县、尚义县、鹿县、赤城县、崇礼区、怀来县，承德市的滦平县、丰宁满族自治县，保定市的阜平县、顺平县、涞水县、唐县、易县、涞源县；宁夏中南部9个贫困县。对口协作地区包括2个省16个县（市、区）：南水北调中线河南南阳市的淅川县、西峡县、内乡县，洛阳市的栾川县，三门峡市的卢氏县，邓州市；湖北省十堰市的张湾区、茅箭区、郧阳区、丹江口市、郧西县、竹山县、竹溪县、房县和武当山特区，神农架林区。区域合作地区包括8个省份：天津市、河北省、辽宁省（沈阳市）、四川省（什邡市）、江西省（4个区、县）、内蒙古自治区、河南省、湖北省。对口合作地区3个市：贵阳市、乌鲁木齐市、银川市。

（王洪学）

对口支援

【第九批援疆干部赴和田】 市卫生计生系统从市卫生计生委机关、16家市属医院和12个区卫生计生委选派第九批58名干部到新疆和田执行援疆任务，主要工作是开展智力援助，实施惠民工程，帮助提升当地卫生计生管理和专业技术水平。其中，从市卫生计生委机关选派计划生育家庭发展处调研员王荣杰，于1月赴疆任和田地区卫生计生委副主任，任期3年；57名技术干部为第九批第一期援疆干部，于2月赴疆，分别在和田地区人民医院、和田地区传染病医院、和田县人民医院、墨玉县人民医院、洛浦县人民医院、兵团十四师医院等医疗机构执行任务，为期1年。

（胡　兰）

【召开拉萨市对口支援交流会】 2月23日，市卫生计生委召开拉萨市对口支援工作情况交流会。会议听取了支援拉萨市医疗队领队刘静、援拉萨市人民医院副院长邓明卓关于支援拉萨总体工作和拉萨市人民医院创三甲的汇报，市卫生计生委副主任李彦梅对加强拉萨市医疗队的协调和管理问题、副主任毛羽对医疗队精准扶贫工作和拉萨市人民医院创三甲工作提出要求。

（胡　兰）

【赴什邡、玉树等地开展医疗卫生帮扶】 6月13~15日，市卫生计生委副巡视员高小俊带领安贞医院、天坛医院、世纪坛医院、市疾控中心的15名医疗卫生专家赴四川省什邡市开展帮扶活动，世纪坛医院与什邡市人民医院、北京市疾控中心与什邡市疾控中心分别签订了对口支援框架协议。6月27日~7月2日，高小俊带领7个类别16名专家组成的医疗队赴青海省玉树州开展精神卫生调研及义诊送温暖活动，在玉树的6名北京医疗专家在一县一乡开展了4场义诊活动，共义诊患者582人次、查访会诊22人次、科内讲座3人次、抢救危重患者（左主动脉阻塞）1次。

（王洪学）

【组织“一对一”帮扶医院开展帮扶活动】 年内，市卫生计生委在医疗卫生对口支援与区域合作工作中，注重发挥“一对一”帮扶合作的作用。7月1~7日，石景山区卫生计生委组织石景山医院妇产科、儿科、急诊科、重症医学科到新疆墨玉县人民医院进行帮扶活动；应昆玉市卫生计生委的安排，到和泰新村给维吾尔族群众进行健康讲座和义诊。7月15~28日，顺义区医院由副院长房宇带队，组织7个专业的12名专家到南水北调水源区河南南阳西峡县人民医院开展义诊、巡诊、会诊及“送医下乡”等活动，捐赠330万元的设备。此外，海淀区卫生计生委、昌平区卫生计生委、大兴区卫计生委分别到拉萨、宁夏等对口支援与协作地区进行调研考察活动。

（王洪学）

【召开三级医院对口支援贫困县培训会】 7月14日，市卫生计生委召开三级医院对口支援贫困县县级医院工作培训会，市卫生计生委医政医管处处长路明、承担京蒙省际对口支援贫困县县医院工作的32家医院的院领导及相关工作负责人70余人参加了会议。会上，垂杨柳医院就组团支援西藏自治区贫困县医院的工作情况进行了介绍及经验交流；路明就对口支援工作的形式及本市的整体情况进行了介绍，北京市卫生计生委负责对内蒙古自治区的32个贫困旗、县，西藏自治区的当雄、堆龙和尼木县，河北省张北县，江西省瑞金市的健康扶贫工作。会议对32家医院支援工作的落实情况进行了通报。

（段姗姗）

【玉树州精神卫生专科医院揭牌】 7月18~19日，市卫生计生委党委书记方来英、委员高小俊带领安定医院心理科主任马征为队长的对口帮扶专家团队，到青海省玉树州，为玉树州精神卫生康复诊疗中心揭牌，同时安定医院与之签订了帮扶协议。玉树州人民医院院长、西城区援青干部刘云军带领专家深入一线调研，在院内优先增建中医门诊、感染性疾病科、包虫病诊疗基地、儿科重症监护室等9个急需特色科室，先后在神经外科等科室开展手术200余例，抢救危重症60例。年内，玉树州人民医院被评为全国卫生计生系统先进集体、全国巾帼文明岗，医疗团队获玉树州援建工作先进集体。

（王洪学）

【派干部到新疆、西藏任职】 7月，根据市委组织部要求，市卫生计生委从委机关选派计划生育基层指导处副处长王虹赴新疆乌鲁木齐市，任该市卫生计生委副主任，执行为期3年的对口支援任务；从市医管局机关选派组织与人力资源处调研员李方亮赴西藏拉萨市，任该市卫生计生委副主任，执行为期2年的对口支援任务。

（胡　兰）

【帮助拉萨市人民医院成功创建三甲】 根据中组部和国家卫生健康委医疗人才“组团式”援藏要求，市卫生计生委以友谊医院为主，其他19家市属医院参与，帮助拉萨市人民医院在西藏地区率先创建三甲医院。8月2日，拉萨市人民医院成功通过西藏自治区卫生计生委组织的专家评审，成为西藏地区第一个地级市三级甲等综合医院。创建三甲以来，床位增加37.4%，门诊量增加53.5%，住院日降至9.7天，开展了40多项新技术和多例疑难手术，填补了西藏自治区和拉萨市多项空白。

（王洪学　智利平）

【赴新疆和田开展义诊和相关调研】 8月21~25日，市卫生计生委组织北京医疗卫生系统33人（15名医疗专家、11名调研专家）赴新疆和田开展义诊和相关调研工作。针对和田地区在结核病防治、妇幼保健、基层能力建设、经费测算等存在的问题，深入和田地区一市三县相关医疗机构、单位实地考察调研，形成了4个调研报告。另外，团队还深入到和田18名因病致贫的患者家中义诊，为其制定治疗方案和建议。

（王洪学）

【第八批第二期援藏干部赴拉萨市】 8月，市卫生计生委安排15家市属医院和3个区卫生计生委选派的第八批第二期共31名援藏技术干部赴西藏拉萨市执行卫生计生援藏任务，为期1年。其中，市属医院16名技术干部在拉萨市人民医院执行“组团式”援藏任务，朝阳区、海淀区、房山区卫生计生委各选派的5名技术干部分别在堆龙德庆区、当雄县、尼木县人民医院执行卫生援藏任务。援藏干部的主要工作是开展智力援助，实施惠民工程，帮助提升当地卫生计生管理和专业技术水平。

（胡　兰）

【第三批第二期援青干部赴青海玉树州】 8月，市卫生计生委组织安排西城区卫生计生委选派的第三批第二期5名援青技术干部赴青海玉树藏族自治州执行卫生计生援青任务，为期1年。

（胡　兰）

【督导京蒙省际对口支援暨健康扶贫工作情况】 9月10～14日，北京市卫生计生委副主任毛羽带队到内蒙古自治区通辽市、兴安盟就京蒙省际对口支援暨健康扶贫工作落实情况进行了督导。期间，督导组实地察看了库伦旗人民医院、奈曼旗人民医院、科左中旗人民医院、科右中旗人民医院、突泉县人民医院和扎赉特旗人民医院，了解了各医院发展建设情况、对口支援工作及健康扶贫工作的落实情况，以及在执行过程中遇到的困难和问题。

（段姗姗）

【筹备北京市高原适应研究中心项目】 为做好援藏干部的服务保障工作，9月起，在市对口支援和经济合作领导小组办公室的牵头组织下，市卫生计生委会同市委组织部、市财政局、市医管局等部门，组织宣武医院、小汤山医院等医疗单位，积极推进北京市高原适应研究康复中心项目筹备工作。先后召开10次协调研究会，明确了项目牵头单位、实施单位、项目内容方式、资金筹备、动作程序等。

（王洪学）

【卢彦带队调研医疗卫生援疆扶贫工作】 12月15日，副市长卢彦带领市卫生计生委和市扶贫合作办，以及海淀区卫生计生委、大兴区卫生计生委、世纪坛医院、地坛医院等，赴新疆和田地区及兵团十四师，开展调研并指导医疗卫生援疆扶贫工作。年内，北京市选派了57名管理干部和医疗专家，分别到和田地区一市三县及十四师开展工作。针对和田地区需求，组成了妇幼健康、结核病防治等调研组开展工作，为和田地区制定公共卫生干预政策提供了依据。北京肿瘤医院在和田开展肿瘤规范化诊治，市中医局签署了中医和维医援助与合作框架协议，地坛医院等市属医院与和田地区传染病医院等开展合作，提高了和田地区传染病防治能力。

（王洪学）

区域合作

【4名干部到外省区挂职】 年内，市卫生计生委选派4名干部到内蒙古、宁夏、河北等省区执行对口支持与区域合作任务。2月，胸科医院副院长蔡超赴内蒙古自治区人民医院挂职副院长，挂职时间2年；3月，积水潭医院副院长冯国平赴宁夏回族自治区人民医院挂职副院长，挂职时间1年；12月，北京结核病控制研究所副所长贺晓新赴雄安新区挂职新区公共服务局副局长，挂职时间1年；同仁医院骨科副主任医师魏芳远赴河北医科大学第三附属医院挂职足踝外科行政副主任，挂职时间1年。

（胡　兰）

【推进京筑医疗卫生合作交流】 5月9日，市卫生计生委组织积水潭医院、安贞医院、宣武医院、天坛医院、北京口腔医院的20余名领导和专家赴贵阳市，举行“京筑携手，创新推动健康贵阳”主题论坛，为北京安贞医院、贵阳市第一人民医院胸痛中心学科医联体，北京妇产医院协作医院贵阳市妇幼保健院等揭牌。

（王洪学）

【召开京宁两地医疗卫生精准帮扶与技术合作座谈会】 7月25日，北京与宁夏两地医疗卫生精准帮扶与技术合作座谈会在北京召开。两地卫生计生委领导回顾交流了一年多来两地医疗卫生合作开展情况、取得的成绩，下一步的工作方式方法和内容，明确了重点，特别是在县级医院能力提升、远程医疗、重点科室建设、联动加强人才队伍建设等方面达成了共识。

（王洪学）

【赴沈阳市参加京沈卫生合作交流会】 根据沈阳方面提出的需求，8月15日，北京市卫生计生委副巡视员高小俊带领安贞医院、安定医院、北京中医医院、老年医院、疾控中心、急救中心6家单位的领导及机关相关处室负责人一行10人赴沈阳参加京沈卫生合作交流会，重点考察了各合作医疗卫生机构的实际情况。会议初步确立了8家医疗卫生机构与沈阳8家医疗卫生机构之间的合作交流项目，针对合作项目及内容进行了细化研究，并就京沈下一步合作可能出现的问题、需要解决的事项及如何提升医疗服务能力、加强医疗卫生管理水平进行了探讨。截至11月，共计接收沈阳来京进修22人，分布在市属13个医疗卫生单位，进修时间半月至半年不等。

（王洪学）

【跟踪调研南水北调对口协作人才培养效果】 8~12月，市卫生计生委对南水北调对口协作人才培养情况进行了实地调研。在调研中发现众多闪光点和亮点。如，西城区属医院在南水北调对口协作方面取得明显成效：帮助河南省邓州市中心医院建立了腹腔镜科和肛肠科、帮助邓州市中医医院建立了康复科、帮助邓州市建立了精神专科医院。

（王洪学）

【接收外省份12名干部挂职】 年内，市卫生计生委共接收12名外省干部到市卫生计生系统挂职。挂职干部分别来自京津冀协同发展地区、南水北调库区、东北老工业基地和西藏拉萨市。其中，沈阳市卫生计生委党委委员、副主任都英杰由市委安排挂任市卫生计生委副主任，其他4名行政干部由市卫生计生委党委根据其专业背景和工作经历安排在市卫生计生委综合监督处、医政医管处、基层卫生处等业务处室的实职岗位工作，7名专业技术干部安排在友谊医院、朝阳医院、同仁医院、北京儿童医院、市疾控中心等单位挂职。

（胡　兰）

财务、审计与价格管理

【概述】 2017年，市卫生计生系统结合北京市医改工作任务，以深化医药卫生体制改革和调整完善生育政策为重点，以预算管理为抓手，继续完善卫生经济政策，充分运用财政、价格等方面的综合保障政策，促进卫生和计划生育服务体系的建设发展。

2017年，全市医疗卫生机构总支出2102.1亿元，比上年增加213.8亿元（其中财政补助334.0亿元，比上年增加40.7亿元）。其中，医疗机构总支出2024.3亿元（政府办医疗机构总支出占77.0%）。三级医疗机构总支出1337.0亿元，二级医疗机构总支出303.3亿元；社区卫生服务中心（站）总支出215.9亿元，2832家村卫生室总支出1.2亿元。

（张　雯）

卫生总费用核算

【卫生总费用总额持续增长】 2016年，北京市卫生总费用2048.99亿元，按可比价格计算，比上年增长6.94%；人均卫生总费用9429.73元，明显高于全国3351.74元的平均水平。

2016年，北京市卫生总费用占GDP的比重为7.98%，比上年增长0.01个百分点，位于全国前列。2016年，北京市卫生消费弹性系数为1.02，卫生总费用增速略快于GDP增速。2016年，北京市广义政府卫生支出（国际口径）占GDP的比重5.33%，比上年提高0.01个百分点，逐步接近高收入国家水平。

2016年，北京市卫生总费用筹资来源中，政府卫生支出467.99亿元，占总费用的22.84%；社会卫生支出1247.24亿元，占总费用的60.87%；个人现金卫生支出333.76亿元，占总费用的16.29%。与2015年相比，社会卫生支出的构成比上升2.56个百分点。

2016年，北京市卫生总费用较上年增长214.23亿元，增量构成中，社会卫生支出177.36亿元，占总增量的82.79%；政府卫生支出22.18亿元，占总增量的10.35%；个人现金卫生支出14.69亿元，占总增量的6.86%。在增量最大、增速最快的社会卫生支出中，城镇职工基本医疗保险基金、商业健康保险费增量分别为112.81亿元和79.86亿元，占筹资总额增量近90%，成为2016年卫生总费用增长的主要驱动因素。

2016年，个人现金卫生支出占卫生总费用的比重同比下降1.1个百分点，城镇、农村居民人均个人现金卫生支出占人均可支配收入的比重分别为2.82%、4.64%，分别比上年下降0.08和0.61个百分点。总体看来，全市居民就医负担均有不同程度的下降，农村居民就医负担下降更快。城乡居民就医负担差距逐渐减小，结构进一步改善。

2016年，北京市卫生总费用机构流向构成中，各类机构费用占比分别为：医院68.33%，药品及其他医用品零售机构16.14%，基层医疗卫生机构8.40%，公共卫生机构3.44%，卫生行政和医疗保险管理机构1.16%，其他卫生机构2.53%。流向基层医疗卫生机构费用增长最快，增长14.55%，占比较上年提高0.75个百分点，连续3年保持稳定的上升状态，表明北京市加强基层医疗卫生机构建设取得了一定的成效。

（谢　超）

【预决算完成情况】 2017年决算显示，市、区两级所属医疗、卫生计生、科研、教育和行政机构全年总收入1152.28亿元，较上年增长7.82%。其中，各项事业收入848.52亿元，比上年增长9.02%；财政基本经费补助收入183.40亿元，比上年增长16.33%；财政项目经费补助收入120.36亿元，比上年增长9.31%。全年总支出1146.91亿元，比上年增长9.14%，其中各项事业支出839.64亿元、财政拨款支出307.27亿元。

（李立国）

财务管理

【公募筹集资金支持社会组织参与艾滋病防治】 4月，市卫生计生委联合市社工委、市社团办等相关部门形成了《北京市公募筹集资金支持社会组织参与艾滋病防治工作任务及分工安排》，进一步明确部门职责和任务。市卫生计生委多次召开部门沟通会，确定由中华预防医学会和中关村精准医学基金会合作建立防艾精准专项基金，并于11月21日举行基金启动仪式，募集资金近千万元。

（谢　超）

【建立公立医院经济管理绩效考评管理制度】 5月，市卫生计生委与市财政局联合印发了《北京市公立医院经济管理绩效考评暂行办法》和《北京市公立医院经济管理绩效考评指标体系（2017版）》。召开工作部署会，全面启动对市、区属二级及以上公立医院经济管理绩效考评季度结果通报和年度结果分析工作。

（谢　超）

【加快推进公立医院总会计师制度】 10月，市卫生计生委为贯彻落实《关于建立现代医院管理制度的指导意见》和《关于加快推进三级公立医院建立总会计师制度的意见》要求，会同有关部门起草了《北京市加快推进三级公立医院建立总会计师制度实施方案》和《北京市公立医院总会计师管理办法》，计划2018年上半年与相关部门联合下发。

（韩　月）

【加强机关财务管理】 年内，市卫生计生委以预算管理为抓手，推动业务处室开展基层卫生、急救体系、康复护理体系建设和重点学科建设等；完善预算编制审核，强化预算执行的刚性约束，落实预算执行督导约谈机制，加快预算执行进度；全面加强机关财务内部控制建设，开展内部控制风险评估，对重点业务、重点环节、重点岗位进行流程再造，明确岗位分工，强化管理会计岗位的统筹管理责任；优化经费申请和审批流程，拓展在线审批查询、通报等功能，完善财务管理信息系统模块建设；加强与业务处室交流与沟通，开展财政、审计管理政策培训，提高机关绩效管理水平和财务风险防控意识，确保资金高效、规范地使用。

（李立国）

【财务收支审计和经济责任审计】 年内，市卫生计生委对14家直属单位开展财务收支审计，审计资产共计62.49亿元，提出审计建议72条。同时，配合市审计局开展2016年预算执行和决算草案审计、主要领导经济责任审计、完善财政科研项目和经费管理若干政策落实情况、社区卫生服务中心建设情况专项审计等。配合审计署京津冀特派办外部审计组完成稳增长审计工作。

（林　军）

价格管理

【新增医疗服务项目价格放开】 年初，市卫生计生委与市发展改革委等部门草拟了《北京市卫生计生委关于调整本市公立医疗机构新增医疗服务项目价格管理方式的实施意见》，明确了新增医疗服务项目适用范围、价格规范申报、受理和审核流程、信息公示，以及项目监督管理等事项。制定实施细则，明确各部门职责及分工。

（张　雯）

【推进医药分开和首批医疗服务项目价格改革】 4月8日，市卫生计生委配合市发展改革委、市人力社保局印发了《关于规范调整床位费等医疗服务价格项目的通知》，按照总体谋划、分步实施、升降搭配的原则，对5类435个医疗服务项目价格进行调整规范。重点提高了床位、护理、注射、中医、手术等项目价格，降低了CT、核磁等大型仪器设备检查项目价格，并对综合改革后各方影响进行监测分析。4月13日，下发了《关于明确特殊保障患者医事服务费有关政策的通知》，进一步确保国家和北京市严重精神障碍、艾滋病、结核病患者免费服药政策，继续落实面向老年人的优待政策。

（张　雯）

【启动第二批医疗服务项目价格调整】 年内，市卫生计生委配合市发展改革委完善第二批医疗服务价格项目规范调整工作方案。建立医疗服务价格动态调整机制研究与支撑体系。开展耗材打包规范标准的研发，组织专家对5477项手术项目进行逐项分析。完善首批调整及第二批拟调整的医疗服务项目。

（张　雯）

组织与人事管理

【概述】 2017年，市卫生计生委组织与人事管理工作圆满完成了各项任务，为推动本市医药分开综合改革、促进首都卫生计生事业发展提供了政治和组织保证。党的建设和卫生文化建设取得新成效。广泛深入开展学习宣传贯彻党的十九大、十八届六中全会和市第十二次党代会精神，党员领导干部思想理论武装得到进一步加强。建立健全了市卫生计生委党的建设工作领导小组及其办事机构。在部分单位试点党委书记不再兼任行政领导职务。发挥枢纽型社会组织作用，成立了北京医学会社会组织党建工作委员会。在系统内选择9个单位193个党支部开展了支部规范化建设试点。建立并实施了党风廉政建设主体责任全程记实制度。树立和宣传第六届“首都十大健康卫士”等先进典型，引领主流价值导向。组织文明单位创建活动，11家单位获批成为第五届全国文明单位。统战和共青团工作扎实有序推进，统战人士和共青团员的独特优势和作用得到进一步发挥。全年共调整干部97人次。加强对领导干部的考核管理，将参公和工资规范单位领导干部纳入述职测评范围。加强领导干部日常监督管理，167名领导干部集中报告了个人有关事项，对处级干部个人有关事项报告随机抽查17人，重点抽查33人。进一步加强领导干部因私出国（境）管理，在原有审批程序的基础上，增加了廉政审查和向纪检部门备案两个环节。全年共为委机关、计生协会、市卫生计生监督所招录和遴选13名年轻公务员。完成委系统314名公务员信息的采集和上报工作。进一步规范借调和挂职工作，将借调和挂职结合起来统筹安排，共安排委机关和直属事业单位15名干部进行为期1年的挂职锻炼。完成军转安置工作，共安置31名军转干部。市疾控中心纳入绩效管理试点单位。截至年底，市卫生计生委及市中医局、市医院管理局共有所属事业单位74个、在职人员3.49万人。建立了卫生系统人才项目与市高创计划的对接平台，在市高创计划中设立了“卫生领军人才”项目。为农村地区招收定向医学生271人。成功帮助拉萨市人民医院创建三级甲等医院，牵头组织选派100名干部到新疆、西藏、青海等地执行对口支援与区域合作任务。

（李新平）

党建工作

【选举北京市第十二次党代会代表】 5月24日，市卫生计生委召开党代会。会议以无记名投票的方式，按照不少于应选人数20%的差额比例，进行市卫生计生委党委系统出席北京市第十二次党代会代表的选举。根据会议选举办法和计票结果，王克荣、吕一平、佟颖、张澍田、郑曦、屠志涛、魏文斌等7名候选人当选为北京市第十二次党代会代表。

（袁兆龙）

【纪念建党96周年暨党建工作推进会】 6月30日，市卫生计生委党委召开纪念中国共产党成立96周年暨党建工作推进会。市卫生计生委党委委员屠志涛传达市第十二次党代会精神，副主任李彦梅部署系统党建工作重点任务和党风廉政建设工作要点，友谊医院、市疾控中心、天坛医院、北京医学会做基层党建工作经验交流发言，市卫生计生委党委书记方来英分别与市卫生计生委直属单位、市属医院代表签署《党风廉政建设责任书》。

（柴卫红）

【党支部规范化建设试点】 9月20日，市卫生计生委党委召开党支部规范化建设试点工作部署培训会。9月中旬至12月上旬，友谊医院、天坛医院、安定医院、首都儿科研究所、市疾控中心、北京急救中心、市体检中心、市卫生计生监督所、北京卫生职业学院等9个单位开展了党支部规范化建设试点，试用“B（标准）+T（特色）+X（先进）”体系和“一规一表一册一网”工作载体。

（袁兆龙）

【王克荣、贾立群当选十九大代表】 全系统有635个基层党组织，19636名党员参与推荐提名，党组织覆盖率100%，党员参与率99.87%。各基层党支部共推荐260名人选，经过逐级遴选，25名人选报市卫生计生委党委。经市卫生计生委党委推荐、北京市第十二次党代会选举，地坛医院红丝带之家办公室主任、护士长王克荣，北京儿童医院超声科主任贾立群当选为党的十九大代表。

（袁兆龙）

宣传工作和精神文明建设

【2016年度获奖情况】 1月13日，在北京市2017年度百姓宣讲工作会上，北京卫生计生系统获7项荣誉，得到市委宣传部、首都文明办、市委讲师团的表彰。其中，市卫生计生委组织人事处被评为北京市百姓宣讲工作先进单位，市卫生计生委“不忘初心为百姓，天使情怀护健康”宣讲团被评为北京市优秀宣讲团，回龙观医院田松、佑安医院王璐、北京大学第三医院孟娜、天坛医院万伟庆、朝阳医院王晓娟、整形外科医院朱珊、眼科医院朱瑜琪、北京儿童医院卢曦被评为北京市优秀宣讲员，北京大学第一医院周福德、朝阳医院杨舒玲被评为北京市优秀网络宣讲员，市卫生计生委组织人事处张正尤被评为北京市优秀组织员，宣武医院摄制的微视频《钢丝舞者王天龙》被评为北京市优秀微视频，由北京儿童医院卢曦撰稿的《B超团队的梦想》被评为北京市优秀微故事。眼科医院朱瑜琪被聘为北京市百姓宣讲工作特邀专家。

（张正尤）

【开展主题宣讲活动】 3～12月，市卫生计生委以“砥砺奋进的五年”为主要内容，以“不忘初心跟党走，情系百姓护健康”（3～10月）和“不忘初心跟党走，牢记使命护健康”（10～12月）为主题，在全系统开展主题宣讲活动。宣讲团由预赛和决赛中遴选出的16名优秀宣讲员组成。

（彭英姿）

【第六届“首都十大健康卫士”宣传活动】 5月3日，市卫生计生委印发《关于开展向钱素云等第六届“首都十大健康卫士”学习活动的通知》，号召首都卫生计生系统干部职工学习。5月6日，市卫生计生委与北京电视台联合举办第六届“首都十大健康卫士”推选活动揭晓仪式。此外，在北京《支部生活》杂志、《首都食品与医药》杂志、《前线》杂志网络版开辟专栏，宣传第六届“首都十大健康卫士”的突出事迹。

（彭英姿）

【文明单位创建展评和全国文明单位复查】 年内，首都卫生计生系统80余家医疗卫生机构开展文明单位创建、经验交流和集中展评活动。6～12月，在各单位自评自查、自愿申报、职能部门审核、网上公示等基础上，市卫生计生委向首都文明办和国家卫生计生委文明办推荐市卫生计生热线（12320）服务中心等25个单位为2015~2017年度首都文明单位标兵，推荐北京大学口腔医院等29个单位为2015~2017年度首都文明单位。同时，推荐阜外医院、友谊医院、朝阳医院等3个机构争创并当选第五届全国文明单位，市疾控中心、协和医院、天坛医院、地坛医院、佑安医院、北京急救中心、北京大学第三医院、北京儿童医院等8个单位通过文明单位复审蝉联全国文明单位。8月31日～9月6日，受国家卫生计生委文明办的委托，由北京市卫生计生委副主任李彦梅担任第四检查组组长，对江西、贵州、湖南等3省卫生计生系统现有全国文明单位的4家医院进行了实地复查。

（彭英姿）

【3人被评为“中国好医生”月度人物】 由市卫生计生委推荐的北京儿童医院重症医学科主任钱素云、天坛医院常务副院长王拥军、北京儿童医院超声科名誉主任贾立群，分别于8月31日、9月30日、12月28日，被评为“中国好医生”2017年7月度人物、9月度人物、11月度人物，受到中央文明办、国家卫生计生委表彰。

（张正尤）

【评选第十三届北京市思想政治工作优秀单位和个人】 12月22日，市卫生计生监督所、市卫生计生委党校、天坛医院、老年医院被北京市委评为第十三届北京市思想政治工作优秀单位。同时，市卫生计生委曲新丽、彭英姿，朝阳医院李利珍被北京市委评为第十三届北京市优秀思想政治工作者。

（张正尤）

【3人获“2017北京榜样”提名奖】 12月27日，市委宣传部、首都文明办举办“2017北京榜样”颁奖典礼。由市卫生计生委推荐的北京儿童医院重症医学科主任钱素云、北京大学第三医院骨科主任刘忠军、北京大学人民医院脊柱外科主任刘海鹰获“2017北京榜样”年榜人物提名奖。

（张正尤）

干部管理和培训

【处级干部学习贯彻十八届六中全会培训班】 3月14～17日，市卫生计生委党委举办处级干部学习贯彻党的十八届六中全会精神专题培训班。市卫生计生委、市中医局、市医院管理局机关处级干部，各直属单位、各市属医院党政处级干部共313人参加了为期2天的培训。

（胡　兰　柴卫红）

【出国（境）培训项目审核专题培训班】 5月17～18日，市卫生计生委举办2017年度出国（境）培训项目审核专题培训班。各市属医院、有关直属单位分管出国（境）培训项目的科室负责人，市卫生计生委、市中医局、市医院管理局相关处室分管出国

（境）培训项目负责人，委机关有关出国（境）培训项目申报处室工作人员60余人参加了培训。

（胡　兰）

【举办深化医改专题培训班】 6月26～29日，市委组织部、市卫生计生委、市委党校联合举办深化医改专题研讨班。市委深化改革领导小组办公室、市政府研究室、市发展改革委、市政府法制办、市医改办等11家市级单位主管领导，市卫生计生委、市中医局、市医管局领导及各处处长，市卫生计生委直属单位主要负责人，各区卫生计生委主要负责人，市属医院主要负责人及沈阳市卫生计生委、河北廊坊和霸州等地卫生计生局的负责人共150余人参加专题研讨班。课程内容包括国家“十三五”推进医药卫生体制改革工作要点、公立医院管理与改革、全球卫生发展情况、公共卫生安全与应急处置、上海市卫生改革发展实践等。

（胡　兰）

【完成北京干部教育网上在线学习】 按照市委组织部干部网上在线学习要求，市卫生计生委管理和督促全系统596名干部的网上在线学习。年内，全系统处级以上干部、机关科级及以下公务员，以党的十九大精神、《党章》、习近平新时代中国特色社会主义思想等政治理论专题为重点开展学习，全部完成网上在线学习任务，总通过率100%，在全市考核排名中并列第一。

（胡　兰）

公务员队伍建设

【招考公务员7人】 按照市人力社保局的要求，市卫生计生委于4月底完成2017年面向社会公开招考公务员的工作。此次招考，委机关招录综合管理类公务员3人，市计划生育协会招录综合管理类公务员1人，市卫生计生监督所招录行政执法类公务员3人。

（赵君华）

【完成2017年公务员遴选】 按照市委组织部、市人力社保局的要求，市卫生计生委于8月底前开展并完成2017年公务员遴选工作。委机关遴选综合管理类公务员3人，市卫生计生监督所遴选行政执法类公务员3人。

（赵君华）

事业单位人事管理

【完成护士执业资格和卫生专业技术资格考试】 5月6～7日，市卫生计生委完成2017年度北京地区护士执业资格考试。5月20～21日、27～28日，市卫生计生委会同市人力社保局完成北京地区卫生专业技术资格考试。年内，6046名考生参加护士执业资格考试；53188名考生参加卫生专业技术资格考试，其中纸笔考试41391人、人机对话考试11797人。

（王　宗）

【个人和集体获荣誉称号及表彰】 7月底，市卫生计生委推荐北京儿童医院贾立群为“白求恩奖章”获得者，北京协和医院“组团式”援藏医疗队等8个集体为全国卫生计生系统先进集体，北京大学第六医院马弘等26人为全国卫生计生系统先进工作者。8月14日，人力资源社会保障部、国家卫生计生委和国家中医药局联合发布《关于表彰全国卫生计生系统先进集体先进工作者和劳动模范及“白求恩奖章”获得者的决定》，北京推荐的个人和集体均被授予荣誉称号。

（孟　雪）

【完成卫生系列高级职称答辩评审】 10月30日～11月9日，市卫生计生委完成2017年度北京市卫生系列高级专业技术职务任职资格答辩评审。2636人参加答辩评审，有7个高评委78个申报科目44个学科组50个答辩组。申报正高级职称598人、副高级职称2038人，其中免答辩67人。经专业答辩组答辩评议和高评会评审投票，正高级通过494人，通过率82.61%；副高级通过1531人，通过率75.12%；总通过率76.82%。年内改革完善了以下政策：取消职称外语、计算机考试的要求；进一步改革完善基层人员晋升高级职称的政策，对于工作业绩突出的基层卫生专业技术人员可不受学历、论文等限制破格申报；自2017年起本市公立医疗卫生机构的编外人员可申报卫生系列高级职称，有关单位推荐编外人员晋升时要统筹考虑编内编外人员的推荐标准；推行职称答辩评审代表作制度，不同类型的卫生专业技术人员可自主选择不同类型的代表作进行答辩，“代表作”可包括论文、专题报告、病案分析资料、医疗卫生新技术推广使用报告等。

（王　宗）

专业技术人才队伍建设

【8人成为第八届国家卫生计生突出贡献中青年专家】 1月，市卫生计生委向国家卫生计生委推荐12名候选人。11月，经国家卫生计生委评审，北京同仁医院张罗、鲜军舫，北京天坛医院张力伟，北京世纪坛医院李雁，北京中医医院王笑民，北京妇产医院阴赪宏，北京市疾病预防控制中心王全意，复兴医院黄晓

武等8人获批成为第八届国家卫生计生突出贡献中青年专家。

（李传亮）

【季加孚等5人当选第三批“北京学者”】 2～3月，市卫生计生委通过组织基层单位报名、邀请全国知名专家进行会议评审等，推荐报送本系统10名候选人。5月，经市人力社保局评审，并由市人才工作领导小组最终审定，市卫生计生系统季加孚（北京肿瘤医院，普通外科专业）、贾继东（北京友谊医院，肝脏病学专业）、田伟（北京积水潭医院，脊柱外科专业）、张罗（北京同仁医院，耳鼻咽喉科学专业）、周玉杰（北京安贞医院，内科学专业）等5人当选第三批“北京学者”，占第三批“北京学者”总数（14人）的35.7%。

（李传亮）

【10人当选第八批北京市优秀青年人才】 3月，市卫生计生委组织了第八批北京优秀青年人才申报。经市委组织部评审，北京安贞医院兰峰，北京肿瘤医院邢蕊，北京儿童医院许黎黎、焦伟伟，宣武医院李思颉，北京口腔医院张宁，北京回龙观医院赵艳丽，北京妇产医院曹正，北京朝阳医院翟侃，北京世纪坛医院薛新颖等10人当选第八批北京优秀青年人才。

（李传亮）

【北京市高层次创新创业人才支持计划】 年内，首次实施北京市高层次创新创业人才支持计划卫生领军人才支持项目。市卫生计生委制定《北京市高层次创新创业人才支持计划卫生领军人才支持项目实施方案》，建立了市卫生系统高层次卫生技术人才队伍建设工程（简称“215工程”）和市属医院“登峰计划”与“高创计划”卫生领军人才支持项目的遴选对接平台，组织了项目申报和评审。6月，推荐15名候选人上报市委组织部并全部获批。

“215工程”于2008年由原北京市卫生局印发的《北京市卫生系统高层次卫生技术人才队伍建设实施方案（试行）》中提出，即：到2010年，选拔和引进20名领军人才、100名学科带头人、500名学科骨干。实际工作中，原计划的目标到2010年只取得部分进展。因此，在“十二五”“十三五”期间，这一工程被延续实施。截至2017年底，已经培养和资助了共四批20名领军人才、100名学科头人、376名学科骨干。

（李传亮）

【市委组织部优秀人才培养资助项目】 年内，市卫生计生委组织市卫生计生系统申报市委组织部优秀人才培养资助项目237个。经市委组织部组织专家评审，有63个项目获批。其中青年骨干个人项目62个、人才工作集体项目1个。

（李传亮）

【市第十三批海外高层次人才需求申报】 年内，市卫生计生委完成第十三批海外高层次人才需求申报工作，向市人才工作领导小组办公室提交了79个海外高层次人才引进岗位需求。

（李传亮）

机构编制管理

【设立对口支援与区域合作处】 根据2016年11月市编办《关于同意市卫生计生委设立对口支援与区域合作处的函》精神，3月，市卫生计生委设立了正处级内设机构对口支援与区域合作处。该处的主要职责是：负责研究拟订本市医疗卫生对口支援和区域合作工作的相关配套措施，负责统筹协调、联系服务全市医疗卫生系统对口支援和区域合作工作，负责督促检查市对口支援和经济合作工作领导小组有关议定事项和相关协议的落实情况等。

（王　宗）

共青团工作

【北京青年健康使者火炬行动“医路向西”志愿服务项目】 3月3日，市卫生计生委团委、门头沟区团委联合启动北京青年健康使者火炬行动“医路向西”志愿服务项目，市卫生计生委党委委员、副主任李彦梅，门头沟区区委常委、组织部长陆晓光和区委常委、宣传部长张金玲等参加启动仪式。本次活动是全市卫生计生系统“爱满京城”雷锋月系列志愿服务活动之一，世纪坛医院、朝阳医院京西院区、北京中医医院的青年志愿者，定期深入门头山区，为当地居民开展义诊咨询。

（袁兆龙）

【无偿献血集中志愿服务活动】 6月14日，首都医疗卫生行业志愿者联合会、市红十字血液中心在本市16个街头主要采血点开展无偿献血志愿服务活动。市属29家医疗卫生机构的100余名志愿者参加活动，市卫生计生委党委委员、副主任李彦梅和团市委机关工作部部长刘扬、市志愿者联合会会员服务部副部长王寅等到北京站采血方舱慰问了采血现场的志愿者和献血者。“6·14”当日，志愿服务活动效果显著，街头献血986人，采血量1811单位，比平常增长近40%。

（袁兆龙）

【选举市第十四次团代会代表】 7月10日，市卫生计生委团委召开团代表会议，选举出席共青团北京市第十四次代表大会代表。大会以无记名投票、差额选举的方式，选举朝阳医院药事部临床药师、团委副书记王子惠，市医管局团委书记李茵，北京卫生职业学院药学系科员、团总支书记宗源，市卫生计生委团委书记袁兆龙等4人作为市卫生计生委系统出席北京市第十四次团代会的代表。

（袁兆龙）

【举办团干部青年骨干培训班】 11月1～3日，市卫生计生委、市公园管理中心联合举办“不忘初心跟党走，青春献礼十九大”团干部青年骨干培训班。此次培训由市团校承办，两个系统的140余名团干部与青年骨干参加了培训。

（袁兆龙）

2017年市卫生计生委委管干部任免情况

（按时间排序）

况海涛　任北京市卫生计生委政策法规处副处长（主持工作），免去北京市卫生计生委计划生育基层指导处（流动人口计划生育服务管理处）副处长职务

王洪学　任北京市卫生计生委对口支援与区域合作处副处长（主持工作），免去北京市卫生计生委办公室副主任职务

刘　钢　任北京市卫生计生委基层卫生处处长

邹建荣　免去北京市卫生计生委基层卫生处处长职务（退休）

段　杰　免去北京市卫生计生委综合监督处处长职务（退休）

曹秀霞　免去北京市卫生计生委计划生育基层指导处（流动人口计划生育服务管理处）副调研员职务（退休）

马艳丽　免去北京市卫生计生委计划生育家庭发展处副处长职务（调出）

李亚京　任北京市卫生计生监督所党委书记、所长

王本进　任北京市卫生计生监督所党委副书记、纪委书记

刘劲松　任北京市卫生计生监督所副所长

何远智　任北京急救中心党委副书记，免去北京市体检中心副主任职务

王克英　任北京市体检中心副主任，免去北京急救中心党委副书记、纪委书记职务

范　达　免去北京急救中心副主任职务（退休）

邱佰军　任北京市红十字血液中心纪委书记，免去北京结核病控制研究所党总支副书记职务

李　兵　免去北京市计划生育药具管理站站长职务（退休）

曲新丽　任北京市卫生计生委离退休干部服务中心主任

陈志明　任北京市卫生计生委离退休干部服务中心副主任

琚文胜　任北京市卫生计生委信息中心（北京市卫生计生委政策研究中心）主任

谢学勤　任北京市卫生计生委信息中心（北京市卫生计生委政策研究中心）副主任

梁惠茹　任北京市卫生计生委信息中心（北京市卫生计生委政策研究中心）副调研员

王进孝　任北京市卫生计生委行政审批服务中心主任

王志洲　任北京市计划生育服务指导中心（北京市计划生育药具管理站）主任

赵国宏　任北京市计划生育服务指导中心（北京市计划生育药具管理站）副主任

赵　兰　任北京市计划生育服务指导中心（北京市计划生育药具管理站）副主任

龚伟明　任北京市计划生育服务指导中心（北京市计划生育药具管理站）副调研员

张建利　任北京市卫生计生委宣传中心党支部书记

周　峰　任北京市卫生计生委宣传中心主任

杨　成　任北京市卫生计生委宣传中心副主任

赵　勤　任北京市卫生计生委宣传中心副主任

曲春论　任北京市卫生计生委宣传中心调研员

梁文杰　任北京市卫生计生委宣传中心副调研员

张泰立　任北京市卫生计生委机关后勤服务中心主任

黄　健　任北京市卫生计生委机关后勤服务中心副调研员

李海红　任中共北京市卫生计生委党校（中共北京市委党校二分校、北京行政学院二分院）党支部书记、副校长

段长霞　任北京市卫生计生热线（12320）服务中心主任

胡　爽　任北京市卫生计生热线（12320）服务中心副主任

张建国　任北京市卫生计生热线（12320）服务

中心副主任
王　庆　任北京市卫生计生委人才交流服务中心（北京市卫生人员考评中心）主任
杨京利　任北京市卫生计生委人才交流服务中心（北京市卫生人员考评中心）副主任
许　涛　任北京市卫生计生委会计核算服务中心主任
王　成　任北京市卫生计生委会计核算服务中心副主任
韩　立　结束试用期正式任职（北京市中医管理局规划财务处副处长）
赵玉海　结束试用期正式任职［北京市中医管理局医政处（基层卫生处）副处长］
王　成　免去北京市卫生计生委会计核算服务中心副主任职务（调出）
谢学勤　免去北京市卫生计生委信息中心（北京市卫生计生委政策研究中心）副主任职务（调出）
周新茹　任北京市卫生计生委计划生育家庭发展处副调研员，免去北京市卫生计生委计划生育家庭发展处处长职务
谢　辉　免去北京市卫生计生委发展规划处（首都医药卫生协调处）副处长职务（调出）
战　捷　任北京市卫生计生监督所副所长（试用期1年）
郑鸿燕　任北京市计划生育协会副秘书长（试用期1年）
宋卫萍　任北京市疾病预防控制中心、北京市预防医学研究中心党委副书记
张　莉　任北京急救中心纪委书记
郭晓江　任北京市红十字血液中心党委副书记
苏　健　任北京市红十字血液中心工会负责人（副处级）
景卫芹　任北京卫生职业学院党委副书记
郭长存　任北京卫生职业学院副院长（试用期1年）
林绍海　任北京市卫生计生委人才交流服务中心（北京市卫生人员考评中心）副主任（试用期1年）
徐　勇　任北京市卫生计生监督所副调研员
王洪昌　任北京市计划生育协会副调研员
李开强　任北京市卫生计生委离退休干部服务中心副调研员
王开斌　任北京市卫生计生委综合监督处处长（试用期1年）
张　斌　任北京市卫生计生委疾病预防控制处（公共卫生管理处）副处长
杨　旸　任北京市卫生计生委药械处副处长（试用期1年）
姚秀军　任北京市卫生计生委公众权益保障处副处长（试用期1年）
刘　昆　任北京市保健委员会办公室副主任（试用期1年）
李立国　任北京市卫生计生委财务处（审计处）副处长（试用期1年）
李国珍　任北京市卫生计生委对口支援与区域合作处副处长（试用期1年）
高　燕　任北京市卫生计生监督所副所长（试用期1年）
邵石雨　任北京急救中心副主任（试用期1年）
宋卫萍　任北京结核病控制研究所党总支副书记
陈志明　免去北京市卫生计生委离退休干部服务中心副主任职务（退休）
李海红　任中共北京市卫生计生委党校（中共北京市委党校二分校、北京行政学院二分院）常务副校长
朱绍茹　任中共北京市卫生计生委党校（中共北京市委党校二分校、北京行政学院二分院）副校长（试用期1年）
梅红光　任北京市卫生计生委计划生育家庭发展处副处长（主持工作），免去北京市卫生计生委健康促进处（北京市爱国卫生运动委员会办公室）副处长职务
刘晓峰　任北京市预防医学研究中心副主任
郑　攀　任北京市卫生计生委信息中心（北京市卫生计生委政策研究中心）副主任（试用期1年）
郭默宁　任北京市卫生计生委信息中心（北京市卫生计生委政策研究中心）副主任（试用期1年）
厉将斌　免去北京市中医管理局科教处处长职务（调出）
齐士明　免去北京市卫生计生委医政医管处（社会办医服务处）副处长职务
陈　达　免去北京市卫生计生委财务处（审计处）调研员职务（退休）
刘炳轩　免去北京市农村改水领导小组办公室副主任职务（退休）
曹克刚　任北京市中医管理局科教处副处长（挂

职半年）

袁胜浩　任北京市卫生计生委综合监督处副处长（挂职1年）

冯丽华　任北京市卫生计生委医政医管处（社会办医服务处）副处长（挂职1年）

曹　昱　结束试用期正式任职［北京市卫生计生委卫生应急办公室（突发公共卫生事件应急指挥中心）主任］

杨　扬　结束试用期正式任职［北京市卫生计生委卫生应急办公室（突发公共卫生事件应急指挥中心）副主任］

钟晓军　结束试用期正式任职（北京市保健委员会办公室副主任）

唐汉禹　结束试用期正式任职（北京市卫生计生委办公室副主任）

陆　珊　结束试用期正式任职［北京市卫生计生委医政医管处（社会办医服务处）副处长］

黄惟清　结束试用期正式任职（北京卫生职业学院院长）

卫生界人物

薛社普

薛社普，男，生于1917年9月26日，广东新会人。细胞生物学家、实验胚胎学家和生殖生物学家。1943年毕业于重庆中央大学博物系，1947 年于同校生物系获硕士学位，1951 年于美国华盛顿大学获理科哲学博士学位，同年回国，担任大连医学院副教授。1955年调至北京中央卫生研究院，1959年起任中国医学科学院中国协和医科大学教授，是医科院校首批硕士研究生和博士研究生导师。1991年当选为中国科学院生命科学和医学学部委员。历任中国解剖学会理事长、国际解剖学联合会理事、国际形态科学委员会委员及WHO人类生殖学男性组评议委员等职。

薛社普教授是中国细胞生物与生殖生物学学科创始人之一，中国细胞分化调控研究的开拓者。在细胞生长与分化调控研究领域开创了红细胞排核机制的研究，对男性节育药的研究成果被视为权威论文，在生殖生物学和细胞药理学研究方面做出重要贡献，属全国独创。对细胞分化规律及其可调控性提供了重要理论依据，发现鸡胚颈段脊髓存在流产的节前交感神经系，可于移植至适宜微环境后分化。建立了节育药的动物实验研究模式、起效评估指标和一整套多学科的功能与形态定位、定量、定性的检测技术方法，为中国男性生殖及国产节育药棉酚、雷公藤单体等抗精子发生及抗生育机理做出了开拓性的系统研究。基本阐明了棉酚抗精子发生的作用环节，药物在体内的代谢动态、毒性、毒理及三致（致癌、致畸、致突变）遗传效应。首创以自然去核的网织红细胞与骨髓瘤细胞融合的胞质体杂交模型，通过对网织红细胞的外源基因导入和提纯活性蛋白质对肿瘤细胞的作用分析，首次发现哺乳类红细胞胞质中存在具有进化意义的可调节红细胞基因表达、诱导终末分化和能逆转肿瘤细胞恶性分裂的“红细胞去核分化因子（EDDF）”，揭开了哺乳动物红细胞自然去核之谜和去核的双期相现象。克隆了不同阶段终末分化期相关因子的基因全长序列，并从其中相关基因的功能提出核浓缩理论和借以终止肿瘤细胞恶性分裂的治癌新概念。

2017年3月10日在北京协和医院逝世，享年99岁。

吴旻

吴旻，男，江苏常州人。1925年12月16日生于北平。医学遗传学、细胞生物学家，北京协和医学院博士生导师，中国医学科学院肿瘤医院肿瘤研究所研究员。1949年5月加入中国共产党。1950年7月毕业于上海同济大学医学院并参加工作，1961年在莫斯科苏联医学科学院实验和临床肿瘤研究所获医学科学博士学位。1974年起任中国医学科学院肿瘤研究所细胞生物室主任，1980年当选为中国科学院学部委员，1988年12月起任分子肿瘤学国家重点实验室主任。曾任中国科学院生物学部副主任，国家自然科学基金委员会生命科学部主任，中国遗传学会副秘书长、副理事长，中华医学遗传学会主任委员。

主要从事细胞生物学、细胞遗传学和肿瘤学方面研究，是中国医学遗传学的奠基人之一。开创了中国的人体细胞遗传学新领域，创建了第一个医学细胞遗传学研究组。在国内第一个开展了先天性畸形的产前诊断。由他主持的“人类和哺乳动物细胞遗传学在我国的创建、发展和主要成就”获国家科技进步奖二等奖，“人体成纤维细胞和上皮细胞体外恶性转化系统的建立及其在病因和癌变研究中应用”研究获卫生部重大医药卫生科技成果乙级奖，“我国食管癌高发区易感人群的检出和进行规模预防的策略”研究获卫生部医药卫生科学技术进步奖三等奖。与卢惠霖教授合作全面介绍了优生学的发展历史和功过，并宣传优生学的积极方面，对中国医学遗传学的发展起到了推动作用；在食管癌研究中，首先提出通过检出易感个体进行规模预防的策略；首先倡导癌症的基因治疗；积极推动中国人类基因组计划的实施。作为主要参加者获得1995年全国十大科技成就奖，1996年获中国工程科学技术奖，1998年获何梁何利基金科学技术奖。2013年，中国遗传学会以其名字设立“吴旻人类与医学遗传奖”。

2017年10月16日在北京协和医院逝世，享年91岁。

许润三

许润三，男，1926年10月出生，江苏省盐城市阜宁县人。中医妇科专家，中日友好医院主任医师、教授、硕士生导师。1944年师从江苏名医崔省三。1953年，与当地4位西医共同开设阜宁县新沟区联合诊所。1956年考取南京中医学院医科师资班学习，毕业后分配到北京中医学院任教。1961～1984年担任北京中医学院东直门医院妇科教研室主任、妇科主任。1984年6月，创建中日友好医院中医妇科。被评为首都国医名师，全国老中医药专家学术经验继承工作指导老师。

许润三精于脉理，详于辨证，善用经方，又敢于创新，将《伤寒论》方四逆散灵活加味应用于妇科临床。对中医内科、妇科病有丰富经验。尤其对妇科疾病，如输卵管阻塞性不孕症、子宫内膜异位症、盆腔炎、子宫肌瘤、功能性子宫出血、闭经、更年期综合征等疾病的治疗颇有专长。治疗妇科病注重肝脾肾三脏，尤以重视从肾论治。

创建了“许润三中医妇科临床学术思想体系”。这一思想体系在中医妇科基本理论、中医辨证辨病理论、中西医结合辨治规范、方证对应理论等方面，充实、完善了现代中医妇科学理论。提出了对输卵管阻塞性不孕症应采用辨证与辨病有机结合的治疗方案，运用中医理论系统论述了输卵管阻塞的病因、病机，并确定了中医病名、诊断要点和特色疗法，形成了一整套行之有效的中医诊疗规范，填补了中医在治疗输卵管阻塞方面论述及治疗的空白。

2017年6月，被评为第三届“国医大师”。

柴嵩岩

柴嵩岩，女，1929年10月出生，辽宁省辽阳市人。北京中医医院主任医师，全国老中医药专家学术经验继承工作指导老师，第二届“首都国医名师”，国务院突出贡献专家，享受国务院政府特殊津贴。1948年，拜师伤寒大家陈慎吾；1950年，考取中医师资格；1952年，考入北京医学院（现北京大学医学院）中学西研究班，系统接受现代医学培训；1957年毕业，后一直在北京中医医院妇科工作。曾获第十七届宋庆龄樟树奖。

擅长治疗各类妇科疾患，尤对不孕症、闭经、更年期综合征等有很深造诣。首创“妇科三论”思维，完善“肾之四最”理论，形成“二阳致病”学说，重视“养护阴血”，善用“补肺启肾”治法，是中医妇科舌诊第一人，形成了“柴嵩岩中医妇科学术思想及技术经验知识体系”。

2017年6月，被评为第三届“国医大师”。

吕仁和

吕仁和，男，1934年9月出生，山西省原平市人。1956年毕业于山西太原第一卫校，同年考入北京中医学院。1962年10月起从事中医临床工作，曾受到施今墨、秦伯未等名医的指导。为北京中医药大学老中医专家学术经验继承博士后导师，东直门医院肾病糖尿病研究室主任，首批全国中医药传承博士后合作导师，国家中医药管理局重点学科和重点专科学术带头人，享受国务院颁发的特殊津贴。任世界中医药学会联合会糖尿病专业委员会会长，创立中华中医药学会糖尿病分会、北京中医药学会糖尿病专业委员会及肾病专业委员会。北京中医药大学中医内分泌代谢病和肾病学科创立者。

是中国中医药防治糖尿病及其并发症与肾脏疾病领域重要的开拓者和奠基人之一。主张对肾病、糖尿病及其神经血管并发症进行分期辨证、综合治疗；创立糖尿病肾病“微型癥瘕”病机假说，提出了糖尿病及其并发症防治“二五八”方案及系列中药制剂“止消通脉宁”“活络止消丸”等。为国家科委“七五”“九五”“十五”攻关项目负责人，先后主持与承担部局级以上科研课题7项，获得部级科技进步奖6项。主编的《糖尿病及其并发症中西医诊治学》获2002年度中华中医药学会“康莱特”杯优秀著作一等奖。

2017年6月，被评为第三届“国医大师”。

薛伯寿

薛伯寿，男，1936年8月生，江苏省泰兴市人。广安门医院主任医师。1963年毕业于上海中医学院，同年拜著名中医专家蒲辅周为师。享受国务院政府特殊津贴，为全国老中医药专家学术经验继承工作指导老师，首都国医名师。全面继承发扬蒲辅周学术特色，精于内、妇、儿科，尤擅治热病；在外感热病方面，提出了“辨证十法”“论治八诀”创新思路；采用治人治病、辨病辨证、宏观微观三结合，以治好病、简便验廉、提高疗效为旨。

2017年6月，被评为第三届“国医大师”。

顾东风

顾东风，男，1958生11月出生，江苏省南通市人。1983年获南京医科大学预防医学学士学位，1986年获中国协和医科大学心血管内科流行病学硕士学位，2007年获北京协和医学院生物化学与分子生物学博士学位。曾在美国、加拿大、英国研修。是中国医学科学院北京协和医学院教授、博士生导师，国家心血管病中心副主任、流行病学部主任，中国医学科学院阜外医院副院长；WHO和国家卫生计生委心血管及慢性病防治专家，新世纪百千万人才工程国家级专家，卫生部有突出贡献中青年专家；同时，任国际心血管流行病学与预防学会常务理事，国际杂志*Journal of Hypertension*和*Human Genetics*等编委，*Chronic Disease and Translational Medicine*、《中华预防医学杂志》《中华流行病学杂志》等副主编。

主要从事心血管等慢性病的流行病学、人群防治和遗传病因研究，是国家心血管疾病预防与控制领域的学科带头人。先后承担“中国高血压调查随访及主要死亡影响因素研究”和“中国动脉粥样硬化性心血管病预测China-PAR”两个大型前瞻性队列研究，以及国内外心血管病遗传学和遗传流行病学等项目，作为“亚太队列人群协作研究”执委开展65万人群大型队列研究。在《新英格兰医学杂志》《自然·遗传学》《美国医学会杂志》《柳叶刀》等期刊发表260余篇SCI论文，获15项发明专利授权。牵头的“中国心血管疾病发展趋势和防治策略研究”和“中国人群高血压和冠心病遗传资源的收集和利用研究”获国家科技进步二等奖。

2017年，当选中国科学院院士。

董家鸿

董家鸿，男，1960年3月出生，江苏省灌云县人。肝胆外科专家和肝脏移植专家，清华大学教授，主任医师，博士生导师，北京清华长庚医院首任执行院长，清华大学临床医学院院长、精准医学研究院院长。1982年毕业于徐州医学院临床医学系，获学士学位；1985年、1993年分别获第三军医大学硕士和博士学位。2001～2006年，任第三军医大学西南医院肝胆外科主任、全军肝胆外科研究所所长。2006年～2013年，任解放军总医院肝胆外科主任、全军肝胆外科研究所副所长、博士研究生导师。2014年调入清华大学。

长期致力于现代肝胆外科理论和技术的研究，在国际上首次提出“精准外科”新理念，创立了精准肝胆外科范式，提高了肝脏肿瘤、胆道肿瘤、肝胆管结石症、肝内胆管扩张症、终末期肝胆病等复杂肝胆病的外科治疗效果和应用。

以第一作者或通讯作者发表SCI论文87篇，主持制定11部行业指南。主编出版专著5部。主持国家科技支撑计划等项目16项；以第一完成人获国家科技进步二等奖1项和省部级一等奖3项，以合作完成人获国家科技进步一等奖1项。

2017年，当选中国工程院院士。

乔　杰

乔杰，女，1964年1月2日出生，黑龙江省哈尔滨市人。生殖医学专家，北京大学第三医院院长、妇产科主任、生殖医学中心主任。1987年7月毕业于北京医科大学临床医学专业，1996年8月获医学博士学位。曾在香港大学做访问学者、美国斯坦福大学做博士后研究，是清华大学-北京大学生命科学联合中心研究员，国家杰出青年科学基金获得者，中华医学会生殖医学分会第三届委员会主任委员、中国医师协会生殖医学专业委员会第一届主任委员，《中华生殖与避孕杂志》及《中国微创外科杂志》总编，享受国务院政府特殊津贴。

作为科技部“生殖与发育重大专项”首席科学家、教育部长江学者特聘教授、国家自然科学基金创新研究群体“生殖细胞发育”首席专家，一直从事妇产科及生殖健康相关的临床与基础研究工作，从遗传学、表观遗传学角度对人类早期胚胎发育机制进行了深入研究，将基础研究成果成功应用于临床上胚胎植入前遗传学诊断；揭示疑难不孕症发病机制，优化辅助生殖技术方法，提高疑难不孕患者治疗成功率。研究成果连续入选2014、2015年度中国科学十大进展。以第一或通讯作者在*Lancet*、*Cell*、*Nature*和*PNAS*等期刊发表SCI文章158篇，以第一完成人获得国家科技进步二等奖2项、省部级一等奖3项。曾获全国杰出科技人才、新世纪百千万人才工程国家级人选、国家卫生计生突出贡献中青年专家等荣誉称号。

2017年，当选中国工程院院士。

陆　林

陆林，男，1966年9月出生，安徽省安庆市人。精神病学与临床心理学家，博士研究生导师，北京大学第六医院院长，北京大学精神卫生研究所所长，国家精神心理疾病临床医学研究中心主任，中国疾病预防控制中心精神卫生中心主任，北京大学临床心理中心主任。1989年毕业于华北煤炭医学院，1999年获华西医科大学医学博士学位，1999～2003年先后在复旦大学医学院和美国国立卫生研究院进行博士后研究工作，2003～2005年在美国国立卫生研究院做访问学者，2005年回国任北京大学中国药物依赖性研究所所长。为国家自然科学基金委创新研究群体学术带头人、教育部长江学者特聘教授、国家杰出青年基金获得者、科技部“973”计划项目首席科学家、清华大学-北京大学生命科学联合中心独立研究员、北京大学IDG（美国国际数据集团）麦戈文脑科学研究所独立研究员。任中国睡眠研究会睡眠与心理卫生专业委员会主任委员、中国毒理学会药物依赖性专业委员会主任委员、中国毒品滥用防治专家委员会主任委员、WHO药物依赖性专家委员会委员等。2017年9月，被科技部聘为国家重点研发计划“重大慢性非传染性疾病防控研究”重点专项专家组组长。

主要从事精神心理疾病的临床诊疗技术和发病机制研究。在病理性记忆的神经机制和干预、精神心理疾病治疗新方法及睡眠医学领域开展了系统性研究，提出了干预病理性记忆的新模式和成瘾防复吸治疗的新理念，发现了快速抗抑郁的新靶点和在睡眠中治疗精神心理疾病的新方法。研究成果曾先后获得教育部高等学校科学研究优秀成果奖（自然科学奖）一等奖、中华医学科技奖一等奖和二等奖、国家自然科学奖二等奖等。

2017年，当选中国科学院院士。

贾立群

贾立群，男，1953年11月出生。北京儿童医院超声科名誉主任、主任医师、副教授。毕业于首都医科大学，1969年8月参加工作。1989年，参与组建北京儿童医院超声室，当时国内儿科腹部超声几乎是一片空白。通过学习国外相关文献，摸索仪器在儿童参数的调节、探头的选择及操作手法。通过多年研究探索、总结经验并与手术病理对照，在国内率先提出多项疾病超声特异性征象，总结出独到的检查手法。他的超声在儿科应用的高诊断符合率及临床医生的高度依赖性使许多过去需要X线照片或X线造影确诊的儿童疾病被超声检查替代，他做的B超被称作“贾立群B超”。先后被评为第四届首都十大健康卫士、第四届首都道德模范、第六届健康中国榜样人物、全国医德标兵、第四届全国道德模范等。2016年7月被中组部授予“全国优秀共产党员”荣誉称号。

2017年8月，获全国卫生计生系统白求恩奖章。

李秀华

李秀华，女，1954年11月出生。主任护师，健康保健学博士，硕士研究生导师。1973年毕业于北京医学专科学校，1985年毕业于北京红旗业余大学，1996~2002年在日本东邦大学医学部微生物教研室就读，2002年获健康保健学博士学位。为中华护理学会理事长，中日友好医院护理部名誉主任兼任日本东邦大学护理系客座教授，日本环境感染学会会员，华夏高等护理教育联盟顾问。2003年被评为全国“三八红旗手”。

先后主持多项国家级研究项目，如“2010~2020年医药卫生人才发展规划‘护士队伍建设研究’”“医院护士人力配置”“国家临床重点专科建设项目——临床护理专业”及“WHO灾害护理继续教育模式的建立”“ICN结核耐药菌的预防”等。2003年，主持编写了SARS护理专著，成为国内、也是世界上第一本有关SARS护理的书籍。2008年，带领中华护理学会与香港医管局签署了“灾后康复护理培训课程”项目，为四川灾区培训了2000多名基层护士骨干，并联系世界灾害护理学会进行技术支持和指导。在她的努力下，成立了中华护理学会灾害护理专业委员会，出版了国内灾害护理学教材，促成中华护理学会灾害护理专业委员会加入世界灾害护理学会。

2017年，获第46届南丁格尔奖章。

杨　丽

杨丽，女，1962年7月出生，广东省湛江市人。副主任护师。1979年10月入伍，1982年毕业于第一军医大学护校。1982年7月~2005年4月，任第一军医大学附属南方医院惠侨科护士、护士长、总护士长；2005年5月~2007年10月，任解放军总医院南楼临床部副总护士长；2007年起，任解放军总医院南楼临床部护理部副主任。

多次参加总部和医院组织的高级专家医疗队，去边疆、上高原，到部队、下海岛，2003年在广州积极投身抗击“非典”战役，2015年参加中国人民解放军第二批援助利比里亚抗击埃博拉医疗队，均出色完成任务。带领护理团队在临床护理上创造了气管插管时间最长、气管插管次数最多、插管年龄最大和高龄老人气管切开时间最长4个记录。被原解放军总后勤部授予“模范护士长”荣誉称号（二级英模），被评为总后勤部“十大杰出青年”，全军优秀共产党员、全军优秀护士，荣立一等功1次、三等功4次。当选第九届全国人大代表和党的十六大代表。任北京护理学会康复专业委员会副主任委员，主编出版专业书籍4部、副主编出版专业书籍3部，发表论文20篇，参与国家科技支撑计划课题和军队保健研究。

2017年5月，获第46届南丁格尔奖章。

北京市卫生和计划生育委员会党政领导名单

方来英　党委书记、主任（5月免去主任职务）
雷海潮　党委副书记（4月任职）、主任（5月任职）
于鲁明　副主任（兼）
耿玉田　党委委员、副主任（7月免职）
李彦梅　党委委员、副主任
李彦昌　党委委员、驻委纪检监察组组长（4月任职）
毛　羽　党委委员、副主任
钟东波　党委委员、副主任
高　坚　党委委员、副主任（2月任职）
都英杰　副主任（挂职，9月任职）
屠志涛　党委委员
刘　娜　副巡视员（5月任职）
郑晋普　副巡视员（5月任职）
高小俊　副巡视员（5月任职）
刘泽军　副巡视员（5月任职）

北京市中医管理局领导名单

屠志涛　局长
罗增刚　副局长
禹　震　副局长

北京市医院管理局党政领导名单

方来英　党委书记
于鲁明　局长
李彦昌　党委常委、纪委书记（4月免职）
潘苏彦　党委常委、副局长
边宝生　党委常委、副局长
吕一平　党委常委、副局长
刘建民　党委常委、副局长
徐长顺　副巡视员

军队卫生工作

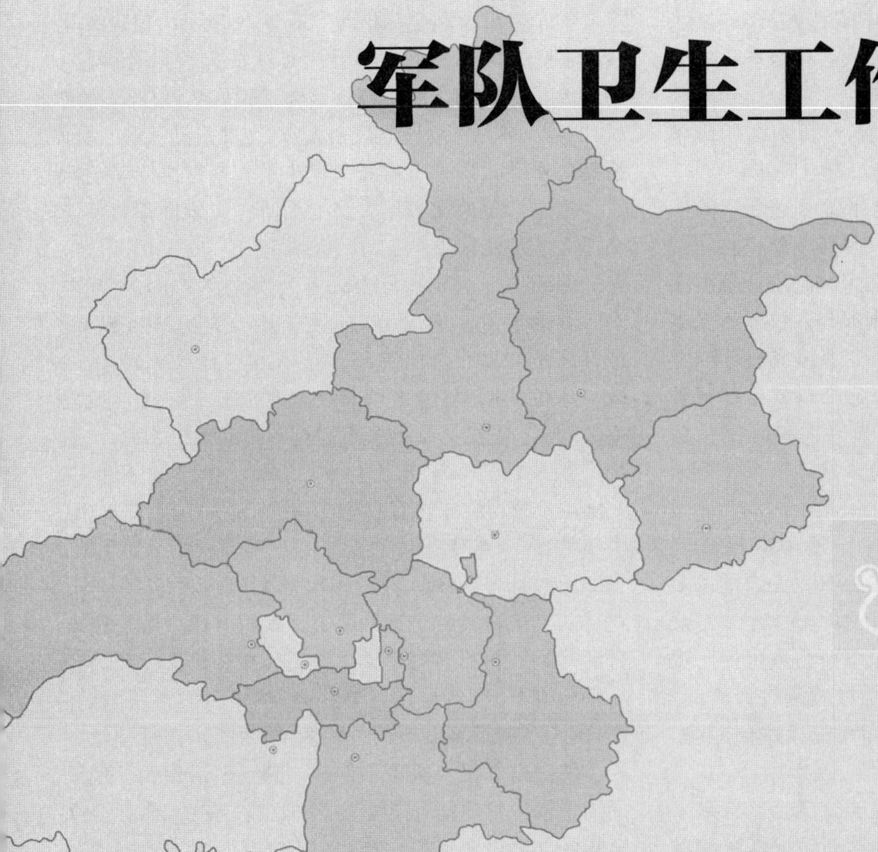

中国人民解放军总医院

地址：海淀区复兴路28号（100853） 电话：68182255
网址：www.301hospital.com.cn

基本情况 职工8626人，其中卫技人员6832人，包括正高职称321人、副高职称635人、中级职称1249人、初级师2088人、初级士2493人。

年底医用设备总值28亿元，年内新购医用设备2.64亿元。

7月25日，中央军委主席习近平签署通令，给医院内科临床部肾脏病科主任医师陈香美、外科临床部骨科主任唐佩福记一等功。南楼临床部副主任杨丽获第四十六届南丁格尔奖。内科临床部介入放射科副主任刘凤永获“求是杰出青年奖”。专家组成员苏鸿熙教授当选第六届“全国道德模范”。内科临床部肾脏病科主任蔡广研、内科临床部心血管内科副主任曹丰、外科临床部骨科副主任张立海入选国家百千万人才工程。

改革与管理 加强门诊管理，预约率提升到62.21%，专家门诊出诊率提升到43.19%，大力推进多学科联合门诊，新建18个诊室，完成联合诊治1.5万余人次。成立急危重症联诊中心，组织精品查房评比观摩，强化科主任督查质量管理、全员质量教育培训、质量管理监管考评制度落实，编印《临床路径汇编》和《临床路径病例精粹》。

学科建设。召开大学科试点经验交流会、科室主任座谈会，组织两批试点17个科室运行情况考核和首批29名交流培训人员考评，启动肿瘤内科和医学检验中心一体化管理，大学科制管理取得进展。调整加强专家组，推进“3+1”人才遴选，评选首批20名新秀人才扶持对象，对49个科室91个副主任岗位公开竞聘。

科技创新。新建3700平方米生物样本资源库，肾脏病国家重点实验室通过国家科技部评估，生物医学工程与转化医学工信部重点实验室建设稳步推进，转化医学国家重大科技基础设施获国家发展改革委正式立项。医疗大数据应用技术国家工程实验室启动运行。

教学管理。深化与华西、瑞金等7家国内顶尖医院教学协作；与海南省卫生计生委达成人才培养协议，聘用人员首次纳入北京市规培体系，实招数量同比增长125%；举办首届外语风采大赛；5项精品课程、4项精品讲座纳入研究生培养课程体系。全程监控课题质量，推进学位论文审核，获批优博、优硕推荐名额居全军医学院校首位。

医疗工作 门诊402.82万人次，急诊19.17万人次，急诊危重症抢救9000人次，抢救成功率95.57%。展开床位4227张。出院17.85万人次，床位周转42.53次，床位使用率101.87%，平均住院日7.92天，死亡率0.36%，住院手术9.53万人次。剖宫产率33.9%，无孕产妇死亡，新生儿死亡率1.39‰，围产儿死亡率9.28‰。应用临床路径14035人次，涉及34个科室201个病种256个路径。

预约挂号管理。银行端包括工行、农行、中行、建行四大银行共16个预约渠道：银行网银、银行网点自助终端、银行客服电话、银行APP客户端；公共预约平台有4个预约渠道：95169预约平台及客服电话、114预约平台及客服电话；院内预约挂号有7种预约方式：院内自助机、医生工作站、师干电话预约、现场预约平台、预约挂号二维码、301就医APP、微信公众号预约挂号。全年预约挂号162.33万人次，占门诊比例41.40%。

药物管理。药占比31.73%，其中门诊39.48%、住院28.10%。抗菌药物使用：门诊处方比例5.86%，急诊处方比例22.86%，住院使用率36.07%。

医保工作。地方医保患者出院1361428人次，总费用17.27亿元，门诊医保次均费用570.01元，住院医保次均费用22538元。成为首家实现异地医保住院费用直接结算的军队医院。

医疗支援。完成长征五号、天舟一号发射保障及黑龙江边防四团巡诊、叙利亚、南苏丹维和官兵救治等任务，参加“服务百姓健康行动”全国大型义诊活动周活动；组织参加军队对口帮带贫困县活动，组派8批60余人次赴四川宣汉、闽西长汀、安徽金寨等革命老区开展健康扶贫工作。与中华慈善总会、儿童社会救助工作委员会、爱佑基金会合作，救助先心病患儿，先后赴贵州、云南等地筛查患儿，完成救治283例。

护理工作 全院有护理人员3375人，其中本科1983人、研究生42人。医护比1∶1.5，ICU床位211张。

开展优质服务，每周邀请音乐治疗师对住院患者进行音乐治疗，设立"温心园""梦之屋"等，为患者提供轻松舒适的治疗环境。加强专项质量检查，修订完善《自杀患者护理预案》等，补充修订22条护理标准。开展专案管理控制，成立门诊有创治疗科室感控检查小组。不断完善各项标准及岗位管理规范，不良事件上报率99.87%、整改率100%。成立护理信息化专项工作组，在护理文书系统中新增疼痛评分，应用了PICC维护表单。推进PDA扫码工作，实现医嘱的闭环管理。护理管理系统成功上线，实现护理人员、科研成果及护理排班的电子化管理。

举办第二届国际护理管理高峰论坛。主办国家级、北京市级和军队级继续教育项目培训班21个、全军专科护士培训班3个。新增中华护理学会老年护理专科护士临床培训基地，新增北京护理学会主任委员4人、副主任委员12人。完成1093名实习生、进修生、专科护士的教学培训工作。

科研工作 全年获立项课题160余项，经费3.39亿元。获省部级以上成果奖17项，其中国家科技进步二等奖2项，北京市科学技术一等奖1项，获军队科技进步一等奖3项、二等奖4项，获专利授权302项，发明专利76项。

医学教育 录取研究生359人，其中硕士198人、博士161人。接收进修生1265人，脱产外出进修110人。

学术交流 赴英国牛津大学、剑桥大学、曼城大学和匈牙利军事医疗中心等11个国际知名科研院所访问交流，签署合作备忘录12个，年内全部实现回访。选派4人赴美国哈佛大学留学，23名研究生到国外交流学习。筛选专科国际排名前10位、共15个国家和地区的171家国际知名医学院校，建立医院留学培训单位目录。派遣647人次到52个国家和地区参会、培训、学习和考察，邀请420人次外籍专家、学者来院授课讲学和访问交流，接待23批次外军代表团顺访参观，承办30场大型国际学术会议，完成涉外医疗49人次。

信息化建设 完成远程会诊12069例，较上年增加3083例；新增站点医院62家，培训全国站点医院53家133人次。

（撰稿：吴　琼　审核：吴佳佳）

领导名单

院　长　任国荃
政　委　袁安升
副院长　韩　进　杨洛渝　吕吉云　何昆仑

中国人民解放军第三〇七医院

地址：丰台区东大街8号（100071）　电话：66947114

基本情况 全院2552人，其中合同人员2235人，包括正高职称23人、副高职称57人、中级职称165人。

6月19日，遵照中央军委命令，军事医学科学院转隶军事科学院，改名为军事科学院军事医学研究院，医院改称为军事科学院军事医学研究院附属医院（对外称解放军第三〇七医院）。

医疗特色是放射损伤、化学损伤、中毒、血液病、肿瘤、脑系病、甲亢等疾病的急救与诊治。

改革与管理 每月汇总终末质量控制、运行病历和输血病历检查、药品和医用耗材合理使用、医院感染控制等情况，制作下发月医疗分析报告，科室每月第三周下午定期召开本科室医疗质量分析会，分析问题、提出改进措施、促进医疗质量持续改进。全年累计组织各种形式培训100余次，规范医疗行为。定期召开科室建设座谈会，协调科室建设发展中存在的问题，优化医疗流程，提高工作效率。严格管理四级手术的审批权限。加强医疗技术规范化管理，建立医疗技术档案，全年新开展医疗技术81项。儿科通过北京市危重症新生儿转运模拟考核，成为丰台区危重症新生儿转运机构。妇科第二次通过全国PAC优质服务医院复核验收。

医疗工作 门急诊99.8万人次，展开床位1482张，出院4.19万人次，床位周转36.7次，床位使用率77.0%，平均住院日10.0天，住院手术7564人次。

8月14日，中毒救治科接诊急救北京999医疗救援直升机运送的中毒危重患者。此次转运是999直升机第七次将急需医疗救治的患者转送到医院接受相关治疗。

药物管理。药占比较上年下降1.24%。门诊抗菌药物使用率18.72%，急诊抗菌药物使用率40.29%，住院患者抗菌药物使用率33.48%。

医保工作。地方医保12197人次。异地结算工作运行平稳，已收治全国22个省份来京人员住院就医，截至年底共审核结算异地转诊患者1332人次。

卫勤保障。组织专家医疗队参加“卫勤力量—2017A”202医院跨区基地化训练。累计抽组队员200人次，圆满完成“一带一路”高峰论坛、“金砖”国家峰会、党的十九大、中国共产党与世界各国政党高层对话等重大活动现场安保任务。

为军服务。持续抓好为军服务，大力推进军人专科门诊建设，开展军人保障卡在卫生领域深化应用试点，全面推行军队干部一卡通，完成部队官兵体检1789人次，接诊官兵7.7万人次，补贴军人医疗费用3584万元，组织乳腺外科、超声科、神经外科到南海舰队综合保障基地、西藏军区工化84旅等偏远部队开展义诊活动。

医疗支援。全年先后4次组织医疗队分赴宁夏同心、新疆额敏、河北易县开展医疗技术帮扶，帮助受援医院搭建远程会诊中心，累计送医送药150万元。1月3日，应河北省阜城县人民医院邀请，政委刘丙瑞率机关及科室专家7人赴阜城进行调研，洽谈医疗技术协作帮带具体事宜。5月5日，贵州省毕节市委组织部部长兼统战部部长张欣、中华职业教育社培训中心主任王平一行7人，来院商议对接精准扶贫事宜。9月20日，副政委李昆兰率领由消化道肿瘤科、骨科、妇科、普外科、消化科、呼吸科组成的主任专家医疗团队一行9人，到新疆额敏县人民医院开展第七年帮带工作。

护理工作 护士998人，其中本科255人。

践行依法施护管理理念，严格“质在量前、质在量中、质在务实”管理目标，全院护理质量合格率99.8%。

组织全院护士培训28次，护理人员规范化培训9次，参加全国、全军学术会议64次，选派35名优秀护理骨干参加全军、中华护理学会及北京护理学会专科护士学习。基地接收肿瘤专科护士临床实践40人；举办第五届全军肿瘤专科护士培训班，培训32人。

科研工作 获国家、军队和北京市各级各类资助项目24项，立项经费3691万元，其中国家重点研发计划干细胞及转化研究专项1项、国家自然科学基金5项、首都临床特色应用研究项目7项、军队后勤科研项目军事医学创新工程军队计生专项1 项、北京市科技百名领军人才专项1项、北京市科委创新基地培育与发展工程专项1项、北京市科技新星3人、北京市自然科学基金2项、北京市优秀人才青年骨干个人项目1项、首发专项自主创新专项1项。获军队科技进步一等奖1项。获实用新型专利4项。

医院造血干细胞治疗及转化研究实验室被评为北京市重点实验室，并获北京市科委择优支持平台建设经费50万元。6月，肿瘤学研究室主任刘兵入选国家科技部创新人才推进计划暨国家“万人计划”科技创新领军人才。

医学教育 录取研究生23人，其中硕士12人、博士11人；毕业研究生53人，其中硕士41人、博士12人。接收天津医科大学临床医学院、河北北方学院等院校的64名本科生入院实习。接收新疆额敏县人民医院、吉林大学第一医院等医院的21名进修医师来院学习交流。举办院内培训班15次。

学术交流 举办第九届全国中毒及危重症救治学术研讨会、2017年乳腺癌高峰论坛、肺癌多学科治疗高峰论坛暨第九届全军肺癌规范化诊断治疗学习班、第四届军队肾脏肿瘤诊治高峰论坛、第九届超声治疗及超声生物效应学术大会等22项学术会议。出国参加学术交流及科研合作35人次。

编辑出版 继续编辑出版于2012年创刊的《灾害医学与救援（电子版）》杂志，季刊。

信息化建设 构建完成以患者为中心，整合收费、临床、检验、RIS、PACS、药品、物资等一体化的数字化医院平台，缓解就医“三长两短”矛盾，为患者提供多渠道便捷服务。

（撰稿：张　鹏　审核：李彦博　杨兴龙）

领导名单

院　　长 刘素刚
政　　委 刘丙瑞
副 院 长 赵自强

中国人民解放军第三〇九医院

地址：海淀区黑山扈路甲17号（100091） 电话：66775114
网址：www.309yy.com

基本情况 职工2343人，其中卫生专业技术人员2199人，包括正高职称78人、副高职称168人、中级职称608人、初级职称1345人。

年底医疗设备总值58702万元，年内新购医疗设备总值1099万元。

改革与管理 医院获得国家药物临床试验资质，12个专业取得药物临床试验资格。制定合理用药监管措施，加强合理用药管理。按月公示全院合理用药情况，制定重点监控药品管理办法及辅助用药目录，定期组织合理用药专家组对处方和病理进行点评。开展新药引进和药品目录调整，引进新药72个，调出84个；加强药品采购管理，确保阳光采购，敦促配送企业退补药品降价差价600余万元；加强毒麻药品监管，严格落实检查制度。

围绕“建强保障打赢的卫勤体系、打造温馨便捷的服务体系、建立优质高效的诊疗体系、拓展满足需求的保障体系、构建协同有序的管理体系”5条主线，狠抓为军服务工作。实施军队干部门诊就医一卡通；落实军人就诊“五个零”“六优先”“六项承诺”要求，优化就诊流程；组织多学科专家组赴北极寺老干部局、干休所等机构开展送医送药送健康活动；发挥伤病员出院随访办公室作用，将为兵服务的范围延伸到患者出院后的康复指导。

医疗工作 门诊998927人次，入院33420人次，手术13063例，平均住院日12.96天。组织学科建设汇报会；召开质量管理委员会、病案管理委员会等委员会例会，规范工作流程；举办优秀病历评选和核心制度知识竞赛等活动；组织参加全军医院感染管理技术规范远程系列讲座，提升医院感控能力。

心脏死亡器官捐献（DCD）数量逐年上升，全年完成73例。

预约挂号管理。通过114电话预约平台、网络、微信等方式开展预约服务。

新技术、新疗法。鼓励推动临床新技术、新业务发展，成功开展全军首例血型不相容肾移植手术。

医保工作。门诊医保患者357625人次，总费用17450.75万元；住院医保患者18406人次，总费用32525.24万元。6月30日，启动异地医保跨省持卡实时结算工作。

卫勤保障。全年共随访军队伤病员3093名，满意率99.48%；完成各类会议医疗保障等任务30余次，累计派出医务人员近100名，保障1000余人次。

医疗支援。坚持军民融合发展理念，发挥医联体核心医院作用，组织临床专家先后深入社区、学校、休干机构等开展“服务百姓健康行动”“世界糖尿病日”“世界慢阻肺日”等系列义诊活动；为中国银行研修院“一带一路”沿线国家政府官员高级研究班学员和中建三局北京大学肖家河教工住宅工程项目部人员提供急诊绿色通道；成立海淀区西北部医联体理事会，医院为理事长单位；组建家庭医生团队，推进分级诊疗制度；创新医院与各成员单位检查结果互认，完善远程医疗诊断系统，该系统被推广至全国其他省份；先后组织3支专家医疗队20余名专家分别赴新疆察布查尔县、四川壤塘县和四川珙县开展医疗帮带活动，帮带期间专家医疗队先后深入乡镇、农村开展义诊活动，累计接诊患者1000余人。

护理工作 有护士1014人，其中本科323人、研究生6人。

全面推行责任制整体护理模式，制定优质护理服务深化方案并对照标准组织自查自纠，确保优质护理工作常态化开展。加强不良事件管理，实施无惩罚鼓励上报制度，不良事件上报率96.5%、整改率100%。

实施N1—N4分层规范化培训，新护士培训以18项基本护理技能和基础理论为重点，同时开展护理管理技能、临床护理师资、护理科研培训及静疗、压力性损伤等专项培训，提高护理人员的综合素质水平。作为军队呼吸道传染病临床护理示范基地、北京地区骨科专科护士临床教学基地和老年护理临床教学基地，举办专科护士培训班，全年为各级单位培养专科护理人才70人。外送培养军地重症监护等专科护士47人。

科研工作 完成2017年度国家自然科学基金、首都临床特色应用研究课题、北京市科委十病十药研发专项等课题申报工作，共获批各级各类课题20项，资助经费979万元。2人入选“北京市2018年科技新星计划”。获2017年度中国医院科技影响力排行榜（结核病学）第三名。

医学教育 完成解放军医学院、山西医科大学等院校研究生开题及毕业答辩47人次；培养研究生、进修生、实习生500余人，组织全院规范化培训讲座11次，累计培训6200人次；组织全院规范化培训理论考试和技能操作考核，及格率98%以上。

信息建设 完成北京市医药分开改革信息系统切换工作；搭建电子病历信息共享平台；构建全新的图书馆网站、安装图书防盗仪，为全院工作人员提供全新的文献检索和信息咨询服务，保证图书安全；对全院机房和弱电间分阶段进行整改，有效提升机房和弱电间的安全性。

（撰稿：刘　芳　审核：董　成）

领导名单

院　长　李维国
政　委　杜福胜
副院长　高天君　韩洪生　白国刚

中国人民解放军火箭军总医院

地址：西城区新街口外大街16号（100088）　电话：66343144
网址：www.epzyy.cn

改革与管理 2月，启动公立医院改革筹备工作，于4月8日完成数据切换。每季度邀请军委后保部卫生局和驻京军队医院专家，对药品、耗材合理使用及管理情况进行检查指导。

推进学科建设。组织医院辅助生殖技术中心进行评审，通过全军远程答辩和实地评审，于12月正式运行。新生儿ICU转运救治能力稳步提升。

医疗质量监管。严把医疗质量环节质控关，开展核心医疗制度落实整顿月活动；狠抓实验室管理，规范床旁检验项目、实验室试剂管理；发布临床路径模板1000余个病种，使每个科室临床路径病案管理员掌握临床路径操作方法。推进感控质量持续改进，完善和落实各项防染制度、措施，持续开展院感“巡回式”督导检查。严格规范科室一次性器械及物品的使用，持续开展多重耐药菌感控工作和手卫生督导检查。增强医疗纠纷依法处理能力，建立健全各种投诉处理规章制度，强化医护人员对医疗纠纷的防范意识，改善医患关系。

医疗工作 门急诊117.8万人次，出院2.39万人次，平均住院日11天，手术6390例。

为军服务。完善为部队服务工作制度及为部队服务绩效考评细则。严格保障卡医疗数据年审，注销转业、退伍、复员、自主择业、退休移交地方等退出现役人员信息，规范军队人员就医管理，规范就诊流程。推行军人家属优先工作。开通全军干部就医门诊“一卡通”，建设全军电子病历信息共享平台，不断提高为部队服务质量。加大基层帮带力度，选派7名技术骨干到7个基层卫生队蹲点帮带，接收7名基层军医来院跟班见习；根据军队健康扶贫统一安排，重点解决宁夏隆德县2222名拟向上级医院转诊患者的留院诊治，初步实现大病不出县的阶段扶贫帮带目标。举办第十一期高中级医师培训班。

护理工作 围绕“两个重点”（以新入职护理人员为重点、以科室小教员为重点）、“五个主题”（护理管理、PICC、糖尿病、皮肤管理培训班、护理服务礼仪）进行护理服务。全年共完成规范化理论培训40余次，开展情景模拟教学12次。远程教学89次；外送专科护士进修培养26人，组织参加各类学术活动交流45人，新入职护士岗前培训65人。获得火箭军医药卫生成果奖一等奖5项、二等奖6项、三等奖1项，全国实用新型专利12项。

科研工作 获批国家自然科学基金2项（面上项目1项、青年项目1项）、北京市科委首都临床特色应用研究专项课题3项、全军军事医学创新工程项目1项、全军医学科技青年培育计划项目2项，获批经费逾500万元。推荐上报的2个全军后勤重大项目，实现医院军事医学科研重大项目立项零的突破；12项各类军地科研课题顺利通过上级主管部门组织的结题验收和财务审计，3项军队后勤科研项目总体技术方案评审与进展情况审查，2项北京市科技新星计划项目进展情况填报暨信息采集；完成2016年度火箭军医药卫生成果奖申报（获批一等奖7项、二等奖9项）、火箭军优秀科技论文申报（获批三等奖2项）、全军医学科技工作先进单位和先进个人推荐，以及军队后勤军民融合创新成果展示科技板块参展项目的征集上报工作。年底完成军队科技奖励的推荐上报工作（二等奖1项、三等奖5项）。

学术交流 坚持每月定期组织举办“学研大讲堂”活动，邀请院内外专家先后围绕疾病诊治、学术科研、核心制度、医德医风等方面进行专题授课，全院2000余人次参会学习。约110人次外出参加学术交流活动。先后选派2名科主任分别赴美国参加中美住院医师规范化培训、赴欧洲参加欧洲肾脏病—透析与移植国际会议。举办全军、火箭军和远程教育项目6项。

9月9～10日，由副院长姜卫剑牵头举办的第九届新纪元国际脑血管病多学科共享大会在深圳举办，全球300余名脑血管病领域的专家、学者参会交流，并通过网络同步直播，3000余人在线观看。

信息化建设 对军字一号系统改造升级，完成窗口挂号系统、自助机挂号系统等的调试、测试和试运行，药品信息、收费信息等数据核查和流程测试，信息系统切换顺利；针对国家卫生计生委要求上报数据格式和类型，研发门诊量、医事服务费及相关收费项目统计查询系统；加快对辅助生殖工作流程信息系统安装部署，并正式上线运行；全面升级绩效评价系统，确保军委要求全军同步使用该系统；协助军委卫生局进行新一代军字一号系统模块评审；升级更新服务端及各科室分诊台、处方扫描、取药等共14个客户端；建设全院范围WiFi。推进商保信息平台互通，实现医院与保险公司商保直赔功能，医疗费结算时商保实时理赔，无需患者支付商保部分，实现商保结算和医保结算同样效果。

（撰稿：向生青　审核：许　杰）

领导名单

政　委　展广大

副院长　周丁华　彭文胜　张以善

中国人民武装警察部队总医院

地址：海淀区永定路69号（100039）　电话：57976114

网址：www.wj-hospital.com

医疗工作 卫勤保障。制定出台为部队服务奖惩办法细则，量化质量指标，进一步提高为部队服务水平；狠抓军人优先、军人检查零预约、军人床位周转等措施，实现伤病员“零待床”；增设军人挂号计价窗口，完善更新军人保障卡，做到持卡就医；放开医院专家门诊保障资源，提高官兵诊疗救治水平，满足就诊官兵更高诊疗需求；对危急重症、疑难病伤病员开展院内会诊、远程会诊、外请知名院士专家会诊，提高疑难病诊治水平；定期召开伤病员座谈会，加强与部队伤病员沟通交流，及时掌握诊治进展情况；选派医疗队到基层部队巡诊义诊、送医送药，累计接诊伤病员200余人次，发放防病资料300余份，赠送4大类46种医疗药品，使基层官兵享受到优质的医疗服务。全年收治部队伤病员4170人次，承担各级遂行医疗保障任务38次，抽组医护人员168人次，保障时间累计达400余天。

药物管理。严格抗菌药物使用管理规定，建立科室药占比、抗菌药物处方占比、抗菌药物使用品种、超范围开处方等相关信息监控系统，形成定期点评、通报、分析和讲评机制，有效降低医院抗菌药物使用率，全年药占比较上年下降1.15%。

医疗支援。加快车载式方舱医院手术、医技相关保障车辆研发进度，研制配备救援个人穿戴式装备，开展直升机救援平台试验，做好灾害救援信息技术及卫星综合应用技术储备。参加中国红十字医疗救援队演练及两批次地震救援培训班，组织开展营地建设、救援专业技能培训、医疗救援装备选配、灾害现场后勤保障等演练科目，完成国家卫生应急队伍的现场处置、后勤保障和远程投送能力训练。8月，选派人员参加印尼亚太地区地震灾害救援演练，代表中国国际救援队、国家紧急医学救援队参与评估、搜救、医疗等演练任务，与国外多支救援队开展广泛交流。8月9日，派出5名医疗队员，携带救灾物资奔赴四川九寨沟执行地震救援任务，共计搜索发现失踪人员14人次、巡诊608人次、诊疗214人次、发放药品耗材12余万元、捐赠药品耗材3.3万余元。积极开展医疗帮扶，推动精准扶贫，派出专家医疗队先后赴西藏自治区那曲地区聂荣县、索县、巴青县、比如县开展先心病筛查与救治；组织专家医疗队赴青海玉树州囊谦县开展义诊及培训交流、手术演示；深入甘肃省甘南藏族自治州、西藏自治区拉萨市曲水县，免费为当地群众做白内障手术146台；分批赴内蒙古自治区霍林郭勒市、开鲁县，黑龙江省明水县等贫困及医疗技术薄弱地区开展医疗义诊活动，诊治546人次，遂行转诊83人次；9月，选派20余名医疗专家，由副院长孙振学带队，赴海拔4600米以上的那曲地区索县高原开展包虫病筛查救助活动。探索分级管理、双向转诊合作模式，为北京、山东、河北、内蒙古、云南、黑龙江、辽宁等地区及单位提供医疗技术帮扶合作，利用自身优势开展技术帮扶、人员培训、健康讲座、远程会诊、优先转诊等工作。

护理工作 开展优质护理，落实以患者为中心的责任制整体护理模式，在岗位管理上实现更新管理理念、梳理岗位职责和严格岗位准入三个再突破；科学调控护理质量评价指标系统，制定护理岗位质量评价标准，以合格率为抓手，完善质量分级管理和督导，使护理考核指标更为科学；引入护理信息化管理系统，实现护理日常信息化管理。注重全面提高护理技术水平，坚持按纲培训、按岗培训、按需培训，组织在职培训、新护士培训、岗前培训、基地培训和专科培训，将专科护士管理纳入护理应急机动队管理体系，组建应急人才库，进行专项强化训练考核；利用北京护理学会专科护士实习基地平台，完善专科护士岗位培训制度，选派护理骨干参加专科护士学习，承担北京护理学会伤口造口、骨科、老年、静脉治疗等多项专科护士培训任务；举办护士职业礼仪培训班、灾害救援护理培训班、器官移植围手术期护理管理培训班、静脉治疗技术与团队管理新进展培训班、脑卒中护理进展培训班、骨科康复护理新进展培训班等6个国家级继续教育项目，老年安全管理风险培训班、围手术期皮肤管理沙龙等北京市内继续教育项目和学术活动。开展优质护理服务工程活动再评估，实施标准化管理，以落实星级服务为导向，抓住核心关键岗位推动优质护理服务的落实；建立护患沟通平台，组织满意度调查、患者服务需求调查，根据患者需求优化服务流程，提高患者的服务体验。全年护理一级、特级护理患者14805人次、危重患者13520人次、床旁血滤800例。

科研工作 申报国家自然科学基金项目15项、北京市自然科学基金项目8项、国家重点研发计划5项、军事医学创新工程和全军医学科技青年培育计划项目8项、首都卫生发展科研专项3项，获批全军医学科技青年培育项目3项、北京市科委首都临床特色应用项目2项、北京市自然基金项目1项，国家自然科学基金青年基金项目1项、横向课题立项8项、武警部队装备科研项目1项。全年获省部级以上科研课题立项14项，合计资助经费240余万元。获华夏科学技术奖2项，军队科技进步奖13项；国家发明专利5项，实用新型专利15项。

医学教育 推进规培管理和临床带教规范化、标准化建设。外送5批次带教师资参加国家和北京市卫生计生委组织的师资培训，邀请院外专家到医院进行专题培训，学员结业理论考核通过率100%，技能考核通过率95%。与山东大学、潍坊医学院等院校建立合作教学关系，新增公共卫生应急管理国家级重点学科博士招生点。全年新增博士生导师5人，硕士生导师54人。招录博士生3人，硕士生45人。

信息化建设 搞好医院信息化建设顶层设计，制定推进信息化建设整体组织架构及制度，对医院HIS核心服务器、存储及Oracle数据库进行更新升级，完成医保集群建设。借助电子病历、DRGs两个项目重点，扩大医院虚拟空间，缩短数据交换时间，提升医院整体信息化建设运行能力。将平均会诊等待时间、3日会诊率及3日以上会诊病例等列入考核指标，部队平均会诊时长缩短至62.38小时。

（撰稿：蚩亚峰　审核：柴　昶）

领导名单

院长　孙振学

政委　占有明

各区卫生和计划生育工作

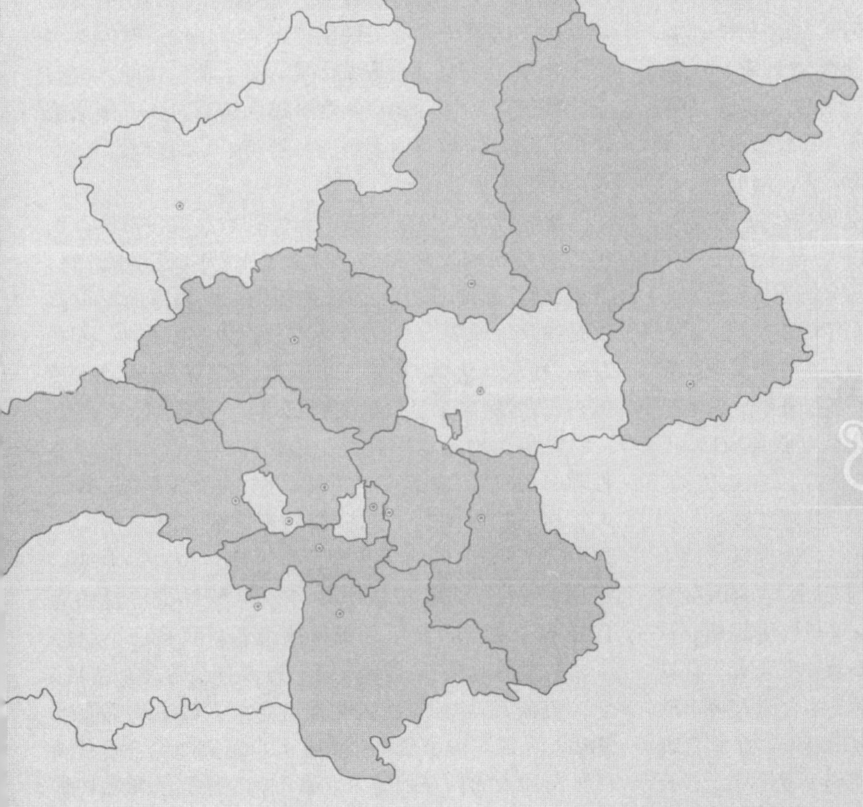

东城区

概况 辖区有医疗卫生机构579家，其中社会办医461家。全区户籍人口96.7万人，常住人口85.1万人，流动人口23.9万人。全区户籍育龄妇女231185人，其中已婚育龄妇女136038人；流动育龄妇女134762人，其中已婚育龄妇女77282人。户籍出生人口10769人，计划生育率99.85%，出生人口性别比103；流动人口出生420人，出生人口性别比110。全年办理生育登记5662例，其中二孩3452例。

生命统计。户籍人口死亡6959人，死亡率7.17‰；出生10467人，出生率10.78‰；自然增长率3.61‰。因病死亡6752人，占总死亡人数的97.03%。死因顺位前十位依次为：恶性肿瘤，心脏病，脑血管病，呼吸系统疾病，损伤和中毒，消化系统疾病，内分泌、营养和代谢疾病，神经系统疾病，泌尿生殖系统疾病，传染病。户籍人均期望寿命84.28岁，其中男性81.74岁、女性86.87岁。

改革与管理 4月8日，东城区启动并实施医药分开综合改革。区归口管理232家医疗机构全面取消药品加成、挂号费、诊疗费，设立医事服务费，统一实施药品阳光采购，并调整规范435个医疗服务项目。

年内，建立4个专科医联体：北京回龙观医院、北京安定医院与东城区精神卫生保健院建立精神专科医联体，北京儿童医院与东城区第二妇幼保健院建立儿童专科医联体，北京口腔医院与东城区7家医院建立口腔专科医联体，北京天坛医院与普仁医院建立神经科专科医联体。医师多点执业备案698人次。东城区第一人民医院通过二级甲等中西医结合医院评审验收；隆福医院通过验收，并晋升为三级中西医结合老年医院。获批“国家中医药健康旅游示范区”，召开中医药文化进校园经验交流会，创新中医药进校园工作模式，拟定国家中医药博物馆建设用地意向。通过国家中医药管理局委托第三方对东城区国家中医药综合改革试验区8年建设情况的评估。

人才队伍建设与人才引进。落实公立医院用人自主权，推行聘用制和岗位管理，完善公开招聘制度，建立人才公平竞争和绩效评价机制，实行按需设岗、公开招聘、竞聘上岗、科学考核、合同管理。加强学科带头人队伍建设，公开招聘334人、人才引进4人。

社区卫生 辖区有社区卫生服务中心7个，社区卫生服务站56个，全部为政府办。在岗职工1269人，其中正式人员1061人、聘用人员208人。社区卫生机构总诊疗248.92万人次，上门服务7473人次。214支家庭医生式服务团队累计签约并管理居民317860人，签约率37.35%，重点人群签约率90.07%。社区卫生医疗机构同辖区15家二、三级医院签订分工协作协议，社区卫生机构上转患者12625人，医院下转患者5896人。累计建立居民个人电子健康档案684912份，健康档案电子化率80.48%。完成城市早诊早治项目1968人次的临床筛查，2016～2017年度肿瘤随访3821人，国家脑卒中高危人群筛查和干预项目随访干预2817人。65岁及以上老人免费体检61375人。

疾病控制 传染病防治。传染病发病4978例，其中乙类传染病发病1221例，死亡14例（艾滋病7例、肝炎5例、肺结核2例）；乙类传染病发病率前三位依次是痢疾、梅毒、肺结核。结核病发病206例，死亡2例；性病（淋病+梅毒）发病320例；艾滋病发病29例，死亡7例。手足口病发病426例，无死亡。

慢病防治。管理高血压患者85511人，其中规范管理41868人，规范管理率48.96%；血压控制60908人，血压控制率71.23%。管理糖尿病患者34786人，其中规范管理19085人，规范管理率54.86%；血糖达标14076人，血糖控制率40.46%。持续推广慢病适宜技术，新增高血压、糖尿病患者自我管理小组12个，共成立高血压（糖尿病）患者自我管理小组172个，覆盖73.07%的社区。推进高危人群主动筛查与管理，完成“国家脑卒中高危人群筛查与综合干预项目”2817人的调查随访及北京市脑卒中新一轮随访管理6917人的摸底排查。通过排查确定纳入随访3592人，纳入随访率51.93%。完成户籍肿瘤患者生存状态随访核实3750例，失访306例，失访率8.16%。完成城市癌症早诊早治项目问卷评估4955例，检出高危2556例，高危检出率51.58%；任务完成率98.30%。完成北京市成人慢病及危险因素监测720人。落实全民健康生活方式行动第二阶段“三减三健”工作，开展“减盐控油在厨房，美味家庭促健康”和“科学健骨，预防跌倒”专项行动，开展职业人群“快乐工作，健康生活”健康体重行动，在全国419个慢病示范区中以万步率88.98%的成绩位居全国71名，示范区组织绩效排名位居全国14名，被评为全国优秀健走示范区和示范区优秀组织奖。

精神卫生。辖区在册严重精神障碍患者3610人，报告患病率4‰。免费服药8901人次，投入经费196万元。家属护理教育1360人次，免费体检718人，心理健康宣传17个街道800余人次，进学校、进企业、进特殊人群、进社区宣传共42次。精神卫生相关培训12次，工作例会10次。精神分裂症康复适宜技术96人。监护人补贴申请率87.28%，街道审核通过率82.43%。

学校卫生。辖区在校学生88759人，体检86737人。学生常见病中，视力不良检出率66.43%、营养不良检出率7.04%、肥胖检出率15.42%、贫血检出率3.55%、恒牙患龋率22.86%。集中发热疫情55起，其中托幼机构3起、小学47起、中学5起；集中腹泻疫情31起，其中托幼机构2起、小学25起、中学4起；手足口病聚集性疫情25起，其中家庭聚集9起、幼儿园聚集性疫情11起、学校聚集性疫情5起。

计划免疫。年内，接种一类疫苗166654针次，上报疑似预防接种异常反应53例，涉及9种一类疫苗；接种二类疫苗40139针次，上报疑似预防接种异常反应18例，涉及6种疫苗。应急接种疫苗831针次。外来务工人员接种，含麻疹成分疫苗2210人次，A+C群流脑疫苗2141人次。接种招标流感疫苗45972支，接种自费流感疫苗3753支。

职业卫生。辖区有职业病危害因素企业25家，职工15461人。应体检2866人，体检率100%。其中岗前体检116人，检出职业禁忌证1例；在岗体检2683人，检出疑似职业病8例、职业禁忌证10例；离岗体检67人，检出疑似职业病1例。审核尘肺病9例，其中矽肺3例、煤工尘肺2例、滑石尘肺病1例、石棉尘肺病2例、其他尘肺1例；病例年龄均在55岁以上，男性6人，女性3人。审核疑似职业病5例（疑似噪声聋2例、疑似苯中毒3例）、农药中毒1例。完成102家（次）用人单位有毒有害作业工人体检数据的审核。

食品卫生及生活饮用水监测。年内，共采集水样376件，其中市政末梢水216件，检测理化及微生物项目33项，合格216件，合格率100%；采集高层建筑二次供水160件，检测理化及微生物项目35项，合格160件，合格率100%。食品污染及食品中有害因素监测12类食品11项微生物学指标检测，监测采样374件，检出金黄色葡萄球菌4件（北京烤鸭、中式凉拌菜、寿司、街头流动餐中各检出1件），检出率1.07%，餐饮环节存在二次污染。食品化学污染物及有害因素监测8类样品21项指标，监测采集95件样品，未发现阳性指标。

健康促进。创建市级健康示范机构8家，其中健康社区5家、健康食堂2家、健康餐厅1家；创建区级健康主题公园和健康步道各1家。新增健康生活方式指导员223人。评选区级健康家庭176户，累计358户。区28家医疗机构全部通过了区级健康促进医院验收。辖区所有中小学校均为北京市健康促进学校。

控烟工作。年内，出动卫生监督员18230人次，监查各类场所9115户次，处罚违法吸烟309人，罚款17650元；处罚违法单位27户，罚款66000元。对509户不合格单位和违法吸烟的个人要求责令改正。

卫生计生监督　公共卫生监查。公共场所1702个，量化分级1615个。共监督10147户次，监督频次5.76，监督覆盖率98.59%；行政处罚515户次，罚没款81.06万元。生活饮用水监督1922户次，监督频次3.14，监督覆盖率99.31%；行政处罚35户次，罚没款11.1万元。学校卫生共监督842户次，监督频次4.68，监督覆盖率100%，给予警告的行政处罚9户次。

医疗卫生监查。共监督2087户次，血液监督21户次，母婴保健监督24户次，监督覆盖率99.4%；行政处罚49户次，罚没款32.37万元。立案调查非法行医34起，其中处罚31起，没收非法医疗器械、罚没违法收入并处以罚款共25.45万元；向区食药局移交案件1起，取缔1起，1起在调查处理中。放射诊疗职业卫生共监督224户次，覆盖率100%；行政处罚8户次，罚没款16.2万元。传染病防治和消毒产品卫生共监督1542户次，监督频次4.64，监督覆盖率99.44%；行政处罚12户次，罚没款5.2万元。

计划生育行政执法督查。对辖区23家从事计划生育技术服务的医疗、保健机构监查，监督覆盖率100%。

妇幼保健　妇女保健。剖宫产率44.16%，孕产妇死亡1例，死亡率7.46/10万。围产儿死亡率2.02‰，系统管理率97.48%。婚前检查1275人，婚检率5.60%；疾病检出142例。

儿童保健。新生儿死亡11人，死亡率1.05‰；婴儿死亡21人，死亡率2‰；5岁以下儿童死亡23人，死亡率2.20‰。新生儿出生缺陷发生率15.82‰，主要出生缺陷为先心病、附耳、多指、肾积水、唐氏综合征、尿道下裂、血管瘤。0～6岁儿童20776人，系统管理率96.01%，体检20702人。

计生服务　面向全区计划生育特殊家庭实施“十

到人”暖心项目，从10个方面细化对计生特殊家庭的服务。项目明确区、街道和社区的服务责任，为特殊困难家庭提供基本生活、养老照料、医疗服务、保险保障及精神慰藉和心理疏导服务。全年发放独生子女父母生日慰问金23.18万元，春节、元旦慰问金115.9万元，开展家政服务和失能、半失能救助服务60.48万元，投入43.37万元为1792户3166名计生特扶家庭人员投保计生失独家庭住院护理补贴险和全体计生特殊家庭意外伤害险，使这些家庭在年内享受到每人每天100元（最多45天）的住院护理补贴。

全区办理一孩生育服务登记5662例、二孩生育服务登记3452例、再生育行政确认102例。以“人口流动，健康同行”为主题开展流动人口健康服务年活动。北京天雅珠宝市场有限责任公司被评选为市级流动人口健康促进示范企业，北京市第一六六中学附属校尉胡同小学被评选为市级流动人口健康促进示范学校，张岩雄家庭被评选为市级流动人口健康家庭。开展跨省流动人口个案信息核查。

辖区有计生药具免费发放点321个，其中社区发放网点192个、社区卫生服务站56个、身份证自助发放网点65个、物流网点6个、区级药具管理站1个、婚姻登记处1个；满足24小时随时发放网点202个。发放药具种类包括口服避孕药、外用避孕药、避孕套、宫内节育器等四大类，全年发放各类药具合计724512.5元，其中口服避孕药2020板6170.3元、外用避孕5310盒22112.2元、宫内节育器120枚984元、避孕套357万只695246元。

生殖健康。区第一妇幼保健院和孕妇学校开展优生咨询28586人次。免费孕前优生健康检查定点医院3家，年内为708个准孕家庭开展免费孕前优生健康检查，目标人群覆盖率100%。面向社区居民、驻地单位等开展生殖健康教育讲座12期，内容包括盆底康复、青春期保健知识、两癌筛查、高龄孕妇优生优育知识等。

计生关怀。享受独生子女父母奖励9578人56.21万元，享受独生子女父母年老时一次性奖励5144人514.4万元，独生子女父母一次性经济帮助92人92万元。辖区计划生育特别扶助对象3166人，其中独生子女伤残特扶对象2007人、独生子女死亡特扶对象1159人，全年发放计划生育特殊家庭扶助金1658.76万元。全年开展“关爱女孩”系列讲座、主题宣传活动22场次，举办“创建幸福家庭”活动40场次。区计划生育协会审核生育关怀基金7人，发放特别救助金3.14万元。

医疗工作 全年出院429983人次，病床使用率86.06%，平均住院日8.01天。住院手术253555人次。医护比1：1.03。

对口支援。与河北省张家口市崇礼区签署携手奔小康行动结对帮扶合作框架协议，为受援地区培训医生36人次，义诊640余人次，开展培训和健康教育122人次。对接内蒙古自治区乌兰察布市化德县和西藏自治区拉萨市当雄县，根据当地需求建立有针对性的医疗机构结对，开展人才培养、科研项目研讨、学术讲座和远程会诊等。自2015年起，与湖北省十堰市郧阳区卫生计生局签订对口协作框架协议，建立医疗机构结对关系以来，持续依托东城区优质医疗资源，通过信息互享、人才培养、科研协作、业务帮建等方式，继续促进郧阳区卫生计生服务体系建设、人才队伍建设、医疗质量提升。

血液管理。全年无偿献血93035单位，辖区医疗机构临床用血64643单位。区内设有固定采血点6个、临时采血点1个。

WHO合作中心 WHO城市卫生发展合作中心成立于1994年2月。年内，继续开展“健康东城”调研：结合东城区打造“国际一流的和谐宜居之区”战略目标，全面落实健康城市建设的相关工作，初步提出东城区健康城市（区）建设工作框架。研究东城区中医医联体建设相关政策与方案；同时，对医联体建设中的信息、人才、绩效、医疗质量等进行深入研究；收集并整理中医医联体建设相关资料。调研东城区医疗卫生体制改革：检查、指导、考核和评价机构工作质量和管理效能，调查研究卫生人力资源的开发，以及辖区医疗机构重点学科建设和科技成果的开发和推广应用。参与加拿大麦吉尔大学与东城社区卫生机构家庭医学合作项目。

信息化建设 全年投入4618万元。继续完善东城区人口健康信息平台，连接全部区属医院及社区卫生服务机构，实现健康档案和电子病历的集中和校验、决策支持及医疗业务协同功能，消除各机构间的信息孤岛，实现信息互联互通。加强基础信息设施建设，逐步改造区属医院的机房和网络。建设心电信息系统和影像信息管理系统。以隆福医院为核心，构建东城区医养结合平台，打造全区老年人口医疗标准化覆盖的医养结合东城模式，实现对隆福医院3个院区及已签约的14家养老院服务资源的统一管理和调配。以居民慢病管理及全程健康服务为目标，以普仁医院为核心，搭建东城区慢病管理平台，探索东城区慢病管理新模式。利用社区卫生服务信息系统集中部署技术架构优势，以及时监控超量开药和区内社区卫生服务机构范围内重复开药现象。重新梳理慢病居民签约管理信息化流程，满足慢病居民开具长处方需求，医生开方时信息系统给予自动提醒和控制功能，便于为居民提供规范服务和管理。居民通过“佳医东城”微信服务号可享受健康知识普及、健康自我监测、在线咨询等服务，还可接受签约医生的互动服务。建设电子认证服务体系，满足医院可信身份认证、电子签名等方面的信息安全需求。

卫生计生经费管理　全年卫生计生系统总收入430982万元，其中财政拨款124949万元、业务收入306033万元；总支出433239万元。

基本建设　全年基建项目26项，投资4092万元，其中财政投资3809万元、自筹资金283万元。主要包括房屋装修改造、结构加固、电梯大修和更新、锅炉改造、管道更换等。完工15项，和平里社区卫生服务中心标准化建设验收投入使用，景山中心站、魏家社区站、圆恩寺社区站、朝内头条社区站完成公开招标，朝内头条社区站完成标准化建设，准备安定门社区卫生服务中心、外交部街社区站、和平里中街社区站等公开招标工作。

（撰稿：贾英仙　审核：王旭红）

东城区卫生计生委领导名单

工委书记　贾红梅
主　　任　林　杉
副 书 记　张家惠
副 主 任　冯巧云　徐工学　吴礼九
　　　　　林　刚　王旭红

西城区

概况　辖区有医疗卫生机构664家，其中社会办医161家。在医疗机构中，营利性267家、非营利性369家。全区常住人口122万人，其中户籍人口144.5万人。户籍育龄妇女348205人，其中已婚育龄妇女201943人。户籍出生人口13806人，出生人口性别比109.4，计划生育率99.93%。流动人口育龄妇女157485人，其中已婚妇女81285人，流动人口出生219人，计划生育率98.63%。全年办理生育登记24736例，其中一孩14757例、二孩9979例，再生育行政确认194例。

生命统计。常住人口出生12165人，出生率9.81‰；死亡9362人，死亡率7.55‰；户籍人口自然增长率-17.7‰。死因顺位前十位依次为：恶性肿瘤，心脏病，脑血管病，呼吸系统疾病，损伤和中毒，内分泌、营养和代谢疾病，消化系统疾病，神经系统疾病，泌尿生殖系统疾病，传染病。住院死亡4312 人。户籍人均期望寿命84.28岁，其中男性81.98岁、女性86.59岁。

改革与管理　完善紧密型医联体建设顶层设计，继续深入推进“三纵两横一平台”建设。制定医院、社区一体化建设工作方案，各区属医院建立全科医学科，负责与社区的业务对接。统一诊疗和操作规范，加强人员双向流动，全年区属医院专家下社区16238人次，社区到上级区属医院参加查房、培训12437人次。制定公共卫生一体化方案，强化疾控中心龙头单位作用，开展规范化业务培训，加强督导及考核，搭建公共卫生交流共享平台。推动专科专病医联体建设，二龙路医院与15个社区卫生服务中心组建肛肠专科医联体，北京口腔医院与11家区属医院建立口腔专科医联体，回民医院与宣武医院建立脑卒中专病防治医联体。完善“双向转诊”机制，建立15家社区卫生服务中心与区内医联体、对口支援医院的慢性病双向转诊通道，上级医院在24小时内为社区转诊患者完成预约挂号、预约检查，并开通专用窗口，对社区转诊患者提供“三优先”服务。社区卫生服务机构上转患者7881人次，区属医院下转患者6187人次。建立支持区属医院参与紧密型医联体建设人均3万元补助机制、大型医疗设备购置财政全额负担机制及每平方米60元的业务用房修缮补助机制。1月3日，国务院副总理刘延东、市委书记蔡奇到月坛社区卫生服务中心考察紧密型医联体建设情况。1月9日，按照蔡奇指示，北京市推进分级诊疗制度建设现场会在西城区召开。

医药分开综合改革。4月8日，全面实施医药分开综合改革，稳步推进医药分开、药品阳光采购、规范医疗服务价格等改革任务。社区卫生服务机构全面推行“先诊疗，后付费”模式，落实4类慢病长处方等优抚政策，医疗服务持续改善。全区有364家医疗机构参加本次改革，其中区属医疗机构108家、非区属医疗机构256家。

人才队伍建设。深入推动西城区区级“师带徒”中医药传承工作，从驻区中医医院遴选出21名指导老师，推荐27名继承人作为首批学术经验继承人，人均跟师50余次。西城区骨干人才培养7人。强化区级实训室建设，月坛中心实训室配备教学设备14种，德胜中心实训室配备教学设备22种。配套社区卫生人员岗位培训专项经费，举办社区急诊急救、慢病管理、康复技术、中医适宜技术等专项培训班，进一步提升社区卫生服务机构的临床诊疗能力。与北京大学医学部开展社区全科医生师资骨干培训合作项目，培养具备不同专业方向岗位胜任力的全科医生骨干及社区全科师资带教力量，第一期34名学员全部结业，并启动第二期。

社区卫生 社区在岗卫技人员1767人，其中在岗全科医生391人、社区护士501人、防保医生330人。组建264支专科—全科家庭医生团队，为患者提供连续性慢病管理。建立高血压、糖尿病、冠心病、脑卒中、骨关节病、COPD六大重点领域慢性病专家团队。建设154个以优秀全科医生命名的家庭医生工作室。开展“互联网+家庭医生”服务，实现家庭医生与签约居民线上互动，居民健康自我管理。下发《关于提升西城区家庭医生签约服务质量有关工作的通知》，优化整合现有签约服务包，确定基本签约服务包和失能老人服务包、功能社区服务包、老年服务包、高血压患者服务包、糖尿病患者服务包等个性化服务包，为居民提供有针对性的生命全周期健康管理。建立失能老人入户服务有偿购买机制，费用用于家庭医生补贴。针对不同重点人群采取不同的服务模式和有针对性的服务内容，西城区重点人群签约率91.58%。全年社区门急诊365.13万人次，比上年增长22.31%；出诊服务36483人次。推广家庭医生式服务新模式的中心达100%。区属医院专家下社区1640人。居民个人电子健康档案99.60万份，居民个人健康档案电子化率81.64%。

疾病控制 传染病防治。法定传染病发病7577例，发病率583.10/10万。其中甲类传染病（霍乱）发病1例，发病率0.08/10万，无死亡病例报告；乙类传染病发病1887例，发病率145.22/10万，报告死亡病例10例，报告前三位病种为痢疾、猩红热和肺结核；丙类传染病发病5689例，发病率437.81/10万，无死亡病例报告。人畜共患疾病中，狂犬病、人禽流感无病例报告，手足口病报告755例，发病率58.10/10万，无死亡病例。结核病患病380人，新登记肺结核333人（本市231人、外埠102人），死亡14人。5种性病发病648人，累计管理艾滋病患者1083人，报告新发艾滋病386例，报告新发性病1272例。

慢病防治。在慢病综合防控示范区的基础上，继续深入开展全民健康生活方式行动，创建健康示范单位10家、健康示范食堂5家、健康示范餐厅1家、健康示范社区6家；培训健康指导员240人。在全民健康生活方式日、高血压日、世界卒中日、联合国糖尿病日开展主题宣传活动，制作宣传折页60000册。在辖区15个街道60岁以上老年人中推广老年防跌倒毛巾操，375名老年人参加活动。完成北京市成人慢性病及危险因素监测720人。双生子随访工作完成212对，随访率71%，完成107对双生子新登记。持续加强社区脑卒中筛查、随访、干预及高血压患者自我管理小组（15个）及糖尿病同伴支持（15个）活动。完成5368人的5个癌种高危人群的评估和2036例临床筛查。对北京市脑卒中高危人群随访管理系统里的9181人进行摸底，确定3307人继续随访管理，脑卒中高危人群筛查3500人。肿瘤随访5369人。在5个社区开展35～75岁心血管病高危人群早期筛查与干预，筛查8813人，发现高危人群2352人。在职业人群中开展高危人群干预工作，成立健康自我管理小组9个180人。高血压健康管理率46.83%，糖尿病健康管理率51.40%；高血压规范管理率61.28%，糖尿病规范管理率65.75%；血压控制率50.78%，血糖控制率50.44%。

精神卫生。全区精神障碍患者6279人，报告患病率3.896‰。其中6类重性精神疾病4923人，社区管理患者3950人，住院患者922人。社区坚持治疗患者3151人。免费服药患者1953人。

学校卫生。辖区有学校102所，学生119193人，实际体检113498人。学生常见病中，检出视力不良77457人、营养不良8005人、肥胖15341人、贫血1005人、恒牙龋齿26437人。

计划免疫。北京市免疫规划疫苗17种，全年免疫规划内疫苗接种237265人次，一类疫苗接种率均100%。学龄前本市儿童、外来儿童建卡建证11282人，建卡建证率100%。继续加强狂犬病免疫预防门诊工作。流动儿童计划免疫查漏补种，补卡率、补证率均100%。麻风、麻风腮、麻疹和水痘等4种疫苗应急接种1074人次。对辖区集中用工的302个单位外来务工人员接种流脑A+C疫苗2518人份，接种麻疹疫苗3052人份。继续流感疫苗免费接种，本市户籍60周岁以上老年人接种24689人，接种率51.91%；在校中小学生接种37435人，接种率63.18%。疑似预防接种异常反应上报92例，通过专家组诊断60例，其中4例偶合症、

53例异常反应，其余均为一般反应。

职业卫生。全区接触有毒有害物质作业单位189家，接触职业危害因素职工2102人，其中应体检1971人、实际体检719人。全年尘肺报告11例（矽肺2例、煤工尘肺4例、石棉肺5例），其中新发病8例、晋级3例，无死亡病例。未收到职业中毒病例报告。农药中毒2例，完成报告登记、调查处理及资料存档等工作。尘肺新病例回访率100%。对辖区职业病报告单位开展职业病报告工作督导和信息档案核查4次。本区有放射诊疗单位145家、放射卫生技术服务机构5家，监督覆盖率100%。实施行政处罚9起，罚没款14.2万元。开展职业卫生和放射卫生监督专项检查，对辖区145户放射诊疗医疗机构进行监查。

健康促进。控烟监督。共出动监督员13880人次，对辖区内单位控烟执法检查6940户次，不合格单位265户，责改单位236户，处罚单位31户，个人违法吸烟行为860次，共计罚款16.62万元。利用“西城健康教育”官方微博和疾控中心微信公众号发布健康知识，发布微博2047条；编辑出版《卫生与长寿报》1期2万份；《健康漫谈》5期5万册。举办社区健康大课堂2584场，直接受众138622人次。11月，开展居民健康素养主题宣传月活动。举办不同种类活动7场，覆盖医院、社区、学校等场所；完成产妇健康素养监测问卷750份；对20个工作场所开展平衡膳食知识讲座，直接覆盖人群近2000人；指导20个单位建立了“限盐控油体验角”。创建北京市健康示范单位10个、健康家庭838户、健康食堂28个、健康餐厅18个、健康促进医院15家，健康促进校达标率100%。加强健康文化导向，深入开展健康科普大课堂活动、“健康中国行”主题宣传活动、“万步有约”健走系列活动、“全民健康生活方式日”宣传活动等，全面提高居民健康文化素养。

卫生监督　辖区有公共场所经营单位2164户，其中2085户的经营项目实施量化分级管理，A级单位447户、B级单位1602户、C级单位31户、不予评级5户。监查10288户次，监督覆盖率99.95%，合格率94.72%。卫生行政处罚420起，罚款25.5万元。

医疗卫生监查。对辖区医疗机构监查3432户次，覆盖率99.83%，合格率98.78%。实施行政处罚23起，金额53290元。对80家医疗机构实施积分处理106户次，累计积分297分。开展专项工作15项，包括医疗机构依法执业专项检查、建立医疗卫生重点监督监测工作台账、中医医疗安全管理专项、院前急救专项、医疗相关专业“双随机”执法、医疗卫生监督抽检、医疗机构推广应用新技术和打击“两非”工作专项监查、打击非法医疗美容专项行动、“小诊所”专项执法监查、打击无证行医专项行动等。传染病监管，监查3013户次，覆盖率99.83%，合格率97.48%。实施行政处罚80起，罚没款19万元。开展春节期间消毒产品监管、肠道门诊开诊情况、医疗废物处置、实验室生物安全、传染病防治监督抽检、血液透析检查、传染病防治分类监督综合评价等专项工作11项。

妇幼保健　妇女保健。剖宫产率38.17%，无孕产妇死亡；婚前医学检查1881人，婚检率5.49%；疾病检出338人，检出率17.97%。

儿童保健。新生儿死亡率1.20‰，婴儿死亡率1.68‰，5岁以下儿童死亡率2.11‰。出生缺陷发生率15.95‰，出生缺陷主要病种有先心病、多指（趾）、外耳畸形、肾积水、隐睾和血管瘤等。0～6岁儿童在册51678人，健康管理率98.98%，系统管理率97.00%。新生儿访视15249人次，0～6岁儿童体检101263人次，血红蛋白测查53587人次，DDST筛查14786人次，听力筛查54948人次，视力检查17464人次，口腔检查65147人次。

在全市妇幼保健工作绩效考核中，西城区获全市第一。

计生服务　建立西城区卫生计生委计划生育兼职委员制度，坚持目标管理考核责任制，逐级签订计划生育目标管理责任书。推进流动人口基本公共卫生计生服务均等化，围绕“关注流动人口健康 人人参与共建共享”主题，开展多项活动，慰问扶助2530人，发放慰问品、慰问金价值7.6万元。全年市计生药具站调入西城区免费避孕药具共计15个品种，其中：口服避孕药3品种、避孕套7个品种、外用避孕药具3个品种、宫内节育器2个品种。免费避孕药具发放到15个街道258个社区及辖区内的单位，实现年度药具需求计划执行比100%。

生殖健康。有1214对夫妇在西城区妇幼保健院接受了免费孕前优生健康检查，专项经费投入104.28万元。为新婚夫妇发放“健康生育服务包”5600个。

计生关怀。全年审批发放独生子女伤残、死亡一次性经济帮扶209人209万元；发放独生子女父母年老时一次性奖励595万元；办理独生子女父母光荣证774人，发放独生子女父母奖励费75.235万元。行政确认计划生育死亡特别扶助1787人，计划生育伤残特别扶助2682人，发放计划生育特别扶助家庭特别扶助金共计2359.56万元。元旦、春节期间，市级计生特殊困难家庭走访慰问，为14户计划生育特殊困难家庭发放慰问金2.1万元。街道在元旦、春节走访慰问计生特殊家庭2000余户，发放慰问金120余万元。

“暖心计划”。西城区计生协与中国人寿保险股份有限公司北京分公司联合开展意外伤害保险，年内为923户失独家庭共1382人缴纳安康保险费，每户30元，共计27690元。组织600余人特扶家庭参加采风活动。

养老照护试点工作。区卫生计生委牵头，区社区文明推进协会及财通科技股份有限公司联合组织“金花九月庆重阳敬老孝亲”公益活动，由“玖拾”“捌拾”“柒拾”3个项目组成。参加活动的老人147人，根据老人年龄、身体状态分组，分别采取上门慰问、组织参观和文艺活动等形式送关怀。

“关爱女孩”。利用暑假，邀请公安大学预防犯罪知名教授王大伟做“关爱女孩自我保护安全教育讲座”，200余名初中女学生参加。

医疗工作 全年门诊30923086人次，急诊1561067人次，出院617582人次，病床使用率93.67%，平均住院日8.01天，住院病死率0.70%，住院手术287714人次。

对口支援。年内，区属各医院支援北京郊区医疗机构17家；复兴医院、丰盛中医骨伤专科医院、护国寺中医医院、宣武中医医院、回民医院支援内蒙古地区医院7家；复兴医院、健宫医院分别和武警六支队、七支队开展医疗对口支援工作。全年派遣卫生技术骨干6名支援青海玉树州人民医院。6月底，组织西城区三级医院医疗专家团队赴玉树囊谦县等地开展对口支援义诊工作，为期1周。8月，西城区与河北省秦皇岛市卫生计生委达成战略合作协议，加强两地医院之间合作，开展社区卫生服务机构对接帮扶等工作。由秦皇岛市第一医院、市中医医院、市军工医院、市工人医院、市九龙山医院等与北京复兴医院、北京二龙路医院、展览路医院等知名医院开展院际合作，通过技术合作、学科建设、联盟合作等方式，提升秦皇岛市医疗技术水平。与河北省保定市阜平县、张家口市张北县启动对口帮扶工作，西城区展览路医院妇产科和丰盛医院脊柱关节科卫生技术骨干共2人赴张北县中医院、张北县县医院开展帮扶工作。

血液管理。全年无偿献血155522单位，其中街头无偿献血96604单位、单位团体无偿献血4945单位、互助献血53973单位。开展辖区医疗机构用血安全督导检查，以及对相关医院输血科（血库）设置进行评审。

信息化建设 编制《西城区全民健康信息化现状调查报告》《西城区全民健康信息化顶层设计（2018—2025年）》和《西城区全民健康信息化建设三年行动计划（2018—2020年）》等文件。全年卫生计生系统信息化建设总投入2288万元，其中区属医院投入826.2万元、社区卫生服务机构投入80.06万元、公共卫生机构投入1381.74万元。区卫生计生委在建信息化项目5个，其中区域卫生数据中心已投入使用，应急管理信息系统完成项目验收，社区卫生信息化升级改造和数字医技项目系统已在新街口社区卫生服务中心部署上线运行，区属公立医院绩效评价系统稳步推进。制定《西城区医疗机构预约诊疗服务管理办法（试行）》，西城区分级诊疗信息平台于12月初上线试运行。基于政务外网的卫生计生专网完成122家医疗卫生机构专网光缆接入，其中调试联通101家。完成系统9家直属事业单位软件正版化工作。10月，被市卫生计生委确定为全民健康信息互联互通和信息便民服务试点单位。

卫生计生经费管理 全年卫生系统总收入624300.34万元，其中财政拨款212995.14万元。业务收入408732.11万元，总支出621469.64万元。卫生事业专用基金58488.25万元，年内使用事业基金弥补亏损1596.97万元。计划生育财政总投入2356.63万元。

基本建设 区妇幼保健院装修改造项目已到收尾阶段；区第二医院装修改造工程正在施工；回民医院门诊区病房区装修改造工程完成施工、监理招投标，远程会诊中心项目取得项目建议书批复；护国寺中医业务用房建设项目取得项目建议书批复；宣武中医医院市政管线维修项目、市政热力接入工程取得项目建议书批复；广外社区卫生服务中心标准化装修项目取得项目建议书批复；白云观6号楼装修改造项目取得项目建议书批复；金融街E1地块丰盛中医骨伤专科工程项目完成风貌保护评估。

（撰稿：马　蕊　审核：宋　青）

西城区卫生计生委领导名单

工委书记　曾家顺（自7月）
主　　任　安学军
副 书 记　安学军　安　梅
副 主 任　郭燕葵　宋　青　金　庆　赵　刚

朝阳区

概况 辖区有医疗机构1426家。常住人口373.9万人，其中户籍人口209.82万人。户籍育龄妇女528148人，其中已婚育龄妇女296368人，户籍出生人口17040人，计划生育率99.59%，出生人口性别比108.29。全年办理户籍人口一孩生育登记13688例、二孩生育登记9272例，再生育确认（三孩及以上）334例。

生命统计。户籍人口出生24271人，其中男性12473人、女性11798人，出生率11.54‰；死亡15635人，死亡率7.43‰；人口自然增长率4.11‰。因病死亡15046人，占总死亡人数的96.23%；死因顺位前十位依次为：恶性肿瘤，心脏病，脑血管病，呼吸系统疾病，损伤和中毒，内分泌、营养和代谢疾病，消化系统疾病，神经系统疾病，泌尿生殖系统疾病，传染病。户籍人均期望寿命82.57岁，其中男性80.25岁、女性85.14岁。

改革与管理 4月8日起，370家医疗机构全面取消药品加成，设立医事服务费，实施药品阳光采购，调整规范医疗服务价格。医疗机构的技术劳动收入，可分配收入，基层诊疗量，医保保障和医疗救助力度“五上升”；药费，药占比，二、三级医院诊疗量，大型设备检查费和医保患者负担“五下降”。4月8日～12月31日，朝阳区社区卫生机构平台共采购1693个品种，其中基本药物5544个品规，总计18.57亿元，其中基本药物10.298亿元。优老政策共减免490.4万人次，减免金额563.9万元。开具长处方651张，涉及291种长处方药品，药品金额30.3万元。

实现紧密型医联体全域覆盖，辖区内全部公立三级综合医院、二级医院、三级医院纳入医联体体系，新成立精神卫生、胸痛医联体。正式启用朝阳中医慢病分级诊疗平台，启动中医外科医联体。清华大学附属垂杨柳医院正式授牌。探索区级公立医院薪酬制度改革。多部门联合起草《公立医院薪酬制度改革试点工作实施方案》获市级批复，完成《公立医院绩效工资管理办法》等4个配套文件，构建公立医院薪酬电子监管系统。8月，印发《关于推进朝阳区医疗卫生与养老服务相结合的实施方案》。4家医疗机构通过区级老年友善医院评审。南磨房、太阳宫社区卫生服务中心加挂康复医院牌子。孙河、安贞社区卫生服务中心被定为市级首批临终关怀试点单位。

人才队伍建设。精选35名社区卫生全科骨干赴境外参加专业技术课程培训。开展中美全科医师联合培养，组织学习台湾社区卫生医疗管理模式。确定国医大师金世元教授中药特色技术传承谱系，成立区级中医药继续教育委员会。

社区卫生 辖区有社区卫生服务中心47个、社区卫生服务站190个。新建建外第二社区卫生服务中心。全年门急诊11258525人次。家庭医生式服务签约1599752人，签约率42.79%。二、三级医院对口支援门诊服务47048人次，开展健康教育96次、专业讲座72次。双向转诊上转66968人次、下转7837人次。全区建立健康档案3176361份，建档率84.95%，其中电子健康档案3152519份，电子健康档案建档率84.31%。

农村卫生 针对15名乡医开展在职岗位培训并参加北京市统一理论考试，考试合格率100%。

疾病控制 传染病防治。报告传染病21种26319例，报告发病率664.73/10万；报告死亡率1.11/10万。甲类传染病报告2例，为霍乱。乙类传染病报告发病率居前三位的依次为肺结核、梅毒、痢疾。确诊肺结核1285例，登记管理结核病1090例，包括肺结核984例、结核性胸膜炎106例。报告5种性病4427例，其中梅毒1980例、淋病700例、尖锐湿疣652例、生殖道沙眼衣原体感染1020例、生殖器疱疹75例。报告HIV/AIDS病例1003例，新发现病例以同性传播为主（占81.8%）。报告并处置14例人感染H7N9输入性病例（其中外省9例、本市其他区县5例）。报告手足口病3157例，其中重症病例9例，无死亡病例。11月，对7处活禽摊位开展禽流感外环境监测，其中6处阳性。共采集47件外环境标本，26件外环境标本阳性，阳性率55.3%。接报、调查、处理1例本地狂犬病病例。

慢病防治。通过全国慢病综合防控示范区国家复审。完善疾控中心—街（乡）、社区卫生服务中心—居（村）委会，社区卫生服务站，二、三级医院的三级慢病防控网络。完成农村大肠癌和城市五癌（肺癌、肝癌、乳腺癌、上消化道癌、下消化道癌）临床筛查，分别为794人次和1951人次，肿瘤患者随访8805例。新建高血压、糖尿病患者及肥胖自我管理小组55个，培养组长80余人，开展小组活动500余次。实施全民健康生活方式活动，对已挂牌的示范机构80余家进行督导，新培训指导员220人，开展各种活动200余场。新建健康小屋、健康步道等支持性环境10余处，新确认市级健康生活方式示范机构42家。开展老年痴呆和帕金森（1637人）、双生子（797对）、慢性病及危险因素监测，完成2402人的现场调查。开展脑卒中高危人群筛查及管理，对既往参加筛查的6832人随访干预，完成摸底筛查14308人。

精神卫生。重性精神疾病患者建档15400人，其中6类严重精神障碍患者13267人，发现报告率3.44‰，在册管理率95.26%，在册规范管理率88.67%，病情稳定率99.41%，规律服药率78.73%。为6697名重性精神疾病患者免费体检。发放贫困诊疗费补助110.88万元，2145人次患者受益。6676人通过免费服药资格审核，投入免费服药经费524.05万元。8940名严重精神障碍患者的监护人申请看护管理补贴，发放补贴703.05万元。

学校卫生。辖区中小学生178916人。身高受检169030人，其中上等56689人、下等3011人；体重受检169030人，其中上等63461人、下等3182人。视力受检168976人，视力不良95488人；营养状况受检169028人，肥胖24442人、营养不良13455人；贫血受检168402人，检出贫血3914人；沙眼受检167486人，检出沙眼5人；龋齿受检168938人，龋齿患者26895人。

计划免疫。共接种疫苗1211561针次，其中基础免疫809380针次、加强免疫402181针次；本市户籍儿童接种696834针次、流动儿童接种514727针次。疫苗报告接种率均在99%以上。接报AEFI 1399例，其中一般反应915例、异常反应269例、偶合症211例、心因性反应4例。水痘、麻疹、麻风、麻风腮、三联分别应急接种1846针次、587针次、2348针次、87针次和33针次。免费接种流感疫苗195352支，其中学生113935支，接种率69.16%；老人76848支，接种率39.65%；保障人员4569支。

职业卫生。完成国家重点职业病监测及风险评估。辖区有毒有害工业企业321家，职业病与职业卫生信息监测到职业病39例，其中石棉肺14例、矽肺9例、噪声聋7例、石棉所致肺癌2例、石棉所致间皮瘤2例、其余5例。受理职业病鉴定5例。完成设备性能检测及场所防护检测110台次，个人剂量监测391家6776人次。完成建设项目评价报告95项。

健康促进。开展国家卫生区、健康促进区和健康城区三区联创工作。组织健康教育知识讲座2528场，覆盖109765人次；公众咨询活动460场，覆盖4.5万人次；举办健康教育大型宣传活动7场，覆盖人群2000余人次。建立健康教育信息化平台，完成8个街乡的产妇健康素养监测和11个街乡的居民健康素养监测。完成49家健康教育示范基地的创建，完成健康科普讲师团重聘，讲师团增至471人，完成北京市级健康素养标准课件5个，完成3个北京市卫生乡镇的创建评审。建立朝阳区控制吸烟联席会议制度，开展世界无烟日宣传主题活动。在东部医联体内试点开展医者先行工作，开展控烟监查23827户次。实施控烟专业卫生行政处罚案件602起，共罚款57.72万元。

卫生监督 公共卫生监查。公共场所卫生许可证应监督单位5629户。公共场所卫生许可证新办477户、延续35户、变更276户、注销48户。公共场所监督5629户，监督覆盖率100%，完成监督12762户次。公共场所卫生行政处罚846件（不做处罚14件），罚款128万元。4968个单位量化分级，量化分级比例91.85%，其中A级1821个、B级3070个、C级77个。

生活饮用水监测。生活饮用水应监管单位3227户；其中自建设施供水120户、公共供水（乡镇）2户、二次供水2887户、涉及饮用水卫生安全产品生产企业7户、无细分类211户。生活饮用水许可证新办203户、延续565户、变更19户、注销25户。监督3218户，监督覆盖率99.72%，完成监督5935户次。卫生行政处罚371件（不做处罚6件），罚款136万元。对有证单位进行行政处罚93件（不做处罚3件），罚款58.4万元；对无证单位行政处罚278件（不做处罚3件），罚款77.7万元。

医疗卫生监督。医疗卫生机构监查1509户，覆盖率99.93%，合格率98.43%；处罚248件，罚没款207.1万元，其中没收违法所得144.9万元。取缔无证行医122户次，没收药品、器械等180包（件），行政处罚74件，罚没款49万元。移送公安部门处理2件。颁发医疗机构设置批准书109户，医疗机构执业登记注册117户，医疗机构登记备案11户。完成医疗机构变更640件，注销28户。校验许可1490户。办理医师执业注册和变更3079人，其中医师首次注册981人、变更注册2098人。多点执业机构备案2552人，其中中医777人、多点执业机构取消备案120人。外国医师短期行医120人，其中新办35人、延续

85人。外国医师学术交流31人。美容主诊备案91人。盲人医疗按摩备案2人。护士变更18416人次，延续2011人。

妇幼保健 妇女保健。常住产妇41206人，本市户籍产妇23874人；常住活产41866人，本市户籍活产24271人，出生性别比（本市）105.72。常住孕产妇死亡率4.78/10万，户籍孕产妇死亡率4.12/10万。常住孕产妇系统管理率97.09%，本市户籍孕产妇系统管理率98.39%。常住孕产妇住院分娩率100%。常住高危孕产妇管理率99.94%，本市户籍高危孕产妇管理率99.92%。剖宫产率37.75%。婚前检查3590人，婚检率7.35%；检出疾病274人，疾病检出率7.63%。

儿童保健。7岁以下在册儿童19.38万人，其中本市户籍在册儿童12.73万人、外地户籍在册儿童6.65万人。0～6岁儿童健康管理率98.74%，0～6岁儿童系统管理率97.08%。常住5岁以下儿童死亡率2.89‰，户籍5岁以下儿童死亡率3.13‰。常住婴儿死亡率2.46‰，户籍婴儿死亡率2.68‰。新生儿疾病筛查率99.24%，新生儿听力筛查率95.78%。围产儿出生缺陷率33.86‰，孕期监测出生缺陷发生顺位前五位依次是先天性心脏病、外耳其他畸形、多指（趾）、唐氏综合征、其他肾脏畸形。

计生服务 完成流动人口二孩以内生育服务登记18122例、流动人口再生育服务登记92例。流动儿童各类疫苗接种率均95%以上，流动人口免费计划生育手术53人。安装网络版自助发放机，有免费避孕药具发放网点2176个。完成4大类28个品种125万元的免费避孕药具发放。

生殖健康。免费孕前优生健康检查定点医院1家，孕前优生健康教育2703人次，咨询指导408人次，免费孕前优生健康检查1361对。

开展“幸福家庭”“关爱女孩”“暖心计划”等活动。以“健康家庭、幸福家庭”为核心理念，开展以关注家庭成员和谐健康为基础的系列活动，共举办健康知识宣传活动150场，参与群众28万人次。通过组织辖区43个街乡开展知识课堂、社会实践等关爱女孩系列活动，将心理疏导、性健康等内容渗透到女孩成长之中。

计生关怀。符合计划生育奖励扶助政策57771人，发放5604.55万元。其中独生子女父母奖励44401人992.65万元，独生子女奖励扶助对象13051人4292.90万元。开展“安欣计划”保险项目，投入500余万元为失独老人提供每人2000元综合服务保障，惠及2595人。为256户符合条件的失独家庭进行“暖心计划”养老金兑付124.12万元。投入资金231.15万元，对1827户计生特殊困难家庭、969户计生困难家庭进行“两节”慰问。投入资金24.96万元，为1997户计生空巢家庭进行中秋慰问。为8014户失独、伤残、低保计生家庭免费投保24.04万元安康计划意外保险。

医疗工作 门诊38848061人次，急诊2126883人次，家庭卫生服务67939人次，出院687297人次，平均住院日9.36天。区级医疗机构门诊2603222人次，急诊245780人次，家庭卫生服务1887人次，出院50736人次，平均住院日9.56天，床位使用率84.3%，床位周转32.95次，死亡率1.48%，住院手术17535人次。

医政管理。受理医疗事故争议处理申请9例。朝阳区医学会组织医疗事故技术鉴定，属于医疗事故2例，其中为四级医疗事故1例、伤残等级不能确定1例。

特殊药品管理。5家医疗机构取得麻醉药品、第一类精神药品购用印鉴卡。完成156家医疗机构麻醉药品、第一类精神药品购用印鉴卡的换发。安排麻醉及精神药品专业培训3场，合格619人。6818人参加抗菌药物临床应用知识和规范化管理培训，4787人取得抗菌药物处方权。7家医疗机构经核准允许使用抗菌药物开展静脉输注活动。

中医工作。启动第五批中医药专家下基层暨学术经验继承工程、第二批中药特色技术传承工程和中医医师砺剑工程。成立朝阳区名中医工作站，启动中医药薪火传承育星工程。开展第三批中医师承及2014年名老中医传承工作室传承建设，35名学术经验继承人参加考核，全部达到出师要求。举办中医药服务贸易骨干人才基础知识培训班。北京国医汇中医诊所被市政府授予首批服务业扩大开放示范单位。成立朝阳中医网校。完成“朝阳区社区中医药工作管理平台”首期研发，实现社区卫生服务机构中医药指标信息化考核。

急救工作。以政府购买服务的方式配备60个担架员。实施区域协同胸痛救治网，全年转运180余例。与北京市红十字会紧急救援中心、国际SOS国际救援组织形成航空医疗救援合作机制。全网络市民急救救治转运52732件次，比上年增长3.4%。参与全区含3人以上和/或死亡1人以上各类突发事件102起，伤亡383人（死亡19人）。

对口支援。对口支援工作覆盖8个省（河北、内蒙古、新疆、河南、云南、贵州、宁夏、西藏）和北京市怀柔、通州2个区。派出管理干部2人赴昆明开展帮扶、5名专业技术人员赴拉萨堆龙德庆开展为期1年的对口支援。接收对口支援地区卫生管理人员4人、专业技术人员121人来京进修，进修1～6个月。

血液管理。自愿无偿献血64438单位。采血点6个。全年医疗用血96865单位。其中成分输血96856单位、全血9单位。血浆90452单位，比上年下降6.8%；自体输血58016单位、自体输血率37.5%。

科研工作 全年申报科研项目11项，获经费190.7万元。其中地方科技项目5项，经费136.6万元；其他科技项目6项，经费54.1万元。

信息化建设 全年信息化投入4000万元。完成北京市医药分开综合改革信息化系统改造、支撑朝阳区启动创建国家卫生城区工作，启动“悦动朝阳”“家医签做评”等项目扩展健康内涵，实现专家、全科医师、患者的线上互动交流。获全国2017年首届基层卫生信息化应用创新大赛三等奖。

卫生计生经费管理 全年收入643013.92万元，其中财政拨款202699.85万元、事业收入437168.58万元、其他收入3145.49万元。业务支出627829.08万元，其中基本支出292049.92万元、项目支出335779.16万元。事业基金增加247.6万元，专用基金增加216.5万元。

基本建设 新建、扩建项目5个，其中和平医院改扩建工程8965平方米，十八里店弘善社区卫生中心1490平方米、常营住院部2500平方米、垂杨柳医院改扩建109000平方米、麦子店中心3500平方米。区财政局投资建设项目包括太阳宫等11个社区卫生服务中心（站）装修改造项目，投入资金17290万元，改造面积27600平方米；投资2075万元，维修维护20家社区卫生服务中心（站）。

（撰稿：周翔飞　姚　雯　审核：师　伟）

朝阳区卫生计生委领导名单

党委书记、主任　师　伟
副　书　记　陈开红
纪　委　书　记　王东胜
副　主　任　肖志峰　杨　桦　杨宏杰　王乃锋　张　瑞

海淀区

概况 辖区有医疗卫生机构1126家。常住人口348.0万人，户籍人口 235.4万人。户籍育龄妇女656564人，其中已婚育龄妇女347977 人，计划生育率 99.67 %。全年办理生育登记22553例，其中二孩10109例。

生命统计。因病死亡11497人，占死亡总数的96.45%。死因顺位前十位依次为：恶性肿瘤，心脏病，脑血管病，呼吸系统疾病，损伤和中毒，内分泌、营养和代谢疾病，消化系统疾病，神经系统疾病，传染病，泌尿生殖系统疾病。

卫生改革 建立海淀医院法人治理结构，成立理事会、院务会、监事会。注册多点执业医师933人。

全区382家各级各类医疗机构参加医药分开综合改革，优化医疗收入结构，药占比、医用耗材占比明显下降，医疗费用增幅放缓，各项指标达到预期。深入推进分级诊疗，驻区三级医院全部加入“6+4”医联体服务体系，成立医联体理事会，在航天中心医院和永定路社区卫生服务中心启动紧密型医联体试点。推进区属公立医院建立完善现代医院管理制度，对海淀医院、中关村医院理事会、监事会成员构成进行调整优化，在海淀医院、北京市中西医结合医院设立总会计师。北医三院向部分成员单位试点开放产前筛查和诊断检验、病理检查等资源，航天中心医院构建医联体信息云平台，在已有影像远程会诊平台的基础上新增远程心电诊断平台。区属社区卫生服务机构在全市率先探索实行“先诊疗后付费”服务模式，医联体内社区卫生服务中心4种慢性病用药目录与核心医院实现对接，慢病长处方、特殊人群免医事服务费等举措探索采用信息化方式。

医联体建设。制定《海淀区区域医疗联合体工作实施方案》，建立航天中心医院西南部医联体、世纪坛医院东南部医联体、海淀医院中西部医联体、北京大学第三医院中东部医联体，共有15家医院和36个社区卫生服务中心成为医联体成员单。

人才引进。社会招聘574个岗位，第一批录取115人、第二批录取81人、旁序列录取28人。完成7名2014届农村定向生专升本考试相关工作。年内，签约首都医科大学本科定向生9人、专科1人，卫生职业学院定向生专科5人。

人才队伍建设。选派区属社区卫生机构10%的骨干医生（约90名）赴医联体对口单位短期进修培训。联合医统中心开展为期3天的骨干医生培训，邀请国家卫生计生委、协和医院专家培训，126人参加。现场检查10个特色中医工作室，并总结工作室的服务、带教情况，经典方子，特色病例等。完成刘兴仁特色中医工作室的补招。在区属二、三级医院中遴选10名学历优、素养高、技术硬的骨干医生赴三级以上医院进行为期不少于12个月的进修。9月21日，北京市中西医结合医院正式挂牌“三级甲等中西医结合医院”。11月，海淀区妇幼保健院成为全国儿童眼保健示范单位，是北京市唯一一家。

社区卫生　建成社区卫生服务中心51个、社区卫生服务站189个，其中政府办中心28个、社会办中心23个；政府办卫生站116个，社会办卫生站65个、村卫生室8个。建起“城区15分钟、北部地区20分钟可及”的社区卫生服务圈。

农村卫生　运行村卫生室20个，均为村委会办。注册乡村医生145人，享受市级政府补助金乡村医生27人，全年发放乡村医生基本待遇补助金800811.9元。145名在岗乡医中，17人参加市级培训，87人参加继续教育，41人参加区级培训，全部合格。

疾病控制　传染病防治。无甲类传染病。乙类传染病发病4281例，发病率115.76/10万；发病率前三位的依次为痢疾、肺结核、猩红热。丙类传染病发病12779例，发病率345.56/10万。报告结核病990例，新登记管理肺结核647例，实际现住本辖区594例，纳入社区管理550例；非结核病防治机构疑似肺结核报告1510例，比上年上升11.11%；综合医疗机构肺结核报告率96.3%，转诊率92.6%；部队医疗机构肺结核报告率67.60%，转诊率56.48%。创建全国艾滋病综合防治示范区，全年新报告HIV/AIDS 418例。上庄、西北旺个体养殖散户血清学检测45人，检出抗体阳性1人，其中新发抗体阳性感染者1人。报告手足口病2639例，发病率71.36/10万，无死亡；聚集性发病109起，重症病例4例。

慢病防治。完成海淀区成人慢性病及危险因素监测。开展全民健康生活方式行动。10家机构被评为北京市全民健康生活方式行动健康示范机构。完成国家脑卒中高危人群筛查及干预试点项目4991份的问卷调查、体格检查及生化检查，其中卒中183人，占3.67%；TIA92人，占1.84%；高危764人，占15.31%；颈动脉超声检查837人，完成率89.23%。

学校卫生。辖区有中小学校195所，在校生256418人。其中小学111所，学生159651人，体检155095人（97.15%）；普通中学79所，在校生93987人，体检87917人（93.54%）；职高5所，在校生2780人，体检2219人（79.82%）。肥胖检出率15.10%，营养不良检出率4.29%，视力不良检出率62.88%，贫血检出率1.89%，恒牙患龋率14.27%，恒牙充填率63.46%。

计划免疫。全区设预防接种门诊83个，其中AAA级4个、AA级15个、A级64个，均实现信息化网络化管理。免费疫苗接种917907人次。0～6岁户籍儿童128692人，非京籍儿童64885人。计划免疫调查建卡率100%，四苗接种率99.52%，流脑疫苗接种率99.16%，乙脑疫苗接种率100 %，乙肝疫苗接种率100%。全区60岁及以上老人免费接种流感疫苗62362人，报告接种率40.16%；学生免费接种流感疫苗108562人，报告接种率67.52%；保障人员流感疫苗接种2897人。

职业卫生。接报、审核尘肺病8例，其他职业病3例，农药中毒2例，疑似职业病9例，并完成审核有毒有害作业工人健康监护汇总461份。完成3例病例的鉴定，均为职业性尘肺病。完成职业健康检查36141人次。完成个人剂量监测4998人次，异常剂量调查3人次。

健康教育与健康促进。全年开展公众健康咨询1111场次，受益24万人次；举办健康教育大讲堂2341场，受益15万人次；个体化健康教育服务300万人次。医疗机构专兼职人员业务培训16场，2740人次参加。完成北京市产妇健康素养与新生儿健康关系探讨项目，共计8个监测点1050份。开展中央补助地方居民健康素养监测和中医药文化素养监测，全区抽样3个街镇6个居委会，样本量分别为240份和270份。

卫生监督　公共卫生监督。各类公共场所4076个，经常性监查9201户次，监督覆盖率99.83%，双随机监查2242户次。审批卫生许可证1339个，其中新办195个、延续768个、变更362个、注销14个。有自备井293个，新办证监测29个、复验办证监测144个，变更办证监测73个，注销2个，经常性监测833户次。高层建筑生活饮用水新办证监测126个，复验办证监测473个，变更办证监测191个，注销9个，经常性监测2957户次，双随机监查1024户次。

医疗卫生监督。检查1105个单位，监督覆盖率99.91%，有效监督8376户次，合格率99.33%。行政处罚93户次，其中警告16户次，罚款85户次71.2万元，没收违法所得11户次13.87万元，取缔非法行医点11个。辖区医疗机构监督8663户次，其中三级医院12家332户次、二级医院20家391户次、一级医院46家682

户次、无级别医疗机构1028家7258户次。开展打击非法行医、母婴保健、医疗广告整治、血液透析、消毒产品、传染病防治、医疗卫生重点监督、卫技人员资质超诊疗科目行医、预防接种、肠道门诊、流感疫苗预防接种等专项检查。临床用血监查市血液中心、各临床用血医疗机构37户次，合格率100%。开展依法行医、医疗广告、传染病、放射卫生等培训800余人次。传染病防治检查5830户次，合格5524户次。

妇幼保健 妇女保健。24家助产机构共分娩新生儿43732例，性别比108；剖宫产率37.36%。户籍产妇26976人，高危产妇较上年增加35.43%，孕产妇系统服务率97.32%。户籍孕产妇死亡1例，死亡率3.66/10万。区妇幼保健院婚前医学检查4468人，婚检率7.83%；疾病检出率10.16%，生殖系统疾病占第一位，建议13人先治疗、暂缓结婚。

儿童保健。户籍新生儿27333人，较上年增加3310人，增速13.8%；新生儿死亡32例，死亡率1.76‰；婴儿死亡51例，死亡率1.87‰；5岁以下儿童死亡56例，死亡率2.05‰。助产机构监测新生儿出生缺陷862例，发生率19.65‰，其中本市户籍416例、外地户籍446例，前五位依次为先天性心脏病、外耳其他畸形、多指（趾）、隐睾、尿道下裂。0～6岁儿童147522人，儿童保健覆盖率99.32%；系统管理133481人，系统管理率94.31%。集体在册儿童58494人，系统管理率99.92%。

计生服务 生殖健康。实现免费孕前检查项目覆盖城镇居民，完成检查1557对，随访4671人次，有效随访率95%。完成农村户籍采取长效避孕措施免费体检4004人，完成率100%。计划生育免费技术服务近3万人次。

计生药具服务。完成29个街镇、70余家驻区医院等单位的免费药具调拨，调入3573件，金额141万元；调出4615件，金额185万元。有药具发放网点4211个（含易得工程网点），为2030个“易得工程”药具发放点发放管理费40.6万元。900本《海淀区避孕药具管理与服务工具书》发放到街镇居村委会，指导基层药具工作。全区29个街镇的668个村（居）委会正式使用“海淀区计划生育避孕药具管理与发放服务平台”，实现药具管理及调拨区—街镇—村居三级联网全覆盖。完成区级药具库房及29个街镇避孕药具库房智能化平台的建设，实现区—街镇避孕药具库房两级联网并在线监控库房温湿度及药具质量管理。更换、新增药具发放机、药具发放柜、易得工程药具发放箱487个。在大学推广安装的48台药具发放机共发放安全套12万只。

流动人口管理。完成全国流动人口卫生计生动态监测调查72个样本点、1440名被调查对象的入户调查及问卷录入。以高科技企业员工为重点人群开展流动人口健康教育，6月26日，在中关村西区“双创”基地开展流动人口基本公共卫生计生服务均等化助力双创活动宣传周；7月11日，在中关村软件园二期举办“人口流动，健康同行”——北京市流动人口健康教育进“硅谷”启动仪式暨“7·11”世界人口日主题宣传活动。举办海淀区第二届流动人口健康促进知识技能大赛。创建全国流动人口健康促进示范企业、学校及健康家庭各1个。在整合原安徽省阜阳市、六安市、桐城市等驻海淀区流动人口计生协基础上，成立安徽省驻北京市海淀区流动人口计划生育服务站及流动人口计划生育联合会，通过化零为整，打造高质量高效能的安徽籍流动人口卫生计生服务综合平台。

计生关怀。符合计划生育奖励扶助政策60278人，奖励总金额5269.28万元。享受独生子女父母奖励47570人，金额1259.43万元。农村部分计划生育家庭奖励扶助对象3343人，每人每年1440元，共发放481.39万元。独生子女伤残家庭特别扶助对象2427人，每人每年4800元，共发放1164.96万元。独生子女死亡家庭特别扶助对象1942人，每人每年6000元，共发放1165.2万元。独生子女意外伤残、死亡对其父母的一次性经济帮助422人，金额422.0万元。独生子女特扶家庭养老帮扶4369人，按49～64周岁、65～74周岁、75周岁以上分别为每人每年1000元、2000元、5000元，共发放帮扶金673.8万元。计划生育家庭帮困205户，发放102.5万元。加大对计划生育特殊家庭关爱力度，为4369名特殊家庭人员发放“北京市计划生育特殊家庭扶助卡”。建立计划生育特殊家庭“双岗”联系人制度，为每户计划生育特殊家庭确定1名乡镇（街道）领导干部和1名村（居）委会干部作为帮扶“双岗”联系人，落实率100%。由政府全额补贴，为全区计划生育特殊家庭特扶对象办理居家养老失能护理互助保险。为入住属地养老机构的计划生育特殊家庭中的失能老人或年满70周岁的老人给予每人每月1000元定额补助，完成人员资格审核20人，申请入住福利机构补助金23.5万元。由政府全额补贴，为全区计划生育特殊家庭2476户投保意外伤害保险7.43万元；计划生育特殊家庭父母意外身故及住院补贴保险提标扩面，为4372人投保43.72万元。

“暖心计划”。年内，完成保险的宣传培训、投保人和领取养老金人员的信息审核、银行账户信息的完善、暖心卡的发放、养老金给付及保险责任落实等。“暖心计划”投保对象1773人，发放暖心卡1773张；领取养老金1351人，保险公司支付养老金391.79万元。

医疗工作 全年出院416577人次，床位使用率78.3%，平均住院日8.37天，住院手术144112人次。

对口支援。区卫生计生委组织39家医疗单位承担河北易县、赤城县，内蒙古敖汉旗，新疆和田市、乌鲁木齐市，湖北丹江口市，西藏当雄县，以及通州区、密云区9个县、市、区的51家医疗机构的对口支援任务。本区承担对口支援任务的医院和区疾控中心分别与河北易县、赤城县，新疆乌鲁木齐市，西藏当雄，市密云区、通州区的46家医疗卫生机构签订了对口支援协议，签约率90.19%。选派22名专家分别赴易县、赤城县医院开展公益活动；代培易县医院医生骨干11人，在9个科室组织教学查房；邀请易县、赤城县9名妇幼保健骨干参加学术交流，在赤城县开展妇幼保健科普知识讲座，累计支援52天。继续向西藏当雄县人民医院派遣第三批5名医疗专家，帮助其成功晋级为二级医院。向通州区、密云区派出243人，累计支援651.5天。

信息化建设 年内，社区系统及社区平台建设项目通过初验，26个社区中心及81个卫生服务站政务云集中部署，实现健康档案共享。23个社区卫生中心部署分诊叫号系统。7个社区卫生机构上线身边医生手机APP，实现居民自助规范建档签约，方便家庭医生管理签约患者。完成药品供应链系统初验，与市阳光采购平台对接，在17个社区卫生中心部署。6个机构虚拟药房试运行，实体药房药品种类和数量得到扩充，参加医联体的社区中心与三级医院药品目录实现同步。依托虚拟药房开展中药饮片代煎业务上线运行，可对26个卫生中心处方自动汇总，提高机构工作效率，方便百姓取药。综合内外网门户整合行政办公等11个业务系统完成初验。区域卫生信息化项目卫生监督、急救和应急项目完成初验并上线试应用。基础设施购置及集成项目、北京市试点项目、花园路社区卫生中心信息系统试点项目等完成终验。完成海淀医院筹资项目初验，并上线自助服务机优化就医流程。中关村医院实现微信结算。配合医改完成286家机构信息系统摸底调查及系统改造督导，协调研究高校公疗人员、医保免医事服务费及公共服务项目收费等问题的系统改造方案，解决医保测试、新农合实时结算问题，确保医改系统平稳切换。

卫生计生经费管理 全年收入621239.68万元，其中财政拨款202071.04万元、事业收入413722.94万元、其他收入5445.70万元。支出603069.87万元，其中基本支出513253.25万元、项目支出89816.62万元。卫生事业专用基金增加1195.53万元，结余21788.87万元。

基本建设 在建项目7项，全年基建总投资20731.98万元，全部为财政资金。其中海淀医院门诊楼修缮工程和香山社区卫生服务中心防保科扩建工程竣工，竣工面积1370平方米；海淀区妇幼保健院旧址改造项目正在办理规划方案复函手续；北京市中西医结合医院改扩建工程、海淀医院改扩建医技综合楼、中关村医院改扩建及综合楼、门诊楼及羊坊店医院建设工程完成主体结构封顶，涉及建筑面积141357平方米。

年内，启动永丰地块、翠湖地块的建设，拟新建2个社区卫生服务中心，改造规模约5100平方米。启动3个村级卫生室改造为社区卫生服务站工程，涉及改造面积527.27平方米，项目在筹备立项中。

（撰稿：易小莉　审核：马向涛）

海淀区卫生计生委领导名单

工委书记	杨剑飞（至3月） 甄　蕾（自3月）
主　　任	甄　蕾
公共委主任	杨剑飞（至2月） 甄　蕾（自2月）
工委副书记	黄雪松
副 主 任	刘希利　曹玉明 刘永泉（至5月）　张宇光 赵成芳（自8月） 高继飞（挂职、至4月）
公共委副主任	付洪岭（至12月） 桂小海　王　凯（自12月）

丰台区

概况 辖区有医疗卫生机构539家（不含3家部队医院），其中社会办193家。常住人口218.6万人，其中户籍人口113.9万人、流动人口66.5万人。育龄妇女365937人，其中户籍247548人、流动118389人；已婚育龄妇女160430人。出生10107人，其中户籍人口6398人、流动人口3709人；计划生育率99.56%；出生人口性别比107，其中户籍人口性别比105，流动人口性别比109。全年办理生育登记10590例，其中二孩4223例。

生命统计。户籍人口出生率11.05‰，死亡率8.08‰，自然增长率2.97‰。因病死亡8880人，占死亡总人数的95.94%。死因顺位前十位依次为：恶性肿瘤，心脏病，脑血管病，呼吸系统疾病，损伤和中毒，内分泌、营养和代谢疾病，消化系统疾病，神经系统疾病，传染病，泌尿生殖系统疾病。户籍人均期望寿命 82.52岁，其中男性80.35岁、女性84.86岁。

改革与管理 4月8日，正式实施医药分开综合改革，全区352家医疗机构参加改革。改革后，基层诊疗量、医疗机构技术劳动收入、可分配收入、医保保障和医疗救助力度呈现“五上升”；药费，药占比，二、三级医院诊疗量，大型设备检查费和医保患者个人负担出现“五下降”，与全市总体趋势吻合。以患者为中心，持续优化服务流程，减少患者缴费环节，率先开展医事服务费“先诊疗后结算”服务，并在全市推广。

医联体建设。建立医联体合作关系69个，其中区属医疗机构与大型优质三级医疗机构建立合作关系48个，辖区内社区卫生服务机构与区属二、三级医院建立合作关系21个。全年新增医联体合作关系26个。开展医师多点执业医疗单位69个，共973人。

人才队伍建设与人才引进。全年面向应届毕业生、社会人员、退伍士兵大学生、军转干部、随军家属等公开招聘5次，共招聘159人，其中接收应届毕业生57人、医学专业社会在职人员76人、非医学人员16人、随军家属7人、退役大学生士兵3人。

社区卫生 辖区有社区卫生服务中心23个，其中政府办14个、非政府办9个；社区卫生服务站156个，其中政府办63个、非政府办93个。卫技人员3159人，其中医生1334人、全科医师471人、护士904人。全年门诊8109828人次，上门服务20048人次。

全区规划设置并运行的21家社区卫生服务中心、138个社区卫生服务站的基础建设全部符合北京市社区卫生服务机构的标准化建设要求。家庭医生签约率36.20%。建立健康档案179.71万份，建档率79.69%，其中电子档案172.06万份，电子建档率76.30%，使用率59.05%。

农村卫生 辖区有村卫生室22个，均为村办，覆盖率100%。全年诊疗24663人次。乡村医生162人。注册参加北京市乡村医生岗位培训200人。

疾病控制 传染病防治。报告乙类传染病14种3574例，死亡20例，发病率排前三位的依次为其他感染性腹泻病、流行性感冒、手足口病。结核病发病623例。艾滋病感染者及患者2774例，其中HIV感染者1944例、AIDS病例830例，全年新增艾滋病病毒感染者及患者384例，死亡5例。人畜共患疾病发病2062人，其中手足口病2057例、布病5例，无死亡。

慢病防治。辖区共管理常住人口慢病患者51.01万人，其中高血压27.96万人、规范管理18万人；糖尿病9.11万人，规范管理6.78万人；冠心病7.66万人；管理脑卒中2.93万人；管理其他慢病患者3.35万人。年内，丰台区明确将居家老年人开展家庭卫生服务列入为民办实事折子工程，14家社区卫生服务中心及签约服务总量达2000人。签约居家养老家庭卫生服务协议2105人，累计提供各类服务14641人次。

精神卫生。辖区在册严重精神障碍患者6317人，报告患病率2.80‰，管理率94.49%，规范管理率89.14%，规律服药率84.44%，病情稳定率99.55%。精神科门诊基本药品补贴3415人，惠及率54.06%。

学校卫生。辖区中小学生83481人，体检78737人，其中视力不良检出率52.11%、肥胖检出率18.08%、营养不良检出率5.71%、贫血检出率1.43%、龋齿检出率10.87%。暴发诺如病毒感染疫情7起258

例，无死亡；暴发流感疫情8起130例，无死亡。

计划免疫。建卡53201人，建卡率100%。基础免疫接种387349人次，加强免疫接种161863人次。抽查210人，建卡率100%，建证率100%，卡证符合率100%，五苗全程接种合格率96.7%。麻疹疫苗应急接种329人，水痘疫苗应急接种145人。为221家企业、建筑工地、医疗机构等外来务工人员用工单位免费接种流脑疫苗2940人、麻疹疫苗2966人。全区共调查学龄前流动儿童52203人，无卡449人，补卡449人，补卡率100%；无证144人，补证144人，补证率100%。所有疫苗补种率均为100%。为60岁以上老年人接种免费流感疫苗48138人，为中小学生接种免费流感疫苗47788人。报告AEFI 94例，报告率1.33/万，报告AEFI门诊覆盖率100%。

职业卫生。接触职业病危害因素单位270家37618人，其中接触职业病危害因素8638人。职业健康检查机构累计体检106家单位（127户次）18762人次，检出职业禁忌证8人、疑似9人。报告尘肺病12例，尘肺死亡1例，噪声聋2例，金属烟热1例，农药中毒15例，疑似职业病13例。开展职业卫生知识培训4次，300家用人单位和医疗单位的421人参加。

放射卫生。辖区开展放射诊疗的医疗机构113家，个人剂量监测801人。完成4家医疗机构9人次大剂量核查。医用辐射防护监测网监测16家医疗机构放射设备及场所防护，检测24台放射设备和19个辐射场所。

食品卫生及生活饮用水监测。食品中化学污染物监测315件，致病菌污染专项监测287件，食源性疾病监测3家哨点医院并开展病原学监测，送检腹泻病例粪便标本532件，检测499件，阳性标本检出率24.2%；诺如病毒检测129例，阳性率检出率13.95%。城市生活饮用水合格率99.4%，不合格指标为浑浊度；农村饮用自备井水合格率22.5%，主要不合格指标为硝酸盐、总硬度，农村桶装水厂处理后水合格率71.0%，主要不合格指标为臭氧；5个综合环境整治村水质合格率100%。

健康促进。8月4日，国家及北京市卫生计生委领导共同为红星美凯龙西四环店“新市民健康促进小屋”揭牌，丰台区卫生计生委主任刘婉莹与红星美凯龙北京西四环商场签订流动人口健康促进示范企业服务协议。年内，创建健康社区189个，健康促进示范村44个，健康促进学校117个，健康促进医院12个，健康促进工作场所6个，无烟示范单位28家，C级戒烟门诊5家，健康食堂8家，健康餐厅8家。全年开展社区大讲堂732场、精品大课堂10场、幸福生活讲师团卫生宣教40余场，受众3.3万人次。开展健康素养月、卫生日、无烟日、流动人口、健康中国行、健康北京周等，共计开展宣传工作14次，利用辖区健康教育网络开展咨询活动355场，现场干预人群3.1万人次。制作宣传品28种11.06万份，干预人群10万余人次。累计发布报纸报道50条，播发电视台新闻13条，录制访谈节目3次，发布健康教育微博1030条，发布微信593条，承接国家、北京市健康素养大型宣传活动，控烟主题大型宣传活动，计生人员健康素养，流动人口健康促进工作效果监测和典型经验研究等，干预人群2万余人。

卫生计生监督　辖区有公共场所2402个，监查10573户次，监督覆盖率99.83%，监督频次4.41，合格率96.35%。实施行政处罚472起，罚款120.57万元。旅店716个，量化685个；文化娱乐场所142个，量化134个；公共浴室场所77个，量化75个；理发店、美容店1061个，量化1012个；游泳场（馆）37个，量化36个；展览馆、博物馆、美术馆、图书馆2个，量化2个；商场（店）、书店48个，量化46个；候车（机、船）场所6个，量化6个。

医疗卫生监督。监查2723户次，覆盖率97.85%，合格率98.31%，处罚81起，罚款140.65万元。打击非法行医，出动卫生监督员1266人次、机动车361辆次，立案处罚35起，罚款48.31万元。卫生监督所联合街乡镇、公安、食药监、城管等多个部门开展联合执法12次，向相关部门转发《打非协办单》25份。

计划生育行政执法督查。全区计划生育单位41个，监查121户次，合格率100%。

妇幼保健　妇女保健。剖宫产率45.04%，孕产妇死亡率7.89/10万。婚前检查1859人，检出疾病310人，婚检率18.5%。

儿童保健。新生儿死亡15人，死亡率1.18‰；婴儿死亡27人，死亡率2.13‰；5岁以下儿童死亡33人，死亡率2.60‰。新生儿出生缺陷发生率12.88‰，主要出生缺陷病种是副耳、先天性心脏病。0～6岁儿童106409人，系统管理率97.37%，体检105011人。

计生服务　坚持实行计划生育目标管理责任制，通过6个方面抓好工作，即争取部门支持、做好新政宣传、开展层级培训、提供服务支持、开展生育服务、处理群众诉求。

流动人口计划生育管理。推进流动人口基本公共卫生计生服务均等化，引导流动人口关注并参与健康教育和促进，营造全社会关注关心流动人口健康的氛围。开展健康促进进企业、进军营、进学校、进公园、进社区等活动，举办流动人口健步走暨全民健康生活方式日主题宣传活动。200名流动人口接受健康指导员培训。元旦、春节期间，与文化、科技、卫生“三下乡”活动相结合，走访慰问21户流动人口计划生育家庭，送去10500元的慰问品和21000元的慰问金。

计生药具免费发放点403个，发放药具24种1621箱，总金额71.19万元。

生殖健康。优生咨询1987人，其中男性974人、女性1013人；免费孕前优生健康检查定点医院1家。规范化优生孕检1006对，检出疾病679对，针对检出疾病进行指导、治疗。加强对围婚围产人群的宣教指导；开展大课堂，增加受众人群；开展咨询义诊活动；拓展健康教育形式，在助残日主题活动中通过表演情景剧《孕无所忧》，让人们了解孕前优生健康检查作为出生缺陷的一级预防手段的重要性。

计生关怀。符合计划生育家庭奖励和扶助政策53927人，总金额3717.49万元。其中独生子女父母奖励38055人，金额231.18万元；独生子女父母年老时一次性奖励6800人，金额682.05万元；独生子女父母一次性经济帮助143人，金额143万元；农村部分计划生育家庭奖励扶助5366人，金额772.70万元；独生子女家庭特别扶助1486人，金额891.60万元；独生子女家庭伤残特别扶助2077人，金额996.96万元。开展“真情关怀暖心行动”，为1353名失独家庭成员发放慰问金共270.60万元。年内，被评为全国第二批创建幸福家庭活动示范区；举办第九届“幸福家庭之星”风采展示活动评选出100户“幸福家庭之星”；“暖心计划”是为计生特殊家庭打造的民生工程，投保1617人次，其中2017年特扶人员1486人，为每个被保险人投入保费2789元。

医疗工作 全年出院202503人次，病床使用率77.65%，平均住院13.8天。住院手术49865人次。医护比1∶1.09。

对口支援。丰台区5家医院对房山区14家社区卫生服务中心及大兴区4家社区卫生服务中心开展城乡对口支援。与白沟建立对口支援协作关系，丰台医院、王佐镇社区卫生服务中心分别对河北省白沟新城中心医院和白沟卫生院开展对口支援。与河北省涞源县建立对口支援协作关系，丰台医院、丰台中西医结合医院及区妇幼保健院与涞源县医院、县中医院及县妇幼保健院形成结对关系。

中医工作。与航天科技集团第一研究院合作，在其老年活动中心举办主题为“大医治未病，保健航天人”的丰台区中医药治未病健康促进工程启动仪式，辖区各治未病服务团队进行了大型义诊和健康宣教活动。

血液管理。区属医院成分血用血47969单位。区内采血点6个、采血车4辆，全年采血58286单位。

信息化建设 区属单位全年信息化建设投入1950万元，区域人口健康信息平台及社区卫生信息系统升级改造（二期）项目通过区级信息化项目立项评审。区域PACS医学影像平台正式投入使用，在铁营医院—西罗园社区、丰台医院—新村社区实现远程会诊。

卫生计生经费管理 全区卫生系统直属单位总收入44.27亿元，其中财政拨款10.22亿元、业务收入33.92亿元；总支出43.56亿元，卫生事业专用基金619.33万元。全区卫生系统直属单位计划生育财政总投入3718.14万元。

基本建设 启动丰台中西医结合医院二期工程，预计完成后总建筑面积6.10万平方米；启动丰台医院提质改建项目，预计总建筑面积10.98万平方米。

（撰稿：王　春　王惠玲　审核：刘婉莹）

丰台区卫生计生委领导名单

党委书记 李海秋
主　　任 刘婉莹
副 主 任 曹　苁　肖立新　谷守贺　卢守华

石景山区

概况 辖区有医疗卫生机构 223家，其中社会办医96家。常住人口61.2万人，其中户籍人口39.82万人、流动人口17.8万人。户籍育龄妇女79685人，流动育龄妇女59168人，其中户籍已婚育龄妇女57407人、流动已婚育龄妇女41547人。计划生育政策符合率99.73%，户籍出生人口性别比102.33，流动出生人口性别比110.11。全年办理两孩以内生育登记3549例、再生育行政确认57例，流动人口两孩以内生育登记2301例。

生命统计。户籍人口出生4046人，出生率10.71‰；死亡2863人，死亡率7.58‰；自然增长率3.13‰。死因顺位前十位依次为：恶性肿瘤，心脏病，脑血管病，呼吸系统疾病，内分泌、营养和代谢疾病，损伤和中毒，消化系统疾病，神经系统疾病，传染病，肌肉骨骼和结缔组织病。户籍人均期望寿命82.36岁，其中男性79.86岁、女性84.46岁。

改革与管理 3月，召开区系统医药分开综合改革动员部署培训会，完成《石景山区医药分开综合改革培训工作方案》及《石景山区医药分开综合改革培训工作总结》。

实施医药分开综合改革以来，区79家参加改革的医疗机构总体平稳有序，效果显现。医改前后多次开展核心医院与社区卫生服务机构关于高血压、糖尿病、冠心病、脑血管病4类慢病药品对接工作，医联体内社区卫生服务机构与核心医院4类慢性病105种药品实现100%对接。建立由区卫生计生委、发展改革委、经信委、财政局、食药局等有关部门人员、医疗机构有关人员组成的医联体理事会，成立以首钢医院、石景山医院和朝阳医院西院分别作为医联体核心医院的3个医联体理事会，加强医联体统筹管理。全区开展医师多点执业医疗单位6家195人。

区医疗卫生机构申报科研课题51项，其中国家级12项、地方级23项、其他科技项目16项。获科学技术奖5项。

1月5日，召开石景山区医学重点学科（专科）建设总结暨区医学重点扶持专科启动会，授牌9个区医学重点学科（专科），正式启动本区重点扶持专科建设工作。

5月，石景山区在北京市公立医院改革综合考评中排名全市第一，代表北京市迎接国家复评。

8月10日，北京市石景山区、天津市津南区、河北省唐山市举行京津冀卫生计生法制与监督协同发展签约仪式。三地卫生计生委签订《京津冀（三地）卫生计生法制与监督交流合作框架协议》，三地卫生监督机构签订了《京津冀（三地）卫生计生综合监督工作协同发展合作协议》。

社区卫生 辖区有运行社区卫生服务中心10个、社区卫生服务站39个。全年诊疗2112143人次，比上年增加5.65%；医疗收入82260.56万元，药品收入70841.8万元。全年举办培训28场，4480人次参加。组建社区卫生服务团队102个，累计签约258915人，签约率40.84%，重点人群签约率91.28%。年内，预约转诊1422人次，双向转诊20610人次。累计建立居民个人健康档案534728份，电子化健康档案50.33万份，电子健康档案建档率79.38%。健康小屋完成监测50816人次。

疾病控制 报告法定传染病14种2759例，报告发病率422.69/10万。其中乙类传染病发病10种736例，报告死亡5例，死亡前两位为乙肝、艾滋病。结核病全年门诊1216人次。新报告艾滋病病毒感染者136例，其中艾滋病30例。全区现住艾滋病病毒感染者/艾滋病患者658人，死亡2例。报告手足口病483例。

慢病防治。成立高血压自我管理小组78个，组织授课及活动100余次；成立糖尿病同伴支持小组26个，开展小组活动45次，现场督导10次。特色活动4次，共计干预糖尿病患者55人。对五大高发癌症（肺癌、乳腺癌、大肠癌、肝癌、上消化道癌）进行危险因素评估，评估出高危人群5203人。临床筛查1122人，其中肺癌高危人群481人、肝癌高危人群158人、乳腺癌高危人群169人，上消化道肿瘤高危人群180人，结直肠癌高危人群1346人。

精神卫生。全区在册精神病患者2803人，其中住院治疗 275人、社区管理 2528人。免费服药患者905人，为665名精神障碍患者免费进行健康体检。接受严重精神障碍患者监护人申领补贴2188人，申请率90.45%。在册规范管理率99.75%，在管规范管理率94.45%，病情稳定率100%，规律服药率89.33%，患者检出率4.195%。

学校卫生。全区35715名在校中小学生健康体检。学生视力不良检出率60.95%，其中小学生为48.16%、中学生83.49%；肥胖检出率21.56%，其中小学生为20.87%、中学生为22.95%；小学生营养不良检出率17.83%，中学生为21.69%；小学生龋齿检出率9.58%，中学生为26.28%；小学生贫血检出率0.35%，中学生为1.35%。完成24所中小学校教学物质环境监测，达到全区50%的覆盖率；完成全区48所中小学校物质环境监测，覆盖率100%。在全区学校开展预防近视眼专题活动30余场；开展控烟宣传21场，1万余人次参加。

计划免疫。儿童免疫规划疫苗接种158774剂次，其中基础105263剂次、加强53511剂次，接种率99%以上。完成118家13976名儿童的接种证查验，补证8人，补证率100%；补种疫苗9种760剂次，补种率98.8%。免费接种流感疫苗25205支，其中60岁以上11516支、学生13142支、保障人群547支。接报处理疑似预防接种反应33例，及时处置率100%。外来务工人员接种A＋C群流脑疫苗294人，接种麻疹疫苗294人。完成学龄前流动儿童强化查漏补种工作，共调查流动儿童13501人，补卡104人、补证30人，补卡补证率100%。

职业卫生。访视尘肺病21例、职业病2例、农药中毒5例。有毒有害作业工人健康监护，检测6403例，发现疑似职业病26例。

生活饮用水监测。供水单位431个，其中集中式供水28个、二次供水263个、现场制售水机139台、涉水产品生产企业1个。监查生活饮用水911户次（日常检查675户次、北京双随机233户次、国家双随机3户次），合格830户次，覆盖率100%。行政处罚82户次，罚款18万元。

健康促进。全年举办疾控系统健康大课堂8场，受众1400余人次；健康讲师团250余人，开展社区健康讲座729场，参与授课师资930人次，受众40824人次。开展各类卫生主题日宣传活动11次，咨询2250余人次。针对学校、街道、行业、医疗单位健康教育专员开展业务培训7次，覆盖率100%。对社区卫生服务机构开展现场业务指导20次，医院公共卫生考核1次。石景山卫生信息网发表科普文章48篇。全年监查公共场所吸烟1571户次，合格率92.61%，责令改正6户次，行政处罚109户次，罚款16250元。劝阻吸烟109人次，受理控烟投诉举报273件，均办结。

卫生计生监督 公共卫生监督。监查8493户次，监督覆盖率98.84%。对20%具备生活饮用水供水设施的学校进行水质检测，对24所学校饮水机的水质情况进行抽检，结果全部合格。监管区内公共场所750户、生活饮用水299户、中央集中空调40户、医疗机构210户、传染病防控230户、托幼机构117所，全年监查2284户次，监督覆盖率98.39%。

医疗卫生监督。医疗机构和传染病疫情防控监查2443户次，合格2364户次，合格率96.77%。其中检查医疗机构1159户次、传染病消毒750户次、母婴保健42户次、血液15户次。受理投诉举报及信访77件，打击非法行医150户次，控烟监督148户次，其他检查包括打击非法行医、处理投诉、处理疫情等共329户次。行政处罚79件，罚款259932元，没收非法所得8932.2元。

计划生育行政执法督查。监查母婴保健技术服务机构10户次，摸排、整治涉嫌无证行医45户次。监查区内设有妇产科的5家医院，均未发现开展非医学需要的胎儿性别鉴定和选择性别人工终止妊娠手术。

妇幼保健 妇女保健。剖宫产2196人，剖宫产率35.78%。孕产妇死亡1人，孕产妇死亡率24.72/10万。婚前检查1385人，婚检率15.86%，疾病检出率6.35%。

儿童保健。新生儿死亡2例，死亡率0.49‰；婴儿死亡5人，死亡率1.24‰；5岁以下儿童死亡率1.24‰。儿童健康管理率99.13%，儿童系统管理率95.83%。围产儿出生缺陷监测6153例，其中本市4126例、外地2027例；围产儿出生缺陷75例，其中本市52例，本市出生缺陷率12.6‰，外地23例，外地出生缺陷率11.35‰；主要出生缺陷为智力、听力障碍。0～6岁集体儿童系统管理率99.88%，儿童健康管理率99.13%，儿童系统管理率95.83%。全区儿童免费体检30917人次，其中智力筛查5811人、听力筛查13063人、口腔检查14144人、血常规检查12788人。新生儿访视5462人。收集新生儿疾病筛查血片6129份、儿童聋筛基因血片6017份。

计生服务 成立区级再生育确认工作领导小组，有序推进两孩以内生育登记和再生育行政确认工作。开展流动人口动态调查，完成160户监测对象的入户调查及录入上报。为552名流动适龄妇女免费两癌筛查。

避孕措施及优生指导。全年为684对待孕夫妇提供免费孕前优生健康检查。计划生育药具全覆盖，全区共有195个免费避孕药具发放网点，全年发放安全套155.46万只、宫内节育器750套、壬苯醇醚膜1200张、壬苯醇醚凝胶2000只、壬苯醇醚栓2800盒、复方左炔诺孕酮片2800板。完成103台药具自助发放机的检查、调试。

生殖健康。联合区民政，在婚姻登记大厅设立孕前优生咨询台，区妇幼保健院为免费孕前优生健康检查定点医院。组织专场活动100余场次，提供咨询服务4000人次，发放避孕工具7000余盒。

计生关怀。全区独生子女伤残扶助对象864人、死亡扶助对象479人的特别扶助金全部发放到位。发放计划生育家庭奖励费312.35万元，经济帮助款27万元，特别扶助金702.12万元。春节期间为全区447个失独家庭送去价值22.35万元慰问金、慰问品。全区累计投入帮扶资金123万元，举办失独家庭关爱活动50余场次，走访慰问1400余户次。全年救助计生特殊困难家庭8户，发放救助金3万元。为1081名独生子女伤残家庭上意外伤害保险。组织323名失独老人在石景山医院健康体检。

5～9月，区卫生计生委举办主题为“幸福家庭·健康生活”的第六届幸福家庭文化节。

医疗工作 住院手术4.86万人次，同比减少4.28%。医护比1∶1.7。二级以上综合医院平均住院日10.08天，同比减少0.24天。门诊次均费用460.92元，医疗收入596848.3万元，药品收入276360.9万元，门诊药品收入占比61.59%。

对口支援。开展对新疆和田、青海玉树、湖北竹山、北京房山区等地对口支援工作。石景山医院3名医师赴新疆和田墨玉县人民医院进行为期1年医疗援疆工作。6月，北京市卫生计生委支援合作处带领乌兰察布市、贵阳市和什邡市卫生计生委领导及医院院长到石景山参观交流培训1周。

中医工作。10～12月，市中医管理局和石景山区政府共同主办“尚医善佑·养生祉民”第二届北京·西山中医药文化季系列，获得北京市中医药文化创造性转化系列工程石景山区综合改革示范项目。

血液管理。辖区医疗用血单位7个，全年用血10951.5单位，血浆814400毫升，血小板1062单位，自体输血量4800毫升，血液供需达到平衡。采血点2个，采血车2辆，献血21456.55单位，其中团体无偿献血2282.8单位、街头献血19173.75单位；八大处公园街头献血点18448.75单位、万达广场街头献血点725单位。无偿献血比上年减少13%。

信息化建设 全年信息化建设总投入534.88万元，健全人口出生监测网络，开展流动人口跨省个案信息核查，户籍人口与公安数据比对核查，全区补录户籍人口信息12万条，流动人口信息5000余条。

远程医疗依托于居民健康档案平台，实现基层医疗卫生服务机构到二、三级综合医院及专科医院双向获取患者的健康信息，包括就诊记录、用药情况、病程病史等健康档案数据，为接诊医生提供更详细的患者病情以供参考，同时“互联网+”平台，利用移动医疗APP和微信公众号提供医患交流、药事服务、慢病健康管理、家庭医生在线签约等功能，搭建远程医疗的信息化桥梁。

卫生计生经费管理 全年收入160999万元（含基本建设拨款2531万元），其中财政拨款32945万元、事业收入126490万元、其他收入1564万元；总支出160974万元，收支结余2369万元，事业弥补收支差350万元；结余分配833万元，年末结余1887万元。

基本建设 全年基建总投资10190.51万元，其中财政投入5127.01万元、单位自筹5063.5万元。新建、扩建医疗用房12660平方米，启动4个社区卫生服务中心（站）装修改造工程。

（撰稿：王　磊　审核：刘　喆）

石景山区卫生计生委领导名单

党组书记 张　帆
主　　任 葛　强
副 主 任 杨晓红　杨纪锋　张雪飞　吴丽萍

门头沟区

概况 辖区有医疗机构247家。常住人口32.2万人，其中户籍人口24.9万人、流动人口5.7万人。户籍育龄妇女5.4 万人，其中已婚3.6 万人；流动育龄妇女10064人，其中已婚8479人。出生2348 人（户籍2148人、流动200人），计划生育率 99.11%。出生人口性别比104。全年办理生育登记2926例（户籍2317例、流动609例），其中二孩1249例（户籍1035例、流动214例）。

生命统计。户籍人口出生率11.27‰，死亡率8.03‰，自然增长率3.24‰。因病死亡1937人，占死亡总人数的96.37%。死因顺位前十位依次为：心脏病，恶性肿瘤，脑血管病，呼吸系统疾病，内分泌、营养及代谢疾病，损伤和中毒，消化系统疾病，神经系统疾病，泌尿生殖系统疾病，传染病。户籍人均期望寿命81.66 岁，其中男性79.27岁、女性84.25岁。

改革与管理 按照全市统一部署，扎实推进医药分开综合改革。建立区级领导协调工作机制，研究制定配套文件和方案，强化归口管理，分层分类开展培训与督导。辖区二级及以上医院药占比（不含中药饮片）41.11 %，同比下降7.31%，参改医疗机构药品全品种、全用量实行市级平台采购；二级及以上医院诊疗量下降3.70%，社区诊疗量提升27.00%，患者呈现分流趋势，基层首诊、双向转诊的分级诊疗格局正在形成。

做实区域内两大医联体。京煤医院集团通过打造“服务共同体”，贯彻“责任共同体”，形成“利益共同体”，建立“管理共同体”，推进紧密型医联体建设。9家社区卫生服务中心并入区医院集团医联体，通过技术互通、信息互联、人员交流、医生在集团内部多点执业，实行服务同质化，常见病、慢性病防治一体化。搭建市区“专科医联体”。二级及以上医院依托市内优质资源，通过建立和完善“专科医联体”，进一步加强人才与学科建设，与宣武医院、东方医院等20多家知名医院建立医疗协作关系，强化专科支持。鼓励区内优质医疗资源下沉，加强大医院的支援力度，核心医院下派医生到基层出诊、带教162人次。

推进开放合作办医，加快优质医疗资源的引进。引进知名品牌方庄社区卫生服务中心托管永定社区卫生服务中心，合作协议报区长办公会研究通过，中心新址装修改造完成，医疗及办公设备陆续到位。区政府、北京肿瘤医院、中信产业投资基金管理有限公司三方合作，以特许经营方式建设一家以肿瘤为特色的三级医院，签订协议并获得市级批准，控规方案编制完毕。阜外医院京西院区项目控规方案区内审批完毕。

4月，区医院作为区域医疗中心与爱暮家养老养护中心进行医养结合试点，正式开业。区医院在养老院设立门诊部、老年病与康复病区，医院派驻医疗团队，协助养老院为入住老人建立健康档案、预约挂号就诊、巡诊、远程心电诊断、康复治疗、快捷住院等一站式服务，实现从养老院到医疗机构的全程医疗绿色通道。

6月19日，国家卫生计生委一行11人由宣传司副司长宋树立带队，对门头沟区“将健康融入所有政策”和健康影响因素评价工作进行调研，并现场调研区总工会职工体质检测中心健身干预项目。

人才队伍建设与人才引进。通过事业单位公开招聘，录用9人，其中管理岗1人、专业技术岗8人，社会人员7人、应届毕业生2人，硕士研究生1人、本科6人、专科2人。10名定向生按照协议如期回区工作，其中本科6人（均为临床医学专业）、专科4人（其中康复治疗技术专业2人、医学影像技术专业1人、医学检验技术专业1人）。34人申报高级专业技术职务任职资格评审，23人取得资格，其中正高级职称2人、副高级职称21人。色树坟中心卫生院实现了高级专业技术人员零的突破，妙峰山镇卫生院实现了门头沟区社区卫生服务机构正高级专业技术人员零的突破。

社区卫生 辖区有社区卫生服务中心11个、社区卫生服务站30个，其中政府办社区卫生服务中心9个、社区卫生服务站23个，非政府办社区卫生服务中心2个、社区卫生服务站7个。有5个中心、9个站完成标准化建设。卫技人员609人，其中全科医生244人、护士206人。全年社区门诊69.4万人次，家庭医生上门服务9086人次。家庭医生签约113885人，签约率36.61%。全年上转患者32233人次、下转患者191人次。二、三级医院共派出骨科、外科、麻醉科、心内科、消化科、脑外科等十几个领域的业务骨干支援社区卫生服务中心。社区卫生服务对口支援583人，门诊1556人次，会诊95人次，开展健康教育29场、专业讲座45场、健康咨询及义诊1506人次。完成居民个人健康档案235337份，建档率75.65%；健康档案使用95968人，使用率40.78%。

农村卫生　有村卫生室134个，均为村办，覆盖率75.28%，全年诊疗11.8万人次。在岗乡村医生129人。乡村医生岗位培训各项指标均100%，全年培训乡医2465人次。

疾病控制　传染病防治。法定传染病报告发病率503.99 /10万，无甲类传染病报告；乙类传染病报告633例，死亡4例，发病率前三位的疾病依次为肺结核、痢疾、猩红热。结核病共报告157例，登记管理139例，在管病例中新发114例，死亡3例；HIV与AIDS报告24例，无死亡；手足口病发病 206例，无死亡。

慢病防治。估算高血压患病62714人，糖尿病患病24140人。通过门诊就诊、家医签约、家庭保健员、巡诊及乡医三级医疗网络等服务对高血压和糖尿病患者进行管理。全年高血压患者健康管理26377人，管理率42.06%，规范管理19403人，规范管理率73.56%；糖尿病患者健康管理10179人，管理率42.17%，规范管理7768人，规范管理率76.31%。癌症早诊早治大肠癌筛查完成初筛4214例，肠镜检查507例，完成率101.4%。完成肿瘤患者社区随访586例，失访率5.94%。

精神卫生。在册严重精神障碍患者2083人，其中6类严重精神障碍患者1740人，重点患者83人。严重精神障碍在册管理率94.9%，规律服药率72.41%，报告患病率5.64‰，在管患者病情稳定率99.88%。严重精神障碍患者免费健康体检1014人。免费服药8511人次。在区内开展主动式社区治疗（ACT）服务项目，遴选3个社区卫生服务中心参加，为患者提供为期3个月治疗服务。

学校卫生。有中小学生18683人，检出视力不良9280人、营养不良1007人、肥胖4166人、贫血1062人、龋齿6410人。

计划免疫。计划内疫苗接种9种81786人次，报告疑似预防接种不良反应31例；计划外疫苗接种9种22625人次，报告疑似预防接种不良反应4例；应急接种水痘疫苗201人次。外来务工人员接种A+C群流脑疫苗57人、麻疹疫苗57人，未接报疑似预防接种不良反应。接种流感疫苗20222人次，其中招标疫苗19865支、自费疫苗357支。招标疫苗中包括学生7804支、60岁以上老年人11943支、保障人群118支；自费疫苗中60岁以上老年人17支、其他人群340支。

职业卫生。接触毒害物质单位54家，职工5597人。职工应体检3478人，实检3201人。新发现尘肺病患者367人。

食品卫生及生活饮用水监测。监测各类食品样品231件，合格187件，其中化学污染物及有害因素监测9类75件、食品微生物及其致病因子监测4类132件、主动监测样品24件。累计监测市政供水末梢水120件、高层二次供水80件，合格率100%。

健康促进。全面启动全国健康促进区试点工作。建立区级健康知识传播资源库，发布健康教育核心信息4期。为门城地区102个村居每季度更新健康教育宣传栏内容。开展世界卫生日、世界无烟日、全民健康生活方式行动日等主题宣传活动。举办“万步有约”职业人群健走激励大赛，开展健康中国行健康素养推广和健康北京周科普新星推广活动。创建北京市健康示范单位8家、北京市控烟示范社区3家，评选无烟家庭30户。培养社区控烟志愿者300人、家庭保健员800人。开展控烟监查908户次，处理投诉举报89件，处罚13起，罚款3.76万元。

卫生计生监督　公共卫生监督。有公共场所280户。理发店、美容店量化率99.26%，旅店业量化率100%，公共浴室量化率100%，文化娱乐场所量化率100%，商场（店）、书店量化率100%，游泳场（馆）量化率100%。经常性监督检972户2337户次，覆盖率99.49%，合格率99.6%，处罚145起，罚款18.06万元。

医疗卫生监督。监查医疗机构207家，覆盖率100%，合格率100%。

计划生育行政执法督查。区内从事计划生育技术服务的医疗机构4家，监督覆盖率100%。4家均有合法执业资质，从事计划生育技术服务人员均有执业资格，均依法开展计划生育技术服务项目及业务范围。

妇幼保健　妇女保健。推进孕产妇系统管理，孕早期检查率99.82%，产前检查率99.93%。为658名未参加生育险的常住孕产妇建立母子健康档案，拨付产前检查、产后访视补助45.73万元。对辖区内15个社区卫生服务中心（站）进行业务指导2次、质控督导2次，举办区内培训20余次。孕产妇系统管理率98.32%，高危孕产妇管理率99.82%。无孕产妇死亡。

儿童保健。实施妇幼健康优质服务示范工程建设，7家社区完成妇女保健、儿童保健规范化门诊创建，覆盖全区63.64%。11家社区卫生服务中心全部完成爱婴社区创建，并通过验收，爱婴社区创建覆盖率

100%。0～6岁儿童健康体检15716人次，0～6岁儿童系统管理率97.24%。0～2岁智力筛查8231人次，新生儿听力筛查3295人次。开展新生儿先天性疾病筛查3341人次，确诊患儿5例。新生儿访视率96.63%。

计生服务 全区享受奖特扶人员1685人，其中奖扶人员989人、死亡特扶269人、伤残特扶427人。新增奖扶对象187人、死亡特扶对象48人、伤残特扶对象41人。6月底，奖励扶助和特别扶助金全部发放到位，共计543.13万元。开展两次一次性家庭救助、一次性经济帮助工作，审核一次性家庭救助32例、一次性经济帮助24例，资金全部发放到位，共计40万元。

完成全国生育状况调查。完成门头沟区全国流动人口抽样调查。开展免费孕前优生项目，为440对准备怀孕的夫妇免费孕前优生检查和健康评估。健全区、镇街两级计划生育免费避孕药具专用库房，区级库房1个，镇街级专用库房13个。有药具发放网点530个，339个网点含有自助发放设施（药具自取架、网络版自助发放机），自助发放率63.96%。共发放免费避孕药具合计93830元。

医疗工作 区内13家医院及41家社区卫生服务机构出院3.96万人次，病床使用率83.6%，平均住院日17.4天（不含精神专科医院的平均住院日为12.1天）。住院手术9501人次。医护比0.82。

7月18日、11月10日，雁翅镇、永定镇120急救站分别正式运行。

11月3日，区中医医院举行“门头沟区老年病医院”成立暨挂牌仪式。

对口支援。区医院、中医医院分别与内蒙古自治区乌兰察布察右后旗、河北省张家口市涿鹿县签订对口帮扶协议。与湖北神农架林区开展对口支援工作，选派区医院、中医院、妇幼保健院、门城社区卫生服务中心的管理运营、医政管理、消化内科、心内科、呼吸内科、妇产科、中医科、普外科等专业的骨干赴神农架中医医院开展为期5天的义诊、讲座等公益活动。9～10月，选派2名骨科骨干医师赴神农架中医医院开展为期2个月的对口支援。与宁夏回族自治区西吉县人民医院精准帮扶和技术合作，选派耳鼻喉科、康复科、儿科技术骨干医师共5人来区医院分别进行为期3个月到1年的进修学习。宣武医院定期选派业务骨干到门头沟区医院查房、手术、会诊、疑难病历讨论等，累计支援专家32名，同时每月授课、讲座，帮助科室开展业务指导工作。

12月25日，区中医医院与北京肛肠医院、北京按摩医院举行签约仪式，达成合作协议。

血液管理。辖区无采血点。北京市红十字血液中心负责采血，开展无偿献血宣传培训12次，组织采血23次，采全血901单位。有用血需求的医疗机构4家，分别为区妇幼保健院、区中医医院、区医院、京煤集团总医院，全年用血2051单位，全部为成分血。

信息化建设 启动区域人口健康信息平台及统一预约挂号就诊平台建设。“门城通”智慧医疗版块上线运行。推进区医院、京煤集团总医院两大医联体信息集成平台建设，中医医院、区医院等医疗机构检查检验结果自助打印、微信和支付宝支付等功能陆续推广使用。完成卫生监督所及6家全额事业单位软件正版化。京煤集团总医院、区医院实现与8家社区卫生服务机构远程会诊、集中阅片，医联体内远程会诊8504例，其中与斋堂医院远程影像会诊300例。

卫生计生经费管理 全年总收入131647.69万元，其中财政拨款40230.78万元、事业收入90667.73万元。总支出128341.63万元，其中基本支出113987.03万元、项目支出14354.60万元。计划生育财政总投入1268.01万元，其中流动人口计生经费5.75万元。

基本建设 投资2986万元，装修改造辖区医疗设施。其中区财政投入2500余万元，主要用于永定镇卫生服务中心装修改造、卫生院燃煤锅炉改造、空白村卫生室建设项目及医疗系统内基层单位提升改造项目；单位自筹资金约475.6万元，主要用于疾控中心外立面污水处理工程、区中医医院装修改造工程及村卫生室小锅炉改造工程。区空白村卫生室建设项目涉及6个镇16个空白村，修缮面积1500平方米。对3个卫生院的大锅炉及6个村卫生站的小锅炉实施煤改电项目。

（撰稿：张　莹　审核：杨立新）

门头沟区卫生计生委领导名单

工委书记　王锡东
主　　任　野京城
调 研 员　谢春雪
副 书 记　野京城　宋利宁
纪工委书记　杨桂芬（至9月）
副 主 任　齐桂平　王俊义　王　辉
　　　　　杨立新　叶　纯
　　　　　叶晓梅（挂职一年）

房山区

概况 辖区有医疗卫生机构957家，户籍人口81.9万人，常住人口115.4万人。全区育龄妇女16036人，其中已婚14414人。流动人口生育登记2633人，其中二孩登记1169人，出生8961人，计划生育率99.81%，流动人口出生性别比115。全年办理生育登记10850例，其中二孩5338例。

生命统计。户籍人口出生8961人，死亡5947人，死亡率7.29‰。死因顺位前十位依次为：心脏病，恶性肿瘤，脑血管病，呼吸系统疾病，损伤和中毒，内分泌、营养和代谢疾病，消化系统疾病，神经系统疾病，泌尿生殖系统疾病，传染病。

改革与管理 4月8日，同步启动医药分开综合改革。截至12月，全区医疗卫生系统总体平稳有序，基层诊疗量、技术劳务收入、可支配收入出现上升局面，药费和药占比、二级和三级医院诊疗量、大型设备检查费等呈下降趋势，分级诊疗制度建设初见成效。基层机构高血压等4种慢病用药种类齐全，长处方开具有序，减免老年人医事服务费等惠民措施落实到位。各机构落实改善医疗服务行动，采取多项措施保障医疗服务质量，群众就诊体验明显改善，满意度不断提升。

充分发挥各医联体作用，明确三纵一横的医联体建设思路，三纵即分别以房山医院、良乡医院和燕化医院为核心的东部、西部和燕山地区医联体，一横即以区中医医院为核心的中医专业医联体，实现区内医联体全覆盖。在此基础上，重点推进良乡医院——长阳卫生院紧密型医联体建设试点。即在保持隶属关系不变、事业人员身份不变、基本待遇不降低的前提下，探索医联体内人财物的统一管理和使用，通过加强人员交流，完善学科设置，做好上下转诊，提升基层服务能力，增加两家医院在地区影响力，变单方支援为互利共赢，提高了双方积极性，合作成效明显。在成功经验的基础上，继续推动良乡医院与阎村卫生院紧密型医联体建设，主要以血液透析室的建设和运行作为合作内容，阎村卫生院血液透析室建设完成，正式启动运行。9月26日，房山区精神卫生保健院与北京白云精神病康复医院签订合作协议，成立房山区精神专科医联体。

良乡医院依托区域卫生专网建立医学影像诊断与会诊中心，与12家基层卫生机构构成合作单位，共会诊9799例；与14家基层卫生机构进行预约挂号网络合作，预约挂号459人次。在此基础上，探索远程电生理诊断与会诊中心建设，初步完成平台搭建，进行试点运行。

截至12月，全区医联体内部上转门急诊患者2400人次，住院330人次，下转门诊患者630人次，住院120余人次。核心医院派出专家出诊门急诊800人次，诊治患者4255人次，会诊200人次。

社区卫生 运行社区卫生服务中心24个、社区卫生服务站181个，其中政府办社区卫生服务中心23个、政府办社区卫生服务站172个，社会办社区卫生服务中心1个、社会办社区卫生服务站9个。基层医疗机构卫生人员6121人，占全区医疗机构总人数的45.20%，社区卫生服务机构卫生人员2310人，卫技人员1811人，职业（助理）医师782人，全科医师（注册全科及取得全科医师培训合格证人员）472人。全年门诊311.21万人次。全部社区卫生服务中心及社区卫生服务站均完成标准化建设。截至年底，家庭医生签约59.95万人，签约率54.70%；重点人群签约32.18万人，签约率91.64%。全区共建立个人电子健康档案89.71万份，建档率81.85%，使用率74.57%。

农村卫生 全区共推荐首席专家1人，社区健康管理专家3人，社区卫生业务骨干80人。返聘7名高级职称、21名中级职称退休医务人员到社区卫生服务机构工作。有村卫生室511个，村卫生室在岗776人，在岗乡村医生663人。

疾病控制 传染病防治。法定传染病报告5542例，发病率529.24/10万；死亡6例，其中肝炎1例、艾滋病1例、肺结核3例、乙脑1例。甲类传染病报告1例（霍乱）、乙类传染病报告1517例，甲、乙类传染病发病率144.87/10万，发病前五位的疾病依次为肺结核（404例，38.58/10万）、梅毒（311例，29.70/10万）、病毒性肝炎（302例，28.84/10万）、猩红热（231例，22.06/10万）、细菌性痢疾（141例，13.47/10万）。丙类传染病发病4024例，发病率384.28/10万，发病率前三位的疾病依次为其他感染性腹泻病（1759例，167.98/10万）、手足口病（1398例，133.50/10万）、流感（694例，66.27/10万）。

精神卫生。全区精神障碍患者4432人，发病率4.237‰，在册规范管理率93.80%，在管患者规范管理率98.81%，在管患者稳定率97.67%，在管规律服药率85.58%，免费服药2340人。

学校卫生。中小学生体检61994人，营养不良检出率14.43%、肥胖检出率22.53%、视力不良检出率46.36%、沙眼检出率0.02‰、龋患率11.64%、龋齿充填率34.67%、贫血检出率3.27%。

计划免疫。常规接种疫苗430967人次，其中一类疫苗接种335623人次、二类疫苗接种95344人次。流动儿童一类疫苗接种79386人次，接种率在98.24%以上。外来务工人员接种A+C群流脑疫苗584人次、麻疹疫苗614人次。应急接种1386人，其中麻疹疫苗40人，麻风疫苗35人，麻风腮疫苗76人，水痘疫苗1235人次。学龄前流动儿童强化查漏补种，调查14380人，补卡262人，补卡率100%；补证17人，补证率100%。接种流感疫苗78443支（不含燕山），其中招标流感疫苗接种77611支，学生31875支，接种率58.74%；60岁以上老年人45177支，接种率55.10%；保障人群559支；自费疫苗接种832支。全区狂犬病免疫预防门诊共处置犬咬伤12782人。

职业卫生。接报职业病563例，其中尘肺431例、农药中毒1例、其他呼吸系统疾病1例。疑似职业性尘肺病130例，全部进行了访视。

生活饮用水监测。生活饮用水监督537户次，监督覆盖率99.4%，监督频次1.61次。

健康教育与健康促进。组建房山区健康教育讲师团 436人。举办医院、学校、社区健康教育网络培训9场，培训618人次。组织主题宣传活动6次，覆盖人群8000余人次。开展健康素养推广活动，覆盖全区7800余人。在房山健康教育官方微博发布微博5797条。开展健康大课堂1078场，直接受益45942人次。在房山电视台《今日卫生》栏目中播放健康教育宣传片2期，在《房山报》宣传防病知识20期。完成全区卫生计生人员720余人的健康素养调查。对22个社区卫生服务中心进行国家基本公共卫生健康教育中期督导与年终考核。

食品卫生监测。食品安全风险监测累计采样413件，7件样本检出致病菌，1件样本杀菌剂超标，10件样本检出双酚A。食源性疾病监测，调查处置3起疑似食源性疾病事件报告，经实验室检测均为诺如病毒感染；累计采集食源性疾病腹泻病例监测样本374件，检出阳性病例163例，总阳性率43.58%；为96名孕期妇女检测单增李斯特菌，检出2例阳性感染者。

生活饮用水监测。末梢水监测120件，合格120件，监测项目33项。二次供水监测80件，合格78件，监测项目40项。农村水监测178件，合格140件，监测项目35项。

卫生计生监督 全区有公共场所983户，其中旅店业203户，公共浴室45户，理发店、美容店551户，文化娱乐场所54户，商场、书店106户，游泳场馆20户，博物馆、商场、书店等4户。共监查2802户次，覆盖率99.9%，合格率97.04%。应量化783户，实量化968户，其中A级183户、B级783户、C级2户。实施行政处罚183起，罚款21.74万元。

医疗卫生监督。开展医疗质量安全专项整顿活动。上半年组织两场“口腔类医疗机构和二级及以上医疗机构医院感染管理”培训会，召开医疗质量专项整顿会9场，组织专家团队现场督导检查二、三级医院8家，重点整顿8家医院的核心制度落实、院感、实验室、手术室、供应室、口腔科，7家医院的血液透析室，4家医院的ICU，7家医院的妇产科，3家医院的新生儿科。制定《房山区医疗机构综合监查工作方案》，对长阳地区非法行医窝点开展打击行动，并于8月初开始对相关医疗机构的依法执业、规范医疗行为、加强成本费用控制、规范管理药品和器械等情况进行联合检查。10月中旬，配合公安系统进行房山区《深入开展重点地区打击无证行医》专项行动，加强对“黑诊所”等无证行医的综合整治力度，严厉打击无证行医乱象。

妇幼保健 妇女保健。孕产妇11878人，系统管理率99.39%，住院分娩率100%，剖宫产率50.27%，孕产妇死亡率8.33/10万。两癌筛查20677人，筛出乳腺癌4人，无宫颈癌。婚前检查11427人，婚检率63.30%；疾病检出率10.01%。

儿童保健。新生儿死亡23人，死亡率1.92‰；婴儿死亡33人，死亡率2.75‰；5岁以下儿童死亡40人，死亡率3.33‰。0～6个月母乳喂养率94.99%。新生儿疾病筛查11824人，筛查率99.66%。出生缺陷发生率15.44‰，主要出生缺陷为先天性心脏病11.54‰、多指（趾）10.99‰、副耳29.67‰、唇腭裂6.04‰。0～6岁儿童65552人，系统管理率98.10%。

计生服务 有序进行生育服务登记和再生育行政确认服务管理。严格落实生育登记制度，登记一孩6178人、二孩5295人，再生育行政确认194例。一次性经济帮助材料审核10例，以及组织区内病残儿专家组鉴定1例。

继续加大药具发放与执行力度。共调入短效避孕药1600盒、避孕套567箱、外用药8000盒、宫内节育器400套。发放短效避孕药7797盒、避孕套857箱、外用药8715盒、宫内节育器646套。随时核查自助机领取情况。督促城关、拱辰、窦店等乡镇针对药具自助机领取量低的问题进行整改。做好特殊人群的需求发放服务，协调区疾控、乡镇将零发放自助机移至理工大学、民族大学、经贸大学3所大学共4台机器，还有2台机器待装。

生殖健康。婚检人员与婚登科人员配合，不断优化服务流程，加大婚前保健知识、孕前保健知识、优生优育宣传与指导。婚前检查11427人，婚检率63.30%。接待全市8个区57人参观学习。

计生关怀。有奖励扶助对象5211人，死亡特别扶助人员559人，伤残扶助人员500人。兑现奖励扶助5211笔750.38万元，伤残扶助500笔240万元，死亡扶助559笔335.40万元，3项制度合计兑现1325.78万元。

计生协会。意外伤害保险为计生家庭保驾护航，全年接到出险报案370例，共计赔款151万元。完成全年的承保工作，计生家庭参保3.2万户4.3万余人，收缴保费218万元。

医疗工作 全年出院133179人次，病床使用率71.99%，平均住院日11.8天。

对口支援。全区27家医疗机构与16家市级医院形成对口支援关系。全年市级医院派出管理人员20人，协助医院管理39天；副高级职称以上医师96人，支援899天；主治医师以下职称232人，支援2006天。门诊诊疗11758人次，急诊14人次；完成手术181例；疑难病会诊603人次；教学查房302人次；健康查体1592人次；学术讲座101次；业务培训2183次；捐款捐物价值21000元。受援医院共派出进修13人，进修1129天。区卫生系统与西藏、湖北、宁夏、河北等地开展对口支援工作，开展经验交流、人才培养、科研协作、业务帮建、信息共享等。8月，本区对口支援拉萨尼木县医院，再次选派急诊外科、妇产科、麻醉科、普外科和消化内科5名专业技术人员赴藏帮扶。

血液管理。检查临床用血及血库建设5次，现场检查、指导2家，组织单位自查10家。全年采血量9430单位。全年用红细胞悬液7970.5单位、血浆3420单位、血板348治疗量。

1月17日，房山区第一医院肾内科引进1台全自动腹膜透析机。2月，医院心血管内科成功实施了首例埋藏式体内自动复律除颤器（ICD）植入手术，患者术后情况良好。3月，医院骨科成功开展膝关节单髁置换术。

信息化建设 建立卫生计生数据中心，完成卫生和计生网络的融合。房山区卫生计生委以搬迁新址为契机，建设全新的数据中心机房，将所有卫生计生网络及应用系统进行汇聚，形成“纵到底、横到边”的网络布局。

区卫生计生委数据中心建设工程经区财政批复，完成所有工程建设，其中包括网络设备系统、中控及气体灭火系统、机房门禁管理系统、机房监控系统、UPS供电系统、机房空调系统、动力环境监测系统、基础建设及综合布线系统。同时，依托联通、歌华光线网络布设电子政务专网、互联网、金财网、卫生专网等网络，并实现办公环境无线信号全覆盖。

依托电子政务外网和VPN安全设备，建立覆盖各街乡和社区村的计划生育网络系统，实现了人口管理、出生上报、生育登记的在线操作；同时，依托区域卫生专网实现全区所有公立医疗卫生机构的互联互通。

建设协同办公系统，逐步实现无纸化办公。建设房山区卫生计生协同办公平台，实现了区卫生计生委及下属各单位、各部门的网上办公一体化。为疾控中心、监督所分别按独立机构部署协同办公系统环境，为实现无纸化办公奠定基础。

卫生计生经费管理 卫生事业费上级拨款87685.98万元，其中专项经费23600.98万元、中医事业费1018万元、社区卫生服务机构补助费41965.89万元。卫生事业费总收入422951.98万元，总支出419869.79万元，其中医疗单位收入406223.37万元、支出402671.06万元。计划生育财政总投入2751.03万元。

基本建设 7月24日，房山区第一医院新建300余平方米的血液透析室三区正式投入使用，开放床位17张。良乡医院外科综合楼完成二次结构，进入室内外装修。配合区新农村办完成清洁能源燃煤锅炉改造工程，涉及100个行政村。需改造社区卫生服务站36个，改造面积9620平方米；需改造村卫生室113个，改造面积9112平方米。完成2018年浅山区煤改电工程22个行政村中需改造社区卫生服务站9个、需改造村卫生室43个的摸底调查。完成社区卫生服务中心（站）6个的维修改造工程，维修改造面积4442平方米，屋面防水18620.65平方米。完成维修改造资金507.06万元。全年完成固定资产投资21075.74万元。

（撰稿：任晓雅　审核：张卫新）

房山区卫生计生委领导名单

主　　　任　杨冬立
工委副书记　李秀梅
副　主　任　邱珍国　杨大庆　张文艳
　　　　　　郑红蕾　武维锋
党总支书记、调研员　贾廷义

通州区

概况　辖区有医疗卫生机构609家，其中社会办医111家。常住人口150.8万人，其中户籍人口769216人、流动人口60.3万人（以流管办数据为准）。全区育龄妇女（户籍195860人、流动159803人），其中已婚育龄妇女（户籍134911人、流动96132人）。全年办理生育登记11095例，其中二孩5218例。

生命统计。全区户籍人口出生率16.52‰，死亡率6.83‰，自然增长率9.69‰。死亡5181人，因病死亡4988人，占死亡总人数的96.27%。死因顺位前十位依次为：脑血管病，恶性肿瘤，心脏病，呼吸系统疾病，损伤和中毒，内分泌、营养和代谢疾病，消化系统疾病，神经系统疾病，泌尿生殖系统疾病，传染病。户籍人均期望寿命80.77岁，其中男性78.69岁、女性82.93岁。

改革与管理　引进优质医疗资源，与不同层级医疗机构开展多种形式的合作。友谊医院正式托管新华医院，成立首都医科大学附属友谊新华医院，采取“区办市管”模式全面提升友谊新华医院的管理水平和服务能力；与北京大学人民医院合作，采取“区建部管”模式，将漷县镇正在建设的医院项目使用权交由人民医院，成立人民医院通州院区。继续深化与东直门医院的合作，推进东直门医院东、西两区“两院合一、主体东迁”进程。

4月8日，正式实行医药分开综合改革，涉及医疗机构 148家。全面取消药品加成、挂号费及诊疗费，设立医事服务费，落实药品阳光采购及435种医疗服务价格调整，改善医疗服务，实现改革与改善同行。

医联体建设。年初，区卫生计生委撰写《推进医疗联合体，落实分级诊疗实施方案（草案）》，确定20个医学专业、36个临床及医技科室累计结成89个帮扶对子。区卫生计生委加大投入，通过建立区域二、三级医院与18家卫生院“科室对机构、教学带队伍”的精准紧密型医联体，搭建基层人才培养平台，促进优质医疗资源下沉，提升基层医务人员诊疗、护理服务水平，提高常见病、多发病的社区首诊比例。至年底，提供支援服务的6家医疗机构共支援医疗机构18家，支援科室37个，派遣支援人员1071人次，完成诊疗18700余人次，免费接收进修101人次，通过医联体绿色通道6家支援单位下转患者156人次，受援单位接收下转患者81人次，18家受援机构共完成上转患者2098人次，医联体内检查互认项目69项，医联体内远程会诊20例。

全区有100人在68家医疗机构开展医师多点执业。

人才队伍建设。参加市卫生计生委全科医师转岗培训12人，儿科转岗培训3人，申报二级以上医疗机构骨干医师培养12人，参加住院医师规范化培训61人。启动“通州区运河中医药薪火传承工程基层中医传承工作室建设”项目，在8家社区卫生服务机构建立中医传承工作室，培养16名基层中医药学术继承人；举办中医名家学术思想传承与实践培训班，培养基层中医药人才33人；举办首都医科大学中医药学院第二届西学中（通州）班，培养60余名西医高层次人才。40人入选2017年“运河计划”（卫生领域）领军人才，区卫生计生委“运河杏林”人才培养工程入选第五届“通州区人才工作创新项目奖”立项项目，1人获第五届通州区青年英才奖。协助办理高层次人才配偶、子女户口进京等事项，为52名紧缺适用人才发放特殊津贴89.45万元；向区政府申请集体租赁住房134套，人才公寓配租5人，为6人解决夫妻两地分居，组织35人参加通州区高层次人才体检疗养活动。

人才引进。公开招聘毕业生、引进高级人才、外区调入、军转干部安置、随军家属安置、医学定向生分配等共236人，其中硕士研究生106人、博士研究生15人，中级职称3人、副高级职称5人、正高级职称2人。

社区卫生　全区规划设置社区卫生服务中心19所、服务站137个；建成并规范运行社区卫生服务中心18所，服务站71个（其中政府办58个、社会办13个）。社区卫生服务机构总诊疗367.6万人次，出诊服务2829人次。社区卫生服务机构共有在岗卫技人员2015人，其中医生873人（含全科医生363人）、护士503人、防保人员209人。家庭医生累计签约54.13万人，占常住人口的37.9%；其中重点人群签约21.7万人，签约率92.6%。二、三级医疗机构共派出医务人员667人支援19个社区卫生服务中心，累计支援3701天。上转患者10917人次，其中执单转诊9098人次；下转患者61人次，其中执单转诊40人次。共建立个人电子健康档案1137799份，电子健康档案率79.68%，健康档案使用率50.02%。

农村卫生　村卫生室349个，均为村办，覆盖率70.8%，全年诊疗631143人次。乡村医生470人，全员参加岗位培训。

疾病控制　传染病防治。无甲类传染病发病。乙类传染病2396例，死亡7例，发病率前三位的疾病是肺结核、梅毒和乙肝。结核病、性病、艾滋病患病3635人，其中新发病2058人、死亡4人。人畜共患疾病中，狂犬病发病1例、死亡1例；布病发病25例，无死亡；人感染H7N9禽流感发病1例，无死亡。手足口发病2003例，无死亡。

慢病防治。成人慢病危险因素监测共调查3720人。全区报告伤害监测卡片87842张，较上年上升44.39%。完成北京市农村早诊早治项目3869例结直肠癌初筛，913例肠癌镜检。完成2498名通州区户籍肿瘤患者的随访。完成2017～2018年度通州区脑卒中高危人群随访干预研究4892人的信息摸底，确定参加后期队列随访1497人，加入率30.6%。在全区523个村（居）委会中成立高血压自我管理小组232个，覆盖率61.4%，参加小组活动6次以上3645人；成立糖尿病自我管理小组181个，覆盖率34.51%，参加小组活动6次以上2173人。

精神卫生。全区精神障碍患者3456人，发病率2.29‰，其中6类重性精神病3168人。2615人接受治疗，2943人接受管理，免费服药2056人，免费服药惠及率64.9%。

学校卫生。全区中小学生85663人，体检77966人，检出视力不良44511人、营养不良13139人、肥胖18255人、贫血726人、龋齿6933人。未发生重大传染病疫情及集体食物中毒事件。

计划免疫。计划内疫苗接种13类687371人次，不良反应报告82例；计划外疫苗接种16类171708人次，不良反应报告13例。学校查验接种证实种4415人次。强化查漏补种2815人次。应急接种1410人次。流动人员接种麻疹疫苗18667人次、流脑疫苗15960人次。免费流感疫苗接种87223人次。

职业卫生。全区接触毒害物质单位478家，职工47451人。全年确诊职业病32例，其中布鲁氏菌病2例、石棉所致肺癌和间皮瘤2例、新发尘肺病27例、累积尘肺病1例。

食品卫生及生活饮用水监测。食品微生物及其致病因子监测4类共230件样品。婴幼儿罐装辅助食品25件样品检测商业无菌及霉菌，未检出致病菌；60件熟制米面制品样品中2件金黄色葡萄球菌监测结果异常，4件大肠埃希氏菌监测结果异常；60件熟肉制品样品中，3件检出单增李斯特氏菌，3件大肠菌群计数监测结果异常。60件冰激凌样品检测结果未出现异常。全年监测水样354件，每件水样监测常规指标34项，共监测12036项次，水样合格率83.90%。其中监测城市末梢水120件、二次供水80件，水样合格率均为100%；监测农村集中式供水154件，水样合格率56.50%，主要超标项目及超标率分别为砷29.20%、氟化物9.70%、菌落总数3.20%、锰3.20%、浑浊度3.20%。

健康促进。马驹桥镇政府、张家湾镇中心小学、西集镇中心小学、梨园卫生服务中心、北京宋庄小城镇投资开发有限公司、绿源永乐（北京）农业科技发展有限公司6家单位成为北京市健康示范单位。区卫生计生监督所完成控烟监督执法5005户次，处罚319户次（单位54户次、个人265户次），罚金19.33万元。

卫生计生监督　公共卫生监督。区内公共场所1528户，量化分级1510户，其中A级79户、B级1423户、C级8户、暂未评级18户。应监督1757户，实际监督1739户，覆盖率98.98%，合格率97.47%。处罚156起，罚款25.91万元。

医疗卫生监督。医疗机构575家。医疗卫生监督5682户次，覆盖率99.48%，合格率99.70%；传染病消毒4336户次，覆盖率99.35%，合格率98.32%；血液安全18户次，覆盖率100%，合格率100%；放射卫生152户次，覆盖率100%，合格率99.19%；母婴保健78户次，覆盖率100%，合格率100%；职业卫生6户次，覆盖率100%，合格率100%；计划生育55户次，覆盖率100%，合格率100%。查处医疗机构89起，罚没款9.80万元。取缔非法行医67户次，行政处罚67起，罚款215.50万元，没收违法所得43.30万元。召开打击非法行医联席会议3次，开展多部门联合执法20次，非法行医移送案件7起。办理医师多点执业34人。

计划生育行政执法督查。建立并完善计划生育监督本底，完成北京市抽检任务2家，未发现超出业务范围和服务项目执业等违法行为，机构及人员落实禁止“两非”相关制度情况良好。对全区34家开展计划生育技术服务的机构进行监查，检查内容包括执业资质合法性情况、人员执业资格情况、服务项目及业务范围依法开展情况等。对各机构存在“两非”标识不明显的行为，下达监督意见书，要求立即整改。

妇幼保健 妇女保健。剖宫产率45.65%，无孕产妇死亡。婚前检查2601人，检出疾病154人，婚检率14.51%。

儿童保健。新生儿死亡28人（户籍17人，非户籍11人），死亡率1.36‰。户籍婴儿死亡28人，死亡率2.24‰；户籍5岁以下儿童死亡30人，死亡率2.40‰。新生儿出生缺陷发生率13.13‰，主要出生缺陷为先天性心脏病、多（并）指、外耳畸形、肾脏异常、总唇裂。户籍0~6岁儿童管理53198人，系统管理率96.88%，集体体检24620人次，散居体检110307人次。

计生服务 流动人口计划生育管理。办理生育服务登记（二孩以内）8953人。完成2017年全国流动人口卫生计生动态监测调查，共抽取9个乡（镇、街）22个村居样本点，完成440户流动人口的入户调查。推进服务均等化药具服务全覆盖，通过村（居）发放、自取、公共场所自助发放、宣传活动现场发放等方式，为流动人口获取避孕药具提供方便。组织健康讲座12场。开展两节期间流动人口困难家庭走访慰问活动，出资3万元慰问60户。

计生药具免费发放点706个，发放药具8种，其中男用避孕套780箱 、左炔诺孕酮炔雌醇（三相）片5440板、复方左炔诺孕酮片11500板、左炔诺孕酮片1470盒、宫内节育器2130支、壬苯醇醚凝胶1590支、壬苯醇醚栓2830粒、壬苯醇醚膜7800张及总金额39万元，未新增发放点（机）。

生殖健康。为农村采取长效避孕措施育龄群众免费健康体检21000人，发放婚育健康服务包4480个。在区妇幼保健院和梨园卫生院开设孕前优生健康检查，建立家庭档案1393个，检查2544人，风险筛查1336人，风险比率为52.52%。

计生关怀。符合计划生育奖励扶助政策12419人，总金额1788.34万元；特别扶助1186人，总金额643.44万元；享受独生子女父母奖励20653人，总金额122.93万元；独生子女父母一次性奖励2249人，总金额224.90万元；独生子女意外伤亡扶助43人，金额40万元。全年发放失独家庭慰问金156万元，对特殊计生家庭节日慰问共投入52.90万元，对失独家庭体检共投入54万余元。

医疗工作 全年医疗机构总诊疗10225114人次，出院109326人次，病床使用率74.48%，平均住院日8.47天，病死率1.20%，住院手术39835人次。医护比1：1.004。

对口支援。全区承担支援的三级医院2家，接受支援的医院21家。城四区19个优质社区卫生服务中心分别与通州区19个社区卫生服务中心签署“一对一”帮扶协议，19个基层中心主任、170余名业务骨干共26次到合作中心交流学习和进修培训，联合举办义诊和业务知识培训10余场。潞城、甘棠社区卫生服务中心与安贞医院建立医联体。安贞医院2名责任主任赴潞城、甘棠社区进修带教指导20余次，组织培训班3场，惠及医务人员150余人次。举办大型义诊活动，惠及百姓700余人。潞河医院与朝阳医院保持对口支援关系。区妇幼保健院继续与市妇产医院、首都儿科研究所保持对口支援关系，区精神病院继续与回龙观医院保持对口支援关系。老年病医院和同仁医院、中关村医院、大栅栏社区卫生服务中心建立对口支援服务。全年受援医院共派出学习463人次；支援医院派出人员 84人次，诊疗患者88946人次，开展住院手术65例，培训受援医院医务人员95人次。

潞河医院与内蒙古喀喇沁旗人民医院、东直门医院东区与通辽市开鲁县中医院分别建立对口支援帮扶关系，疾控中心慢病科对口支援内蒙古自治区赤峰市翁牛特旗疾病预防控制中心，撰写辖区社区诊断工作报告1份，开展社区诊断年工作，接收青海玉树疾病预防控制中心专业人员进修，指导慢病示范区建设、慢病自我管理小组、大肠癌筛查等工作。

血液管理。区属医院全年红细胞类用血量12556单位，机采血小板用血量2454单位，血浆9018.5单位。自体采血量162单位，自体血回输量416单位。通州区街头采血点4个、采血车2辆、采血方舱2台，固定采血点1个（通州区中心血站）。通州中心血站全年100%来自无偿献血。全年采血84881人次137987单位，其中全血116016单位、机采血小板21971单位。供应红细胞类血液112543单位、新鲜冰冻血浆111607.5单位、机采血小板21829单位。

信息化建设 区属医疗卫生单位信息化建设总投入2342.8万元，其中区级资金2130万元、市级资金212.8万元。区数据中心实现所有社区卫生服务中心、精神病医院、结核病防治所、妇幼保健院的数据实时对接；友谊新华医院、东直门东区已上传历史数据，待实时对接；潞河医院上传测试表；中西医结合、老年病待系统完善后对接。完成安全等级保护三级建设，建设区域卫生服务平台，居民可通过网站、微信、医院内自助设备等多种渠道进行就诊预约挂号。部署北京市新社区医疗卫生系统，采集并整合以居民电子健康档案为核心的全民健康数据信息，开展基于平台的互联互通建设，搭建符合国家标准规范的区域卫生信息平台基础框架，实现新社区医疗卫生管理系统与区域平台的数据对接。区域远程医疗会诊平台实现区域影像和报告共享、跨院报告协助（上级医院为下级医院进行远程诊断、审核）、区域PACS交互式会诊、区域PACS和远程的无缝衔接、在线三维、区域病历上传监控等功能。通过区域远程会诊系统，实现上级医院与永乐店卫生院、牛堡屯卫生院、潞城卫生院的音视频交互，并可通过通州区域平台实现单点登录。完成永乐店卫生院、牛堡屯卫生院、潞城卫生院、漷县卫生院、通州区第二医院5家试点的全院PACS建设，完成次渠卫生院、于家务卫生院的虚拟化服务器建设。开展分级诊疗系统建设，完成整体需求调研与演示环境部署，形成基层首诊、双向转诊、急慢分治、上下联动的分级诊疗模式。

卫生计生经费管理　全年总收入623561.13万元，其中财政拨款200255.87万元、事业收入396969.12万元、其他收入26336.14万元。计划生育财政总投入5146.57万元，其中流动人口计生经费15万元。全年卫生计生总支出581377.68万元，其中基本支出479821万元、项目支出101556.68万元。期末事业基金71565.37万元，专用基金17768.52万元，非流动资产基金200122.36万元，期末资产基金123407.79万元。

基本建设　全年基建总投资40511万元，全部为财政投入。新建医疗用房40.89万平方米。潞河医院病房医技楼及地下车库工程完成主体结构封顶施工。区中医医院二期工程完成主体结构封顶，进行精装修施工。新华医院建设工程完成精装修施工，设备试运行。潞河医院分院（含郎府卫生院）完成主体结构封顶施工。中西医结合医院工程完成主体结构封顶、二次结构施工。接收新建小区配套社区卫生服务站8个，对所属社区卫生服务站装修改造项目9项，投入资金470.89万元。

（撰稿：李　珺　审核：李凤苹　翟庆宁）

通州区卫生计生委领导名单

工委书记　白玉光
主　　任　田春华
副 书 记　刘亚兰
副 主 任　李凤苹　陈长春　谭　丽　李文龙　徐　娜

顺义区

概况　辖区有医疗机构729家，其中社会办医疗机构337家。常住人口112.8万人，其中户籍人口63.5万人、流动人口41.85万人。户籍育龄妇女15.2万人，其中已婚育龄妇女11.4万人；流动人口育龄妇女9.59万人，其中已婚育龄妇女6.09万人。全年户籍人口出生9423人，政策符合率98.98%，出生人口性别比105，出生率15‰；流动人口出生3360人，计划生育率97%，出生人口性别比105。

生命统计。全年户籍人口死亡4409人，死亡率6.98‰。因病死亡4234人，占总死亡人数的96.03%。死因顺位前十位依次为心脏病，恶性肿瘤，脑血管病，呼吸系统疾病，损伤和中毒，内分泌、营养和代谢疾病，消化系统疾病，神经系统疾病，泌尿、生殖系统疾病和传染病。户籍人均期望寿命80.14岁，其中男性77.82岁、女性82.53岁。

卫生改革　完成药品阳光采购市政府折子及医养结合等6项区政府折子、“百人工程”“千场讲座”及“农村改水”等3项区级工作。代表北京市迎接国家技术评估组考评，被授予国家慢病综合防控示范区。指导天竺综保区、区教委、空港和旺泉街道办事处4家单位成功创建北京市健康示范单位。通过全国爱卫会“国家卫生区”复审。成立顺义区医药分开综合改革工作领导小组及13个工作组，以区政府名义制定并印发实施方案，召开全区改革动员部署会，全区239家医疗机构医药分开综合改革于4月8日实施。通过改革与改善同步实施，顺义区改善医疗服务行动计划获得国家卫生计生委医政医管局优秀组织奖。推动阜外医院、北医三院等优质资源入区，北医三院已签订入区协议；北京口腔医院顺义医院获区编办批复机构设置及3家社会资本在顺义河东地区设置中医医院的前期审批。

社区卫生 有社区卫生服务中心26个、社区卫生服务站（运行）169个，均为政府办机构。完成社区卫生中心（站）标准化建设。卫生人员1619人，其中全科医生500人、中医医生117人、注册护士479人。全年门诊2380706人次。常住人口家庭医生签约385896人，签约率35.9%；重点人群签约242180人，签约率92.9%。家庭医生上门服务5755人次。建立健康档案（均为电子档案）813791份，占常住人口的72.1%；健康档案使用373178份，使用率45.9%。

二、三级医疗机构对口支援社区57人，其中正高级职称8人、副高级职称25人、中级职称21人、初级职称3人。全年上转患者6884人次、下转患者48人次。

农村卫生 村卫生室178个，均为村集体办，覆盖率100%。乡村医生275人，全部通过年度乡村医生岗位培训。

疾病控制 传染病防治。无甲类传染病报告。乙类传染病报告12种916例，死亡9例（乙肝8例、人感染H7N9禽流感1例），报告发病率89.70.22/10万，报告死亡率0.88/10万；丙类传染病报告6种4803例，无死亡病例，报告发病率470.36/10万。全区登记管理肺结核323例，其中外地患者129例，占40%。报告淋病、梅毒、尖锐湿疣、生殖器疱疹、生殖道沙眼衣原体感染等5种性病352例，发病率34.47/10万，比上年上升17.21%，无死亡病例。新增现住顺义区HIV 71例、AIDS 22例，累计现住顺义区404例（含死亡7例，查无此人1例）；需随访管理HIV 285例、AIDS 111例；396例在访病例中含顺义区户籍74例，其中HIV44例、AIDS30例。报告人感染H7N9禽流感1例，死亡1例。报告手足口病1474例（含重症3例，无死亡病例）。

慢病防治。管理高血压患者65292人，规范管理38431人，规范管理率58.9%；血压达标32684人，血压控制率50.1%。管理糖尿病患者26599人，规范管理16161人，规范管理率60.8%；血糖达标12572人，血糖控制率47.3%。

精神卫生。录入北京精神卫生信息管理系统的精神病患者4418人，在册严重精神障碍患者3079人、其他严重精神障碍患者1339人。长期免费服药1501人，其中享受老政策免费服药572人、新政策783人、年内新增146人。临时免费服药404人次。全年发放免费药品267万元。

学校卫生。全区中小学生69618人，实际体检63509人，体检覆盖率91.22%。视力不良检出率60.69%，肥胖检出率19.60%，营养不良检出率7.23%，缺铁性贫血检出率6.02%，恒牙患龋率17.41%，恒牙龋均为0.31，恒牙龋齿填充率26.88%。

计划免疫。全区接种347486人次，基础免疫、加强免疫报告接种率均99%以上。本市儿童出生1个月内和流动儿童居住2个月内建卡、建证率均99%以上。27家规范化接种门诊中，AAA级门诊2家、AA级门诊10家、A级门诊15家。报告疑似预防接种异常反应207例，发生率37.77/10万针次，其中一般反应167例、异常反应35例、偶合症5例。调查集中用工单位364家，应接种麻疹疫苗4667人次，实接种3566人次，接种率76.41%。本市60周岁以上老年人和中小学生流感疫苗共接种86860人次。

职业卫生。对选定的10种重点职业病进行监测，设置监测点28个，共收集465家用人单位相关信息5064例个案信息及29例职业病病例工伤保险待遇落实情况信息。监测接触重点职业病危害因素的劳动者26523人次，其中噪声接触人数最多，其次为苯、电焊烟尘、锰及其化合物、汽油等；全年接报职业病（含疑似）及农药中毒55例，其中确诊34例、疑似职业病9例、农药中毒12例。对81家单位462人进行个人放射剂量检测和剂量笔更换，共计换发剂量笔1817人次，发现2人剂量超标，超标主要原因与职业性接触无关。

食品卫生及生活饮用水监测。对生肉、肝脏、鸡蛋、熟肉制品、谷类、蔬菜、饮料和肉类罐头8类165件样品进行化学污染物及有害因素监测，样品不合格率3.6%。食品微生物及其致病因子监测双壳贝类、烧烤类即食食品和酱油3类食品120件，致病菌检出率20%。对石门市场、永辉超市、国泰宜宾超市等多家市场超市的100件散装熟肉制品进行食品卫生学评价，7件样品检出单增李斯特菌，4件样品亚硝酸盐含量超标，1件样品检出沙门氏菌。对本区自产及辖区销售的50件白酒连续监测，未检出甲醇、氰化物（以HCN计）、甜蜜素、糖精钠和安赛蜜。完成市疾控中心饮用水监测报表，其中市政供水末梢水120件（次/月）、二次供水80件（次/季）、农村自备井水78件（次/半年）。监测结果显示顺义区水质整体情况良好，农村自备井水存在耐热大肠菌群、浑浊度、氨氮超标。

健康促进。组织健康大课堂专题讲座1730场，受众8.5万人次；开展宣传咨询320场，受众4万余人次。区政府为民办实事工程——市民特色健康大课堂，邀请北京市三甲医院一线临床专家，针对机关干部、社区居民等开展大型专题讲座11场，受众5000余人次。

卫生计生监督 公共场所卫生监督。全区公共场所1914户，监督1879户，监督覆盖率98.17%，合格率92.51%；抽检742件，合格641件；行政处罚307起，警告302起，警告并罚款76起18.4万元。

医疗卫生机构监督。对全区医疗机构有效监督1885户次，合格1860户次。一般程序处罚18起6.5万元。

行政处罚。实施行政处罚457件，其中简易程序353件、一般程序104件，罚没款42.29万元。

妇幼保健 妇女保健。户籍产妇9856人，活产9941人，孕产妇系统管理率96.25%；住院分娩9941人，住院分娩率100%；剖宫产4332人，剖宫产率43.58%；户籍孕产妇死亡1例；孕产妇建档9852人，规范管理9486人，规范管理率96.29%。婚前医学检查432人，婚检率5.0%；检出疾病56人，疾病检出率12.96%。

儿童保健。户籍新生儿9941人，死亡16人，死亡率1.61‰。全区共接产13316人，剖宫产率41.29%；围产儿出生缺陷267人，出生缺陷发生率20.05‰，其中本地围产儿出生缺陷115例，本地缺陷发生率12.79‰；高危儿合格管理率88.73%；婴儿死亡24人，婴儿死亡率2.41‰；5岁以下儿童死亡26人，死亡率2.62‰。0～6岁儿童54812人，保健管理53694人，保健管理率98.0%。

计生服务 实行网上生育登记办理和现场登记办理两孩以内的生育服务单。办理一孩生育服务单4382例、二孩生育服务单4087例，办理北京市再生育确认服务单198例。

安装计划生育药具网络版自助发放机122台。发放药具40565盒，服务育龄群众40565人次，其中本市人员领取14456人、占35.64%，外省份人员领取26109人次、占64.36%。

生殖健康。继续开展以“婚育新风进万家活动”为主线的生殖健康宣传教育。元旦、春节期间共更换宣传橱窗1200余块，开展宣传活动100余次，发放卫生计生宣传知识折页20万份，为群众送“福”11.86万份，举办健康知识讲座315场，受众47250人次。

计生关怀。全区有奖扶对象7670人、特扶对象788人。区级奖励扶助金额提高到每人每年1200元，伤残（死亡）特别扶助金提高到每人每年2400元。市、区两级奖励扶助金发放2024.88万元，特别扶助金624.72万元。继续落实对低保独生子女家庭的专项救助金48万元、独生子女意外伤残或死亡的一次性经济帮助39万元。

创建幸福家庭。区财政投入283.68万元，通过招标方式为788名特殊家庭人员（失独+伤残）购买服务家政服务（每人每年2400元）、送餐服务（每人每年1200元）和大病住院陪护险全覆盖（每人每年1050元）；区镇级投入501万元，为7万户家庭入安康保险和男性4癌、女性4癌保险，赔付率78%；发放救助金101万元，救助520户特殊家庭。

“暖心计划”。新华人寿保险为顺义区436名失独人员每年入2900元的大病等保险，若一年内没有出险，年底一次性将2900元保险金打到失独人员固定的折子上。

关爱女孩行动。在全区开展“关爱女孩行动——扶助女孩成长”活动，利用横幅、广播、宣传栏、电子显示屏、短信、微信等多种方式宣传“以人为本、关爱女孩、男女平等、生男生女一样好”等新型生育观念。区政府拨款10万元对全区25个镇（街）100户贫困计生女孩户每户给予1000元的扶助金。

医疗工作 全年总诊疗875.58万人次，出院8.06万人次，手术2.38万人次。医护比1：0.97。

对口支援。全区共接受支援医院医师222人4455天，门急诊诊疗87873人次，手术915例，手术示教763例，疑难病会诊408人次，教学查房579次，学术讲座98次。在支援专家指导下建立特色专科6个，送出医护人员13人到支援医院进修。与内蒙古巴林左旗、河北沽源、西藏尼木、宁夏盐池开展对口帮扶工作，选派23名专家到受援地区帮扶指导，累计诊疗450人次，手术80例，参与疑难病例讨论和会诊20人次，开展新技术、新项目4例，学术讲座和业务培训共11次，教学查房和手术示教25次，建设ICU和口腔2个特色专科，捐献救护车2辆和移动X线机1台，接收45名医疗骨干来顺义区进修。

血液管理。全年采血14619单位，其中团体无偿献血1283单位、街头采血11704单位、互助献血1632单位。临床用血7511单位。

护理工作。ICU床位35张。全区上报不良事件202例，其中管路滑脱29例、用药错误22例、跌倒坠床33例、皮肤压疮52例、意外事件55例、操作并发症11例，整改率100%。

卫生计生经费管理 年初结转和结余47319.70万元，年度收入461068.89万元，支出494722.50万元，收支结余13666.09万元，事业基金弥补收支差额7200.46万元，结余分配1688.16万元，年末结转和结余19178.39万元。财政专项拨款30855.08万元，其中较大项目有编外人员财政补助2199.78万元、农村改水工程1700万元、区妇幼保健院改扩建工程1500万元、构建计划生育市区镇村四级奖励扶助及特别扶助体系经费1304.42万元、适龄妇女两癌筛查及妇女病普查1296.56万元、农村部分计划生育家庭奖励扶助金829.87万元等。

信息化建设 完成医保、农合系统接口改造和部分医疗服务项目的分解测试，保障医改工作信息系统调整的平稳过渡。完成区医院、中医院、妇幼保健院、空港医院4家医院信息系统等级保护初期建设。完成区卫生计生委网站的日常更新和运行维护，定期对网站进行漏洞扫描并及时修补，通过国务院全国政府网站抽查和北京市政府的全市政府网站检查。

10月18日，新公共卫生系统通过项目验收。新系统完善慢病管理、公共卫生服务、业务监管等功能，新增家庭医生式服务管理功能，同时满足数据资源共享、政策性功能、社区卫生业务六位一体服务及精细化管理等要求。同时，采用集中部署BS架构模式，实现健康档案的实时调阅与共享。

完成社区体检系统、心电图系统和医疗质量监管系统等建设。

基本建设 竣工项目：128个社区卫生服务站取暖煤改电工程，建筑面积17020平方米，总投资（区财政）563.73万元；南彩镇卫生院后勤用房改扩建工程，建筑面积1024平方米，总投资（区财政）453万元；南法信镇卫生院预防保健科改扩建工程，建筑面积2625平方米，总投资700万元，其中区财政400万元、自筹300万元。在建项目：北京中医医院顺义医院迁建工程，建筑面积137500平方米，已经投资28442.7万元，其中市财政28381.4万元、区财政61.3万元，完成主体正负零；顺义区疾控中心和顺义区卫生监督所迁建工程，建筑面积30688平方米，已经投资13200万元，其中市财政9900万元、区财政3300万元，完成主体、内装工程，正进行市政接入工作；顺义区医院教学科研楼工程，建筑面积14996平方米，总投资（自筹）7600万元，完成主体、内装工程，正进行市政接入工作。

（撰稿：王凤忠　审核：高士伟）

顺义区卫生计生委领导名单

工委书记、主任　董杰昌
工 委 副 书 记　刘相宏
副　　主　　任　万学志　黄建柏　陈雪清　陈　豪
纪 工 委 书 记　李　兵（至5月）

大兴区

概况 辖区有医疗卫生机构845家（含北京同仁医院南区、北京中医药大学东方医院南区），其中社会办医疗机构675家。常住人口176.1万人，其中开发区16.4万人；户籍人口69.9万人，其中开发区户籍人口1.6万人。户籍育龄妇女18.02万人，其中已婚育龄妇女13.35万人。户籍人口出生11416人，计划生育率99.05%，出生人口性别比为105。全年办理生育登记10103例，其中一孩4701例、二孩5402例，三孩及以上再生育行政确认248例。流动育龄妇女13.64万人（18～49周岁），其中已婚育龄妇女9.80万人；流动人口出生 7377人，计划生育率97.7%。办理流动人口生育服务登记7707例。

生命统计。死亡3929人，死亡率5.68‰；自然增长率12.84‰。因病死亡3731人，占死亡总数的94.96%。死因前十位顺位依次为：心脏病，恶性肿瘤，脑血管病，呼吸系统疾病，损伤和中毒，内分泌、营养和代谢疾病，消化系统疾病，神经系统疾病，精神障碍，泌尿生殖系统疾病。户籍人均期望寿命81.05岁。

1月17日，国家卫生计生委医政医管局和健康报社在北京联合举办2016年度“进一步改善医疗服务行动计划”活动，大兴区人民医院获“2016改善医疗服务示范医院”荣誉称号。12月，采育镇中心卫生院成功创建国家级“群众满意乡镇卫生院”。

改革与管理 4月8日，启动北京市医药分开综合改革。大兴区和开发区成立由区长崔志成任组长的改革领导小组，21个区级部门建立11个工作组和联合值守办公室。254家参改机构（公立机构219家，社会办机构35家）实现“五升五降”；即基层诊疗量、医疗机构技术劳动收入、医保保障和民政医疗救助力度、患者就医体验“五上升”，药费、药占比、耗占比、二/三级医院诊疗量、大型设备检查费“五下降”。

9月14日，大兴区人民医院全面托管北臧村镇中心卫生院，成立大兴区人民医院北臧村院区，两院区实现一体化管理模式。9月11日，大兴区农村改水领导小组办公室划转至大兴区水务局。12月2日，大兴区卫生和计划生育委员会药具管理站与大兴区流动人口计划生育管理站整合，成立大兴区卫生和计划生育综合服务中心。

10月28日，开发区及其综配区首家三甲中医医院-北京中医药大学东方医院南院区正式开诊，床位202张，设置综合内科、综合外科、妇科、儿科、治未病科等临床和医技科室。

11月1～11日，作为大兴区与尼德姆区友好城市合作关系，美国马萨诸塞州尼德姆区卫生部部长Timothy Muir McDonald（蒂莫西）先生和消防部主管、应急消防及救护大队队长Dennis Condon（丹尼斯）先生等应邀对大兴区卫生计生委进行为期11天的回访交流，并参加中美·北京大兴-尼德姆首届医学高峰论坛暨急诊急救论坛。

医联体建设。全区有综合医联体5个，合作医院覆盖辖区18个社区卫生服务中心；紧密型医联体3个；专科医联体16个。引导社会资本参与医联体建设，仁和医院、旧宫新苑社区卫生服务中心等社会办医疗机构分别作为核心医院和合作医院参与医联体建设。进一步简化转诊流程，推进双向转诊；建立全一专慢病团队，推进层级诊疗；深化紧密型医联体建设，促进深入融合；五大医联体的5家核心医院及17家合作医院之间共实现医联体内检验结果互认277项。

95家单位325人次开展医师多点执业。

人才队伍建设。全年引进京外副高级以上职称4人、外埠本科学历应届生4人、外埠硕士及以上学历应届生49人，事业单位公开招聘本地应届生36人、本地往届生36人，挂职锻炼10人，选拔科级干部10人。获第二批新创工程医疗卫生领域领军人才11人，胡元会获批建立新创工程领军人才工作室。完善区级人才培养平台，新评大兴卫生首席专家21人；妇产科、心内科、肿瘤内科、中医内分泌科、中医骨伤科、儿童保健中心共6个重点学科；建设新一批名医工作室，涉及心内科、妇产科、呼吸科、神经内科、普外科、中医心血管、中西医结合外科、儿科等8个专业。建立中医继承工作室12个。举办首届中美急诊急救高峰论坛，选拔10名骨干赴美交流。到上级医院进修213人次。获批市级科研课题3项，获技能竞赛国家级团体奖2项、市级5项，市级个人奖5项。

社区卫生　全区建设社区卫生服务中心20家，其中政府办19家、社会办1家；社区卫生服务站121家，其中政府办119家、社会办2家。社区卫生机构有卫技人员2638人，其中医生1204人、全科医生301人、护士904人。全年门诊294.14万人次，上门服务5571人次，门诊观察27.51万人次，住院7317人次。家庭医生新签约 16.67户20.89万人，累计签约37.27万户61.68万人，签约率36.41%，其中重点人群签约26.27万人，重点人群签约率94.34%。为签约居民提供长处方服务3016人次，开具长处方5136张。建立居民电子健康档案132.62万份，常住居民建档率78.29%。考核抽查档案500份，合格率88.2%；抽测档案使用500份，使用率61.4%。年内二、三级医院支援社区人员9318人次5.84万天，预约转诊患者 680人次，双向转诊上转患者9717万人次，下转368人次。

免费测量血压57.65万人次，健康自测21.58万人次。政府办社区卫生服务机构对60岁以上本市户籍居民免收普通门诊医事服务费的个人自付部分，累计免收105.28万人次。在3家社区卫生服务中心和33家社区卫生服务站试点开展先诊疗后结算工作，累计提供先诊疗后结算服务62.71万人次。

农村卫生　全区运行村卫生室224家，乡村医生在岗191人。全年诊疗18.76万人次。

疾病控制　传染病防治。报告法定传染病17种6514例，报告发病率416.57/10万。其中乙类传染病报告12种2055例，报告发病率131.42/10万，报告死亡7例（肝炎）；丙类传染病5种4459例，报告发病率285.15/10万。乙类传染病发病前五位的分别为肺结核、猩红热、梅毒、痢疾和淋病，丙类传染病报告发病前三位的病种为手足口病、其他感染性腹泻病和流行性感冒。新登记报告肺结核和结核性胸膜炎545例，死亡13例。报告性病502例，发病率32.10/10万；报告HIV病毒感染164例，死亡3例，艾滋病患者49例，发病率3.13/10万；报告人畜共患病16例（人感染H7N9禽流感1例，布病15例），发病率1.02/10万，无死亡。处理犬咬伤18588人，接种狂犬疫苗和抗狂犬病免疫球蛋白126740针次。

慢病防治。继续推进全民健康生活方式行动，完成示范单位、示范社区、示范食堂/餐厅等创建10家，支持性环境建设7个，开展健康指导员培训201人。北京市脑卒中社区人群随访4620人。完成结直肠癌早诊早治项目社区筛查15345人，肠镜检查787人。开展高血压患者自我管理小组20个、糖尿病患者同伴支持小组20个。肿瘤患者社区随访2144人。全区社区卫生服务机构对辖区慢病患者提供健康管理服务，以健康小屋自测、门诊诊疗、健康大课堂、老年人健康体检等为契机，与患者建立紧密联系，推进慢性病管理工作。全区管理高血压患者11.12万人，全年管理4次以上患者占58.94%，有效控制率63.56%；管理糖尿病患者4.58万人，全年管理4次以上患者占60.05%，有效控制率60.91%；管理冠心病5.25万人、脑卒中1.41万人。

H型高血压筛查及高危人群强化干预。区卫生计生委制定H型高血压筛查项目5年规划，2017年为收官之年。全区20家社区卫生服务中心开展H型高血压筛查及高危人群强化干预，印发大兴区H型高血压健康管理手册，制定H型高血压高危人群强化干预工作方案，设立H型高血压筛查与脑卒中防控项目管理办公室，组织高危人群参加H型高血压知识讲座，遴选人员入组进行强化干预。全年共筛查高血压患者1.5万人，强化干预1868人。

精神卫生。登记在册严重精神障碍患者4695人，报告患病率3.006‰，其中6类重性精神疾病患者4580人。精神专科门诊诊疗33170人次，其中入院615人次，出院621人次。社区累计随访19277人次，开展在册患者社区个案管理125人，重性精神疾病患者免费体检3191人。门诊使用免费基本药品治疗严重精神障碍2850人。

地方病防治。枯水期、丰水期水氟含量监测共采样188件，合格率100%。氟斑牙调查137人，检出氟斑牙5人，患病率3.65%，流行强度为阴性。居民户碘盐监测采样326件，合格297件，合格率91.10%。开展育龄妇女（202人）、孕妇（208人）、成年男性（202人）及学龄儿童（226人）尿碘含量监测，尿碘中位数分别为74.1μg/L、106μg/L、80.2μg/L、118μg/L。

学校卫生。全区中小学生82044人，中小学生视力不良监测68475人，视力不良检出率52.91%；营养状况监测68511人，营养不良检出率11.17%，肥胖检出率20.88%；口腔卫生状况监测68435人，恒牙龋齿患病率15.91%，恒牙龋齿充填率37.27%；贫血监测68255人，检出率1.44%；沙眼监测68503人，检出率0.18%。

计划免疫。全年接种第一类疫苗67.28万人次，疑似预防接种反应报告率19.23/10万。预防接种建卡41470人，建卡率100%。针对麻疹、风疹、流腮、水痘4种疾病开展应急接种4908人次；为外来务工人员接种麻疹疫苗9716人次、A+C流脑疫苗9381人次。户籍60周岁以上老年人和在校中小学生免费流感疫苗接种74120人次。

职业卫生。有180家企业、接触10种有害因素的职工14375人，其中噪声12004人、苯系物3581人，查出职业禁忌证噪声392人、苯系物53人、汽油23人、电焊烟尘22人、锰及其化合物2人。4家体检机构完成职业健康体检7076人。职业病网报疑似36例、农药中毒35例、职业病6例、尘肺4例。对辖区103家单位727名放射工作人员进行个人剂量监测，共检测2846人次，大剂量核查2家单位，包括2名放射工作人员。

食品监测。全年采集食品样品311件，其中化学污染物监测169件，2件样品超标。食品微生物及其致病因子监测182件，检出致病菌9株。

生活饮用水监测。完成大兴区生活饮用水监测，检测指标包括微生物指标、化学指标、毒理指标等36项。监测率100%。监测水样352件，其中市政末梢水120件、二次供水80件、农村集中式供水132件、农村学校供水20件，总体合格率99.4%。

健康教育与健康促进。以基层单位、社区站医生为主要师资开设健康知识讲座1750场，受益群众52001人次。开展健康大课堂优秀讲师评选活动，26个医疗机构的48名选手参选，从晋级的8名选手中选出1名代表大兴区参加2018年市级评选。开展以在职人群为重点的健康细胞工程建设，创建健康示范单位1个（榆垡镇中心卫生院）。培养家庭保健员1600人。在社区卫生服务中心推广“健康家庭”工作，以家庭为单位实现社区慢性病防治。

控烟工作。全年出动监督员11842人次，检查重点场所5921户次，对442家不合格单位下达责令改正通知书，处罚单位37家、个人147人，罚款8.91万元。处理控烟相关投诉举报419起。

卫生计生监督　公共卫生监督。辖区内公共场所1128户，量化分级805户，其中A类80户、B类574户、C类150户、不予评级1户。经常性监督3518户次，覆盖率100%，合格率91.97%，处罚293户，罚款45.21万元。控烟卫生法执法监查6117户次，不合格445户次，责改542户次，行政处罚190户次，罚款8.94万元。生活饮用水单位804户，经常性监督1982户次，覆盖率99.90%，合格率97.73%，处罚105户，罚款42.52万元。学校180个，经常性监督564户次，覆盖率100%，合格率85.61%，处罚73户，警告73户。传染病与消毒单位861户，经常性监督3015户次，覆盖率99.88%，合格率97.45%，处罚73户，罚款10.7万元。职业卫生单位5户，经常性监督12户次，覆盖率100%，合格率100%。放射卫生单位76户，经常性监督224户次，覆盖率100%，合格率99.55%，处罚8户，罚款2.7万元。

医疗卫生监督。监督3792户次，监督覆盖率99.88%，合格率98.39%，行政处罚111户，罚没款163.84万元。血液管理单位21户，经常性监督37户次，覆盖率100%，合格率100%。母婴保健单位32户，经常性监督69户次，覆盖率100%，合格率100%。受理无证行医举报88起，查处无证行医52户次，其中取缔52户次，行政处罚42户次，罚金114.6万元，没收违法所得37.57万元，其中7起涉案金额在10万元以上，没收无证行医药品500余千克，医疗器械300余件，大型设备4件。向公安机关移送案件1起，向人民法院申请强制执行7起，申请执行金额6万元。办理多机构备案325人次。

计划生育行政执法督查。计划生育单位32户，监督79户次，监督覆盖率100%，合格率97.47%，行政处罚1户，罚没款2.035万元。

妇幼保健 妇女保健。常住孕产妇21187人，其中本市户籍12679人、外地户籍8508人，系统管理率99.45%，住院分娩率100%，剖宫产率44.46%，孕产妇死亡率7.81/10万（户籍）、6.45/10万（全区）。乳腺癌筛查22454人，乳腺癌13例；宫颈癌筛查21282人，宫颈癌前病变29例、宫颈癌2例。婚前检查4012人，婚检率24.69%；检出疾病359人，疾病检出率8.95%。在民政婚登大厅建立婚前医学检查中心，为前来婚姻登记的夫妇提供免费婚前检查服务。

儿童保健。新生儿死亡17例，死亡率1.33‰；婴儿死亡23例，死亡率1.8‰；5岁以下儿童死亡30例，死亡率2.34‰。0～6个月母乳喂养率92.64%。新生儿疾病筛查21219人，筛查率99.37%；新生儿听力筛查21137人，筛查率98.99%；出生缺陷发生率21.07‰（全区）、22.55‰（户籍）。0～6岁儿童79464人，在册儿童体检77527人，儿童系统管理率97.56%。完善儿童康复园建设，为辖区有康复需求的0～6岁儿童提供多种康复服务的公立性康复服务基地，康复园成为区级职工创新工作室。全年异常儿童建档169人，在训123人。康复治疗评估242人次，运动治疗3928人次，作业治疗699人次，音乐律动训练436人次，感觉统合训练1967人次，亲子活动2305人次。

计生服务 跨省流动人口个案信息核查。国家PADIS系统于3月7日反馈各省流出人员信息，接收国家反馈信息核查2186条。加强统计监测数据质量督导，强化数据核实比对，及时准确地录入北京市全员人口管理信息系统。

流动人口计划生育管理与服务。依托北京市全员人口管理信息系统，收发各类协查信息19.44万条，信息协查和反馈及时率100%。开展打击“两非”专项行动，主动查看并及时掌握案件查处进展情况，有案必查，查必有果。全区共建立流动人口图书角51个。做好流动人口动态监测。国家卫生计生委继续开展流动人口卫生计生动态监测调查，采用安装计算机辅助面访系统的智能手机（或PAD）开展调查。调查问卷全程通过平台核查与定位、系统录音、填写调查问卷、提交问卷和问卷上传的流程进行，不能使用纸质问卷。大兴区被抽中6个镇（街）14个样本点，完成280份流动人口问卷和14份村居问卷。

避孕药具。全区采取长效避孕措施25381人、采取短效避孕措施76848人。有免费发放自助机160台，规范药具免费发放点265个。全年发放药具11种5类620余箱，总金额33.98万元。落实“国家避孕药具不良反应/事件监测”项目，加强监测知识和操作技能培训，同时针对问题突出单位进行个性化指导。

生殖健康。为农村长效节育户籍已婚育龄群众免费健康体检1.9万人，服务育龄群众21万余人次。推进出生缺陷一级预防，强化新婚关口宣教，发放“新婚服务包项目”5170个。推动“免费孕前优生健康体检项目”，全年2093对夫妇知情自愿参加免费孕前优生健康体检。

计生关怀。符合计划生育奖励、扶助政策9048人，奖励扶助总金额2094.56万元。独生子女父母奖励39018人234.11万元。市级独生了女家庭奖励扶助金每人每月120元、特别扶助金伤残类每人每月400元、死亡类每人每月500元，其中奖励扶助4509人649.30万元，伤残扶助536人257.28万元，死亡扶助369人221.40万元。市级3项扶助共计5414人，发放资金1127.98万元，其中市级财政958.78万元、区级财政169.20万元。其他区级奖励包括一次性1000元奖励1768人，共176.80万元；一次性5000元经济帮助11人，共5.50万元。区级扶助办法包括8个子项目，共扶助2055人，总金额784.29万元。其中伤残扶助每人每月350元，共893人368.27万元；死亡扶助每人每月350元，共495人198.38万元；伤残类一方死亡存活方再享受每人每月350元，共17人6.83万元；死亡类一方死亡存活方再享受每人每月350元，共5人1.89万元；伤残养老补助每人每月200元，共339人77.86万元；死亡养老补助每人每月200元，共288人67.06万元；子女死亡家庭抚慰金每户3万元，共13户39万元；死亡家庭户再生育子女补偿金每户5万元，共5户25万元。

生育关怀。区出资36万元对大兴区失独家庭270户和105户计划生育贫困户走访慰问。区镇村三级出资221.14万元，为计划生育家庭41488户124946人办理计划生育家庭意外伤害险和女性两癌险。理赔297笔78万元。与北京京安公益基金会合作，争取公益扶助金177.42万元，有80户因车祸致独生子女家庭成员死亡的家庭享受扶助。

心灵家园。承接国家帮扶失独老人项目，争取国家项目资金30万元，区级配套59.27万元，依托心灵家园开展活动，活动涉及采风、采摘、健康知识培训、保洁、理发就医陪护等10余项服务，惠及270户436人。

“暖心计划”。完成特扶家庭372人次个人信息的核对，完成参保工作；协助市计生协做好当年“暖心计划”养老保险的兑现。

医疗工作 出院165995人次，病床使用率75.08%，平均住院日8.97天，死亡率0.83%。住院手术54336人次。

1月3日，大兴区首家基层血液透析中心在旧宫医院建成开放。中心总面积约450平方米，设置病床10张，配备血液透析机8台、血液透析滤过机2台/双极反渗水处理机1台。

对口支援。全年接受上级支援185人，诊疗患者2.9万人次。完善区级对口支援工作机制，专家基层出诊4127人次，服务患者4.3万人次，带教培训2635人次，体系内上转患者13459例、下转749例。

对外援助。继续承担援助青海省玉树州称多县、内蒙古乌兰察布市察右前旗、宁夏固原市原州区、湖北十堰市茅箭区等对外援助任务。选派第九批第一期援疆干部3人援助新疆和田地区和田县人民医院。6月，区疾控中心主任高艳青赴十堰茅箭区疾控中心进行交流指导。9月，区人民医院副院长赵留庄赴十堰开展脑血管病专题讲座。12月21日，区卫生计生委组织区人民医院医院管理、医院感染控制、护理等相关领域专家赴湖北省十堰市茅箭区人民医院开展南水北调对口协作工作。共接收察右前旗、宁夏固原骨干进修10人。

血液管理。区内设采血点2个，全年全血采集9867单位，其中街头无偿献血6595单位，团体献血3272单位。辖区医院全年用血20104人，总用血量30384单位，其中成分血30384单位。开展自体血回输418人次，回输血液291399毫升。

信息化建设 全年信息化投入3428.69万元。启动大兴区人口健康信息平台建设；改造区卫生计生委数据中心机房，完成区域卫生数据标准编制及区属医疗卫生单位调研报告编制；完成大兴区域影像信息平台二期建设，实现全区镇卫生院、区人民医院、区中西医结合医院与北大人民医院影像数据互联共享、远程会诊功能；完成远程疑难病例会诊10229例。11月底，完成大兴区远程心电信息系统一期建设，覆盖辖区17家社区卫生服务中心、27家社区卫生服务站和28辆急救车。截至12月底，完成远程病例会诊346例。区人民医院升级硬件设备，建设输血管理系统；广安门医院南区完成合理用药系统升级及体检系统改造；中西医结合医院建设数据集成平台和信息安全体系；妇幼保健院建立门诊自助挂号系统，实现院内无线网络全覆盖；精神病医院建设门诊叫号系统。

卫生计生经费管理 全区卫生系统总收入433855.08万元，其中财政拨款102908.08万元、业务收入330947.00万元；总支出422819.48万元，其中专项支出29166.94万元。计划生育总投入3257.37万元，其中流动人口计生经费3.5万元。

基本建设 全年基建总投资6561万元，其中财政投入6008万元、单位自筹553万元。新建、扩建医疗用房40532平方米，其中北臧村卫生院新址投入使用，孙村卫生院、长子营卫生院门诊楼、西红门医院扩建项目结构封顶。在空白村新建村卫生室17个，同时配备诊桌椅、听诊器、血压计、药品柜等基本医疗设备及简易呼吸器、开口器等基本急救设备。

完成大兴区、开发区首批人才公租房分配，卫生计生系统共123个家庭和68名个人符合条件，共分配153套人才公租房。

（撰稿：周海清　陈　云　审核：李爱芳）

大兴区卫生计生委领导名单

党委书记、主任　李爱芳
副　书　记　刘国英
副　主　任　白剑波　牛祥君　郑德禄
金　鹏　王明杰

昌平区

概况 辖区有医疗卫生机构1050家，其中社会办医疗机构881家。全区常住人口206.3万人，其中户籍人口61.94万人、流动人口116.82万人。户籍人口中育龄妇女15.94万人，其中已婚10.82万人；流动人口中育龄妇女36.25万人，其中已婚19.54万人。户籍人口出生8948人，符合政策生育率99.01%，出生人口性别比109.80；流动人口出生7067人，符合政策生育率99.23 %，出生人口性别比105.02。全年办理一孩生育登记4046例、二孩生育登记3983例，区级办理再生育确认173例。

生命统计。户籍人口出生率14.74‰，死亡率6.29‰，自然增长率8.45‰。因病死亡3705人，占死亡总数的95.66%。死因顺位前十位依次为：心脏病，恶性肿瘤，脑血管病，呼吸系统疾病，损伤和中毒，内分泌、营养和代谢疾病，消化系统疾病，神经系统疾病，泌尿生殖系统疾病，传染病。户籍人均期望寿命80.80岁，其中男性78.96岁、女性83.04岁。

改革与管理 4月8日，实施医药分开综合改革。229家医疗机构的所有药品实行零差率销售，取消挂号费、诊疗费，设立医事服务费；严格执行调整后435个项目的价格；实施药品阳光采购。医改数据监测结果显示，区内二、三级医院门急诊量下降，社区卫生服务机构门急诊量上升，分级诊疗初见成效。

医联体建设。5月，调整医联体组织架构，从1个区域医联体调整到建设4个区域医联体、4个紧密医联体、5个专科医联体。截止到年底，全区医联体成员单位37家，其中三级医院11家、二级医院5家、一级医院17家，医务室4家，三级公立医院和社区卫生服务中心覆盖率100%。

164家医疗机构开展医师多点执业备案工作，办理医师多点执业备案871人。

人才队伍建设。9月，设立沙河高教园区社区卫生服务中心。组建区卫生和计划生育监督所，并完成对监督所职能配置、内设机构和人员编制的调整。11月，兴寿社区卫生服务中心下庄社区卫生服务站划转至延寿社区卫生服务中心。全年招聘专业技术人员111人，其中卫生专业技术人员99人（含引进非京生源28人），本科39人、硕士32人、博士2人。接收首都医科大学和北京卫生职业技术学院应届毕业生（昌平定向）61人，其中首都医科大学本科临床医学毕业生11人、专科临床医学毕业生37人，北京卫生职业技术学院大专医技毕业生13人。

社区卫生 社区卫生服务中心17家，社区卫生服务站108家。卫生人员1540人，其中医生674人、全科医生218人、护士564人。全年诊疗249.7万人次，其中门诊247.2万人次，上门服务2634人次。累计签约732478人，签约率36.4%；重点人群签约437935人，重点人群签约率91.1%；签约服务252.2万人次。三级医疗机构支援社区675人次，累计服务4452.5天，门诊9471人次；健康教育1场次，受益50人次；专业讲座38场，受益2096人次；健康咨询、义诊834人次；其他服务形式16909人次；三级医院带教老师141人，累计1179天，学员206人，累计学习1192天。全年上转患者46588人次，其中执单转诊42099人次、向医联体内大医院上转患者17574人次；下转患者2169人次，其中执单转诊1455人次、由医联体内大医院下转患者580人次。累计建立电子健康档案 1694586份，电子建档率84.3%，使用率62.3%。

农村卫生 村卫生室306个，覆盖率100%。在岗乡村医生306人，制定区级培训计划，培训内容包括理论培训、技能操作、临床进修和必修课。理论培训实际完成25学时，理论考试平均成绩78.75分。技能培训实际完成43学时。临床进修每人不低于80学时。必修课共计完成18学时。

疾病控制 传染病防治。报告法定传染病21种13346例，报告死亡8例，报告发病率679.13/10万，报告死亡率0.41/10万，病死率0.06%。乙类传染病发病2725例，死亡7例，发病率前三位的为肺结核、痢疾和梅毒。艾滋病新发298人，死亡4例；性病发病826人，死亡1例；结核病发病892人，无死亡病例；人畜共患疾病发病2375例，死亡3例，其中狂犬病1例，死亡1例（器官移植所致）；H7N9禽流感2例，死亡2例。手足口病2359例，无死亡。布病13例，无死亡。

慢病防治。高血压健康管理52731人，健康管理率13.8%；规范管理34732人，规范管理率65.9%，血压控制28537人，血压控制率54.1%；管理糖尿病24886人，健康管理率25.2%；规范管理15909人，规范管理率63.9%；血糖控制12503人，血糖控制率50.2%。12月18日，国家卫生计生委确定昌平区为第四批国家慢性病综合防控示范区。

精神卫生。严重精神障碍患者在册6027人，报告患病率3.07‰，其中6类重性精神病5716人。在管患者治疗率98.59%，在管患者规范治疗率62.98%。在册规范管理率90.59%，免费服药2697人。

学校卫生。全区中小学生64681人，体检61902人。其中视力不良检查61831人，检出36562人；营养不良检查61902人，检出2530人；肥胖体检61902人，检出11902人；贫血体检61655人，检出991人；恒牙龋齿检查61803人，检出7087人；乳牙龋齿检查22804人，检出8540人。

计划免疫。全区接种第一类疫苗11种639606人次；报告疑似预防接种异常反应288例，报告发生率45.03/10万。接种第二类疫苗20种298034人次，报告疑似预防接种异常反应77例，报告发生率25.84/10万。应急接种疫苗4种829人次。为外省份户籍儿童及学生接种第一类疫苗375988人次，为集中用工单位外来务工人员接种麻疹和A+C群流脑疫苗41712人次。为北京市户籍60周岁以上老年人和在校中小学生、中等专业学校学生免费接种流感疫苗94626人。

职业卫生。全区职工实检25971人，共268家单位347厂次，其中上岗前761人、在岗期间25180人、离岗时30人。新发职业病7人，其中职业性尘肺病及其他呼吸系统疾病5人、职业性耳鼻喉口腔疾病1人、急性职业中毒1人。疑似职业病6人，其中疑似矽肺2人、疑似噪声聋1人、疑似苯中毒3人。

食品卫生及生活饮用水监测。食品微生物及其致病因子监测52个监测点150件样品490项次，5件样品检出致病菌，检出率3.33%，检出致病菌样品种类为非预包装熟制米面制品、非预包装烤鸭，检出致病菌为单增李斯特菌、金黄色葡萄球菌。食品化学污染物及有害因素共监测18个监测点150件样品1730项次，其中20件蔬菜样品中有11件检出农药残留成分（2种杀虫剂、9种杀菌剂），检测结果未超出国家限量标准；40件水果样品中有14件检出农药残留成分（10种杀菌剂、1种植物生长调节剂），其中2件分别采自农贸市场和超市的水果样品中检出多菌灵、1件采自农贸市场的羊肉样品检出克伦特罗、1件采自超市的鲤鱼样品中检出隐性孔雀石绿。

生活饮用水检测样品866件，合格 700件。在所检饮用水样品中，农村自备井310件，合格210件；单位自备井112件，合格73件；市政供水332件，合格309件；小型水厂26件，合格23件；二次供水86件，合格85件。生活饮用水共开展41项指标的检测，11项指标出现超标现象，超标率第一位的为总大肠菌群，超标率16.74%。农村自备井的微生物指标不合格为影响饮水合格率的主要问题。

健康促进。分别抽查30%的市、区两级健康示范单位，并督导检查4次，各单位基本按照要求在持续开展工作。11月，2家申报创建市级健康示范单位的单位接受了市级验收评估。新入选和强化培养家庭保健员1600人，包括193个健康家庭。

全区5个社区申报创建控烟先进社区，发展培养控烟志愿者500人，评选健康家庭50户。全年共出动监查执法人员14286人次，检查单位7175户次，其中不合格498户次，对416家单位下达责令改正通知书，对71家违反控烟条例的单位进行处罚，罚金17.5万元，对90名个人进行处罚，罚金4500元。各单位设立控烟管理人员共26623人，劝阻吸烟4343人，监督人员现场劝阻吸烟215人。期间共接到12320转入的控烟类投诉举报497起，监督员均已现场监查并处理完毕，案件均已办结。

卫生计生监督 公共场所卫生监督。被监督单位5167户（2016年5159户），日常性卫生监督19638户次，双随机监督4817户次，无证监督337户次，总计24792户次，人均监督590.29户次，监督频次2.76次，监督覆盖率99.44%。监督户次比上年增加2627户次，监督覆盖率比上年增长0.7%。全年办理卫生行政许可1017件。实施行政处罚799件，罚没款733.99万元，其中罚款258.24万元、没收违法所得475.75万元。简易程序行政处罚355件，罚款0.98万元；一般程序行政处罚444件，罚款257.26万元。监督公共场所2011户，监督覆盖率99.30%，监督频次2.69。对432家旅店、69家游泳场馆、81家文化娱乐场所、113家大型商场、91家公共浴室、1062家美容美发、5家图书馆、博物馆等进行量化评级，评出A级单位320户。

监督医疗机构993户，监督覆盖率99.90%，监督频次4.5。联合各个成员单位开展专项打击非法行医10余次，取缔非法“黑诊所”58户次，实施行政处罚45起，罚款71.4万元，没收违法所得449万元，没收药品2000余公斤，没收医疗器械5000余件，向司法机关移送3名涉嫌刑事犯罪非法行医。

监督母婴保健30户，监督覆盖率100%，监督频次1。

妇幼保健 妇女保健。产妇9264人，系统管理9146人，系统管理率98.73%。活产9399人，住院分娩9399人，住院分娩率100%，剖宫产率42.42%，孕产妇死亡率18.29/10万。宫颈癌筛查42899人，确诊宫颈癌4例；乳腺癌筛查46965人，乳腺癌21例，均转诊治疗。婚前检查1419人，婚检率11.12%；疾病检出313人，疾病检出率22.06%。开展孕前优生健康检查的机构有4家，完成检查1308对。

儿童保健。新生儿死亡15人，新生儿死亡率1.65‰；婴儿死亡21人，婴儿死亡率2.32‰；5岁以下儿童死亡24人，死亡率2.65‰。0～6个月母乳喂养率93.28%，其中纯母乳喂养率75.18%。0～6岁儿童122190人，系统管理118083人，系统管理率96.64%；健康管理120960人，健康管理率98.99%。全区活产16510人，新生儿疾病筛查16533人，筛查率100.14%。新生儿出生缺陷发生率13.93‰，主要出生缺陷为先天性心脏病、外耳畸形、多指等。

计生服务 6月15日，市政府审议通过《北京市人民政府关于修改〈北京市社会抚养费征收管理办法〉的决定》，7月3日公布实施。全面落实流动人口基本公共服务项目，以流动人口聚集的高新技术和骨干企业为重点，开展流动人口健康科普知识宣传。全年举办各类流动人口健康宣传活动46场，发放宣传品75000份。为流动人口办理生育服务登记13918例。

至年底，全区有避孕药具免费发放点918个，药具发放共4大类11种。全年通过自助发放机领取避孕套59461盒。人工发放避孕套2847350只，短效口服避孕药5814板，紧急避孕药890板，外用避孕药7758（本、支、盒），宫内节育器524套。有避孕药具自助发放机247台。

生殖健康。全年完成免费孕前优生健康检查1289对，出具风险评估报告书1270份，完成早孕随访445份，随访中457份，妊娠结局完成随访386份，随访中81份。为18246名已婚育龄妇女和5116名采取长效措施的已婚育龄妇女进行免费健康体检。

计生关怀。符合本市农村计划生育家庭奖励扶助政策对象7914人，奖扶金发放标准为每人每年1800元，深山区女儿户每人每年2040元。独生子女伤残特别扶助对象667人，独生子女伤残特别扶助金每人每年6000元。独生子女死亡特别扶助对象677人，独生子女死亡特别扶助金每人每年7200元。3项制度共计9258人，发放扶助金2314.30万元，发放率100%。符合独生子女父母年老一次性1万元经济帮助对象60人，发放帮扶金60万元。全年慰问计划生育困难家庭621户，送慰问金73.4万元。向当年考入本科院校和深山区考入专科院校、家庭生活困难的43名独生子女提供阳光助学金24.6万元。将关爱失独家庭和独生子女伤残家庭列为区委、区政府为民办实事工程，投入资金295万元，用于开展关爱失独家庭和独生子女伤残家庭工作。为失独家庭和独生子女伤残家庭提供一对一的家庭医生签约服务；投资75.2万元，为676名失独人员和667名独生子女伤残家庭成员投保住院护理补贴保险，失独人员和独生子女伤残家庭成员因病住院每天可获得130元护工补贴，全年理赔85例，理赔金额10.80万元，理赔率14.36%；依托镇街司法所，启动面向失独家庭法律维权服务；依托17个心灵家园关爱互助活动中心（站、室）开展关爱失独家庭活动，全年组织失独家庭开展参观、座谈、手工制作等关爱互助活动123场次，3311人次参加。与昌平区慈善协会合作，实施关爱失独家庭和独生子女伤残家庭项目：对79名60周岁以上失独人员每人给予5000元一次性慈善经济帮助；对因低保户、低收入户、重特大疾病等造成生活困难的81户独生子女伤残家庭，每个家庭给予5000元一次性慈善经济帮助；救助资金合计80万元。全年办理计划生育家庭意外伤害保险10.8万份、女性两癌保险17.6万份，合计28.4万份，投保总金额1026.6万元，财政补贴286.1万元。年内发生意外伤害保险理赔1179笔，赔款130.50万元，赔付率40.31%。女性两癌保险理赔61笔，赔款119万元，赔付率16.90%。

医疗工作 全年出院137456人次，病床使用率74.44%，平均住院日15.16天。住院手术 68959人次。

对口支援。昌平区帮扶河南省栾川县，河北省尚义县，内蒙古卓资县、曲麻莱县、阿鲁科尔沁旗等5个地区，派出专家11人，接收进修20人，接收参观学习65人次。无偿捐赠尚义县医疗卫生设备280台，设备原值469.2万元。昌平区15家区属医疗机构接受11家市级医院支援，市级医院派遣医疗技术人员804人次，其中医师754人次、护理人员44人次、管理人员6人次；门急诊14566人次，住院468人次，住院手术26人次，会诊458人次；培训受援区医务人员1520人次；受援区派出学习52人次。

血液管理。有区属临床用血医院6家，成分血用血量3601单位，自体输血401单位。区内有街头采血点5个，其中献血屋1个、献血方舱1个、采血车3辆，全年街头采血21012单位。

信息化建设 信息化建设投入资金1100万元。6月30日，昌平区人口健康信息平台完成项目终验，打通了区属8家二、三级医院和16家社区卫生机构间的信息通路，区属各医疗卫生机构间横向检验、检查结果的互联互通，对传染病、结核病、慢性病和重性精神类疾病的智能提醒，基层医疗、基层公卫和社区绩效考核各系统之间的信息共享，二、三级医院慢病人群首诊信息自动分发到基层系统的信息推送，居民健康自我管理和获取健康服务的自助建档签约。

9月13日，召开昌平区双向转诊和区域影像诊断系统启动会。双向转诊和区域影像诊断中心系统的启用，推动基层首诊、双向转诊、急慢分治、上下联动分级诊疗模式的形成。

社区卫生信息化建设完成基层医疗、公共卫生、社区绩效考核、乡村医生管理、社区卫生体检、合理用药等系统建设。9月，16个社区卫生服务中心及所属社区站全部上线运行。

卫生计生经费管理 全年卫生系统总收入468035.25万元，其中财政拨款112457.6万元、业务收入338017.86万元；总支出459373.11万元。计划生育投入4046.06万元，其中流动人口计生经费67.5万元。

基本建设 全年基建总投资11091万元。完成空白村医务室建设47家，区财政支付建设资金1876万元。基本设施投入由区财政出资221万元，社管中心统一采购。

（撰稿：张　颖　审核：孙树军）

昌平区卫生计生委领导名单

党委书记 石彩红
主　　任 杨冬泉
副 书 记 杨冬泉　左　晨
副 主 任 沈茂成　董亚卿　谭光剑　杨　杰

平谷区

概况 辖区有医疗卫生机构427个，其中社会办医29个。户籍育龄妇女102769人，其中已婚育龄妇女72769人。户籍人口出生4613人，计划生育率98.48%，男女出生比例108。流动人口育龄妇女10406人，其中已婚育龄妇女6297人。流动人口出生344人，计划生育率97.38%，流动人口出生比例118。全年办理一孩生育登记服务单2684例、二孩生育登记服务单3076例。再生育行政确认140例。

生命统计。户籍人口出生率11.44‰，死亡率11.42‰，人口自然增长率0.02‰。因病死亡2939人，占死亡总数的94.11%。死因顺位前十位依次为：脑血管病，心血管病，恶性肿瘤，呼吸系统疾病，损伤和中毒，内分泌、营养和代谢疾病，消化系统疾病，神经系统疾病，泌尿生殖系统疾病，起源于围生期的某些情况。户籍人均期望寿命79.79岁，其中男性77.70岁、女性81.93岁。

改革管理 2月16日，区政府和北京中医医院签约，委托北京中医医院管理区中医医院。以医联体建设为抓手，在区内建立2个普通医联体和4个紧密型医联体，构建以北京友谊医院和北京中医医院为顶层的四级医疗服务体系。

4月8日，区内164家医疗机构启动医药分开综合改革，取消药品加成（不含中药饮片）和挂号费、诊疗费，所有药品实行零差率销售，设立医事服务费，执行435项医疗服务价格，改善服务质量，实现平稳转换，医改量化目标符合预期，辖区公立医院药占比（不含中药饮片）32.91%；百元医疗收入（不含药品收入）中消耗的卫生材料费28.08元；医疗费用增幅7.8%。开展医师多机构备案医疗单位35家113人次。

人才队伍建设与人才引进。年内，引进非京生源应届硕士研究生12人，其中区医院8人、中医医院4人。与首都医科大学合作，为社区卫生服务机构培养本科定向医学生5人，其中临床医学专业3人、预防医学专业2人。首都医科大学和北京卫生职业学院培养专科医学定向生11人，其中首都医科大学临床医学专业定向医学生7人（点对点3人），北京卫生职业学院4人（康复医学技术专业2人、医学影像技术和医学检验技术各1人）。

5月27日，市卫生计生委在本区召开京东京津冀医疗协同发展大会。区卫生计生委与天津市蓟州区、河北省唐山市、秦皇岛市、承德市、廊坊市卫生计生委签订《京东京津冀医疗协同发展合作协议》，由区政府筹措资金，为上述五地免费培养医学人才和共建京东京津冀医学影音中心达成合作。年底，对69家医院（三级医院14家、二级医院55家）520人开展外科腹腔镜、泌尿科腹腔镜、妇科腹腔镜、消化内镜、关节镜、超声介入等相关医学技术培训。

社区卫生 有社区医疗卫生服务中心18个、社区卫生服务站126个。卫技人员1031人，其中医生607人、全科医生309人、护士173人。门诊114.72万人次，上门服务4325人次。家庭医生签约8.9万户16.7万人，签约率38.3%。二、三级医疗机构下基层1024人，接诊9596人次，健康宣教2996人次，专科培训713人，技术指导1365人，临床带教750人。建立居民个人健康档案34.50万份，建档率81.6%，使用率70%，其中电子档案建档率100%。

农村卫生 有村卫生室203个，全部为私人办。乡村医生和卫生人员269人，乡医覆盖率100%；全年诊疗20.2万人次。组织基层卫生人员培训162 学时。

疾病防治 传染病防治。法定传染病报告16种3997例，报告死亡2例，报告发病率943.88/10万。乙类传染病报告11种1493例，报告死亡2例，报告发病率352.57/10万。丙类传染病报告5种2504例，无死亡病例，报告发病率591.31/10万。传染病发病率前三位为其他感染性腹泻病、痢疾和手足口病。结核病发病109例，无死亡病例；性病发病179例（报告HIV病例9例），无死亡病例；艾滋病发病5例，报告死亡1例；人畜共患疾病（狂犬病、人禽流感、手足口病、布病等）发病468例，无死亡病例。

慢病防治。年内，脑卒中高危人群摸底随访2922人，完成率100%；组建高血压自我管理小组5组57人，累计小组212组2339人，村/居委会覆盖率65.7%。组建糖尿病同伴支持小组5组50人，累计组员605人，村/居委会覆盖率19.26%。继续开展“全民健康生活方式行动”健康示范机构和健康支持性环境创建工作，共创建示范餐厅、示范食堂、示范社区、示范单位11家，累计创建示范社区11家、示范单位14家、示范食堂14家、示范餐厅13家。健康步道2条、健康主题公园1家。

精神卫生。在册患者2108人，检出率4.98‰。在管患者2009人，在册患者管理率95.30%；在册患者规范管理率93.74%；在管患者规范管理率98.75%，在管患者稳定率99.84%，在管患者治疗率94.43%，规范治疗率71.93%。享受免费政策患者1894人，免费体检1177人1305人次。区精神病医院门诊1.9 万人次，收治入院46人次。自2016年8月实施严重精神障碍患者监护人护理补贴政策，符合申领条件的患者1988人，已申请护理补贴1805人，通过季度报表统计申请率90.79%，因本政策新增建档患者13人。

学校卫生。全区学生28227人，体检27601 人，沙眼检出率1.02%，视力不良检出率58.87%，恒牙龋齿患病率11.61%，恒牙龋均为0.20，恒牙龋齿填充率54.28%，缺铁性贫血检出率4.76%，营养不良检出率7.98%，肥胖检出率20.20%。常见病干预覆盖率100%，学校卫生工作视导率100%，学生健康档案信息化管理率100%。

计划免疫。全区计划免疫建卡建证率100%。18家免疫预防接种一类疫苗12.47万人次，报告接种率100%。水痘等二类疫苗接种3.4万人次。接种流感疫苗46652人，其中在校中小学生16416人、60岁以上老人29222人、保障人群834人、其他自费人群180人；学生接种率61.12%，老人接种率51.32%。

职业卫生。全区接触毒害物质单位120 家，职工1.4万人。职业病健康体检6500 人。新发职业性布鲁氏菌病12人、职业性铸工尘肺三期1人、职业性噪声聋1人、职业接触二异氰酸根合己烷的均聚物所致中度哮喘1人。

食品卫生及生活饮用水监测。食品微生物及其致病因子监测样品135件，检测项目13种，异常1例。食品化学污染物及有害因素监测样品146件，未发现异常值。食源性疾病病原学监测生物样本330份，项目包括沙门氏菌、副溶血性弧菌、志贺氏菌、致泻性大肠杆菌，检出患者65例。散发食源性中毒病例以食用苦瓠子、野蘑菇共5例。城市末梢水监测120件，二次供水监测80件，检测项目33项，合格率100%；农村集中式供水监测样品128件，检测项目33项，合格率73.43%；学校生活饮用水监测10件，检测项目33项，华山小学氟化物超标，金海湖二小总大肠菌群和耐热大肠菌群超标；农村折子工程检测271件，检测项目29项，合格率83.39%。

健康促进。年内，创建北京市健康示范单位3个、健康示范社区2个。举办健康大课堂1062 场次，4.6 万人次参加。培养家庭保健员1400人。无烟单位71家，监查中对发现的59起个人在禁止吸烟场所内吸烟各给予50元的现场处罚，共计2950元。

卫生监督 全区有各级各类公共场所583户，其中旅店业120 户，娱乐业 27 户，浴池18 户，理发、美容美发业 402 户，商场、书店12 户，图书馆1 户，游泳场馆7户（含旅店业附属游泳馆4家）。监查公共场所2264户次，行政处罚33 起，其中一般程序32 起，罚款7.4 万元；警告1起。

全区取得卫生许可证供水单位369家，其中市政供水3 家、二次供水62家、自备水源296 家、供水设施维护3 家、涉水产品企业5 家，建档率100%。监查供水单位1322 户次，监督覆盖率100%。处罚77 起，其中一般程序处罚6起，罚款3万元；简易处罚71起，为警告。

全区医疗机构传染病消毒本底数425家，其中三级医院2家、二级医院4家（2家专科医院）、一级医院18家、疾控中心1家、未分级391家、消毒产品生产企业9家。全年监督425家1937户次，监督覆盖率100%，合格率99.03%。完成简易处罚警告13户；一般程序处罚4户，罚款12000元。

对机关单位、学校、宾馆、饭店、娱乐场所等重点单位开展监督执法检查，共出动执法人员 5426人次，抽查重点单位2713户次，发现存在违法行为72户，依法下达责令改正通知书 72份，一般程序22起，罚款5万元。

医疗卫生监督。检查医疗机构413家，其中一级18家、二级4家、三级2家、未定级389家，血液管理4家、母婴保健14家、放射卫生22家。共检查医疗机构1585户次，监督覆盖率100%，合格率98.81%；母婴保健43户次，计划生育39户次，血液管理12户次，放射卫生70户次。发现医疗机构违法行为16起，一般程序处罚4起、简易程序12起，罚款16000元。行政处罚计划生育违法行为1起，罚没款45130.1元；医疗机构不良执业行为计分30起，计分59分。查处取缔无证行医15起，实施行政处罚15起，罚款28700元，没收违法所得9416元。

妇幼保健 妇女保健。孕产妇7015人，系统管理率98.20%，住院分娩率100%，剖宫产率42.28%，孕产妇死亡率14/10万。宫颈癌筛查11214人，查出宫颈癌1例、癌前病变61例、子宫内膜癌1例；乳腺癌筛查12340人，查出乳腺癌4人。婚前检查2461人次，婚检率27.58%；疾病检出28人，疾病检出率1.14%。

儿童保健。新生儿死亡11例，死亡率1.56‰；婴儿死亡16例，死亡率2.26‰；5岁以下儿童死亡18例，死亡率2.54%。0～6个月母乳喂养率91.16%。新生儿疾病筛查6289人次，筛查率99.94%；出生缺陷发生率13.32‰，主要出生缺陷为先心病。0～6岁儿童24436人，系统管理率95.74%；体检24213人，体检率99.09%。

计生服务 全区规范药具发放站点534 个，其中规范村居发放站点307个，社区卫生服务中心、服务站发放点131个，其他类型96个。打造全天候药具发放站点70个，设立紧急避孕咨询服务站点244个。组织流动人口健康体检，为流动育龄妇女提供免费四术28例、免费避孕药具84250人次。

生殖健康。免费孕前优生健康检查定点医院1家，孕前优生筛查1767对，早孕随访1320人次，妊娠结局随访181人次，均开展一对一咨询及结果反馈。区级妇幼健康教育讲座158场，各社区卫生服务中心开展世界母乳喂养日健康知识讲座200余场。开展区级健康教育评比活动，21家医疗机构26人参加。

计生关怀。全区符合计划生育奖励扶助政策7999人，发放资金784.436万元。享受独生子女父母奖励费（无业、离下岗人员）每人每月5元，奖励4812人28.872万元；享受农村部分计划生育家庭奖励扶助2231人，每人每月120元，共321.264万元；享受独生子女伤残家庭特别扶助136人，每人每月400元，发放65.28万元；享受独生子女死亡家庭特别扶助168人，每人每月500元，发放100.8万元；享受独生子女父母一次性1000元奖励641人，发放64.1万元；享受独生子女父母一次性经济帮助11人，发放11万元。发放失独家庭生活补助金168人，每人每月900元，共计181.44万元。失独父母健康体检146人，每人800元，支出11.68万元。

医疗工作 全年出院5.4万人次，病床使用率75.4%，平均住院日9.29天。住院手术1.71 万人次。

对口支援。东城区二、三级医院对口支援本区二、三级医院和相关卫生院，支援70人1634天，门急诊7653人次。区医院安排内蒙古乌兰察布市商都县医院2名医务骨干到超声科进修学习，选派区内医疗专家、管理专家组成义诊团队到当地坐诊、查房、会诊、讲座、研讨。

血液管理。全年区属医疗机构用全血800毫升、悬浮红细胞4233单位、机采血小板672单位、血浆2307单位、自体输血36970毫升。无偿献血1474人，献血2326单位。区内采血点设在华联购物中心广场外，每周二、日由通州血站派采血车采血。

信息化建设 全区卫生信息化建设总投入322余元，主要用于新社区系统、医疗影像系统、医疗检验系统、“北京通”居民健康卡发放、医药分开综合改革系统改造、中草药代煎系统、完善医学影音互通系统及移动医疗系统、分级诊疗系统、机关及直属5家单位的软件正版化工作和区内医疗机构新农合并轨医保系统改造工作。获市卫生计生委2016年度北京地区卫生计生系统网站考核互动交流奖。

卫生计生经费管理 全年收入20.82亿元，其中财政拨款4.79亿元、业务收入15.51亿元、其他收入0.52亿元；总支出21.22亿元。卫生事业专用基金4125.01

万元。计划生育财政总投入1552.73万元，其中流动人口计生经费6万元。

基本建设 全年基建总投资1210.77万元，全部为财政投入。新建3100平方米，扩建医疗用房3500平方米，全部竣工验收。完成57个村卫生室主体建设工程，新建与改建新增医疗用房约5700平方米。

（撰稿：巩 宪 审核：魏 东）

平谷区卫生计生委领导名单

党 委 书 记 王如生
副书记、主任 金大庆
副 主 任 张玉国 张 友 孔祥增 崔瑞刚

怀柔区

概况 辖区有医疗卫生机构482家，其中社会办医26家。全区常住人口40.5万人，其中户籍人口28.4万人、流动人口9.1万人。户籍育龄妇女6.7万人，流动育龄妇女2.8万人，其中已婚户籍育龄妇女4.9万人、已婚流动育龄妇女2.0万人。户籍人口出生4105人，计划生育率99.0%。流动人口出生778人，计划生育率98.5%。常住人口出生性别比109.6。全年办理两孩以内户籍人口生育登记3282例，再生育行政确认114例；办理两孩以内流动人口生育服务登记582例，其中一孩310例、二孩272例，再生育服务登记7例。

生命统计。户籍人口出生率13.95‰，死亡率7.32‰，自然增长率6.63‰。因病死亡1933人，占死亡总数的93.20‰。死因顺位前十位依次为：脑血管病，心脏病，恶性肿瘤，呼吸系统疾病，损伤和中毒，消化系统疾病，内分泌、营养和代谢疾病，神经系统疾病，泌尿生殖系统疾病，传染病。户籍人均期望寿命80.16岁，其中男性78.00岁、女性82.55岁。

改革与管理 4月8日，区内110家医疗机构（7家二级医疗机构、19家一级医疗机构、57家一级以下医疗机构、27家事业单位医务室）正式实施医药分开综合改革。参改医疗机构全部取消药品加成（不含中药饮片）、挂号费和诊疗费，设立医事服务费；实施药品阳光采购；首批调整医疗卫生服务价格435项，降低大型医用设备检查项目价格，提高中医、护理、手术等体现医疗技术劳务价值和技术难度高、执业风险大的医疗服务项目价格。

5月25日，朝阳医院托管怀柔医院签约。怀柔医院增名为首都医科大学附属北京朝阳医院怀柔医院，签约后，朝阳医院管理团队正式进驻怀柔，首期托管时限为5年。

12月21日，北京中医医院托管怀柔区中医医院签约。怀柔中医医院增名为北京中医医院怀柔医院，签约后，北京中医医院管理团队正式进驻怀柔，首期托管时限为5年。同日，北京妇产医院托管怀柔区妇幼保健院签约。怀柔区妇幼保健院增名为北京妇产医院怀柔妇幼保健院，签约后，北京妇产医院管理团队正式进驻怀柔，首期托管时限为5年。

为11家单位59人次办理医师多点执业。以怀柔医院为核心医院，建立怀柔医院医联体；以怀柔区中医医院为核心医院，建立怀柔区中医医联体；以怀柔区牙病防治所为核心医院，建立怀柔区口腔医联体。3个医联体有22家医院参与，其中16家社区卫生服务中心全部覆盖。年内，怀柔医院和怀柔区第二医院、怀柔区中医医院和九渡河镇卫生院组建2个紧密型医联体。

人才队伍建设与人才引进。引进非京源毕业生15人，其中硕士研究生14人、博士研究生1人。

社区卫生 规划建设社区卫生服务中心16个、社区卫生服务站88个，社区卫生服务中心及卫生站均为政府办。正常运行中心16个、社区站55个。有卫生人员870人，其中卫技人员679人，包括医生321人、全科医生110人、护士159人。全年诊疗954112人次，上门服务2843人次。家庭医生签约158653人，签约率40.37%。其中重点人群96929人，签约89214人，重点人群签约率92.04%。二、三级医院支援社区卫生服务机构223人次，带教学员45人，门诊4503人次。双向转诊中上转患者17763人次，下转患者5人次。建立居民个人电子健康档案304327份，建档率77.44%，使用率50.12%。

农村卫生 村卫生室279个，其中村办269个、乡卫生院设点3个、私人办2个、其他5个。覆盖率93%。

全年诊疗127718人次。有乡村医生284人，岗位培训2797人次。

疾病控制 传染病防治。报告法定传染病2998例，报告发病率779.86/10万，比上年（721.88/10万）上升8.03%。其中乙类传染病523例、丙类2475例，死亡8例，死亡率2.08/10万，比上年（1.56/10万）上升33.33%，报告病死率0.27%，比上年（0.22%）上升22.73%。其中乙肝5例、肺结核2例、人感染H7N9禽流感1例。报告发病率居前五位的为流行性感冒（300.71/10万）、其他感染性腹泻病（286.66/10万）、梅毒（46.56/10万）、手足口病（44.74/10万）和细菌性痢疾（36.42/10万）。

慢病防治。管理高血压患者31055人，规范管理21251人，规范管理率68.4%；管理糖尿病9690人，规范管理6275人，规范管理率64.76%。6个社区卫生服务中心对2493名脑卒中高危人群进行摸底调查，纳入随访队列1141人。新创建全民健康生活方式行动示范单位、示范餐厅、示范食堂、示范社区各2个。建设健康主题公园、健康知识一条街、健康步道各1个。新成立社区高血压自我管理小组15个，糖尿病自我管理小组16个、功能单位自我管理小组2个，均开展了6次活动。完成242名居民成人慢性病与危险行为因素监测调查。全区医疗机构报告急性心脑血管事件1157例。在13家医疗机构完成结直肠癌高危人群结直肠镜检查752例。怀柔区户籍现患肿瘤患者随访891例。在区域内实现慢病信息化建设，并试运行。

精神卫生。全区精神障碍患者1996人，发病率5.198‰，其中6类重性精神病1951人。全年随访管理患者7812人次。在册管理率93.04%，在册规范管理率91.53%，在管患者病情稳定率99.89%，在管患者规律服药率77.61%。为1412名符合条件的精神障碍患者办理门诊免费基本药品治疗严重精神障碍手续，1252名患者坚持服用免费药品。

学校卫生。中小学生26791人，体检24546人，视力不良检出率49.11%，营养不良检出率3.88%，肥胖检出率21.52%，贫血检出率0.74%，龋齿检出率15.10%。

计划免疫。一类疫苗接种140856剂次，二类疫苗接种36221剂次，报告疑似预防接种异常反应49例。常规免疫规划疫苗接种100040剂次，各苗各剂次接种率均达到北京市指标要求；麻风腮、麻风、水痘疫苗应急接种279剂次，90家单位外来务工人员麻疹、流脑疫苗接种4203剂次。免费接种流感疫苗36334剂次，其中60岁以上老人20002剂次，接种率67.56%；学生16117剂次，接种率60.86%；保障人员接种215剂次。

职业卫生。全区239家单位存在职业病危害因素，职工28241人，其中接触职业病危害因素10658人。完成86家企业10种重点职业病监测和职业健康风险评估，检测岗位1097件，合格样品864件，不合格样品233件，总合格率78.76%；4751名工人累计职业健康检查4829人次，检出职业禁忌证2人。两家职业健康检查机构共受理职业健康检查用人单位513户次，应检6951人，实检6951人。新发职业病6例（电焊工尘肺Ⅰ期2例，煤工尘肺Ⅰ期1例，其他职业性急性中毒1例，疑似噪声聋2例）。

食品卫生及生活饮用水监测。完成食品安全风险监测320件，其中食品中化学污染物及有害因素监测样品165件，合格154件，合格率93.33%；微生物及其致病因子监测样品115件，合格115件，合格率100%。开展本区扩大监测，采集虹鳟鱼样品40件，检出副溶血性弧菌5件，检出率12.50%；食源性疾病监测腹泻病例粪便样品408件，特定病原体检出阳性标本75件，检出率18.38%；抽取123件标本进行诺如病毒及轮状病毒检测，检出阳性标本40件，阳性率32.52%。采集监测生活饮用水282户次322件水样，合格301件，合格率93.48%。其中市政末梢水120件，合格率100%；二次供水80件，合格率100%；农村集中式供水112户次112件，合格91件，合格率81.25%；农村学校内自建设施供水10户次10件，合格率100%；接受社会委托12户，采集并检测水样12件，合格率100%。

健康促进。年内，创建健康促进示范单位2家，累计创建32家。市级健康示范社区（村）140个。培养家庭保健员1400人。无烟单位9家。控烟监查5089户次，责令整改320户次，处罚121件，罚款9.615万元（单位处罚38件，罚款9.2万元；个人处罚83件，罚款0.415万元）。

卫生计生监督 有各类网底2446户，监查2423户，监督6774户次，监督频次2.8，监督覆盖率99.06%。其中公共场所网底1124户，监查1114户，检查2386户次，覆盖率99.11%，频次2.14，行政处罚81件，罚款3.8万元。量化评级公共场所经营单位1013户，量化率96.5%，其中A级119户、B级894户。生活饮用水网底216户，监查203户，检查322户次，覆盖率93.98%，频次1.59，行政处罚78件，罚款1.1万元。职业卫生网底2户，覆盖率100%，频次1，无行政处罚。学校卫生网底113户，检查351户次，覆盖率100%，频次3.1，行政处罚12件，均为警告。传染病消毒网底484户，检查1657户次，覆盖率100%，频次3.42，行政处罚44件，罚款1.5万元。放射卫生网底28户，检查37户次，覆盖率100%，频次1.32。

医疗卫生监督。医疗机构网底468户，检查2004户次，覆盖率100%，频次4.28，有效监督1958户次，合格1929户次，合格率98.52%。行政处罚34件，罚款4.212万元。办理医师多点执业30件。血液管理网底4户，检查6户次，覆盖率100%，频次1.50，无行政处罚。

计划生育行政执法督查。计划生育网底8户，检查15户次，覆盖率100%，频次1.88，有效监督14户次，合格14户次。

妇幼保健 妇女保健。剖宫产率49.85%，孕产妇死亡率 21.26/10万。婚姻登记5340人，婚前医学检查2621人，婚检率49.08%；疾病检出67例，疾病检出率2.56%。

儿童保健。新生儿死亡6人，死亡率1.52‰；婴儿死亡11人，死亡率2.78‰；5岁以下儿童死亡11人，死亡率2.78‰。新生儿出生缺陷发生率24.75‰，先天性心脏病为首位，发生率13.58‰；外耳及其他畸形为第二位，发生率3.40‰；多指趾畸形为第三位，发生率2.43‰；马蹄内翻足为第四位，发生率1.21‰；肾积水为第五位，发生率0.73‰。0～6岁儿童14238人，健康管理14074人，管理率98.85%；系统管理13844人，系统管理率97.23%。0～6岁儿童免费健康体检31380人次，免费新生儿访视8232人次。免费听力筛查16815人次，免费智力筛查23494人次，免费血色素检查16136人次，免费视力检查7436人次，免费口腔检查10178人次。

计生服务 继续把关注计生特殊困难家庭作为工作重点，失独家庭每人每月200元护理补贴、独生子女死亡当年给其父母每人2500元一次性安抚金和给予农村养老保险入保基数50%补贴。对独生子女发生意外伤残致使基本丧失劳动能力或者死亡、其父母不再生育或者收养子女的，女方年满55周岁、男方年满60周岁的，给予每人5000元一次性经济帮助。

建立计生特殊困难家庭帮扶机制。在怀柔医院、怀柔区中医医院、怀柔区牙防所3家核心医院和19家合作医院之间开通转诊绿色通道。指定区级两家定点医疗机构为计生特殊家庭就医提供便利。

流动人口计划生育管理。避孕药具免费发放率95%，避孕节育免费计生手术覆盖率90%以上。开展流动人口健康教育、关怀关爱活动，目标人群健康知识获得率90%以上。为4000名居住半年以上的流动已婚育龄妇女免费健康体检。

全区有免费避孕药具发放网点407个，其中村居网点312个、机关企事业单位网点29个、24小时网点包括社区卫生服务中心网点16个、网络版自助发放机50台。全区累计发放避孕套449箱、避孕凝胶3880支、避孕栓2607盒、醇醚膜7490本、短效口服避孕药2830板，为医疗机构提供宫内节育器1572套，年度执行药具需求24.22万元。投入近27万元，为全区16个镇乡、街道安装药具购调存管理网络平台，实现信息化药具管理与发放。

生殖健康。年内，为5000人提供孕前优生宣传、咨询服务，发放宣传品6000份。依托区妇幼保健院为16个镇乡、街道的1105对待孕夫妇进行免费孕前优生健康检查并发放评估建议，为有高危因素的719人提供个性化咨询指导。

计生关怀。符合计划生育奖励及扶助11073人次，总金额1193.188万元。独生子女父母奖励4750人28.5万元，独生子女父母年老时一次性奖励636人63.6万元，一次性经济帮助26人13万元。符合北京市农村部分计划生育家庭奖励扶助4562人，按每人每年1440元标准发放；特别扶助292人，按每人每年6000元标准发放；伤残扶助335人，按每人每年4800元标准发放；合计发放992.928万元。落实怀柔区独生子女家庭特别扶助制度，兑现护理补贴、养老保险补贴、一次性安抚金和一次性经济帮助95.16万元，惠及计生特困家庭472人。

继续开展“暖心计划”保险工作。166名符合条件的失独老人领取了“暖心计划”养老金，每人每年2900元，共计481400元。全区计划生育家庭意外保险参保50652人，保费1646480元；赔款798件，金额1605188.61元，赔付率97.49%。

年内，与浪漫一生婚纱摄影合作，为全区农村符合计划生育政策的部分家庭或双女户贫困家庭子女捐助500个儿童书包，为全区2000个计划生育家庭每户免费提供精美全家福一幅，为全区每个行政村在职计生专干每户免费提供精美全家福一幅。

医疗工作 全年出院39077人次，病床使用率80.63%，平均住院日11.3天。住院手术9743人次。医护比1∶0.8。

对口支援。朝阳区和安贞医院派出202人次到怀柔区各受援医院支援702天，门诊6349人次，疑难病例会诊64例，手术示教43次，教学查房162次，教学讲座43次，业务培训832人。怀柔区承担内蒙古四子王旗和河南卢氏县的支援任务，选派4名专家到四子王旗开展一周的支援，接收四子王旗和卢氏县卫技人员进修13人，涉及口腔、检验、放射、护理、B超、内科、针灸等专业。

血液管理。4家临床用血医疗机构用血2909单位，均为成分血，其中自体输血379单位。设有街头采血点2处。全年采血量1840单位。

信息化建设 全年信息化建设总投入363.8万元。医生在工作站经授权可看到居民在区内任何医疗机构的健康诊疗记录。依托二级医院建立了4个临床检验中心。指导全区16家社区卫生服务机构开展基本检验项目和检验室的室内质控，集中接收基层不能开展的检验，统一规范全区医疗机构检验服务质量。在2家二级医院建立了远程医学影像诊断中心，分别与8家社区卫生服务中心影像系统对接。

卫生计生经费管理 全年卫生系统总收入234004.9万元，其中财政拨款68336.1万元，业务收入165668.8万元；总支出227167.4万元。卫生事业专用基金支出186361.6万元。计划生育财政总投入1848.13万元，其中流动人口计生经费173.75万元。

基本建设 全年基建总投资3500万元，全部为财政资金。新建、扩建医疗用房500平方米，已全部完工。完成部分社区卫生服务中心（站）房屋修缮工程。中医医院迁建工程改造和新建总建筑面积53235平方米，正在实施过程中。

（撰稿：王利东　审核：吴卫朋）

怀柔区卫生计生委领导名单

党委书记　解金明
主　　任　杜秉利
副 书 记　杜秉利　张武力
副 主 任　王爱军　王月军　于永武　周金芝

密云区

概况 辖区有医疗卫生机构597家。常住人口49万人，常住外来人口7.6万人。户籍人口43.67万人。全年出生5905人，计划生育率99.31%。

生命统计。出生4557人，出生率9.37‰；死亡4637人，死亡率9.53‰，自然增长率-0.16‰。死因顺位前十位依次为：脑血管病，恶性肿瘤，心脏病，呼吸系统疾病，损伤和中毒，内分泌、营养和代谢疾病，消化系统疾病，神经系统疾病，泌尿生殖系统疾病，起源于围生期的某些情况。户籍人口期望寿命79.85岁，其中男性77.32岁、女性82.60岁。

改革与管理 4月8日，区内323家医疗机构启动医药分开综合改革。实施国家基本药物制度，取消药品加成，设立医事服务费，并调整435个医疗服务项目价格。截至年底，医疗机构门急诊次均医药费用、出院患者次均医药费用同比降低2.24%和6.65%；医疗机构药占比51.86%，同比降低5.66个百分点。全区所有政府办医疗机构贯彻实施国家基本药物制度，实行网上统一采购、统一配送、统一销售。社区卫生服务中心开展缺药登记制度，二级医院与社区用药衔接，通过“一个平台、上下联动”，参与改革的医疗机构全部实行药品网上采购，区目录药品共2714条，总品种825种，品规904个，其中基本药品531种、品规584个。

医联体建设。通过纵向和横向整合资源，完善医联体运行机制，实现医务人员培训及帮扶上下联动。年内，区医院与太师屯镇社区卫生服务中心试点建立一对一紧密型医联体，以管理为纽带，以技术、人员、信息方面的业务整合为切入点，探索实现紧密型医联体内人员、技术、设备的统筹管理与使用。

分级诊疗。在“密云区人口健康信息平台”设置双向转诊管理系统，区医院、中医医院与社区医疗机构实现信息平台转诊及电子病历查阅。区医院、中医医院为社区医疗机构预留糖尿病、高血压、冠心病、脑血管病等4种慢病的专家号源用于社区转诊，达到康复期稳定期的患者由区医院、中医医院转回社区继续治疗及健康管理。社区上转患者388人次，区医院和中医医院下转康复期、稳定期患者58人次。

人才引进。全年引进各类人才73人，其中非北京生源毕业生19人（研究生19人）、首都医科大学定向生29人、事业单位公开招考拟招录本地生源大中专毕业生25人。完成职称聘任267人，其中高级职称32人、中级职称89人、初级职称146人。

社区卫生 有社区卫生服务中心19个、社区卫生服务站19个，均为政府办非营利性医疗机构。全年门急诊193.17万人次，家庭卫生服务1.45万人次。有卫技人员1088人，其中执业（助理）医师485人（含全科医生256人）、注册护士294人。

家庭医生式服务。19个社区卫生服务中心继续开展家庭医生式签约服务模式。全年签约179093人，签约率37.08%，重点人群签约102537人，重点人群签约率91.09%。就诊预约17903人次，预约就诊率1.74%，建立社区卫生服务团队96支。

居民电子健康档案管理。继续清理居民健康档案，通过合并、标记、清除等进一步规范健康档案。截至年底，建立健康档案38.76万份，其中规范化电子建档17.47万人。

农村卫生 村卫生室411个，其中村办259个、私人办150个、乡镇卫生院设点1个、其他1个。在岗乡村医生462人，全年接诊49.60万人次。坚持开展乡村医生岗位培训，组织536名注册乡医参加培训。年内，39名乡医变更执业地点，注销注册12人。

在259个行政村配备328名乡村医生岗位。落实乡村医生薪酬保障政策及村级医疗机构运行经费保障政策，为全部政府购买服务的村级医疗机构缴纳了医疗责任保险。统筹协调全区乡村医生人员资源，在22个空白村新建村卫生室。开展乡村医生岗位后备人才培养，鼓励在岗乡村医生参加专科学历教育，18名在岗乡村医生参加成人专科学历教育。

疾病控制 传染病防治。报告法定传染病15种5171例，报告发病率1079.54/10万。报告法定传染病死亡4例，其中艾滋病1例、慢性乙肝2例、人感染H7N9禽流感1例。报告乙类传染病10种994例，报告发病率207.52/10万；报告丙类传染病5种4177例，报告发病率872.03/10万。发生人感染H7N9禽流感3例，均按照要求进行处理。19家肠道门诊共接诊腹泻6592例，其中细菌性痢疾282例，发病率58.87/10万；其他感染性腹泻3329例，发病率694.99/10万。发生聚集性手足口病疫情23起，全年发病328例，发病率62.03/10万。检测HIV抗体53791份，HIV阳性8例。接报现住址为密云的性病病例167例。全年网报疑似和确诊肺结核（结核性胸膜炎）295人；结核病专网报告确诊肺结核149例，建档管理137人，建档管理率91.95%；通过检查发现肺结核98例，建档管理76例，回原籍5人，转入上级医院治疗17例；发现疑似耐多药患者24人，未发现确诊耐多药患者。

慢病防治。规范化管理高血压25332人，规范化管理糖尿病8911人。完成脑卒中摸底3049人，其中纳入随访管理1248人。成立高血压自我管理小组19个、糖尿病同伴支持小组19个，累计开展干预活动300余场。

精神卫生。年初，制定并下发《密云区精神卫生工作规划（2016—2020年）》《密云区严重精神障碍患者信息部门共享机制》。通过联席会、例会等形式通报区内严重精神障碍管理服务及救治情况。全年检出重性精神疾病患者2500人，死亡247人，在册患者2253人，在管患者2153人，规范管理患者2119人，在管患者病情稳定2028人，规范治疗1659人，拒访、失访92人，新建档131人，死亡44人，访视7400余人次。在册患者管理率95.56%，在册患者规范管理率94.05%，在管患者规范管理率98.48%，在管患者病情稳定率94.19%。为在档重性精神疾病患者自愿免费体检958人。年内，1379人享受免费药物，其中社区免费服药患者490人。发生肇事肇祸1例。

学校卫生。完成27所中小学校72间教室教学环境物质环境监测。在全区所有小学二年级3563名学生中开展《我的健康管理日记》记录工作，小学三年级3743名学生中推广家庭视力自测记录工作。开展中小学生营养与饮食行为状况调查，共监测15个班级551名学生；中小学校学生伤害流行现状调查，共调查7所学校1346名学生。学校人群烟草监测，共调查6所学校，发放学生问卷1029份、教职工问卷120份。学生常见病及健康危险因素调查5所学校1244名学生。

计划免疫。有免疫预防接种门诊22家，其中A级18家、AA级门诊2家、AAA级门诊2家。完成接种210945人次，其中常规接种112109人次、外来务工人员接种6633人次、应急接种2215人次、第二类疫苗接种33162人次、流感疫苗接种56826人。调查外来儿童5676人，补卡、补证85人。接报疑似预防接种异常反应51例，均进行调查处理。22家接种单位及3家狂犬病免疫预防门诊、2家产科门诊均安装冷链自动监测系统且运转正常。

健康教育与健康促进。全年健康大课堂讲座323场，受众20994人次。通过"'营'在校园""520中国学生营养日"及"全名营养周"等活动促进少年儿童健康水平的提高。利用"无烟日"向群众宣传烟草危害；开展中小学生"我要健康成长，我爱无烟环境，共建无烟家庭"控烟宣传作品征集大赛，共征集26所学校820幅作品。主题日开展咨询活动281次，接受咨询33139人次。加强个体化健康教育服务，向患者提供个体化服务3027583人次。

职业卫生。全年接到职业病与职业中毒、尘肺病、农药中毒85例，接报非职业性一氧化碳中毒184起204例，均按要求审核、上报，对确诊的职业病病例进行访视。公共卫生从业人员体检24716人，发放健康合格证24345个。对62个单位1189人开展接触粉尘、噪声等11个项目岗前、在岗、离岗职业健康体检，对49个用人单位的职业健康体检结果做出职业健康检查结果评价报告。开展重点职业病监测评估，4家企业采集样品73件，收集监测资料3866人，收集检测报告46份。环卫女工生殖健康调查241人，发放调查问卷241份，调查率100%。

地方病防治。十里堡镇等5个乡镇共抽查300户居民食盐样品300份，碘盐覆盖率98.33%。生活饮用水水碘、水氟含量共采集水样117份，水碘合格率100%，水氟含量合格率97.44%。畜牧养殖人员布氏菌病抗体检测172人，其中阳性1人。

卫生监督 有被监督单位2541个，其中公共场所863个、生活饮用水211个、学校卫生135个、职业卫生2个、放射卫生38个、传染病与消毒613个、医疗机构592个、血液管理4个、母婴保健25个。应监查2631个（包括过期、注销停业单位），实监查2619个，监督覆盖率99.54%。

全年受理各类卫生行政许可393件，其中公共场所241件、生活饮用水98件、放射诊疗许可54件，不予许可23件；注销卫生许可证54件；办结率100%。受理食品安全企业标准备案材料37份，准予备案35份，不予备案1份，办理中1份。

全年实施行政处罚511起30.43万元，其中公共场所警告114起，罚款195起17.54万元；生活饮用水警告49起，罚款14起3.32万元；医政警告59起，罚款45起9.29万元；学校卫生警告15起，罚款19起2900元。65家医疗机构不良执业积分共115分。公共卫生投诉举报受理139起，其中公共场所卫生28起、生活饮用水卫生4起、医疗卫生29起、控烟76起、卫生许可受理办证2起，办结率100%。

控烟。对餐厅、娱乐等重点场所开展控烟专项整治，监查4221户次，发现不合格单位186个。责令整改单位163个，处罚单位15个36000元；责改并处罚个人133人，罚金6650元。

妇幼保健 妇女保健。孕产妇6738人，活产6786人，高危孕产妇管理 5647人，管理率100%；系统管理6632人，系统管理率97.73%。孕产妇死亡1例，死亡率14.74/10万，经市、区两级评审为不可避免死亡。婚姻登记8702人，婚检115人，婚检率1.32%，疾病检出5例。乳腺癌筛查12690人，宫颈癌筛查11762人，筛查出宫颈癌前病变95例、宫颈癌 6例，乳腺癌前病变1例、乳腺癌5例。农村孕产妇住院分娩补贴1444人10.6万元。全年为1438人发放叶酸8682盒。

儿童保健。活产6786人，新生儿访视率98.53%。5岁以下儿童死亡19例，死亡率3.07‰；婴儿死亡18例，死亡率2.91‰。0～6岁在册儿童26231人，保健管理25908人，儿童系统管理率98.77%。0～2岁在册儿童13781人，系统管理12944人，系统管理率93.93%。新生儿访视10041人次，健康检查47405人次，智力筛查8133人次、新生儿听力筛查人数5657人、0～6岁儿童听力筛查24965人、视力筛查 11444人、血色素检查24069 人、口腔检查12406人。免费金额161.6万元。托幼园所在岗工作人员体检2144人，对体检异常者督促其离岗治疗和休息。

计生服务 全区出生5905人，其中二孩3011人，二孩率50.99%，同比增加18.82个百分点。加强京津冀流动人口服务管理协作，建立河北省承德市承德县、丰宁县、滦平县、兴隆县流动人口户籍地驻密计划生育服务站，以“属地化管理，市民化服务”为原则为流动人口提供计划生育服务。截至年底，登记流动人口信息70389条。

年内，为16120名农村采取长效节育措施已婚育龄妇女免费健康体检。新安装二代身份证智能避孕药具自助发放机38台。全区设立免费避孕药具发放网点689个，村（居）社区免费避孕药具发放网点覆盖率100%，避孕有效率98%。

生殖健康。落实“健康生育计划”，完善出生缺陷一级预防，区卫生计生委派专人为新婚夫妇讲解孕前体检流程等优生优育知识。全年向新婚夫妇发放“计划生育大礼包”1496份。

计生关怀。走访慰问1104户贫困独生子女家庭和35户女孩患病家庭。关爱失独家庭，为215户计划生育失独家庭结对帮扶。全年计生困难家庭帮扶资金支出464.4万元，奖扶、残扶、特扶3项扶助合计发放4839人，政策符合率100%。

医疗工作 出院43280人次，床位使用率65.88%，平均住院日8.71天。住院手术12675例。

对口支援。区内24家医疗机构同市、区26家医疗机构建立对口合作关系。密云区与湖北省十堰市竹溪县、河北省承德市滦平县、内蒙古自治区巴林右旗、宁夏回族自治区吴忠市同心县建立对口协作关系。区医院接收宁夏回族自治区3名业务骨干进修学习。区医院继续深化与北京大学第一医院合作共建，通过专家门诊，疑难病例会诊、讨论，指导手术、查房，培训、讲课等方式支援区医院。全年北大医院专家来院1326人次，门诊5579人次，查房874人次，普通会诊3393人次，急会诊4人次，进行超声心动检查132例，手术379例（其中三、四级手术162例），开展培训及讲座221次，培训医务人员2142人次。

血液管理。全年采集血小板11006单位、全血4628单位。密云、怀柔两地临床供应红细胞5160单位、血小板333单位、血浆2806单位。

信息化建设 继续人口健康信息平台建设，为19家社区及结核病防治所购置医院管理信息系统服务器和前置服务器。升级改造50家医疗机构信息系统相关程序，并于4月8日完成医院信息系统切换。

卫生经费管理 完成对各单位财务工作的监查，内审率100%。全年总收入155681.8万元，医疗收入98232.1万元，财政补助收入51705.3万元；总支出250818.9万元，业务支出220034.2万元。

基本建设 密云区中医医院新址改扩建工程完成项目可行性研究、规划设计等，整体工程按程序有序推进。投入500万元，对高岭镇、太师屯镇、西田各庄镇、不老屯镇等6家社区卫生服务中心进行基础设施及房屋修缮。累计投入1449万元，对中医医院、河南寨镇社区、十里堡镇社区等10家单位燃煤锅炉进行煤改气改造。

（撰稿：邢　颖　审核：毛久成）

密云区卫生计生委领导名单

党委书记、主任　任向宏
副　书　记　王文平
副　主　任　毛久成　张　利　郑　春
　　　　　　李长旺　郑艳菊

延庆区

概况 辖区有医疗卫生机构315家。常住人口34万人，其中户籍人口28.5万人、流动人口3.7万人。育龄妇女81050人（户籍75087人，流动5963人），其中已婚育龄妇女58337人（户籍54200人，流动4137人）。出生3736人（户籍3623人、流动113人），计划生育率99.78%。出生人口性别比112.62。全年办理一孩生育登记1579例、二孩生育登记1462例、三孩及以上再生育行政确认127例，流动人口二孩以内生育登记22例。

生命统计。出生率14.61‰，死亡率7.79‰，人口自然增长率6.82‰。因病死亡2067人，占总死亡人数的93.15%。死因顺位前十位依次为：脑血管病，恶性肿瘤，心脏病，呼吸系统疾病，损伤和中毒，内分泌、营养和代谢疾病，神经系统疾病，消化系统疾病，精神障碍，泌尿生殖系统疾病。户籍人均期望寿命79.75岁，其中男性78.21岁、女性81.42岁。

改革与管理 撤销延庆区卫生计生委监察科，并划转行政编制4名至区纪委机关；委机关公共卫生科加挂行政审批科牌子。延庆区精神病医院加挂延庆区精神卫生保健所牌子。将议事协调机构延庆区区级公立医院综合改革试点领导小组职责整合并入区委全面深化改革领导小组教育科技卫生体制改革专项小组后予以撤销。延庆区突发公共卫生事件应急指挥部作为专项机构调整并入延庆区突发公共事件应急委员会。区中医医院与大榆树镇社区卫生服务中心启动紧密型医联体试点，北京中医医院延庆医院大榆树院区正式挂牌。开展医师多执业机构备案的医疗单位19家，有53名医师申请多点执业。

9月18日，立足保障冬奥会，延庆区政府与北医三院合作进一步深化，延庆区消化中心、创伤中心正式揭牌试运行。

人才队伍建设与人才引进。年内，通过公开招聘、定向生培养、引进非北京生源等方式补充系统内事业单位58人，其中硕士研究生16人、本科5人、大专37人。招录北京市公务员4人，其中硕士研究生1人、本科3人。为9辆急救车配备医疗辅助工作人员27人。全区医疗机构续聘退休专家53人，其中初级职称8人、中级职称30人、高级职称15人。启动第三批“123”高层次人才建设工程暨第四批“师徒传承”共计89人，其中区级学科带头人10人、院级学科带头人19人、学科骨干30人、师徒传承30对。

社区卫生 有社区卫生服务中心15个、社区卫生服务站57个，其中政府办社区卫生服务中心15个、社区卫生服务站56个，社会办社区卫生服务站1个。在岗卫技人员667人，其中全科医师180人、社区护士163人。全年门急诊266.39万人次，上门服务7232人次。15个社区卫生服务中心全部完成标准化建设。建立社区卫生服务团队100个，累计签约6.9万户12万人，签约率37.21%，其中重点人群签约率92.2%。5家二级医院、2家三级医院共613人支援社区卫生服务机构2036.5天，门诊9767人次，转诊20人次。社区卫生服务机构建立健康档案212730份，建档率65.06%，使用率57%；其中建立电子健康档案209424份，电子档案建档率64.04%。

农村卫生 村卫生室168个，均为非营利性集体所有制。村卫生室和农村社区卫生服务站覆盖率59.8%。注册乡村医生280人，乡村医生理论培训和技能培训100学时。

疾病控制 传染病防治。无甲类传染病报告，乙类传染病发病425例，发病前三位的是流行性感冒、手足口病、其他感染性腹泻病。艾滋病患病41人，其中新发病12人、死亡1人；结核病新发病77人；性病新发病144人。狂犬病、人禽流感、手足口病、布病等人畜共患疾病发病246人，其中报告布病11人。

慢病防治。新成立糖尿病管理小组30个、高血压自我管理小组60个。脑卒中高危人群随访1933人，肿瘤随访809例。

地方病防治。监测居民碘盐309份；尿碘监测809件，其中育龄妇女200件、孕妇200件、成年男子200件、小学生209件；全区无地方性氟中毒、碘缺乏病报告。

精神卫生。在档重性精神病患者2086人，发病率4.92‰；其中6种重性精神病患者1772人，系统治疗1443人。全年精神病患者随访12000次。983名患者参加免费服药项目，比上年增加33人，发放免费药品11628人次。重性精神疾病患者规范管理率94.74%，在管患者规范管理率97.91%，在管患者病情稳定率99.67%，检出患者管理率87.06%。

学校卫生。应检学生21665人，实检20989人。视力不良检出患病率57.5%，营养不良检出率13.2%，超重检出率13.48%，肥胖检出率25.28%，恒牙龋齿检出率9.1%，贫血检出率3.96%。

计划免疫。预防接种建卡3528人，建卡率100%。应接种脊髓灰质炎、百白破、白破、麻风、麻风腮、流脑、流行性乙脑、乙肝、甲肝等疫苗73273人次，实种73273人次，接种率100%。接种不良反应发生率31.29/10万针次，调查处理疑似预防接种异常反应39例，其中一般反应28例、异常反应9例、偶合2例。开展应急接种麻疹疫苗1次122人次。外来民工接种麻疹疫苗和A+C群流脑疫苗共135人次。接种流感疫苗19000人，其中学生免费接种5845人，接种率57.01%；60岁以上老人免费接种12775人，接种率62.27%；保障人员免费接种37人；自费接种343人。

食品卫生及生活饮用水监测。检测生活饮用水样品354件，合格率71.47%，主要超标指标为农村生活饮用水的微生物指标。食品化学污染物及有害因素、微生物及其致病因子、食源性疾病共检测样品765件，其中兽药残留超标9件、食源性致病菌超标5件。在患者样品中检出致泻大肠埃希氏菌37件、沙门氏菌19件、诺如病毒14件、副溶血性弧菌10件。

健康促进。完成八达岭镇国家卫生镇复审，创建北京市健康促进示范单位4 家；累计创建北京市健康促进示范村104 个、健康示范社区11个。组织开展健康素养传播行动、健康中国行行动等，组织社区居民开展全民健康生活方式演讲比赛。开展健康大课堂278场，累计受众1.3万人次。控烟监查3154户次，责令改正226 户次，受理控烟举报投诉案件47件，处罚控烟不力单位3家，罚款1.5万元；处罚个人1人，罚款50元；全区有无烟医院18家，无烟学校覆盖率100%，无烟机关 13家。

卫生计生监督 公共卫生监督。有各类公共场所491户，量化分级399户，其中A级254户、B级129户、不予评级16户。监查3823户次，监督覆盖率98.78%，合格率98.06%。处罚35户次，罚款1.6万元。

饮用水卫生。区内有供水单位478户，卫生监督318户次，监督覆盖率98.61%，监督合格率97.70%。行政处罚23件，罚款3万元。

医疗卫生监督。有医疗卫生机构315家，其中开展临床用血工作的医疗机构4家、开展母婴保健技术服务的5家。完成对各级各类医疗机构监查1325户次，监督覆盖率99.36%，合格率99.45%；血液安全监查10户次，监督覆盖率100%，合格率100%；母婴保健监查11户次，监督覆盖率100%，合格率100%。行政处罚8户次，其中简易程序7件、一般程序1件，罚款0.42万元。

传染病防治和消毒产品卫生。传染病防治和消毒产品被监督单位327户，传染病防治和消毒产品相关检查1510户次，行政处罚14户次，其中简易程序10件、一般程序4件，罚款2万元。

打击非法行医。查处非法行医案5件，均予以取缔，没收违法所得0.02万元，罚款0.4万元。

计划生育行政执法督查。开展母婴保健和计划生育监查22户次，合格率100%。开展人体胎盘处置专项监查1次，区内两家设置产科的医疗机构均能够按照要求处置人体胎盘，未发现买卖行为。

妇幼保健 按照市卫生计生委要求，2017年起妇幼保健工作采用常住人口统计相关数据。

妇女保健。孕产妇4402人，系统管理率97.59%，住院分娩率100%。高危产妇2718人，管理率98.59%。产科剖宫产1447例，产科剖宫产率43.26%。无孕产妇死亡。婚前检查399人，婚检率7.28%，疾病检出率6.02%。

儿童保健。新生儿活产4442人，高危新生儿422人，高危新生儿管理394人，高危新生儿管理率93.36%。新生儿死亡11例，死亡率2.48‰。婴儿死亡13例，死亡率2.93 ‰。5岁以下儿童死亡16例，死亡率3.60‰。出生缺陷发生率11.34‰，主要出生缺陷病种是多指（趾）、先心病、外耳异常。6个月内母乳喂养率85.38%，纯母乳喂养率66.17%。0～6岁儿童16291人，系统管理率96.94%，贫血患病率2.37%。

计生服务 在办理生育登记过程中，推行一次性告知制度，简化办事流程，对申报两孩以内生育登记的夫妇，村（居）委会与乡镇（街道）计生办及时审核、复核，严格在3个工作日内办结；对申请再生育的情况，实行村居、镇街乡计生干部全程代办和承诺制服务，区级坚持即来即审、即审即批。

流动人口计划生育管理。向各乡镇（街道）拨付资金30万元，在重大节日期间开展丰富多样的流动人口计划生育宣传和送温暖活动，惠及流动人口计生家庭1000余户。

避孕药具服务与管理。有避孕药具人工发放网点481个、自助发放机31台。全年调入各类药具14.01万盒，总金额17.72万元，发放到各乡镇、街道、企事业单位。

生殖健康。区妇幼保健院为全区免费孕前优生健康检查定点医院。年内，为559对待孕夫妇开展免费孕前优生健康检查和优生咨询服务。生殖健康服务月活动贯穿全年，共服务10万人次。继续实施农村长效节育户籍已婚育龄群众免费健康体检项目，8356人参加体检。对全区6000户新婚、孕产、术后、新入户等重点人群开展生殖保健上门服务，服务率96%以上。

计生关怀。有符合计划生育奖励扶助政策人员32365人，奖励总金额632.73万元。其中享受独生子女父母奖励29580人，奖励177.48万元；享受一次性奖励对象893人，奖励89.3万元；一次性经济帮助对象12人，金额12万元；农村部分计划生育家庭奖励扶助对象1673人，奖励扶助金240.91万元；独生子女家庭特别扶助对象114人，扶助金68.4万元；独生子女伤残家庭特别扶助对象93人，扶助金44.64万元。完成4个样本点80例调查对象的《2017年全国生育状况抽样调查》。

计生家庭综合保险参保35920份，138万元，受益家庭比上年增加近7000户。其中计生家庭意外伤害保险投保17470份，52万元；“两癌”保险投保9178份，36万元；劳动力保险投保8631份，43万元；针对在校学生新增家庭子女综合意外伤害保险，共投保641份，6万余元。全区有14个乡镇、街道共补贴16万余元，其中珍珠泉乡为独生子女家庭投保；康庄镇、刘斌堡乡对独生子女家庭补贴20元；千家店镇独生子女家庭每户补贴15元，计生家庭每户补贴10元；八达岭镇补贴15元；延庆镇、永宁镇、沈家营镇、四海镇对独生子女家庭每户补贴10元。14个乡镇110个村共计补贴12万余元。开展“幸福工程”项目，针对7个项目点特点开展服务、培训和指导。投入资金3.35万元，为335名独生子女父母办理农村独生子女家庭养老保险补贴。

医疗工作 出院20127人次，病床使用率77.56%，平均住院日8.43天，死亡率1.28%。住院手术6160人次。

对口支援。派出3名医疗骨干作为第九批第一期援疆医疗队员赴新疆和田地区开展为期1年的医疗服务。接收河南省内乡县5名骨干医务人员进修学习。组织延庆区、河北省张家口市怀来县、内蒙古自治区乌兰察布市兴和县80名超声医生举办技术交流研讨会。组织延庆区、兴和县、怀来县卫生计生管理干部在清华大学公共管理学院举办为期4天的全脱产培训班。

血液管理。区内设采血点1个，有采血车1辆。全年自愿无偿献血506人次730 单位，其中团体无偿献血53人次60单位、街头无偿献血453人次670单位。机采血小板 760人次1430单位。临床共用悬红细胞2364单位、血小板112单位、血浆85600毫升。成分输血占临床用血总量的100%。

信息化建设 年内，为15家社区卫生服务中心、区精神病医院、结核病防治所建设社区卫生终端安全管理系统，为310台内网电脑提供安全保护。完成区卫生计生委值守办公系统建设。完成13家社区卫生服务中心及精神病医院自助挂号系统建设。完成区疾控中心综合管理系统、区医院医院感染管理系统建设。

卫生计生经费管理 全区卫生系统收入160527.49万元，其中财政拨款及业务收入154363.21万元；总支出146075.17万元。计划生育财政总投入1371.42万元，其中流动人口计生经费30万元。

基本建设 全年基建总投资18305.05万元。完成珍珠泉乡社区卫生服务中心建设，其中新建医疗用房1300平方米。新建、改建村卫生室49个，新建医疗用房2580平方米。8月，延庆区医院综合病房楼正式投入使用。

（撰稿：龚 伟 审核：刘凤云）

延庆区卫生计生委领导名单

党组书记、主任 尹文强
副 书 记 林永生
副 主 任 薛亚春 鲁金芳 韩永祥 王留忠 刘惠军

三级医院工作

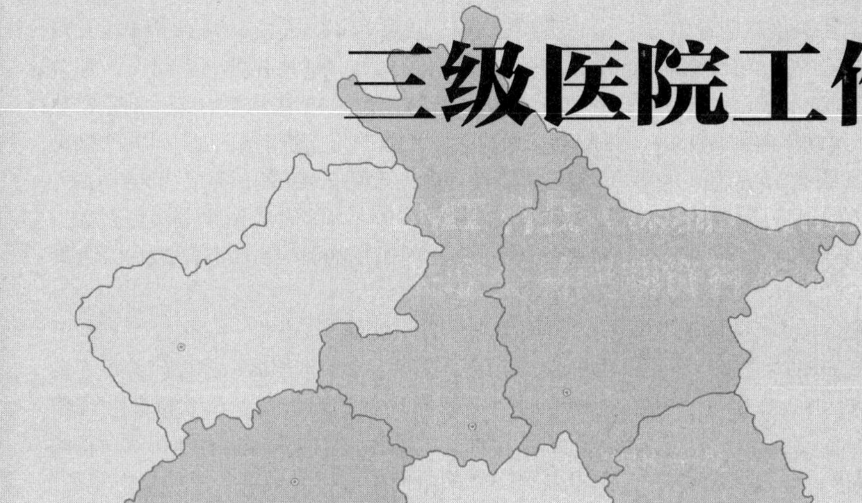

北京医院

地址：东城区东单大华路1号（100730） 电话：85132266
网址：www.bjhmoh.cn

基本情况 卫技人员2775人，其中正高职称212人、副高职称259人、中级职称1148人、初级职称1156人。

年底医用设备净值35305.01万元；年内新购置医用设备14756.55万元，其中乙类医用设备2台。业务总收入271308万元，其中医疗总收入250150万元。

改革与管理 持续加强医疗安全和质量管理工作。在重新修订《北京医院医疗质量与安全管理委员会章程》的基础上，组建医疗质量季度交叉检查专家委员会保障医疗安全。全院覆盖DRG组数627组，CMI难度系数达1.0、时间效率指数1.08、费用效率指数1.07。

落实北京市医改的各项工作要求，深入推进改善医疗服务行动计划，通过优化诊区布局，建立门诊服务中心，成立科室助理团队，延伸护理服务内涵等措施，提升患者就医体验。积极参加DRGs收费试点工作，加大推进临床路径管理工作，临床路径完成例数占出院人数的比例达53.4%。

成立日间手术管理中心，筹建日间手术病房、日间手术患者随访室、一站式服务中心。推进器官移植工作，完善器官获取、供体转运和器官维护等相关工作的标准化流程。全年成功完成11例器官获取工作，接受器官移植资质现场审核工作并成功获得肝、肾器官移植资质。

集中优势学科共同发展，先后成立继发性高血压多学科诊疗中心、胃肠道肿瘤多学科诊疗中心、心律失常多学科诊疗中心、中医老年病多学科诊疗中心、冠心病多学科诊疗中心、胃食管反流病和便秘诊疗中心，在医联体内推广学科建设与发展的经验和成果。

医院医联体新增东城区第一人民医院为成员单位，医联体内医疗机构扩充至7家。医院心血管内科、呼吸与危重症医学科、神经内科获批第一批北京市专科医联体核心医院。

医疗工作 出院44447人次，床位周转39.71次，床位使用率96.59%，平均住院日8.84天，住院手术23824例。产科床位由32 张增至48张，剖宫产率31.5%。无孕产妇、围产儿、新生儿死亡。170个病种实施临床路径管理，入径 20326例，完成19609例，入径率89.7%，完成率96.5%，完成例数占出院人数的44.2%。全年临床用血18800单位，自体输血692人次2044单位。

日间手术作为年度重点工作之一，成立了日间手术中心，组建了日间手术管理团队，并以门诊手术室为中心进行空间布局的扩展，通过压缩行政办公用房，组建日间手术病房、日间手术患者随访室、日间手术办理一站式服务中心，并最终实现“集中管理、集中收治”的日间手术管理发展方向。制定了《北京医院日间手术管理办法》及日间手术目录，明确日间手术开展范围，并不断优化日间手术入出院流程。在住院处设立日间手术办理一站式窗口，并制定白内障、疝气、甲状腺结节手术等单病种医疗费用的免审流程，在信息系统中实现日间手术患者门诊检查费用直接结转至住院费用的功能。开展日间手术的科室有妇产科、眼科、骨科、泌尿外科、普外科、耳鼻喉科等6个科室，手术病种由4个增加至167个，共完成日间手术2228例。

预约挂号管理。实行分时段预约就诊，拓展预约方式，患者可通过114电话、手机预约、自助挂号机等方式预约挂号。预约挂号人次及占门诊总量的38.91%。

新技术、新疗法。全年开展新技术、新疗法55项，如：静脉曲张射频治疗、阴茎癌腹腔镜下腹股沟淋巴结清扫术、胃排空功能测定诊断糖尿病消化系统自主神经病变、视觉模拟MRI-超声融合经会阴模板引导下前列腺靶向穿刺活检术等。

药物管理。医院药占比41.11%，其中门诊62.16%、住院25.11%。抗菌药物使用强度34.3DDD，住院患者抗菌药物使用率44.7%，微生物检验标本送检率37.8%，全部达到上级卫生行政部门要求。

医保工作。医保住院22688人次，总费用50898万元。医保门诊1104597人次，总费用62734万元。

医疗支援。在已承担十余家医疗机构长期对口支援任务的情况下，年内与黑龙江省鹤岗市鹤矿医院等7家医疗机构新签订对口支援协议。9月，副院长奚桓带领11个科室的专家组成医疗队赴内蒙古自治区赤峰市克什克腾旗参加“服务百姓健康活动”大型义诊周活动。年内共派出医务人员174人次参加对口支援帮扶，诊疗患者3172人次，接收受援单位进修人员55人次。

医疗纠纷处理。投保医责险1638人，总费用14.7万元。年内处理较大的记录在案的纠纷共70件，其中新发生案件44件、既往遗留案件26件。结案45件，其中既往遗留案件21件、新发案件24件。年度赔付总金额267.80万元。

护理工作　护士1228人，其中本科746人、研究生14人。医护比1：1.61。有ICU床位8张。

承担中华护理学会、北京护理学会共282人次的专科护士培训；承担来自北京大学医学部、香港理工大学、北京中医药大学等高等院校的148名护理实习生，以及来自对口支援医院和其他医院的46名进修护士的带教工作。选送14名护理骨干参加中华护理学会、北京护理学会举办的静脉治疗、危重症、血透、老年等8个专科的专科护士培训，并选派100余名优秀护士参加学术会议。

科研工作　修订《北京医院科技奖励规定》《北京医院间接经费管理办法》，进一步细化奖励层级及标准，提高全院职工科研积极性。

连续开展三届“京医论坛”的遴选工作。打造“京医论坛”品牌，为促进国内外学术合作与交流并推动医院学科建设发挥重要作用。“121临床试验研究工程”为提升医院临床研究水平奠定了基础。经过前期建设，生物治疗中心、临床生物样本管理中心初具规模，相关管理制度正在完善，并积累了一定的运行经验。

获2016年科技部国家重点研发专项课题13项，经费1393.65万元；获2016年国家自然科学基金项目7项，经费313万元。

医学教育　年内，医院招录规培住院医师96人，其中北京医院住院医师 39 人、外院住院医师57人（含1名新疆定向委培学员）。成为北京协和医学院老年医学博士学位授权点，同时成功开展与清华大学医学院联合培养的医学领军人才博士后项目选拔工作。顺利通过了全国住院医师规范化培训基地的复审。根据北京市卫生计生委要求，召开动态评估布置会，以评促建，13个专业基地顺利完成动态评估。

继续扩大研究生招生规模。在北京协和医学院招生23人（含博士11人）；在北京大学医学部招生24人（含博士5人）。

举办第一期全科医学培训班。

全年脱产进修学习32人次，国内院外进修10人次、国外进修22人次。

学术交流　年内接待外国团组18个172人次专家来访。派出156人次出国学习交流，其中长期出国学习22人次。

编辑出版　继续提升医院期刊的学术影响力和办刊实力。筹备出刊《中华老年医学》杂志英文版。

信息化建设　成立信息化工作管理委员会，重新评估医院信息化的现状，找到了北楼信息化建设的差距。圆满完成国家卫生计生委电子病历五级测评工作和信息系统互联互通标准化四级甲等评测工作。成立互联互通项目建设小组，消除信息孤岛，推进诊间预约，提升患者就诊体验。开展医学影像检查的一站式预约，提升医技检查效率，减少患者排队等候。

尝试将人工智能技术与医院传统医疗业务有机结合，拓展新技术在医学领域的深度应用。探索“互联网+”建设，制定“北京医院互联网医院”项目建设方案。

基本建设　完成北楼A座急诊与新核磁机房加固及附属设施的改造工程。

（撰稿：孙　可　审核：马　燕）

领导名单

院　　长　王建业
党委书记　汪　耀
纪委书记　李赵城
副 院 长　奚　桓（常务）　许　锋
　　　　　杜元太　孙　红　季福绥
总会计师　王　洁

中日友好医院

本部：朝阳区樱花园东街2号（100029） 电话：84205566
西区：朝阳区双泉堡甲2号（100192） 电话：53236512
北区：朝阳区文学馆路47号（100029） 电话：84206764
国际部：朝阳区樱花东街2号（本部东侧）（100029） 电话：84205121
网址：www.zryhyy.com.cn

基本情况 卫技人员3258人，其中正高职称221人、副高职称253人、中级职称1105人、初级师1492人、初级士187人。

年底医用设备净值147604.12万元，其中甲、乙类医用设备10台；年内新购医用设备43693.12万元，其中甲、乙类医用设备2台。业务总收入37.73亿元，其中医疗收入32.9亿元。

机构设置 明确呼吸中心组成科室为：呼吸与危重症医学科一、二、三、四部，胸外科，中医肺病科（中医呼吸科），中医肺病二科（中医呼吸二科），北区呼吸与危重症医学科，烟草病学与戒烟中心（WHO戒烟与呼吸疾病预防合作中心办公室），临床微生物与感染实验室，肺癌中心。中医男科更名为男科。放射治疗科更名为放射肿瘤科。成立床位调配中心，挂靠医务处；将原后勤处与安保处合并为后勤与安全保卫处；撤销北区筹备办公室、筹备监督办公室；成立运营与信息部。调整后共有19个职能与管理部门、5个专项工作机构。

改革与管理 加强医联体建设。呼吸专科医联体覆盖31个省份455家医院，其中，协作单位52家、成员单位403家。在江西、河南、内蒙古、贵州、甘肃、陕西、福建、四川、辽宁、黑龙江、青海、吉林、河北、北京、上海等15个省份建设本区域呼吸专科医联体并纳入国家呼吸临床研究中心•中日医院呼吸专科医联体，共同推动呼吸学科建设和发展。

建立疑难危重症双向转诊绿色通道，接诊来自全国各地疑难危重症患者400余例，航空转运3例，开展呼吸疑难、复杂疾病的多学科远程会诊近1000例。

建立专科专病同质化教学培训体系，线上、线下培训相结合，开展系列专业培训班33期，7344人次参加；开展远程培训13期，41771人次参加；通过呼吸界、中国移动等平台进行同步直播，医联体内各级单位组织呼吸科医师集体学习，各单位收看人数最低3000人次，最高达10000余人次；通过腾讯新闻客户端直播“幸福始于呼吸”世界慢阻肺日直播活动，观看88万人次。接收进修人员600余人次。

建立肺栓塞与肺血管病防治协作组、慢阻肺协作组、ECMO中心、肺癌专病医联体，医联体内开展科研项目合作，开展围绕提升临床能力的临床研究。

启动“幸福呼吸”全国慢阻肺分级诊疗服务推广项目，以呼吸专科医联体为依托，在北京市朝阳区、河北省沧州市、内蒙古自治区赤峰市、山东省潍坊市、甘肃省白银市、陕西省安康市、河南省周口市、贵州省遵义市8个地市建立国家慢阻肺分级诊疗示范区，深入探索慢阻肺分级诊疗实施路径，实现试点地区医疗机构、远程医疗、疑难危重症转诊、慢阻肺诊疗技术、人才培养体系全覆盖。

疼痛专科医联体覆盖全国29个省份302家，在北京、河南、山东、黑龙江、江苏、山西、新疆、广东、深圳、浙江、吉林、湖北等12个省份设区域中心，包含各级成员单位共768家，构建了县、市、省的分级诊疗体系。在医联体内推行千县工程，按照医联体疼痛学科建设规范，建立一系列县域医院疼痛科帮扶措施。同时，联合医联体内20家大型三甲医院共同完成科技部国家重点研发计划项目——“脊髓刺激治疗疼痛临床试验设计与组织”。

中西医结合肿瘤专科医联体覆盖全国20个省份220余家医院，以基层医院为主。开展对口单位帮扶工作，传授协议处方，定期到地市县基层医院进行专业技术指导与推广，接收对口单位进修人员。同时，医联体单位内开展中药外用制剂治疗化疗性口腔黏膜

炎临床观察、中药外用制剂治疗放射性皮肤损伤临床观察等科研合作

年内还先后成立肺癌专病医联体、专科医联体护理联盟、肛肠专科医联体、毛发专病医联体、上颈椎专病医联体。

人才引进。年内著名肺移植专家，“中国、亚洲肺移植第一人”陈静瑜教授、著名麻醉科专家赵晶教授、儿科专家张琪教授、药物临床试验专家李劲彤教授、呼吸康复专家赵红梅教授、减肥外科专家孟化教授、日本康复医学专家郭丹副教授等加入中日医院。

医疗工作 出院82566人次，床位周转46.15次，床位使用率96.29%，平均住院日7.59天，住院手术50688例，剖宫产率39.6%。无孕产妇死亡，新生儿死亡率0.9‰，围产儿死亡率1.8‰。实施临床路径的科室有34个136个病种。全年临床用红细胞14992单位、血浆15806单位、血小板4222治疗量，自体输血774人次695单位。

预约挂号管理。自助挂号机、中日友好医院APP、中日友好医院公众号微医、医师工作站、114电话及网络等多渠道预约挂号，普通门诊预约挂号人次占门诊总人次的56.51%。

新技术、新疗法。1月制定《中日医院医疗技术临床应用管理制度》，院内开展16项新技术。

药物管理。门诊患者抗菌药物处方比例9.34%，急诊患者抗菌药物处方比例35.51%，出院患者抗菌药物使用率52.17%，抗菌药物使用强度46.56DDD。

医保工作。医保出院37977人次，总费用79071.23万元。

医疗支援。开展援藏、援疆、援青工作，并对口支援陕西省神木县、府谷县及吕梁山片区，以及北京市顺义区的协作帮扶单位；同时，参加国家医疗队巡回医疗、中组部博士服务团、中组部“西部之光”人才培养、京蒙省际帮扶等项目。承担政府指令性对口支援任务10个专项，对口帮扶18家受援单位。共派出专业技术及管理人员93人次，其中含2016年度派遣的援疆干部3人、博士服务团成员2人、顺义城乡对口支援人员3人；年内新派遣85人次。承担政府指令性高级人才培养专项任务4项，接收来院进修人员133人。新增对口支援单位进修培训人员133人，其中政府指令性进修培训人员63人，友好协作进修人员70人。政府重点人才培养专项任务4项，为期6个月至1年，共32人：中组部“西部之光”人才培养项目结业4人，新增3人；国家卫生计生委与新疆维吾尔自治区卫生计生委联合培养的新疆创新性中青年人才项目结业3人，新增4人；国家卫生计生委与贵州省政府共同实施的“黔医人才计划”项目结业4人，新增10人；北京市政府对口支援干部人才项目培养2人，新增2人。

医疗纠纷处理。投保医责险1586人，总费用139万元。发生医疗纠纷39件，其中调解20件、诉讼10件。年度赔付总额265万元，其中医院承担金额214万元。

护理工作 护士1667人，其中本科1090人、研究生28人。医护比1：1.56。

护理管理实行科、护士长目标管理，制定科护士长、护士长管理手册，通过护理单元的管理路径，提高临床护理管理的效率，定期评价考核。编制并发放大科、护理单元质量管理手册，明确质量管理目标、计划与要求。制定科室护理质量管理路径，完善各护理管理层级的质量管理职责，持续改进护理质量。建立基于护理风险与护理核心操作项目的护理绩效评价体系。

制定并出台对各临床护理单元不可收费耗材的管理办法，制定各临床科室的成本管理目标责任制，将科室成本控制情况与绩效挂钩。

开展专科医联体护理联盟建设，7月14日成立由全国28个省份近320家医院加盟的中日医院专科医联体护理联盟，联盟下设呼吸、肿瘤、疼痛3个专科护理组。制定护理联盟工作计划与方案，建立专科护理标准与共识、建立专科护理质量评价体系，建立专科护理人才培养机制，建立共同参与的专科护理研究，通过远程平台实行疑难危重患者护理会诊与查房，促进专科护理水平的提高。

接收护理实习生363人，接收护理进修生141人、专科护士271人。

年内获批国家专利7项。

7名护理专家获聘成为北京中医药大学临床护理专业硕士生临床导师，接收并指导7名临床护理专硕学生的临床实践及研究。获评北京中医药大学临床护理学系主任单位，北京首都医科大学临床护理学系。

邀请来自日本、加拿大等国家和中国台湾地区的10位境外专家来医院指导讲学。派出5名新聘护士长、护理骨干赴日本顺天堂大学附属医院进行交流研修。组织2批护理骨干赴国内仁济医院、湘雅医院调研学习。

科研工作 年内，“针刀应用解剖与临床”“肺癌个体化微创根治相关技术的系统研究及临床应用推广”“肺癌个体化微创根治相关技术的系统研究及临床应用推广”获社会力量科学技术一等奖，“寰枢椎脱位中西医结合治疗技术体系的创建与临床应用”获

国家科学技术二等奖。其中“寰枢椎脱位中西医结合治疗技术体系的创建与临床应用”创建了寰枢椎脱位中西医结合诊疗技术体系，显著提高临床疗效，大幅降低死亡率，该成果已被国内外广泛临床应用。获专利6项：卢昕等的“抗原组在制备诊断疾病的试剂盒中的用途和试剂盒”，邓琳等的“一种智能多功能遥控举宫器”，孙伟等的“一种Hofman拉钩辅助牵开钳”，孙伟等的“一种新型保头用盒式骨刀”，张颖的“一种适用于外科手术患者术中体位安全的约束带”，姚琳、王薇的“平衡伸缩测量尺”，雷玉宁、袁媛的“一种可携带尿袋的病员服”。

有国家及市级重点实验室6个：免疫炎性疾病北京市重点实验室、中医药防治过敏性疾病北京市重点实验室、中医药防治传染病重点研究室、肺病慢性咳喘、慢性肾病疗效评价、中药药理（肾脏）实验室。

医学教育 首次承担北京大学医学部临床医学五年制本科生全程整班教学任务。与清华大学医学院签约成为其教学医院，接收4名本科生为期1个月的临床见习活动，接收临床博士后项目学员来医院参加住院医师规范化培训。与首都医科大学建立教学合作关系，成为首都医科大学临床医学院。

年内招收硕士生114人、博士生42人。同时承担北京协和医学院专科医院（阜外医院、整形医院、肿瘤医院）专业研究生培养任务内科、外科在培总数93人。年内研究生参加住院医师规培结业考试，西医类学生通过率为81.8%，中医类学生通过率为88.57%。

医学继续教育。完成继续医学教育项目359项次，其中组织完成国家级继续医学教育项目56项次。

专科医师培养。作为PCCM专培的牵头主委所在单位，参与中国医师协会的专科医师规范化培训管理信息平台设计、专培试点实施方案、基地责任书等政策制定和PCCM专培师资培训工作。10月组织全国27家基地的项目负责人及医院管理人员培训及规模教学实施方法，医院4名教育管理者分别到4家培训基地指导督查开展培训情况。

获2017年北京大学医学部教育教学成果三等奖2项。

学术交流 全年共派遣临床医技、管理人员出国访问、学习进修、参加国际会议等共计74个团组104人次，其中欧美49个团组62人次、日本13个团组27人次、其他国家地区12个团组15人次。聘请名誉、客座教授4人。

WHO控烟与呼吸疾病预防协作中心完成WHO控烟官方教材英文版（4册、25万字）的翻译和校对工作。举办三届FCTC第14条西太区工作会议；举办第八届全国临床医师戒烟认证培训班；与ISQua建立定期合作，推广国际医院质量与评价；推进日本龟田医疗中心国际合作项目。

年内，举办及协助举办的部分国际交流及学术会议56个，包括：口腔舌侧正畸国际高级培训班，中美临床护理与疼痛管理培训会，中美神经内科临床交流会，中美肺动脉高压综合治疗学术研讨会暨病例讨论会，儿科疑难重症研讨会，中美心脏病学术研讨会，中美手术麻醉临床讨论，中荷康复医学讨论会，2017LUTS学术研讨会，中西医结合肾脏病学术研讨会，疼痛医学管理学术研讨会，药物监测年会，中美医学生培训交流会，中美神经内科专题学术研讨会，中美护理学术研讨会，麻醉专题学术交流，中德儿科疑难病交流学术研讨会，中英健康医学交流座谈会，中加科研交流专题会，国际髋关节学术研讨会，中美耳鼻喉专题学术研讨会，中日腹腔镜下肝切除术研讨会，中日直肠癌外科学术研讨会，中日腹腔镜胃癌精益治疗研讨会，国际直肠癌精益诊疗研讨会暨直肠癌专病医疗联合体筹备会，中日消化外科学术研讨会，中日口腔医学论坛，中日乳腺冷冻技术学术研讨会，第六届肝胆胰外科国际研讨会，中日护理研讨会，中日神经内科国际交流学术研讨会，日本顺天堂大学呼吸内科副教授佐藤匡来院讲学，中日两国医院管理暨医院建筑高峰论坛，国家名医名方重点研究室颈椎疾病研究中心•中日医院上颈椎专病医联体成立大会暨国家名医名方重点研究室颈椎疾病研究中心成立大会，中日结直肠腔镜技术交流研讨会，中日中医药学术研讨会，国际乳腺癌多学科管理高峰论坛，中联虚实挂线专委会成立大会暨学术会议等。

信息化建设 信息化建设投入1333.25万元。实现门诊挂号增加刷卡支付，完成日间手术全流程开发，完成急诊记账功能改造，进行预约挂号改造，开展草药外配信息改造，实现检验系统报告与业务数据库分离，完善微生物系统的业务功能及报告查询，实现科室护士工作量统计功能，完成科室洗消系统接口开发，输血系统改造，完成病理系统使用电子签名改造。

基本建设 医院基本建设投入约9600万元，新建、改造面积11093平方米，主要包括新建K3国际医疗门诊楼、东南侧区域综合基础设施改造、国疗电力外线工程施工、临床药学服务及个体化治疗用房改造工程、动物室装修改造工程、动物室机电净化工程、

1号门改造工程等项目。

（撰稿：尹　琳　仇玉青　审核：周　军）

领导名单

院　　　　　长　王　辰

党　委　书　记　周　军

副书记、纪委书记　丁晶宏

副　　院　　长　周　军　姚树坤

高海鹏　彭明强

刘　鹏

总　会　计　师　董立友

中国医学科学院北京协和医院

东院：东城区帅府园1号（100730）　电话：69156114

西院：西城区大木仓胡同41号（100032）　电话：69156114

网址：www.pumch.cn

基本情况　正式在编职工4230人，其中专业技术人员3961人（卫技人员3745人，其他专业技术人员216人），包括正高级职称304人、副高级职称438人、中级职称270人、初级职称1822人、其他127人。院士4人，长江学者1人，省部级以上突出贡献专家18人，享受政府特殊津贴专家24人，万人计划科技创新领军人才2人，“百千万”人才国家级人选8人，南丁格尔奖1人。

年底医用设备净值453392.74万元，年内新购医用设备5716.41万元。业务总收入677243万元，其中医疗总收入567701万元。

改革与管理　制定《北京协和医院章程》，梳理60项核心制度和27个专科诊疗规范，探索建立科学的内部运行新机制。2月22日，国务院副总理刘延东、国家卫生计生委主任李斌到协和医院调研，提出将协和的成熟经验提炼总结，作为现代医院管理制度建设的典型向全国推广。把建设现代医院管理制度作为工作重中之重，在患者服务等12个方面持续改进，争取建立更多的“协和标准”。平稳落实北京市医药分开综合改革。

启动医院管理骨干培养项目。选派第四批“百人计划”学员34人出国学习。实现住院医师与临床博士后项目并轨。坚持“内培外引联合”，充实专职科研队伍。与清华大学、北京航空航天大学建立双聘、客座教授等人才交流机制，推进“医工结合”。在复旦大学医院管理研究所公布的“中国医院排行榜”中八度蝉联榜首。

医疗工作　出院99184人次，床位使用率92.3%，床位周转49.3次，平均住院日6.7天，手术52040例，剖宫产率48.02%。孕产妇死亡率0.37/10万，新生儿死亡率4‰，围产儿死亡率4.25‰。

修订质量管理体系文件60余项、科处室工作手册70余册，完成新一轮ISO监督审核。开展病历内涵质量、病案首页、危急值、合理用血等质控专项检查和公示。完成审批准入新技术新项目292项。建立器械不良事件网络监测系统。

门诊服务。新增手机APP复诊预约、候诊查询、自助缴费等功能，开发新型一体化自助机180余台，缓解“三长一短”现象。新增帕金森和运动障碍等4个疑难病会诊中心，建立门诊会诊、联合门诊与疑难病会诊中心“三位一体”的门诊团队服务模式，提高诊疗效率及患者满意度。

药物管理。药占比为30.45%，其中门诊药占比37.11%，住院药占比21.42%。新增《关于碳青霉烯类、替加环素等特殊使用级抗菌药物专档管理制度（试行）》。特殊使用级抗菌药物信息系统改进完成并顺利升级上线。门诊抗菌药物处方比率为2.71%，急诊抗菌药物处方比率为26.09%，住院患者抗菌药物使用率为35.49%。

医院感染管理。年内报告传染病3365例。医院感染现患率3.89%。每季度对外科手消毒效果进行监测，监测合格率100%。每季度发布医院及重点科室病原菌分布、药物敏感性分析、耐药菌变化趋势及耐药菌感染变化趋势报告。

医保工作。医保出院24900人次，总费用5.01亿元，次均费用18129元。完成异地医保住院费用实时结算2335人、新农合住院费用实时结算243人。

医疗支援。完成第二批“组团式”医疗援藏任务，派出第三批医护人员10人。开展对平山县医院和聂荣县医院的精准扶贫工作，捐赠医疗设备13台。做好“十三五”京蒙对口支援，继续对口支援木樨地社区和平谷区人民医院，派出赴山西忻州、安徽阜阳国家医疗队等，支援907人次，进一步在“强基层”中全面发挥辐射带动作用。

医疗纠纷处理。投保医责险4295人，总费用207.78万元。年内发生医疗纠纷1例并通过第三方调解结案。

护理工作 修订护理部工作制度，形成《护理部工作手册》。完善护士不同层级岗位量化考核方案。组建82人援藏梯队。在北京市52所三级医院优质护理服务评价中排名第一。成立管路专科护理小组和缓和医疗专科护理小组，继续应用病房管理评价指标体系开展优秀管理病房评优工作，平均出院患者满意率99.10%。

护士教育培训。组织完成医院教学检查2次、教学组活动5次和院校沟通会3次。举办第九届中文暨第七届英文临床护理教学授课大赛，共28名青年护士选手参赛。建立临床护理模拟教学案例143个，主编出版《临床护理情景模拟案例与标准化病人应用》。拍摄临床护理操作视频149个。接收教学实习学生619人次。接收4批进修护士共计753人。接收中华护理学会、北京护理学会等护士培训项目学员617人。举办新时期护理管理研讨班、临床护理教学老师培训班、围手术期规范化护理管理学习班、PICC实践与管理研讨班、妇产科护理新技术学习班、老年专科护理新进展学习班、急诊急救护理新进展学习班共7个护理继续教育项目学习班，招收学员964人。

组织科研组活动5次，科研沙龙活动4次，护理进展汇报4次，专科护士学术交流会1次。获得国家级实用新型专利28项。主编出版书籍6本。编辑《2016年度全院护理论文汇编》及4期《协和护理之音》。

接待国内外参访人员756人。选派185名骨干参加国内学术会议和交流。选送41名护理骨干参加中华/北京护理学会专科护士认证培训。选派护理骨干赴国外学习培训20人次，选派 3 人到北京第二外国语大学学习小语种。

科研工作 申报课题832项，中标128项，获经费17990万元。其中中标国家级课题57项，获经费15588万元，省部级课题33项，获经费1070万元。获华夏医学科技奖二等奖4项、三等奖 3项，北京市科学技术奖二等奖2项、三等奖3项，中华医学科技奖三等奖7项，中华预防医学会科学技术奖一等奖1项、二等奖1项。获授权专利49项，其中发明专利 7 项、实用新型 41 项、外观设计1项。

组织申报国家临床医学研究中心。作为基地单位申报获得科技部中法人才交流项目3项、北京市科委奖励性后补助项目1项。完成分子生物学、分子医学、细胞生物学、质谱和医学统计分析等五大公共科研平台建设。实验动物中心接待实验课题66项，培养实验资质人员99人。临床生物资源标本中心收集病种54231套样本。组织CTSI（临床转化与科学研究所）临床研究设计第九、十期课程。启动首批干细胞临床研究学术审查项目4项。牵头申报并公示获批33项人类遗传资源审批项目。

出台《北京协和医院科研平台建设与运行管理办法（试行）》《北京协和医院大型科研仪器开放共享管理办法（试行）》《北京协和医院科研经费管理规定》《北京协和医院关于科技项目间接费用使用暂行规定》《北京协和医院促进科技成果转化管理办法（暂行）》《北京协和医院专利管理规定》《北京协和医院科研道德与诚信管理办法》等7项科研管理制度。

医学教育 在职博士生导师181人、硕士生导师274人，博士点32个、硕士点26个。国家级继续医学教育基地6个、二级学科住院医师培养基地18个、三级学科专科医师培养基地15个。在院学习八年制医学生395人，研究生399人。年内招收硕士生117人、博士生80人，同等学力研究生32人，招收规培住院医师124人（含临床博士后48人，援疆项目6人）。接收北京市区级医院骨干师资培训项目2人，人社部特培生6人，赣州住培师资1人，“黔医人才计划”5人。

制定临床医学博士后18个专科管理体系、管理办法与培养计划。举办第四届协和医学生暑期夏令营。组建临床博士后招生宣讲队伍，组织全国重点院校宣讲活动。承接北京市住院医师规范化培训结业考核内科、外科、妇产科、急诊科、皮肤科、放射科6基地考核，共484人次。组织中国住院医师培训精英教学医院联盟课程培训。完成全国继续教育委员会继续医学教育基地督导评估工作。

对外交流 接待院级外事参观交流187人次，包括英国上议院议员（前卫生部部长）、捷克卫生部副部长、中国—中东欧国家医院合作联盟中东欧方主席及多国驻华使馆要员、美国约翰·霍普金斯医学院院长兼CEO、美国贝斯以色列女执事医学中心院长等。聘请客座教授、客座讲师17人。出国学习、考察、参加学术会议65人次。派出国际交换培训项目住院医师12人。正式访问美国梅奥医学中心和芝加哥大学医学中心，建立高层对话机制。

信息化建设 全年信息化建设总投入2339.7万元。上线新版电子病历信息系统，实现语音录入功能。进行手机APP二期应用建设，新增无卡预约挂号、查询检验报告、专科专病等功能。完成HRP项目顶层设计、系统规划及业务流程设计工作，上线人力资源及物资设备资产系统。

基本建设 转化医学综合楼开工建设，优化协和医学城功能布局。完成可视化房屋管理系统的现场测量和数据导入。完成老楼、内科楼、北区、西院区等院内改造工程70余项。过敏源生产研制中心进行机电设备安装、室内精装修及小市政施工。优化西院区门诊楼功能定位及概念方案设计、投资估算等。

（撰稿：王子姝　审核：李　莉）

领导名单

院　　长　赵玉沛

党委书记　姜玉新

副 书 记　柴建军

副 院 长　李冬晶　张抒扬　韩　丁　吴文铭　杨敦干

总会计师　向炎珍

中国医学科学院阜外医院

地址：西城区北礼士路167号（100037）　电话：88398866
网址：www.fuwai.com

基本情况 卫技人员2786人，其中正高职称159人、副高职称218人、中级职称851人、初级师975人、初级士583人。

年底医用设备净值65389.67万元，其中甲类设备1台、乙类设备40台；年内新购设备48133万元，其中乙类18台。业务总收入431173万元，其中医疗总收入409545万元。

机构设置 9月29日，增设临床心理科，取消中医科下的“内科专业”二级诊疗科，增设康复医学科。

改革与管理 落实医药分开综合改革，实行药品及试剂精细化管理，强化高值耗材监管力度；取消窗口挂号、实施非急诊全面预约改革；开展“增效益、保质量、控费用”运营绩效改革创新；落实全面预算管理工作，实现预算编制战略化、预算管控精细化、预算考核绩效化。

医联体建设。探索跨省专科医疗联盟建设，云南省阜外心血管病医院9月15日正式投入试运营，河南省阜外华中心血管病医院、国家心血管病中心华中分中心12月16日正式开诊运营。心血管内科获批成为北京市首批专科医联体，四个学科（高血压、冠心病、儿科心外、心电图监测与诊断）加入市卫生计生委远程会诊平台。持续推进技术培训与交流项目，建设信息化交流平台，新建10家培训中心，各培训中心共完成心外手术6205例，心内介入手术76165例。

引进海外专业人才1人。1人当选中国科学院院士，3人获批国家“万人计划”科技创新领军人才，2人获评国家卫生计生突出贡献专家，1人获评全国卫生计生系统先进工作者，1人获国家优秀青年科学基金，1人获评北京市科技新星，12人获评北京协和医学院“高端科技人才”。

医疗工作 出院66828人次，床位周转53.98次，床位使用率105.15%，平均住院日7.12天；住院外科手术14899例，内科介入手术 47489例，射频消融5950例，永久起搏器植入术2111例。全年用血红细胞20358单位，血浆16464单位，血小板1690治疗量，自体输血9918人次19444单位。

开展心血管临床路径21个，入径13181例，入径率56.6%；变异105例，变异率0.8%；退出路径3例，退出率0.02%。入径患者平均住院日6.0天，次均费用6.68万元。

预约挂号管理。年内实现非急诊全面预约，逐步开展诊间预约。门诊号源100%开放预约，实际预约率从57%增至70%以上。医院实行包括掌上阜外APP、微信、网络、114、自助机等5种预约挂号途径并行。实现门诊X光片、活动平板检查交费时自动预约，有效减少患者排队次数，简化预约流程。

新技术、新疗法。坚持医疗新技术备案与伦理审查的双重审查。开展可植入式心室辅助装置用于急慢性心力衰竭患者的治疗技术、3D打印结合单纯超声引导经皮介入治疗多发孔房间隔缺损等17项新技术，全外显子基因检测、左心声学造影、Reveal LINQ™ ICM（植入式心电事件监测器）等21项新项目。

药物管理。门诊药占比47.95%，住院药占比13.44%。门诊患者抗菌药物使用率1.07%，急诊患者8.63%，住院患者34.58%。

医保工作。医保门急诊351869人次，结算总金额22534.57万元，次均费用640元；北京医保住院12981人次，结算总金额57688.21万元，住院次均费用44440元。4月，医院开展异地就医持卡结算工作，全年结算异地医保持卡患者3421人次，异地新农合患者64人次。推进医保住院患者审核前置，为异地医保持卡患者实时结算工作提供支持。

三级医疗。持续与水利医院、展览路医院开展医联体合作，稳步推进建设区域内医联体，其中水利医院年内下转患者126人，接收上转9人；展览路医院年内下转患者8人，接收上转100人。

医疗支援。年内共派出11名医师赴呼和浩特市第一医院、科右中旗人民医院开展临床、带教工作（诊疗量1631人次、疑难病会诊125例），接收受援医院来院进修18人（其中医务管理1人）。承担中组部、国家卫生计生委指令援疆工作任务，年内派出1名医师支援新疆建设兵团总医院、1名医师支援新疆建设兵团石河子人民医院、1名医务管理人员支援新疆维吾尔自治区人民医院、1名医务管理人员支援贵州省贵阳市政府。接收8名中组部“西部之光”访问学者、1名新疆创新人才访问学者培养项目。

医疗纠纷处理。医责险投保2523人，总费用198.4万元。发生医疗纠纷72件，其中通过医调委调解27件、诉讼13件。年度赔偿346万元，其中医责险赔付99万元。

护理工作 护士1536人，其中本科707人、研究生9人。床护比1∶1.24，医护比1∶1.89，ICU开放床位211张。护理单元44个。

在全院推广《阜外医院住院患者护理服务八步骤落实方案》，年内完成模拟第三方患者对护理工作满意度调查4次，完成医院护理规章制度的第六次修改。全院开展质量控制督查564项次，总合格率97%。手术室获得全国总工会颁发的“全国巾帼文明岗”称号。

更新《教学老师工作手册》及《心血管专科护士规范化培训/考核手册》，编写《心血管专科护士培训教材》。完成全院护士CPR、除颤器及其余4项基础操作108人的抽考工作，合格率100%。接收实习生161人、进修护士409人、院外护士参观557人、院校学生参观9人。接收中华护理学会、北京护理学会及江苏省心血管专科护士等认证人员235人。选派护理骨干参加国内各项培训288人，赴国外交流4人。

完成首部心血管专业护理实践指南《成人急性心力衰竭护理实践指南》的全国推广工作，发布首部心血管领域护理专家共识《CABG术后患者行IABP辅助治疗护理的专家共识》。主办中国心脏大会护理会场、中国国际心力衰竭大会护理会场、中国介入心脏病学大会护理会场，举办国家级继续教育项目重症心脏病患者护理规范高级研讨班、手术室专科护士培训班，招收学员2000余人。获医科院优秀论文二等奖3篇，中华护理学会科技进步二等奖1项，北京护理学会成果奖二等奖1项。

科研工作 申报课题194项，中标67项，其中“十三五”国家重点研发计划5项、国家自然科学基金32项、首都特色8项、北京市科技计划3项，协和青年基金12项，获资助15218.36万元。在研课题228项，结题68项。

年内获奖成果5项，其中省部级奖3项（北京市科学技术奖三等奖1项，高等学校科学研究优秀成果奖一等奖、二等奖各1项）、社会力量奖2项（华夏医疗保健国际交流促进科技奖二等奖1项、中国药学会科技奖一等奖1项）。获授权专利5项，其中国家发明专利1项、实用新型专利4项。

有5个重点实验室，其中国家级重点实验室3个（国家卫生计生委心血管病再生医学重点实验室、心血管疾病国家重点实验室、国家卫生计生委心血管药物临床研究重点实验室），市级重点实验室2个（心血管植入材料临床前研究评价北京市重点实验室、心血管疾病分子诊断北京市重点实验室）。

10月25日，《柳叶刀》杂志在最新一期同时刊发了蒋立新教授团队两篇有关中国高血压管理现状的文章。12月8日，《柳叶刀》杂志发表了胡盛寿院士团队关于中国基层医疗卫生体系的大型综述性文章。

医学教育 创新研究生招生模式，首次采用“申请—考核”制进行博士生招生复试，新增设临床技能考核，开展进修生特色活动；完成心血管病学专科医师规范化培训试点基地及带教老师申报工作，成为国家首批试点基地；举办青年医师学术沙龙活动，启动“杏林医师奖”项目，奖励从事教学工作的青年教师。

承担北京协和医学院研究生教学任务，年内录取研究生138人，其中博士生65人、硕士生73人。接收进修475人，院外住院医师规范化培训27人，出国进修11人。

学术交流 国家心血管疾病临床医学研究中心与英国牛津大学，美国哈佛、耶鲁和杜克大学等世界顶尖临床研究机构建立长期合作关系。主办和承办大型学术会议2次，参会代表超过1万人次。应邀在国际性学术会议上做特邀报告2篇，在全国性学术会议上做特邀报告14篇。外出讲学或访问129人次，邀请专家来院讲学或访问32人次。与英国牛津大学、爱丁堡大学，美国先灵制药公司先灵葆雅研究院、安进公司、辉瑞公司、国立卫生院，加拿大麦克马斯特大学人口健康研究所，巴西圣保罗心脏病医院等机构开展不同形式的合作。

8月10～13日，由国家心血管病中心与中华医学会联合主办的2017年中国心脏大会暨第二届中国血管大会在北京国家会议中心召开。大会主题为“健康的心脏·更好的生活——创新·转化·合作”，来自9397名心血管疾病相关领域同道参会，其中国内外主席团成员1396位。包括心脏大会和血管大会2场全体大会、“一带一路”医学研讨会、心血管疾病热点峰会、50余个分论坛及卫星会，覆盖心血管疾病基础研究、流行病学和人群预防、心血管疾病影像和检验、心血管内外科治疗、护理等各方面内容。

编辑出版 继续承办由国家卫生计生委主管、国家心血管病中心主办的《中国循环杂志》，全年编辑出版12期。继续承办由中国科学技术协会主管、中华医学会主办的《中华心律失常学杂志》，全年编辑出版6期。继续承办由国家卫生计生委主管、中国医学科学院主办的《中国分子心脏病学杂志》，全年编辑出版6期。

信息化建设 全年信息化建设总投入1950万元。电子病历通过国家卫生计生委电子病历分级评价7级测评，成为全国仅有的两家7级医院之一。利用信息化技术辅助临床流程优化，通过信息系统改造保障北京市医药分开综合改革，医保、新农合跨省结算等医疗改革工作推进；重新梳理互联网业务，完成非急诊全面预约信息化工作；推进门诊就诊流程、移动端功能持续改进，并与国家信用平台联网；完成外科医师排班，移动入院记录，介入医嘱，造影会诊系统，床旁检查、检验报告电子化，供应室追溯闭环，自体血液管理等10余个系统的研发。搭建私有云平台、医院日志平台，完成重点网站的渗透测试，电子图书馆建设。

质控中心工作 为北京市心血管介入质控中心和北京市医院后勤管理质控中心主任委员单位。年内，对介入数据资料多方核实后完成介入信息数据网络直报，完成初步数据分析；召开2次冠脉介入季度病例讨论会，讨论死亡病例及危重病例80余例，涉及医院20余家；对医疗机构组织现场督查，督查内容包括核实介入诊疗数据（完成例数、死亡例数和并发症例数）上报的准确性，适应证的把握、操作策略、药物的应用、高危患者保驾措施的使用，PCI术后的监测及管理等多方面，并根据上述检查完善医疗机构检查评分表；通过冠脉介入死亡病例讨论会、先心病介入并发症病例讨论会、起搏器死亡病例讨论会、中国介入心脏大会（CIT）、中国心脏大会、心血管介入诊疗培训基地等方式开展技术培训与学术交流；规范介入医师资质管理。

基本建设 基本完成王字楼修缮改造工程，组织策划完成配电室改造及地下综合管网改造方案，完成西山新征地的土地整理、护坡、覆盖等工程。西山二期项目通过国家卫生计生委评审。完成新大楼和西山工程维保工作、扩建工程调概工作。继续申请财政部经费，支持医院老院区修缮改造工程。申报国家卫生计生委急重症综合诊治能力提升工程。

（撰稿：马显赫　审核：胡　洋）

领导名单

党委书记　李惠君
院　　长　胡盛寿
副 书 记　王　峥
副 院 长　李惠君　杨跃进　顾东风　郑　哲
　　　　　　李志远　李庆印　蒋立新
总会计师　王晓飞

中国医学科学院肿瘤医院

地址：朝阳区潘家园南里17号（100021） 电话：67781331
网址：www.cicams.ac.cn

基本情况 在编职工1496人，其中正高职称171人、副高职称211人、中级及初级职称702人。

年底医疗设备净值29335万元，其中甲、乙类设备共23台；年内新购置医用设备15539.45万元，其中甲类设备1台、乙类设备数量4台。全年业务总收入400656.78万元，其中医疗总收入390289.60万元。

机构设置 新成立中药房、医患关系办公室、大数据中心办公室，设立结直肠外科2病区。

改革与管理 4月8日，根据北京市医药分开综合改革需要，完成系统切换工作，通过一系列举措有效降低药占比，降低患者自付比例，降低大型设备检查费用。

3月18日，与深圳市医管中心在深圳签约合作运营中国医学科学院肿瘤医院深圳医院。国家卫生计生委主任李斌、副主任马晓伟，广东省委常委、深圳市委书记、市长许勤，广东省副省长蓝佛安等参加签约仪式并为医院揭牌。

新增突出贡献专家1人、协和一级教授1人、新世纪百千万国家级人选1人、北京市青年拔尖团队1个、北京市科技新星资助2人、院校顶尖人才6人、院校领军人才2人、院校优秀青年人才3人。引进优秀学科带头人、基建处副处长、内镜科副主任、大数据办公室主任兼信息中心副主任各1人，选拔聘任临床医技科室正副职 5人、职能科研部门正副职 24人、护士长 11人。新职工入院145人。

医疗工作 出院62572人次，病床周转52.77次，病床使用率96.21%，平均住院日7.34天。手术22703例。

预约挂号患者441783人次，方式包括人工预约、114预约、自助预约、微信预约、特需预约。

新技术、新疗法。开展新技术、新项目29项。其中北京市卫生计生委批准项目9项。

药物管理。调整药事管理组人员，制定并完善《加强医院药事管理转变药学服务模式实施办法》等相关制度5个，完成中药房改建并顺利试运行。

医保工作。落实医药分开综合改革，新增诊疗及服务设施461项、新增特需41项、调整名称18项、停止耗材18项、停止特需内容20项、停止诊疗183项；开通跨省异地就医住院医疗费用直接结算功能；9月1日起办理门诊特殊病标准由恶性肿瘤放化疗调整为恶性肿瘤门诊治疗。

医疗支援。援疆干部2人，派博士服务团支援青海1人。接收“西部之光”访问学者3人，新疆创新型中青年卫生人才3人。

医疗纠纷处理。成立医患关系办公室。加强对医务人员法律法规培训，提高医务人员依法执业意识。发生医疗安全不良事件302例。投诉19例，其中7例结案、12例在处理中；继续处理遗留投诉32例，其中5例结案、27例在处理中。

护理工作 护士812人，其中本科学历256人、研究生10人，新入职护士62人。医护比1∶1.53，床护比1∶0.48。有护理单元30个。

完善层级护理质控体系，实施三级护理质控管理；开展质控标准培训、护理安全培训及管理方法培训11次；开展有关患者安全目标、用药安全、不良事件防范、院内护理应急演练等考核。

科研工作 编制医院“123”创新行动规划，确定医院科技发展的战略目标为：依托国家癌症中心、国家重点实验室、国家肿瘤临床医学研究中心，建设国家标志性肿瘤医学中心，在全国肿瘤防控领域中发挥引领和示范带动作用，进入国际一流肿瘤医学中心行列。两个核心方向：建立适合我国国情的肿瘤预防和筛查技术，突破肿瘤精准治疗等临床诊疗技术。三大发展任务：基于网络和大数据的肿瘤信息研究，肿瘤预防、筛查和干预研究，肿瘤精准诊疗技术研究。

召开第六届学术委员会，完善科技成果转化制度，制定《中国医学科学院肿瘤医院科技成果转化实施细则（暂行）》。

牵头3项重大协同创新项目，2项创新团队，1项青年协同创新团队，参与10项，80人进入医科院创新工程项目。在研项目375项，到位经费14630万元；申请院外科研课题298项，立项103项。专利授权7项。医院临床科研课题立项57项，总经费374万元；管理课题立项14项，总经费16万元。

有国家级重点实验室1个（分子肿瘤学国家重点实验室），北京市重点实验室2个（癌发生及预防分子机理北京市重点实验室、抗肿瘤分子靶向药物临床研究北京市重点实验室），3个国家级重点专科（胸外科、影像诊断科、肿瘤科），以及5个国家级重点学科和1个北京市重点学科。

医学教育 在校生452人，其中博士216人、硕士236人；招收154名研究生，其中硕士81人、博士73人；毕业115人。23人获得硕士导师资格，6人获得博士导师资格，8名博导通过资格复审。招收4批进修生315人，联合培养36人，接收本科实习生20人；新入住院医师规范化培训基地44人。获批国家级继续教育项目54项，完成49项，参加学员19195人次。举办第六届教学基本功比赛。

学术交流 接待美国卫生和公共服务部部长、美国驻华大使及10余所国际知名癌症机构的数十位领导和专家来访。组织11名专家赴美访问。组织国际胸外科学术大会暨第五届国家癌症中心学术年会、国际肿瘤防控学大会暨国家癌症中心肿瘤防控研讨会、国家癌症中心第二届消化道肿瘤内科治疗高峰论坛、国家癌症中心2017国际头颈肿瘤论坛、国家癌症中心第三届中国肿瘤诊断病理高峰论坛、国家癌症中心结直肠癌国际高峰论坛、国家癌症中心第一届京津冀骨转移瘤综合治疗高峰论坛、国家癌症中心第六届呼吸内镜诊断与治疗研讨会等近百场学术会议。

8月21日，美国卫生和公共服务部部长托马斯·普莱斯（Thomas Price）博士、部长夫人贝蒂·普莱斯（Betty Price）博士、美国新任驻华大使特里·布兰斯塔德（Terry Branstad）先生，在美国卫生和公共服务部及美国驻华大使馆工作人员的陪同下，对癌症中心进行访问。9月6～7日，应意大利卫生部邀请，赫捷院长一行访问意大利卫生部和意大利抗癌联盟，这是中意首次开展癌症方面的交流。11月1～2日，国际肿瘤防控大会暨国家癌症中心肿瘤防控研讨会在北京召开，赫捷和Christopher Wild签署谅解备忘录，并为国家癌症中心—国际癌症研究署中国合作中心揭牌。

信息化建设 完成集成平台、叫号系统、APP系统、OA系统和人事系统等信息系统建设，对已建系统逐步完善信息安全方案；强化信息安全技术，开展网络改造项目完善网络安全体系，做好软件开发安全管理；完成HIS系统信息安全等级保护年审，完成高清一体机显示设备安装和系统建设。

质控中心工作 推进国家及北京市肿瘤质控中心、国家医学中心及北京肿瘤学会建设。计划编制5个癌种《十三五国家肿瘤重点专科群建设要求和考核标准》。探索建立以病种为中心的多学科诊疗能力提升新模式，举办北京市肿瘤规范化治疗和质量控制培训班。继续推动国家医学中心和国家区域性医学中心建设，开展肿瘤疾病诊疗指南、技术操作规范和临床路径等制修订工作。进一步完善北京肿瘤学会建制，逐步组建各专业委员会。

基本建设 学生宿舍改造工程、放疗加速器六室改造工程、诊断楼608装修工程竣工验收并投入使用。实施内科病房装修工程。诊断楼核磁机房改造工程、癌症中心业务用房装修改造工程筹备开工。住院综合楼于12月25日开工建设，进入前期施工阶段。

（撰稿：关　乐　高　菲　李　宁　审核：付凤环）

领导名单

院长、党委书记　赫　捷
副　书　记　付凤环
副　院　长　石远凯　王绿化　王　艾　蔡建强

中国医学科学院整形外科医院 中国医学科学院整形外科研究所

总院：石景山区八大处路33号（100144） 电话：88964826
东区：朝阳区朝阳门外小庄路6号2号楼（100026） 电话：85557933
网址：www.zhengxing.com.cn

基本情况 卫技人员705人，其中正高级职称43人、副高级职称73人、中级职称199人、初级师358人。

年底医疗设备总值13726.96万元，其中乙类设备1台；年内新购置医用设备306.36万元。业务总收入49401.80万元，其中医疗总收入44675万元。

医院获得全国文明单位称号。

改革与管理 3月24日成立医药分开综合改革领导小组，制定《改善医疗服务实施方案》，逐步进行信息系统改造、药品采购、优化医疗流程及各项应急预案的制定和舆论宣传等一系列工作，4月8日起正式实施医药分开。

开展委属委管医院绩效考核工作。

作为整形外科医院全额投资的北京市帝思科商贸公司，年内在亚运村商圈开设北京医科医疗美容医院。

医联体建设方面，开展院地合作，制定《中国医学科学院整形外科医院医疗联合体建设实施方案（试行）》。与沧州市中心医院、河北医科大学第二医院、甘肃省人民医院、吉林大学第一医院4家医院签订医联体协作共建协议。

医院为中国人口福利基金会“健康暖心”扶贫基金捐赠10万元。

有55名副高级以上职称医师在北京其他医疗机构进行多点执业。

医疗工作 出院12219人次，床位周转37.25次，床位使用率72.16%，平均住院日6.34天，住院手术10182例。实施临床路径管理9个病种，入组患者1913例，入组率98.87%。全年用红细胞69单位，血浆2700毫升，自体输血15人次，自体输血量4800毫升。

预约挂号管理。通过电话、官网客服、官网自动平台、微信进行预约挂号，预约挂号人次占门诊总人次的48.99%。

新技术、新疗法。申报新技术、新项目7项，包括肌黏膜蒂交叉唇瓣转移术、面弓牵引经缝成骨术、耳垂再造术、淋巴水肿综合消肿疗法（CDT）、面部软组织整形数字化设计与模拟、外周血提取物（PRF）注射填充术、倒睫矫正术。

药物管理。药占比5.21%。门诊患者抗菌药物使用率3.62%，急诊患者抗菌药物使用率3.4%，住院患者抗菌药物使用率47.7%。

医疗支援。接收1名内蒙古医科大学附属医院医生进修。11月，拟定《中国医学科学院整形外科医院对口支援协议书》《中国医学科学院整形外科医院对口支援责任书》。

医疗纠纷处理。年内医疗纠纷63件，其中调解37件、诉讼14件。年内赔偿35万余元，其中医院承担24万余元。

年内根据改扩建工程需要，将3个病区搬至东院区，完成患者的安置工作。

护理工作 护士268人，其中本科127人。医护比1∶1.22，床护比1∶0.41。共有14个护理单元。

全面推行优质护理服务，并将护理服务延伸到患者治疗的全过程。完善了医院相关科室与护理部门的联席会议制度，协调解决临床护理中的各类问题。患者满意度平均97.8分。

临床工作全面转变为责任制整体护理。责任护士能够全面掌握患者病情，根据护理级别按时巡视，观察病情变化。不良事件上报率65%，整改率100%。

注重护士队伍建设，按科室工作量配备并弹性调配临床一线护士人力；开展科学绩效考核，薪酬分配向临床一线倾斜；结合专科特点科学设计表格式护理文书，减少护士不必要的书写负担，让护士有更多时间照顾患者；护理部创建微信公众号，每日推送护理查房、护理诊断等内容供护士利用微信公众号平台阅读学习，并开发考试功能，每月进行理论考试和试卷分析；重新修订《护理工作制度和岗位职责》。

成功申请协和青年基金资助项目1项。接收1名进修护士。推荐5名护士为北京护理学会重症监护专业委员会、普外科专业委员会、伤口造口失禁专业委员会、手术室专业委员会、男护士工作学组学术委员会委员，并进行了相关专业专科培训。

举办国家级教育项目——2017整形美容外科护理新进展培训班，全国招生61人。11名护士参加中华医学会整形外科分会第十六次全国整形外科年会，并做大会发言。派出67名护理骨干外出参加北京护理学会各专业委员会组织的相关培训。

科研工作 申报课题82项，中标课题25项。其中北京协和青年基金9项、首都特色医疗项目1项、国家重点研发专项子课题1项、心理健康重点实验室开放课题1项、国家自然科学基金3项、院校医学与健康科技创新工程重大协同创新项目9项，获经费2062万元、医院匹配经费278万元。在研课题79项，结题22项，金额1516万元。完成国家自然科学基金等7个项目的中期考核及结题工作。

获中华医学科技奖三等奖1项，北京市科学技术奖二等奖1项。获实用新型专利20项，包括一种咬合力测量仪及系统、一种组合式组织工程动态培养仪、一种组织工程动态培养仪、一种智能扩张器测压计、一种口内颌间骨牵引装置、细胞玻璃化冻存装置、一种采用动态力学刺激的组织工程动态培养仪、一种鼻腔支撑装置、一种医用裤、可调节肿胀液注射器、起身器、颧骨固定辅助器、一种扩张器、一种可显影鼻腔支架、组织吸血器、一种颅颌骨牵引器、一种加压塑形器、负压鼻管、下个骨下缘后缘剥离子、一种精确阻力式脂肪注射器。获发明专利1项：颧弓位、颅底位、顶颏位、颌下顶位头影测量定位摄影椅。

整形外科专科于2013年12月获批国家临床重点专科，项目建设周期为3年，于2016年底结题。年内完成“十二五”期间国家临床重点专科评估上报工作。

医学教育 作为北京协和医学院的附属医院，承担着外科学、麻醉学、皮肤病与性病学、生物化学与分子生物学的博士和硕士培养任务及口腔医学的硕士培养任务。新增博士生导师3人，硕士生导师3人。毕业博士研究生28人，硕士研究生29人。招收博士研究生35人，硕士研究生35人。

举办国家级继续教育项目45项。

学术交流 接待来自美国、法国、比利时、意大利、新西兰等国约50位医生及外籍来宾来院参观、讲学。2月14日，受全国人大常委会办公厅外事局、国家卫生计生委委托，接待莫桑比克议会代表团参观来访；6月12日，与比利时3D打印公司玛瑞斯（Materialise N.V.）签订战略合作协议，揭牌成立中国医学科学院整形外科医院-Materialise China数字化整形医学联合中心。

4人次执行因公临时出国任务，涉及丹麦、尼泊尔、韩国、美国4个国家。举办2次大型国际学术会议，8月18～20日，在北京举办第九届北京国际整形美容外科会议暨第九届宋儒耀整形外科青年医生论坛、2017年第二届整形外科学全国研究生学术论坛，美国、法国等国家及中国香港地区的专家约400余人出席会议。9月21～24日，在北京举办第二届国际耳再造协会大会，来自36个国家和地区的150余名医生代表参会。

信息化建设 投入1380万元，用于信息系统集成平台、卫生计生委数据上报、财务系统升级、物资管理系统升级、人力资源系统、科研管理系统、CA电子认证等项目的建设。

医院APP及支付宝城市服务挂号平台上线，患者可通过医院APP进行预约挂号、检查化验结果查询、医疗费用查询、医院基本情况查询等，并实现支付宝扫码付费。

与青海省西宁市第一人民医院、深圳流花医院等进行3次远程会诊，共为4位患者进行疾病诊断工作；与吉林大学附属第一医院进行了1次远程病例讨论。

编辑出版 《中华整形外科杂志》是由中华医学会主办、整形外科医院承办的专业学术期刊，年内实现由双月刊变单月刊。

质控中心工作 医院为北京市医疗整形美容质量控制和改进中心主任委员单位，副院长栾杰任中心主任，专家委员会成员75人，承担全市医疗美容、整形外科机构472家的质控工作。年内，制定《医疗美容病历中光电治疗记录和注射治疗记录式样》《医疗美容病历书写质量现场评估标准及方案》，编印工作手册、培训资料4种1000册。举办病历书写、专科护理、医院感染控制管理等培训班5期，230家机构780人次参加培训。组织病历书写质量现场评估，评估机构63家。对99家机构进行执业登记现场质量评估，迁址、装修改造流程咨询25家。

基本建设　12月，取得国家发展改革委《关于中国医学科学院整形外科医院改扩建工程初步设计方案和投资概算的批复》，批复医院改扩建工程概算总投资74708万元，总建筑面积90945平方米。医院编制了施工阶段工作方案，先后取得了改扩建工程（Ⅰ期）和（Ⅱ期）的建设工程规划许可证、施工图设计审查合格书、中央在京重点建设项目确认函、勘察文件审查合格书、施工图设计人防工程设计审查报告、消防设计审核意见书和外部排水工程咨询方案，并通过了改扩建工程水影响评价专家评审会。先后完成改扩建工程（Ⅰ期）的施工、监理的招投标工作，完成了树木迁移和房屋拆除工程。完成了改扩建工程周转期间的医疗用房装修改造工程和电力、医用气体、暖气、电话线路、给排水等室外改造工程，以及医院临床等各部门的搬迁安置工作。

（撰稿：刘淑红　审核：祁佐良）

领导名单

党委书记　王宝玺
院长　祁佐良
副书记、纪委书记　王晓芳
副院长　栾杰　蒋海越　赵唯萍
总会计师　姜淑梅

中国中医科学院西苑医院

地址：海淀区西苑操场1号（100091）电话：62875599
网址：www.xyhospital.com

基本情况　卫技人员1235人，包括正高职称110人、副高级职称146人、中级职称350人、初级师356人、初级士273人。

年底医疗设备净值62934万元；年内新购设备总价值8049万元，其中乙类医用设备1台。业务总收入181112.4万元，其中医疗总收入177772.9万元。

改革与管理　随着医改全面落地，医院率先推进医院绩效考核与分配办法的全面改革。实现医院内各个组成要素目标一致性的绩效考核与分配体系，实现医院内部个体岗位工作目标与医院内各部门绩效目标同医院发展与建设目标的一致性；逐步完善成本核算的经济管理办法，利用信息技术手段，努力节省运行成本，降低患者负担。在医疗成果为基数的奖励机制基础上，加强设备、耗材、人力成本的专项考核。在以支出结果为考核的基础上，加强设备、耗材等的准入管理，变事后管理为事前、事中管理。医疗耗材占比、专用医疗设备服务量、人力成本服务量、固定资产服务量均被纳入考核范围。

不仅建立客观、可量化、可考评的激励机制，鼓励科室以提升业务能力为主，还重点对疑难病症具有中医特色优势治疗方法和独特疗效的优势病种重点扶持，对中药饮片使用情况、院内制剂使用情况、中医非药物治疗开展情况加大考核权重，促进临床医师中医水平提高，建立具有西苑医院特色的新型绩效考核与分配体系。

医疗工作　出院22120人次，床位周转30.4次，床位使用率101.7%，平均住院日11.18天。住院手术3553例。全年临床用血11810单位。门诊预约140万人次，占门诊总人次的70%。

开展医疗质量安全月专项整顿活动。完善科室质量管理小组及相关工作制度，医疗质量工作记录实行备案制，每月向科室发布过程质控监测数据。建立医疗安全隐患排查台账，加强对择期手术死亡病例及低风险死亡病历的监管。针对外科系统高风险病历，组织多学科病历讨论。中医药治疗率90%。

药物管理。医院药占比59.29%，其中门诊72.07%、住院35.23%。

医保工作。医保门诊1532193人次，出院14362人次。医保出院总费用30413.43万元，次均费用21176元。

上线中医临床路径管理系统，实现临床路径电子化管理。有94个病种纳入中医临床路径管理，病种入径率86%，出院患者临床路径管理比例达65%，实现了进一步改善医疗服务行动计划（50%）的管理目标。全面开展处方医嘱点评，特别是针对中成药及中药饮片开展专项点评，处方合格率达标的科室由20%提升至70%。饮片收入比2016年增加8.1%，占药品收入比例由38.2%增至43.7%。

医疗支援。通过开展北京中医健康乡村（社区）建设工作、首都中医治未病工程、海淀中医养老联合体建设工作、老年友善医院申报及北京市首家中医医联体建设，扩大医院服务半径。通过开展义诊、健康讲座、免费体检、带教基层医生等形式扩大医院影响，义诊2万余人次，健康讲座100余场次，带教基层医生50余人次。通过区域诊疗中心、北京市中医管理局中医重点专科辐射工程项目及第一批北京市高血压、冠心病和儿科远程会诊中心、国家中医药管理局京津冀中医药协同发展项目等项目的申报工作，不断扩大重点专科的辐射范围。深入开展对口支援工作，年内共派出专家30余人次，赴各对口支援单位进行义诊、讲座、病例讨论、教学查房等工作，直接受益人群数万人次，健康讲座受益数千人次。开展“中医护理服务，助力百姓健康”等活动。年内开展进乡村、社区、学校“中医护理服务，助力百姓健康”义诊活动6场，健康教育讲座15场。

护理工作 护士430人，其中本科240人、研究生8人。医护比1：1.5，床护比1：1.5。ICU床位20张。护理单元26个。护理工作不良事件上报率100%、整改率100%。

启动“十三五”护理人才培养方案，5人获批国家中医药管理局中医护理骨干人才。举办2期全国中医护理骨干人才培训班，来自30余个省份近80人次中医护理骨干参加培训。承担国家中医药管理局中药优势特色传承人才培训基地任务，举办3期以中药临床药学、中药调剂、药事管理等为内容的培训班，培养学员近百人。承担中华中医药学会中药临床药师培训基地任务，招收学员9人。

科研工作 中标国家重大新药创制5项、国家自然科学基金16项、北京市自然科学基金4项。纵向经费新增合同额10383.64万元，到位2882.62万元；横向课题共新增合同37项，合同额1616.78万元，到位1203.05万元。

获中华中医药学会科学技术奖一等奖2项、三等奖1项，北京市科学技术奖三等奖1项。申请发明专利3项，获得授权9项。

6月，被国家中医药管理局确定为国家中医临床研究基地并挂牌。统筹研究基地重点病种及拓展病种研究，出台《西苑医院国家中医临床研究基地运行管理办法》。

医学教育 招收中国中医科学院硕士研究生33人、博士研究生16人（含1名外籍博士），北京中医药大学硕士研究生33人（含1名外籍硕士）、博士研究生4人（含1名外籍博士）。申报在职研究生5人。

派出外院进修61人次。中医住院医师规范化培训通过46人，参加考试人数52人，总培训148人。当年送出中医住院医师规范化培训人员13人。接收进修107人次。

学术交流 积极推进中德中医中心建设。参加中国中医科学院组织开展的专题讨论会、论证会3次，组织院内专家召开相关座谈会2次。6月及10月组织赴德国出访2批5人次，参加德中肾病峰会及德中医学会成立30周年纪念大会。联合研究重点病种确立，中德双方将围绕紧张性头疼的针灸及手法治疗开展合作。

依托商务部援外培训基地建设，开展12期援外培训项目，培训33个国家的学员334人次，成为商务部援外培训的中医药优秀品牌基地。

信息化建设 全年信息化建设总投入1367万元。信息系统集成平台建设逐步完善。整合医院现有信息系统内数据，搭建基于医疗、管理、科研等专题数据库，促进医教研管等各部门有效利用数据，助力品牌型、科研型医院建设。完成基本数据的标准化建设、CIP数据平台建设及数据集成可视化（360临床视图）上线等工作。基于“互联网+”及新媒体技术，进一步促进医院院内服务流程优化，深化支付宝、微信、京医通等技术平台及APP在院内的推广，将院前、院中、院后等多环节有机整合，更好地为患者及医务工作者提供服务。

基本建设 完成4台锅炉低氮改造，完成污水改造工程。制定《西苑医院贯彻落实安全隐患大排查大清理大整治专项工作方案》，重点对地下空间及彩钢板建筑进行排查和清理，以防安全隐患。

（撰稿：陈　晋　审核：夏海萍）

领导名单

党委书记 刘　婕
院　　长 唐旭东
副 院 长 张允岭（常务）　史大卓　陈振西　李　浩　徐凤芹　刘　辉　李秋艳
纪委书记 温艳东

中国中医科学院广安门医院
中国中医科学院第二临床医药研究所

本部：西城区北线阁5号（100053） 电话：83123311
网址：www.gamhospital.ac.cn
南区：大兴区黄村镇兴丰大街（二段）138号（102618） 电话：69240999
网址：www.gamhnq.cn

基本情况 本部卫技人员1368人，其中正高级职称161人、副高级职称199人、中级职称418人、初级师319人、初级士156人、无职称115人。南区卫技人员681人，其中正高级职称16人、副高级职称73人、中级职称178人、初级师208人、初级士206人。

年底本部医疗设备净值55714万元，其中乙类医用设备6台；年内新购置医用设备总金额9845万元，其中乙类医用设备3台；业务收入204454万元，其中医疗收入57695万元。南区医疗设备净值12761.69万元，其中甲、乙类医用设备各1台；年内新购置医用设备总金额562.4万元；业务总收入68267.87万元，其中医疗总收入67988.81万元。

薛伯寿被授予“国医大师”荣誉称号，朴炳奎获“全国名中医”称号，孙桂芝、许铣、李光荣、冯兴华、庄国康、高荣林获“首都国医名师”称号。王宜被评为全国三八红旗手标兵，赵瑞华被评为全国三八红旗手。

机构设置 12月5日，成立住院医师规范化培训办公室。

改革与管理 夯实医疗核心基础质量管理，开展医院依法执业专项自查，重点围绕病历管理、抗菌药物临床应用等8个方面内容，对医院临床科室、医技科室、药剂科及病案室等进行摸底检查，提高依法执业意识，提升医疗管理监管能力；开展夜间抽查、早交班抽查，保证医疗服务质量的高效性和安全性。

医联体建设。与7家医疗机构建立医联体、与3家医疗机构建立专科医联体，与全国16家单位建立医联体或对口支援关系。

新增多点执业医师1人。截至年底共完成多点执业备案医师17人。

3月，《广安广博　至精至诚：广安门医院院史》由中国医药科技出版社出版。

医疗工作 本部出院16569人次，床位周转27.8次，床位使用率95.9%，平均住院日13天，住院手术6846例。17个科室实施临床路径，入径4871人次，确定内分泌科为医院临床路径电子化试点科室。全年自体输血60人次29500单位；使用悬浮红细胞、悬浮少白细胞红细胞、洗涤红细胞、浓缩血小板1028单位，普通血浆、新鲜冰冻血浆64900毫升，单采血小板68个治疗量。

预约挂号管理。预约方式有114电话、北京市预约挂号统一平台、工商银行网银及终端、手机APP、医生工作站（复诊预约、诊间预约）、社区预约转诊等。投放预约挂号1169600个，占全年总门诊量的51.56%；成功预约挂号623193人次，占全年总门诊量的27.47%。

新技术、新疗法。科室新增项目3个，包括泌尿科（神经源性膀胱）骶神经同节术、外科前哨淋巴结切除术及老年病科超声药物透入治疗。

药物管理。医院药占比71.27%，其中门诊79.94%、住院35.66%。住院患者抗菌药物使用率49.7%，住院患者特殊使用抗菌药物使用率5.7%；门诊患者抗菌药物处方比例3.38%，门诊患者使用抗菌药物注射剂的处方比例0.22%；急诊患者抗菌药物处方比例39.4%，急诊患者使用抗菌药物注射剂的处方比例24.4%。

医保工作。医保出院10825人次，费用24336.61万元。7月1日，启动医保跨省异地住院医疗费用直接结算工作。9月1日，制定广安门医院门诊特殊病备案及就医流程，做好特殊病管理及医保药品维护工作。

三级医疗。与广内社区卫生服务中心、牛街社区卫生服务中心签订双向转诊协议。全年门诊接收上转患者19人次，病房接收上转患者62人次、下转患者125人次。

医疗支援。8月，第六次派出医疗专业技术人员和3名临床专家组成医疗队，赴宁夏回族自治区开展临床诊疗、教学培训、重点学科建设等技术援助活动；9月，2名专家加入中国中医科学院医疗队，前往山西省忻州市岢岚县等深度贫困地区开展“服务百姓健康行动”全国大型义诊活动周活动；9月5～8日，2名专家分别赴山西省五寨县中医院、五寨县人民医院进行大型义诊、手术示教、健康讲堂等工作，接诊700余人次。

医院组建中医领军人才团队5支，定期开展座谈、科普知识讲座、健康咨询等常规工作，配合完成项目的信息化工作；各团队组建工作小分队，定期前往对接乡村进行信息采集工作，同时开展项目社区居民中医健康素养调查核实工作。

接收第四批新疆少数民族科技骨干3人，进行为期1年的特殊培养工作。

完善及修订医院重大传染病的工作方案、防控措施及工作制度；进一步推进3支应急医疗救治队伍的建设，明确领导及工作小组的职责与流程；完善急救绿色通道；组织急诊/急救演练培训4期，开展各种应急演练6次。

医疗纠纷处理。参加医责险589人，保费69.58万元。年内发生投诉纠纷494件，其中调解20件、诉讼9件。年内赔付33.58万元，其中保险理赔26.85万元、医院承担6.72万元。

护理工作　护士424人，其中本科148人，研究生4人。床护比1：0.69，病区实际床护比为1：0.48。有护理单元27个，其中病区18个。ICU床位16张。

优质护理服务开展率100%。在患者出院后1～2周内，通过电话回访患者用药、饮食、病情恢复等内容，为患者提供延续性护理服务；根据护理安全事件类别，对床旁护理安全标识进行颜色区分。护理不良事件上报率、整改率均100%。成立肿瘤专科护理及重症专科护理管理组，启动中医护理结构化电子病历。

培养重症、肿瘤、静疗、急诊、老年5个专业8名专科护士；选派130余名护理人员参加各类学术交流、专业培训班等；2名护士分别外出进修骨科、风湿科。3名护理骨干参加全国中医护理骨干培养；2名北京市中医护理骨干人才进行临床实践轮转。启动护理骨干轮转ICU进修计划，4名副护士长完成在ICU为期2个月的进修学习。培养交叉学科人才，取得一级心理咨询师证书的7名护理人员赴心理门诊全脱产随诊2个月。2名中医护理硕士研究生毕业。

完成2016～2017年度12所院校98名护理实习生临床带教及评价工作；接收2017～2018年度13所院校89人护理实习生来院进行临床护理实践。

科研工作　申报课题238项，中标课题67项，其中国家级项目2项、部局级项目10项、市级项目15项、科学院级项目27项，获经费2334.5万元。在研课题245项、结题61项。

获中国中西医结合学会科学技术奖1项，“康缘杯”中华中医药学会科学技术奖1项，北京市科学技术奖3项，中国老年保健医学研究会科学技术奖1项，中国中医科学院科学技术奖1项，中国针灸学会科学技术奖1项，“杏林杯”中华中医药学会学术著作奖3项，“康缘杯”中青年创新人才奖1项，“天圣铜人”世界针联科技特殊贡献奖1项。获专利1项。

6月27日，医院针灸科主任刘志顺牵头完成的新研究“电针对女性压力性尿失禁漏尿量疗效的随机临床试验”在《美国医学会杂志》(*JAMA*)在线发表，影响因子为44.405。

有国家中医药管理局三级实验室5个：肿瘤细胞生物学实验室、分子生物学实验室、糖尿病血管功能检测实验室、心血管病症结合关键技术实验室、临床免疫（艾滋病）实验室。1～2月，6个国家临床重点专科和14个国家中医药管理局重点专科通过国家和北京市分别组织的重点专科验收，完成了“十二五”重点专科建设周期的全部工作。5月22日，医院获批成为国家中医药管理局第一批国家中医临床研究基地，以肺癌、糖尿病、冠心病3个重点病种研究水平为核心，推进临床科研信息系统网络和研究平台建设。8月，心血管科、内分泌科被批准作为北京市第一批专科医联体核心建设单位、第一批专科远程会诊中心建设单位。9月，肿瘤科、内分泌科被批准为首都重点专科核心专科。

医学教育　承担中国中医科学院、北京中医药大学、贵阳中医学院、陕西中医药大学、成都中医药大学、泰山医学院、北京卫生职业学院教学任务。有北京中医药大学认证教授34人、副教授14人。录取中国中医科学院2017级硕士研究生32人、外籍硕士研究生1人、博士研究生17人，录取北京中医药大学2017级统招硕士研究生22人、免推研究生8人、八年制研究生52人、台湾籍硕士研究生1人、外籍硕士研究生1人，统招博士研究生2人、台湾籍博士研究生1人，录取陕西中医药大学硕士研究生7人、贵阳中医学院硕士研究生5人。

派出专科进修学习17人次，主要进修血液科、呼吸科、重症监护、外科、泌尿外科、耳鼻喉、影像诊断等专科。出国进修13人次，主要在美国梅奥医学中心、哈佛大学医学院、范德堡大学医学院、佛罗里达州立大学、加州大学等机构进修。

学术交流 国际交流。6月12～13日，举办2017北京第五届中医护理国际化推进会，来自西班牙、巴林、马来西亚及澳大利亚的6位护理专家与北京市中医护理同仁100余人，围绕“拔罐疗法与中医护理”主题，探讨了将安全有效且易于操作的拔罐疗法与中医护理临床科研数据支持相结合。6月15日，接待新加坡卫生部高级政务部长徐芳达一行5人，就中医药治疗糖尿病的优势、在社区开展防治糖尿病的可行性及中西医结合抗纤维化及肝硬化的前景进行了探讨和交流。8月17日，与中国中医科学院肿瘤研究所、美国国立癌症研究所补充与替代医学办公室共同承办2017年国际中医药肿瘤联盟（ICCMC）研讨会暨首届中医肿瘤走向国际学术沙龙，近150名中美两国涉及肿瘤研究合作的专家学者、政策制定和执行人员出席研讨会，会议围绕中医药肿瘤传播教育、高质量临床及基础研究的开展、国际化人才培养等主题展开讨论，就进一步发挥联盟优势，共同推进中医肿瘤的国际化发展进程进行了交流。8月25～26日，主办2017国际医疗暨健康旅游研讨会，近300名国内外专家学者参加，解读国家中医药发展战略，探讨中医药国际发展趋势，推动中医药健康服务与旅游产业有机结合，加强海外医疗机构对中医药文化的了解，促进中医药与旅游、金融投资、保险与健康管理等相关产业的跨界融合。12月18日，接待伊朗卫生部部长赛义德·哈桑·戈兹扎德·哈希米一行16人参观访问，从传统医学人才培养、国家政府的支持到中西医结合实践及传统医学的发展等方面进行了交流和探讨。

年内，组织安排美国创想团和外国医学专业交流团体11个130人；22名以色列的医生、3名西班牙医生和1名日本医生分别来医院进行针灸推拿短期培训。与日本相泽医院、结城医院、米盛医院、宇都宫医院签署国际医疗战略合作协议，开展国际会诊、转诊及医疗旅游合作，拟建汉方诊所，设立驻米盛医院的国际医疗暨管理的培训项目；建立国际远程会诊平台，实现3例海外向医院申请中医会诊的病例。

2人赴美国夏威夷参加国际磁共振会议（ISMRM）第25届年会、1人赴德国参加2017年世界整合健康医学国际大会、1人赴澳大利亚和新西兰参加第三届海上丝绸之路国际中医药论坛暨澳新中药与植物药学术研讨会、1人赴新加坡参加第九届心血管年度大会（ICC-2017）并演讲、2人赴印度参加第17届国际年会暨印度伦理委员会论坛第五届会议、5人赴日本相泽医院执行学术交流访问、1人赴德国莱比锡大学执行学术访问。

国内交流。1人赴台湾参加第二届海峡两岸中西医结合血液透析学术研讨会、1人赴香港参加第十届庞鼎元国际中医药研讨会并演讲。挂靠医院的国家级二级学会（中国民族医药学会内分泌专业委员会、中国针灸学会脑科学产学研创新联盟）、国家中医临床研究基地专病联盟、国家中医药管理局重点学科及各学科共举办或承办学术会议29次，其中国际性学术会议4次。

信息化建设 全年信息化建设总投入335.84万元。围绕北京市医药分开综合改革和医院内部临床医疗管理、行政管理，完成医改信息系统、OA系统、PACS系统、药品系统的升级，启动医院决策分析系统、远程会诊项目、服务器虚拟化项目、网络与信息安全建设项目；优化门诊分时段系统，增加扫码支付功能；正式上线医院新版网站，完善“医院信息员”后台运维权限。

质控中心工作 为北京市临床路径与诊疗规范质控中心主任委员单位。对全市55家二级和三级中医医院、中西医结合医院进行了专科病种临床路径管理执行情况调查，包括符合入临床路径的接诊病例、实际入路径数、路径变异数、退出路径数、完成病例数、临床路径管理的病种数、电子病历管理、入径率、完成率、全院出院患者中按照临床路径管理的比例、实施临床路径管理的科室占全院临床科室的比例等数据进行调查分析；共有20家二级医院和29家三级医院反馈了调查表，二级医院调查成功率为80%，三级医院为96.7%。

为北京市中医医院感染管理质控中心主任委员单位。制定了第一部国家层面的中医感控指南——《中医医疗技术相关性感染预防与控制指南（试行）》，7月6日，由国家中医药管理局办公室、国家卫生计生委办公厅联合印发；8月23～25日，举办2017年北京市中医医院感染管理岗位培训。

基本建设 扩建门诊楼项目，建筑面积46002平方米，完成项目投资6418.7万元，工程进入楼内装修阶段，整体进度完成至85%；国医大师及首都名医工作室装修工程，建设面积500平方米，合同金额420.53万元，完成了招标代理合同、施工合同签订、监理合同的签订工作，于11月1日取得施工许可证；大兴生物制药基地工程，分为制剂中心和科研实验用房两部分，采用整体规划、分步建设的方式实施，完成了园林绿化、人防方案的初设批复。

（撰稿：乔夕瑶　审核：伊　璐）

领导名单

院长、党委书记	王　阶
副书记、纪委书记	殷海波
副　院　长	花宝金　胡元会 杨　睿　吕文良 刘　震

中国中医科学院望京医院

本部：朝阳区望京中环南路6号（100102）　电话：84739000
骨伤医疗中心：东城区东直门内南小街甲16号（100700）　电话：64089486
网址：www.wjhospital.com.cn

基本情况　卫技人员1005人，其中正高级职称65人、副高级职称133人、中级职称391人、初级师276人、初级士140人。

年底医疗设备净值4502.66万元，其中乙类医疗设备5台；年内新增医用设备1075.72万元，其中乙类医用设备1台。业务总收入101517万元，医疗业务总收入99701万元。

改革与管理　4月8日，根据《北京市医药分开综合改革实施方案》的统一要求，医院取消挂号费、诊疗费，取消药品加成，实施药品阳光采购，设立医事服务费。医院及时调整激励机制，提高门诊医生奖励标准、增加相关科室保障性考核方法，为“医改”工作顺利实施提供保障。

调整无行政职务管理人员工龄系数的核算标准，提高高年资职工奖励额度。成立内部控制建设领导小组，负责单位内部控制规范体系建设工作的实施。规范财务管理，制定公务卡使用及报销管理细则。推进了医院科研报销系统实施运行。开展了职能部门科级干部人选民主测评推荐工作，制定科级干部民主推荐方案并组织实施。制定《职能处室参加各临床、医技科室交班的相关规定》。

多点执业医师36人。

医疗工作　出院18981人次，床位周转25.5次，床位使用率99.9%，平均住院日14.3天，住院手术16603例。11个科室25个病种实施临床路径管理。全年临床用红细胞悬液1922单位、血浆1096单位、血小板268单位，全血3单位；自体输血291人次83765毫升。

预约挂号管理。预约挂号方式有114预约平台挂号、医生诊间预约。年内预约挂号70859人次，预约挂号人次占门诊总人次比例6%。

新技术、新疗法。肿瘤消融治疗技术，肿瘤深部热疗和全身热疗技术，人工髋关节置换技术，人工膝关节置换技术，经腹腔镜子宫内膜癌分期手术、卵巢癌分期手术、子宫颈癌广泛切除术，冠心病介入诊疗技术，起搏器介入诊疗技术，心脏导管消融技术，颅底肿瘤（颅内外沟通肿瘤）切除术，颅内重要功能区及大型血管畸形切除术，气管/血管成形肺叶切除术等11项限制性医疗技术通过了北京市中医局的审核和备案，并开始临床实施。新论证审批并开展了经皮穿刺射频消融治疗技术，美国氩氦刀治疗技术，利用经颅直流电刺激治疗脑损伤后意识障碍、吞咽障碍、失语症、运动障碍，基于下一代高通量测序（NGS）的肿瘤基因检测，超声造影，血浆置换，肢体静脉硬化剂治疗，富血小板血浆（PRP）治疗膝骨关节炎等8项院内新医疗技术。

药物管理。医院药占比48.8%，其中门诊60.42%、住院33.39%。住院患者抗菌药物使用率为44.7%，门诊患者抗菌药物处方比例为8.6%，急诊患者抗菌药物处方比例为25.6%。

医保工作。医保出院13536人次，总费用33001.17万元。完善医保管理制度，建立医保管理流程。制定《基本医疗保险跨省异地就医直接结算工作的应急预案》《基本医疗保险异地参保人员在京就医住院医疗费用直接结算的工作流程规范》《基本医疗保险特殊病种治疗管理办法（试行）》《医药分开综合改革医疗保险工作应急预案》《基本医疗保险跨省异地就医直接结算工作的应急预案、工作流程规范（试行）》。

医疗支援。开展北京中医健康乡村（社区）试点建设工程，骨科、肾病、脾胃、康复、呼吸5个领军团队，先后开展了健康乡村、社区中医健康基线调查及重点病种的流行病调查、健康科普宣传、义诊和人才培养师承工作。走进健康乡村医师280人次，接诊患者及接受健康教育4820人次。参加第五届“北京中医药专家宁夏行”活动，获得了京宁合作宁夏优秀中医临床人才研修项目先进集体称号。选派2名医师赴新疆维吾尔自治区职业病医院、新疆维吾尔自治区维吾尔医医院进行援疆工作。

为落实北京市中医管理局和廊坊市政府签署的《京廊中医药协同发展框架协议》，实现京廊中医药协同发展的机制新突破，10月31日，望京医院与廊坊市固安县中医院签署了合作协议，固安县中医院将其骨伤科的经营管理权托管给望京医院，双方共建骨伤科协同病房。12月，派出1名执行主任常驻固安县中医医院，全面负责管理，同时派出2名骨伤科高年资主治医生常驻固安县中医院开展临床诊疗、教学培训、重点学科建设等工作。

4月，中医住院医师规范化培训基地通过了市中医局评估。作为住院医师规范化培训结业考核的考点，完成了全市100名住院医师规范化培训结业考核工作，36名住院医师规范化培训学员参加北京市中医局结业考核，通过29人。年内招录规范化培训学员23人。骨伤科、脾胃病科、特色诊疗部获得住院医师规范化培训带教“三优团队”称号。

组织医师参加全国“广誉远国药杯《黄帝内经》知识大赛”，获社会组总决赛集体二等奖。

医疗纠纷处理。发生医疗纠纷6件，其中调解3件、诉讼3件。年内赔偿46万元。

护理工作　护士488人，其中研究生11人、本科184人。医护比1：1.21，床护比1：0.65。ICU床位7张，CCU床位6张。护理单元30个。

完善制度建设，新制定了《危重患者访视制度》《内镜室护理交接班制度》，实施了护理方案的优化与持续改进。编写了《望京医院中医护理技术使用手册》。不良事件上报率、整改率100%。

完成了护理分级管理制度的修订，制定了分级护理细化要求，将重症患者护理质量纳入日常质量督导项目；制定护理业务查房质量评价细则，培养年轻护士应对临床问题的综合能力，规范护理教学及业务查房活动；确立9项护理敏感指标并进行跟踪评价。

开展了国家中医药管理局下发的46个病种中医护理方案优化工作。应用具有中医特色护理技术20项，应用过程中科室对储药罐技术进行了改良和创新。18个临床科室根据各护理单元的优势病种分别制定了一套中医运动疗法，在临床科室每日开展。

作为北京市骨科专科护士临床教学基地、北京市中医护理骨干人才培养项目临床基地，完成了3名全国骨科专科护士及北京市24名中医护理骨干人才的培训任务。19名医院第二期护理人才后备库人员完成了2年的理论与技能培训。年内，新培养专科护士认证5人，包括老年专科护士1人、骨科专科护士1人、手术室专科护士1人、ICU专科护士1人、急诊专科护士1人。

安排外省7名护理骨干来院进修学习，选派医院2名护理骨干进行院外专科进修学习。5月，获批北京市中医护理骨干人才培养项目临床实践基地，储药罐技术、刮痧（含电热砭石）技术获批基地特色技术。

承担天津中医药大学、北京中医药大学临床带教工作，带教护理本科生9名；获批北京中医药大学护理学专业临床学系副主任委员单位，完成医院临床带教老师遴选工作，5名护理人员通过课堂授课老师考核。

科研工作　申报科研课题150项，其中国家自然科学基金26项、国家科技部重大专项4项、国家重点研发计划2项、北京市自然科学基金22项、首发专项22项、中国中医科学院55项、道地药材国家重点实验室开放课题18项、国家中医药管理局1项。获资助38项，获资助经费1160.5万元。结题验收25项。4月，医院申报的“TMCO1对肺腺癌细胞迁移的调控机制及益肾解毒方的干预作用研究”项目获得中国中医科学院中医药“一带一路”合作专项（2017）立项。

作为第一完成单位获得2017年度国家科学技术进步二等奖1项，中国中西医结合学会科学技术一等奖1项。作为参与完成单位获得2017年度中华中医药学会科学技术一等奖1项，中华中医药学会科学技术二等奖1项，中国中医科学院科学技术奖1项。获发明专利4项、实用新型专利3项。

朱立国等的“神经根型颈椎病中医综合方案与手法评价系统”获得国家科学技术进步二等奖。该项目首次建立集治疗、康复一体化的神经根型颈椎病中医综合方案，并经480例多中心随机对照试验证实该方案显著提高其愈显率、降低复发率。首次将运动捕捉技术应用于颈椎手法研究，创建了颈椎生物力学数学模型，并通过动力学仿真方法验证了其合理性。建立了旋提手法操作的力学评价体系及具有临床操作实感的颈椎模拟装置，解决了在人体上操作风险高、难以复制的问题，并首次形成了旋提手法操作的评价系统。该项目获得发明专利4项，计算机软件著作权1项，实用新型专利4项，举办国家级继续教育项目和学习班15次，培养学员3600人。项目成果于2010年纳入了国家中医药管理局神经根型颈椎病中医临床路径，于2013年纳入了中华中医药学会颁布的《神经根型颈椎病诊疗指南》。

中药（骨伤）药理实验室获市卫生计生委批准，成为北京市中西医结合远程病理会诊中心，9月通过了PCR实验室资格认证，11月完成了二代测序项目的新技术论证和伦理审批。国家中医药管理局重点实验室生物力学实验室在国家自然科学基金项目“仿生运动条件下股骨头截骨再生实验研究”支持下，完成兔髋关节在体穿针仿生关节平台安装。

中医正骨技术重点实验室围绕中医正骨手法的作用机理研究、临床力学量化研究、规范化研究、可视化研究、机械仿真研究及骨与关节退行性病变的机理研究开展工作，协助进行科研项目9项，申报科研项目6项，承接解放军总医院、北京中医药大学、上海中医药大学附属曙光医院、天津中医药大学第一附属医院横向课题4项。中医正骨技术实验室、功能性胃肠病中医诊治实验室均通过北京市科委年度验收。

国家中医药管理局重点研究室筋伤治疗手法研究室完成2016年度验收工作汇报。

5月22日，根据国家中医药管理局《关于深化推进国家中医临床研究基地建设的通知》，医院正式成为23家国家中医临床研究基地建设单位之一。

伦理委员会、GCP机构及9个认证专业和1个新申请认证专业通过了CFDA认证中心委托北京市药品监督管理局组织专家检查。

医学教育 招收硕士研究生23人、博士研究生5人。在读硕士研究生80人、博士研究生15人，在站博士后8人。在职攻读学位18人。承担北京中医药大学、天津中医药大学、吉林医药学院等院校300余名学生的教学及实习任务。

完成了北京中医药大学研究生及本科生、中国中医科学院研究生及医院规培学员等300余人的实训课程及技能考核。承担北京中医药大学骨科特色模块的教学任务。有北京中医药大学临床教师113人，其中教授12人、副教授28人，承担临床教学任务2000余学时。新增北京中医药大学硕士研究生导师4人。

首次成为北京中医药大学统招研究生招生单位。药学部与北京中医药大学中药学院签约并挂牌临床中药实习基地。

外出进修9人。接收进修人员77人，其中骨科进修人员34人，执业医师培训人员1人，河北省中医管理局“河北省基层中医临床技术骨干培养项目”学员6人。

接收美国、英国、新加坡、特立尼达和多巴哥、埃及、菲律宾、奥地利、墨西哥、意大利及中国香港地区的58名学员进行针灸、推拿、中医内科临床实习。

学术交流 3月13日，接待挪威心肺患者机构（LHL）代表团，双方就开展跨国康复治疗合作、联合培养双学位博士研究生及中挪两国医务人员加强互访交流与学习等问题进行了交流探讨。5月11日，接待韩国东国大学一山医院康复部Bun Sun Kwon教授及H.M.H有限公司访问团，双方就2016年签署的科研合作项目举行了启动仪式，并就科研经费有关事宜签署了协议。5月23日，邀请美国布里奇波特大学整脊学院副教授Christopher Proulx博士到院做“多体位牵引手法治疗脊柱相关疾病”的专题讲座。派出1人执行国务院侨办赴匈牙利、意大利、西班牙中医义诊和培训任务，派出2人执行国务院侨办赴蒙古国、日本中医健康咨询等惠侨任务。赴德国参加学术会议1人。

3月，邀请台湾专家来院进行康复学术交流。9月，肿瘤科举办2017年海峡两岸肿瘤多学科研讨会。

9月，与香港医管局中医部签署了“访问学者计划2017～2018”合作协议，该协议是医院第四批与香港医院管理局中医部的相关合作，将派出1名中医骨伤科专家赴香港培训中医骨伤科医师。10月，与香港医院管理局所属的博爱医院签署了“2017～2018医院管理局高级奖学金计划”的合作协议书，接收该院1名高级奖学金计划的医师进行第一阶段为期4个月的临床培训学习。赴香港学术交流1人。

编辑出版 继续编辑由中国中西医结合学会和中国中医科学院主办的《中国骨伤》杂志，全年出版12期。在第五届《中国学术期刊评价研究报告（武大版）（2017—2018）》中，再次被评为“RCCSE中国权威学术期刊（A+）”。入选第四届中国精品科技期刊，即“中国精品科技期刊顶尖学术论文（F5000）”项目来源期刊。

信息化建设 全年信息化建设投入805万元。完成核心业务信息系统安全保护等级三级的测评工作，移动医护系统已在试点科室试运行。实施HIS系统改造升级、移动医护系统、血库系统、物资系统、手术麻醉系统、护理管理系统、虚拟化建设、容灾备份安全建设、中心机房扩容改造、应用系统优化等信息化项目，对信息系统结构和功能进行持续改进及优化。启动院级PACS升级改造项目。

质控中心工作 进一步推进北京市中医病理远程会诊中心、病理分子诊断中心建设，举办北京中医病理诊断培训班，修订完善本专业质控标准、医疗管理规范及医疗质量考核指标体系。开展医疗安全自查自纠、医疗安全飞行检查工作，防范医疗风险，保障医疗质量和医疗安全。开展北京中医病理室间质控检查，受检单位为55家北京市二级以上中医及中西医结合医疗单位，质控检查内容包括病理科常规工作量、切片优良率、诊断优良率、综合服务能力、基础设施及人员资质等。

基本建设 1月，医疗辅助用房改扩建项目取得项目规划许可证，完成了项目地质勘查和审核、项目施工图纸设计与审查、施工图设计文件审查、施工及监理招投标，10月初完成了原有建筑物的拆除工作。完成了国家级中医药康复示范中心工程（图书馆改造）设计招标，签订了设计合同，对设计方案进行了初步论证。

（撰稿：姜榅霞　审核：丁品胜）

领导名单

院　　　长 朱立国
党 委 书 记 贾忠武
副书记、纪委书记 曹京明
副　院　长 俞东青　吴增安
高　云　高景华

中国中医科学院眼科医院

地址：石景山区鲁谷路33号（100040）　电话：68688877
网址：www.ykhospital.com.cn

基本情况 卫技人员429人，其中正高级职称34人、副高级职称30人、中级职称89人、初级师162人、初级士114人。

年底医疗设备净值12214.47万元，年内新购医疗设备总额338.95万元。全年医疗总收入38806.72万元。

医院诊疗科目增设内科、外科、妇科、妇女保健科等西医科目；增设医疗美容科，下设美容外科、美容牙科、美容皮肤科、美容中医科4个科目。

机构设置 8月，撤销原设备处采购科和行保处物资科，成立采供部。

改革与管理 4月8日，医院正式实施北京市医药分开综合改革。5月3日，北京市公立医院综合改革国家复评组领导和专家由海南省卫生计生委副主任、省医改办主任杨俊带队一行6人对眼科医院进行复评考核。7月19日，中纪委驻国家卫生计生委纪检组组长马奔到医院调研。

持续开展“学习年·汇众智”活动，组织周（月）讲活动31次。持续开展青年医师手术师承工作，3名跟师医师出师。持续推动中医传承工作室建设，高健生、庄曾渊全国名老中医工作室通过验收。召开石景山区名中医工作室继承人工作会议，启动区工作室建设项目自查总结工作。成功申报眼科医院急诊中医眼科急诊急救平台建设项目，获得国家中医药管理局财政支持资金750万元。

办理多点执业医师19人。

人才引进。全年组织面试10次共62人，其中专业技术人员占80.64%，博硕学历人员占35.48%，高级职称人员占4.83%。最终，引进骨科、口腔科、检验科、放射科、药学部、护理部、病案室等20多名专业技术人才。

医疗工作 出院9707人次，床位周转28.80次，床位使用率99.31%，平均住院日12.6天。住院手术9372例。

8个科室15个病种开展临床路径工作。医院成立了谢立科、荆鲁治、秦绍林、肖桂荣、严京5个治未病团队，年内完成1000例患者的管理任务。

预约挂号管理。预约方式有：手机APP、北京市预约挂号统一平台、北京114预约挂号、微信公众号、医生工作站（诊间预约）、窗口预约。年内预约76229人次，占门诊总人次的20%。

新技术、新疗法。院内审批自行开展影像介入（CT、超声）治疗，共365例。

药物管理。药占比51.19%，其中门诊64.48%、住院33.27%。临床药师负责抗菌药物药学工作，对存在不合理使用抗菌药物的处方及医嘱进行干预，其结果纳入科室质量绩效管理及医师定期考核管理。预防使用抗菌药物术前0.5～2小时内给药81.04%，一类切口手术24小时内预防使用抗菌药物的比例83.39%。年内抗菌药物门诊使用率2.15%，住院患者使用率11.34%。

医保工作。全年医保患者总费用2.52亿元，其中医保出院患者5210人次，总费用9466.45万元。医保顺利通过医保中心组织的门诊特殊病病种申报审核，成为门特病定点医疗机构；并为2018年1月1日城乡居民医保的整合做好前期工作。

三级医疗。接受外埠上转患者400余人次，下转二级医院及社区卫生站等患者800余人次。

医疗支援。年内眼科医院派出援疆人员2人。分别与黑龙江省大庆市杜尔伯特县中医医院，内蒙古自治区中医医院、锡林郭勒盟蒙医医院，福建省第二人民医院，宁夏回族自治区灵武市中医医院，河北省香河县中医医院等9家医院签订对口帮扶协作协议，开展义诊、疑难病例讨论、手术、接收进修人员学习等多项帮扶工作。开展“中医健康社区”、中医治未病团队大型义诊、宣教活动10余次。承担“健康快车”广东韶关站白内障手术复明工作。参与甘肃甘南、西藏林芝、山西沂州、山西五寨等偏远地区大型义诊活动5次。

医疗纠纷处理。为377名医务人员及27名多点执业人员投保医责险，总费用37.86万元。年内，接待投诉40件，诉讼1件。年内赔偿101837元，其中医责险赔偿85553.3元、医院实际赔偿12283.7元。

护理工作　护士172人，其中本科125人（含在读本科）、研究生2人。医护比1：1.05，床护比1：0.43。有护理单元15个。

9个病房全部开展责任制整体护理，覆盖率100%。实行护理人员分层管理，能级对应，落实责任护士职责。加强基础护理，加强核心制度的落实和督查，加强中医护理方案的培训和实施，积极开展中医护理技术，深化护理专业内涵，提供专业化中医特色护理服务。

加强护理质量控制，年内护理部质量检查180次，质量控制小组检查145次，科室护理质量检查86次，护士长夜查房48次，召开院内护理质量分析会和不良事件分析会14次。不良事件上报率100%，整改率100%。

完成护理信息化建设中护理临床系统和护理管理系统的构建。完成护理工作制度、健康教育知识、中西医及眼科专科护理操作规程及考评标准；完成中医护理诊断和护理措施、眼科常见19个疾病、内科常见15个疾病、骨科8个常见护理诊断和护理措施撰写工作，录入临床信息系统。进行护理绩效改革，由护理部总调控护理人员的奖金。加强新入职护理人员的规范化培训。

举办中华中医学会眼科分会、世界中医药联合会眼科分会护理模块的学术会议。护理培训48次，规范化培训、考核24次，参加考核1360人次，合格率100%。

完成天津中医药大学等院校11名护理本科实习生的临床带教。接收下级医院护理人员进修眼科专科和中医护理专科11人次。

科研工作　申报各级各类课题59项，中标课题17项，获经费453万元。其中中国中医科学院资助项目16项，石景山科委资助项目1项。在研课题46项，结题9项。

科技成果获奖2项，其中中国民族医药学会科学技术三等奖1项，石景山区科学技术奖三等奖1项。获实用新型专利（眼底术后康复床头）1项。

有国家中医药管理局三级实验室1个；国家临床重点专科1个，国家中医药管理局重点专科4个，北京市重点专科4个（含特色诊疗中心）。“京津冀中医药协同发展眼科专科联盟”获得立项及经费支持。眼科医院作为国家中医药管理局眼科重点专科协作组组长单位，组织进行优势病种中医诊疗方案和临床路径的增补工作。顺利通过科研共享系统平台验收、伦理审查平台验收、重点病种评估检查及基地综合验收，正式成为国家中医临床研究基地并挂牌。

医学教育　医院承担南京中医药大学、天津中医药大学、潍坊医学院、白城医专、辽宁何氏医学院教学及带教任务，教师共计30人，其中高级职称29人。录取研究生11人，其中博士研究生2人、硕士研究生9人。年内，到院外进修16人。

接收天津中医药大学、潍坊医学院、辽宁何氏医学院等高校的实习生56人次。

7月2日，高健生、庄曾渊获第三届“首都国医名师称号”。

学术交流　8月10～12日，由眼科医院承办的中华中医药学会眼科分会第十六次学术年会暨世界中医药学会联合会眼科专业委员会第七次学术年会、中国医师协会中西医结合医师分会眼科专业委员会第二次学术年会、北京中西医结合学会第五届眼科专业委员会第三次学术年会、第三次京津冀中西医结合眼科学术交流会在北京京都信苑饭店召开，本次会议共有4个分会场，设立薪火传承名家讲堂、眼科经方论坛专场、伦理与自律维权专场、眼底病专题、中医眼科发展论坛等16个专题，来自国内外约1000名专家参会。10月17日，召开首届中国中医科学院眼科医院“国际中医、中西医结合眼科研讨会”，与会人员包括美国加州大学洛杉矶分院东西医学中心主任许家杰教授、阿拉巴马大学伯明翰分院眼科系王淑珍教授、Whisnant诊所负责人Brad Whisnant医生，挪威St Olav眼科诊所负责人Erik Vinje Olbjørn及Ole Jørgen Frydenlund医生，丹麦针灸学院院长John Boel医生，眼科医院领导班子全体成员、名老专家等，会议围绕中医及中西医结合眼科在国内外的发展现状、存在问题、未来的发展趋势进行了讨论，探讨筹建“国际中医眼科联盟”及可能合作的领域和项目，签署了合作备忘录。选派内科医生富苏前往奥地利进行2017～2018年度科研合作。

信息化建设 全年医院信息化建设总投入300余万元。完成住院自助发药系统的建设；进行处方点评系统的数据收集及上报工作；开展“京医通”工程上线准备工作，进行了数字证书、电子签章信息采集工作；安装叫号分诊系统及相关查询设备；继续深入实施移动护理系统及护理管理系统；开展纷享医疗APP上线及掌上医院APP升级；完成大财务系统-固定资产管理及报修平台、手麻系统及PACS系统升级、人事系统和信息安全保障等系统的建设，完成中央直属中医医院信息集成平台建设的细化预算申报书的上报工作；开展北京市公立医院医药分开综合改革信息系统改造工作及数据收集统计上报工作。

编辑出版 继续承办由国家中医药管理局主管、中国中医科学院主办的全国性中医眼科专业学术期刊《中国中医眼科杂志》（ISSN 1002-4379 CN11-2849/R）双月刊，全年发行1000册。

基本建设 眼科医院改扩建项目调整方案通过职代会审议并召开专家论证会，重新编制项目建议书上报国家中医药管理局申请立项。

（撰稿：陈结凤　审核：高　云　赵惠茹）

领导名单

党委书记 冯鹏翔

院　　长 高　云

纪委书记 闫飞雪

副 院 长 康建平　亢泽峰　李　静　谢立科

北京大学第一医院

地址：西城区西什库大街8号（100034）　电话：83572211

网址：www.pkufh.com

基本情况 卫技人员3132人，其中正高级职称242人、副高级职称335人、中级职称1125人、初级师1065人、初级士269人。

年底医疗设备净值35446.99万元，其中甲类医用设备2台、乙类19台；年内新购置医用设备总金额10352.63万元，其中乙类医用设备1台。业务总收入380753.15万元，其中医疗总收入344247.94万元。

医院获得“全国卫生计生系统先进集体”荣誉称号，院长刘新民获“首都劳动奖章”，援藏医疗专家侯新琳获“西藏五一劳动奖章”，杨莉教授获“第三届树兰医学青年奖”，崔一民教授获“药明康德生命化学研究奖学者奖”等。

机构设置 3月6日，成立医院对口支援办公室，与医务处合署办公。11月13日，成立医院肿瘤转化研究中心。

改革与管理 4月8日，北京市医药分开综合改革全面实施，医院全方位、全动员落实医改新政。8月，医院心血管内科、神经内科、妇科、儿科成为北京市第一批专科医联体，截至年底接受心血管内科转诊2638例次、神经内科转诊2558例次、妇科转诊5741例次、儿科转诊458例次。医院与宁夏回族自治区卫生计生委所属的宁夏儿童医院建立儿科专科医疗联合体，12月18日，双方举行对口帮扶合作签约挂牌仪式并签订协议。

8月，通过国家“青年千人计划”引进杨兴博士到核医学科从事科学研究工作。11月，引进国家杰出青年科学基金、国家“万人计划”获得者张宁教授，任肿瘤转化研究中心常务副主任。

医疗工作 出院86367人次，床位周转54.87次，床位使用率99.96%，平均住院日6.75天。住院手术45847例。剖宫产率39.10%，孕产妇死亡率15.80/10万，新生儿死亡率2.74‰，围产儿死亡率3.33‰。23个科室实施临床路径48个病种。全年临床用血55674单位，自体回输血液1477单位。

预约挂号管理。开通支付宝预约、微信预约、窗口预约、114电话预约、北京市统一预约平台网络预约、社区预约、诊间预约、出院复诊预约，开放预约号源比例大于85%。全年预约挂号1326836人次，占门诊总人次的54.15%。

新技术、新疗法。医院自行开展项目6项，分别为：妇产科腔内肿瘤热灌注治疗、心血管内科经皮左室室壁瘤折叠术、神经外科脑深部电刺激术、小儿外科脑深部电刺激术、老年病内科磁控胶囊内镜检查、耳鼻咽喉—头颈外科腔镜辅助下腮腺颌下腺甲状腺疾病的外科治疗。

药物管理。全院药占比32.81%，其中门诊43.03%、住院22.42%。抗菌药物门诊患者使用率5.90%，急诊患者使用率32.90%，住院患者使用率46.20%。

医保工作。医保出院38362人次，总费用69648万元，次均费用1.82万元。开展新农合跨省就医联网结报工作和基本医疗保险跨省异地就医住院医疗费用直接结算工作；新增门诊特殊病种，完善工作站药品特种病标识；启动医保患者在院计费审核工作。

与护国寺中医医院、北京市第二医院、北京市肛肠医院，以及西城区什刹海社区卫生服务中心、西长安街社区卫生服务中心、德胜社区卫生服务中心组建医联体，接收上转患者9236人。

医疗支援。接收密云区医院5名医护人员进修。6月与安徽省临泉县人民医院签订《三级医院对口帮扶贫困县县级医院责任书》，并于8月实施支援工作。8～9月组建内蒙古国家医疗队开展巡回医疗工作。接收包头医学院第一附属医院、内蒙古北方重工业集团有限公司医院5名医生来院学习。接收新疆创新型中青年卫生人才培养项目2名进修医师。8月，8位专家完成1年援藏任务回院，同时派出8位专家赴西藏自治区人民医院开展工作。7月底，派出1位专家赴新疆维吾尔自治区妇幼保健院开展工作；8月，1位专家完成18个月援疆任务回院。

医疗纠纷处理。发生医疗纠纷55件，结案54件，其中诉讼解决19件、医调委协议解决32件、院内协议解决3件。年内赔偿总额1419.52万元。

护理工作 护士1750人，其中本科学历687人、研究生及以上38人。医护比1∶1.78，床护比1∶1。共有护理单元77个。ICU床位86张。

制定关注患者需求“321”护理服务行动计划，结合“一病一品”细化相应内容开展特色专科服务，评选了12个“一病一品”标杆病房。继续开展从医院到社区、到家庭的延续护理，新增加网络健康指导和院外护理会诊等服务。责任制整体护理100%落实，护理不良事件上报率100%，整改率100%。组织评选第三期美化环境标杆病房。6月，成立护理部教研室，由护理部主任助理、顾问和4名教研室护士长组成，并于12月成功组织首届教学论坛。

接收进修护士290人。选派2名护理骨干赴加拿大进行循证护理培训6周，1人赴丹麦进行造口伤口专科护理培训6周，8人赴中国香港进行重症专科培训2周。选派54名护理骨干参加中华护理学会或北京护理学会组织的专科学习，涉及13个专业；有专科护士共计306人。

接收实习护生106人，其中外校大专护生40人、本科护生47人，本校本科护生19人。接收本校本科见习护生68人。

科研工作 申报各类课题370项，中标课题129项。其中国家级38项，获经费7449.57万元；部委市级50项，获经费1357.10万元；校级41项，获经费2155.32万元。医院匹配经费1523.59万元。在研课题258项，结题160项。

获得各类科技奖励17项，其中中华医学科技奖二等奖1项，高等学校科学研究优秀成果奖二等奖1项，北京市科学技术奖二等奖1项，华夏医学科技奖二等奖、三等奖各1项，中华预防医学会科学技术奖三等奖1项。申请专利76项，授权专利38项，其中发明专利5项。2项已授权专利获得转化。

8月1日，肾内科张宏教授课题组引领的评价糖皮质激素治疗IgA肾病疗效和安全性的临床随机对照研究（TESING研究）的阶段性成果在*JAMA*发表。这是首个由中国肾脏病学家牵头的全球多中心随机对照研究，结果提示该病的国际治疗指南已需要更新，将成为修订国际指南的重要依据。

拥有部委级重点实验室共2个：国家卫生计生委

肾脏疾病重点实验室、教育部慢性肾脏病防治重点实验室。北京市重点实验室共5个：北京市皮肤分子生物学重点实验室、北京市泌尿生殖系疾病（男）分子诊治重点实验室、北京市神经系统小血管病探索重点实验室、北京市儿科遗传性疾病分子诊断与研究重点实验室、北京市妊娠合并糖尿病母胎医学研究重点实验室。

医学教育 承担北京大学医学部本科生脱产带教师资培训10人次；主办全国“胜任力导向医学教育师资培训”3期次，培训教师906人次，其中医院教师251人次。有教师552人，教授93人、副教授127人。八年制临床医学专业新入学42人，毕业54人，在院279人。招收研究生192人，其中博士89人、硕士103人。毕业研究生150人，其中授予博士学位79人、硕士学位71人。

接收住院医师规范化培训91人，在院202人，毕业81人。接收专科医师56人，在院128人，毕业54人。接收进修医师922人。赴英国和加拿大进行医学教育学习13人次。

1月3日，医院收到加拿大皇家内科和外科医师学院（RCPSC）国际学院的国际机构认证证书，成为中国第一家、全球第三家获得该认证的单位。该认证旨在确认医学院对医院住院医师培训工作的管理、保障和支持，能使住院医师培训水平和质量达到国际水平。

学术交流 国际交流。3月3日，挪威科技大学代表团一行来医院进行学术交流。8月16日，英国药品和健康产品监督局（MHRA）在英国驻华大使馆人员陪同下一行6人来医院参观交流。因公出国192人次。8月21～26日，院长刘新民一行9人访问加拿大皇家内科及外科医师学院，继1月获得该学院国际机构认证后，开展项目认证，进行探讨并签约意向书。年内主办国际学术会议7场次，承办中英国际临床基因组学培训班1项。参加国际学术会议188人次。

国内交流。因公赴台港澳地区19人次。主办国内学术会议41次。参加国内学术会议1403人次，其中全国学术会议1163人次，地方学术会议240人次。

信息化建设 全年信息化建设总投入2379.94万元。完成北京市医药分开综合改革系统改造及切换工作，完成医保异地及新农合跨省就医实时结算系统改造，实现HIS系统与财政部票据平台对接。完成手术麻醉系统、门诊手术预约系统实施上线；完成临床专科系统包括：心血管内科临床试验管理系统，重症监护系统及院外随访系统，内分泌内科血糖管理系统。增加支付宝窗口扫码支付、线上取号、线上处方缴费功能，上线门诊自助一体机，集合建卡、挂号、取号、交费、检验报告打印、缴费明细、物价查询等功能。远程医疗对口服务医院52家，社区协同医疗双向转诊平台转诊患者9219人次。

编辑出版 正式出版刊物5种：《中华新生儿科杂志》《中国斜视与小儿眼科杂志》《中华围产医学杂志》《中国临床药理杂志》《中国介入心脏病学杂志》。

质控中心工作 自2009年6月1日成为国家心血管疾病质控中心依托单位。收集、整理、分析2016年冠心病介入诊疗数据，撰写相关内容纳入《2017年全国医疗服务与质量安全报告》相关内容，在全国介入心脏病学论坛上发布主要数据。年初召开全国心血管介入质控工作会议，年底召开全国心血管介入质控总结会。完善冠心病介入治疗质量控制指标。参加国家级质控中心评估工作。

作为国家门诊专业质控中心依托单位，受国家卫生计生委委托，承担国家门诊专业质控工作。启动筹备工作，遴选专家组、工作组成员，初步建立门诊专业质控中心工作体系。组织编写《门诊质量管理暂行规定（征求意见稿）》《医疗机构门诊质量管理指标体系》。

基本建设 保健中心工程于9月14日结构封顶。截至年底，保健中心工程依次完成了地下室结构施工、地上钢结构施工、部分内隔墙砌筑、轻钢龙骨墙施工及部分机电管线安装工作。图书馆教学楼竣工，达到交付使用状态。城南院区工程的可行性研究报告于4月26日获得国家卫生计生委转发国家发展改革委的批复，8月25日城南院区工程获批中央在京重点建设项目，12月15日其初步设计及概算通过了国家卫生计生委组织的专家评审。

（撰稿：戚　晴　审核：张　静　王鹏远）

领导名单

党委书记 潘义生
院　　长 刘新民
副 书 记 杨　柳　刘玉和　孙晓伟
纪委书记 刘玉和
副 院 长 潘义生　李海潮　杨　莉　王鹏远　程苏华
总会计师 李敬伟

北京大学人民医院

西直门院区：西城区西直门南大街11号（100044） 电话：88326666
白塔寺院区：西城区阜成门内大街133号（100034） 电话：88326666
网址：www.pkuph.cn

基本情况 卫技人员3684人，其中正高级职称267人、副高级职称331人、中级职称873人、初级师1172人，未评聘1041人。

年底医用设备净值30543.6万元，其中甲类医用设备3台、乙类医用设备12台；年内新购置医用设备7487.99万元。业务总收入411811.35万元，其中医疗总收入386522.55万元。

4月28日，国家卫生计生委批复同意医院建立通州院区。9月4日，经国家卫生计生委医管中心批准，医院牵头联合国内多家知名院校、医院和研究机构共同组建国家卫生计生委医管中心医患体验研究基地，医院牵头发起并成立了中国研究型医院学会医患体验管理与评价专业委员会。12月，医院入选国家疑难病症诊治能力提升工程项目储备库。姜保国获何梁何利基金科学与技术进步奖。

机构设置 新增设6个科室（部门）：创伤救治中心、睡眠中心、行政事务管理委员会、通州院区综合办公室、白塔寺院区综合办公室、纪委办公室（监察办公室与纪委办公室合署办公）。医院共设有48个临床科室、17个医技科室、28个行政职能处室。

改革与管理 推进全面预算管理工作，明确医院三级预算管理组织体系，优化预算管理的全过程，加强内控管理制度，建立网上报销、预算管理及基础数据库一体化信息系统。实行医疗耗材登记注册式全程管理，规范和明确医疗耗材的申报、审批、出入库、使用、记录、结算的全过程可追溯机制；严控高值耗材的盘库、收费、报表工作；按照医疗耗材类别对非寄售类医疗耗材进行统一模式管理；推进体外诊断试剂从采购、配送、质检、存储、应用、核准、支付的全流程线上操作，对医用、科研试剂采购进行统一归口管理。

以医联体建设为载体，与20家区属医院和社区卫生服务中心签订专科医联体协议，与8家医疗机构续签了区域医联体协议书，与海淀区3所大学社区卫生服务中心签订专科医联体协议书。与34家异地医疗机构签署医联体协议，遍布广东、贵州、河北、河南、黑龙江、吉林、山东、山西、四川、内蒙古、重庆及西藏等12个省份，与23个省级和地、市级医保部门签订异地转诊协议。

多职业机构备案医师109人，多地点医师360人。

临床科室引进学科带头人1人，行政科室引进管理型人才2人。

医疗工作 出院81893人次，床位周转52.2次，床位使用率90.46%，平均住院日8天。住院手术50364例。剖宫产率36.4%，孕产妇死亡率0.36‰，新生儿死亡率2.2‰，围产儿死亡率8.6‰。34个科室647个病种实施临床路径。临床用全血4单位、红细胞悬液56863单位、血浆4268700毫升、血小板30920治疗量，自体输血2363人次，自体输血量7160单位。

预约挂号管理。采取手机APP、自助挂号机、挂号窗口、北京市预约挂号平台（114平台）、诊间预约（医生工作站）、功能社区挂号、电话预约等预约挂号方式。预约挂号1298822人次，占门诊总人次的48.98%。

药物管理。医院药占比26.93%。门诊患者抗菌药物处方比例6.29%，急诊抗菌药使用率44%，住院患者抗菌药物使用率38.18%。

医保工作。医保出院33714人，其中城镇职工医保29621人，总费用74884.19万元。加强数据分析和网格化管理，定期将各项医保数据情况及时反馈给临床科室；配合人社部推进基本医疗保险全国联网和异地就医住院医疗费用直接结算工作；参与国家新农合跨省就医即时结报试点工作。

三级医疗。接收基层医疗机构和社区医疗机构上转患者48726人次，下转社区医疗患者973人次。

医疗支援。6月16日，胸外科赵辉主任医师赴江苏丰县爆炸事故救援。6月24日，院长助理王天兵、神经外科主任医师刘波、重症医学副主任医师吕杰、创伤骨科主治医师黄伟赶赴四川茂县山体垮塌救援。7月6日，创骨科副主任医师薛峰、重症医学科副主任医师赵慧颖赴河北承德围场县重大交通事故救援。8月10日，创伤骨科张培训主任医师前往四川省阿坝州九寨沟县抗震救灾。8月11日，创伤骨科陈建海副主任医师赴陕西省秦岭1号隧道交通事故救援。

对口支援工作范围辐射到西部，派出基层锻炼医疗队21批次，其中外地10批次，京内11批次。派出队员74人次，其中副高职称29人次、中级职称45人次。配合中共中央组织部、人力资源与社会保障部、国家卫生计生委医疗人才“组团式”援藏工作，派出第三批援藏医疗队共计7人，其中副高职称3人、中级职称3人、初级职称1人。派出中组部援疆副高职称干部1人，派出援青副高职称专家1人。

医疗纠纷处理。受理医疗投诉90件。结案赔偿28件，其中自行协商解决12件、医调委调解5件、法院判决11件。赔付总金额419万元，其中医院承担419万元。

护理工作 护士1942人，其中本科547人、研究生及以上学历25人。医护比1∶1.8，床护比1∶1.03。ICU床位49张，CCU床位21张，NICU床位6张。有护理单元62个。

完善护理管理体系，明确科护士长、护士长任职条件和考核标准；梳理护理质量管理委员会章程，下设护理管理组和专业组；《北京大学人民医院临床护理规范丛书》出版发行，共634条护理规章与流程；优化移动护理信息系统，改进护理工作流程，加强护理质量督查，护理不良事件上报率100%，整改率100%。组织护理管理者培训12次，选送103位护士长和骨干护士出国短期参观学习。选派33名骨干护士参加中华护理学会和北京护理学会组织的专科护士培训，共有246名专科护士，16个专科护士资格认证临床教学基地，接收学员34批次434人。举办各类护理专项培训，包括静脉治疗护理联络员培训、皮肤护理联络员培训、疼痛护理联络员培训、护理信息化联络员培训、糖尿病健康教育联络员培训、责任护士岗位培训等。招收护理专业临床实习生165人；招收北京大学医学部护理专业本科学生临床实习20人，各类见习218人次。

科研工作 申报各类科研课题283项，中标100项。其中国家级42项，获经费6659.4万元；省部级34项，获经费1889.6万元；校级15项，获经费559.44万元；国际级学会9项，获经费123.3万元。在研课题386项，结题158项。

“单倍型相合造血干细胞移植的关键技术建立及推广应用”获2017年度国家科学技术进步奖二等奖；获中华医学科技奖一等奖1项，华夏医疗保健国际交流促进科技奖二等奖1项、三等奖1项，中华预防医学会科学技术奖三等奖1项，2017年度何梁何利基金科学与技术进步奖1项。有18项专利获得授权，其中授权发明专利8项。

10月14日，姜保国教授研究团队在《柳叶刀》（*The Lancet*）发表了关于“中国的交通状况及交通伤救治”的综述文章，影响因子47.831。

拥有1个教育部重点实验室，9个北京市重点实验室，2个北京市国际科技合作基地，1个北京临床医学研究中心。拥有11个国家教育部重点学科，18个国家卫生计生委临床重点专科。

医学教育 承担临床八年制、基础八年制等共16个轨道的教学任务，在培学生共计1041人。承担规范化培养住院医师、规范化培养专科医师等10余个轨道的培训、培养管理工作，学员共2077名。培养临床医学专业八年制学生250人，专业学位研究生、科学学位研究生、在职研究生及港澳台研究生和留学生共计479人（其中临床专业学位博士研究生37人，医学科学学科博士研究生103人，临床专业学位硕士研究生174人，医学科学学科硕士研究生76人，在职博士和硕士研究生69人，港澳台研究生和留学生20人）。教师1911人，其中教授71人、副教授22人。招收博士研究生52人，硕士研究生85人，在职申请学位人员30人，港澳台研究生和留学生7人。前往美国等国家和地区进修学习共23人。

学术交流 接待来访外宾及港澳台来宾37批103人次。完成国家卫生计生委派遣的非洲英语国家医院管理研修班。参加国际学术会议117人次。接待来访外宾及港澳台来宾37批103人次。完成国家卫生计生委派遣的非洲英语国家医院管理研修班。

信息化建设 全年信息化建设投入2800万元。完成北京市医改相关信息工作的技术支持，成功实现系统顺利切换；配合国家卫生计生委有关部门在国内率先实现新型农村合作医疗即时结算和信息报送工作；支持医保跨省异地就医住院医疗费用直接结算工作，完成首例跨省异地就医人员住院医疗费用结算工作；完善危机值管理系统；完善电子病历手术分级管理功能建设；启动自助机和移动APP项目，成功开通患者挂号功能。

基本建设 1月，西直门院区麻醉恢复室改造工程竣工；4月，启动西直门院区门诊楼配电室增容工程；6月，西直门院区门诊楼五层诊室装修工程竣工；7月，西直门院区住院部介入诊疗设备安装配套场地改造工程，西直门院区科教楼与门诊楼地下连廊防水堵漏工程竣工；8月，西直门院区消毒供应室设备更新配套工程竣工；9月，西直门院区西配楼改造工程开工；11月，西直门院区科教楼陆道培学术报告厅装修工程完工。

（撰稿：韩　娜　吴燕秋　审核：郭静竹）

领导名单

党委书记　赵　越
院　　长　姜保国
副 书 记　陈红松　郭静竹
纪委书记　苏　茵
副 院 长　张　俊　刘玉兰　王建六　李　澍

北京大学第三医院

地址：海淀区花园北路49号（100191）　电话：82266699
网址：www.puh3.net.cn

基本情况　卫技人员4072人，其中正高级职称243人、副高级职称350人、中级职称874人、初级师1031人、初级士1574人。

年底医疗设备净值49177万元，其中甲类医用设备2台、乙类医用设备22台；年内新购置医用设备21115.85万元，其中甲类医用设备1台、乙类医用设备3台。业务总收入526535万元，其中医疗总收入475848万元。

11月27日，院长乔杰当选中国工程院院士。

改革与管理　4月8日，医院顺利平稳推进北京市医药分开综合改革，医疗、教学、科研、医院管理、信息化和后勤保障各项工作平稳有序。6月，顺利通过中央对北京大学的巡视和国家卫生计生委对委属委管医院的巡查。运用根因分析等管理学方法，全面梳理和优化“危急值”管理，保障临床医疗安全。

新增3家医联体成员单位，总数达26家。多点执业或多机构执业备案医师104人，其中退休人员37人、在职员工中45人在海淀医院多机构执业备案，9人在北大国际医院多机构执业备案。

人才引进。年内引进人才5人，其中主任医师、研究员、副研究员各1人，副主任医师2人。

医疗工作　出院103056人次，床位周转次数58.79次，床位使用率94.05%，平均住院日5.78天。住院手术61472例。剖宫产率46.68%，无孕产妇死亡，新生儿死亡率0.037‰，围产儿死亡率0.096‰。实施临床路径的科室32个及病种数量406个，入径患者占全年出院患者56.94%。全年临床用血34426单位，其中红细胞20088单位、血浆12211毫升、血小板2127个治疗量，自体输血3952人次796274毫升。

预约方式主要有电话114、网络预约、微信预约、医生诊间预约、出院复诊预约、门诊大厅窗口预约、社区转诊预约及自助机预约共计8种，门诊预约挂号1914561人次，占门诊量的51.76%。

经市卫生计生委审批“限制临床应用的医疗技术（2015版）”新增性别重置技术、肿瘤深部热疗和全身热疗技术及心室辅助技术3项，共计7项允许开展；“北京市重点医疗技术（2016版）”新增先天性心脏病介入诊疗技术1项，共计15项允许开展。召开医疗技术临床应用准入及评审会议2次，28个临床、医技科室的129个准入项目、40个中期项目和8个终末项目参评，共有88项作为新技术准入、24项作为常规技术开展。

药物管理。医院药占比32.39%，其中门诊44.97%、住院19.13%。住院患者抗菌药物使用率48.37%，门诊患者抗菌药物处方比例6.93%，急诊患者抗菌药物处方比例18.11%。6月30日，北京大学医学部药物评价中心在医院成立，药剂科翟所迪任中心主任。

医保工作。医保出院28366人次，总费用67680.15万元。开展基本医疗保险门急诊诊断信息规范化现况调查，基于DRGs帮助各临床科室分析耗材费用；实现异地就医实时结算。年内双向转诊12206人次。

医疗支援。医院共有49名医师赴延庆区医院、延庆区妇幼保健院、赤峰市医院、赤峰学院附属医院、甘肃环县人民医院、山西大宁县人民医院开展对口支援工作，累计完成门急诊10700余人次，手术1445例，开展新技术76项。6月，组织17名队员赴山西吕梁地区开展为期30天的巡回医疗工作，共完成门急诊2600余人次，手术43例，开展新技术6项，义诊738人次，捐赠药物约4.6万元。7月，第三批6名“组团式”援藏医疗队赴西藏自治区人民医院开展为期1年的援藏工作。8月，第二批队员顺利完成援藏任务返京，援藏专家接诊患者4000余人次，完成手术665例，开展新技术20项，制定或修订制度和诊疗常规39项。9月，组织11人医疗队，赴西藏昌都地区开展为期一周的义诊活动。共诊疗2150人次，减免患者医疗费用共35000元。

8月9日，完成四川九寨沟地震伤员救治工作。承担“健康快车”任务，完成新疆喀什站扶贫治盲工作，完成1026例次白内障免费复明手术。

医疗纠纷处理。发生医疗纠纷101件，结案52件。

护理工作 护士1995人，其中本科701人、研究生19人。医护比1：1.57，床护比1：0.53。有ICU床位21张，床护比1：2.76；CCU床位16张，床护比1：1.56；EICU床位18张，床护比1：2.33；NICU床位19张，床护比1：1.74。

护理单元100%开展优质护理服务，落实责任制整体护理。深入开展专业护理，围绕预防和降低疾病并发症开展数据化管理；拓展护理专业内涵，建立“一站式”服务模式，构建MDC管理体；根据患者安全（不良）事件对患者造成影响程度划分等级，不良事件上报率100%、整改率100%。

运行并修订医院护士规范化培训方案。申报院内护理科研基金立项2项。落实分层培训及考核，骨干及管理者外出培训111人。全年派出专科护士学习22人，专科护士现有222人，涉及11个专业。在ICU、急诊、手术室、糖尿病、伤口造口、助产士专科护士、静脉治疗、骨科、血液净化专科培训基地共接收296名专科护士学习。

接收进修护士322人，其中来自三级医院175人、二级医院123人、医联体社区医院24人。承担12所院校临床护理实习带教工作，共接收本科实习生90人，大专实习生120人，研究生10人，配合北京大学网络学院完成25名护理大专生毕业操作考核工作。全年共申报护理课题28项，获市级以上奖项3项。

科研工作 申报科技部项目5项、课题13项，获批牵头项目3项、课题6项，获经费4564.6万元，医院匹配经费481.76万元。在研项目课题27项，结题3项。年内共申报国家自然科学基金180项，43项获得国家自然科学基金委员会资助，批准直接经费1850万元，医院匹配经费1212.94万元；国自然在研课题200项，结题46项。申报省部市级课题123项，获批立项课题42项，批准市财政经费1142万元，医院匹配经费678.83万元；在研课题133项，其中42项完成结题验收。申报校级课题82项，获批项目1项、课题27项，获1356万元，医院匹配经费114.5万元；在研课题43项，结题14项。年内医院获批专利70项，其中发明专利8项、实用新型58项、外观设计3项、著作权1项。

乔杰院士团队牵头开展的“配子胚胎发育研究与生育力改善新方法的应用”项目获国家科技进步奖二等奖，该项目以人类配子胚胎发育研究为基础，研发胚胎基因诊断新技术、提高疑难不孕症诊疗效果、建设生育力保护平台，为改善女性生育力提供新途径。徐明研究员、张幼怡研究员参与开展的“细胞钙信号及分子调控”项目获国家自然科学奖二等奖，该项目阐明细胞钙信号的微观动态及其分子调控机制，为防治心脏疾病提供了新理论。

医院教育部重点实验室3个（其中牵头负责1个）、国家卫生计生委重点实验室1个、北京市重点实验室8个。

1月10日，医院签署国内首个3D打印人体植入物科研成果产业化协议。4月27日、12月19日，《干细胞》（*Cell Stem Cell*）杂志和《自然-遗传》（*Nature Genetics*）杂志分别在线发表了医院乔杰院士团队、北大生命科学学院汤富酬教授团队最新研究成果，研究系统阐述了人类胚胎生殖细胞及其微环境细胞发育过程中的基因表达图谱及其调控机理，揭示了人类早期胚胎DNA去甲基化和从头加甲基化的动态变化、父母本基因组差异甲基化等关键特征。12月12日，《美国医学会杂志》（*JAMA*）发表了乔杰院士和洪天配教授共同领导的随机对照临床试验POSTAL研究结果。

医学教育 承担北京大学医学部教学任务，8个专业学生701人的教学任务，包括临床医学专业八年制学生291人、基础医学专业25人、医学检验专业34人、护理专业124人、临床药学专业23人、医学实验专业43人、口腔医学六年制留学生28人、医学部夜大学133人；共开设31门专业课程和8门选修课程，年内完成授课6658学时，其中理论授课1855学时，见习带教4803学时。

承担各类本科教学任务的教师共计821人，其中正高职称人员占27%、副高职称人员占39%。

年内临床医学八年制学生共有22人参加学校短期境外交流项目，时长4～8周。

年内录取研究生共150人，其中博士69人、硕士81人。

学术交流 医院出国参加国际学术会议125人次，访问交流5人次，科研合作9人次；出境参加港澳台学术会议16人次，访问交流5人次。接待外宾6次。派往美国等国家的科研及临床机构进修学习18人。10人参与密歇根大学医学院与北京大学第三医院行政管理培训项目。4人参加2017年度国际应急管理学会医学委员会组织的4项国际卫生管理培训项目。

4月27日，在国家“一带一路”倡议下，医院加入中国—中东欧国家医院合作联盟。

信息化建设 全年信息化建设总投入3000万元。利用互联网创新微信入院新模式，提供入院登记、预交金等线上服务。创立基于私有云建立的院级科研云资源平台，实现对科研数据的一体化管理，利用自然语言处理技术（NLP）、搜索引擎、机器学习等新技术，提高科研产出的速度和质量，全面支持临床科研建设。完成与新农合跨省联网结报平台的对接工作。完善远程综合平台建设工作，共计接入41家社区医院。启用微信企业号移动办公应用，利用智能手机提供全院移动化公文流转及党员学习。

质控中心工作 10月13日，医院成为国家产科专业医疗质量管理与控制中心、国家康复医学科专业医疗质量管理与控制中心。筹建产科专业、康复医学专业国家级质控中心工作，完成专业质控相关会议和数据收集分析，调研省级质控中心，理清专业质控基本情况。承担北京市质控中心3个，分别为北京市人类辅助生殖技术专业质量控制和改进中心、北京市职业健康检查质量控制和改进中心、北京市药学质量控制和改进中心。协助建立本专业质量管理体系，组织相关专业规范修订；组织定期校验和督导检查，进行质量管理和技术指导；收集本专业基础信息，完成基线调查分析，对专业现状和未来趋势提供建议和意见。

（撰稿：李　翔　审核：王　鹏）

领导名单

党委书记 金昌晓
院　　长 乔　杰
副 书 记 刘东明　付　卫（兼）
副 院 长 李树强　王健全　付　卫
沈　宁　宋纯理
总会计师 李　春

北京大学口腔医院

本部：海淀区中关村南大街22号（100081）　电话：62179977
第一门诊部：西城区西什库大街甲37号（100034）　电话：53295000
第二门诊部：朝阳区亚运村安立路66号（100101）　电话：82196299
第三门诊部：海淀区花园东路10号（100191）　电话：82037030
第四门诊部：朝阳区东四环中路41号（100025）　电话：85715965
第五门诊部：朝阳区朝阳门外吉庆里14号（100020）　电话：65538893
网址：ss.bjmu.edu.cn

基本情况 卫技人员1938人，其中正高级职称132人、副高级职称181人、中级职称553人、初级师576人、初级士496人。

年底医疗设备净值14107.96万元，其中乙类1台；年内新购医疗设备总值3419.22万元，其中乙类医用设备1台。业务总收入139138.14万元，其中医疗总收入134989.36万元。

改革与管理 4月，北京市实施医药分开改革，医院成立深化医改小组，制定全院工作方案和应急预案，将“改革”与“改善服务”同步推进：进一步加强对专家号管理；持续推进优质护理服务，优质护理服务单项患者满意度位列北京55家监测医院第一；护理团队先后两次受邀参加全国优质护理经验推进会交流经验。持续推进改善服务行动计划，陆续推出全预约挂号APP、全面移动支付，创新性地实现与银行合作模式下的互联网支付，成为委预算管理医院网络支付业务样板。

医疗工作 出院7100人次，床位使用率97.0%，床位周转45.2次，平均住院日7.9天。手术6675例。

预约挂号管理。自10月1日，总院APP预约平台进入试运行阶段，同期对医院相关流程进行重新整理及并对全部号源进行优化与整合。截至12月31日，通过该平台累计开放号源52200个，完成初诊预约患者27596人次，实际预约取号22522人次。

医疗支援。每3个月组织赴基层（密云区）工作，共计4批次25人次。参与西部行志愿者活动。

护理工作 护士921人，其中本科学历445人、研究生14人。新入职护士51人，其中硕士学历2人、本科学历17人。医护比1∶1.42。ICU床位8张。

全面开展优质护理服务，进一步深化优质护理服务内涵，坚持开展护士分层培训工作，组织新入职护士培训156学时。邀请不同专业领域的专家来院专题讲座30学时，培训1100余人次。选派护理骨干220余人次参加全国口腔护理学术交流会议和国家级继续教育培训项目；选派5名护士参加肿瘤、重症、急诊、消毒供应中心和手术室专科护士培训，及时了解专科领域的最新进展。坚持开展境外学术交流活动，有2名护士参加国际护理学术会议，2名护士赴德国慕尼黑大学交流。

科研工作 北京大学口腔医学入选国家“双一流”建设学科名单，申报科研课题206项，其中国家自然科学基金122项，北京市自然科学基金36项，国家重点研发计划3项，首发专项17项，北京大学医学青年科技创新平台发展基金项目32项。获批立项科研课题63项，总经费2892.32万元。其中国家自然科学基金30项。获高等学校科学研究优秀成果奖1项，国家科技进步奖1项，北京市科学技术奖2项，北京大学第九届实验技术成果奖（医学组）2项。授权专利4项，其中发明专利3项。

以医院为依托单位的国家级和省部级实验平台有：口腔数字化医疗技术和材料国家工程实验室、口腔数字医学北京市重点实验室、口腔疾病国家临床医学研究中心、国家口腔医学国际联合研究中心、北京市口腔医学国际科技合作基地、国家干细胞临床研究机构、国家食品药品监督管理总局重点实验室（筹备申报）。

医学教育 针对口腔医学课程体系进行顶层设计，进一步优化教学课程体系。取消专业英语课、削减部分提高课，增加医学人文课时；开展以疾病为中心的课程体系改革，借鉴原有龋病学融合课经验，探索开展口腔颌骨肿瘤、牙周病学融合课程，计划由点到面逐步推广。加强教学过程管理，构建360度全覆盖教学评估体系，形成“教学督导组专家—教学质量委员/院领导—学生”三级实时评估系统，通过及时反馈教学效果、完善激励机制等方式，促进临床教学质量同质化。

在院口腔医学专业本科生（含八年制）277人，研究生315人，住院医师和专科医师198人；进修生161人。毕业生129人，其中口腔医学八年制36人、五年制6人，口腔医学技术本科8人、研究生79人（博士43人、硕士36人）。

上半年在院班级为口腔2009～2013级八年制、2013级口腔医学技术本科班6个班级，合计254人；下半年在院班级为口腔2010～2014级八年制、2015级口腔医学技术本科班6个班级，合计278人。博士研究生招生计划31人，硕士研究生招生计划62人，港澳台招生计划2人，留学生招生计划4人。

住院医师培训198人，其中纳入北京市住院医师规范化培训87人，纳入北大医学部住院医师二阶段及专科医师培训共111人。9月，招收住院医师45人，其中口腔医院36人、外单位委托培养7人、自主培训2人。11月，承接对口支援新疆、西藏代培住院医师2人。

学术交流 召开中华口腔医学会口腔医学科研管理分会第二次学术年会国际青年科学家论坛，邀请4位院士、10余位来自世界各地的国际知名专家和百余位国家自然科学基金青年项目获得者进行大会报告或壁报展示。

11月17～18日，由北京大学口腔医学院、日本东北大学齿学部、福建医科大学口腔医学院及大连市口腔医院共同主办，大连市口腔医院承办的2017年中日口腔科学研讨会在大连市口腔医院召开，同期举办了北大口腔—大连市口腔医院学科发展联合体五周年学术活动。

继续组织医院人才参加IADR会议。落实以人才培养基金资助优秀科研人才梯队成员学术交流、落实医院鼓励研究人员参加国际学术交流。

信息化建设 医药分开综合改革信息系统支撑，

按时完成系统切换。新农合异地就医联网结报信息系统支撑，搭建医院与国家平台联通的网络环境，并对HIS系统开展系列改造。完成与国家平台的互联互通，实现住院患者新农合跨省就医结报。医院信息化项目包括：数据综合利用分析平台项目，管理信息系统升级改造项目，远程医疗对口帮扶系统运维项目，数据上报发布平台项目。

基本建设 医院维修改造项目有：锅炉房升级改造工程、住宅楼安装电梯工程、综合楼713会议室改造、门诊病房楼吊顶维修、科研楼改造前期论证、节能监管平台专家组验收、一门诊供应室改造、二门诊改造工程验收、三门诊迁址装修论证。其中，锅炉房升级改造工程是财政部专项工程，完工并投入使用；其他8项维修改造工程为医院自筹。

口腔疾病预防工作 参与国家卫生计生委公益性行业专项——第四次全国口腔健康流行病学调查工作专家组、技术组和督导组工作，进入数据处理分析和报告、论文书写阶段。

平稳推进国家卫生计生委委托的防治结合试点项目二期，进一步探索防治结合机制。

WHO合作中心工作 医院WHO预防牙医学科研与培训合作中心（WHOCC）续期成功，徐韬教授担任中心主任。

9月17～20日，在北京举办第九届亚洲首席牙医官会议，亚洲各国政府指派或任命的负责口腔公共卫生的官员或权威专业人员参加，每年针对亚洲国家口腔公共卫生政策、策略、规划、项目的制定进行研讨。这是中国首次承办该会议，本次会议的主题是Global Oral Health（全球口腔健康），口号为One Asia, One Oral Health Community（同一个亚洲、同一个口腔健康共同体）。

社会工作 作为中华口腔医学会、中国牙病防治基金会的支撑单位及中国医师协会口腔医师分会的会长单位，积极组织全国性和地方性活动，如中华口腔医学会“西部行”项目和海淀区口腔医疗联合体的工作、“微笑列车”项目等。

全国儿童口腔疾病综合干预项目。中国牙病防治基金会会同中华口腔医学会，在全国15个省300余个区县开展了“规范化儿童口腔健康教育强化试点推广活动”。

“关爱家庭与儿童口腔健康三年计划”活动。完成了口腔健康教育宣传片的拍摄，并在中央电视台科教频道播出。在全国范围内的幼儿园、小学等机构共同开展40余场正确刷牙指导和口腔健康宣传活动。

“健康口腔　微笑少年”儿童涂氟防龋公益活动。委托银川市口腔医院，在宁夏石嘴山市开展，为10000余名儿童进行了口腔健康宣教及涂氟防龋服务。

“孤残儿童口腔疾病综合防治示范项目”。该项目继续获得中央财政支持社会组织参与社会服务项目，获50万元经费支持，在广西开展活动，为1320余名孤残儿童进行了口腔疾病综合防治服务，其中为20名残疾儿童进行了全麻下口腔疾病治疗。

“孝口福”为五保老人制作义齿公益活动。由中国牙病防治基金会、深圳市招商证券公益基金会、沪鸽口腔、上海兰信医疗科技集团股份有限公司共同发起。该救助活动计划于2017年10月～2018年10月，先后在日照、烟台、济南、成都4市，为60岁以上无牙贫困老人进行口腔筛查活动，计划共选取475名符合义齿镶装条件的老人为他们免费镶装义齿。

“了解我的家乡——我国居民对含氟牙膏的认知和使用情况调查”暑期社会实践活动。全国39所口腔专业院校近600名学生参与活动，共在全国400多个区县针对口腔专业、非口腔专业医生和社会大众开展了调查，同时在部分区县进行了水氟含量的调查。

（撰稿：杨　佳　审核：宋代莹）

领导名单

院　　长	郭传瑸
党委书记	周永胜
副 院 长	李铁军　蔡志刚　邓旭亮　江　泳　李自力　孙燕楠
副 书 记	张祖燕　张汉平
总会计师	汪　薇

北京大学肿瘤医院
北京肿瘤医院
北京大学临床肿瘤学院
北京市肿瘤防治研究所

地址：海淀区阜成路52号（100142） 电话：88121122
网址：www.bjcancer.org

基本情况 卫技人员2095人，其中正高级职称134人、副高级职称213人、中级职称602人、初级师801人、初级士345人。

年底医疗设备总值20253.50万元，其中甲类医用设备1台、乙类14台；年内新购设备5179.63万元，其中乙类1台。业务总收入219773.61万元，其中医疗总收入217634.86万元。

10月9日，季加孚教授入选2017年“北京学者”。

机构设置 6月19日，获批启用“北京大学肿瘤医院”公章。7月18日，成立临床规范化培训科（亚科）。8月29日，国内合作与产业处增名“远程医疗管理办公室”。

改革与管理 建立依法执业风险台账，开展依法执业培训；完善医疗应急体系，组织医务人员急救技能培训和应急演练，5人取得美国心脏协会颁发的Basic Life Support（BLS）证书；启用患者入院通知管理系统，实现患者申请入院、通知入院到住院登记全流程信息系统管理。推进和完善日间病房诊疗模式，开放床位增至68张。构建医疗质量控制管理体系，开展医疗核心制度落实情况督导15次。

上线住院医疗服务监测与分析系统，实现医疗质量评价、病案首页填报、医院绩效评价、医保付费改革和信息系统支持五位一体集成化管理。制定《病历管理规定》，更新《恶性肿瘤抗肿瘤治疗前谈话记录及知情同意书》，启动更新电子病历书写基本规范（2018年版）工作。

建立医院行风建设责任人约谈制度，开展行风建设风险点梳理排查专项工作，梳理9个领域共68个风险点，制定风险防控措施。

制定《医院医药分开综合改革行风事件应急处置预案》《医药分开综合改革价格管理收费》《患者投诉应急预案、医药分开综合改革应对医疗投诉与纠纷应急事件三级响应机制及应急预案》。

医院为北京大学第三医院医联体成员单位。

医院多点执业医师119人，外院在医院多点执业医师4人，均按规定办理多点执业注册及多执业机构备案。

引进高层次人才2人：第十二批国家“千人计划”青年人才入选者、流行病学研究室李文庆，淋巴肿瘤内科殷勤伟（外籍非在编）。

医疗工作 出院64327人次，床位周转82.90次，床位使用率97.78%，平均住院日4.28天。手术15484例。21个科室开展98条临床路径，患者入径率60.47%。全年临床用血12731单位，其中红细胞5206单位、血浆678300毫升、血小板742治疗量。开展自体输血2人次2.5单位。

预约挂号管理。有京医通微信预约、京医通自助机预约、医院官网预约、官方微信预约、窗口预约、诊间预约、出院复诊预约、114电话预约和北京市预约挂号统一平台9种方式，预约率91.8%。

新技术、新疗法。开展6项北京市“限制临床应用”医疗技术，26项新技术通过审核，开展临床应用。

药物管理。医院药占比41.09%，其中门诊41.73%、住院40.69%。门诊抗菌药物使用率1.27%、住院13.32%，住院抗菌药物使用强度17.34。建立了特殊使用级抗菌药物专档管理制度。

医保工作。医保出院15986人次，总费用28991.83万元。2月24日，开通异地就医住院费用直接结算功能；3月24日，成功结算首例病历费用；年内结算2344例。特殊病月均例数较同期增长181例。

三级医疗。制定《双向转诊工作制度》，下转社区卫生服务中心患者695人次。

医疗支援。承担京蒙、京宁、京和及北京市城乡对口支援合作项目5项。年内，签署《京蒙省际医院对口支援项目协议书》；派出京宁支援医疗队到宁夏回族自治区中卫市人民医院对口支援；京和“一对一”医疗机构对口帮扶项目中，选派胃肠肿瘤中心三病区詹天成副主任医师和胸外一科付浩主治医师参加北京市卫生计生委组织的“情系和田·直达心田”义诊和肿瘤防治、妇幼保健、医疗改革测算、基层服务能力等调研活动；北京市城乡对口支援项目中，乳腺癌预防治疗中心每周四和周六上午各有1名专家在顺义区妇幼保健院出诊。胃肠肿瘤中心二病区医师宗祥龙赴新疆维吾尔自治区和田地区人民医院工作1年，胃肠肿瘤中心三病区医师彭亦凡赴宁夏回族自治区人民医院挂职工作1年；医学影像科副主任崔湧赴西藏自治区拉萨医院工作1年。

医疗纠纷处理。参加医责险1127人，总费用135.54万元。发生医疗纠纷25件，其中调解18件、诉讼6件、协商1件。赔付总额137.61万元，院内承担总额83.79万元。

护理工作 护士768人，硕士学历18人、本科学历447人。医护比1∶1.44；床护比1∶0.99，临床病区床护比1∶0.55。ICU床位8张，护理单元32个。

落实“以患者为中心”的责任制整体护理模式，覆盖率达100%。主管护士负责患者从住院到出院全程的基础护理、病情观察、安全给药、健康教育、康复指导、心理支持等。不良事件上报率100%、整改率100%。

开展“加强职业安全，远离锐器伤”护理职业安全提升项目，制定院内《锐器伤职业暴露与防范实践标准》《PICC维护标准化操作流程》。修订《护理文件书写细则》《分级护理制度》《抗肿瘤药物使用管理规定》《护理会诊制度》《安全输血管理规定》，增订《接待外单位护理科研工作管理工作及流程》《中心静脉管路信息平台填写规范》《护理学术会议投稿参会流程》《心电监护使用管理规范》《护理部“三重一大”管理制度》《介入手术患者身份查对及转交接管理制度》《个案管理记录书写规范》。

派送护理人员参加各类管理培训班及学术交流会议84人次，派遣19人参加中华护理学会和北京护理学会举办的手术室、重症、静疗、肿瘤、造口伤口、糖尿病等专科护士培训班并取得认证。派送护理人员参加专科护理、静脉管理、院感控制、手术室管理、优质护理、护理科研等学习班及学术会议192人次。

培训实习生97人、进修护士70人、肿瘤专科护士86人、静疗专科护士26人、PICC专科护士8人、造口治疗师6人、北京地区二级医院静脉治疗规范化培训学员65人，CPAI护理学院学员9人。

科研工作 申报课题306项，获批86项，获经费5363万元。申报国家自然科学基金委课题88项，获资助22项，其中面上项目18项、青年基金4项。获得科技部重点研发计划课题10项，获国家级课题资助32项，经费3453余万元。组织申报其他类课题200余项，中标课题54项，包括市科委课题8项，市自然科学基金项目11项，市卫计委适宜技术推广项目2项，市医管局培育项目8项，市外国专家局项目3项，北京大学临床+X项目1项、北京大学高端人才引进建设项目1项，北京大学医学部青年培育3项、交叉学科种子基金3项，国际合作项目及横向课题14项，获经费1910万元。获国家科学技术奖二等奖1项，华夏医学科技奖二等奖1项，北京大学实验技术成果奖三等奖2项。申报国内发明专利11项，PCT专利1项；获得专利9项，其中发明专利3项、实用新型1项、国际专利5项。

“注射用血管生成抑肽”临床试验批件及相关专利转让获北京大学第三届产学研合作优秀项目一等奖。医院与诗奥泰生物科技（武汉）有限公司签订转让协议，将中国科学院动物所与吕有勇教授课题组联合研发的专利“抗细胞型朊蛋白单克隆抗体及其在诊断检测试剂盒中的应用”以合同额300万元转让，医院获合同额150万元。

恶性肿瘤转化研究北京市重点实验室接受北京市科委组织的考核评估，通过初评。组织完成重点实验室申报13项，立项11项。肿瘤学和高峰学科消化道肿瘤学获得“双一流”学科建设经费650万元。

医学教育 承担吉林医药学院、承德医药学院、北京卫生职业学校、重庆医科大学等院校21名本科生实习。招收研究生78人，其中硕士40人、博士38人。有教师531人，其中教授33人、副教授62人。

派出16人到国外进修，其中依托中青年人才培养“攀登计划”派出15人，自费出国进修1人。

学术交流 2月，应菲律宾驻华大使馆请求，接待菲律宾公益组织Saceda Youth Lead学生团来访；4月20日，承办的第十二届国际胃癌大会首次在北京召开，343位国内外知名专家做学术报告，48个国家的3816名学者参会，季加孚教授出任国际胃癌学会（IGCA）新一届主席；4月16日，医院成为“一带一路”国际肿瘤专业人员联合培训中心三大培训基地之一；7月，接待伊朗霍梅尼基金会领导来访；8月8日，举办首届“一带一路”国际肿瘤诊疗峰会暨满洲里论坛；10月30日，承办中国抗癌协会“一带一路”国际肿瘤专业人员培训项目第一次学术交流，接待来自俄罗斯和印度尼西亚专家和青年学者5人。

组织涉外学术讲座9次、研讨会2次，参加国际学术会议54人次，学术访问7人次。8月，与美国约翰·霍普金斯大学签订合作协议，拟翻译并在中国推广其研发的消化系统病理学教学图谱应用，填补中国在该领域的空白。10月，与美国梅奥诊所中国代理公司（北京惠每极致医疗科技有限公司）签订合作意向书，拟与梅奥诊所在远程医疗、教学培训、科学研究和医院管理等领域开展交流与合作。

9月26日，医院消化肿瘤MDT团队在中国临床肿瘤学会举行的扬帆远航—2017CSCO消化肿瘤精英论坛总决赛中获冠军。10月17日“世界镇痛日”期间，举办“普及癌痛知识，享悦无痛人生”——北京大学肿瘤医院2017年世界镇痛日主题活动。活动秉承“普及癌痛知识，享悦无痛人生”的主旨，同期医院疼痛与症状控制多学科协作组组织了健康咨询、健康大讲堂及GPM病房参观活动。

信息化建设 全年信息化建设投资2165.15万元，其中硬件网络投入396.6万元、运维投入275.86万、软件系统投入1492.69万元。新建和改进系统39个，自主研发重点项目8个。

移动医疗。实现院内、院外PAD或手机查房功能，实时查看住院患者病历、住院检查、检验、体征、影像等信息。“京医通”二期项目陆续实现自助缴费、检验自助打印、诊间信息微信推送等功能。

远程医疗。设置远程医疗中心，修订完善《医院远程医疗管理办法》，制定远程医疗协议模板，完成远程医疗服务系统平台新建项目，覆盖290家医疗机构，全国22个省份及地区，会诊相对集中于内蒙古、河北和哈尔滨等地区，会诊专业范围涉及胃肠肿瘤、胸部肿瘤、淋巴瘤、黑色素瘤、肝胆、妇科、乳腺肿瘤、影像、介入等多个专业。年内会诊143例患者，远程医疗类型从远程交互式会诊、远程非交互影像会诊、远程多学科会诊和加急远程会诊四项基本服务，增加病理会诊、远程培训、远程教学查房、远程在线指导和管理咨询项目。

肿瘤防治 接收海淀区6个社区的五癌筛查患者。其中，乳腺筛查334例，肝癌筛查293例，上消化道癌筛查206例，肺癌筛查376例，大肠癌筛查196例。举办2期海淀区肿瘤规范化诊疗培训班。融合医院特色多学科（MDT）讨论模式，培训海淀区二级以下医疗机构医务人员140余人次。

编辑出版 《中国癌症研究》英文杂志刊稿70篇，发行600册；《癌症康复》刊稿122篇，发行9000册。

基本建设 投资2084万元，新病房楼施工至地上7层结构。投资1008万元，完成门诊装修改造一期工程，日间病房与介入手术部投入使用。投资49万元，完成外科楼加建污物梯、门诊楼加建客梯基础施工。

（撰稿：姚　勇　审核：仲西瑶）

领导名单

院　　长　季加孚
党委书记　朱　军
副 书 记　隗铁夫　许秀菊　薛　冬
副 院 长　郭　军　沈　琳　苏向前　潘凯枫　邢　沫
总会计师　刘军燕

北京大学第六医院
北京大学精神卫生研究所
北京大学精神卫生学院

地址：海淀区花园北路51号（100191） 电话：82801984
网址：www.pkuh6.cn

基本情况 卫技人员540人，其中高级职称38人、副高级职称35人、中级职称144人、初级及未评聘322人。

年底医疗设备总值3974.61万元，年内新购医疗设备90.09万元。业务总收入31762.47万元，其中医疗总收入29350.33万元。

院长陆林教授当选为中国科学院院士。连续8年获复旦大学医院管理研究所中国医院最佳专科之精神医学排行榜第一名，连续3年获中国医学科学院信息所中国医院科技影响力排行榜（精神病学）第一名。

北京大学—中国残联精神残疾康复合作中心落户医院。

改革与管理 参加4月8日北京市医药分开综合改革。结合国家卫生计生委大型医院巡查、国家卫生计生委属管医院绩效考核，医务处及所辖部门重新整理和修订了相关制度。

医院在昌平区中关村生命科学园的异地扩建项目进入内外装修阶段，医院将以此为基础建设国家精神卫生中心。

医疗工作 门诊302199人次，其中普通门诊178091人次、专家门诊94183人次、特需门诊29925人次。出院3238人次，床位周转14.6次，床位使用率105.82%，平均住院日26.41天。出入院陪护率13.33%。

预约挂号管理。预约挂号形式有114电话预约、北京市统一挂号平台网上预约、支付宝预约和出院患者复诊预约。

新技术、新疗法。新增补体C3、C4和IL-6测定三项；中医科新增艾灸项目，并申报离子导入治疗疼痛项目；B超项目于7月18日正式启动。

医保工作。配合医改，调整费用结构，实行住院定额付费；克服定额标准低、结构调整等困难，出台一系列措施，确保医疗服务质量；开展异地医保及异地新农合患者跨省就医即时结报工作。

医疗支援。积极开展精神卫生合作和对口支援工作，推动与新疆、青海、贵州、内蒙古、延安、宁夏固原的扶贫和对口帮扶，与国内25家精神卫生机构建立合作关系，其中，与深圳市康宁医院合作纳入深圳市“三名工程”，带动全国精神卫生事业的发展。新增儿科王玉凤团队助力深圳市儿童医院“三名工程”。加强海淀区的医联体工作，启动朝阳区医联体工作。作为海淀区精神卫生防治医联体的核心医院，派出院长助理原岩波挂职海淀区卫计委主任助理和海淀精防院副院长，支援海淀精防院建设，支持海淀区精神卫生事业发展。同时，还支援北京华一医院、北京大学人民医院等机构。

医疗纠纷处理。年内接待纠纷105件。调解中心调解2件，医院赔付3.47万元；法院判决1件，赔付3000元；既往案件3件，其中1件患方撤诉、2件在审理中。

护理工作 护士126人，其中硕士研究生3人、本科73人、专科50人。医护比1∶1.20。

深化优质护理服务，加强重点环节管理，保障患者安全；开展特殊工娱疗活动、专项康复项目训练、组织全员健身运动、板报宣教、组织患者互助会等活动。

加强护理队伍建设，提升护理管理水平。加强护理人员仪表管理，继续抓好“三基三严”训练和护理人员的继续教育工作，注重骨干护士培养，提升专科护理水平。加强护理人力资源管理，保证在各特殊环节和特殊时段的护理人员合理运用。

加强护理管理，规范各项护理工作，实行护理部走动式管理；加强对陪护人员的管理，提高陪护人员对患者风险的认知，保证陪护质量；规范科室文件管理；设立“护士驿站”，减缓护士压力，完成分级护理制度的修订和完善。

科研工作 获2016年度中国医院科技影响力排行榜精神病学学科第一。制定一流学科建设规划，将建成基础和临床等多层次共同发展的研究平台，力争成为国际精神心理学科领域的领跑者。

获批省部级科研项目10项。黄悦勤教授获批国家重点研发计划“精准医学研究”重点专项1项，获金额1368万元；刘靖主任医师、王华丽教授获国家重点研发计划“重大慢性非传染性疾病防控研究”重点专项，获批金额分别为780万元和998万元。共获批10项国家自然科学基金项目，获资助经费1145万元。各项科研经费共6110.4万元。新授权发明专利3项。

医学教育 在培住院医师46人，临床型研究生24人，二阶段（专培）在培住院医师7人。组织精神病理学沙龙二阶段、教学门诊、住院医师组会、教学进病房活动、住院医师病历点评等教学活动。招收各种专项研修/临床进修人员116人。

硕士招生20人，博士招生16人，八年制招生6人，同等学力申请硕士学位8人。承担北大医学部共382名学生的教学工作，配合医学部整体教学改革目标，起草新的精神病学教学大纲与实习指导手册。

开展高校学生的心理健康相关培训工作，成立首都大学生心理健康直通车。

学术交流 推进与墨尔本大学的深度合作，共同举办第四届精神病学研究与培训中心联合论坛。与美国佛罗里达大学、加利福尼亚大学，英国伦敦国王学院等开展合作交流。与国际阿尔茨海默病协会，WHO总部、西太区办公室，世界精神病协会、美国国立卫生研究院等国际组织和机构保持联系，进行多领域的合作研究。

10月，组织各研究室科研人员赴美，与麦克莱恩医院、哈佛医学院麻省总医院临床大数据中心、哈佛—麻省理工Broad研究所斯坦利中心、Lieber脑发育研究所、约翰·霍普金斯大学精神病学系等在精神卫生领域处于全球顶尖水平的机构开展研讨和交流，并就继续合作达成共识。

各研究室共计70余人次参加重要国际学术会议。主办第四届中国睡眠与心身医学论坛、国际精神疾病新进展学术会议等多项学术交流活动，国内专家、学者共1200余人参会。参加中华医学会精神医学分会第十五次全国学术会议、中国医师协会第八届睡眠医学学术年会等，与国内研究人员进行交流。

举办北京大学第六医院第五届精神专科医院管理论坛、精神专科医院院际合作院长论坛、2017年中国精神卫生“名院行”北京高层论坛等会议和培训，加强与国内兄弟医院的合作与交流，推动国内精神专科医院管理水平的提升。

公共卫生服务 继续担任国家卫生计生委指定的国家精神卫生项目办公室工作。年内中央财政下拨项目经费4.72亿元。截至年底，686项目总投入经费34.74亿元，其中中央累计投入23.66亿元、地方配套11.08亿元。工作覆盖全国31个省份的331个市州及2810个区县，登记并录入国家严重精神障碍信息系统患者573万余人，纳入社区随访服务513万余人，在册患者管理率89.5%，服药率67.2%。通过召开会议、制定试点工作考评方案、试点工作经验交流现场培训班等形式推动全国精神卫生综合管理试点工作。承担40个试点和部分地区的集中督导组织工作，年内组织并参与全国现场督导45次。

国家严重精神障碍信息系统。继续承担该系统的日常管理、培训、安全防护、数据核对和质量控制等。协助云南、辽宁、天津3省（市）省级平台上线。精神科医师转岗培训，设计调查表，调查全国精神科医师转岗培训，撰写总结并上交国家卫生计生委疾控局。

参与起草并协助组织专家多次讨论修订心理健康服务综合试点方案。受国家卫生计生委疾控局委托修订《严重精神障碍管理治疗工作规范》。

健康教育 加强健康科普培训和宣传工作，做好医院内外精神疾病科普知识宣传，利用多种途径做好科普知识宣传工作。组织派出多名专家参加北京市疾控中心健康科普专家巡讲活动。组织专家参加北京健康促进委员会、北京市卫生计生委组织的科普专家培训会，提高医院专家健康科普能力。结合世界精神卫生日等重要活动日，举行义诊等活动，扩大科普知识受众。与媒体合作协调专家参与科普节目，撰写科普文章。

信息化建设 完善医院HIS系统、电子病历系统、门诊分诊叫号系统、无线医护系统、心理测查系统、检验系统、美康医药系统、门禁等系统的正常稳定的运行。完成医院的信息数据统计工作。完成医院信息系统改造工作，完善委属委管医院数据上报平台工作及数据平台项目的具体实施事宜。继续完成数据中心和区域医疗系统集成项目。完成医保升级和医保新农合账户相关改造工作。挂号缴费一体自助机部署上线工作。完善实名接入互联网，内网终端同时配备接入认证系统，保障网络安全。

（撰稿：孙思伟　审核：张　霞）

领导名单

党委书记 王向群
院　　长 陆　林
副 书 记 刘　靖
副 院 长 董问天　姚贵忠　郭延庆
岳伟华

北京大学首钢医院

地址：石景山区晋元庄路9号（100144） 电话：57830000
网址：www.sgyy.com.cn

基本情况　卫技人员1484人，其中高级职称41人、副高级职称101人、中级职称464人、初级师442人、初级士153人。

年底医疗设备30359.03万元，年内新购置医疗设备2429.75万元。业务总收入155705.74万元，其中医疗总收入151675.89万元。

机构设置　2月13日，成立首钢医院生物样本库；3月28日，普通外科二病区更名为普通外科胃肠病区。

改革与管理　3月22日，召开第十九届一次职工代表大会。制定了《北京大学首钢医院2017年反腐倡廉主要任务分工方案》和《北京大学首钢医院党风廉政建设目标责任书》等文件。

医院共有21位外院医师办理了多点执业。7月19日，作为医联体核心医院，与下属13家成员医院举行医联体续签大会。9月13日，北京大学首钢医院医联体理事会成立。

医疗工作　出院30300人次，病床使用率91.54%，平均住院日10.13天；手术7126例。实施临床路径管理的有19个科室84个病种。全年临床用红细胞悬液5617单位、血浆4579单位、血小板988单位，自体输血175人次21单位。

预约挂号管理。采取网络预约、微导诊预约、窗口预约、电话预约、诊间预约、出院复诊预约和社区转诊预约等多种形式，开放号源比例98.5%。预约挂号21164人次，占门诊比例约2.53%。

新技术、新疗法。开展新技术、新项目41项，如心血管内科的光学相干断层成像（OCT）在临床冠心病截图治疗中的应用，骨科的关节镜下自体肌腱移植重建后交叉韧带。

药物管理。医院药占比43.3%，其中住院药占比32.95%。门诊患者抗菌药物使用率13.26%，急诊患者抗菌药物使用率34.60%，住院患者抗菌药物使用率54.55%，住院患者特殊级抗菌药物使用率10.43%，住院患者抗菌药物使用强度42.28，特殊级抗菌药物使用强度9.10，住院患者抗菌药物联合使用率41.32%。医院感染发生率0.99%。

医保工作。出院19798人次，同比增长2.37%；总费用44121.77万元，出院医保患者次均费用2.22万元。

医疗支援。派出29名医师前往内蒙古自治区四子王旗医院、包头一机医院，对11个专业进行对口帮扶工作。与首钢水城钢铁（集团）有限责任公司总医院开展对口支援，呼吸内科、普通外科、泌尿外科每月定期派医师进行帮扶工作。

6月15～16日，组织医院党员专家赴首钢京唐公司、迁钢公司和矿业公司为一线干部职工和家属进行健康讲座和健康咨询。

医疗纠纷处理。参加医责险1526人，总费用100.42万元。发生医疗纠纷10件，其中调解5件、法院判决5件，保险赔付82.27万元。

护理工作　护士708人，其中合同护士554人，包括本科252人、研究生5人。医护比例1：1.59，重症监护床位45张。

全面开展优质护理。“专科护理指标提升专科护理内涵与质量”获2017年度医院管理创新二等奖。不良事件上报率100%、整改率100%。

外送护士进修3人，接收进修护士2人。专科护士培养15人。承担北大方正软件技术学院护理专业临床课教学共4门课440学时。

4月21～23日，由石景山区卫生计生委、石景山区医学会主办，首钢医院与石景山区护理质控办公室承办了“践行安宁疗护 护航生命品质——第四届石景山区护理专业论坛”。台湾马偕医院安宁疗护教育示范中心方俊凯主任到医院授课。

科研工作 新增科研课题9项，其中国家重点研发计划1项，国资预算资金支持科技创新项目1项，北京市科委首都临床特色应用研究1项，北京市自然科学基金1项，北京大学临床医学+X专项项目1项。

6月，院长顾晋申报的首钢生命科技创新中心建设项目获国资预算资金支持科技创新项目，顾晋—盆腔实体肿瘤综合治疗创新团队获2017市属企业优秀科技创新团队。7月，顾晋申报的“CART新技术在消化道肿瘤中的临床应用”项目获北京大学临床医学+X专项项目。

医学教育 完成北京大学医学院2013级生物医学英语专业教学任务和2014级海外口腔专业教学任务，完成2012级和2013级西藏大学医学院临床教学实习任务。培养硕士研究生2人、博士研究生1人。

医院参加市卫生计生委专科医师规范化培训的住院医师共95人，其中一阶段38人、二阶段57人。接收进修生43人。举办短期学习班39次，参加6100人次。脱产学习210人次。到院外进修17人，出国进修3人。录取研究生17人，其中硕士16人、博士1人。

5月6日，医院心内科医生王硕获得北京高校第十届青年教师教学基本功比赛（理工类）一等奖。12月21～22日，在北京大学第十七届青年教师教学基本功比赛（医科类）中，泌尿外科赵子臣获一等奖第一名、最佳教案奖、最佳现场演示奖、最受学生欢迎奖，肾内科李晓帆获三等奖，泌尿外科主任李宁忱获优秀指导老师奖。组织《医学大家》系列讲座10期，“青年医师职业生涯培训100讲”17讲。

学术交流 1月5日，内蒙古四子王旗副旗长贾喜红及对口帮扶单位四子王旗人民医院院长白桂平一行5人来医院进行交流学习。11月10日，副院长王宏宇一行赴拉萨参加西藏大学医学院举办的2017年实践教学工作经验总结交流暨表彰大会。

6月13日，首钢医院安宁疗护中心启动仪式暨京西安宁疗护学术论坛举行；7月20日，主办京西呼吸论坛；7月23日，主办北京大学心血管医师高峰论坛暨全国药物球囊峰会；7月27～29日，第十四届中国国际血管医学大会暨2017北京西部医学论坛在首钢医院召开；11月17日，召开第六届北京西部医学影像论坛研讨会。

信息化建设 完成医院特色生物样本库管理系统，建设移动医护系统等一批业务系统，新增一部分对临床工作效率有明显提升的业务系统功能模块，实现院内各系统互联互通。

基本建设 推进新门急诊医技大楼项目，完成医疗工艺布局一级流程、二级流程设计工作，完成老内科楼腾挪搬迁及建筑拆迁计划达到开工条件。完成安宁疗护中心配套设施改造和眼科、耳鼻咽喉科病区等施工改造项目，完成肝胆胰病区改造项目方案设计等工作。建造医院中心花园。

（撰稿：吴妍彦 审核：贺利军）

领导名单

院　　长 顾　晋
党委书记 向平超
副 院 长 雷福明　王海英　杨布仁　王宏宇

北京大学国际医院

地址：昌平区北清路生命科学园生命园路1号（102206） 电话：69006900
网址：www.pkuih.edu.cn

基本情况 卫技人员1420人，其中正高级职称46人、副高级职称64人、中级职称307人、初级师624人、初级士379人。

年底医疗设备净值34518万元，其中甲、乙类医用设备10台；年内新购医用设备24691万元，其中甲、乙类医用设备6台。业务总收入96851万元，其中医疗总收入95387万元。

2月，增加医疗美容（美容外科、美容牙科、美容中医科、美容皮肤科）诊疗科目。

助理院长张驰入选国家第十三批“千人计划”，

并授予国家级“特聘专家”称号。11月3日，在《中国医院院长》杂志社主办的第十一届中国医院院长年会开幕式上，陈仲强获得华仁杯2017最具领导力的中国医院院长评选活动中的最高奖项——卓越贡献奖。

改革与管理 建立医务人员、患者权益、重点技术管理等十大管理体系，修订医疗管理核心制度93项；通过实施院、科两级质控体系，进行标准化质控作业，实行全员月报/季报会制度；与DNV GL签约开展为期3年的管理辅导和资格认证工作；建立一站式全程辅助医疗服务，实现了患者在家能挂号，缴费不排队，诊区内即可一站完成预约挂号、缴费、诊疗、办住院等环节，从患者入院到离院每个环节都能得到医院人员辅助支持。

医联体建设。5月26日，医院被正式批复为北京市首家社会资本办医医联体核心医院，统筹昌平区域内9家医疗机构，形成资源共享、分工协作的组织管理模式。10月31日，成为北京市首家跨行政区域医联体核心医院，统筹海淀区东北部8家医疗机构组成医联体。

与马池口社区卫生服务中心建立紧密型医联体；牵头28家昌平区胃肠专科医疗联合体，建立横向联动紧密、专业特色明显的医联体体系，提升医联体精准化服务水平。接收40余名护理人员到医院参加技能操作培训，对30余名社区基层医生进行一对一培训，组织内分泌科、心内科医生下基层进行带教培训及开展大型义诊活动。

发挥医技中心平台作用，带动区域医疗发展。医院消毒供应中心已签约11家医疗机构，提供器械消毒服务。同时推动检验、病理、放射影像、核医学、放疗等多个诊疗中心平台建设，为区域医疗提供支撑，发挥医院作为区域医疗中心的作用。

办理多点执业52人。

医疗工作 出院24325人次，床位周转26.7次，床位使用率70.91%，平均住院日9.6天，住院手术38843例。剖宫产率29.12%，无孕产妇死亡，新生儿死亡率3.6‰，围产儿死亡率5.2‰。全面启动临床路径工作，有31个科室142个病种纳入临床路径管理范围。全年临床用红细胞11041单位、血浆894300毫升、血小板用3806治疗量，自体输血458人次1092单位。

预约挂号管理。有微信、APP、官网、电话、诊间预约、窗口、自助机，共7种渠道。年内预约挂号人次占总门诊量约为69%。

新技术、新疗法。建立医院新技术、新项目评审制度，通过肿瘤深部热疗等医疗新技术24项。备案北京市重点医疗技术2项，包括冠心病介入诊疗技术和人工膝关节置换技术。备案国家限制技术4项，包括肿瘤深部热疗和全身热疗技术、肿瘤消融治疗技术、放射性粒子植入治疗技术、性别重置术。新开展其他医疗技术18项，包括体腔循环热灌注治疗技术、肿瘤光动力治疗技术、机械通气技术、介入性呼吸内镜技术、内科胸腔镜治疗技术、胸腔闭式引流术、右心导管检查术、结肠胶囊内镜检查技术、小肠胶囊内镜检查技术、淋巴细胞免疫治疗习惯性流产技术、先天性耳形态畸形无创矫正技术、呼出气一氧化氮监测技术、内镜下三腔喂养管置入术、食管24小时pH-阻抗监测技术、固态36通道食管测压技术、高分辨肛门直肠测压技术、子宫输卵管超声造影技术、口腔种植技术。

药物管理。医院药占比25.88%，其中门诊26.92%、住院25.32%。加强抗菌药物权限分级管理，门诊抗菌药物使用率7.28%，急诊抗菌药物使用率31.96%，住院抗菌药物使用率46.94%。5月16日，国家食品药品监督管理总局正式发布药物临床试验机构资格认定公告，医院正式获批药物临床试验机构资格。

医保工作。医保出院10141人次，总费用21578万元。2月23日，成为首批新农合跨省联网结报定点医院。6月28日，接入国家异地就医结算系统，成为国家医保异地就医定点医院，尝试异地医保住院直接结算。与河北省张家口市医保经办机构签订协议，张家口市的医保患者住院可以享受与参保地同样的结算报销政策。

三级医疗。医联体内上转核心医院患者786人次，核心医院下转患者321人次。

医疗支援。8月，开展对河北尚义县医院妇科的对口支援工作，派出专家4人，门诊132人次，腔镜手术4例，专业培训讲座4次。开展对内蒙古卓资县医院内分泌科的对口支援工作，安排1名专家进行义诊、业务查房和专业培训。

医疗纠纷处理。参加医责险1212人，总费用53.84万元。发生医疗纠纷69件，其中调解30件、诉讼3件。年度赔付202.06万元，其中医院承担168.83万元。

护理工作 护士789人，其中本科学历397人、研究生学历4人。医护比1∶1.82，床护比1∶0.8。ICU床位26张、RICU床位6张、NICU床位16张。共有39个护理单元。

全部病区开展优质护理服务，落实责任制整体护理工作。规范患者出、入院护理服务流程，加强住院患者健康教育、康复指导和检查前温馨提示细节服务。修订院内护理会诊制度与流程，成立静疗和皮肤护理2个专科护理小组，制定《输液治疗手册》和《皮肤护理手册》，组织专科护士会诊近700次。开设PICC换药等5个专科护士门诊，服务患者近万人。持续在医院门诊推行一站式护理服务模式。年内护理不良事件上报率96.38%、整改率100%。

完善护理三级垂直管理运行机制，面向院内外公开选拔护士长，补充管理管理队伍，开展领导力提升训练项目，提升护士长管理能力。建立以工作量为基础的护理绩效考核体系，对不同护理单位实施分类精细化管理，体现多劳多得，优劳优酬。

组织护理技能培训30次，护士培训率100%；开展护理管理理论培训22次，护理带教师资理论培训5次，全员专业理论培训41次；举办专科护理人才理论、技能培训2次，内容涉及静脉导管维护、管理固定。

选派5名护理骨干至北京大学肿瘤医院、北京大学第三医院、阜外医院进行对口专业进修学习；护理人员全年外出参会186人次，同时邀请北京护理学会、北京大学医学部、北京大学人民医院等组织及专家20人来院培训。12人参加专科护士培训。接收11所大专院校护理在校生实习97人。

科研工作 申报纵向课题69项，中标课题7项，其中国家级课题2项、省部级课题5项。第二届院内科研基金申报60项，中标22项。各类立项课题获经费353.78万元，到位经费193.98万元，医院匹配经费23万元。在研课题80项。

医学教育 医院首次申报北大医学部硕博研究生导师及培养点工作，普外科成为医院第一个获得硕士研究生培养资格的学科，普外科罗成华教授成为医院首位获得招生资格的研究生导师。

承担实习生教学任务，与7家医学院校建立临床实习基地。共接收技师、药师、实习生37人；招收进修医121人；承担讲课任务的师资共计465人，其中承担技能教学平台基础及专科带教任务的师资共计83人；有教授5人、副教授8人。脱产学习及到外院进修4人。

学术交流 5月7～11日，医院领导及中层干部共12人赴中国台湾交流考察，先后参访台北市万芳医院、马偕纪念医院及林口长庚医院，就医院评鉴与医院品质管理、医院人文关怀与质量管理、台湾医院经营管理与绩效管理等主题进行了学习。

8月17日，蒙古国卫生部部长阿·朝格其其格一行9人到访医院进行参观、交流，医院与蒙古国立医科大学、蒙古中央医院在远程会诊、转诊、医疗人员继续教育等方面达成合作意向、签署合作协议。8月21日，举办北京大学国际医院消化内科与日本自治医科大学附属医院光学医疗中心战略合作签约仪式。9月19～22日，由院长陈仲强带队的考察团应邀回访欧洲最大的肿瘤医院——法国Gustave Roussy医院，双方在院级合作模式、肿瘤医疗新技术引进、人才培养、国际医疗服务模式和合作机制上达成共识，并签署了院级战略合作备忘录。

9月2～3日，由医院主办的2017中国社会办医暨医院管理高峰论坛在北京召开，论坛汇集国内医疗卫生领域专家，共同探讨国内社会办医发展和现代医院管理的路径和图景。

信息化建设 全年信息化建设投入2000万元。完成全成本核算系统建设、预算管理系统建设、科研项目经费管理系统建设，并投入使用；采用“互联网+”技术，将医疗服务能力通过互联网向外延伸，对于患者的整个就医流程全程辅助支持，实现医疗与商业险的系统对接，方便患者就医和理赔；启动新一代医生工作站的建设升级工作，目的是实现整合型的智慧化医疗系统。在区域医联体建设方面，通过“互联网+”技术，完成垂直检验中心的系统建设，提高效率和质量保证能力。

（撰稿：王　迎　审核：廖颖珍）

领导名单

院　　长 陈仲强
党委书记 刘　洋
行政院长 胡继东
副 院 长 杨雪松　冯　岚　梁　军　李立荣
首席财务官 刘　珣

北京中医药大学东直门医院

东城院区：东城区海运仓5号（100700） 电话：84013211
国际部：东城区东四北大街279号（100007） 电话：84012662
网址：www.dzmyy.com.cn
通州院区：通州区翠屏西路116号（101121） 电话：69542682

基本情况 东城院区卫技人员1132人，其中正高级职称127人、副高级职称173人、中级职称297人、初级及以下职称535人。通州院区卫技人员781人，其中正高级职称21人、副高级职称57人、中级职称210人、初级及以下职称493人。

东城院区年底医疗设备总值9315.20万元；年内新购医用设备3900.93万元，其中乙类医用设备7台。业务总收入156079.6万元，其中医疗总收入139173.19万元。通州院区年底医疗设备总值16268万元，年内新购医用设备1392万元。业务总收入71708万元，其中医疗总收入65716万元。

吕仁和获“国医大师”荣誉称号；田德禄获“全国名中医”荣誉称号；李曰庆、李乃卿、孙呈祥、肖承悰、杜怀棠、姜良铎、郭志强、武维平、商宪敏、郭维琴、臧福科及通州院区王珂获第三届“首都国医名师”称号；院长王耀献获得“顾氏和平奖”。

机构设置 东城院区4月24日成立资产管理处，11月6日成立健康宣传教育科。

改革与管理 突出中医特色，开展中药外治法、针灸、推拿按摩、穴位注射、耳穴压豆等中医特色诊疗技术，中医特色诊疗技术收入同比增长25.76%。调整收入结构，提高中药饮片比例，提高中医非药物疗法比例，提高新技术科技含量，降低西药比例，降低患者人均费用，降低高值耗材费用。

拓宽医疗市场，通过医联体、全国战略联盟提高医院影响力，外省市就诊患者明显增多。降低医院运营人力成本，后勤、药学服务社会化，减少相关人员近200人。创新服务模式，药师走向临床，为患者进行药物咨询服务，与中国邮政签订合作协议，送药上门。

引进各类专业技术人员19人，其中高级专业技术人才7人、中级职称骨干9人。聘用合同制专业技术人员45人。接收应届毕业生12人，招录规范化培训医师56人，出站博士后4人。外出进修学习17人，取得教师证5人。

10月28日，首都国医名师肖承悰教授牵头成立全国中医妇科联盟。12月11日，与澳门科技大学健康科学学院签署合作协议。12月16日，院长王耀献牵头与全国27个省份的41家单位肾病科主任签约共同组建全国中医肾病研究型专科联盟。

医疗工作 东城院区出院18357人次，床位周转31.7次，床位使用率93.6%，平均住院日10.6天，住院手术5837例；实施临床路径病种46种，入径1833例；临床用红细胞1869单位、血浆47700毫升、血小板182治疗量，自体输血504人次1536单位。通州院区出院13946人次，床位周转37.79次，床位使用率100.24%，平均住院日9.62，住院手术2818例；包括急诊科在内的13个病房科室的35个病种实施临床路径；临床用全血1000单位、红细胞1106单位、血浆148600毫升、血小板72治疗量，自体输血48人次22925毫升。

预约挂号管理。采取电话预约、官网预约、医生工作站预约、微信预约及支付宝预约等6种预约挂号方式，预约挂号424033人次，占门诊挂号总量的22.3%。

新技术、新疗法。东城院区新开展肉毒素注射、皮肤组织填充、神经介入诊疗技术、内耳外淋巴间隙钆MRI成像在梅尼埃病的应用、肿瘤射频消融治疗等6项新技术，护理部在门诊开设糖尿病足护理、静脉输液护理管理门诊，病房开展水罐疗法。通州院区完成了8项市卫生计生委审批限制临床应用医疗技术的伦理论证工作，其中肿瘤消融治疗技术（肝癌射频消融术）为国家限制临床应用的医疗技术，冠心病介入诊疗技术、起搏器介入诊疗技术、人工关节置换术（膝关节、髋关节）、肾血管重建术、神经系统介入诊疗技术、颅底肿瘤（颅内外沟通肿瘤）切除术和颅内重要功能区及大型血管畸形切除术为北京市重点医疗技术。有55项新技术、新项目完成论证及审批，部分项目已开展，如：脑黑质超声、便携式睡眠呼吸监测、连续性静脉-静脉血液透析滤过（CVVHDF技术）、全脑血管造影、保留乳腺的乳癌根治术+整形术、经闭孔尿道中段无张力悬吊带术等。

药物管理。药品销售总额83310.2万元，占医院总收入的60.09%。其中门诊药品销售总额70596.4万元，占门诊收入的72.60%；住院药品销售总额12713.8万元，占住院收入的30.8%。住院患者抗菌药物使用率41.60%，门诊患者抗菌药物处方比例为4.02%，急诊患者抗菌药物处方比例为36.96%。

医保工作。医疗费用结算139529.04万元，同比增长6.90%。医保门诊1718735人次、住院19077人次。4月，北京市启动医药分开综合改革，完成物价库、医嘱库、医保库的维护工作，更新435项医疗服务项目价格，医保调整项目库和物价调整项目库准确对接。完成门诊特殊病的院端备案工作，在院内完成患者恶性肿瘤化学治疗、肾透析、肾移植术后抗排异治疗、血友病、再生障碍性贫血等特殊病的申请备案工作。实现异地医保住院实时结算业务。

远程医疗自2015年9月9日运行以来，已通过北京市物价审批，且与全国12家医院签署合作协议，共会诊13名患者，其中年内会诊3名患者。

三级医疗。接收上转患者2282人次，下转患者15人次。社区绿色直通上转患者2061人次，社区服务16969人次。

医疗支援。东城院区启动京津冀协同发展（中医版块）涿州合作项目，与河北省涿州市中医院、河北省涿州市政府共同签署合作共建协议书，与大城县中医医院脑病科签约医联体，在黄骅市中医医院设立段行武名医工作室。肾病科王耀献团队、脾胃病科叶永安团队、呼吸科晏军团队、脑病科高颖团队、心内科王显团队在东城区、西城区、通州区、朝阳区、昌平区、密云区共17个社区卫生服务中心和乡村卫生服务中心开展医疗帮扶活动，同时开展了健康乡村居民健康素养的基线普查工作，服务居民数千人次。受国家中医药管理局委派，由7位专家组成医疗队赴云南怒江傈僳族自治州贫困山区开展医疗扶贫活动。截至年底，建立战略联盟合作关系的医院、政府、社区等单位共计163家，辐射全国21省份。完成第四届（陕西+江西瑞金）、第五届（内蒙古+云南鹤庆）“全国乡村中医师3+3提升工程”。通州院区与内蒙古通辽市开鲁县中医医院、廊坊市大厂县中医医院签约成为医联体成员，进行对口支援建设；开展义诊、巡诊及健康宣讲活动9场，服务1000余人次；开办各类学术会议及专题培训20场，3000多人次的医联体单位医护人员参加培训；2月妇科主治医师张丽娜援疆1年。

医疗纠纷处理。东城院区参加医责险1107人，总费用528492元；发生医疗纠纷18件，全部进行了调解；年度赔付158.14万元，其中医院承担109.03万元。通州院区参加医责险733人，总费用479859.53元；发生医疗纠纷120件，调解2件；年度赔付28.34万元，其中医院承担7.54万元。

护理工作　东城院区有护士479人，其中本科264人、硕士4人；有护理单元34个，床护比1∶0.4；ICU床位6张，床护比1∶2.6；CCU床位10张，床护比1∶1.4；护理不良事件上报率99.7%，整改率100%。通州院区有护士357人，其中本科64人、硕士1人；医护比1∶1.06，床护比1∶0.45；ICU床位16张，护理单元15个。

病房优质护理全面落实；在骨科、普外科的引领示范下，实施临床护理路径；通过开展肾友会、社会实践等多种形式，延伸护理服务。成立糖尿病健康宣教门诊，为患者提供糖尿病自我饮食管理、胰岛素注射方法、筛查糖尿病周围神经病变并发症等问题咨询。举办PICC患教大讲堂，向患者讲解PICC置管的意义及置管后的注意事项。

实施以质量为中心、以薄弱环节为重点的三级护理管理模式，通过护理部、质控小组、科室质控员分级的护理安全管理。

参加专业培训、学术会议82人次。选派2名护士赴西班牙参加学术交流，3名护士到协和医院进修营养学。培养专科护士16人，占全院护士的20.41%。

承担北京中医药大学护理学院4个班级228人次的临床见习任务。接收来自11所学院的153名实习护生。有6名护士承担北京中医药大学本科班、涉外班及大专班课堂授课近50学时。9月医院被聘任为护理临床学系主任单位。

科研工作　东城院区申报国家级课题515项，中标125项；国家级自然基金申报65项，中标16项；获重大新药创制专项1项、传染病专项1项；获经费3325.24万元，同比增长56.92%；申报各类科技成果奖励10项，获省部级奖励3项；申请专利2项，授权专利5项；设立医疗联盟临床研究专项，6年来获资助经费200万元。通州院区申报课题61项，中标16项，其中国家自然基金项目1项、北京中医药大学项目3项、通州区科委项目7项、通州区卫计委项目5项；获得资助经费151.5万元，医院匹配经费60万元。

拥有中医内科学教育部重点实验室1个、中医内科学北京市重点实验室1个、国家中医药管理局三级实验室2个。

重点专科建设。肾病、耳鼻喉科牵头对河北同专业重点专科进行对口帮扶，在人才培养、科室建设、业务发展等方面进行全方位支援，分获国家中医药管理局资助经费35万元、25万元。肾病、脑病科成功入选北京市“十三五”中医重点专科建设“1+X+N”工程重点专科建设科室“X”，分别获得北京市财政资助经费80万元。

医学教育 东城院区承担北京中医药大学教改实验班、岐黄国医班、卓越中医班共677名学生及605名硕士、116名博士的教学及带教任务；承接国家中医药管理局—台港澳中医药交流合作中心项目“台港澳提能计划”，培训学生28人；承接新加坡中医学研究院学生33人、日本后藤学校学生37人、西悉尼大学交换生6人、巴塞罗那大学学生4人，共80名留学生在院实习、见习；医院有专任教师285人，其中教授93人、副教授30人。通州院区接收北京中医药大学、天津医科大学、北京卫生职业学院等院校实习生800多人次，院内有教师17人。

学术交流 海外研修5人，国家留学基金委青年骨干教师项目2人；参加国际学术会议19批30人次。聘请国外专家讲学16人次。12月11日，医院与澳门科技大学健康科学学院签署合作备忘录，并聘请院长霍文逊、副院长陈比利为医院客座教授，旨在中医适宜技术培训、国外最新技术的引进、科研合作、学术研讨等各方面建立合作。

信息化建设 东城院区全年信息化建设投入1488万元，其中新机房建设费用823万元、运维费用260万元、新购置项目费用405万元。门诊五层分诊叫号系统项目上线运行，完成门诊1～4层布线工作。与东城区社区服务中心医联体项目改造完毕，投入使用，可在社区完成预约挂号、开检验检查单、开中草药方，预约检查和药物配送，为患者提供便利。临床生物样本库索引系统上线。东城院区与通州院区一体化建设中的OA系统在建设中。医院APP项目、支付宝、微信支付接口改造工程在建设中。商保平台项目、全景预约平台项目、移动医护上线。科研管理系统从12月起进入试运行阶段。

通州院区全年信息化建设投入256万元，主要完成医保升级改造、跨省异地就医住院医疗费用直接结算、医院信息交互平台、移动护理治疗车、放射科实现胶片自助打印、手机APP系统运营、移动支付项目、G2S2A2（二级）等级保护、Vitle系统实施运行等13个项目建设。

编辑出版 2017年国家卫生与计划生育委员会“十三五”规划教材全国高等中医药院校研究生教材（人民卫生出版社）《中西医结合骨伤科学临床研究》由徐林教授任主编，《针灸学临床研究》由赵吉平教授任副主编；2017年普通高等教育中医药类“十三五”规划教材全国普通高等教育中医药类精编教材（上海科学技术出版社）《中医耳鼻咽喉科学》由刘建华教授任副主编；2017年普通高等教育“十三五”规划教材全国普通高等医药院校规划教材（科学出版社）《中医男科学》由李海松教授任副主编；2017年全国中医药行业高等教育“十三五”规划教材全国高等中医药院校规划教材（中国中医药出版社）《中医老年病学》由杨承芝教授任副主编，《神经定位诊断学》由时晶教授任副主编。

基本建设 东城院区完成对洗衣房、生物样本库维修改造工程。通州院区的医院二期的消防、空调、排水等工程及室内、室外装修都已完成90%。

（撰稿：王　红　审核：尹　丹）

领导名单

东城院区：

党委书记	叶永安
院长	王耀献
副书记、纪委书记	柳红芳
副院长	高　颖　晏　军
	孙鲁英　丁治国
	戴京璋　张明海
总会计师	夏鲁靖

通州院区：

党委书记、院长	张明海
副书记	高淑瑞
副院长	高淑瑞　田力学
	马洪明　赵炳会

北京中医药大学东方医院

本部：丰台区方庄芳星园一区6号（100078） 电话：67618444
西区：丰台区长辛店陈庄大街1号（100072） 电话：83363838
南区：大兴区瀛海镇四海路3号院（100076） 电话：67867518
网址：www.dongfangyy.com.cn

基本情况 卫技人员1283人，其中正高职称72人、副高职称121人、中级职称382人、初级师508人、初级士200人。

年底医疗设备净值1233.35万元，其中乙类设备8台；年内新增医疗设备1914.33万元。业务总收入145825万元，其中医疗总收入135271万元。

7月，陈淑长、周平安被评为第三届"首都国医名师"。

改革与管理 西院区、南院区于年底相继开诊，形成"一院三区一社区"的新模式，拓展医疗空间2万平方米，增加病床577张，总床位达1377张，病房数位列北京市中医系统第一。作为北京市首家三级和社区共管的中医院，实行统一领导、垂直管理、信息互联互通。医院本部以承担危重疾病的诊疗和疑难复杂疾病的诊疗为主，两分院区以疑难复杂疾病和常见多发病的诊疗为主，直管社区以常见多发病的诊疗、慢病管理为主。本部与两分院区及下属社区形成紧密型分级诊疗体系，实施基层首诊、三级疑难病会诊、双向转诊、急慢分治、上下联动。2个月完成转诊14人次、转诊手术4例。二七南社区卫生服务中心归属医院后，不再享有基层卫生服务的政府财政补贴，致使门诊服务量增长后，亏损加剧；另外，三个院区只有一个医保账户，医保额度制约了医院的发展。

落实医改新政，成立医改领导小组，4月8日零时完成医改系统切换。

完成耳鼻喉、眼科、皮肤科搬迁，东楼北支二、三层门诊正式投入使用；10月，名医堂和国际医疗部开诊，布局结构调整后门诊分流初见成效，日均分流门诊患者1000余人。开展改善医疗服务专项行动，门诊增加了导医配置，"医患通"微信服务平台上线，实现了患者用手机挂号、预约、缴费、信息推送、健康教育、慢病管理等功能。

加强急危重症诊疗能力和综合救治能力，与999、120签订新合作协议，设立医院工作站，推进院前—院中—院后应急绿色通道建设。获批国家卫生计生委脑防委高级卒中中心、胸痛中心，以此为依托，搭建院内急危重症救治体系，完成脑血管介入治疗161例，位列全市中医系统第一。作为北京市肿瘤消融治疗技术培训基地，培养全国介入进修骨干20余人。建立疼痛中心、眩晕中心、疑难病会诊中心，加强多学科综合诊疗能力。

医联体建设。自2015年起，医院参加了市中医局组织的北京中医健康乡村（社区）试点建设工作，包括神经内科（脑病科）、消化科（脾胃病科）、心血管科、呼吸内科（肺病科）4个专业，其中涉及专科医联体的专科有心血管科、呼吸科、神经内科3个专科；同时，与丰台区15家社区卫生服务中心合作建设中医专科医联体。以国家卫生计生委脑防委脑卒中筛查与防治项目为切入点，连续8年与医联体内10家社区卫生服务中心合作，联合开展脑血管相关疾病的防控，截至年底共完成筛查48254人，其中免费抽血、颈动脉超声检查13759人，惠及10家社区近10余万人次。年内，开始建设胸痛中心，与社区卫生服务机构开展协作。

年内在院进行多机构备案有3名医师，多点执业有2名医师。

制定"1166"人才引进计划，计划引进大外科主任、病理科主任、生殖医学学科带头人、实验中心主任等专业骨干，院内选拔培养60名医、教、研人才，自筹专项资金，支持人才在学术继承、学术交流、技术创新、特色服务、平台培养等多方面开拓进取，实践"人才兴院"目标，以专业骨干人才带动学科、学术发展。

医疗工作 一院三区共编制床位1377张，出院20043人次，床位周转27.19次，床位使用率87%，平均住院日11.43天，住院手术3498例。

医保工作。全年医保总金额10.06亿元，出院24384人次，次均费用1.96万元。开展跨省异地就医直接结算业务，门诊特种病和新进药品目录政策。实现一院三区部分工作远程办公。

医疗支援。接待受援医院医务人员12人（北京基层1人、宁夏5人、内蒙古2人、新疆4人）。与西藏藏医学院、新疆医科大学附属中医医院等对口支援单位洽谈帮扶内容及方向，参加市中医局组织的“第五届北京中医药专家宁夏行活动”。续签与房山区中医医院、丰台区右安门社区卫生服务中心和丰台社区卫生服务中心对口支援合作协议，隔周派出专家前往进行帮扶指导。

医疗纠纷处理。参加医责险1187人，总费用198.87万元。发生医疗纠纷464件，其中调解26件、诉讼14件。年度赔付总金额37.82万元。

护理工作 护士607人，其中本科391人、研究生12人。医护比1∶1.5，床护比1∶0.48。ICU床位23张。有护理单元30个。

实行护理部主任—总护士长—护士长、护士长—质控护士—护士双线一体的管理模式。开展中医特色的优质护理服务，将中医文化和中医适宜护理技术融入优质护理服务工作中。对出院患者，护理服务得以延伸，护理人员以电话、微信等形式进行随访，随访率达100%。

与国家卫生计生委签署《中国卫生人才培养项目护理管理培训》合作协议，加强对护士长的管理培训。举办4期全国中医护理骨干培训班，来自全国各地中医护理骨干159人次参加了培训。作为北京市中医护理骨干人才培养基地，已培养20余名北京市中医护理骨干人才。

接收全国各地进修人员24人次，培养专科护士11人、脑卒中健康管理师1人、全国中医护理骨干人才3人，外派人员参加培训90人次。

承担北京中医药大学护理学院本科生课堂教学，北京中医药大学护理学院临床见习教学，以及北京中医药大学护理学院、北京中医药大学东方学院、北大方正软件技术学院等技术院校74名护理实习生实习教学。

科研工作 中标课题78项，其中国家级9项、省部级11项、校级58项。获资助经费944万元，医院匹配经费328万元。在研课题222项，结题87项。“青石止痒软膏治疗神经性皮炎、湿疹的临床应用研究”获北京市科学技术奖三等奖，“中药改善子宫内膜容受性的作用机制与应用研究”获全国妇幼健康科学技术奖二等奖，《中医性学》获中华中医药学会学术著作奖三等奖。

重点专科建设。2月，国家中医药管理局“十二五”重点专科终期验收；9月，心血管科、脑病科获批北京市国家中医重点专科辐射工程首都核心专科（1+X+N），辐射东直门医院东区、宣武中医医院、回民医院、北京中西医结合医院、门头沟中医院等5家医院的相应专科；10月开始，由中国中医科学院中国医史文献研究所开发东方医院重点专科古籍数据库系统，为医院4个国家临床重点专科开发专科古籍检索与应用平台。

5月，正式获批首批国家中医临床研究基地。

医学教育 承担研究生、“5+3”八年制中医方向本科生、中医学五年制本科生及南洋理工大学双学位班、FL留学生班共13个班的培养任务。有临床教师274人，其中副高级职称96人、正高级职称74人。录取硕士生98人、博士生22人。

职工申报同等学力15人，到院外进修21人，出国参会或培训26人，出国学习进修3人。

9月，举行京廊中医药协同发展“8.10”工程——廊坊市中医医院刘弼臣名老中医学术传承推广基地揭牌仪式。

学术交流 接待来自日本、韩国等国家外事参观与交流共3次60人。5月22日，举办2017中俄医疗战略研讨会。

信息化建设 信息化建设总投入593万元，主要用于HIS服务器存储更换、软件系统维护、伦理审查及药物临床实验系统上线、超声心电PACS系统上线、多媒体信息发布、分院区软件系统升级、光纤接入等项目。

质控中心工作 作为北京市中医病案质控中心，年内，举办了第五届中医病案质控与编码员培训班，开展中医DRG研究及数据分析，组织中医病案质量检查与数据分析，进行住院患者中医药及中医技术应用情况调查，与中医急诊质控中心联合组织制定急诊留观病历书写规范及管理制度。

基本建设 10月，东方医院国医堂建成并开诊，面积1188.99平方米，投资253.2万元。

（撰稿：孙银屏　审核：曹建春）

领导名单

党委书记 李晨辉
院　　长 刘金民
副 书 记 王　琦　杨晓晖
副 院 长 林　谦　杨晓晖　李元文　郭蓉娟　胡凯文　谢春娥　刘存志

北京中医药大学第三附属医院

地址：朝阳区安外小关51号（100029） 电话：52075200
网址：www.zydsy.com

基本情况 卫技人员680人，其中正高级职称44人、副高级职称74人、中级职称213人、初级师203人、初级士146人。

年底医疗设备总值15156.53万元，年内购置医疗设备总值738.30万元。业务总收入6.21亿元，其中医疗总收入5.67亿元。

改革与管理 根据《北京市医药分开综合改革实施方案》，医院成立医改工作领导小组，4月8日零时，信息系统顺利切换，医院业务运行平稳有序。继续开展“质量文化行”活动。1月18日，举行医院第一届品管圈项目决赛，10个品管圈团队参赛；9月23日，皮肤科向阳圈参加第五届全国品管圈大赛决赛，获优秀奖；外科品管圈“降低手术患者备皮划伤率”获2017年全国中医医院感染管理持续改进项目专项竞赛佳作奖。

院内医师到外院多点执业/多机构备案执业64人，外院医师来院多点执业/多机构备案执业28人。

医疗工作 出院7771人次，床位周转17.30次，床位使用率77.72%，平均住院日16.34天。住院手术2532例。继续深化多学科联合会诊，年内完成多学科联合会诊12次。实施中医临床路径管理21个科室11个病种，入径674例。全年临床用血1483单位，其中红细胞1013单位、血浆353毫升、血小板117治疗量；自体采血输血36人64.1单位。

新技术、新疗法。年内开展新技术、新项目8项，包括：胫骨高位截骨术治疗内翻型膝骨关节炎、阴茎三件套支撑体植入术、玻璃体腔抽吸注药术、微整形技术、电子乳腺内窥镜检查及治疗、膝关节单髁置换术治疗内侧间室膝骨性关节炎、高频微波子宫内膜去除术、微创经皮椎弓根钉棒内固定术。

药物管理。医院药占比64.7%，其中门诊78.07%、住院42.33%。住院患者抗菌药物使用率47.46%。

医保工作。医保出院5178人次，总费用13455.39万元，次均费用25986元。8月起，可接待全国异地跨省住院结算患者。实施北京市医保患者门诊特殊病改革，年底，原北京市新农合和城镇居民保险并轨为北京市城乡居民医疗保险。

三级医疗。接收上转患者20人、下转患者25人。

医疗支援。对口帮扶内蒙古扎赉特旗蒙医院，6月3日，接收受援单位进修医师2人，在创伤关节科和筋伤科进修，为期3个月。7月27日，普外科主任徐佳作为第九批援疆干部赴石河子大学开展援疆工作。继续对北京市怀柔区雁栖医院及门头沟中医院进行支援，并于9月在怀柔雁栖医院开展“服务百姓，青年志愿者进基层”义诊活动。5支北京市中医局中医健康乡村领军团队，开展基线调查、中医药科普讲座、专家义诊及中医养生功法培训等活动，全年共下社区、下乡村14次，服务群众1万余人次。“杏林飘香”志愿者服务团队定期开展“进社区，进国企，进军营，进学校，进农村”的周边“五进”义诊活动8次。11月10日，与山东高密市人民医院举办签约揭牌仪式，脑病科、心血管科、骨科、儿科的专家开展义诊咨询活动。12月21日，与密云区中医医院开展合作，举行了双方技术合作签约仪式及座谈会，脑病科、心内科、内分泌科、肾病科、呼吸科、骨伤科、儿科、妇科、康复科、推拿科、针灸微创肿瘤科的专家与密云区中医院相关科室进行了对接，并开展了义诊活动。

年内，医院6个团队参与市中医局的“治未病团队”项目。骨伤科、外科、老年病科、血液科申报区域诊疗中心。

举办社区居民健康教育大讲堂24次，健康咨询3619人次。在门诊楼外和一层大厅举办义诊76次，共服务患者4016人次。

医疗纠纷处理。参加医责险568人，总费用47.04万元。发生医疗纠纷118件，其中调解2件、诉讼3件。年内无赔付。

护理工作 护士254人，其中本科93人、研究生1

人。医护比1∶1.25，床护比1∶0.6。ICU床位4张。护理单元1个。

完善中医护理质量评价标准，建立护理质量管理长效机制。实施优势病种中医护理方案，提高中医护理效果、辨证施护能力，促进中医护理技术临床应用，提高专科专病的中医护理服务能力。中医护理方案应用46个，中医护理方案优化33个，制定中医护理方案7个，成立了4个优质护理团队，细化服务流程。编制糖尿病、高血压患者自我管理手册，指导患者自我管理。落实情志护理，开展责任护士陪同模式，如陪同手术、陪同胃镜检查等。制定患者分级护理照护表，明确护理服务内容。全院护理单元100%开展优质护理，100%落实责任制整体护理。不良事件上报率及整改率均为100%

发挥护理专科指导组作用，实现护理质量专业化管理。皮肤护理、危重症患者护理、气道管理、糖尿病护理等专科指导组制定专科相关标准，开展护理专题讲座、临床实践技能培训、护理会诊等，对患者进行专业化评估、制定护理计划、实施有效的护理措施，提高护理质量。乳腺专科中医护理门诊作为北京市首批中医护理门诊于6月开设，采用按摩排乳、中药外敷、理疗、刺络拔罐、艾灸等特色技术，治疗急性乳腺炎、乳腺脓肿、浆细胞性乳腺炎、乳腺癌术后上肢水肿等病症。8月，开设PICC门诊，为患者进行PICC置管及导管维护，并提供咨询服务。

作为北京市首批中医护理骨干人才临床实践基地，9月4日至年底，共接收学员31人，完成中药热敷病例156例，完成了中医护理骨干人才中药热敷技术基地学习和考核工作。

选派3名护士参加了手术室、伤口护理、ICU专科护士认证培训班，2名护士参加市中医局中医护理骨干人才培养项目。选派临床带教老师参加教学相关学习培训30人次，5名护理人员遴选为护理学院临床教师。作为冯运华中医护理传承工作站，组织3名传承人参加国医名师大讲堂暨中医护理人员研读经典培训班，2名传承人在第二十届全国足踝外科年会上做主题发言。

承担国家中医药管理局及中华中医药学会国家级中医药继续教育项目——常见病种中医护理方案的视频课件录制工作。承担研究生、本科、大专、中专护理学生的临床教学任务，接收实习、见习护生200余人；接收外院6名护理人员在外科、骨科、脑病科、心内科、急诊、ICU等护理单元进修。

主持校级课题2项、参与校级课题1项，主持院级课题3项。

科研工作　申报课题316项，中标134项，获科研经费824.95万元。中标国家自然基金1项，2012、2013年国家自然基金青年项目结题4项。中标省部级项目6项。首都临床特色项目中标2项，北京市自然基金项目中标3项，结题4项；北京市中医药科技自筹项目结题1项，2014年度首都临床特色项目结题2项；校级课题中标32项，在研26项，结题79项。校级基本科研项目申报103项，中标28项；新奥奖励基金课题中标4项。完成“双一流”建设科研设备采购及验收，获经费198.4万元。

申报北京市国家中医重点专科辐射工程，最终，骨伤科获批为国家中医重点专科辐射工程中的首都核心专科，获得资金支持，辐射北京市区域专科4个。

医学教育　完成北京中医药大学教学任务共3427学时，其中国际学院临床理论教学任务中文授课19门课程1854学时、双语授课1门36学时，台港澳学部临床理论教学任务5门课程567学时，人文学院临床理论教学任务2门课程288学时，管理学院临床理论教学任务1门课程180学时，中药学院临床理论教学任务1门课程36学时，继续教育学院临床理论教学任务7门课程466学时。接收校内中医学专业毕业实习生77人，中医学专业、针灸推拿学专业、英语专业、法学专业、公共卫生事业管理专业学生60人集中见习任务。国际学院2012级中医留学生毕业实习实践教学任务800学时，2013级中医留学生毕业实习实践教学任务800学时，国际学院中医留学生集中见习8周。台港澳学部2012台港澳中医学专业五年制毕业实习实践教学任务800学时，2013台港澳中医学专业五年制+毕业实习实践教学任务800学时。人文学院法学和英语专业学生，集中见习4～6周。管理学院公共卫生事业管理专业学生集中见习4周。组织国际学院2011级中医留学生班、台港澳学部中医学专业五年制班共58名学生进行毕业理论综合考试、临床技能考核、专病心得评阅等；接收校外人员实习36人次，其中高等院校毕业实习人员34人。完成研究生社会实践活动12项。有教师190人，其中教授17人、副教授2人。招收研究生92人，其中硕士73人、博士19人。在院研究生240人，其中硕士198人、博士42人。毕业研究生58人。

学术交流　5月8日，美国MD安德森癌症中心Grant Weidler、Belinda He、Hung Van Doan 3位针灸专家来访，了解中国针灸治疗肿瘤现状、学习新技术，探讨解决肿瘤并发症、改善肿瘤患者生活质量。7月18日，美中交流总协会会长方伟斌一行3人到院参观访问。8月18日，由北京中医药大学主办，北京中医药大学第三附属医院、北京中医药大学东方医院、北京中医药大学美国中医中心、北京市中医药对外交流与技术合作中心承办的中美癫痫中西医学研讨会在北京举行，来自美国乔治·华盛顿大学、霍华德大学，以及北京中医药大学、中国中医科学院的癫痫专家、学者参会。10月30日，塞尔维亚驻华大使米兰·巴切维奇来院，参观了医院针灸科、康复科、中药房等中医药特色科室。

信息化建设 全年信息化建设投入999.77万元。通过了北京市信息安全测评公司对医院HIS系统三级、LIS系统二级、PACS系统二级的测评。做好医改医保相关工作，按时医保系统升级，医保相关HIS系统改造。通过多家公司配合，进行了两次数据库迁移，Oracle数据库升级，基本解决了LIS系统断网问题。对OA服务器系统及网闸设备进行升级，全院职工均开通手机OA。进行“京医通”微医疗和自助设备建设，做好“京医通”与HIS系统接口改造，逐步实现患者自助预约挂号、自助打印检验报告单等。

基本建设 完成病房楼样板病房B区装修改造工程。基建维修项目共计23项，工程造价约220万元。各项基建维修项目主要集中在装饰装修改造、节能降耗改造、安全生产工作改造三方面。

（撰稿：张进宏　审核：刘子旺）

领导名单

党委书记　杨晋翔
院　　长　刘金民（至7月）　王成祥（自7月）
副 书 记　王国华　裴晓华
副 院 长　赵海滨　王国华　徐　峰

北京中医药大学附属护国寺中医医院 北京市针灸医院

本部：西城区棉花胡同83号（100035）　电话：56895700
一分部：西城区太平仓胡同14号（100035）
二分部：西城区航空胡同42号（100035）
网址：www.hgsyiyuan.com

基本情况 卫技人员508人，其中正高级职称32人、副高级职称45人、中级职称179人、初级师185人、初级士67人。年内引进博士研究生1人、硕士研究生1人。

年底医疗设备净值3710万元，其中乙类医用设备1台；年内新购医用设备1154.2万元。业务总收入47061.31万元，其中医疗总收入39249.48万元。

改革与管理 深化内部管理改革，重新修订《绩效考核管理办法》，将医改11项核心指标作为绩效考核重点。完善《病房医师出门诊制度》，鼓励增加出门诊专家人数及频次。变革诊疗模式，发挥专家和团队优势，成立内科、针灸科、骨伤科会诊中心，建立许彭龄、张吕夫、鲁承业、金宇安基层老中医传承工作站及吴定寰名家研究室团队，与什刹海社区卫生服务中心共同建立高血压、糖尿病专家团队及中医健康社区团队。开设中医专病门诊30个、专题门诊5个。

医疗工作 出院5267人次，床位周转14.4次，床位使用率86.22%，平均住院日21.8天。住院手术51例。针灸科、骨伤科、内科的33个病种实施临床路径。全年临床用血23单位。

预约挂号管理。预约方式有微信、官网和诊间预约，预约挂号占门诊总人次的1%。

医保工作。医保出院3894人次，总费用7752.77万元。顺利完成医药分开综合改革的医保基础性工作，完成了医院分部（新街口二部）迁址的医保系统变更工作。

医疗支援。与门头沟区潭柘寺镇卫生院和门头沟区雁翅中心卫生院签订对口支援协议书，免费进行项目检查、捐药、专家义诊及讲授健康教育等多方面支援。到潭柘寺镇卫生院、雁翅中心卫生院支农共出诊580人次，诊治患者1549人次，讲座18场，培训医务人员90余人次，健康义诊咨询居民455人次。根据市卫生计生委南水北调对口支援工作安排，2015年以来共接收2批进修学习培训人员：2015年河南省邓州市公共卫生骨干来京岗位培训2人，进修80天；2017年邓州市中医院1人进修学习中医针灸专业，进修170天。

三级医疗。接收上转患者168人、下转患者168人。

医疗纠纷处理。参加医责险415人，总费用32.39万元。发生医疗纠纷29件，其中调解2件、诉讼2件。年度赔付14.91万元，其中医院承担7455元。

重点专科建设。针灸科、骨伤科成功申报了首都区域特色专科，针灸科通过了国家级临床重点专科中期验收，针灸科、骨伤科通过了西城区临床重点专科验收。完善重点专科管理办法、重点专科建设岗位责任及责任追究制度、重点专科经费管理制度、重点专科内部审计工作制度。完成国家级重点专科2016数据上报及5个北京市重点专科2016年数据上报。

药物管理。医院总药占比57.16%，其中门诊71.78%、住院19.59%。改革药事管理工作，修订医院《处方点评管理制度》《处方点评实施细则》《药品监测超常预警制度》，制定《中成药处方医师授权制度》。住院患者抗菌药物使用率21.0%，特殊使用抗菌药物使用率2.6%；门诊患者抗菌药物处方比例为6.7%，急诊患者抗菌药物处方比例7.7%；抗菌药物使用强度15.2DDD，特殊使用抗菌药物使用强度0.5DDD。

护理工作 护士176人，其中本科70人、研究生1人。医护比1∶0.83，床护比1∶0.48。有护理单元15个。

积极开展中医护理操作，各科室均开展了4项以上的中医护理操作，年内开展新的中医护理技术包括药枕、皮肤针；开展的中医护理技术共13种；年内应用中医护理的疾病共26种，包括中风、腰椎间盘突出、痹症、眩晕、消渴、喘症、癌症、心脏病等。

继续实行护理质量三级管理体系，推进与广安门医院对口帮扶工作。利用JCI管理工具，重点对护理核心制度与护理安全标识每月进行专项检查。强化护理安全，加强护理不良事件上报，共追踪压疮48例，跌倒、烫伤、管路滑脱等护理不良事件17例。

护士外出参加培训98人。选派人员参加市中医局第一批、第二批中医护理骨干人才培养项目，提升护士综合素质。发挥护理骨干人才和专科护士作用，成立护理工作坊：10月，成立糖尿病管理工作坊；12月，成立疼痛管理工作坊和静疗管理工作坊，通过工作坊的培训、讲课、查房、沙龙讨论等活动，提升专科护理能力。

与广安门医院合作，开展温灸盒应用研究；与乐护平台签订院外延续护理的课题协议，为进一步落实延续护理打好基础。

科研工作 申报科研课题41项，中标课题12项，其中院级课题12项，获经费24万元。在研课题31项，其中首都特色发展项目1项、市中医药科技发展资金项目4项、西城区卫生计生委科技新星1项、西城区攻坚克难项目4项、院级课题21项。西城区青年科技人才项目结题2项。

医学教育 承担北京中医药大学针推学院本科生中医内科学、诊断学基础、西医内科学、神经内科学、西医外科学、中医妇科学、中医儿科学共7门理论课程及课间见习的教学工作，共577学时；新增中医儿科学36学时的教学任务；完成2014级五年制本科生106人中医内科和诊断学共计261学时的理论学习与临床见习的教学任务；完成中内和诊断见习考核任务；完成北京中医药大学针推学院2012级本科生班27人的毕业实习，承担2013级本科生班30人的毕业实习带教任务；完成北京中医药大学针推学院2015级21人为期8周的集中见习。承担理论授课任务的教师共57人，其中兼职教授8人、副教授15人。

完成世界中医药联合会15名西班牙留学生为期3周的临床实习，完成法国巴黎第六大学医学院8名学生针灸科及骨科门诊为期一周的见习，完成北京中医药大学台港澳2014级学生68人8周的集中见习。

选派临床技术骨干到三级医院学习进修15人，涉及心血管、风湿免疫、脊柱关节、运动康复、血管外科、检验、MRI、呼吸科、内分泌科及急诊科等专业。

12月4日，许彭龄获批第六批国家级老中医药专家学术继承工作指导老师。

信息化建设 全年信息化建设投入315.56万元。其中，网络设备更换项目89万元，替换了超期服役近5年的老旧设备，提升了网络系统的安全性。互联域安全建设项目105.5万元，通过内外网的融合，实现数据共享，为公共医疗服务平台提供有效数据支撑；医院的安全运维由人员密集型向技术密集型转变。内网安全升级加固项目121.06万元。

自主研发骨科门诊患者治疗管理系统，可自动按照骨科门诊诊疗常规，规划患者“当日治疗一次”“至少隔日治疗”等原则为患者排程，记录管理患者预约、治疗次数。系统共为8310位患者提供服务，预约治疗161519人次，其中完成治疗121197人次。

自主研发针灸科门诊患者治疗管理系统，采取预约和现场就诊两种模式，系统共为9687位患者提供服务，其中预约患者1414人次，完成治疗37950人次，取消预约5082人次。

基本建设 中医门诊部装修改造工程项目建设地点位于西城区航空胡同42号，改造面积为7433.30平方米，拟将租赁房屋改造为门诊楼，主要设置门诊功能，并配以其他必要用房。该项目于4月8日取得西城区发展改革委的立项批复，9月11日完成环评备案工作，10月10日完成项目管理单位的招标工作。

（撰稿：郭梦瑶 审核：王慧英 张吉祥）

领导名单

党委书记 王建华
院　　长 王慧英
副 书 记 王慧英 周京武
副 院 长 么丽春 刘美华 焦建平
纪委书记 周京武

首都医科大学宣武医院
北京市老年病医疗研究中心

地址：西城区长椿街45号（100053） 电话：83198899
网址：www.xwhosp.com.cn

基本情况 卫技人员2541人，其中正高级职称157人、副高级职称257人、中级职称559人、初级师1081人、初级士487人。北京市老年病医疗研究中心职工74人，其中73人为在编专业技术人员。

医疗设备净值30160.83万元，其中甲类医用设备2台、乙类医用设备12台。新购置医用设备总值6893.55万元，其中甲类医用设备1台、乙类医用设备1台。

业务总收入281811.3万元，其中医疗总收入275975.44万元。

机构设置 7月，成立衰老与再生研究中心。该中心隶属于国家老年疾病临床医学研究中心，由衰老模型研究室、药物研究室、中心实验室、衰老机制研究室、细胞治疗研究室、基因治疗研究室、衰老模式动物库、衰老生物样本库、信息资源库等组成。

改革与管理 制定《首都医科大学宣武医院重点医疗管理制度管理办法》，对医疗管理规章制度进行完善。落实北京市医药分开综合改革，成立医药分开工作领导小组，设立医药分开办公室，取消挂号费、诊疗费和药品加成，实施医事服务费，药品阳光采购，落实调整435项医疗服务价格等举措。推进知名专家团队层级预约就诊工作，年内知名专家团队达10个。推进住院医嘱前置审核系统在临床的应用，获市医管局2017年创新性便民惠民项目奖。举办国家老年疾病临床医学研究中心揭牌仪式暨“关爱老人，健康久久”大型义诊活动。

医院医联体有7家合作单位。12月，成立了有28家合作单位的神经内科疾病专科医联体，推进横向专科医联体建设。完善医联体内部技术帮扶和双向转诊，推进分级诊疗工作。依托互联网医疗诊治技术国家工程实验室、国家远程卒中中心，建立宣武医院远程脑卒中医联体。

累计外出多点执业医师195人，其中3人在外省进行了多点注册。

引进国家杰出青年科学基金获得者1人。获批高层次人才36项：国家万人计划领军人才1人，北京市属高校高水平教师队伍建设支持计划“长城学者”1人，北京市“百千万工程”人选2人，北京市“海聚工程”4人，北京市医管局“登峰计划”3人，北京市优秀人才青年拔尖团队1个，北京市优秀人才青年拔尖个人1人，全国中医优秀人才研修项目1人，全国老中医药专家学术经验继承工作指导老师1人，西学中双领人才2人，优秀教师、优秀教师工作者2人，其他骨干类项目17人。

医疗工作 出院53408人次，床位周转46.24次，床位使用率98.85%，平均住院日7.76天。住院手术38741例。剖宫产率45.48%，无孕产妇死亡，新生儿死亡率0.67‰，围产儿死亡率4.38‰。实施临床路径管理23个临床科室266个病种，入径26775例。全年用血13941单位，其中红细胞8601单位、血浆877000毫升、血小板955治疗量，自体输血1444人次、回输血量3797单位。

多学科抢救危重孕产妇120例，院外会诊30例次，院外抢救10余次，接收院外危重孕产妇急诊转诊15例。年内开展日间手术44个病种、132个术式。

预约挂号管理。实行“京医通”预约挂号平台、114预约挂号平台、知名专家团队层级预约就诊、复诊预约、社区转诊预约等预约方式。全年预约挂号1767965人次，占门诊总人次的78.99%。

新技术、新疗法。北京市卫生计生委批准开展眼科准分子激光屈光性角膜手术、妇产科经腹腔镜子宫内膜癌分期手术、卵巢癌分期手术、子宫颈癌广泛切除术。年内各科室开展新技术74项，其中临床医疗42项、护理5项、医技科室27项。

药物管理。医院药占比38.17%，其中门诊57.55%、住院19.37%。开展特殊级抗菌药物专项点评工作，建立三级沟通模式，有效控制抗菌药物使用强度。门诊患者抗菌药物使用率7.01%，急诊患者抗菌药物使用率30.77%，住院患者抗菌药物使用率39.89%。

医保工作。医保出院33159人次、总费用72954.25万元。3月起开展医保跨省异地结算业务，至12月底完成782笔，涉及29个省。12月，与平安保险公司签署协议，启动了与商业保险合作的工作。

三级医疗。利用三级医院优质医疗资源，年内派送10余个临床科室的专家200人次到社区卫生服务中心、医联体合作单位，开展出诊、会诊、查房、讲座、技术培训等工作。年内，接收上转患者791人次，下转患者894人次。

医疗支援。完成北京市第九批第一期援疆任务，继续派出干部执行组团式援藏任务；继续对口支援内蒙古包头市中心医院、宁城县中心医院、赤峰市第二医院、通辽市医院，河北承德市中心医院，宁夏固原市人民医院，贵州贵阳市第三人民医院，同时完成“黔医人才计划”、玉树州“330”优秀青年人才孵化工程、江西省县级公立医院骨干医师培训项目等对口支援任务。完成第八批“人才京郊行”人员赴延庆县医院的挂职工作，向门头沟区医院、门头沟区妇幼保健院派出第二十八、二十九批医疗队。年内共派出医务人员30批87人次，接收进修人员95人次，派出14批63人次进行交流。

完成广内派出所3名执勤民警受伤事件及椿树馆街群体伤（刀扎伤）事件伤员救治任务；赴厦门市中医院为2017年金砖国家峰会重度脑外伤患者紧急救治；赴大兴区人民医院为“11·18”火灾受伤人员会诊救治；赴包头市中心医院为“3·26”爆炸伤伤员指导救治和“11·29”事件的重伤患者会诊救治。

医疗纠纷处理。参加医责险2549人，总费用244.55万元。发生医疗纠纷79件，其中调解41件、协商解决9件、诉讼18件。年度赔付500.85万元，其中医院承担190.41万元。

护理工作 护士1400人，其中本科790人、研究生11人。医护比1∶1.66，床护比1∶1.21。ICU床位96张。医院35个病区、9个ICU。

开展“重症患者的器官支持与神经保护”特色护理、老年综合评估、老年重症患者就医绿色通道等服务。开设神经内科认知功能训练、糖尿病健康咨询、造口护理和PICC维护4项门诊专科护理服务。增加直接护理时间，开设门诊专科护理服务，护理人才靶向培养。医院100%护理单元开展优质护理、落实责任制整体护理。不良事件上报率及整改率均为100%。

接收进修护士94人，培训专科护士185人。派出8名护士进修学习，派出38名专科护士参加培训。

完成首都医科大学护理学院第一临床教学部的授课和带教任务，承担理论授课1752学时，带教临床实习护生172人。

申报专利3项。认知功能障碍患者门诊——病房——家庭一体化管理体系的构建研究获北京护理学会第三届护理成果奖一等奖。课题“成人失禁相关皮炎结构化皮肤护理方案在ICU应用的多中心经济学评价”获中华护理学会2017～2018年度科研课题立项。获“全国五一巾帼标兵岗”。“大数据对护理质量的监控与管理”获中国医院管理奖质量管理第二名、质量管理“十大价值案例”和“十大口碑案例”奖项。“提高癫痫患者视频脑电监测图像有效率”获第五届全国医院品管圈大赛综合组三等奖。

科研工作 申报各类科研课题295项，中标105项，其中国家级28项、省部级19项、局级50项、其他8项，获资助9773.48万元。在研课题305项，结题103

项。获专利授权7项。

吉训明教授等的“上肢远隔缺血适应新技术的建立及其防治缺血性脑卒中的临床应用”获教育部科技进步奖一等奖。该项目经过十余年系统深入的基础-临床转化研究，建立上肢远隔缺血适应防治脑卒中的新技术、发明专用仪器，应用于临床，显著降低颅内动脉狭窄脑卒中的发生和复发率。

互联网医疗诊治技术国家工程实验室获国家发展改革委批准运行。共有重点实验室9个，其中国家级重点实验室2个、市级重点实验室7个。

以国家老年疾病临床医学研究中心为平台，召开首届宣武老年医学国际论坛，成立12个临床和科研协作联盟，涉及1100多家医院和科研单位。组织2017年世界卒中日暨第七届全国卒中宣传周系列活动、北京市卒中地图发布仪式和“预防卒中，你我同行”大型义诊活动。获批第二批国家干细胞临床研究中心单位。申报国家神经疾病中心。完成神经内科、神经外科、老年医学、重症医学、中西医结合脑病、专科护理等6个国家临床重点专科建设项目“十二五”期间的成效总结与验收工作。

医学教育 牵头首都医科大学老年医学系、神经病学系、神经外科学院二系、皮肤病与性病学系、血管外科学系、医学影像学系、临床病理学系等7个临床专科学院（系）的工作。完成首都医科大学临床医学、护理学、生物医学工程3个专业19个班755名学生（含留学生）的临床教学任务。获北京市教学名师奖1人；获北京市优秀教师1人；获北京市优秀教育工作者称号1人；获首都医科大学优秀教育教学奖2人。22名住院医师获2016年度“李绩住院医师奖”，7名住院医师获“杏林医师奖”。

拥有学位培养点56个（博士培养点17个、挂靠5个，硕士培养点33个、挂靠1个），研究生导师177人（博士生导师73人、硕士生导师104人）。录取研究生258人，毕业146人，在读760人。

有国家级住院医师培训专业基地15个，北京市住院医师培训专业基地17个。年内接收2017级规范化培训全科医师2名。继续承担北京市住院医师第一阶段4个专业住院医师和第二阶段8个专业专科医师的临床技能考核任务。完成国家卫生计生委—宁夏回族自治区全科医学师资和全科骨干医师培训任务。2017年参加住院医师一阶段考核110人，二阶段考核59人。派出1批次20人次参加台湾住院医师师资培训班，其中4人参加了为期2个月的深入培训。

学术交流 接待GE集团专家、新英格兰杂志专家、美国杜克大学专家、加拿大Baycrest Health Science访问团、首尔大学盆唐医院访问团等来访专家113人次。与巴西AASDAP机构签署关于脑机接口的“再行走”项目。接待美国休斯敦医学生实习11人次、美国内布拉斯加大学医学中心临床实习项目留学生6人次、中国香港中文大学学生见习17人次。

医院中青年成长基金选送9人到世界高端学术机构进行访问、学习。因公派出165人次赴19个国家和地区参加国际学术会议、学习，其中36人次赴7个国家进行长期学习。

信息化建设 全年信息化建设总投入3376万元。通过HIMSS EMRAM（住院）七级评审。新增、升级、改造信息系统项目37个，实现了临床工作无纸化及医疗操作的闭环管理。承办第四届中美医疗信息化发展高峰论坛暨2017HIMSS大中华区年会。完成医药分开综合改革后成组医嘱等相关模板维护，维护成组医嘱323个，临床路径200个。实现门诊窗口缴费支付宝、微信支付。完善“京医通”自助机的缴费、预约功能。完成改扩建一期工程部分信息化搭建工作。

作为国家级脑卒中专病指导中心，国家远程卒中中心，对接包括北京、内蒙古等21个地区的3000家医院，建立远程卒中急诊救治网络体系。年内，开展远程医疗服务1568例，其中脑卒中会诊497例、急危重症会诊196例、疑难病会诊300例、其他种类疾病会诊575例。开展远程教育培训52次，其中国内教学培训33次、国际教学培训19次，400余家医院1200余名医护人员参加培训。

基本建设 改扩建一期工程取得污水处理站新址规划工程许可证，正式供暖，建设已完成合同工程量的95%，局部试运行。

（撰稿：丁秀娟　审核：杨　敬）

领导名单

党委书记 张国君

院　　长 赵国光

副 书 记 李　嘉　张　维

副 院 长 贾建国　孟亚丰　吉训明　吴英锋

首都医科大学附属北京友谊医院
北京临床医学研究所

地址：西城区永安路95号（100050） 电话：63014411
网址：www.bfh.com.cn

基本情况 卫技人员2929人，其中正高级职称165人、副高级职称239人、中级职称642、初级师1400人、初级士483人。

年底医疗设备净值33712.97万元，其中甲类医用设备1台、乙类医用设备15台；年内新购医用设备12599.2万元，其中甲类医用设备1台，乙类医用设备2台。全年业务总收入27.86亿元，其中医疗总收入27.14亿元。

改革与管理 出台《首都医科大学附属北京友谊医院关于落实深化公立医院改革的指导意见》，制定《北京友谊医院医药分开实施方案》《首都医科大学附属北京友谊医院改善医疗服务工作方案》《规范医疗行为相关规定》等多项制度和规范。组建专病专家团队，设立专病专家诊疗中心。以知名专家团队为基础，秉承"一个症状、一个团队、一个指南、一站式服务"的原则，接收来自团队内其他成员诊断后转诊的复杂患者，提出适合患者的最佳治疗方案，由相关学科单独或多学科联合执行该治疗方案，为疑难患者看专家提供绿色直通车。开设7个知名专家团队、19个专病专家团队门诊，累计接诊15400人次。

创新患者采血模式，率先在市属医院中推出部分门诊化验全时段抽血服务，并提出了"一管血"理念，整合抽血项目，减少抽血量。再造门诊就诊流程，关闭单一挂号窗口，建立综合服务窗口。建立医院优势学科危重症患者的绿色通道、急诊患者的救治平台，在原有急诊绿色通道的基础上，着重建立了急性心梗、上消化道出血、急性胆道感染等18条绿色通道。加大日间手术服务，日间手术增至12个学科200个病种400种术式，全年日间手术患者6578人次，占全院手术量的15%，日间病房使用率89%。

建设国家消化系统临床医学研究中心，建立多个特色创新团队。建立人才工作领导小组工作制度，党委设置人才队伍建设工作服务办公室。新引入各级各类人才12人。肝病专家贾继东入选2017年"北京学者"。

从2016年开始对平谷区医院以"区办市管"模式进行管理，选派6人管理团队到区医院担任医院执行院长、医疗副院长及行政综合办、财务处、人力资源部负责人和护理部副主任，并派驻业务骨干担任区医院放射科、泌尿外科、普外科、康复科、心血管内科执行主任和手术室执行护士长，每周派专家出诊、查房、示范手术等。同时，配合打造河北曹妃甸医疗中心，助力京津冀协同发展。

医疗工作 出院67809人次，床位周转53.79次，床位使用率98.3%，平均住院日6.63天。住院手术28842例，肝移植手术量连续3年位居北京市第一。剖宫产率44.33%，无孕产妇死亡，新生儿死亡率6‰，围产儿死亡率8.3‰。全年临床使用红细胞12055单位、血浆10652毫升、血小板1892治疗量，自体输血530人次1427单位。

开启诊间预约、移动端就诊信息查询、化验检查结果信息推送服务，面向医联体社区卫生机构提供检查检验预约服务。建立门诊预约中心，负责门诊的胃肠镜预约、产科B超预约、妇科阴道镜预约、核磁及加强CT的预约工作。全年预约挂号1633975人次，占门诊总量的71.14%。

开展新技术、新疗法21项：骨科椎板间固定技术，经皮脊柱内镜神经减压手术；口腔科颞下颌关节盘锚固术，颞下颌关节紊乱病的关节腔封闭治疗；眼科选择性小梁激光成形术，睫状体光凝术；肝病中心肝静脉压力梯度测定；消化内科磁控胶囊内镜；输血科血浆抗D IgG免疫抗体效价测定；超声科超声引导下大隐静脉曲张射频消融治疗术；心外科旋股外侧动脉降支在冠状动脉旁路移植术中的应用；妇产科腹腔镜监护下宫腔镜下子宫纵隔切除术，宫腔镜下特殊部位妊娠物取出术，宫腔镜下子宫内膜多点定位活检，宫腔镜下复杂宫内异物取出术，宫腔镜下宫颈锥型切除术，宫腔镜下宫腔粘连分离手术，宫腔镜下子宫肌瘤电切术，宫腔镜下子宫内膜息肉电切术，宫腔镜下子宫内膜切除术，幼女阴道内异物取出术。

药物管理。加大合理用药监测、超常预警、处方点评、不合理处方公示与干预力度，制定临床各科室科学的药占比、消毒剂使用考核指标。医院药占比34.57%，其中门急诊45.80%、住院24.04%。门诊抗菌药物使用率5.53%，急诊抗菌药物使用率26.41%，住院抗菌药物使用率39.22%。

医保工作。医保出院39429人次，总费用67754.58万元。成立医疗保险事务管理委员会，医保办对患者的诉求做到首诉负责制。

三级医疗。实现部分优势学科建立与医联体及周边医院双向转诊的绿色通道。年内接收上转患者1253人次，下转患者363人次。

医疗支援。继续开展京蒙、京宁对口支援，对内蒙古通辽市医院、库伦旗医院，宁夏吴忠市人民医院开展精准帮扶与技术合作。与贵州省安顺市人民医院、贵州医科大学附属医院、贵阳中医学院第二附属医院、贵阳市公共卫生救治中心、贵阳市第一人民医院、贵阳市第二人民医院、贵阳市第三人民医院、贵阳市第四人民医院、贵阳市开阳县人民医院等9家医疗机构开展精准帮扶工作。环渤海地区合作项目：继续与山西省太原市人民医院、长治市第二人民医院，河北省宣化钢铁公司职工医院、承德县医院、大厂回族自治县人民医院、衡水市第四人民医院、衡水市第二人民医院、秦皇岛市北戴河医院、定州市人民医院、南宫市人民医院，辽宁省葫芦岛市中心医院，山东省菏泽开发区中心医院等12家医疗机构开展帮扶工作。7月5日，通州区政府、北京市医管局和友谊医院签署协议，委托友谊医院管理通州区新华医院，首都医科大学附属北京友谊医院新华医院正式揭牌。继续推进对平谷医院的“区办市管”托管工作，与房山区第一医院、房山区妇幼保健院开展城乡对口支援工作。年内，派出“人才京郊行”挂职干部1人，援疆干部1人，援藏干部3人。作为北京市第八批组团式援藏牵头单位，完成拉萨市人民医院创三甲任务。

医疗纠纷处理。成立患者投诉中心，构建以患者需求为导向的“一站式”医疗投诉与纠纷管理模式；持续推行医疗意外保险，与患者共同分担风险。参加医责险2860人，总费用455.49万元。接待投诉1024件，上报第三方医疗纠纷人民调解案件115件；新发诉讼案件8件，法院结案诉讼案件9件；纠纷案件调解协议司法确认24件。年度赔付640.47万元，其中医院承担金额57.9万元。

护理工作 护士1482人，其中本科704人、研究生5人。医护比1：1.86，床护比1：0.99。ICU床位40张。护理单元79个。

落实三级护理质控与管理模式；实现PDCA闭环管理，加强护理质量持续改进。

完成首都医科大学护理高职及夜大专科学生38门次1700余学时的理论授课和226学时的课间见习。完成首都医科大学、北京中医药大学等6个院校188名护生的临床生产实习。建立护理科研专项小组，选拔护理科研教学师资，组织科研专项培训。获批护理实用型专利8项、发明专利1项，出版《社区护理》《中国老年医疗照护》等国家级规划教材4本。

加强护理人员梯队建设与培养，提高护理队伍整体素质。强化危急重症护理能力，推行高年资护士轮转制度。实施护士分层和循环培训相结合的形式，按照护士长、主管护师及以上、专科护士3个维度进行分项重点培训。年内派出357名护士进行管理及专科培训，培养美国循证护理师4人。

科研工作 中标课题119项，其中国家级32项、省级21项、局级51项、其他15项，获资助经费4648.52万元，医院匹配经费835万元。在研课题303项，结题84项。获专利授权25项。肝病中心贾继东教授和尤红教授团队研究提出的“评估肝纤维化/肝硬化逆转的病理新分类”获国家科技部“十二五”科技重大专项课题、国家科技支撑计划项目的资助。

规范重点实验室和科研平台管理。移植耐受与器官保护北京市重点实验室通过会议考评，消化疾病癌前病变北京重点实验室和热带病防治研究北京市重点实验室顺利完成现场考核。

10月23日，由医院牵头成立的市医管局消化内科学科协同发展中心正式挂牌，该中心成员包括同仁医院、朝阳医院、北京肿瘤医院等15家单位，以整体提升市属医院消化内科诊疗水平为目标，以加强学科建设和提升医疗质量为主线，以横向联合、资源整合为手段，在市属医院建立相互联动的协同合作网络。11月17日，举办远程医疗中心升级启动会暨市医管理局消化内科学科协同发展中心第一届远程大讲堂，活动设立了1个主会场、5个远程会场（朝阳医院、北京儿童医院、平谷医院、新华医院、拉萨市人民医院）、2个分会场。

成立科研开发和成果转化办公室，制定医院创新成果转化实施细则，协助实验中心黄坚教授的2个检测试剂盒的转让。

李桓英基金会加强制度和内涵建设，完成第一阶段制度修订及新建工作。经市民政局批准，基金会正式获批认定为慈善组织。年度资助第十二批中青年医务人员和骨干人才，共计选拔业务骨干人员20人，教学、管理、护理人员9人。发挥基金会社会公益组织作用，通过协作支持“中国barrett食管及早期食管腺癌筛查共识会”“友谊影像直通车”“第五届北京罕见病学术大会暨2017京津冀罕见病学术大会”等讲座、培训与会议，在全国范围开展学术交流。

医学教育 完成首都医科大学5个七年制临床医学专业、1个五年制基础临床医学专业、2个护理高职专业、1个护理本科、3个国际学院、1个卫生职业学院和5个夜大成人教育等不同临床阶段18个班级957名学生的教学任务，其中理论授课2155学时，见实习3737人次。有教师245人，其中教授68人、副教授108人。新增博士研究生导师5人（共47人），新增硕士研究生导师19人（共89人）。在读研究生663人，其中非全日制研究生298人，全日制研究生365人（博士研究生65人、硕士研究生300人）。

结题校长基金11项，副院长王振常主编的教材获首都医科大学第十届校级优秀教材三等奖，获得校级教学成果一等奖1项、二等奖1项；实施院科研启动基金教学专项12项，新立项10项，并申报了18项首医教育教学建设项目。12月，由王振常作为第一完成人的“神经眼科的影像体系创建与推广”项目获2017年度高等学校科学研究优秀成果奖科技进步一等奖。

招录住院医师114人，其中本院医师33人、外单位委培医师71人、社会人10人。接收住院医师规范化培训援藏任务代培学员1人（在培共5人，其中新疆4人）。参加北京市学术活动100余人次，参加外埠学术活动160余人次。

学术交流 派出10批次18人次参加国际会议。接待巴基斯坦军方卫生代表团、梅奥代表团、法国院长代表团等9批次，顺访国外专家、学者、留学生来院参观、讲学、见习及学术交流。9月18日，接待了由冈比亚共和国国民议会议长玛利亚姆·杰克·登顿率领的代表团来访。

举办第五届国际上尿路结石微创治疗研讨会暨北京友谊医院第三期上尿路结石微创治疗技术国际培训班。11月7日，“一带一路‘友谊’消化内镜直通车万里行”暨“一带一路高级消化内镜国际大讲堂活动”在医院正式启动，首批培训课程有13位学员，分别来自伊朗、沙特阿拉伯、马来西亚、印度尼西亚、越南、老挝和泰国。

信息化建设 全年信息化建设总投入1864.6万元。对医院核心交换机、防火墙进行加固，配置相关安全策略，提高安全防护级别。开展信息系统等级保护三级测评工作，整理和完善管理、应用、数据、物理和网络5个测评关键环节。完成内科楼、外科楼、干保楼、教学楼、妇泌楼三至四层、职工食堂等区域的无线网络全覆盖。整合服务器资源实现统一管理和资源分配，扩容核心存储容量保证医院HIS的业务运行和系统容灾空间的可持续。完成对医学装备全生命周期管理系统项目的调研、设计、招标、建设、培训和运行。规划建设以友谊医院为中心的远程医疗平台，完成远程医疗系统的建设和升级，与平谷医院、通州区新华医院、丰台区南苑医院，拉萨市人民医院，内蒙古库伦旗人民医院、通辽市人民医院等实现了联通。推进移动应用服务系统，进行了微信服务号建设，完成程序测试，进入业务测试。

落实政府重点专项信息项目，包括完成医改监测平台相关的电子病历信息上报与补传、数据核对程序开发与调整、医护药师数据程序调整等；实现“京医通”多渠道挂号、清算平台、诊间缴费、票据打印等功能；拓展儿科门诊医疗单元，实现院内“京医通”应用全覆盖；推进居民健康卡试点工作等。

编辑出版 负责编辑出版学术期刊《国际外科学杂志》《中华损伤与修复杂志（电子版）》和《临床和实验医学杂志》，3本期刊均是中国科技论文统计源期刊。《国际外科学杂志》为单月刊，已有40多年历史；《中华损伤与修复杂志（电子版）》为双月刊，《临床和实验医学杂志》为半月刊。

基本建设 完成综合楼装修工程；热力二次线改造工程于8月正式开工，工程完工后可实现全院区生活热水及中央空调供热由市政热力供应；更新2台核磁设备，并对核磁检查区进行装修及配电增容改造；绿化三期改造基本完成。

顺义院区建设工程按计划进行，地基基础工程完成土方开挖，确定了各科室二级流程设计方案。

（撰稿：王志奇　审核：梁　丽）

领导名单

党委书记、理事长	辛有清
执行院长	张澍田
副书记	张　建
副院长	谢苗荣　张　建　王振常　张忠涛　李　昕　潘　峰

首都医科大学附属北京朝阳医院 北京市呼吸疾病研究所

本部：朝阳区工体南路8号（100020） 电话：85231000
京西院区：石景山区京原路5号（100043） 电话：51718999
网址：www.bjcyh.com.cn

基本情况 卫技人员3835人（本部2923人），其中正高级职称221人（本部207人）、副高级职称367人（本部316人）、中级职称1007人（本部790人）、初级师1582人（本部1186人）、初级士463人（本部290人）。

年底医疗设备净值41578万元，其中甲类医用设备1台、乙类医用设备26台；年内新购医用设备18742.68万元，其中乙类医用设备2台。业务总收入355943万元，其中医疗总收入245764万元。

心内科住院医师李娜获“全国优秀住院医师”称号。疝和腹壁外科主任陈杰作为国际内镜学会中国分会主席，受邀参与关于临床操作的行业标准——《腹腔镜切口疝修补手术指南》更新，这是在中国人首次参与该指南修订。

机构设置 2月，成立器官捐献成立器官捐献协调办公室，为二级管理科室，隶属医务处；4月，成立远程医学中心，为临床科室；成立药物临床试验机构办公室，隶属于科研处。

改革与管理 4月8日，实施北京市医药分开综合改革。5月，上线京医通自助机缴费功能。8月，获批3个北京市远程会诊中心，分别是北京市远程影像（放射诊断）中心、北京市远程心电监测与诊断中心和北京市血液监测中心。年内，推出66个专病特色门诊。增加5个知名专家团队诊疗服务。

医联体建设。5月25日，与怀柔医院签署托管约仪式，采取怀柔区政府、市医管局、朝阳医院“区办市管”的模式共同管理怀柔医院；6月24日，医院23个临床、医技科室专家和职能部门管理人员共40人赴怀柔医院，举行疑难病例会诊活动，标志着托管双方业务科室全面对接。

3月，组织中部医联体8家社区成员医院举办基本医疗能力和护理操作规范脱产学习班。开展医联体特色家庭医生式服务签约。5月，投入试用专科医师和社区医院全科医师共同适用的慢病管理软件。6月，创立社区绩效考核评估反馈机制，组成7个专业14名专家的考核小组，对联盟成员单位8家社区卫生服务中心进行基本医疗服务能力考核。8月28日，建立远程放射诊断中心。全年完成医联体内在线阅片、诊断和会诊8645例。12月8日，组织朝阳区中部医联体成员医院护理人员技能操作比赛。

人才引进。引进学科带头人1人、学科骨干3人。

医疗工作 出院89153人次，床位周转46.31次，床位使用率97.27%，平均住院日7.62天。住院手术46207例。剖宫产率52.8%。无孕产妇死亡，新生儿死亡率0.5‰，围产儿死亡率4.69‰。29个临床科室110个病种开展临床路径管理。临床用红细胞13109.5单位、血浆1284100毫升、血小板1457治疗量，自体输血693人次2096单位。

预约挂号管理。有京医通预约、微信预约、网站预约、电话预约、诊后预约、诊间预约、出院预约、社区预约、医生预约（科际转诊）等9种预约挂号方式。预约挂号3276041人次，占门诊总量的92.65%。

新技术、新疗法。2月，完成医院首次技术创新奖评审，接到东西两院区申报技术32项，最终评选出一等奖2项、二等奖4项、三等奖7项。医院19个科室的85项新技术完成院内审核备案，其中检验检查类技术25项，手术操作类技术60项。共对126项新技术进行追踪评价，其中手术操作类27项、检验检查类99项。4月，由泌尿外科、介入科、放疗科、核医学科共同申报的“放射性粒子植入治疗”技术通过市卫生计生委审核备案，具备正式开展资质。6月，北京市生殖质控中心专家组对医院生殖医学中心正式运行的供精人工授精技术、夫精人工授精、常规体外受精—胚胎移植、卵胞浆内单精子显微注射技术进行现场校验和审核，经专家组论证评审校验合格。9月，通过市卫生计生委对“造血干细胞移植治疗”“同种异体角膜移植治疗”“肿瘤射频消融治疗”“放射性粒子植入治疗”等重点医疗技术审查，获评肿瘤消融治疗技术培训基地。

药物管理。医院药占比29.95%，其中门诊40.61%、住院19.48%。抗菌药物门诊使用率10.12%，急诊使用率33.84%，住院使用率33.87%，抗菌药物使用强度36.90 DDD。

医保工作。医保出院56808人次，总费用97977.4万元。6月13日，第一例异地新农合患者联网实时结算成功。12月31日零点北京新农合人员和城镇居民统一纳入城乡居民管理系统顺利完成对接并运行平稳。

三级医疗。医疗联盟实现下转住院患者5100人次，上转住院患者400人次；派出29位副高以上专家到基层诊疗患者85000余人次；免费接收进修医务人员10名；举办培训13次，1100人次参加；化验检查直通车接受化验201人次，核磁、CT等检查280人次；远程会诊放射9864次、动态心电图161次。

医疗支援。派出1名医师赴新疆、1名医师赴西藏进行卫生援建和技术指导。6月4日，选派泌尿外科、呼吸科、药事部3位专家，组成第二批赴江西瑞金人民医院医疗队，执行为期2个月的对口支援任务。6月11日和9月1日，选派妇产科、急诊科、消化科、心内科、泌尿外科、呼吸科、神经内科、放射科、呼吸内科、肿瘤科14名专家，分两批赴内蒙古苏尼特右旗和锡林郭勒盟医院。10月，与河北燕达医院续签3年共建合作协议，与廊坊市第四人民医院签署了医疗合作协议；同时，推进与承德医科大学附属医院的合作。

第二十六批援几内亚医疗队承担援几内亚合作项目的短期培训任务。11月初，副院长童朝晖率肝胆外科专家贺强、放射影像专家蒋涛、消化科专家郝建宇、心脏内科专家刘兴鹏和泌尿外科专家尹航，赴几内亚进行技术培训指导；11月中旬，5名中几友好医院的医务人员应邀来医院培训。

医疗纠纷处理。投保医责险3645人，总费用378.17万元。发生医疗纠纷75件，其中医调委调解39件、诉讼10件。年度赔付1093.01万元，其中医院承担749.28万元。

护理工作　护士1845人，其中本科487人、研究生9人。医护比1∶1.4，床护比1∶0.4。ICU床位110张。护理单元76个。

所有病区全面开展优质护理，不良事件上报率100%、整改合格率100%。

接收进修护士260人，接收专科护士学员332人。选派25人参加中华护理学会及北京护理学会10个专业的专科护士学习。48人参加ICU专科护士培训。承担医学院校在读、临床实习192人，毕业73人。

科研工作　获局级以上科研项目112项，获经费4640.6万元。其中，国家级项目36项，获经费3452.22万元；省部级课题23项，获经费471万元；局级53项，获经费717.4万元。落实“扬帆计划”“215人才”“培育计划”和北京中医药科技发展基金项目等各类项目的匹配经费269.86万元。在研纵向课题311项，结题107项。

邢念增教授团队的“膀胱癌分子机制研究、临床技术创新及推广应用”项目获高等学校科学研究优秀成果奖科技进步奖二等奖，王振军教授团队的“复杂性肛瘘微创手术治疗的基础和临床应用研究”项目获北京市科学技术奖三等奖，李春盛教授团队的“基于提高心脏骤停救治成功率的心肺复苏临床基础研究”获中华医学科技奖三等奖。

获批发明专利1项：一种前部玻璃体切割装置。实用新型专利10项：一种冷冻载体，一种防脱位心外膜心房起搏电极，骨表面入点定位器，一种自固定式气管导管，一种纤维支气管镜检新型通气三通接头，可视输尿管通道鞘，一种离心血泵出口端密封罩，一种用于纵隔镜组织活检的超声装置，一种用于内镜切割闭合器的引导装置，无创通气面罩。

耳鼻喉科获批北京市声源定位测试及康复训练国际科技合作基地。医院有北京市重点实验室3个：高血压病研究北京市重点实验室，心肺脑复苏北京市重点实验室，北京市呼吸和肺循环疾病重点实验室。北京市工程技术研究中心1个：北京市呼吸与危重症诊治工程技术研究中心。北京市国际科技合作基地2个：妇产科疾病免疫学转化研究北京市国际科技合作基地，声源定位测试及康复训练北京市国际科技合作基地。有国家卫生计生委国家临床重点专科8个：重症医学科、麻醉科、心血管内科、职业病科、临床护理专业、呼吸内科、急诊医学科、检验科。

医学教育　承担首都医科大学临床医学专业2013级、2014级、2015级五年制、七年制的理论授课、见习、毕业实习的教学任务，以及国际学院2013级留学生毕业实习和2014级留学生理论授课等教学任务。有教师179人，其中教授75人、副教授104人。招收统招博士研究生22人、在职博士研究生69人、统招硕士研究生108人、在职硕士研究生34人。

17人出国进修。

医院呼吸与危重症医学专科，心血管病学专科两个基地获批2017年度专科医师规范化培训制度试点培训基地。

学术交流 医院基础医学中心、职业与中毒医学科、妇产科、药事部、血液科、普外科、生殖医学中心、儿科、皮肤科、感染与微生物科、检验科、口腔科、高压氧科、肿瘤科、药事部等科室邀请40余名外国专家做专业讲座和手术演示等。因公派出35个团组66人次，赴国外参加学术会议、进行学术交流、执行赴几内亚援外医疗队任务；派出17名中青年骨干赴美国、加拿大和英国等国家的医疗机构、大学医学院或医疗中心进行为期1年或半年的研修交流。

信息化建设 全年信息化建设总投入2700万元。开展电子病历归档、手术麻醉、重症监护系统、急诊信息系统、电生理、远程会诊系统、药物临床试验质量管理系统等临床医疗系统建设，推动医疗信息系统对临床业务的全覆盖；推进物流系统、精益化管理系统、薪酬管理等系统的深化建设，推进信息系统对医院精细化管理的支撑；同时完成自助机自助支付功能的上线。

远程医学中心制定《远程医学中心运行管理制度》《收费标准》并建立微信公众号。年内，组织疑难复杂病例多学科联合远程实时交互会诊10余次。组织远程学术会议及病例讨论活动11次。承办医院急诊科远程病例讨论会、胸外科远程联合查房等多种学术会议。

质控中心工作 医院承担北京市医学检验质量控制和改进中心、北京市职业病诊断质量控制和改进中心主任委员单位工作。

市医学检验质控中心工作。2月，制定《北京市医学检验质量安全专项整顿活动方案》。3月，组织12个专家组对北京市41家医疗机构（三级医院15家、二级医院26家）和医学检验实验室（医学检验科和相关临床实验室）进行为期2～4月的医学检验质量安全专项督查。2～4月，对北京市医学检验实验室人员和检验质控中心专家，进行2016版《医学检验实验室基本标准和管理规范（试行）》培训与解读。3月、11月，举办两期基因扩增（PCR）检验实验室人员岗前培训班，540余名检验技术人员参加了培训并获得培训证书。5～11月，实施京津冀地区医疗机构临床检验结果互认工作。7～9月，组织专家对全市35家医学检验实验室进行现场督导。12月，组织专家对北京市新生儿耳聋基因筛查实验室进行检验质量监测工作。

市职业病诊断质控中心工作。5～6月，完成职业病诊断医师培训讲义编写。11月18日，承办朝阳国际医学大会呼吸与职业病专题论坛。12月，完成新版质量控制手册编写。年内完成职业病诊断年检工作。完善职业病诊断相关的技术规范，修订考核标准。完成2017年度全市职业病诊断的基础信息收集工作，完善本专业的信息数据库建设。

基本建设 6月，完成西院口腔科X线牙片室装修改造工程，改造面积30平方米，工程造价27万元，改造房间安装放射设备2台。9月，完成西院家属区四号楼地下室装修改造项目，改造建筑面积894平方米，工程造价132万元，项目改造完成后，用作外包单位集体宿舍，腾退医疗区用房11间；完成西院社区透析室装修改造工程项目，改造面积138平方米，项目投资47万元。

完成西院妇女儿童诊疗中心建设工程项目控制性详细规划调整工作，取得石景山区相关部门批复，同意北京朝阳医院购买北京北控老年产业投资管理有限公司所属的养老院作为妇女儿童诊疗中心使用；11月20日，项目建议书报送至北京市发展改革委。

（撰稿：赵宇晴　审核：梁金凤）

领导名单

理事长	封国生
党委书记	封国生（至10月） 张金保（自10月）
执行院长	陈　勇
副书记	陈　勇　梁金凤
纪委书记	梁金凤
副院长	高　黎　童朝晖　马迎民 邢念增　李晓北　李德令
总会计师	邓亚芳
西院党总支书记	马迎民

首都医科大学附属北京同仁医院

东区：崇文门内大街8号（100005） 电话：58269911
西区：东城区东交民巷1号（100730） 电话：58269911
南区：经济技术开发区西环南路2号（100176） 电话：58266699
网址：www.trhos.com

基本情况 卫技人员3007人，其中正高级职称216人、副高级职称326人、中级职称1321人、初级师848人、初级士296人。

年底医疗设备净值122779.31万元，其中乙类医用设备1台；年内新购医用设备10276.24万元。业务总收入34.21亿元，其中医疗收入为27.41亿元。

4月27日，副院长兼急诊中心主任、中国第二十五批援几内亚医疗队队长王宇获2017年“全国五一劳动奖章”。5月27日，院长王宁利获首届“全国创新争先奖”。9月15日，张罗获批2017年“北京学者”。11月9日，由中国人民对外友好协会与国家卫生计生委、中央军委后勤保障部卫生局、中国友好和平发展基金会联合主办的2017大爱无疆——寻找“最美援外医生”公益活动中，由北京同仁医院组建的第二十五批援几内亚医疗队获得“2017年度最美援外医疗队”称号，急诊科王晶医生获“2017年度最美援外医生”提名奖。

12月13日，北京市糖尿病研究所成立，加挂北京市糖尿病防治办公室的牌子，为同仁医院所属公益二类事业单位。

改革与管理 坚持改革与改善同步，分层分级制定改善服务行动方案。以分时就诊为核心，实施全流程分时段就诊措施，改善眼科门诊秩序；分诊叫号系统上线，采用二级候诊模式，改善门诊就诊环境；增加知名专家团队，优化院内层级诊疗，眼科、耳鼻咽喉头颈外科、内分泌科、神经内科、普外科、足踝外科6个科室共建立15个知名专家团队；推行专病及症状门诊，帮助患者精准就医，在京医通平台开设上线19个科室67个专病门诊；深化导医服务，实行区域移动式就诊咨询；设立综合服务窗口、医保患者分类分时段结算窗口、潮汐窗口，开展预办理住院手续，提升患者就医感受。

医联体建设。自2016年6月，医院在大兴区、通州区、东城区与16家医疗机构组建区域医联体，年内，继续推进分级诊疗、双向转诊等运行机制；建立医务人员双向流动机制，组织专家团队到基层医院进行业务指导，优先接收基层医院医务人员来院进修学习；实行医联体内医疗机构间医学检验、影像检查结果互认，方便患者转诊；建立医联体合作医院会诊制度，医联体合作医院科室间直接对接，开展电话、微信、远程等多途径会诊；加强医联体医院业务培训，通过举办心血管论坛、医联体下社区慢性病管理研讨会、学术查房等形式，惠及医联体基层医院300余位医务人员。作为第一批眼科专科医联体单位，12月25日，召开医院眼科专科医联体成立大会，将京津冀地区、“一带一路”沿线医院纳入眼科专科医联体范畴，并明确管理组织框架，逐步形成可借鉴、可推广的专科医联体模式，首批共31家医院签约为医联体成员单位。

9月9日，医院牵头与全国近150家医院共同组建的全国眼科联盟在京成立。12月22日，医院牵头与全国31个省份488家医疗机构共同组建的全国耳鼻咽喉头颈外科联盟在京成立。

人才引进。依托“海聚工程”海外高层次人才引进平台，引进海聚人才长期和短期项目各1人。制定医院优秀人才公派出国留学管理办法，启动首批优秀中青年人才选派出国留学申报遴选工作，共选派资助11人留学深造。

医疗工作 出院99458人次，床位周转63.08次，床位使用率100.45%，平均住院日5.8天。住院手术72552例。剖宫产率38.86%，无孕产妇和新生儿死亡，围产儿死亡率3.6‰。实施临床路径共24个科室48个病种。全年临床用血红细胞7804单位、血浆764700毫升、血小板1593治疗量，自体输血118人次563单位。

预约挂号管理。实行非急诊全面预约挂号，通过电话、移动微信平台、网站、医生工作站、京医通自助机、医联体内社区医生终端等多种方式进行实名制预约挂号，预约挂号1965048人次，占门诊总量的87.4%。

新技术、新疗法。年内审核通过5项院级新技术项目提供临床应用，包括：呼吸内科支气管内超声实时引导下针吸活检术，神经外科脑深部电极植入术，消化内科胃食管反流病射频治疗术及生物反馈疗法，普外一科超声引导下使用CELON双极RFITT技术进行曲张静脉腔内消融术，口腔科面部畸形的注射美容治疗。

药物管理。医院药占比26.12%。门诊抗菌药物使用率5.07%，急诊抗菌药物使用率22.93%，住院抗菌药物使用率25.96%。

医保工作。医保出院39068人次，总费用56297.96万元。

医疗支援。基层支援：6月，第十五批21名医师完成赴基层工作，完成教学查房1148次、疑难病例会诊977次、手术示范783例、病例讨论268次、门诊接诊患者11415人、进行技术培训863人次，参加巡回医疗、健康教育和公共卫生服务等义诊68次。京蒙对口支援：依据受援内蒙古乌兰察布市中心医院及包头市眼科医院需要，医院选派专家到受援医院开展以学科建设、人才培养、诊疗服务等形式的帮扶工作，为受援医院提供免费、优先的进修绿色通道；建立双向转诊机制，开通与受援医院的远程会诊系统，开展疑难病例快捷、准确的诊断和会诊指导。京津冀一体化对口支援：6月，与河北省张家口市第四医院签订合作协议，双方在医疗技术、医疗服务、人才培养、学科建设、科研及教学培训、重点科室建设、远程会诊、双向转诊、医院管理等方面开展合作，通过派出管理人员、医师多点执业、团队整体派出等形式开展工作，提高第四医院综合管理和医疗服务水平。援疆援藏：2月，派出1名眼科医师作为北京市第九批援疆干部，到新疆和田地区人民医院执行为期1年的援疆任务；6月、7月，选派1名眼科主任医师2次赴西藏，帮助拉萨市人民医院开展创三甲工作；8月1日，选派1名泌尿外科副主任医师到西藏拉萨市人民医院执行为期1年的援藏任务。

7月22日，医院第二十五批援几内亚医疗队完成了为期18个月的医疗援助任务回京。医疗队在中几友好医院协助和指导几方医务人员接诊患者共计30925人次，完成普外、胸外、神外、骨外等各类手术408例，抢救各类危重患者47人次，实施针灸治疗445人次，X线及CT检查15498人次，超声检查1134人次。成功开展几内亚首例腹腔镜探查手术、首例腹腔镜阑尾切除术、中几友好医院首例纤维乙状结肠镜检查项目，协助中几友好医院完成重症医学病房基础建设及设备布置工作。几内亚国家荣誉表彰委员会主席授予医疗队队长王宇几内亚共和国国家荣誉勋团骑士勋章。

医疗纠纷处理。参加医责险1655人，总费用310.09万元。发生医疗纠纷46件，其中调解30件、诉讼11件、院内协议5件。年度赔付215.07万元。

护理工作 护士1401人，其中研究生3人、本科808人。医护比1∶1.38，床护比1∶0.43。三区共有ICU床位53张。

继续申报延伸护理专项基金，年内共25个护理单元提出申请并开展工作，包括：利用微信平台为糖尿病视网膜病变出院患者实施延伸护理的效果评价、开展A型肉毒素门诊注射患者健康教育护理延伸服务、提升喉癌术后家庭护理质量、生物反馈治疗功能性便秘患者的家居指导、COPD患者家庭氧疗指导、肾病患者病友会、医院—社区护理互动模式建立下治疗社区压疮患者、先心病患儿围手术期宣教及随访、“国际母乳喂养周”专题活动、干保科“手拉手”微信群、“四管”慢病患者的家庭护理、ICU健康宣教的精细化管理、视网膜母细胞瘤患儿出院带药是否遵医嘱服用的观察与指导等多项延伸护理服务。

落实责任制整体护理，实施目标管理，采用护理质量台账督导、质控护士长日常督导及护士长夜查房相结合的方式进行质量督导。不良事件上报率100%、整改率100%。

首次承接并完成首都医科大学4年制本科班9人、合作办学本科班毕业生12人的实习科研训练，以及首都医科大学护理专业学位硕士4人的临床能力训练实习。完成首都医科大学临床护理学院教学帮扶任务。完成中华护理学会、北京护理学会共计80人的临床基地实习任务。

以临床实践需求为核心，针对性地开展护理基础及护理新进展培训。组织全员培训4项6场，N1～N4分层培训6项12场，护理管理专项培训1项，护理技能专项培训1项。继续采取西南区同步现场转播、网络视频学习的培训方式提高参训率，采用现场微信答题和网上答题的方式，加强培训内容的掌握和培训效果的检验，网络培训结束后开放科室及个人培训考核情况查询权限，满足临床一线护士的学习需求。外派培训163人次，其中专科护士认证培训18人次，循证护理外派培训之后，耳鼻喉科成立循证护理中心，并成功获批院内护理科研基金项目2项。接收外院进修护士69人。

科研工作 科研课题获批55项，获经费6961.2万元；其中国家级项目15项，获经费5721万元。在研课题144项，结题65项。在国家重点研发计划评审中，医院作为牵头单位，共获批3项首席项目和1项课题，金额4872万元。眼科李杨教授、清华大学王兴军教授、内分泌科杨金奎教授分别作为首席科学家在“干细胞与转化研究”“数字诊疗设备研发”“精准医学研究”三个专题中牵头国家重点研发计划项目。骨科张建中教授作为课题负责人在“数字诊疗装备研发”重点专项中承担课题，获经费60万元，填补了医院该学科国家级课题的空缺。张罗教授带领的“鼻病基础和临床研究”教育部创新团队验收获“创新团队发展计划”滚动支持3年300万元。

获科技成果奖3项，其中鲜军舫教授的“神经眼科的影像体系创建与推广”获教育部高等学校科学研究优秀成果奖（科学技术）一等奖，张罗教授团队的“慢性鼻窦炎免疫机制和诊疗技术的研究与应用”与王宁利教授团队的“新型非滤过泡依赖性青光眼手术的建立与应用”获北京市科学技术进步奖二等奖。获授权职务专利6项，其中发明专利1项（视网膜血管识别方法及装置）、实用新型专利5项（一种成人经鼻喂养管尾端固定装置、一种用于显微镜的快速装卸手机拍照装置、一种手部约束带、体姿监控提醒装置、一种蒸汽眼镜架）。

有国家级实验室1个（耳鼻咽喉头颈科学教育部重点实验室）及市级重点实验室5个（北京市眼科学与视觉科学重点实验室、鼻病研究北京市重点实验室、糖尿病防治研究北京市重点实验室、头颈部分子病理诊断北京市重点实验室、眼内肿瘤诊治研究北京市重点实验室），国家重点专科3个（耳鼻咽喉科学重点学科、眼科学国家重点学科、中医眼科学重点学科）。年内获批首都医科大学临床与诊疗研究中心2个（慢性鼻炎和鼻窦炎临床诊疗与研究中心、视网膜血管性疾病临床诊疗与研究中心）。

医学教育 有教师1191人，其中教授65人、副教授96人，承担首都医科大学及北京卫生学院567名学生的课堂教育及带教实习、见习任务。有硕士生培养点28个、博士研究生培养点13个；有研究生导师114人，其中博士研究生导师41人；录取硕士研究生60人、博士研究生21人。眼科学、耳鼻咽喉科学国家级精品资源共享课和听力学本科教育项目获得北京市级优秀教育教学成果奖。医院住院医师规范化培训基地获批4项北京市住院医师规范化培训质量提高项目、1项院长基金项目。外出进修学习234人次，其中出国学习培训23人次。

学术交流 执行因公出国（出境）任务48批59人次，赴港澳台计划团组3项，继续执行援外任务1项。

国际交流。年初，邀请“海聚人才”澳大利亚昆士兰眼科研究所主任、澳大利亚及新西兰皇家眼科学院院士Ravi Thomas交流讲学。4月，邀请美国太平洋大学胡炯博士来华交流与访问，进行频率跟随反应相关课题的研究和讨论，并赴山东聊城东昌府区妇幼保健院进行临床技术与实验指导。6月，邀请“海聚人才”美国俄亥俄大学交流科学与疾病系徐立教授来华交流和指导，分享言语与汉语声调感知机制的相关研究结果。9月，邀请美国听力学家、美国听力学协会主席、国际听力学杂志（*International Journal of Audiology*）主编Jackie Clark教授第六次来华交流并进行听神经病谱系障碍研究最新进展、听力学家应该了解的遗传学两个专题报告。6月和11月，两次邀请欧洲伤口管理学会委员、德国伤口治疗师学校负责人Christine Bloch来院讲课培训，并实地审查医院中德国际伤口师（北京）培训学校工作。12月，由袁申元教授为主要领导，朱良湘教授、傅汉菁教授及袁明霞教授共同领导的北京社区糖尿病研究项目被国际糖尿病联盟选为基层糖尿病管理样板，将在全球中低收入国家复制，是该批项目中唯一入选的中国项目。

国际会议。4月14日，由同仁医院、耳鼻咽喉科研究所主办的中国医疗保健国际交流促进会过敏科学分会2017年会暨首届华夏过敏科学论坛暨2017同仁国际鼻科学及过敏反应科学论坛暨中华医学会变态反应学分会鼻眼过敏性疾病学组会议在京召开，张罗教授担任大会主席，会议聚焦鼻科学及过敏科学领域的研究热点问题，设特邀报告4场、专题报告22场，共邀请41名专家讲者，分别来自日韩及全国14个省份，包括韩国鼻科学会主席Dong Young Kim教授、日本鼻科学会主席Shinichi Haruna教授，以及王德辉教授、文卫平教授、程雷教授、魏庆宇教授、赖荷教授、李华斌教授等39名国内鼻科学及过敏反应科学知名专家进行专题发言。会议全面展示鼻炎和鼻窦炎机制、临床免疫学遗传学、免疫治疗研究进展、诊断技术进展应用、药物治疗进展应用、颅底外科基础临床、诊疗指南解读应用、鼻内镜外科新技术等方面的最新学术研究进展，来自全国450名同仁参与现场交流。会议同时采用网络形式向国内同行进行现场直播，1543名医生进行网络直播观看。9月11日，内分泌科主任杨金奎教授出席在葡萄牙里斯本举行的第五十三届欧洲糖尿病研究协会年会，参加糖尿病微血管病变治疗策略研讨会，并报告了关于羟苯磺酸钙在糖尿病肾病治疗方面的中国临床研究证据。9月13日，由国家卫生和计划生育委员会医政医管局、中国残联康复部主办，中国残疾人辅助器具中心承办，全国防盲技术指导组、中国视觉障碍资源中心、北京市眼科研究所承办的“一带一路”框架下残疾人事务主题活动之一——“第八届国际低视力康复论坛”在京召开，论坛主题是“关注低视力康复”。会议邀请来自美国新英格兰视光学院Frank Thorn教授、香港理工大学Allen Cheong、澳大利亚墨尔本大学Alan W Johnston教授和国内各大医院、康复中心的康复工作者约150人参会，论坛对“十三五”康复目标所关注的0～6岁患儿的低视力康复、视野损害康复、康复发展方向、儿童的视觉康复与教育康复等主题进行了交流。

信息化建设 年内信息化建设投入1284万元。落实以电子病历为核心的信息安全等级保护升级改造建设项目；配合南区扩建工程智能型数字化医院建设项目，实现多渠道自助挂号、自助缴费、自助打印发票、自助打印化验单功能的接口改造工作；落实异地医保、异地新农合实时结算；上线门诊叫号系统；上线物流系统及手术室耗材管理项目；上线三区体检系统、孕产妇免检项目上线、合理用药系统和东区发药机系统。

WHO合作中心工作 1988年2月，眼科研究所被WHO“健康保护与促进”项目确认为中国WHO防盲合作中心。2008年12月，WHO防聋合作中心在同仁医院和耳鼻咽喉科研究所挂牌成立，成为国内第一家WHO防聋合作中心。

基本建设 医院南区二期扩建工程项目于11月19日实现主楼结构封顶。

（撰稿：郑　洁　审核：张　罗）

领导名单

党委书记	金春明
常务副院长	张　罗
副书记	刘　雁
纪委书记	刘　雁
副院长	黄志刚　王　宇　段金宁
总会计师	侯常敏

首都医科大学附属北京天坛医院

地址：东城区天坛西里6号（100050）　电话：67096611
网址：www.bjtth.org

基本情况 卫技人员1715人，其中正高级职称232人、副高级职称314人、中级职称515人、初级师634人、初级士20人。

年底医疗设备净值22704.72万元，其中甲类设备17台、乙类设备16台；年内新购医用设备6237.41万元，其中乙类设备2台。业务总收入289020.73万元，其中医疗总收入208446.22万元。

在中国医学科学院发布的2017年度中国医院科技影响力排行榜中，医院综合科技影响力排名第34名，居于北京市市属医院第一名；其中神经外科和神经病学均位列学科排行榜榜首，实现神经科学双第一。赵继宗院士获香港外科医学院荣誉院士。王拥军获得全国创新争先奖章，全国卫生计生系统先进工作者，中国好医生、中国好护士月度人物。张力伟入选第八届国家卫生计生突出贡献中青年专家。赵性泉入选国家千百万人才工程，获“有突出贡献中青年专家”荣誉称号。

3月22日，美国人体研究保护项目认证协会（AAHRPP）官方网站正式公布，天坛医院获得AAHRPP的完全认证，成为北京第一家拿到该认证资质的三甲综合医院。

机构设置 4月12日，增设全科医疗科。6月29日，增设医疗美容科，开展美容牙科和美容皮科诊疗工作。

改革与管理 落实医药分开综合改革，4月8日起统一从阳光采购平台采购药品。完善京医通预约挂号平台，增加至70台自助机，开通预约挂号、缴费等功能，10余台自助机开通检查检验结果自助打印服务，1台自助机开通票据自助打印功能。门诊药房开展预配药工作，患者就诊之后医生可以进行诊间扣费，药师通过电子药架进行配药，实现“药等患者”。合理安排窗口和人员配置，开展全时段、六日无休服务。在儿科、妇产科及特需门诊设立采血点，大型检查（磁共振、CT、超声）全部实现分时段预约。应用智能导诊机器人，补充导医人力不足。利用用药咨询中心，开展多渠道用药咨询，探索新的咨询模式，如医师—药师联合门诊和血药浓度监测用药教育。参与医管局“京城药师”微信号，建立医院药学公众号。

推出120个专病专症门诊，在医院及京医通挂号平台对外预约挂号。在推出4个知名专家团队的基础上，新增刘宝戈教授团队和高宝勤教授团队。设立疼痛门诊，拓展镇痛治疗服务，包括无痛分娩、无痛人流、无痛内镜和术后镇痛。启用自助设计开发的院内导航系统，实现电子导航全覆盖。开展中草药、代煎汤剂配送到家服务。针对服用特殊药品的患者，开展针对性的出院患者用药管理，改善患者出院后用药安全及依从性。

医联体建设。以神经内科为主成为第一批专科医联体核心医院，从10月起，陆续和中日医院、回龙观医院、普仁医院、解放军总医院、北京康复医院、北京第六医院建立了专科医联体关系。与北京小汤山医院和北京老年医院建立康复医联体。做实与丰台医院等5家二级医院及方庄社区等12家社区卫生服务中心医疗联合体工作。通过组建慢病专家团队、社区出诊、双向转诊、预约诊疗云平台、建立专家工作室等措施促进优质医疗资源下沉，提高基层医疗机构的诊疗水平。

6月22日，天坛神经系统疾病专科联盟成立大会在北京国际会议中心举行，该联盟由国家神经系统疾病临床医学研究中心、北京天坛医院联合发起成立，天津医科大学总医院等70余家医院成为首批成员单位，专科联盟致力于医疗资源一体化模式，实现专家、临床、科研、教学等资源共享，建立统一的技术标准、临床路径、诊疗规范和服务管理规范，并通过远程医疗及会诊平台加强联盟成员合作。

引进千人计划、长江学者、优青、学科带头人等共14人。

医疗工作 出院43747人次，床位周转37.42次，床位使用率93.72%，平均住院日9.21天。住院手术24805例。剖宫产率47.27%，无孕产妇和新生儿死亡，围产儿死亡率0.015‰。全年临床用红细胞4588单位、血浆4856单位、血小板284.6单位；自体血回输916人次2282单位。

预约挂号管理。可通过现场预约、114电话/网络预约、京医通微信预约、自助机具预约的方式进行预约挂号。全年预约挂号1123918人次，占门诊总量的81.79%。

新技术、新疗法。开展新技术、新项目评审会议3次，讨论通过26项，其中单基因实验室10项、医疗美容科7项、妇产科2项、神经外科3项、乳腺外科2项、神经感染与免疫科1项、麻醉科1项。

药物管理。门急诊药占比41.83%，住院药占比16.85%。门诊抗菌药物使用率5.03%，急诊抗菌药物使用率24.12%，住院患者抗菌药物使用率39.57%。

医保工作。做好异地医保住院费用直接结算和新农合跨省就医即时结报工作，和9个省的省级新农合管理机构签订跨省就医联网结报协议。继续开展总额预付、DRGs付费、“互联互通”试点工作。医保出院16262人次，总费用29079万元。

三级医疗。下转康复医联体63人次、专科医联体546人次、张家口市41人次、河北燕达医院152人次。依托市医管局京医通转诊平台，实现医联体范围内优先检查，优先转诊，共转诊230余人次；未通过平台转诊50人次；通过平台为张家口的患者转诊10人次。

医疗支援。京蒙对口支援：继续与内蒙古林业总医院、阿尔山市医院对口支援，指导开展标准化建设和服务管理工作，推动医、教、研紧密合作。7月6～9日，前往内蒙古林业总医院和阿尔山市医院开展大型义诊咨询活动，并参加北京天坛医院神经系统疾病专科联盟成员单位揭牌仪式。7月7日，到阿尔山市医院进行义诊和咨询，参加内蒙古林业总医院加入北京天坛医院神经系统疾病专科联盟成员单位揭牌仪式并进行义诊咨询。7月12日，与林业总医院合作举办第一届京蒙神经疾病论坛。7月13日，在内蒙古新左旗人民医院进行义诊活动，并为林业总医院急重患者及疑难杂症患者进行医疗救治。顺义区对口支援：年内有18位医生前往顺义区空港医院，开展技术支援，服务1100余工作日。助力京津冀医疗协同发展：天坛·燕达脑科中心发挥神经学科优势，成功开展了廊坊地区首例神经外科杂交手术切除颅内丰富血运脑膜瘤；北京天坛医院（张家口）脑科中心，先后建立远程会诊、双向转诊、远程挂号、疑难病会诊等机制，积极推进神经内镜技术、颅内压监测技术等引进与业务开展，神经内科开设记忆门诊、眩晕会诊中心，同时引进新的TCD项目（发泡实验及栓子检测检查，张家口首台）、眼震电图等。年内派出1人援疆、1人援藏。

应急救援。3月27日，湖北麻城建筑工地脚手架垮塌，1人参与救援；5月4日，大兴安岭火灾，2人参与救援；6月16日，江苏丰县幼儿园爆炸，1人参与救援；8月11～14日，陕西京昆高速车祸，1人参与救援；11月，北京密云车祸，2人参与救援。

医疗纠纷处理。参加医责险1700人，总费用343.2万元。发生医疗纠纷30件，其中调解25件、诉讼5件。年赔付409万元。

护理工作 护士1168人，其中本科527人，研究生16人。医护比1∶1.43，床护比1∶1。ICU床位21张。有护理单元35个。

开展优质护理情况。继续开展“133工程”，提高患者及护士满意度。围绕患者“跌倒”开展安全主题活动，举办2场安全沙龙活动。护理部各质量控制小组针对全院护理单元开展36次临床督导，召开4次全院性的护理安全大会。针对质量薄弱环节进行督导，组成“护理应急预案”修改小组。积极开展专项护理工作，发挥专项小组作用。继续开展护理品管圈。不良事件上报率100%、整改率100%。

完成5项国家级继续教育项目，共参会1734人次，覆盖全国25个省份。外送17名专科护士培训。承担首都医科大学护理学院临床教学工作。

科研工作 申报上级课题450余项，中标135项。其中，国家级26项，获经费8881万元；省部级23项，获经费1533万元；局级86项，获经费1248万元。在研课题400余项，结题92项。

江涛等完成的“脑胶质瘤诊断关键技术创新与推广应用”获国家科技进步奖二等奖，该项目构建了中国人群脑胶质瘤多维组学公共数据平台，制定国人脑胶质瘤分子分型新标准，建立脑胶质瘤个体化分子诊疗与精准化手术技术体系，大大降低术后致残率和癫痫发生率，显著提高患者生存期。“漫画脑卒中”获北京市科技奖三等奖；获授权专利7项。

有北京市重点实验室3个（脑血管病转化医学北京市重点实验室，脑可塑性与脑功能重建新技术北京市重点实验室，脑肿瘤分子显像研究与转化北京市国际科技合作基地），北京市工程中心3个（北京市免疫试剂临床工程技术研究中心，北京市神经系统3D打印临床医学转化工程技术研究中心，北京市神经介入工程技术研究中心），教育部工程研究中心1个（医疗信息化技术教育部工程研究中心脑血管病分中心）。

12月22日，全球首家“神经疾病人工智能研究中心”在医院挂牌成立。中心依托国家神经系统疾病临床医学研究中心遍布全国的研究网络，研究开发人工智能系统。

医学教育 本专科教学，承担长学制临床医学、五年制/长学制口腔医学、临床药学、医学检验技术、国际学院临床医学、护理高职等6个专业共计5242学时授课任务及216周的生产实习带教任务。研究生培养，招收统招博士27人，统招硕士73人，长学制硕士阶段33人。同等学力博士41人，同等学力硕士21人。有博士生导师64人、硕士生导师70人。

5月13日～14日，天坛医院代表首都医科大学参加第八届全国高等医学院校大学生临床技能竞赛全国总决赛，获一等奖。

学术交流 因公出国（境）共计30个团组45人次，其中国际会议团组17人次、中长期研修团组16人次。随市医管局团组赴中国香港交流访问1人次。邀请外国人来华3人次。举办国际会议2场，参会750人次。

与8家医疗机构履行医疗合作项目9项，均为医疗技术合作，涵盖河北、广东、湖北、贵州等省。

信息化建设 信息化建设投入2127万元。承担全市医改信息化改造专家小组的组长单位工作，编写医药分开综合改革医疗机构信息系统改造及准备工作指南，承担面向全市各类医疗机构的医改信息系统准备工作的培训20余场，其他医院来医院参观交流10余次。新院信息化方案于4月获经信委批复，8月通过财政评审，11月初完成一期新院必需12个项目的招标工作。推进非急诊全面预约及京医通相关工作。完成HIS系统升级、电子病历系统升级。

规范远程医疗制度，成立天坛医院远程医疗中心。不断扩大远程医疗服务范围，为河北省张家口第一医院，内蒙古林业总医院、阿尔山市人民医院和内蒙古民族大学医院等免费开通远程医疗服务。通过远程医疗服务开展临床会诊和影像会诊，加强学术交流，开展人员培训。

基本建设 3月底，医院迁建工程专业工程暂估项弱电工程、园林绿化工程、物流小车系统等招标工作全部结束，分包单位全部进场，各项施工工作全面展开；9月15日是由规划建设阶段向管理使用阶段的战略转折点；11月21日，临时锅炉燃气正式送气；11月30日，大型医疗设备专用电缆按照功能需求细分的种类敷设完成；12月28日，召开迁建工程整体竣工验收会议。

（撰稿：吴　佳　朱丽丽　审核：路　明）

领导名单

党委书记 路　明
常务副院长 王拥军
副书记 王拥军　肖淑萍
纪委书记 肖淑萍
副院长 张力伟　周建新　巢仰云

首都医科大学附属北京安贞医院
北京市心肺血管疾病研究所

地址：朝阳区安定门外安贞里（100029） 电话：64412431
网址：www.anzhen.org

基本情况 卫技人员3573人，其中正高级职称184人、副高级职称427人、中级职称914人、初级师1471人、初级士494人、未定职称83人。

年底医疗设备净值42800万元，其中甲类设备2台、乙类设备28台；年内新购医用设备12795.97万元，其中乙类设备2台。业务总收入540076.11万元，其中医疗总收入458887.99万元。

周玉杰教授入选“北京学者”，聂绍平教授获评百千万人才工程国家级人选，魏永祥教授入选科技北京百名领军人才，马长生教授获评第六届“首都十大健康卫士”，陈忠教授任中华医学会外科学分会血管外科学组主任委员，侯晓彤教授任中国医师协会体外生命支持专业委员会主任委员，秦彦文教授获评百千万人才工程北京市级人选，白融教授获评“2017首都十大杰出青年医生”。

改革与管理 完成15项改善医疗服务行动：完善京医通预约挂号功能，增加京医通平台服务种类，改善门诊患者排队现象；进一步推行门诊化验全时段抽血和大型检查分时段预约；开展中草药、代煎汤药配送到家服务；开展用药咨询工作，提供合理用药指导；改善医院诊疗环境，完善人性化服务设施；改善住院患者膳食服务和饮食质量，提升患者用餐服务体验；增加专病门诊，开设按症状就医指导；开展门诊专科护理服务；增加知名专家团队数量；开展日间手术，减少患者留院时间；进一步开展远程会诊工作，加强分级诊疗与双向转诊；继续推进康复患者双向转诊，实现医疗康复一体化连续服务；开展无痛技术，减少患者检查治疗痛苦；完善院内综合导医服务；为群众提供全方位立体化的权威健康资讯。

人才引进。年内，引进中日友好医院干部保健病房主任医师程文立教授、人民医院神经内科主任医师刘广志教授、哥伦比亚大学Irving临床与转化医学研究所蒋宏峰、阜外医院心外科主任医师杨秀滨教授、北京协和医院心内科主任医师曾勇教授和副主任医师叶益聪、北京友谊医院心内科主任医师吴永全教授。

心脏外科危重症中心王家阳、介入诊疗科薛玉国、心内二科郭雪原、心脏内科监护室任燕龙、心外三科华琨、心外一科姜文剑、流行病研究室郝永臣7人获得北京市优秀青年人才培养资助。

医疗工作 出院71875人，床位周转45.48次，床位使用率88.51%，平均住院日7.08天。住院手术21468例。剖宫产率52.99%，孕产妇死亡率36/10万，无新生儿死亡，围产儿死亡率1.4‰。实施临床路径的有30个科室52个病种。全年临床用血37592单位，比上年下降10.3%，其中红细胞27644单位、血浆11728毫升、血小板1464治疗量，自体输血11758人次44014单位，自体输血率61%。

预约挂号管理。预约挂号方式有：114、京医通微信预约、自助机预约、诊间预约、特需预约、住院患者复诊预约、社区患者社区转诊。预约挂号2005290人次，占门诊总量的82.4%。

新技术、新疗法。完成新技术、新项目审查6项，分别为：A群链球菌抗原检测、Impella左室辅助系统临床应用研究、加温加压快速输血技术、血细胞分离术辅助治疗骨髓增殖性肿瘤伴心血管疾病的临床应用、经导管介入人工心脏瓣膜系统临床应用研究、应用ELCA激光冠状动脉斑块切除导管对慢性闭塞病变患者进行准分子激光冠。

药物管理。医院药占比26.94%，其中门诊51.29%、住院15.93%。门诊抗菌药物使用率7.36%，急诊抗菌药物使用率21.19%，住院患者抗菌药物使用率36.36%。

医保工作。医保出院22461人次，总费用77350.96万元。完成异地医保和新农合跨省就医即时结报工作。

三级医疗。接收社区上转患者338人次，下转患者至社区117人次。与朝阳急诊抢救中心建立心脏大血管转诊绿色通道，上转患者350人次，下转患者180人次。与华信医院、煤炭医院、北亚医院、藏医院等建立科室间协作，转入患者365人次，转出患者367人次。

医疗支援。年内安排急诊观察病房一区主任医师金泽宁、副主任医师李响、副主任医师朱华刚、副主任医师杨铎常驻阿鲁科尔沁旗医院，进行出诊、查房、教学和手术的帮扶工作。8月底，院长魏永祥带队，由医务处、妇科、普外科、呼吸内科、眼耳鼻喉科、麻醉科、手术室等派出专家一行20人到阿鲁科尔沁旗医院进行组团式帮扶。分别在罕山牧区和阿旗医院进行义诊，在阿旗医院进行耳鼻喉头颈外科、妇科、眼科、心内科手术和授课。心内科、妇产科、呼吸内科常驻阿旗医院进行帮扶，耳鼻喉科和妇产科定期手术指导。

接收1名阿鲁科尔沁旗医院心内科医师在急诊观察病房进修；接收内蒙古民族大学附属医院超声科及心电图室2名人员进修；接收宁夏回族自治区吴忠市人民医院1名医师在麻醉科进修；接收赤峰医学院附属医院6名临床、管理岗位人员进修3个月。

医院专家团队到缅甸、蒙古国筛查先心病患儿，并在京为40名重症患儿治疗。

医疗纠纷处理。参加医责险1324人，费用419.67万元。发生医疗纠纷88件，其中院内调解1件、医调委调解67件、诉讼17件、处理中3件。年度赔付532万元，其中医院承担162万元。

护理工作　护士1824人，其中本科学历1091人、研究生学历4人。床护比1∶0.69。有护理单元59个。

开展优质护理情况。在门急诊、手术室等科室全面推进优质护理服务工作。实施“以患者为中心”的责任制整体护理，发挥各护理专业组的专业引领作用，落实三级质量管理工作。不良事件上报率100%、整改率100%。落实改革创新医疗服务模式的工作要求，推进糖尿病健康教育、静脉管路维护、伤口造口护理等护理治疗，拓展从住院至门诊、院内至家庭的连续服务。梳理各专科护理门诊工作流程，在京医通上增加了3个护理专病治疗号，即普外科下设压疮处置号、胸外科下设PICC置入与维护号。

选派40名优秀护理骨干参加中华护理学会及北京护理学会9个专业的专科护士学习，培养专科护士214人。

接收全国专科护士培训实习104人，其中接收中华护理学会危重症专科护士实习32人，北京护理学会危重症专科护士实习15人，中华护理学会手术室专科护士实习17人，北京护理学会手术室专科护士实习8人，北京护理学会静疗专科护士实习22人，其他培训实习10人。共接收进修护士154人，其中对口支援7人。

科研工作　申报科研项目264项、中标84项，获经费5889.596万元、医院匹配经费739.35万元。其中，国家级课题31项，资助经费4320.96万元；省部级课题25项，资助经费1351.94万元；局级课题21项，资助经费189.2万元；其他课题7项，资助经费27.5万元。国家级课题中国家重点研发计划2项、国家科技重大专项1项、国家自然科学基金重大项目1项、重大培育项目1项、面上项目20项、青年项目5项、应急项目1项。在研课题400余项，结题57项。

获发明专利6项、实用新型专利7项。

有教育部重点实验室1个，北京市重点实验室3个，北京实验室1个。以研究所名义申报的科技部创新人才培养示范基地正式获批。入选国家卫计委公布的第二批干细胞临床研究备案机构名单。

医学教育　承担首都医科大学、北京市心肺血管疾病研究所本科生和研究生教育教学工作。首都医科大学博士研究生培养点16个、硕士研究生培养点25个，有博士生导师62人、硕士生导师135人，教授及副教授共197人。心肺血管疾病研究所硕士研究生培养点2个，硕士生导师40人，其中教授及副教授共40人。招收研究生182人，其中首都医科大学统招博士25人、在职博士52人、统招硕士73人、在职硕士13人、七年制学生9人；北京市心肺血管疾病研究所统招硕士10人。年内培养研究生、本科生共计1437人。

出国开会自组团16个28人次，进修团11个11人次，随团8个10人次，双跨团1个1人次。

学术交流　5月18日，召开中法急救与灾难医学合作中心年度管理委员会会议，法国驻华大使馆公使孟森、法国道达尔集团驻华总代表努北堂、国家卫生计生委国合司副司长聂建刚、北京市卫生计生委主任雷海潮等参加了会议。10月12～15日，召开第十一届五洲心血管病学会议，来自全国及美国、英国、德国的心血管相关学科专家与学者参加了会议，与会人员探讨和分享了前沿指南、跨学科协作、转化医学、危重症救治、医学未来发展等问题。11月2～6日，解放军总医院、上海复旦大学附属中山医院、北京安贞医院、海峡两岸医药卫生交流协会血管外科专委会及中国研究型医院学会联合召开中国血管论坛，来自全国及美国、德国、英国的血管科相关学科专家、学者参加了会议，与会人员探讨和分享前沿指南、转化医学等问题。11月16日，与新加坡保健服务集团、淡马锡国际基金会达成护理培训合作协议，由新加坡护理专家对医院部分护理人员进行培训。11月17日，意大利萨萨里大学医学院教授一行6人来到医院参观访问，希望开展合作，建立中意医学中心，交换留学生，并可以为医院提供管理方面的培训。

与海南成美慈善基金会达成合作协议，资助6名援外医疗队员赴美国进行短期培训。

1月12～15日，举办第八届临床心血管病大会暨第十四届中国冠心病介入沙龙。9月21～25日，举办心血管病影像与临床高峰论坛，参会800人。9月22～24日，召开冠心病学科交叉暨抗栓治疗专题讨论会。

信息化建设 年度信息化建设总投入3282.64万元。医药分开综合改革建立工作台账，新建435项新收费医疗服务项目。根据药品阳光采购平台设置新的药品价格，对所有药品进行海虹码对照。设置门、急诊及住院医事服务费，重新维护医嘱套、临床路径、组合项目，梳理10000多条医嘱项的账单子组属性等工作，做好数据准备。

完成京医通新增功能——自助缴费功能的接口开发和上线准备工作，于3月21日上线。完成京医通新对账平台的接口开发工作，并与京医通清算中心开展对账业务。完成市卫生计生委电子病历共享平台中健康体检电子信息采集数据上传接口开发、联调工作并上传健康体检数据。配合完成医保异地结算的验收工作，完成与新农合国家平台的链路互联和数据交互工作。

数据中心和集成平台建设项目、基于信息平台的医院信息系统升级改造、重点专科科研大数据分析管理系统建设项目等3个信息化建设项目在1月和5月先后通过市经信委与财政局审批后，于6月完成招投标工作。12月30日急诊留观系统上线，12月31日急诊流水系统、门诊系统上线。

为患者提供免费WiFi服务。与社区建立心电图、Holter远程会诊系统，完成心电远程会诊系统的组装及试运行；由CCU主责安排专人对社区上传的心电图、Holter报告进行诊断；建立PACS影像传输会诊系统，医学影像科为崔各庄等社区远程会诊相关影像资料50例。

编辑出版 继续承担《中华胸心血管外科杂志》《心肺血管病杂志》《中国医药》《北京生物医学工程》杂志编辑部工作。

基本建设 年内，市政府决定在通州区潞城镇建设安贞医院通州院区，后将项目选址调整至宋庄镇，占地面积约20.5公顷，建设规模约43.27公顷，投资估算约49.49亿元。年内，成立通州院区专项工作领导小组，编制完成《院区功能定位规划报告》《院区总体规划报告》。

（撰稿：丁红雨　审核：陈晶晶）

领导名单

党委书记 金春明（至9月）
院　　长 魏永祥
副 书 记 魏永祥　江宏才
副 院 长 周玉杰　孔晴宇　张宏家
总会计师 王　成

首都医科大学附属复兴医院

地址：西城区复兴门外大街甲20号（100038）　电话：88062035
网址：www.bj-fxh.com

基本情况 卫技人员1130人，其中高级职称73人、副高级职称127人、中级职称462人、初级师384人、初级士84人。

年底医疗设备净值8470.36万元，其中乙类医用设备7台；年内新购医用设备2544.41万元。业务总收入85151.72万元，其中医疗总收入84261.47万元。

复兴医院月坛社区卫生服务中心被评为“全国工人先锋号”及“全国卫生系统先进集体”。

1月3日，中共中央政治局委员、国务院副总理刘延东到月坛社区卫生服务中心调研，了解家庭医生签约服务、分级诊疗体系建设等医改工作。9月26日，国家卫生计生委副主任王贺胜及全国人大代表一行10余人到医院调研指导。

机构设置 2月9日，在原干部保健病房一病区组建全科病房，取消干部保健病房二至干部保健病房五病区，更名为综合科病房一至综合科病房四病区；2月21日，取消心胸血管外科病房，成立血管外科病房与胸外科病房；4月18日，质量管理办公室更名为运营与绩效管理办公室；8月15日，成立宫腔镜三病区；8月29日，将高压氧科、康复科及理疗专业合并成立康复理疗科，新建生殖与早孕中心。

改革与管理 成立医药分开综合改革领导小组，制定“医药分开、医疗服务价格调整、药品阳光采购三项改革”工作方案、防范措施和应急处置预案，确保医改工作的顺利实施。

通过调整临床专业结构，采取扩大手术科室床位和增设周末门诊及专病门诊等措施方便患者就诊。

筹建医学影像中心、医学检验中心、病理诊断中心、远程会诊中心等4个区域医学诊断中心。以此发挥三级综合医院的优势，带动合作医院的业务发展和诊疗水平的提高。

医联体建设。继续开展分级诊疗、双向转诊、人员交流、为合作医院提供病理诊断服务等工作。医院与月坛社区卫生服务中心为紧密型医联体。成立全科医学科，开设全科门诊、全科病房，接诊、收治社区卫生服务中心转诊的患者，畅通转诊通道。5个科室参加了北京市和西城区专科医联体。口腔科加入北京口腔医院西城区口腔专科医联体，与人民医院签署了建设内分泌、呼吸、疼痛3个专科医联体合作协议，加入北京安定医院精神心理医疗服务医联体、解放军总医院眼科专科医联体、全国耳鼻喉头颈外科联盟及阜外医院心血管内科专科医联体。

医疗工作 出院25012人次，床位周转31.19次，床位使用率85.05%，平均住院日9.93天，住院手术11944例。剖宫产率34.95%。无孕产妇和新生儿死亡，围产儿死亡率0.41‰。全年临床用血红细胞3331单位、血小板857治疗量、血浆151800毫升，自体回输55人次、21600毫升。

临床路径管理。有31个专业110个病种进入临床路径管理，完成临床路径8753例，入径率90%，完成率90%。

预约挂号管理。增设宫腔镜诊治中心分时段预约就诊。加大北京市预约挂号统一平台号源的投放量，实现微信平台进行预约挂号。门诊预约挂号603493人次，占门诊总量的86.16%。

新技术、新疗法。开展的新技术有骨科的腰椎后路减压、棘突融合、内固定技术，检验科的估算的肾小球滤过率（eGFR）检验技术和EA-IgA、Rta-IgG检测，宫腔镜中心的自交联透明质酸钠凝胶预防中重度宫腔粘连分离术后的复发技术，麻醉科的支气管堵塞技术，感染科的CT引导下经皮肺穿刺活检术，眼科的肉毒毒素注射治疗眼睑痉挛技术，耳鼻喉科的先天性耳廓形态畸形无创矫正系统，普外科的乳腺肿瘤微创旋切技术。骨科的膝关节置换技术通过北京市重点医疗技术备案。

药物管理。医院药占比41.54%，其中门诊55.37%、住院33.39%。抗菌药物使用率46.71%，抗菌药物使用强度41.62DDD。

医保工作。医保出院13889人次，总费用21266.34万元；异地医保出院2502人次，总费用4036.43万元；新农合出院1440人次，总费用1872.62万元。6月30日，完成异地医保住院实时结算的各项准备；7月1日起正式收治此类患者。9月1日起医保实施新政，12月30日完成城镇居民和新农合的相关工作。

三级医疗。接收上转患者1657人次，下转患者1469人次。

医疗支援。与内蒙古赤峰克什克腾旗医院、赤峰翁牛特旗医院建立对口支援关系。派出对口支援人员25人次，其中内蒙古2家医院11人、门头沟斋堂医院12人、武警六支队2人。组织医疗专家组到武警六支队进行巡诊6次，开展健康宣教4次。选派神经外科、皮肤科、普外科、骨科技术骨干赴青海玉树地区开展对口支援工作。接收河南3家医院3名主治医师及内蒙古2名护士来院进修。

医疗纠纷处理。参加医责险1290人，总费用100.49万元。发生医疗纠纷18件，其中院内调解4件、医调委调解9件、诉讼5件。年度赔付222.68万元，其中医院承担105.25万元。

护理工作 护士751人，其中本科233人、研究生2人。医护比1∶1.72，床护比1∶0.67。ICU床位24张。护理单元43个。

发挥护理专业小组的作用，开展专科护理会诊及门诊。建立医院相关科室与护理管理部门联席机制。全面开展优质护理服务，落实责任制整体护理。不良事件上报率100%、整改率100%。

选派护士长、护理骨干外出学习培训267人次。外派北京大学第一医院、北京协和医院进修5人。参加北京护理学会专科护士培养4人。

接收安排首都医科大学医疗专业本科生护理劳动课带教48人；安排临床教师3人为2012级首医医疗专业本科生进行技能辅导；接收临床护理实习生共122人，护理进修生14人。完成2012级本科生6名学生论文选题与辅导，2014级首医燕京护理学院护理专科毕业生顺利毕业。

科研工作 申报课题83项，中标课题19项，其中国家级课题1个、省部级课题5项、局级课题13项。获资助204.8万元，医院匹配15万元。在研课题134项，结题57项。

医院石祥恩教授获北京医学会主办的北京医学科技奖三等奖。

医学教育 新增首都医科大学学生133人，录取研究生22人，其中硕士研究生19人、博士研究生3人。危重症医学、神经外科获批成为博士后流动站。新增硕士生导师3人。获校长基金项目5项。

加强住院医师规范培训基地建设，接受北京市住院医师规范化培训基地动态评估，内科基地和妇产科基地被抽查，其中内科基地最终成绩排名第二，妇产科基地排名第三。接收2名西藏学员来医院妇产科基地进行住院医师规范化培训，培训时间为3年。产科1人被2018年北京市区级医院骨干医师培训录取。

2012级本科生参加临床技能会考暨技能大赛，获个人二等奖1人、三等奖4人。2014级护理高职生在首都医科大学毕业理论统考中排名第一，在“2017年首都医科大学护理学院第二届天使英姿技能大赛”中获三等奖。

职工外出进修及岗位培训共12人；新入学进修在职博士学位10人、在职硕士学位8人。

学术交流 职工外出参加学术会议及培训97人次。接收院外进修、参观学习105人。

信息化建设 全年信息化建设投入2630.47万元。完成以医药分开综合改革信息系统改造工作；完成医院门诊信息系统、住院信息系统及体检信息系统由C/S到B/S系统的升级改造工作；完成网络安全加固项目；完成北病房楼关键设备机房装修改造项目及医院信息系统安全风险评估项目；完成国家平台异地新农合结算系统与医院接口开发及联调工作，并开始接诊患者；完成医院信息系统接口开发及收费接口上传信息工作；完成西城区分级诊疗系统上线工作。电子病历系统功能应用水平分级水平达到三级。

基本建设 南病房楼楼宇窗户更换和北病房楼阳台封闭项目，合同总金额153.46万元，6月20日开工，10月25日竣工投入使用。门诊更换5部电梯，合同总金额227.5万元，11月开工。

（撰稿：岑　强　审核：罗　雯）

领导名单

党委书记、院长　李东霞
副　书　记　惠春霞
纪 检 书 记　张　键
副　院　长　张进生　罗　雯　杨　明
　　　　　　周庚堂

首都医科大学附属北京佑安医院 北京市肝病研究所

地址：丰台区右安门外西头条8号（100069）　电话：83997000
网址：www.bjyah.com

基本情况 卫技人员1325人，其中正高级职称95人、副高级职称139人、中级职称315人、初级师571人、初级士201人。

年底医疗设备净值14885.75万元，其中乙类4台；年内新购医用设备4243.06万元，其中乙类1台。业务总收入114011.66万元，其中医疗总收入56817.52万元、药品总收入54593.47万元。

机构设置 12月，开设旅游门诊、感染综合科儿科门诊。

改革与管理 全面建设临床、科研、教学三位一体综合性医学中心，学科发展以创新驱动为引领，通过深化临床转化医学研究、拓展国内国际合作交流、科学运用绩效管理工具、强调全过程式科研管理、注重培育新型科研人才、高度重视生物安全管理，实现临床医疗与临床研究相融合的临床科研一体化，综合提升医院整体科研实力。科研工作紧紧围绕医院发展战略，即"佑安医院是一家以感染、传染及急、慢性相关性疾病群体为主要服务对象和重点学科，集预防、医疗、保健、康复为一体的大型综合性医学中心"，强调临床医疗与临床科研相融合，着力建设临床与转化医学研究平台。

规范各科室住院总医师及三线医师的岗位设置及管理，明确职责。10月27～29日，临检中心通过ISO9000-15189评审。

佑安医疗联盟发展新联盟单位2家：河北省中医肝病医院、河北省红十字基金会医院。联盟单位涉及25个省份80家。

对慢性肝病患者进行标准化、系统化的会员式管理，新入会员1963人，累计会员1.32万人。完成664例门诊会员和2881例住院会员随访。

医疗工作 出院21312人次，床位周转30.18次，床位使用率97.78%，平均住院日11.83天。住院手术3799例，其中肝癌切除手术292例、肝脏移植94例、妇科腔镜手术324例、五官科手术228例、泌尿科手术719例，艾滋病患者手术394例。剖宫产率43.05%，无孕产妇死亡，新生儿死亡1例，围产儿死亡率0.44‰。全年临床用红细胞悬液7432单位、血小板837单位、血浆25336单位。

预约挂号管理。有京医通自助机预约、手机微信预约、门诊医生诊间预约、医院窗口预约、北京市统一预约挂号平台、医院电话预约、出院预约、各护士分诊台预约、患者服务中心预约、114电话预约共10种预约方式。预约挂号560561人次，预约就诊率94.4%。

新技术、新疗法。新开展DNA序列测定（叶酸代谢能力基因检测、乙型肝炎病毒基因分型、丙型肝炎病毒基因分型、病原微生物快速检测）、血清IgG亚类测定四项、经皮肾穿刺活检术、内镜下黏膜切除和黏膜剥离术（EMR+ESD）、青光眼视神经计算机图像分析、分子生物学病理诊断（柯萨奇病毒CA6/CA10核酸检测）、玻璃体视网膜手术等检验检查项目共11项，新开展限制临床应用的医疗技术2项，同种异体角膜移植技术及肿瘤深部热疗技术。

药物管理。医院药占比50.78%，其中门诊56.38%、住院45.02%。门诊患者抗菌药物使用率3.32%、住院患者抗菌药物使用率43.34%。

医保工作。医保出院7045人次，总费用18812.81万元，次均费用2.66万元。

医疗支援。派出专家540人次赴大兴区人民医院、河北省邯郸市传染病医院等，进行门诊、查房、会诊、讲座等支援工作。派出麻醉科医师张本厚援疆工作1年，派出临床检验中心副主任医师于艳华短期支援拉萨市人民医院工作。成立远程医疗中心，与河南省安阳市，河北省保定市、石家庄市、邢台，内蒙古呼和浩特市，青海省，山东省烟台市的7家医疗单位建立了远程医疗服务，累计远程会诊患者20例，远程培训2次。构建京廊区域专科联盟，于5月与河北省廊坊市卫生计生委签署战略合作框架协议；8月25日，赴保定市参加京冀保医疗卫生协同发展推进会暨框架协议签约仪式，与保定市传染病医院签署医疗技术合作框架协议。门诊接诊河北省固安县丙肝群体患者1969人，共22753人次，住院481人次。

医疗纠纷处理。临床医技科室医务人员全部投保医责险，总费用80.91万元。受理各类纠纷争议投诉102件，解决99件。全年赔付183.36万元，其中医院承担131.76万元、保险公司承担51.60万元。

护理工作 护士680人，其中本科230人、研究生2人。医护比1∶1.9。有ICU床位11张，另有感染科抢救床6张。

在深化优质护理服务的同时，延伸护理服务内涵，在既往开设PICC门诊的基础上，又先后开设母乳喂养护理咨询门诊、糖尿病护理咨询门诊和造口护理门诊，均为免费项目。

举办国家级继续教育项目——感染与传染病新进展护理培训班、肿瘤微创介入治疗规范化护理学术大会、血液传播疾病孕产妇护理与母婴阻断培训班，共培训学员509人。

选派13人参加专科护士资格认证培训，其中PICC2人、造口专科护士1人、急诊专科护士1人、消毒供应专科护士1人、ICU专科护士3人、血液透析1人、手术室专科护士1人，均获得资格认证书；医院共有专科护士74人。外出进修1人。选派20余人参加中华护理学会、北京护理学会等专业组织举办的护理专题培训班。17名护理人员获得北京护理学会各专业委员会委员，其中主任委员1名、副主任委员

1人。

上报不良事件167例，其中管路滑脱16例、用药错误3例、压疮120例（院内发生19例）、意外事件15例、跌倒13例，并对上报的不良事件进行季度汇总、分析。

接收进修护士33人，接收北大方正技术学校护理专科生临床实习50人。

科研工作 获批科研课题40项，经费6438.15万元。其中，牵头传染病国家科技重大专项1项，经费5408.45万元；国家自然科学基金6项，经费481.2万元；北京市科技重大专项1项，经费150万元；市科委首都临床特色研究课题5项，经费162万元；市科委创新基地培育与发展专项2项，资助经费100万元；市自然科学基金4项，经费60.00万元；市医管局青苗计划1项、培育计划5项，经费31万元；首都医科大学科研培育基金等课题9项，经费41万元；丰台区卫生系统科研项目6项，经费4.5万元。在研局级以上课题104项，结题局级以上课题44项。

获2016年度北京市科学技术奖一等奖1项、二等奖1项，2017年度北京市科学技术奖三等奖2项，2016～2017年度北京医院协会优秀医院管理科研成果奖1项。

有国家中医药管理局网络三级重点实验室2个：免疫实验室、分子生物学实验室。北京市重点实验室4个：乙型肝炎与肝癌转化医学研究北京市重点实验室、艾滋病研究北京市重点实验室、传染病及相关疾病生物标志物北京市重点实验室、肝衰竭与人工肝治疗研究北京市重点实验室。北京市工程中心1个：北京市肝炎与肝癌精准医疗及转化工程技术研究中心。

生物医学信息中心建设。生物医学信息中心全面负责医院两大样本资源库（北京乙肝临床数据与样本资源库、北京艾滋病临床数据与样本资源库）建设，有专职人员16人，名誉主任为英国牛津大学董涛教授、主任为张永宏教授；为“国际生物和环境样本库协会（ISBER）”会员单位、“中国医药生物技术协会组织生物样本库分会”常委单位。该中心以传染病及相关疾病诊断标志物、免疫机制研究为方向，以搭建佑安医院科研支持和科研支撑平台为目标，为院内外基础和转化研究提供服务。收集、处理、储存和应用健康和疾病生物体的生物大分子、细胞、组织和器官等样本及与这些生物样本相关的临床、病理、治疗、随访、知情同意等资料的存储及其质量控制、信息管理与应用。随访病例万余例，储存标本百余万份。存储样本类型主要包括液氮冻存组织、细胞、血清、血浆、DNA、RNA、脑脊液等，研究方向主要为乙肝相关肝癌早期/分期特异性分子诊断标志物、病毒性肝炎病情进展免疫监测标志物、流感重症预警标志物、艾滋病疾病进展相关标志物。

医学教育 开展本科、硕士、博士共计3个层次4门课程（生物化学与分子生物学、转化医学临床设计、感染与传染性疾病诊断技术进展理论课、感染与传染性疾病诊断技术进展实验课）的教学工作。有研究生培养点11个；研究生导师43人，其中博士生导师18人。毕业研究生29人，其中博士生8人、硕士生21人。招收研究生33人，包括统招博士生7人、硕士生26人。在读研究生149人，包括统招博士生20人、硕士生71人，非全日制博士生37人、硕士生21人。完成首都医科大学596名临床医学专业、基础医学专业、预防医学专业本科生的传染病学教学，94名临床医学专业国际学院留学本科生的传染病学全英文教学，53名五年制、七年制医学口腔专业本科生的传染病学教学，35名四年制医学检验专业本科生的传染病学教学，58名宣武医院夜大专升本传染病学教学，25名天坛医院高起专临床医学概论（传染病学部分）教学，63名医学实验技术专业和卫生管理专业本科生的临床医学概论教学，28名四年制护理本科生临床医学内科学、外科学（含眼、耳鼻咽喉、口腔、皮肤性病）、妇产科学、儿科学、辅助诊断学（含放射、B超、心电图、检验）、临床药物治疗学6门课程教学，完成研究生课程共7门课程的教学。完成国家级继续医学教育项目18项、市级项目6项。完成了北京地区136名住院医师第一阶段规范化培训中感染科培训及全国传染病医师进修班76人的临床培训任务。6月8～10日，佑安医院及肝病研究所在北京商务会馆举办了国家级继续教育项目——第一届肝病分子诊断与精准诊疗学术研讨班。10月26～27日，在北京商务会馆举办京津冀地区当代分子生物学诊断技术在感染与传染性疾病诊断应用高级技术培训班。

完成市卫生计生委委托医院为主考场的“住院医师规范化培训第二阶段传染病临床技能考试”工作。医院住院医师完成第二阶段培训取得住院医师规范化培训合格证书共26人。医务人员赴院外学习、进修培训127人次。院内教师培训276人次，外派教师培训36人次。

科研工作 获批北京市自然科学基金2项，获经费30万元；国家自然基金2项，获经费111万元；国家科技重大专项课题可行性研究子课题1项，获经费55万元；首都医科大学科研培育基金2项，获经费10万元；佑安肝病艾滋病基金1项，获经费5万元；中国肝炎防治基金会天晴肝病研究基金1项，获经费5万元。人才项目获批北京市医院管理局青年人才培养“青苗”计划1项，获经费6万元。

科研成果获北京市科学技术奖三等奖1项，第一届长城检验医学会议“优秀论文”优秀奖1项，第三届“海科杯”全球华侨华人创新创业大赛优秀奖1项，第九届全国疑难及重症肝病大会优秀论文奖二等奖1项。获授权专利6项，其中国外专利4项。

与北京协同创新研究院成功申请共建北京市转化工程技术研究中心；与天津金虹生物科技开发有限公司继续合作，将GP73测定试剂盒（酶联免疫法）申报注册国家食品药品监督管理总局三类医疗器械；与北京三元基因药业公司合作，将肝癌早期标志物蛋白芯片检测进行转化。

11月9～10日，在北京举办第一届自噬与肝病国际会议。

学术交流 3月16日，耶鲁大学药理学教授郑永齐及中国医学科学院肿瘤医院田爱萍一行来院，就慢性病毒性肝炎诊疗方案的优化、慢性重症肝病的综合治疗体系的建立、肝癌早期诊断和生物基因治疗研究、肝脏移植技术和肝癌微创治疗研究、中西医结合肝病诊疗技术等方面的研究进展进行了学术交流。

6月1～4日，与吴阶平医学基金会、全国疑难及重症肝病攻关协作组、北京医药科学技术发展协会、首都医科大学肝病转化医学研究所共同主办第九届全国疑难及重症肝病大会；7月22～24日，主办第四届肿瘤微创介入治疗及规范化护理学术大会；8月25～26日，主办肝病营养与综合治疗学术研讨会；9月16日，主办第三届首都伦理审查能力建设与发展论坛；11月16～18日，与中国医院协会传染病医院管理分会共同主办全国肝病免疫暨自身免疫肝病进展研讨会。

11月12日，佑安—牛津合作15周年学术论坛在北京召开。自2003年，牛津大学免疫学和传染病学专家开始与佑安医院合作，从SARS免疫学到艾滋病领域早期感染队列的建立和免疫学研究，以及病毒性肝炎和肝癌免疫学研究，以徐小宁和董涛教授为主导的牛津专家与佑安医院开展了深度合作。Chris Conlon教授先后7次到北京为全国和佑安培训了200多名传染病专科医师，协助指导建立了首都医科大学传染病学专科医师培训体系，并指导建立了旅游门诊。在此期间，培养了2名博士，10余位临床、科研及教学骨干。

佑安医院联合南加州大学KECK医学院共同揭示线粒体自噬调控肝癌干细胞新的分子机制。9月，医院刘凯研究员以第一作者撰写的论著*Mitophagy Controls the Activities of Tumor Suppressor p53 to Regulate Hepatic Cancer Stem Cells*，被国际知名杂志*Molecular Cell*接收。该论著由美国南加州大学KECK医学院、佑安医院和北京市肝病研究所3家单位合作完成。

年内，办理因公出国18批33人次，赴美国、英国、德国、法国、俄罗斯、比利时、荷兰、韩国等国家，参加国际会议、交流学习和科研课题合作研究。

信息化建设 全年信息化投入830万元。为支持医药分开综合改革，对医院信息系统进行研发和改造升级。完善门诊自助机功能，实现患者自助缴费，上线完成北京市30余家电子病历共享调阅功能，实现外地医保住院实时结算功能。加强运维管理，完善基础设施建设，结合正版化工作更新老旧设备的同时，对软件正版化进行整改，对信息系统进行安全测评。

基本建设 完成并投入使用3项基本建设工程：报告厅改造工程，改造面积256.55平方米，投资金额135.8万元；药房改造工程，改造面积488.7平方米，投资163.73万元；车库改造工程，改造面积416.93平方米，投资金额155.88万元。完成了5040.62平方米彩钢板建筑的拆除改造。

（撰稿：顾祎宁　审核：袁晓青）

领导名单

党委书记　李玉梅
院　　长　李　宁
副 书 记　向海平
副 院 长　金荣华　孙桂珍

首都医科大学附属北京胸科医院
北京市结核病胸部肿瘤研究所

地址：通州区北关大街9号（101149） 电话：89509000
网址：www.bjxkyy.cn

基本情况 卫技人员789人，其中正高级职称72人、副高级职称87人、中级职称316人、初级师268人、初级士46人。

年底医疗设备净值10782.69万元，其中乙类6台；年内新购医用设备7754.89万元。业务总收入83262.65万元，其中医疗总收入54654.43万元。

机构设置 4月，撤销运营办公室，成立改革和绩效管理办公室。12月，成立心脏中心。

改革与管理 为保证医药分开综合改革的顺利进行，制定《落实医药分开综合改革工作方案》，成立医药分开综合改革领导小组，4月8日零点，顺利完成信息切换，医疗工作有序衔接。

健全科室质控体系，完善院、科两级医疗质控的组织建设，更新医院医疗质控管理委员会；加强重点制度管理，对18项核心制度进行重新梳理，建立质控标准，定期进行督查，促进核心制度执行落地；提高病历内涵质量，以抓好病历质量带动整个医疗工作，定期召开死亡病历、重点病历的讨论，对抽查的结果及时公布，纳入绩效管理。

医联体工作。经市医管局批准，在全国结核病医院联盟的基础上成立北京胸科医院结核病专科联盟，104家医疗机构成为首批成员单位，开展学术交流、培训教育、科研项目、远程医疗咨询等各项工作。

年内，有3位医师在医院外进行执业。

引进心脏中心团队，包括医生10人、护士28人。入选市医管局“登峰”人才培养计划2人、“青苗”人才计划2人，入选通州区两高人才项目“灯塔计划”2人、“运河计划”8人，入选北京市科技新星计划1人，入选市委组织部“优秀人才”青年拔尖个人项目1人、青年骨干个人项目3人。

医疗工作 出院13113人次，床位周转22.35次，床位使用率90.77%，平均住院日14.4天，住院手术1548例。全年临床用红细胞1555单位、血浆1962毫升、血小板198治疗量。实施临床路径管理36个病种，入径3068例。

预约挂号管理。患者可通过现场预约、医生工作站预约、医院网站预约、114电话、北京市预约挂号统一平台、“京医通”微信预约6种方式预约就诊。预约挂号198421人次，占门诊总量的78.49%。

新技术、新疗法。开展超声引导下体表肿物穿刺活检术、经皮椎弓根螺钉内固定技术、结核病分子病理耐药基因检测、金黄葡萄球菌及MRSA（耐甲氧西林金黄色葡萄球菌）分子检测、血药浓度监测、红外热成像技术、胸腔热灌注治疗技术、肿瘤基因突变检测、经动脉压力心功能测定、三伏贴三九贴10项新技术和新项目，均为医院自管技术。

药物管理。医院药占比46.52%，其中门诊56.66%、住院41.44%。积极推进临床合理用药，医务处、药学部、院感处联合对特殊使用抗菌素进行会诊，规范抗生素的合理使用，对不合理用药及时进行干预。加强抗菌药物合理应用管理，严格使用审批，定期对用量进行公示，对超常药品限采限用。门诊患者抗菌药物使用率15.38%、急诊患者抗菌药物使用率40.79%、住院患者抗菌药物使用率46.45%。

医保工作。医保出院4299人次，总费用11765.72万元。首信系统改造并顺利通过验收。4月8日起，实行医改后患者持卡正常结算；住院患者出院病历审核，做到24小时内完成快速审核；门诊特殊病患者备案管理审核在医院内完成，异地医保患者持卡跨省完成住院结算，简化申请流程。

医疗支援。继续对延庆区医院进行对口支援，派出11名医师前往支援连续3个月，共接诊689人次，培训相关科室人员288人次，参与手术8例；派出结核科专家40人次到昌平区中西医综合医院进行协作。派出胸外科、病理科及影像科医师到内蒙古自治区赤峰市阿鲁科尔沁旗医院开展为期1周的支援工作，并与阿鲁科尔沁旗医院开通远程医疗会诊服务；派出结核、胸外、骨科、肿瘤、内窥镜等专家30人次到陕西省结核病防治院开展支援工作，接收对方工作人员来院学习4人次；派出影像、呼吸专家3人次到河北省张家口市肺科医院进行协作。选派胸外一科副主任医师阮军忠作为北京市第九批第一期援疆专业技术干部，执行为期1年的援疆任务；选派副院长蔡超执行北京市对口帮扶任务，赴内蒙古自治区卫生计生委挂职锻炼2年；选派审计处处长崔淑兰参与执行北京市组团式援藏任务，赴西藏自治区拉萨市人民医院进行短期业务指导。

医疗纠纷处理。参加医责险707人，总费用79.01万元。发生医疗纠纷65件，解决58件，其中医调委调解8件、诉讼1件、和解49件，未结案7件。年度赔偿180.81万元，其中医院承担120.83万元。

护理工作 护士394人，其中本科学历237人、研究生4人。医护比1：1.96，床护比1：0.64，病区床护比1：0.43。ICU床位19张，其中CCU床位8张。

开展“一科一举措”服务患者，开展多种形式的健康宣教，如“结核助手”APP、“托起生命”为主题的心肺复苏小组、一对一患者会谈模式、“个体化健康教育处方”等。

护理部实行垂直管理，倡导磁性管理理念。奖励分配方式向临床一线倾斜，体现职业高风险、夜班岗位、季度评优、年终评优等激励措施；通过“结核护理周”关爱护士主题系列活动等，加强对护士的内部服务，增强凝聚力，发挥护理团队的最大效能。不良事件上报率100%，整改率100%。

选派临床护理骨干13人参加北京护理学会专科认证并取得证书。到外院进修6人。接收外院进修护士2人。为外院培养3名肿瘤专科护士。

作为北京卫生职业学院教学医院，继续承担2个大专护士班共84人的临床教学和毕业实习。

举办国家级会议4次，并首次异地启动国家级护理继续教育项目“全国感染性疾病护理新进展培训班”。参与NDIP（抗结核新药引入和保护机制）项目，构建以护理团队为核心的患者关爱计划，在全国范围内进行项目督导，提高患者依从性。

科研工作 申报课题102项。新立项课题33项，获批科研经费1335.64万元，其中国家级课题8项、省部级课题8项、市局级课题17项。在研课题105项，经费5383.07万余元，其中国家级12项、省部级20项、市局级42项、院内自研课题18项。医院匹配经费200余万元。结题23项。

获发明专利4项：分枝杆菌鉴定方法、试剂盒、通用引物对及rpsA基因（核糖体蛋白S1基因）的应用，一种鉴定结核分枝杆菌复合群菌种的引物及应用，检测AGP1（酸性糖蛋白）、SERPINA3（抗胰凝乳蛋白酶）和CDH1（上皮细胞钙粘蛋白）含量的系统在筛查活动性结核病患者中的应用，一种用于结核分枝杆菌及其抗酸双重染色的试剂盒及其方法。

有市科委重点实验室1个：耐药结核病研究北京市重点实验室。

在2017年度“中国医院科技影响力排行榜”中，医院结核学科蝉联第一，传染病学科排名第四，胸外学科进入前100名。

医学教育 承担首都医科大学临床教学和研究生培养任务，是胸外科学系主任委员单位、传染病学系副主任委员单位。为市科委所属的硕士和博士学位授予点。是北京地区住院医师规范化培训第二阶段（结核内科）的培训基地和临床技能考核考区。有教师44人，其中教授16人、副教授13人。录取研究生30人，其中硕士22人、博士8人。在读硕士55人、博士21人，授予硕士学位11人、博士学位5人。

派出2人赴美国参加中长期研修学习，1人赴澳大利亚参加短期医院管理培训，6人赴中国台湾进行短期学习、交流。

完成38名住院医师规范化培训，其中13人参加基地培训、25人在医院参加住院医师规范化第二阶段培训，3人获国家卫生计生委住院医师规范化培训合格证书。组织4名住院医师参加北京市住院医师规范化培训第二阶段临床技能考核，3人通过。

学术交流 年内参加国际学术会议14人次，包括赴加拿大参加国际生物和环境样本资源库协会年会2人次；赴日本参加第十八届世界肺癌大会3人次。

9月20～23日，与中国疾控中心结核病防治临床中心等共同主办第三届国际结核病论坛暨中国结核病临床试验合作中心国际研讨会，来自美国国立卫生研究院、美国家庭健康国际、哈佛大学、约翰·霍普金斯大学、华盛顿大学，英国医学研究委员会、伦敦大学，澳大利亚昆士兰大学等世界各地的结核病基础及临床试验研究领域的专家，以及国内结核病定点医疗机构的300余名专家参会，共同探讨全球结核病防治的最前沿技术及理念，同时介绍中国结核病防治成就。10月12日，胸科医院在墨西哥瓜达拉哈拉由国际防痨和肺部疾病联合会举办的第四十八届世界肺部健康大会上举办中国结核病临床试验专场，医院9位专家参会，交流中国结核病临床试验经验，展示中国在此领域的进展。

5月24～26日，与中国疾控中心结核病防治临床中心共同主办中华医学会结核病学分会全国结核病学术大会，全国34个省（市、自治区）571家单位的2100多名代表参会，涵盖461家医院，85个疾控中心、研究所、结防所。大会邀请来自美国、日本的专家做报告。5月25日，由胸科医院、北京结核病诊疗技术创新联盟、全国结核病医院联盟等共同举办的2017年全国结核病学术大会在厦门召开。10月27日，与中国疾控中心结核病防治临床中心等共同主办全国结核病医院院长论坛，全国结核病医疗机构100余位医院院长参会，共商结核病医院"新时期"发展道路。

信息化建设 全年信息化建设投入1443万元。启动医院机房虚拟化及全院影像平台项目建设，初步完成医院数据统一应用平台建设。继续建设"结核帮"微信公众号，发布文章265篇，总阅读量1345940人次；24237名医生注册使用医院的"结核医生"。

继续利用远程咨询和培训平台开展远程会诊、培训和应急病案讨论等活动，组织会诊33次，参与会诊的专家54人次，会诊病例79例。组织25次培训，授课专家25人，培训内容包括结核病诊断、鉴别诊断、治疗、介入、实验室诊断、预防宣传等各个方面，培训人员8000余人次。

编辑出版 出版《中国结核病年鉴2016》《结核病护理新进展》和《现代结核病护理学》。

中国疾控中心结核病防治临床中心工作 中国疾病预防控制中心结核病防治临床中心成立于1981年5月，原名北京全国结核病防治研究中心。年内，开展了全国结核病临床试验合作中心首届青年医师临床科研培训项目；邀请美国家庭健康国际360（FHI360）亚太总部的高级实验室专员对部分成员单位实验室骨干开展实验室管理规范（GCLP）培训，培训内容涵盖实验室在临床试验中的作用、GCLP概念、实验室质量保证体系、实验室人员要求、设施设备管理、信息和文档记录与管理、标准化操作程序、结果报告等各个环节，并讲解了临床试验中的异常情况、异常试验数值、应急事件处理流程等；承办了为期20天的2017年伊拉克预防结核病研修班，参训学员是15位来自伊拉克不同地区的结核病领域防治人员，全程英文授课；积极推进中盖结核病项目临床中心牵头的6个子项目各项工作。

基本建设 投资2133万元，完成改建、装修工程17项，放疗科原有墙体和屋面结构的防辐射屏蔽改造工程，药理基地临床一期实验病房、ICU病房、心脏中心、医学工程部办公区及库房、危化品库、病理科标本库、汽车库等装修改造工程。

（撰稿：孟纪蕊　审核：李　亮）

领导名单

党委书记　陈兴德
院（所）长　许绍发
副书记　李艳红
副院（所）长　李　亮　张宗德　陈效友

首都医科大学附属北京地坛医院
北京市病毒传染病防治研究中心
北京市艾滋病临床研究中心

本部：朝阳区京顺东街8号（100015）　电话：84322009
顺义院区：顺义区李遂镇799号（101300）　电话：80400088
网址：www.bjdth.com

基本情况 卫技人员1317人。其中，本部卫技人员1106人，包括正高级职称75人、副高级职称120人、中级职称283人、初级师462人、初级士165人；顺义院区卫技人员211人，包括正高级职称1人、副高级职称20人、中级职称104人，初级师57人、初级士29人。

年底医疗设备净值13791.6887万元，其中甲、乙类医用设备7台；年内新购医用设备5644.8798万元。顺义院区医疗设备净值8301.14万元，新购医用设备275.05万元。

业务总收入107150.13万元，其中医疗总收入105865.03万元。

1月16日，北京市新发突发传染病应急救治中心落户医院。4月，获批中华医学会心血管分会、中国胸痛中心认证委员会颁发的第一批“中国胸痛中心”认证。5月14日，获批中华医学会皮肤性病分会首批梅毒研究中心。5月，经国家中医药管理局批准，医院获批成立王融冰全国名老中医药专家传承工作室。

机构设置 顺义院区增设肝病门诊，开设皮肤性病科门诊，准入计划生育技术，增设了I期病房二病区。

改革与管理 成立医药分开综合改革工作领导小组，制定实施方案、应急预案、宣传方案等。优化门诊服务流程，动态调整窗口功能，提前挂号时间。落实药品阳光采购政策，设立药品遴选工作专业委员会。开设13个特色专病专症门诊。实现自助机缴费、自助打印化验检查结果。

医联体建设。年内医院获批成立地坛医院感染性疾病专科联盟。同23家医院继续保持医疗技术合作关系，新增协作医院8家。

医院21名医师开展多点执业，接收外院多点执业8人。

引进学科带头人2人，聘用客座教授2名，完成1名博士后人员的进站工作。

医疗工作 本部出院28108人次，病床周转37.08次，床位使用率102.22%，平均住院日10.04天，住院手术9466例。剖宫产率37%。无孕产妇和围产儿死亡，新生儿死亡率3.6‰。实施临床路径管理6个科室16个病种。年内临床用全血920800毫升、红细胞悬液3883单位、RH阴性血18单位、洗涤红细胞12单位、血小板274治疗量。

顺义院区出院1147人次，病房周转13.03次，平均住院日15.02天，床位使用率53.15%，住院手术369例。

预约挂号管理。开放诊间预约、窗口预约、114电话及网络预约、京医通微信公众号预约、北京通·京医通自助服务机预约，预约挂号562391人，占门急诊总人次的82.56%。

新技术、新疗法。开展新技术、新项目共43项，其中普通医疗技术39项，北京市重点医疗技术4项，包括膝关节人工置换、髋关节人工置换、颅底肿瘤（颅内外沟通肿瘤）切除术及颅内重要功能区及大型血管畸形切除术。4月20日，医院达芬奇手术机器人为泌尿外科HIV患者手术。

药物管理。本部药占比44.02%，其中门急诊57.42%、住院36.59%；门诊抗菌药物使用率3.44%、急诊抗菌药物使用率27.57%、住院患者抗菌药物使用率41.29%。顺义院区药占比52.73%；门诊抗菌药物使用率2.19%、急诊抗菌药物使用率12.08%、住院患者抗菌药物使用率37.6%。

医保工作。本部医保住院10476人次，总费用21945.1万元；完成了跨省异地就医住院医疗费用直接结算及新农合与城镇居民基本医保并轨工作；医保总额预付结余2478.9万元。顺义院区医保住院550人次，住院总费用861.22万元。

三级医疗。接收上转患者69人次，下转患者2人次。

医疗支援。开展城乡对口支援密云区石城镇社区卫生服务中心，出诊15次，大型义诊1次，接收1名护士进修。京蒙对口支援通辽市传染病医院，义诊1次，培训3场，会诊10例，接收6名医护人员进修。援疆、援藏、援青海5人次。派出3位专家紧急赴马达加斯加18天执行鼠疫防控任务。完成国内3例危重传染病患者的航空转运及救治工作。对口受援安定医院精神科，门诊出诊20次。

医疗纠纷处理。参加医责险938人，总费用137.45万元。发生医疗纠纷24件，其中调解13件、诉讼4件、调解转诉讼7件。年度赔付87.86万元，其中医院承担11.65万元。

护理工作 护士516人，其中本科313人、研究生3人。医护比1：1.35，床护比1：0.68。ICU床位20张，CCU床位12张。护理单元20个。顺义院区医护比1：0.495，床护比1：0.5。

开展专科护理咨询延伸护理服务4项：尖锐湿疣患者光动力治疗延伸护理、艾滋病新生儿母婴阻断随访、布病在院和出院后的健康教育服务、肝病患者出院电话随访居家护理指导。开展护理管理查房18次，对全院进行护理质量督导检查，设立红线管理指标，开展护理循环培训、6S护理管理、护理应急演练、护理急救培训等，完成全院护士长竞聘工作。两院区不良事件上报率100%、整改率100%。

选派护士180人次参加市级以上培训。共有专科护士72人，年内选派6人次参加学会专科认证，包括ICU 2人、静疗1人、PICC 2人、助产士1人。10名护士通过PICC专科护士院内认证，128人参加师资培训。

承担黑龙江省林业职业卫生学校、湖南环境职业学院学生实习共62人。

科研工作 申报课题168项，中标课题57项，其中国家级11项、省部级5项，获科研经费1799.79万元。获批艾滋病和病毒性肝炎等重大传染病防治科技重大专项及重大新药创制科技重大专项11项，经费1020.4万元。在研课题213项。新授权专利4项；出版专著6部；医院独立申报的解毒凉血健脾法提高慢加急性肝衰竭疗效的创新技术建立及推广应用获中华医学科技奖二等奖、北京市科技进步三等奖。

医院设有新发突发传染病研究北京市重点实验室及国家中医药管理局感染免疫三级实验室。

医学教育 承担首都医科大学、北京大学医学部及北京中医药大学教学任务。有研究生导师42人，其中博士导师10人、硕士导师32人，有教授16人、副教授22人。录取研究生27人，其中硕士22人，博士5人。脱产学习14人，其中出国长期进修1人。

学术交流 接待赞比亚卫生部代表团7人就传染病救治及科研工作进行交流。接待莫桑比克基础护理研修班学员进行职业暴露与安全防护专项培训20人。同美国宾州州立大学赫希医学中心药理系主任、美国科学促进会会士Kent Vrana教授和美国宾州州立大学赫希医学中心癌症研究所郑弘教授交流，就“表观遗传学与药物成瘾性研究”为主题做学术讲座。出国培训2人次，出国交流2人次，参加国际学术会议3批4人次。

信息化建设 全年信息化建设总投入835.77万元。建设以电子病历为核心的综合信息集成平台，实现系统间松耦合的对接。上线防统方数据审计系统，上线人力资源管理系统改造，门诊叫号系统的升级。开展远程会诊、远程教学37次，其中肝病中心远程会诊2例、抗癫痫会诊15例，感染中心远程课程培训20次。

编辑出版 承办中华医学会主办的《中华实验和临床感染病杂志》电子期刊，年内发行6期。承办由国家卫生计生委主管、人民卫生出版社主办的《中国肝脏病杂志》电子期刊，年内发行4期。

质控中心工作 承担国家卫生计生计委感染性疾病医疗质量控制中心及北京市感染（传染）性疾病治疗质量控制与改进中心工作。参与制定或修订了国家感染病相关诊疗方案和标准，包括H7N9禽流感诊疗方案、流行性脑脊髓膜炎诊断标准、手足口病诊疗方案、流感诊疗方案。指导多省份的禽流感危重病例救治、甘肃乙脑疫情临床处置工作。

基本建设 基本建设投入591.74万元。完成病房楼和门诊楼楼梯砖、病房门、公寓楼房间地砖更换项目及安全防汛隐患治理项目及52项零星工程。顺义院区基本建设投入29.74万元。

（撰稿：姜心言　审核：李　昂）

领导名单

党委书记　陈　航
院　　长　李　昂
副 书 记　贾王彦
副 院 长　成　军　李秀兰　吴国安　崔若虹

首都医科大学附属北京儿童医院

地址：西城区南礼士路56号（100045）电话：59616161
网址：www.bch.com.cn

基本情况 卫技人员2494人，包括正高级职称158人、副高级职称215人、中级职称553人、初级师1088人、初级士480人。

年底医疗设备总值23803万元，其中甲、乙类医用设备6台；年内新医用设备8800万元，其中乙类医用设备1台。业务总收入249780.11万元，医药总收入

242433.14万元。

医院获中国医学科学院2017年度中国医院科技影响力排行榜（儿科学）第一名；贾立群获白求恩奖、首届“白求恩式好医生”荣誉称号；钱素云获中央文明办、国家卫生计生委“中国好医生”荣誉称号，国家卫生计生委和中央电视台“十大最美医生”荣誉称号，首都劳动奖章，北京市卫生计生委第六届“首都十大健康卫士”；杨海明获首都劳动奖章；王春立被国家卫生计生委评为“优质护理服务表现突出的护士”。

1月23日，国家卫生计生委正式发函，明确以北京儿童医院为主体设置国家儿童医学中心（北京），以复旦大学附属儿科医院、上海儿童医学中心为联合主体设置国家儿童医学中心（上海），共同构成国家儿童医学中心。6月1日，举行国家儿童医学中心启动仪式。

机构设置 1月17日，成立新生儿中心，下设新生儿外科、新生儿内科及新生儿重症监护病房。2月14日，药物临床试验机构办公室更名为临床研究中心。6月20日，成立口腔医学研究室。7月27日，心脏外科调整为心脏外科一科，心脏外科二科，心脏监护病房并入重症医学科。8月15日，成立精神科，设置精神病专业和临床心理专业。12月19日，成立线粒体病研究室。12月26日，成立睡眠中心，隶属耳鼻咽喉头颈外科，二级科室获批增设诊疗科目整形外科专业。

改革与管理 搭建完善京医通预约挂号平台；实行大型检查分时段预约，规范和优化诊疗流程；推行专病门诊，帮助患者精准就医；实施医疗过程无纸化，以导诊单的形式整合药品处方、检验化验申请单，科学引导患者就医；顺利实施北京市医药分开综合改革工作。

3月8日，与江西省萍乡市人民医院签订医疗技术合作协议。4月14日，与首都医疗爱育华妇儿医院签订技术合作协议。11月3日，与郑州市政府签订协议，整体托管郑州儿童医院。

北京儿童医院顺义妇儿医院托管工作。1月，雾化室正式投入使用。6月19日，在门诊开设一体化自助服务，增设自助机14台，综合外科病房投入使用，开展小儿外科诊疗项目，填补了顺义区儿童医疗服务空白。举办首届基层乳腺病论坛暨京津冀乳腺疾病筛查早诊及规范诊治研讨会、第二届超声学术交流会暨顺义区超声医学质量控制与改进工作会和第二届儿童绘画比赛。医院与赵全营、北小营和天竺卫生院、顺义区空港医院、第二医院等5家基层医疗机构签约组建医疗联合体。

北京儿童医院保定医院托管工作。制定《医疗核心制度落实评价细则》，建立健全医院三级质控管理体系。成立护理部质量控制办公室，对科室实行三级护理质量监管，启动护理垂直管理。新增五官科病区，开设急诊科和小儿妇科专业，神经内科视频脑电图仪和核磁共振投入使用。启动检验科ISO15189医学实验室认可，成为保定市首家申请ISO15189认可的医院。开展新技术、新业务32项。被评为保定市重点学科9个，获批保定市儿童呼吸消化临床研究重点实验室。医院派出专家978人次，看诊患者2520人次，转诊至北京儿童医院170例，下转60例。选派9名医师到北京儿童医院针对性培养。8月25日，北京市卫生计生委、河北省卫生计生委、保定市人民政府三方签署京冀保医疗卫生协同发展框架协议，北京儿童医院保定医院等10家医院签订技术合作协议书。11月14日，全国政协副主席王正伟率领考察组一行就“京津冀医疗卫生协同发展”专题到医院考察。

福棠儿童医学发展研究中心成立1年，增补甘肃省妇幼保健院、哈尔滨市儿童医院和昆明市儿童医院为理事成员单位，集团成员达23家，覆盖基层医联体单位1300余家。组织专家巡讲51场次189人次。成立儿童细菌性脑膜炎协作组，成立药学、感染、发育行为3个专业委员会。举办首届福棠儿科讲坛，启动精准扶贫项目，组织师带徒项目、临床研究设计等专题培训和2期基层医师培训班，来自62家基层医疗机构的63名儿科医师在京接受为期2个月的儿科常见病诊疗规范培训。启动海外培训项目，选派深圳市儿童医院、西安市儿童医院、武汉市妇女儿童医疗中心的血液肿瘤、神经内科、神经外科等专业4名医生赴美国美泰儿童医院进行为期3～6个月的培训。

办理多地点执业医师213人，多机构执业备案73人；医院聘请多点执业医师3人，其中耳鼻咽喉头颈外科1人、急诊科2人。

引进人才2人：新生儿重症、内科专业引进中南大学湘雅三医院新生儿科主任兼儿科副主任黑明燕；新生儿外科专业引进江西省儿童医院新生儿外科主任黄金狮，其在国内首先成功开展胸腔镜手术治疗先天性食管闭锁、先天性膈疝、复发性食管气管瘘及经脐单部位十二指肠吻合术。

医疗工作 出院77780人次，床位周转77.7次，床位使用率127.2%，平均住院日5.9天，住院手术20502例。实施临床路径22个科室44个病种。全年临床用血

34832单位，其中红细胞12612单位、血浆14364毫升、血小板3628治疗量，自体输血278人次91358毫升。

预约挂号管理。患者可以通过电话预约、网络预约、医师工作站预约、手机APP预约、微信预约、自助机现场预约等方式，门诊实现100%预约。

新技术、新疗法。眼科获批限制临床应用的医疗技术同种异体角膜移植，已完成手术23例。医院审批通过微创胸骨沉降术、单孔腹腔镜治疗胸骨后疝、内镜辅助下先天性脊柱侧弯半椎体切除矫形固定融合术、婴幼儿指神经、指动静脉的显微外科修复、关节镜下微创治疗儿童化脓性关节炎、肝脏硬度检测在胆道闭锁诊断中的应用等144项新技术与新项目。3月19日，新生儿中心成功空中转运一名出生仅18天、体重1490克的重症早产儿，这是中国航空医疗转运史上日龄最小，体重最轻的患者。

药物管理。医院药占比33.76%，其中门诊38.86%、住院27.13%。门诊抗菌药物使用率15%，住院抗菌药物使用率47%，急诊抗菌药物使用率31%。

医保工作。出院结算9964人次，总费用10516.68万元，次均费用10554.68元。完成医药分开综合改革“三医联动”和城乡居民医保整合，开展新农合跨省住院就医联网结报和精神病定额付费，执行异地医保患儿在京住院就医直接结算等。

三级医疗。自主研发建设北京儿童医院转会诊平台，连接远程会诊系统，实现上下转诊信息化及异地预约住院床位。11月，首批面向内蒙古通辽市医院、河北省保定市儿童医院、大兴区人民医院、顺义区妇幼保健院等4家对口支援及托管单位开放使用。接收上转患者203人次、下转患者56人次，双向转诊70人次。

医疗支援。医院与内蒙古包头市第四医院、林西县医院、宁城县中心医院、通辽市医院签订对口支援和远程会诊协议，开展远程会诊、查房、教学等相关业务；与通辽市医院试点开展转会诊平台对接工作，与包头市第四医院签订北京儿童医院博士工作站合作协议，累计派出高年资主治医师及以上人员38人次，免费接收进修医师12人，开展新技术、新项目4项。继续做好城乡对口支援工作及社区支援，派出支援医师81人，赴大兴区人民医院、顺义区妇幼保健院参与医疗工作，接收进修医师2名；40余名社区卫技人员来院轮转学习。感染内科胡冰参加市医管局第九批援藏医疗队赴拉萨市人民医院进行为期1年的医疗援助；新生儿外科李樱子参加第十批人才京郊行挂职锻炼。接收3名“西部之光”访问学者，3名新疆、6名西藏、1名内蒙古自治区医疗骨干来院进修。派专家赴河南濮阳市及江苏徐州丰县等地区执行踩踏、爆炸、中毒等突发应急事件受伤患者的救治工作。

医疗纠纷处理。参加医责险2369人，总费用295.85万元。发生医疗纠纷46件，其中调解33件、诉讼13件。年度赔付122.66万元，其中医院承担17.79万元。

护理工作　护士1210人，其中本科439人、硕士11人。医护比1：1.52。ICU床位77张，护理单元50个。

修订优质护理服务细化措施及健康教育内容，部分门诊、病房建立微信公众号、微信群，输液中心等设置24小时咨询电话，积极推动护理专科门诊工作。实行护理分部部长轮岗制。取消总务护士岗位，增加副护士长岗位，在全院进行公开竞聘。不良事件上报率100%、整改率100%。

选派护理人员参加各类培训、学术会议和专科护士认证303人次，选派专业骨干赴国外学习7人次，国外交流进修1人次。接收护理进修人员162人次，专科护士实习52人次。

承担首都医科大学及北京城市学院、北京中医药大学、长春中医药大学、北京卫生职业学院等学校护理大专及本科的教学工作。护理教学理论授课52课时，临床见习346人次，临床实习175人次。

科研工作　申报科研课题295项，中标课题87项，获资助经费共计3111.98万元。其中国家级项目17项，获资助经费1305.01万元；省部级项目17项，获资助经费490万元；校局级项目53项，获资助经费1316.97万元。在研课题141项，结题课题67项。

郑胡镛主持的“儿童急性淋巴细胞白血病基因学分型”获北京医学科技奖三等奖，陈亚军主持的“后天性直肠前瘘手术及不当手术重症并发症的手术方式改良”获第十届宋庆龄儿科医学奖，倪鑫主持的“基于医联体建设探索儿科协同发展改革模式”获中国医院协会医院科技创新奖三等奖。获得专利7项。

医院拥有儿科重大疾病研究教育部重点实验室，儿童呼吸道感染性疾病研究、儿童耳鼻咽喉头颈外科疾病、儿童血液病与肿瘤分子分型、儿童慢性肾脏病与血液净化、出生缺陷遗传学研究北京市重点实验室等5个北京市重点实验室和北京市儿童外科矫形器具工程技术研究中心，小儿呼吸、儿科重症、中西医结合儿科、小儿外科和临床护理等5个国家临床重点专科建设项目。获批首都医科大学儿童上气道阻塞性疾病临床诊疗与研究中心；牵头成立北京市医院管理局儿科学科协同发展中心，并于11月28日举行儿科学科协同发展中心启动仪式暨医教研平台共享推进会。

医学教育 承担首都医科大学、北京大学医学部、北京协和医学院等院校的临床医学本科、长年制、留学生、硕士及博士研究生、毕业后医学教育、继续医学教育等多层次临床教学任务。有教师787人，其中教授45人、副教授57人。录取研究生85人，其中硕士44人、博士41人。外出进修半年以上3人、短期进修7人。

学术交流 接待来自美国、加拿大、俄罗斯、英国、德国、法国等20余个国家和地区的外宾共240余人。6月30日，在北京会议中心举办第三届中国儿科发展国际论坛，邀请美国波士顿儿童医院、丹娜法伯癌症研究院、洛杉矶儿童医院、华盛顿国家儿童医学中心、摩根士丹利儿童医院，加拿大病童医院等国际顶级医疗机构的专家参与论坛；本届论坛共举办38个分论坛，国外嘉宾157人，参会人员5566人。

办理因公出国（境）46批74人次，其中参加国际会议28人次，进修学习28人次，培训10人次，交流访问8人次。获批国家外专局“走出去”项目9项，全部获得50%境外费用资助。

与摩根士丹利儿童医院合作，派出耳鼻咽喉头颈外科、风湿免疫科、内分泌科、心脏内科、普外科、急诊科、新生儿内科和护理部等科室的3批10人赴美进修学习。与加利福尼亚大学旧金山分校医学院皮肤科合作，联合开展“儿童期特应性皮炎异常表皮屏障功能与瘙痒和睡眠质量不佳的相关性研究”，举行专题讲座、培训和汇报会，对皮肤科“扬帆计划”课题中屏障相关研究进行指导和培训。与波士顿儿童医院合作，开展“PICU（儿科重症监护病房）科室质量管理”“全球儿童危重症营养调查”“营养支持在危重患儿中的规范应用和推广”3项合作研究项目。10月9～14日，捷克莫托尔大学医院1名心内科医生、1名呼吸科医生、5名护士来院，就儿童睡眠监测、心内科射频诊疗技术、儿科护理技术与护理人员管理进行交流，并达成各专业的意向合作方向。

接待国内来访百余人次，2人次赴台湾参加学术会议。举办第九届全国儿童皮肤病诊疗进展学习班、全国儿科感染性疾病诊疗新进展学习班、第七届全国儿童睡眠医学学术会议暨儿童睡眠医学学习班、全国儿童呼吸系统疾病新进展学习班、2017年第十四届全国头颈肿瘤学术大会、儿童过敏性紫癜中西医结合诊疗新进展学习班暨全国名老中医经验传承学术论坛等60个学术会议。

信息化建设 信息化总投入1711.20万元。4月8日零点，成功实现医院系统“不停机”切换，按时完成国家异地结算相关系统改造工作，落实医改监测平台、“非急诊全面预约”及软件正版化等相关工作。上线住院临床路径系统、合理用药系统、不良事件管理系统、门诊静脉采血排队叫号管理系统、药师用药指导系统、办公自动化无纸化审批流程等新项目。实现医院远程会诊平台与转会诊平台的互联互通，保障“双向转诊、急慢分治”分级诊疗体系的全面构建。牵头成立国家儿童医学中心儿童健康大数据联盟，成员有20家医疗机构、高校、科研院所及高科技企业等单位。通过核心HIS系统的三级等保测评，完善网络突发安全事件的应急处理机制；通过国家卫生计生委“医院信息互联互通标准化成熟度四级甲等”测评，成为北京地区首家通过认证的专科医院，也是市医管局系统首家通过的医院。

编辑出版 继续承办《医学参考报》儿科学频道，年内出版6期。

质控中心工作 负责北京市儿科专业质量控制和改进中心工作，在全市16个行政区成立区级儿科质量控制专家小组，负责完成所在辖区的儿科质量控制检查工作及辖区间的互查工作。派出专家135人次，对52家医疗机构进行实地督导检查。以核心制度落实情况、医院感染管理、新生儿科管理、重症医学科管理、儿科门诊管理、儿科输液室管理、儿科雾化室管理、儿科呼吸内镜诊疗技术规范化管理等内容为重点，建立相应的儿科质量控制标准，共63项253款。向本市145家医疗机构发放《儿科医疗服务能力调查表》，完成调研报告。调整质控平台重点监测指标，新增6项，修改4项。组织多场与儿科医疗质量相关的培训与交流。

基本建设 急救中心大楼二层装修改造项目竣工投入使用，建筑面积1239平方米，床位32张，其中留观病床22张、急诊重症监护室10张。门诊楼三层生化室改造项目完成，加装生化检验流水线，改造面积约400平方米。

（撰稿：刘京艳　审核：倪　鑫）

领导名单

党委书记　王天有
院　　长　倪　鑫
副 书 记　倪　鑫　丁枭伟
纪委书记　丁枭伟
副 院 长　谢向辉　穆　毅　葛文彤
总会计师　杜敬毅

首都医科大学附属北京口腔医院

天坛部：东城区天坛西里4号（100050） 电话：57099114
王府井部：东城区锡拉胡同11号（100006） 电话：57099618
网址：www.dentist.org.cn

基本情况 卫技人员966人，其中正高级职称79人、副高级职称88人、中级职称201人、初级师377人、初级士221人。

年底医疗设备净值10037.11万元，年内新购医疗设备2728.75万元。医院业务总收入50561万元，其中医疗总收入48076万元。

5月6日，牙体牙髓科主任侯本祥获“首都十大健康卫士”称号，是首位获“首都十大健康卫士”称号的口腔科医生。

改革与管理 4月8日零点，完成医改信息系统切换，各项工作开展平稳有序。6月底，开展日间手术工作，进一步提升医院住院医疗服务能力。9月，获得北京市口腔医疗干部保健单位批复。

与东城区卫生计生委及区属7家医疗机构、西城区11家医院及其对应社区卫生服务中心、丰台区5家医院及14家区属社区卫生服务中心，以及张家口市口腔医院、保定市第二医院、银川市口腔医院分别签署《北京口腔医院口腔专科医联体协议》，开展技术合作、医疗培训，并派出2名挂职干部到合作单位工作。9月16日，北京口腔医院张家口合作医院正式成立。

医院在其他机构多点执业医师20人。

医疗工作 出院2526人次，床位周转40.74次，床位使用率91.16%，平均住院日8.17天，住院手术2129例。56名患者使用146单位红细胞悬液、6单位少白红细胞、12单位普通冰冻血浆。

预约挂号管理。有“京医通”平台预约（微信、自助机）、北京市预约挂号统一平台（114电话、网络）、跨科预约、层级预约、医生工作站预约等预约方式。预约挂号占门诊总量的93.2%。

新技术、新疗法。儿童口腔科增加年轻恒牙根尖屏障术。

药物管理。门诊药占比2.16%，住院药占比24.02%。定期开展处方点评、用药动态监测和预警等工作，并将结果与临床科室绩效相关。设置2名临床药师，定期参与查房、协助医师制定给药方案，并加强患者用药指导。门诊、急诊、住院患者抗菌药物使用率分别为5.71%、16.40%、35.86%。

医保工作。医保出院938人次，总费用756.59万元。完成医改相关医保数据及系统切换，配合跨省异地就医住院费用实时结算工作开展业务培训，进行全员北京市城乡居民基本医疗保险政策培训。

三级医疗。接收疑难病转诊患者15例，其中北京市7例、河北省8例。

医疗支援。派出5批6人次执行对口支援任务，赴西藏、新疆、河北等地开展技术帮扶。接收新疆、西藏地区业务骨干培养2人，执行京宁医疗卫生合作项目接收1人来院挂职，接收“西部之光”访问学者来院学习。与14家外省帮扶合作单位和5家区县对口支援单位签署合作协议。派出4名专家作为中华口腔医学会和北京口腔医学会志愿者到赤峰学院附属医院进行支援活动，派出20名医师到承德市口腔医院出诊，会诊病例约400例。派出14名专科医师到怀柔、顺义、大兴医疗机构定期出诊。年内为东城社管中心的24家社区服务站的老年进行口腔健康体检14000余人，指导社区医师出诊5次，给社区居民讲健康教育课6次，参加义诊2次。为西城社区卫生服务中心的社区居民及青少年健康讲座3次，参加义诊1次。

医疗纠纷处理。投保医责险424人，总费用44.18万元。协调并记录在案医疗纠纷269件，其中医调委调解10件、诉讼2件。年度赔偿41.41万元，其中当年赔偿26.39万元、积案赔偿15.01万元，医院承担42419元。

护理工作 护士380人，其中本科101人。医护比为1：0.96。无ICU床位，PACU床位6张。

口腔颌面头颈肿瘤外科及整形创伤外科病房均实施责任制护理，设护理责任组长1人，每名护士（包括组长）分管6名患者，住院患者均执行腕带打印。根据质量管理要求，开展科室责任制护理情况专项督导。病房开展优质护理服务工作，通过定期召开座谈会，加强与患者及家属的沟通，介绍疾病相关知识，发放宣教资料；开展口腔护理健康咨询门诊、门诊候诊患者口腔护理健康教育讲座，发放健康教育处方等形式的口腔健康教育活动。护理不良事件上报率100%、整改率100%。

对新入职的19名护士开展为期1个月的口腔专科基础知识及技能岗前培训，通过理论及操作考核进入科室轮转。为11名护士安排半脱产学历教育的病房科室临床实习。派出护士长及护理骨干参加涉及护理管理、质量改进、护理科研、技能培训等内容的学习班共计18项87人次。安排5名工作4年以上高年资护士进行科室轮转。接收进修护士10人次。1名护士取得静脉输液专科护士证书、1名护士取得肿瘤专科护士证书，4名护士取得特种设备作业人员证书。

科研工作 申报课题218项，中标47项，获资助经费918.21万元，医院匹配经费81.5万元。其中，国家级项目10项，含国家自然科学基金项目9项，获经费333.416万元；国家重点研发计划子课题1项，获经费220万元。省部级项目16项，获经费275万元，医院匹配30.5万元；局级课题14项，获经费71.3万元，医院匹配43万元；其他课题7项，获经费18.5万元，医院匹配8万元。在研课题115项，结题55项。

白玉兴教授入选2017年国家百千万人才工程，被授予“有突出贡献中青年专家”荣誉称号。刘怡教授团队获2016年中华医学科技奖三等奖。获发明专利授权2项：一种通过液体渗透进行陶瓷材料表面改性的方法，一种氧化锆陶瓷表面原位生成多晶粒的方法；实用新型专利授权4项：一种负压改善牙齿粘接的临床手持装置，一种侧方开口的根管冲洗针头，口腔软组织长度测量工具，一种口腔内科用探针刀。

有北京市重点实验室1个：全牙再生与口腔组织功能重建北京市重点实验室。有国家临床重点专科4个：口腔颌面外科专业、牙体牙髓专业、口腔修复专业、口腔正畸专业。在特诊特需科设立医学美容门诊，配备1名副主任医师专职美容整形门诊，新购激光整形美容设备1台。6月14日，由白玉兴教授牵头，联合友谊医院、宣武医院申报的口腔颅颌面畸形临床诊疗与研究中心，获批成为首都医科大学第二批临床诊疗与研究中心之一。11月23日，经国家卫生计生委、国家食品药品监督管理总局复核批准，医院入选国家第二批干细胞临床研究备案机构，成为全国3家获得该资质的口腔医院之一。

医学教育 承担首都医科大学口腔医学专业五年制、“5+3”一体化、口腔医学技术高职班的理论授课及实习带教工作，研究生、博士后各阶段的培养。录取统招研究生42人，其中硕士30人、博士12人。有教师255人，其中教授28人、副教授41人。派出进行住院医师规范化培训麻醉专业1人。接收外院规范化培训26人。招收外院进修生98人、卫生计生委骨干医师进修3人、外籍医师进修1人。派出人员赴美国、日本、德国进行科研及临床方面的进修和学习。举办国家级继续医学教育学习班14个、北京市级学习班8个。

学术交流 国际交流。接待来自美国、澳大利亚、荷兰、日本等国家20多名专家参观、讲学、探讨合作项目。其中，引智项目邀请了3位国外专家来院进行项目研究和指导。因公出国（境）组团31批79人次，赴美国、日本、加拿大、智利等国家参加国际会议和学术交流访问。1人随团赴澳大利亚参加医院管理培训项目。6月，与荷兰拉德布德大学内梅亨医学中心牙学院续签合作协议，双方继续围绕口腔医学科研、教学等领域开展合作，开展师生交换项目。

国内交流。接待台湾1名教授进行学术讲座。公派1人次赴台湾参加第十九届亚太齿科技师大会，1人次随团赴台湾参加护理管理培训项目。接待河北、宁夏、贵州、西藏等省（区）共8个院校和单位40余人次来访。

信息化建设 信息化投入749.7万元。配合医药分开综合改革完成系统改造，建立医改监测平台。强化“互联网+医疗”建设思路，完成京医通二期、三期功能，实现自助机建卡、挂号、缴费、检验报告结果自助打印等全流程服务。搭建完成远程医疗会诊平台、口腔专科医联体平台、教育管理平台建设、病理管理系统、耗材管理系统等信息平台。作为第一批试点单位，配合卫生计生委实现电子病历共享。实施移动护理系统、预算管理系统等项目。基于集成平台的数据中心建设项目通过了财政局评审中心的专家会。

编辑出版 主办《北京口腔医学》杂志，为中国科技核心期刊、中国科技论文统计源期刊，月刊。全年收稿313篇，刊登稿件90篇。

质控中心工作 作为北京市口腔医疗质量控制和改进中心主任委员单位，年内开展《口腔器械消毒灭菌技术操作规范》全市宣贯培训、北京市口腔医疗质量管理培训班、常态化的基本技能培训等共计22场次，培训学员累计3191人次。对全市78家二级口腔医疗机构和海淀区10%抽样的民营口腔医疗机构开展院感专项评价调研工作。开展基本技能培训基地建设工作，确定第一批北京市口腔质控中心基本技能培训基地。

基本建设 创建微型消防站，安防升级改造项目竣工，完成低碳改造工作。完成院内改造工程13项，包括王府井部地下室办公区和消毒供应中心增项改造工程、王府井部外立面改造、无痛治疗中心改造、儿科地面改造、放射科机房防护改造项目。持续推进医院迁建准备工作。

牙病防治 7月12日，召开京津冀精神卫生防治和口腔卫生保健协作中心成立大会，院长白玉兴任第一届京津冀口腔卫生保健协作中心主任，北京口腔医院被授牌"京津冀口腔卫生保健协作中心"。8月21日召开京津冀第一届牙防论坛暨2017社区口腔医生培训班。北京市牙病防治所组织全市16个区指定医疗机构为适龄儿童提供免费窝沟封闭预防龋齿，年内共为268865名儿童提供免费口腔检查服务，共封闭恒磨牙270440颗；共为1546所幼儿园的358051名学龄前儿童进行了口腔检查，提供免费氟化泡沫预防龋齿服务514795人次。开展口腔健康哨点监测项目对12岁学生进行口腔健康状况调查。持续开展"护齿训练营"及区县健康教育培训班。参与10场由科技部、北京市科委组织的大型科普活动，开展了30次院内外健康教育活动。

（撰稿：李丽璇　审核：白玉兴）

领导名单

党委书记　郑东翔

院　　长　白玉兴

副 书 记　白玉兴　吴缦莉

副 院 长　赵广鸣　刘淑敏　厉　松

首都医科大学附属北京安定医院

地址：西城区德胜门外安康胡同5号（100088）　电话：58303035
网址：www.bjad.com.cn

基本情况 卫技人员604人，其中正高级职称26人、副高级职称49人、中级职称223人、初级师239人、初级士67人。

年底医疗设备净值7096.39万元，其中乙类设备2台；年内新购医用设备1195.24万元。年度业务总收入80891.92万元，其中医疗总收入49124.22万元。

院长王刚当选国家神经调控协同创新联盟副理事长，获"北京市有突出贡献人才"称号；王彦恒获"首都国医名师"称号；安凤荣被评为"2017全国优秀护理部主任"；王传跃获"2016年杰出精神科医师"称号。

6月14日，首都医科大学抑郁症临床诊疗与研究中心在医院正式成立。

机构设置 1月6日，成立一级科室运营部；2月6日，二级科室"北京市国际科技合作基地办公室"从临床心理科转隶精神心理国家临床医学研究中心，二级科室"物价办公室"从财务处转隶运营部；2月21日，精神心理国家临床医学研究中心成立办公室；3月27日，"电生理监测治疗中心"从科技处二级科室转为医务处下辅助检查科班组；10月17日，二级科室"辅助检查科"从医务处转隶门诊部；11月6日，儿科病房从14病区调整到2病区，原14病区新建临床心理病房。

改革与管理 与北京市16家二级精神卫生专科医疗机构组成精神专科医联体，与全国8家综合及专科医疗机构开展技术合作，并与新疆、内蒙古、青海、湖北专科医疗机构开展对口援助。8月，与朝阳区精神卫生中心建立治疗联盟，组织医院主治以上医生在朝阳区8个社区出诊，全年累积110人次。参加国家卫生计生委组织的重大灾难心理应急救援3次，共派出专业人员7人次。

4月22日，在京津冀精神卫生和口腔公共卫生服务合作签约仪式暨京津冀精神卫生发展论坛上，北京市卫生计生委、河北省卫生计生委、天津市卫生计生委围绕精神卫生领域内的合作机制、防治协作中心建立，信息共享机制、实践经验交流和人才发展建设等内容，签署了《京津冀精神卫生工作合作协议》，本着"防治结合、合作互补、互惠共赢、协同发展"的原则，建立京津冀精神卫生防治协作中心，重点围绕人才智库建设、优势学科合作、防治技术研究、科技成果转化、区域疾病报告联动、创新精神健康管理新模式、促进心理卫生行业规范化管理等内容开展工作；北京安定医院、河北省第六人民医院、天津市安定医院签署了《京津冀精神卫生防治协作中心框架协议》。9月2～3日，由京津冀临床心理服务联盟举办，医院承办的首届京津冀临床心理服务联盟论坛在北京召开，这是联盟成立后的首次学术会议，主题是“医改形势下临床心理服务面临的机遇与挑战”。

医院有20名医师开展多点执业；同时引进5名医师在医院开展多点执业，分别为中医精神科及影像放射专业。请外院会诊140例，赴外院会诊340例。引进博士学历人员4人。

医疗工作 出院7964人次，床位周转10.11次，床位使用率101.64%，平均住院日37.32天。5个病种实施临床路径管理。开通“京医通”微信、114电话、北京市预约挂号统一平台、门诊自助机、诊间预约5种预约挂号途径，预约挂号457091人次，占门诊总量的92.28%。

新技术、新疗法。年内开展检验新技术7项、工娱新治疗方法4项，均为成熟一类技术。

药物管理。门诊药占比80.22%，住院药占比8.55%。住院患者抗菌药物使用率1.46%。

医保工作。医保出院3941人次，总费用9329.24万元。

三级医疗。向综合医院转诊4人次，下转患者12人次。完成高危孕产妇会诊9例。

医疗支援。完成援疆、援蒙、援青合作协议签订，分别派出人员到新疆和田、青海玉树、西藏拉萨进行支援工作。与内蒙古通辽签署远程医疗协议，开展远程医疗教学工作。

医疗纠纷处理。参加医责险586人，总费用33.24万元。发生医疗纠纷22件，其中调解16件、诉讼6件。年度赔付8.22万元。

护理工作 有护士399人，其中本科111人、研究生2人。医护比1∶1.7，床护比1∶0.5。有护理单元17个。

强化分层管理，对护理质量检查标准、各种风险评估制度、流程进行梳理，统一科室护理质量分析模板；落实岗位管理、分层培训；丰富患者的康复活动，帮助患者调节情绪；开展“强技能、促健康、守护安全”劳动竞赛，以提高临床护士的专业技能和服务水平；开展京津冀精神科护理互动。

继续推行临床护士对患者的扁平包干式责任制整体护理，为患者提供连续、整体、优质的护理服务；实施新入院患者的责任护士、责护组长、护士长三级风险评估；落实患者的健康教育与心理护理。不良事件上报率100%、整改率100%。

提供家庭护理咨询门诊服务；各区建立微信公众号，满足患者及家属出院后护理需求；开设护理咨询门诊，指导患者家属掌握居家护理技能；增加患者院区开放康复活动，为患者创造适宜的院区开放条件。

护士长参加市内、外学习32人次，2名护士长参加北京护理管理高峰论坛。护士参加市内、外培训学习71人次，其中6人参加中华护理学会全国精神科护理学术交流会议，2人参加第四届全国护士发展论坛，2人参加第七届全国心理卫生学术大会，2人参加北京护理学会管理高峰论坛。4人参加中华护理学学会精神卫生专科护士取证学习。82人完成中华护理学会精神卫生专科护士进修。

科研工作 立项科研课题26项，获资助经费1642万元，匹配经费361.25万元。获奖项目6项，其中郑毅教授团队的“抽动障碍治疗新技术研究”获北京医学科技奖二等奖，李占江教授团队获中华医学会精神医学分会杰出贡献奖。郑毅教授获北京心理卫生协会三十周年突出贡献奖。获专利3项。

有市级重点实验室1个。

医学教育 完成首都医科大学临床医学五年制，预防、临床医学七年制17个班的教学任务，其中理论授课448学时、临床见习416学时。完成首都医科大学国际学院临床六年制本科生98人的教学任务，其中理论授课21学时、临床见习40学时。完成北京大学18人、清华大学9人、北京师范大学93人、首都师范大学24人、中华女子学院30人、中国青年政治学院31人、北京理工大学40人的相关教学工作。接收进修的北京市全科医师48人。有临床带教老师97人，其中教授7人、副教授5人。毕业硕士14人、博士3人，招收硕士18人、博士3人。出国学习7人，院外进修1人。

学术交流 外派出国参加学术活动14批次29人次，赴美国、加拿大、德国、法国、澳大利亚、日本、印尼、捷克等国家参加国际会议或专业学习；邀请和接待近10位外籍专家、学者来院授课交流，与美国哈佛麦克莱恩医院、英国南安普顿大学等机构加强交流与合作。邀请美国耶鲁大学、荷兰格罗宁根大学、德国马尔堡大学，以及中国香港大学等专家学者来院交流，就抽动障碍、精神分裂症前驱期症状识别诊断及前驱期评定量表SIPS的规范使用、经颅磁刺激等神经刺激技术、神经可塑性及其对精神病理学和心理治疗的影响、精神分裂症的心理治疗等内容进行授课指导。

王刚教授在抑郁障碍认知损害项目全球第三次会议中做了“中国抑郁障碍诊疗现状”的主题演讲；李占江教授在美国精神病学协会年会和世界睡眠大会上就“认知行为治疗联合药物治疗强迫障碍的效果”“双相障碍共病失眠患者的信念和态度”等内容进行交流；郑毅教授作为世界ADHD学术委员会委员和分论坛主席，在第六届世界ADHD大会上做了“亚洲大学生的网路成瘾及ADHD”专题讲座，在亚洲儿童青少年精神医学及相关学科协会第九届大会暨第三届印度尼西亚儿童青少年精神医学大会上作为执行委员应邀做“中药治疗抽动障碍研究进展”报告；在双相情感障碍第十九届年会（ISBD）中，李先宾做了“双相情感障碍及一级亲属童年虐待及其与临床特点的相关性”报告。有13人在国际会议中做了壁报交流。

医院国家精神心理疾病临床医学研究中心协同首都医科大学抑郁症临床诊疗与研究中心举办了国家级继续教育项目“精神科临床研究方法学”研讨班，获批北京市外专局“请进来”择优资助项目，并将连续举办，成为国家中心的品牌项目。举办“中挪精神动力学心理治疗师与督导师连续培训项目”第四届第四期、第五期集中培训。与英国安娜弗洛伊德中心师资合作举办“中英精神分析取向儿童青少年心理治疗学院制连续培训项目”第二届第四期和第五期培训。在2016年北京市科委组织的“北京市国际科技合作基地”评审中，医院被评为北京市“优秀科技合作基地”，同时被国家外专局授予“精神分析心理治疗引智示范基地”。

信息化建设 信息化建设总投入1017.38万元。启动移动医疗项目；建立远程医疗中心，并投入使用。

（撰稿：许悦　审核：滕红红）

领导名单

院　　长　王　刚
党委书记　滕红红
副 书 记　王　刚　孟庆玲
副 院 长　滕红红　李占江　张骏
总会计师　郭敬源

首都医科大学附属北京妇产医院
北京妇幼保健院

东院区：朝阳区姚家园路251号（100026）　电话：52276666
西院区：东城区骑河楼17号（100006）　电话：52277666
南院区：朝阳区十八里店西大望南路周庄村123号（100122）　电话：87929688
网址：www.bjogh.com.cn

基本情况 卫技人员1458人，其中正高级职称100人、副高级职称126人、中级职称345人、初级师644人、初级士243人。

年底医疗设备净值17892.3万元，其中乙类医用设备3台；年内新购医用设备4796.04万元。业务总收入99290.13万元，其中医疗总收入96734.36万元。

机构设置 5月27日，新增产科东三病房，一病房、二病房、产科东三病房共同组成产一科。9月5日，成立“药物临床实验机构办公室”为一级医技科室。11月9日，国家药物临床试验机构正式挂牌，对提升医院科研水平和学术地位发挥积极作用。

改革与管理 4月8日，顺利完成医药分开综合改革系统切换工作。6月4日，发起成立中国首个省会城市三级妇幼保健院（妇产科医院）联盟，促进跨省域妇产科诊疗技术和资源共享。11月20日，医院开展建立中国出生人口队列试运行工作，探索全国七大区多中心出生人口队列建立的运行模式。12月12日，帮扶唐山市曹妃甸区医院新生儿重症监护病房开诊，该病房已具备与北京同质量的就医环境和治疗设备。12月20日，医院牵头与天津市中心妇产科医院、石家庄市妇产医院共同开展区域性医疗资源一体化合作，成立京津冀妇女与儿童保健专科联盟。12月21日，托管怀柔区妇幼保健院，创新“区办市管”合作管理模式。12月21日，超声诊断远程会诊中心正式成立，这是北京市卫生计生委批准成立的首批远程会诊中心。

医疗工作 出院44907人次，床位周转81.46次，床位使用率105.65%，平均住院日4.70天。住院手术30445例。剖宫产率34.18%，无孕产妇死亡，新生儿死亡率0.001‰，围产儿死亡率4.45‰。实施临床路径管理5个科室6个病种。全年临床用红细胞2683单位、血浆184200毫升、血小板56治疗量，自体输血41人次71单位。

预约挂号管理。预约方式有：114电话、网络、京医通微信平台和预约窗口、自助机、医生工作站。全年预约挂号1100605人次，占门诊总量的84.09%。

新技术、新疗法。开展新技术、新项目6项：应用射频消融技术治疗双胎输血综合征，腔内肿瘤热灌注治疗，新生儿溶血病的免疫学鉴定，胎盘生长因子和可溶性fms酪氨酸激酶-1，血清维生素A、E监测，血清游离睾酮和生物活性睾酮监测。

药物管理。药占比21.2%。门诊抗菌药物使用率4.81%、急诊抗菌药物使用率3.56%、住院抗菌药物使用率43.35%。

医保工作。医保出院15485人次，总费用 9830.2万元。医保门诊569831人次，总费用20340.86万元。

三级医疗。转出患者69人次，转入患者55人次。

医疗支援。选派1名医生援疆、1名医生援藏，5名专家开展京蒙对口支援工作。免费接收内蒙古、西藏、宁夏等地进修医生16人。派出27名医师对口支援平谷区妇幼保健院、通州区妇幼保健院、昌平区妇幼保健院、顺义区妇幼保健院、怀柔区第一医院、房山区妇幼保健院、安贞社区卫生服务中心。协助拉萨市人民医院筹建西藏自治区助产技术培训基地，派出5名医生和6名护理骨干前往拉萨进行帮扶。

医疗纠纷处理。参加医责险1273人，总费用211.87万元。发生医疗纠纷104件，其中调解27件、诉讼9件。年度赔付68万元，其中医院承担18万元。

护理工作 护士689人，其中本科423人、研究生2人。医护比1：1.44，妇科床护比1：0.43，产科床护比1：0.6。NICU床位45张。有护理单元49个。

优质护理示范病房覆盖率100%。落实责任制整体护理，实施扁平化护理排班，做到分层管理。开展2次责任护士质量培训。年内护理专项质控13次，护理质量与安全管理质控40次。护理不良事件上报42例，上报率100%、整改率100%。全面实现护理数据的床旁采集，利用院内OA、微信平台开展护理基础知识多元化培训。

接收进修护士88人，接收实习和见习护士293人。第二期助产士规范化学习班招生30名助产士。姜梅主编的《助产士规范化培训教材》在全国9家助产士规范化培训基地推广使用。

承担北京协和医学院护理学院、北京中医药大学、首都医科大学护理学院、北京大学护理学院、儿童医院护校、北京卫生职业学院6个院校护理学授课任务。

科研工作 申报课题172项，获批局级以上课题44项，获经费848.6万元，医院匹配经费852.97万元。其中，国家级课题7项，获经费185万元；省部级课题7项，获经费65万元；局级课题30项，获经费598.6万元。在研局级以上课题124项，结题34项。

IER5基因的shRNA的DNA序列及其载体和应用的编码获发明专利，阴道扩张器、一种宫颈给药贴2项获实用新型专利。

医学教育 承担首都医科大学妇产科及相关学科博士、硕士研究生培养工作、博士后流动分站工作、妇产科学系、国家级及北京市妇产科住院医师规范化培训及继续医学教育、助产专业培养等多层次教学任务。有教授22人、副教授21人，博士研究生导师15人、硕士研究生导师38人。录取研究生59人，其中硕士生32人、博士生4人，在职硕士生5人、博士生18人。

聘请梁德杨、姜玉新、L.Michael Kettel（美国）、Ceana Nezhat（美国）、Jing Sun（澳大利亚）、Nick Panay（英国）、Karl Oliver Kagan（德国）7名教授为客座教授。

12月5日，医院挂牌中国医师协会妇科内镜医师培训学院、中华医学会全国县级医院人才培养计划—妇科腹腔镜培训基地。

学术交流 举办国家级大型学术会议9次、全国学术研讨会21次。邀请来自美国、德国、英国、澳大利亚等10个国家63位专家进行讲学及科技合作，在临床教学、科研合作、疑难病症会诊、授课等方面进行了交流。9月，与欧洲子宫内膜异位症学会、德国图宾根大学合作，成立中国首个跨学科子宫内膜异位症中心。

派出32批54人次分赴美国、德国、意大利、日本、澳大利亚、加拿大、瑞士、西班牙、新加坡、奥地利等国家参加国际学术会议、短期培训及合作项目交流等。

信息化建设 信息化建设总投入2003.46万元。通过HIS系统第一阶段升级改造，硬件与数据库基础平台完成更新换代。加强电子病历等临床信息系统数据共享，逐步推进数字认证与电子签章的应用，加快办公与临床无纸化进程。建设以电子病历为核心的临床大数据中心，满足临床“医、教、研、防”各个方面对于数据统计查询与挖掘的需要。推动移动护理管理系统、医保异地结算系统、高值耗材管理系统等13个新系统上线实施。

基本建设 完成东院区药库、产前诊断中心门诊、产前诊断中心实验室、产房、特需门诊装修改造工程。推进西院区抗震加固及综合改造项目，检验中心完成结构封顶，病理中心完成内部及屋盖结构拆除施工。西院区供暖系统与市政热力接通，结束西院区自供暖历史。

妇幼保健 妇幼健康服务体系建设。年内，全市已有近50%的区将妇幼保健院新建或改扩建项目纳入“十三五”区域规划，232家基层卫生服务机构成功创建妇保、儿保规范化门诊。开展基层卫生机构妇幼保健工作与人力资源现状调查，承担妇幼保健工作的基层卫生服务机构426家，专兼职妇幼保健人员2781人，常住人口与基层妇幼保健人员配比7805：1，薄弱区基层服务能力明显提升。

控制孕产妇死亡率。户籍人口孕产妇死亡率8.17/10万，常住人口孕产妇死亡率5.68/10万。首次开展对22家助产机构的产科质量飞行检查。完成《助产机构产科诊疗规范》的编印下发工作。承办全市孕产期保健人员技能大赛，完成1600余名助产人员的笔试及20家助产机构产后出血的操作比赛。完成北京市980名助产人员的相关培训。实现社区妇保人员培训全覆盖。

出生缺陷防控。完成7家婚检机构的依法审核和40余名婚前保健人员培训、考核工作。对19家医疗机构开展产前筛查与产前诊断质量控制。撰写孕妇外周血胎儿游离DNA产前筛查与诊断技术机构备案上报材料及流程。完成各级助产机构艾滋病、梅毒和乙肝管理工作的市、区两级督导检查。

规范妇女保健工作。2008～2016年个案数据显示，全市共完成228万人次两癌筛查，筛查平均覆盖率20%～30%，宫颈癌及癌前病变检出由90/10万提升至256/10万，乳腺癌检出由40/10万提升至60/10万。创新开展针对宫颈细胞学及HPV检测等筛查关键环节的事前质量评估。开展青少年保健服务情况进行调研，探索青少年健康综合保健管理模式和服务内容。修订北京市计划生育技术服务规范，将计划生育技术服务工作纳入全市妇幼卫生绩效考核。

规范儿童保健服务。新生儿听力筛查率97.57%，复筛未通过转诊比例由2016年的28.9%提高至51.5%，儿童听力损失率2.77‰。全市脑瘫监测试点覆盖6个区。全市0～1岁儿童发育迟缓筛查率上升至92.35%。开展5期儿童保健系列知识培训。首次对7家市级抢救指定医院和各区危重新生儿转会诊工作进行绩效考核。

新生儿遗传代谢病筛查。筛查新生儿263077例，全市新筛覆盖率99.65%；发现并追访可疑患者1638人，可疑患者复查率96.95%；确诊先天性甲状腺功能减低症182例，高促甲状腺血症48例，苯丙酮尿症40例；在7个区的15家助产机构中开展扩大新生儿疾病筛查项目，收取并检测标本35885份，确诊先天性肾上腺皮质增生症6人，MS/MS筛查确诊13人，其中4例citrin蛋白缺乏引起的肝内胆汁淤积综合征、1例枫糖尿病、2例甲基丙二酸血症、1例中链酰基辅酶A脱氢酶缺乏症、1例肉碱缺乏症、1例半乳糖血症、3例苯丙酮尿症。

妇幼信息系统建设。妇幼信息系统机构用户达3649个，人员用户13985人。组织海淀区和朝阳区继续参与“调整完善生育政策对妇幼健康服务影响监测”工作。继续在全市范围内应用信息化手段对地段采集的个案活产数据开展质控工作。协助市卫生计生委组织完成全市《出生医学证明》签发管理的三级督导检查，完成机构自查131家，区级督导103家，市级督导32家。组织修订北京市《出生医学证明》管理制度，召开《出生医学证明》疑难案例讨论会2次。

妇幼健康教育。完成《北京市孕妇学校标准化课件》编发，开展孕妇学校标准课件师资培训近600人。开展孕妇学校师资授课技能训练营巡讲活动16场，培训基层骨干1648人。开展妇幼健康教育绩效考核，进一步规范妇幼健康教育的形式与内容。举办中国妇幼保健协会妇幼健康教育专业委员会第一次学术年会暨全国妇幼健康教育规范及技能技巧培训。举办2期全国导乐师培训班。设立全国生长发育评估与促进健康教育项目并举办2场培训。

（撰稿：刘雪姣　潘　迎　审核：张兰月）

领导名单

党委书记　陈　静
院　　长　严松彪
副 书 记　任　静
副 院 长　赵　娟　王建东　阴赪宏　郝　伟　于亚滨

首都医科大学附属北京中医医院

地址：东城区美术馆后街23号（100010） 电话：52176677
网址：www.bjzhongyi.com

基本情况 卫技人员1493人，其中正高级职称139人、副高级职称156人、中级职称383人、初级师534人、初级士281人。

年底医疗设备净值22951万元，其中乙类医用设备8台；年内新购医用设备8650万元，其中乙类医用设备3台。业务收入141411.09万元，其中医疗收入139811.19万元。

柴嵩岩获第三届"国医大师"称号，陈彤云、危北海获"全国名中医"称号。王应麟、王惠英、吕培文、李乾构、吴育宁、佘继林、宋祚民、张志真、张炳厚、陈美、周乃玉、周德安、赵荣莱、柯微君、黄丽娟、魏执真16人获第三届"首都国医名师"称号。

2月26日，举行"首都院士之家北京中医医院保健基地"揭牌仪式。

机构设置 1月，撤销基础建设处，成立发展规划部；将血液科并入肿瘤科；将普外科与肿瘤外科合并成立为普外/肿瘤外科；将针灸科更名为针灸/脑病科；成立临床药学科。7月，成立事业拓展部。

改革与管理 4月8日，按时完成医药分开综合改革。修订《首都医科大学附属北京中医医院药品遴选与采购管理办法》《首都医科大学附属北京中医医院药品阳光采购实施细则》。

重新修订医院各项规章制度，即党政、财务、审计、后勤、安全保卫、门诊、护理、药事及医院感染及传染病管理制度等14篇约360个制度，制成《北京中医医院制度汇编》。

实现精细管理，初步建立起临床科室DRGs绩效及住院服务能力评价体系。以高血压、糖尿病、冠心病、脑血管病4个病种为尝试，实现分级诊疗，探索基层首诊、双向转诊、急慢分治、上下联动的工作机制。开通病案通APP微信办理住院病案复印及国内快递邮寄业务。组织编制《生物安全手册》，将实验室生物安全管理进行规范管理。组织放射事故应急演练和应急预案考核，落实医院各项管理制度。

医联体建设。2月，托管平谷区中医医院。7月3日，成立医疗管理中心，开展各种培训与检查，落实同质化管理。12月，托管怀柔区中医医院。

完成30余位外聘专家多机构备案工作、20余位医师的执业注册和变更工作。

定期组织MDT等学术活动，在MDT讨论的基础上，在门诊建立复杂性疾病多学科会诊机制。完成第三批、第四批主诊医师评价与选拔工作，12月，对8个科室主诊医师进行遴选，为全面推行主诊医师负责制做准备。

引进人才103人，其中招聘应届毕业生61人、调入42人。

医疗工作 出院21401人次，床位周转35.32次，床位使用率101.34%，平均住院日10.46天，住院手术4189例。17个科室47个病种实施临床路径管理。全年临床输血639人次，用红细胞1709单位、血浆231800毫升、血小板46治疗量。自体输血156人次42705毫升。

预约挂号管理。预约方式有京医通预约、北京市预约挂号统一平台预约、医院官方微信预约、医生工作站复诊预约。预约挂号173.63万人次，占门诊总量的84.57%。

新技术、新疗法。5个科室开展22项新技术，其中皮肤科1项（皮肤肿物切除术），乳腺科12项（瘢痕松解术、单侧乳房改良根治术、单侧乳房切除术、皮肤和皮下组织脓肿抽吸术、乳房象限切除术等），耳鼻喉科4项（鼻窦内窥镜下鼻窦恶性肿瘤切除术、支撑喉镜下喉显微外科手术等），心内科2项（经皮左心耳封堵术、阵发性房颤冷冻球囊消融术），针灸科2项（全脑血管造影术、经皮穿刺血管腔内成形及支架植入术），泌尿外科1项（柱状水囊前列腺扩裂术）。

药物管理。医院药占比54.54%，其中门诊65.57%、住院26.32%。门诊抗菌药物使用率1.64%、急诊抗菌药物使用率24.71%、住院患者抗菌药物使用率24.27%。

临床药学科对抗菌药物使用情况进行监测。

医保工作。门诊医保143.86万人次，住院医保1.44万人次，总费用94350.47万元。医保基金支付63467.73万元，医保基金结余3636.28万元。

三级医疗。接收上转患者985人次，下转患者640人次。

医疗支援。参与各项健康乡村工作活动，组织各种类型的义诊、会诊等活动20余场。赴内蒙古奈曼旗蒙医医院、扎兰屯市中蒙医院义诊，派出专家7人，服务患者600人次。与雄安新区容城县人民医院签署技术合作协议，成为雄安新区第一家技术合作医院，也是医院第一次与以西医为主的医疗机构签署技术合作协议。落实《推进市属医院远程医疗工作的实施方案》，以“菜单”形式开放远程医疗服务项目，与张家口等京津冀协同合作开通远程医疗合作项目，包括远程会诊、远程手术示教、远程教学。选派1名管理干部（王红梅）赴西藏拉萨市人民医院开展短期业务指导，选派1名专业技术干部（文洪林）赴西藏拉萨市人民医院开展1年期援助工作；选派1名专业技术干部（吴兵）赴怀柔区中医医院执行市委组织部第十批人才京郊行项目。接待新疆和田地区医疗骨干1人、内蒙古医疗骨干1人来院培训。

医疗纠纷处理。参加医责险1125人次，总费用92.63万元。发生医疗纠纷21件，医调委调解19件，其中结案15件、转诉讼1件、调解中3件。年度赔偿87.96万元。

护理工作　护士499人，其中本科255人、研究生6人。医护比1：0.91，床护比1：0.53。ICU床位10张，CCU床位9张。有22个护理单元。

病房开展优质护理覆盖率100%，推行责任制整体护理模式，每位责任护士分管8～10名患者。门急诊、手术室、消毒供应中心优质护理服务全覆盖，门诊治疗室、感染科、儿科门诊开展全时段抽血。10月，燕京疮疡护理门诊正式揭牌，为疮疡患者提供特色护理方案和专科护理咨询。应用PDCA、根因分析、品管圈等管理方式实现不良事件的闭环管理，上报不良事件290例，整改率100%。

实施护理人员层级管理，明确岗位职责及工作规范，落实责任制整体护理。举办JCI评鉴下护理质量管理培训班、中医护理特色技术应用推广及护理管理培训班。选派38人参加各级护理学会培训班。制定“护理质量与安全违规行为累计积分制”管理模式，6月正式实施。

护士培训工作。国家中医药管理局中医护理骨干人才2人（周媛、刘书华）完成5个基地培训。北京市中医护理骨干人才2人（郭雪、胡瑶瑶）完成理论培训，进入临床护理实践环节。外派7人参加护理学会组织的专科护士培训班，包括ICU、急诊、肿瘤科等。共有专科护士69人。

接收北京中医药大学等医学院校护理专业实习生50人。完成发展中国家医疗护理技术培训班为期2个月的授课和临床见习工作。接受市中医局“北京市中医护理骨干人才”临床实习31人。接收青海省中医院等外省份进修人员34人。

科研工作　申报科研课题227项，中标纵向课题64项，其中国家级课题15项、省部级课题19项、局级课题30项。获批纵向课题经费4167.64万元，其中国家级课题3229.64万元、省部级课题656.10万元、局级课题281.90万元。“突发急性传染病中医药早期临床救治体系及预案研究”获科技部“艾滋病和病毒性肝炎等重大传染病防治国家科技重大专项”立项，获批经费2383.57万元，为医院第一次牵头国家科技重大专项，也是中医行业获得资助金额最高的国家级科研项目。在研课题201项，结题49项。

“贺氏火针疗法及临床应用研究”获北京市科学技术奖三等奖，“经方三黄汤衍化方剂灌肠治疗溃疡性结肠炎临床应用及疗效机制研究”获中国中西医结合学会科学技术奖三等奖，“基于消补清温治疗大法构建溃疡性结肠炎辨治体系与治疗策略”获中国民族医药学会科学技术奖二等奖。获实用新型专利7项，申请发明专利2项。

有3个北京市科委重点实验室：中医感染性疾病基础研究北京市重点实验室、银屑病中医临床基础研究北京市重点实验室、针灸神经调控北京市重点实验室。

组织13个科室完成“十二五”国家中医重点专科验收，完成7个重点专科区域诊疗中心的申报工作。组织完成“1+X+N”核心专科及特色专科申报，6个专科申报北京市中医管理局“十三五”“1+X+N”项目核心专科，初步完成专科传承性创新“拳头”工程建设方案和遴选方案；完成北京中医医院医疗管理中心重点专科管理分中心建设实施方案及2016年度各级重点年度评审工作。

1月7日，陈彤云牌“洋参靓肤系列”“金花清爽系列”产品正式上市。同时，陈彤云教授将“洋参靓肤系列”“金花清爽系列”医学美容验方无偿捐献给医院并授权代为研发，所有知识产权及产品权益均属于医院。

医学教育　完成首都医科大学2012级39名本科生毕业考试、临床技能考核、毕业论文评阅等教务工作，2013级42名本科生理论授课及临床见习，2014级

43名本科生理论授课及临床见习，2015级16名双培生理论授课。完成北京中医药大学2013级和2014级“京华传承班”教学计划，2012级长学制双选课程8周、实习8周。完成首都医科大学中医专业，北京中医药大学首届京华传承班、港澳台及本科生、卓越班、岐黄班、英语专业，北京卫生职业学校、成都中医药大学中医专业及中西医结合等专业343名学生的实习及岗前培训。

招录首都医科大学和北京中医药大学研究生93人，其中博士12人、硕士81人。有教师420人，其中教授21人、副教授27人。外出进修48人。

学术交流 获批北京市外专局2017年度北京市引进国外技术、管理人才项目计划重点项目1项，聘请外籍专家指导10人次。获批国家外专局出国（境）项目3项，其中短期项目1项、长期项目2项，均获部分经费资助。

办理因公出国团组13个15人次，其中自组团9个11人次、随团团组4个4人次，含以研修交流为目的的团组8个8人次、以参加国际会议为目的的团组1个2人次。出访的国家有美国、日本、丹麦、澳大利亚、新西兰、新加坡等。

6月3日，与新加坡鹏瑞利中医医疗管理有限公司签署战略合作协议，北京中医医院明医馆（新加坡）正式揭牌，这是医院在境外的首个中医诊疗中心，也将是新加坡最大的综合中医医疗中心。

办理3个随团赴台团组，分别为北京市卫生计生委团组、中共东城区景山街道工作委员会团组及平谷区卫生计生委团组，共3人次。

信息化建设 信息化建设投入1077.6万元，其中购买设备及软件930.05万元、服务及线路租用费用147.55万元。完成医改信息系统切换任务，其中包括取消药品加成及阳光采购、挂号费改为医事服务费，435项收费项目新增变更、医院报表调整等。医改后“绿色通道”二期、三期项目按期完成。“京医通”项目完成化验单自助打印、微信收费功能，“京医通”自助设备增加到43台。门诊电子病历、中药饮片药嘱系统、医保异地患者住院持卡结算、DRGs系统投入使用。在内、外网之间增加网闸、DMZ区增加防毒墙，对互联网接入的策略进行调整。移动医生站程序试运行1年、移动护士站采购82台PDA在医院全部20个病区投入使用。实现医院内部导诊导航地图功能。区域医疗平台建设，以东城社区为起点，开展社区转诊等业务。完成HIS电子病历信息推送，社区预约患者在医院完成就诊后，诊断、医嘱等信息，当晚通过医院HIS系统用计划任务的方法推送给东城社区HIS软件系统。

基本建设 医院新址（垡头）建设工程。拟新建一处集医、教、研等多项功能于一体的现代化中医医院院区，主要建设医疗、教学、科研及配套辅助用房，同时配套建设室外道路及广场、绿化、照明、地下管线敷设及相关配套设施等，总投资估算为212559.55万元。年初完成《项目建议书》编写，4月20日通过市规划国土委对新址地块的规划指标公示，11月取得《建设用地规划许可证》，12月《项目建议书》通过评审。

（撰稿：芦云珊　审核：王　鹏）

领导名单

党委书记 信　彬
院长、副书记 刘清泉
副书记、纪委书记 程　军
副院长 王大仟　王笑民　王国玮　徐春军　刘东国

首都医科大学附属北京世纪坛医院

地址：海淀区羊坊店铁医路10号（100038）　电话：63925588
网址：www.bjsjth.com.cn

基本情况 卫技人员2179人，包括正高级职称114人、副高级职称184人、中级职称585人、初级师984人、初级士312人。

年底设备净值27257.66万元，其中甲类设备1台、乙类设备13台；年内新购设备12879.28万元，其中甲类设备1台、乙类设备4台。业务总收入170915.56万元，其中医疗总收入168216.49万元。

机构设置 1月，在保留干部保健编制床位的基础上，对内科与干部医疗科相关专业进行学科整合，设置干部综合科；撤销原干部医疗科下属4个质控单元（干部心血管病区，干部呼吸病区，干部肾脏、消化病区，干部内科门诊），相关专业与内科相关专业进行学科整合。

改革与管理 4月，稳步推进医药分开综合改革工作，顺利切换医院HIS系统；6月，自主研发的医院静脉血栓栓塞症防治管理系统上线运行；8月，成立日间手术中心，获批北京日间手术试点医院及中国日间手术合作联盟单位会员；11月，成立临床基因和细胞工程中心，启动临床基因与细胞工程临床研究；12月，成立北京世纪坛医院医疗联合体理事会，统筹协调、统一管理医联体工作，提升区域整体医疗资源效率及医疗服务能力。开设22个专病专症门诊，帮助患者精准就医。

人才引进。引进石汉平肿瘤外科团队，石汉平任胃肠肿瘤科二病区科室主任。

医疗工作 出院48128人次，床位周转44.94次，床位使用率94.68%，平均住院日7.63天，住院手术18031例。剖宫产率21.67%。无孕产妇、围产儿和新生儿死亡。实施临床路径管理的有32个科室175个病种。全年临床用红细胞8316单位、血浆611900毫升、血小板608治疗量，自体输血457人次188766毫升。

预约挂号管理。患者可以通过114电话预约、北京市预约挂号统一平台预约、京医通微信预约、医生工作站复诊预约、院内电话预约及自助机具挂号等方式进行预约。预约挂号1126044人次，占门诊总量的89.95%。

新技术、新疗法。医院新技术准入委员会评审后同意开展36项，29项新技术转常规技术管理，35项交付临床应用。

药物管理。门诊药占比51.37%，住院药占比31.48%。加强监管抗菌药物使用情况，落实处方点评制度，发挥临床药师作用，促进临床合理用药。门诊患者抗菌药物使用率9.86%，急诊患者抗菌药物使用率35.70%，住院患者抗菌药物使用率39.98%。

医保工作。医保总费用77932.47万元，出院19236人次。5月，医院成为北京市跨省异地就医住院医疗费用结算定点医院。

三级医疗。医联体内社区卫生服务中心上转患者879人次，医院下转患者189人次。

医疗支援。完成对房山区良乡医院2批次医疗队的对口支援，完成对昌平区南口医院3批次的对口支援医疗派驻。派遣第十三期援蒙医疗队赴内蒙古通辽市奈曼旗人民医院进行医疗支援，安排兴安盟科右中旗中医院人员来院进修，与赤峰学院第二附属医院确定眼科等科室进一步对口支援。与河北省廊坊市卫生计生委签署框架协议，与保定市第一中心医院签署全面医疗卫生战略合作协议，与张北县人民医院签订对口支援协议。完成援疆工作1人次。

医疗纠纷处理。参加医责险1950人，总费用180.73万元。发生医疗纠纷162件，其中调解23件、诉讼3件。年度赔付289.58万元。

护理工作 护士1040人，其中本科523人、研究生7人。医护比1∶1.5，床护比 1∶0.9。有重症监护床位59张，包括CCU 6张、EICU 6张、ICU 20张、NICU（神经内科重症监护）5张、新生儿6张、RICU8张、干部ICU8张。有护理单元45个。

医院34个病房开展优质护理服务，优质护理服务覆盖率达100%。建立优质护理服务长效机制，落实责任制整体护理模式，责任护士分管患者小于8人，加强巡视患者，做好基础护理及专科护理，提高分级护理到位率。不良事件管理形成了科室上报—整改—落实—评价，护理质量与安全管理委员会讨论—督导—反馈的管理体系。每月进行护理不良事件的汇总、分析、整改，不良事件上报率、整改率均100%。

外派护士124人次参加42场北京市及9场外地举办的学术会议，派出7名护士至外院进修相关专业，外派17名专科护士外出进行进修培训。

承担首都医科大学临床医学专业及护理学专业、北京城市学院护理学专业教学及实习工作。

科研工作 申报院外课题265项，中标60项，获经费1262.36万元。其中国家级课题5项，获经费652.47万元；省部级课题16项，获经费294.8万元；校局级课题28项，获经费242.5万元。另外，横向课题11项，获经费72.59万元。在研课题136项，结题21项。

获得2016年度北京医学科技奖二等奖1项。获专利5项：气腹针、食管胃底静脉曲张穿刺练习器、多功能高原环境模拟舱、低压低氧细胞实验装置、腹腔镜电钩。

有市级重点实验室3个：肿瘤治疗性疫苗实验室，尿液细胞分子诊断实验室，临床合理用药生物特征谱学评价实验室；国家临床重点专科建设项目2个：中医内分泌专科，变态反应科。其中，中医内分泌专科制定了重点疾病临床治疗优选方案，以北京市中西医结合肿瘤研究所与北京市中西医结合肿瘤诊疗中心为发展契机，开展中西医结合肿瘤防治制剂研发的前期临床观察准备工作；变态反应科根据国家临床重点专科建设项目规划内容，完成花粉监测网络工作检查及花粉症流行病学调查数据总结。

医学教育 承担北京大学医学部预防系、首都医科大学本科教学。有教师98人，其中教授38人、副教授35人。录取研究生39人，其中硕士生33人、博士生6人。

年内到院外进修34人，出国进修7人。

学术交流 外国专家学者来院参观讲学3次。出国考察、参加国际学术会议23次。参加国内学术会议189人次，港澳台交流1次。4月，腹膜癌国际联盟中国中心及欧洲外科肿瘤学会欧洲腹膜癌学院中国中心落户医院，成为中国地区唯一一家经国际专业学术机构认证的腹膜癌专科医疗机构。6月，与日本国立吴医疗中心签署长期合作协议，双方将互派专家及医护人员进行学术交流及内镜诊疗技术指导。7月，与美国西雅图亚洲种植中心共建世纪坛医院牙周种植诊疗中心并签署合作备忘录。

信息化建设 全年信息化建设投入1217.49万元。推进电子病历数据集成平台（一期）项目，集成平台（总线、主数据管理）、手麻管理系统、ICU管理系统、移动医护系统（移动护理、护理管理）、心电系统、无线局域网均已上线运行。落实软件正版化工作，建立资产台账。

基本建设 完成院内改造工程10余项，包括教学楼及传染病房楼外墙翻新，MRI、同位素、体检中心小剂量CT机房、住院部三层原矫形外科病房改造，病房楼手术部改造，设备处改造为药物临床实验基地工程，医院聚苯乙烯彩钢板拆除改造等工程项目。

（撰稿：王　维　审核：李　凯）

领导名单

院　　长 徐建立
党委书记 李天佐
副 院 长 尹金淑　闫　勇　张能维　王江宁
副 书 记 吴　静

首都医科大学附属北京潞河医院

地址：通州区新华南路82号（101149）　电话：69543901
网址：www.luhehospital.com

基本情况 卫技人员2122人，其中正高级85人、副高级188人、中级职称620人、初级师963人、初级士266人。

年底医疗设备总价值58393.44万元，年内新购医疗设备10234.34万元。业务总收入18964.51万元，其中医疗总收入18613.03万元。

机构设置 1月3日，内科门诊开诊；3月4日，泌尿外科与社区卫生服务中心医联体成立；5月9日，心内科心律失常诊疗中心正式挂牌成立。

改革与管理 提升“以器官系统为基础，以疾病为核心”的学科建设，成为国家级住院医师培训基地和国家级药物临床实验机构，启动以“内控”为主线的全过程、全方位治疗控制体系建设。中国医师协会首批基层医生培训中心、国家代谢性疾病标准化管理中心、国家卫生计生委医政医管局县域内分泌学科发展助力工程交流基地、国家卫生计生委脑卒中防治工程卒中中心、国家变性病防治基地、国家骨病防治基地及全国书屋示范单位陆续挂牌。

发挥区域医疗中心优势，以慢病管理为主线，双向转诊绿色通道为载体，危重症绿色通道为核心，启动骨科、呼吸科等11个科室与辖区18家卫生院构建学科建设医联体。5～11月，共派出支援医务人员550余人次，查房202次，专题讲座60余场。免费接收进修人员31人次，接收绿色通道转诊患者500余人次。

继续推进引进一批、转化一批、启动一批、培养一批、提升一批的“3+2”人才发展战略。引进耳鼻喉头颈颌面外科、放疗科学科带头人，药物临床实验机构主任药师等高端人才各1人。继续与美国斯坦福大学、韦恩州立大学、哈佛大学，以及比利时国家研究院开展合作，促进国外人才向医院转化。派出11名骨干医师前往意大利锡耶纳医学院、英国兰开夏教学医院、美国哈佛大学医学院研修学习。选派1名管理人员赴英国曼彻斯特大学商学院研修学习，选拔中层管理干部25人赴新加坡研修学习。

医疗工作 出院45516人次，床位周转41.01次，床位使用率94.43%，平均住院日8.49天。住院手术32669例。剖宫产率60.47%，无孕产妇和新生儿死亡，围产儿死亡率0.21%。实施临床路径的科室106个，入径1657例。全年临床用血14846单位，其中红细胞8059.5单位、血浆4614.5单位、血小板2172单位，自体采血输血252人585.2单位。

实现114平台电话预约、北京市预约挂号统一平台预约及院内窗口预约挂号功能，全年预约挂号186049人次，占门诊总量的8.30%。

新技术、新疗法。16个临床科室申报42项新技术、新业务。其中，神经中心的急性脑梗死溶栓治疗及动脉内支架取栓技术全市排名第三位，开展复杂三叉神经鞘瘤切除技术；消化中心的消化道出血救治绿色通道更加通畅，消化外科依靠微创外科技术拓展疾病谱，增加了CMI指数；骨中心开展可吸收内固定液态人工骨移植、腰椎微创手术；内分泌中心开展甲状腺囊肿硬化治疗、甲状腺结节射频消融治疗、个体化一站式糖尿病足诊疗、腹主动脉瘤及髂动脉阻塞综合征等介入治疗技术，并加入国家代谢性疾病管理中心；心血管中心开展房颤射频消融术、心脏双瓣膜替换术；泌尿生殖中心开展腹腔镜下肾输尿管切除术；肾中心开展持续床旁血滤等技术；妇产生殖中心开展宫腹腔镜联合检查治疗、微创治疗妇科恶性肿瘤、产后出血抢救等；乳腺外科开展乳腺整形；烧伤科开展慢性溃疡皮肤种植；肛肠外科开展骶前肿瘤手术技术；重症医学科疑难重症救治能力进一步提高，开展体外膜肺氧合ECMO技术；血液中心开展M蛋白相关疾病的诊疗；肿瘤中心开展热灌注化疗；耳鼻喉中心建立眩晕中心，开展内镜下激光喉癌切除；中医中心启动中西医结合医学研究所建设，开展火针及雷火灸。

药物管理。药占比37.65%。门诊抗菌药使用率13.35%，急诊抗菌使用率25.47%，住院患者抗菌使用率46.13%。

医保工作。医保出院17137人次，总费用3.46亿元。

医疗支援。选派骨科中心成文浩承担援疆任务。

医疗纠纷处理。发生医疗纠纷39件，其中协调31件、诉讼8件。年度赔付29.80万元。

护理工作 护士1075人，其中本科356人、研究生5人。医护比1∶1.3。ICU床位22张。不良事件上报率和整改率100%。

护理在垂直管理的基础上横向开展医护共同查房，同步跟进学科改革与建设，护理参与临床医疗的能力增强。运用PDCA及甘特图等管理工具实行护理管理与临床纵向管理，发挥护理管理委员会作用，进一步规范护理制度、健全护理工作流程。承接的185名护理实习生和首次承接的首医护理学院12名护理本科生顺利毕业。承担区级课题10项、局级课题2项。选派多名护理骨干参加境外培训，实行护士长多维度考核。举办护理“家文化”系列活动，加强护理文化与人文建设。

科研工作 国家自然科学基金立项3项，北京市自然科学基金2项，首都临床特色项目2项，市中医局项目1项，市科委成果推广项目1项，市卫生计生委成果推广项目1项，市教委项目1项，首都医科大学校自然5项，区级课题111项，共127项。在研项目285项，其中国家级项目12项、省部级以下项目19项、校局级项目18项、区级项目165项、院级项目51项、合作项目20项。获通州区级科技进步奖12项，其中一等奖4项、二等奖5项、三等奖3项。

成为国家药物临床实验机构，呼吸内科、消化内科、神经内科、心血管内科、血液内科、内分泌科、骨科、产科、妇科、肿瘤科和普外科获得临床实验资格。全年药物临床实验批准立项28项，签署实验合同10项，开展实验项目3项，结题2项，BE合作意向3项。BE病房建设完成。

启动转化医学，依托糖尿病研究所、中美神经研究所和医院公共实验平台，慢病防控、急危重症绿色通道、精准医疗、大气污染等专项课题继续深入，3D打印技术在颅内动脉瘤个体化治疗中的应用研究、食管癌前病变基因表达等多项研究转化为临床核心技术。筹建GMP实验室，启动干细胞治疗及科研工作。

医学教育 继续坚持“优秀学院型医院”的发展目标。启动硕士生教育，17名导师中8名导师开始招生，研究生完成前期培训进入基地。全日制教育完成3个专业8个班的理论授课1739学时、见习课程1116学时，临床本科生在首都医科大学本科生技能大赛中获得团体第一名和个人一等奖2名、二等奖3名，三等奖11名的好成绩。

基地建设顺利通过北京市住院医师规范化培训基

地动态评估工作。区域技能培训中心顺利开展工作，区域医疗教育中心初步建成，医院成为全国第一家中国乡村医师培训中心。

学术交流 举办各类教育型学术会议251次，外出学习交流71人次，外出进修学习20人次。

信息化建设 信息化建设继续向智能化医院迈进，完成医改数据对接信息平台建立，保证医改实施时系统正常切换；门禁卡系统、医保管理软件、合理用药系统启用，卫星药房接口改造完成；诊间结算工作开始实施。医院图书馆通过数据库、资源库建设，满足医院职工的外文、中文数据检索需求。

基本建设 医院四期工程主题结构、二次结构完成，进入内部装修；体检中心装修完成，投入使用；新华联门诊改造升级；BE病房、潞河医院分院工作主题结构封顶；技能培训中心改造完成。

（撰稿：赵　娜　审核：李志敏）

领导名单

党委书记 纪福民
院　　长 纪智礼
副 书 记 纪智礼　杜会山
副 院 长 李晓辉　陈学明　王喜红　赵京红

北京积水潭医院
北京大学第四临床医学院
北京市创伤骨科研究所

新街口院区：西城区新街口东街31号（100035） 电话：58516688
回龙观院区：昌平区回龙观镇回南北路68号（100096） 电话：58516688
网址：www.jst-hosp.com.cn

基本情况 卫技人员2511人，其中正高级职称115人、副高级职称283人、中级职称650人、初级职称及以下1463人。

年底医疗设备总价值135227.98万元，其中乙类医用设备13台；年内新购置设备7014.93万元。

5月27日，在全国科技工作者日暨创新争先奖励大会上，院长、脊柱外科教授田伟获全国创新争先奖章。8月，田伟被评为“全国卫生计生系统先进工作者”。9月，田伟入选“北京学者”。

机构设置 11月，向市医管局提交了预防保健科的设置申请。

改革与管理 4月8日0点，顺利实现了北京医改系统切换。

有7家骨科烧伤医联体、7家技术支持医院，均通过市医管局审批备案并签署正式合作协议。

骨科烧伤医联体包括：北京朝阳急诊抢救中心、北京朝阳中西医结合急诊抢救中心、北京水利医院、年轮中医骨科医院、北京市红十字会急诊抢救中心、煤炭总医院、北京丰台右安门医院（烧伤）。技术支持医院包括：河北张家口市第二医院、张家口崇礼县医院、廊坊城南医院、沧州市人民医院、友爱医院（烧伤），深圳市第二人民医院，贵阳市第四人民医院。积极开展昌平区医联体工作，与昌平区卫生计生委签订《昌平区区域医联体及紧密型医联体建设工作责任书》《昌平区专科医联体建设工作责任书》《昌平区进一步加强医疗联合体系建设工作方案》。与回龙观社区卫生服务中心等单位签订《北京积水潭医院—回龙观社区卫生服务中心紧密型医联体协议书》《昌平区南部医联体协议书》《昌平区骨科专科医联体协议书》。

11月10日，市医管局通过了《沈阳积水潭医院与北京积水潭医院关于委托管理沈阳积水潭医院合作协议书》；12月22日，北京积水潭医院沈阳医院开业；全部投入由沈阳积水潭医院支出，北京积水潭医院派出专家力量给予技术支持。同时，继续推进北京积水潭医院中山骨科医院筹建工作。

继续加强和完善多点职业管理，年内接收16人来院备案。

医疗工作 出院58798人次，床位周转41.03次，床位使用率90.42%，平均住院日8.06天，住院手术41627例。剖宫产率32.90%。无孕产妇死亡，新生儿死亡率0.779‰，围产儿死亡率1.558‰。全年临床用血24161单位，其中红细胞量14304单位、血浆量9400毫升、血小板456.6治疗量。实施临床路径的有25个科室 111个病种，临床路径覆盖率23.58%。预约挂号1425579人次，占门诊总量的80.38%。

新技术、新疗法。年内审核通过19项新技术：脊柱外科机器人辅助骨科手术，创伤骨科围术期饮食调整管理，手外科3D打印导板辅助置钉治疗舟骨骨折，泌尿外科低能量冲击波治疗男性疾病、尿路控制系统治疗压力性尿失禁、经尿道柱状水囊前列腺扩开术，干部科运动心肺功能监测，内分泌科扫描式葡萄糖监测系统，呼吸内科快速现场评价（ROSE），烧伤科同种异体皮肤移植，运动医学、手外科、骨肿瘤科同种异体运动系统结构性组织移植，骨肿瘤科液氮深低温冷冻灭活再植术、3D打印人工假体植入术，妇产科宫颈上皮全切术、妊娠早期多胎妊娠减灭术、钳刮术、子宫骶韧带高位悬吊术、骶棘韧带悬吊术、单孔腹腔镜手术。

药物管理。医院药占比22.14%，其中门诊44.8%、住院11.15%。门诊抗菌药物使用率5.12%，急诊抗菌药物使用率23.46%，住院患者抗菌药物使用率66.76%。

医保工作。医保门急诊1206443人次，总费用51712.85万元；医保住院26528人次，总费用59114.77万元。开展异地就医直接结算工作，年内实现对来自26个省的726人次的异地直接结算；开展新农合转诊住院患者跨省定点就医结报工作，年内完成结算22例。大力控制耗材费用支出，医保次均耗材费用降低了26.49%。

三级医疗。接收上转患者4621人次，下转患者3254人次。

医疗支援。派专家参加“5·2”内蒙古自治区大兴安岭森林火灾、吉林松原天然气爆炸救援、安徽阜新高速交通事故等外派任务3次。急诊接受成批伤患65人次。承担延庆县永宁镇医院、北京武警总队医院、包钢总医院与内蒙古医学院第二附属医院、张家口二院等5家医院对口支援工作。年内派遣专业技术人员110人次。

医疗纠纷处理。医责险总费用297.49万元。年内手术意外险投保 2641例，共收取保费223.14万元。医院自行协议解决纠纷12件，申请人民调解解决纠纷64件（结案40件）；诉讼46件（结案17件），其中新起诉15件。

护理工作 护士1272人，其中本科524人、研究生3人。医护比1∶1.53，床护比1∶0.87。有CCU床位16张、ICU床位22张、RICU 床位9张、BICU床位6张、急诊ICU床位8张。有护理单元69个。

优质护理覆盖率100%，每个护理单元开始一站一特色优质护理服务。责任制整体护理覆盖率100%。不良事件上报率100%，整改率100%。

增设专科护理、规范服务内容，包括伤口、造口护理和PICC维护；设置流动咨询岗、与检验科合作开展非空腹全时段抽血、统一服务标识等改进服务流程、方便患者就医举措；增加专科护理门诊的出诊次数，由每周的两个半天改为每周两个整天；增设慢病管理咨询，专科护士每周定期免费为门诊患者健康指导。全面修订《北京积水潭医院护理规章制度》《北京积水潭医院护理操作规范及并发症的预防和处理》。首次开展新护士规培工作，第一期规培新护士66人，为期2年；建立各专科护理微信公众号服务，为患者提供宣教及延续护理服务。

制定有科室专科特点的规培计划，并按计划落实。完成全院护理人员分层培训、考核及持续改进。

护理人员外出参加会议及培训295人次，培养专科护士17人。

手术室进修护士4期26人，骨科进修护士2期65人，包钢医院进修护士4期12人，沈阳积水潭骨科医院1人进修伤口造口护理。在各基地（中华护理学会、北京护理学会、北大优玛伤口学校临床实习基地、北大国际造口治疗师学校实习基地、积水潭优玛伤口学校）专科护士培训179人次。

承担北京卫生职业学院大专、中专生实习带教工作，北京大学医学部护理本科生带教工作，中医药大学护理大专生、本科生带教工作，遵义医学院护生带教工作，北京卫生职业学院带教工作。

科研工作 立项科研经费1771万元。其中，国家级项目5项，经费1020万元；省部级13项，经费691万元。2项入选“吴阶平医学基金”。获专利66项，其中发明者专利2项，其余均是实用新型。田伟课题组获北京市科学技术奖三等奖，创伤骨科王军强获市卫生计生委首届首都转化医学创新大赛一等奖，田伟课题组的“脊柱退行性疾病智能防控系统构建”获生物医药（含中医药）类三等奖。

3月1日，医院智能骨科实验室成功进行了成立以来的首次手术转播。工信部装备工业司机械处处长王建宇带队到医院进行调研。

11月21日，根据工业和信息化部办公厅、国家卫生计生委办公厅《关于同意北京积水潭医院等21家牵头医院创建骨科手术机器人应用中心的通知》，同意积水潭医院等21家牵头医院组织创建骨科手术机器人应用中心工作。

医学教育 承担北大医学部2009～2013级八年制5个班级、2014～2015级五年制2个班级共122名学生教学任务。北大医学部研究生共计43人，其中统招29人、在职研究生14人。清华大学在读博士4人。有带教老师166人，其中教授22人、副教授62人。录取研究生26人，其中硕士14人、博士12人。到院外进修6人，出国进修学习1人。

学术交流 因公出国（境）12个团组22人次，其中参加国家会议19人次、学习交流3人次。

6月14～17日，第十七届国际计算机辅助骨科学术年会在德国亚琛召开，田伟当选为国际计算机辅助骨科学会（CAOS-International）主席，同时医院获得2018年CAOS会议举办权。这是中国内地专家首次当选该学会主席，也将是首次在中国大陆举办CAOS-International会议。9月1日，在英国爱丁堡皇家外科学院的证书授予仪式中，田伟被授予“英国爱丁堡皇家外科学院荣誉院士”称号，这是国际上外科医学领域的最高荣誉之一。

5月29日，中法脊柱外科高峰论坛在医院举行，法国国家医学院杜博赛院士莅临医院讲学。9月15～16日，积水潭医院脊柱外科成立20周年纪念暨全国脊柱外科学术会议在北京召开，500多位来自国内外的脊柱外科及相关领域的专家参加会议。

12月21日，台湾长庚纪念医院陈肇隆院士莅临北京积水潭医院讲学。

信息化建设 全年信息化建设投入1848.9万元，加强院、科两级信息化水平。在外部，京医通平台、医管局精细化管理平台、卫生计生委电子病历共享平台建设逐步深化，实现异地医保与异地新农合实时结算，在市属医院率先实现医联体内部通过预约平台直接预约挂号。在医院内部，以医药分开综合改革为中心，完善各系统管理软件，DRGs系统、药学服务系统、门急诊电子病历系统上线运行，资产管理处创新管理模式，全流程精准耗材管理系统启用，使得信息管理水平大幅提升。同时，对远程医疗系统的建设、移动医疗系统的升级进行了调研与规划，其中，远程系统在第四季度开始与张家口二院试连。

编辑出版 全年出版6期《骨科临床与研究杂志》。

基本建设 新街口院区北楼地下室完成输血科装修改造的扩建项目，投资100万元，已竣工验收。

（撰稿：高 放 审核：李 爽）

领导名单

党委书记 卢 平
院长、副书记 田 伟
副院长 贺 良 蒋协远 赵兴山 冯国平 吴新宝 陈志宏

首都儿科研究所附属儿童医院 首都儿科研究所

地址：朝阳区雅宝路2号（100020） 电话：85695555
网址：www.shouer.com.cn

基本情况 卫技人员906人，其中正高级职称50人、副高级职称71人、中级职称321人、初级职称400人、初级士19人、未定级45人。

医疗设备 年底医疗设备总值医院41169.31万元、研究所8475.82万元，其中乙类医用设备4台；年内新购医用设备6791.623万元。业务总收入112770.65万元，其中医疗总收入73800.14万元。

机构设置 11月13日，成立马继东工作室。

改革与管理 规范危重新生儿转运会诊工作。整理检验项目和药品目录。

4月8日医改工作平稳落地，制定医院物价管理制度，督促各项制度执行情况。完善京医通预约挂号平台，开展门诊化验全时段抽血和大型检查分时段预约。

深化朝阳区儿童医联体工作，支持社区儿科品牌建设。做实首儿所—燕达儿科疾病诊疗中心，选派1名副主任医师担任诊疗中心主任，长期派驻；免费接收燕达医院12名医护人员进修学习；门诊49727人次，同比增长34.89%；出院1688人次，同比增长93.39%。获批“影像检查资料共享”首批试行医疗机构。深入开展环京南部地区儿科医疗合作。5月，医院开展与廊坊市的医疗协同合作，组建跨区域专科联盟。6月28日，与北京中医医院签署中医儿科医联体的合作协议；11月29日举行了中医儿科医联体揭牌仪式。9月12日，国家卫生计生委联合中国出生缺陷干预救助基金会授予医院出生缺陷干预示范基地及救助基地。10月23日，市医管局成立儿科学科协同发展中心，北京儿童医院为牵头单位，首都儿科研究所为联合牵头单位，其他16家市属三级医院的儿科共同参与，实行专家、科研成果和设备等优质资源共享。

3月3日，普通（新生儿）外科ICU正式启用，年内共收治患者910人，完成9例危重症膈疝新生儿的手术治疗。导管室投入使用，完成开展先天性心脏病介入治疗的一系列资质认证；10月23日，心血管内科在导管室开展了先心病介入封堵术治疗，年内成功开展12例介入封堵术治疗，术后复查正常。开设7个专病及症状门诊，帮助患者精准就医。

年内开展新项目8项。放射科派遣人员赴上海交通大学影像中心进修学习。药学部建立用药咨询中心，与京城药师微信平台为患者提供合理用药指导、用药政策宣传与解读。临床药师参与临床药物治疗，为特殊患者提供出院带药床旁指导。病理科新增儿童肿瘤组织免疫荧光原位杂交检测工作。

通过公开招聘加强对学科骨干和学科带头人等高级人才的引进，年内调入临床医生、科研骨干4人。曹春梅获国家百千万人才工程资助，并获“有突出贡献中青年专家”荣誉称号。

医疗工作 出院29376人次，床位周转68.48次，床位使用率132.86%，平均住院日6.46天。住院手术10528例。全年临床用红细胞3862单位、血小板1757个治疗量、血浆473800毫升，自体血回输158人次。

临床路径管理。年内新增临床路径病种41个，共开展110个病种，入径14999例，入径率89.47%，完成率100%。

预约挂号管理。有复诊预约、平台预约、窗口预约、医联体及社区转诊预约、京医通微信及自助机预约等预约挂号服务。继续实施按专业、分时段预约就诊。预约就诊1956155人次，预约就诊率88.80%。

新技术、新疗法。科室申报新项目45项，其中限制类诊疗技术1项、诊疗类技术27项、检验类技术17项。

药物管理。医院药占比34.56%，其中门诊42.73%、住院21.91%。住院患者抗菌药物使用率40.34%，门诊患者抗菌药物使用率15.56%，急诊患者抗菌药物使用率32.3%。

医保工作。获得门诊特殊病就诊资质。医保患者7439人次，占出院患者的25%。总费用8764.57万元，门诊医保垫付3836.6万元。8月1日，实现跨省异地就医结算。

三级医疗。支持社区儿科品牌建设，安排医院中、高级医师在医联体5家社区卫生服务中心出诊153人次，接诊患儿1246人次；面向医联体成员单位开展大型专题培训3次、社区儿科疾病专题讲座12次；转诊北京妇产医院、北京朝阳医院、朝阳妇幼保健院等医联体成员单位患儿148人次，接待电话预约转诊患儿4人次；与十八里店社区卫生服务中心合作开展朝阳区疾控中心疫苗二期临床研究课题，提供医疗支持保障；优先接收5名技术合作单位的儿科骨干医师来院进修学习。

医疗支援。选派学科骨干到平谷区妇幼保健院挂职、通州妇幼保健院出诊和带教；开展“逐梦萤火虫”西部地区儿科医护人员进修百人计划，5月8日正式开班，招收学员22人，来自8个省（自治区），其中医生18人、护士4人。9月9～15日，派人前往京蒙对口支援单位内蒙古包钢三院和对口扶贫单位卓资县医院开展义诊活动。通过绿色通道收治西藏拉萨市堆龙德庆县转来患儿9人。

医疗纠纷处理。接待处理投诉1817件，其中有效投诉78件。医调委调解11件，诉讼5件。未结案9件。医疗赔偿131.6万元，其中保险公司赔付74.36万元、医院赔付57.24万元。

护理工作 护士691人，其中注册护士654人，合同护士422人。床护比普通病房1∶0.5、新生儿病房1∶0.5，医护比1∶1.6。

开设首个护理专业门诊；试行出院患者满意度评价新方法——利用移动互联网评价；开展患儿家长

健康大课堂共76次；申报市医管局改善医疗服务创新项目："手机APP康复助手，助力患儿健康教育"并以优异成绩通过。

派出21人参加专科认证班学习；4人外院进修，其中北京大学第一医院进修NICU护士2人、友谊医院进修泌尿外科及重症疾病护理各1人。参加中华及北京护理学会组织各类会议共计266人次。

6月，成为中华护理学会首批临床教学儿科专科护士培训基地，接收儿科专科护士41人。

科研工作 新立项课题55项，获经费2377.5万元。国家自然科学基金立项14项，获经费468万元，其中7项为临床与科研相结合的课题。在研课题137项，经费共9402.76万元。结题33项。

中标市医管局"青苗""登峰""使命"人才培养项目4项，获经费48万元（其中单位匹配经费24万元）；中标市医管局科研培育计划5项（西医类3项，管理类2项），单位匹配经费40万元。

曹春梅研究员为研究所首位拟入选"国家高层次人才特殊支持计划"人员。

10月11日，研究所实验动物室通过北京市实验动物管理办公室专家组验收，取得实验动物使用许可证。

医学教育 在培住院医师283人（规范化培训医师132人、专科医师培训151人）。132名规范化培训的住院医师中，儿内科专业基地99人、儿外科专业基地14人、送外单位培训19人。规培结束返院10人。151名专科培训的医师中，儿内科102人、儿外科16人、其他专业33人。

成为中国医师协会儿科骨干师资培训基地。

承担积水潭医院、北京大学临床医学专业、航天医院、民航医院临床医学专业、八年制及六年制学生儿科学教学任务及部分儿科护理学教学任务。承担首都医科大学护理学院、燕京医学院药剂专科的生产实习任务，北京职业卫生学院医学影像、检验及药剂专业学生生产实习任务。有教师481，其中教授8人、副教授16人。

招收研究生37人，其中博士7人、硕士30人；毕业博士10人、硕士28人。

学术交流 公派出国团组33批57人次，其中短期进修2批次、长期进修3批次、参加国际会议21批次、随市卫生计生委团出访团组2批次、随国家卫计委出访团组2批次。接待美国哈佛医学院外宾3人。申报2018年出国（境）培训项目计划8个、"请进来"培训项目2个，市外专局初审通过了8个出国（境）培训项目和1个"请进来"项目。

组织出国人员评审会，闫淯淳、杜牧等7人使用中青年学科骨干专项经费出国进修。对结束出国进修的彭晓音、李铁耕及王亚军3人进行结业评审考核。副主任医师苏改秀完成在美国8个月的风湿免疫专业进修，副主任医师刘霜及主治医师朱佳在美国分别进修重症医学专业及风湿免疫专业。组织人员申报哈佛医学院GPLP项目，重症医学科郭琳瑛通过入学资格审核及面试。

信息化建设 完成无线网络和交换机更新选型和技术方案专家论证。上线急诊分诊、流水区、抢救区、急诊留观医护一体系统。完成程序更新升级与新PDA系统升级。上线固定资产、物流管理、人力资源3个系统。完成基于电子签章的电子病历系统（门诊、住院）、检验报告系统、急诊系统、HIS门诊医生工作站（处方、检验检查及诊疗申请单等）及手麻系统的更新升级。

基本建设 完成病房楼地下1层、2层及2～4层修缮改造项目，完成院内环形车道改造项目，完成天雅大厦11层装修改造项目设计招标工作，启动天雅大厦10层装修改造项目设计招标工作。深化门诊楼抗震节能综合改造项目设计方案内容，提高设计方案细化深度。年内，研究所城市副中心分院意向选址为通州区。

（撰稿：班雁萍　马慧娟　审核：班雁萍）

领导名单

党委书记　刘中勋
所　　长　罗　毅
副 书 记　杨　健
副 所 长　陈博文　吴建新　谷庆隆

北京老年医院

地址：海淀区温泉路118号（100095） 电话：62456936
网址：www.lnyy.com.cn

基本情况 卫技人员938，其中正高职称47人、副高职称83人、中级职称254人、初级师308人、初级士246。

年底医用设备净值19607.95万元；年内新购医用设备1642.38万元，其中乙类设备5台。业务总收入52233.97万元，其中医疗总收入51086.47万元。

8月28日，医院成为国家呼吸临床研究中心、中日医院呼吸专科医联体慢阻肺协作组成员。10月15日，在医院举行北京生前预嘱推广协会中英联合培训基地揭牌仪式。

机构设置 1月13日，成立急诊急救部；2月6日，成立公共事业发展部；2月13日，皮肤科成立病房；2月14日，放疗科正式启用；5月8日，成立采购中心；8月7日，卒二特需病房正式开科；9月4日，营养办公室从总务处分离，作为医技科室，隶属于医务处。

改革与管理 4月1日，正式实施医药分开综合改革。围绕医改出台了《北京老年医院2017年度月绩效专项考核奖励方案》和2017年度绩效考核体系。

持续改善患者就医体验，实行门诊化验全时段抽血和大型检查分时段预约，开设具有老年专科特色的“慢性伤口”门诊、糖尿病门诊、PICC门诊，为在家和养老机构的患者提供连续性、专业化、全方位、无间隙的优质护理服务。

完成《北京老年医院功能定位规划》。牵头制定老年友善医院创建标准，成为创建“老年友善医院”试点单位。11月14日，顺利通过市卫生计生委组织的创建老年友善医院评审专家组的评审验收。

海聚人才于佳博士入选北京市百千万人才工程、北京市科技新星计划。与美国约翰霍普金斯大学老年医学专业冷晓教授合作，申报2017年海聚人才短期项目。遴选院内第三批“525”人才培养项目专家层、骨干层和后备层优秀人才7人，启动开展“525”人才培养院外合作项目，利用“外脑”提升医院学科水平，4名院外专家接受了聘书。招聘、引进硕士毕业生11人。

医联体建设。发挥海淀区老年康复医联体核心单位作用，成立海淀区老年康复医联体理事会，组织院内9名专家分3批到成员单位开展影像及化验检查的互认工作，并推出第一批互认的化验检查项目。完成204例康复患者的转诊。接收进修人员4人次。在心内科、呼吸科、消化科、内分泌科、神经内科、骨科、泌尿外科等科室与周边社区卫生服务中心15个家医团队和4家养老机构开通远程会诊服务。

医疗工作 出院13443人次，床位周转 20.84次，床位使用率96.47%，平均住院日16.75天，住院手术1347例。实施临床路径管理的有9个科室12个病种，入径127例，入径率30.74%，完成率36.29%。

预约挂号管理。采用京医通预约、114电话预约、网络预约、医生工作站诊间预约、现场预约、出院复诊预约、微信预约等多种方式。预约挂号248449人次，占门诊总量的86.69%。

新技术、新疗法。核医学科开展云克治疗重度骨质疏松症，康复医学科开展三伏升阳灸治疗，康复科、超声科、麻醉科联合开展手法关节松动术联合超声引导下神经阻滞治疗关节活动受限，眼科开展YAG激光治疗“飞蚊症”等新技术；核医学科开展心肌灌注显像、全身骨显像、脑代谢显像、肺通气灌注显像等新技术，帮助临床早期诊断缺血性心脏病、早期发现骨转移瘤、隐匿性骨折，早期诊断痴呆并分型，诊断肺栓塞等。

药物管理。医院药占比38.27%。抗菌药物使用强度37.17DDD，抗菌药物使用率为门诊7.07%、急诊22.57%、住院45.42%。

医保工作。医保出院9374人次，平均住院日17.2天，次均费用26060.29元。

医疗支援。组织临床、医技、管理等方面专家24 人分3批完成内蒙古兴和县医院、达拉特旗人民医院、乌海市海南区人民医院和北京密云结研所的医疗支援，完成门诊、教学查房、业务培训、疑难病例会诊等工作。接收进修人员4人次。与沈阳红十字会医院，河北省老年医院、保定市成宝医院签订技术合作协议书。2月16日，泌尿外科医师师磊赴新疆和田地区人民医院开始为期一年的援疆工作。10月7日，工会主席杨爱民到河北省老年医院挂职副院长一年。3月，心内科王媛完成援藏任务回院；11月，副院长刘小鹏完成援疆任务回院。12月30日，妇科王陶然完成京郊行对口支援任务。

医疗纠纷处理。投保医责险847人，总费用46.02万元。发生医疗纠纷18件，化解率100%。以往积案诉讼2件，年度赔付1.38万元，全部由医院赔付。

护理工作 护士499人，其中合同护士230人，本科180人、硕士3人。医护比1：1.78，床护比1：0.46。ICU床位10张，床护比1：2.5。有护理单元31个。

优质护理服务覆盖面100%，病房实施责任制整体护理，实施"以患者为中心"的护理，深化老年综合评估，有效规避风险。提供个性化健康指导，拓展专科护理服务内容。护理不良事件上报率100%、整改率100%。

接收护理实习生116人次，接收外地进修学习17人次，培养专科护士14人次。

完成北京卫生职业学院、北京市海淀区卫生学校、首都医科大学附属卫生学校、北京北大方正软件技术学院、曲靖医学高等专科学校110人次临床实习，完成北京城市学院2015级47名学生的临床教学任务，完成中华护理学会、北京护理学会31名老年护理专科护士临床实践教学任务。

科研工作 申报科研课题45项，中标纵向课题5项，其中国家级1项、省部级3项、人才项目1项，获经费89.3万元，医院匹配经费7.5万元。在研院外课题18项、院内18项，结题院外6项、院内5项。9月22日，于佳入选2018年度北京市科技新星计划，获资助35万元。

北京老年医院老年病临床与康复研究所组织实施老年卫生公益项目6项，获经费112.4万元。伦理审查科研项目45项。

医学教育 完成首都体育学院、邢台医专、北京卫生职业学院、北京中医药大学、新乡医学院、南方医科大学101人次的临床实习，培养北京卫生职业学院康疗班在读学生48人，接收临床及康复专业进修41人次。

外出参加境内各类短期培训113人次、境外培训2人次，外派进修学习4人次。

学术交流 选派17位医护骨干分7批次分别赴日本、新加坡、澳大利亚、英国等国家研修学习，内容涉及老年康复、健康管理、老年中长期照护和老年居家照护服务等。4月16～22日，院长陈峥、院长助理宋岳涛、研究所副所长于佳、康复中心主任陈雪丽等一行6人赴日本，考察日本老年康复服务的现状、模式、特点与技术，了解日本老年医学研究的重点、前沿和科研成果。10月11日，邀请美国密西西比大学医学中心药理毒理系博士生导师范范来院进行学术交流。研究所于佳获国家留学基金委公派访问学者赴美国NIH学习半年。接待来自台湾、湖北、沈阳、河北等地的同行来院交流。

7月15日，承办中国老年学和老年医学学会保健康复分会2017年学术年会。9月8～10日，在辽宁省沈阳市主办第七届全国老年医院联盟大会暨中国特色医养结合模式探索与实践研讨会。医院老年病临床与康复研究所举办老年中期照护关键技术的培训、老年综合评估技术的应用与推广培训、老年病多学科整合管理方法的培训、老年营养不良的评估与干预、老年衰弱的评估与干预、老年中期照护适宜技术培训、老年综合评估方法培训等国家级或市级继续教育项目7项，举办7期培训班，培训1220人。举办北京市临终关怀试点单位培训班、北京市安宁疗护试点单位安宁疗护实用技术培训班、北京市养老机构医养结合需求调研会、北京市老年友善医院创建标准培训班、北京市老年人家庭适老化改造需求评估培训班、北京市老年健康服务研讨会、北京市老年健康暨医养结合工作推进会、2017北京国际远程医学高峰论坛—信息化与老年健康管理论坛等大型学术会议近10场，参会人员近800人。

信息化建设 信息化建设投入501万元。完成医生查房系统、门诊放射科排队叫号系统、气管镜、胃镜、病理、核医学系上线，配合医改完成市医管局医改监测分析平台的绿通项目建设。

基本建设 市财政拨款140万元，进行医院垃圾设备购置及安装。完成总建设面积10952平方米的医技楼、七病区、八病区及办公楼的修缮改造预算评审工作，预算资金6928.23万元；年内财政资金到位1420万元，启动医技楼、七病区的招投标工作。完成建设面积54000平方米的康护综合楼项目建议书编制工作，估算总投资66114.59万元。

（撰稿：李保英　审核：陈　峥　宋惠平）

领导名单

党委书记　田喜慧
院　　长　陈　峥
副 书 记　陈　峥　张翠香
副 院 长　田喜慧　杨兵　王玉波　刘小鹏

北京回龙观医院
北京大学回龙观临床医学院
北京心理危机研究与干预中心

地址：昌平区回龙观（100096） 电话：83024000
网址：www.bhlgh.com

基本情况 卫技人员837人，包括正高职称35人、副高职称68人、中级职称 416人、初级师 264人、初级士53人、未取得职称1人。

年底医用设备净值7139.12万元，其中乙类医用设备2台；年内新购医用设备3902.99万元。全年业务总收入71984.70万元，其中医疗总收入40564.70万元。

机构设置 2月6日，增设中西医结合治疗中心针灸门诊。2月14日，开设团体心理治疗门诊。3月6日，增设日间康复中心、心理减压调试治疗中心和远程医疗中心。3月20日，增设内科门诊、中医内科门诊和中医针灸治疗门诊。3月21日，增设睡眠医学中心。5月22日，组建崔勇教授精神康复知名专家团队和刘华清教授儿童青少年心理障碍知名专家团队。7月31日，增设记忆专病门诊。8月1日，计算机网络管理中心与信息中心合并为信息管理中心，信息管理中心下设病案室、统计室、医学图书馆、网络系统部和应用开发部；医学情报室调整为科技处下属科室，更名为编辑部；国家药物临床试验机构下设药物一期临床试验研究室；供应室调整为医学工程处下属科室。9月1日，取消心理咨询热线62716286，咨询业务并入北京心理援助热线8008101117。12月18日，临床四科增设28病区。

改革与管理 4月8日，按照北京市统一部署实施医药分开综合改革，完成医改信息系统切换，启动医院综合医改方案。以绩效考核为抓手，强化PDCA管理模式。门急诊综合楼启用后，优化服务流程，将门诊和住院患者复印病历流程进行合并，简化患者及家属办理就诊和办理入出院程序。扩大开放式病房模式。推进人事制度改革，完善岗位聘用管理，严格公开招聘流程，管理岗位继续实行竞聘上岗。加大预算管理和成本控制力度，开发预算管理系统，制定《北京回龙观医院内部控制手册》。加强内部审计监督，规范医院经济合同、基建维修零星工程和招投标内部遴选等。

医疗工作 出院6824人次，床位周转5.41 次，床位使用率109.65%，平均住院日75.72天。精神医学司法鉴定560例。收治外籍精神病患者31例。实施临床路径管理8个病种，入径2509人，入径率61.4%。

预约挂号管理。通过北京市预约挂号统一平台、114电话和微信京医通公众号等方式开通非急诊全面预约挂号和现场自助挂号，取消医生手工加号。

新技术、新业务。创新精神科开放式病房模式，实施家庭化整体医疗技术；新增核磁检查项目。

药物管理。医院药占比18.35%，其中门诊73.10%、住院4.96%。住院患者抗菌药物使用率0.03%。

医保工作。对北京市城镇职工和城镇居民基本医疗保险参保人员及新农合医疗人员的住院医疗费用按床日定额标准支付结算。医保出院4525人次，总费用25419.19万元，次均费用56175.01元。

三级医疗。医院牵头组织全市23所精神卫生医疗机构组建北京市精神康复联合体，与北京市16个区的基层精神卫生机构建立医联体，与北京同仁医院、佑安医院、中医医院和世纪坛医院分别建立医联体，与积水潭医院建立昌平区南部医联体，与昌平区卫生计生委搭建昌平区精神卫生医联体平台，在医疗、教学、科研等方面完善沟通机制，实现双向转诊。向医联体成员单位派出专家90人次，诊治患者328人次；派出带教老师2人次；培训基层医务人员43人次；举办培训班8场，培训医联体人员870人次；接收进修人员2人次。双向转诊患者131人次。

对口支援。继续与密云区、昌平区、通州区、延庆区、平谷区等基层精神卫生机构开展城乡对口支援。2月9日，参加市委组织部和市卫生计生委第九批“人才京郊行”，陈林医生到昌平区中西医结合医院挂职院长助理1年。5月4日，参加北京市卫生计生委与河北省卫生计生委和廊坊市政府举办的京津冀医疗卫生协同发展会议，签订京冀廊医疗卫生协同发展框架协议，合作共建廊坊市精神卫生中心项目，支持京廊网络会诊及诊断中心联网。6月12日，选派基础运行处处长唐命赴拉萨市人民医院开展短期业务指导。7月28日，与张家口市沙岭子医院签订合作协议和远程医疗协议，该合作项目纳入张家口市卫生计生委政府工作任务；并派出专家到石家庄市第八医院医疗查房。执行京蒙精神卫生对口帮扶工程，派出专家到呼伦贝尔市精神卫生中心进行诊疗技术指导，开展远程医疗5次，其中远程会诊4次、远程查房1次。

医疗纠纷处理。投保医责险690人，总费用23.33万元。发生医疗纠纷36件，化解36件，其中经市医调委调解2件、诉讼3件。年度赔付40.22万元。

护理工作　护士529人，其中合同护士49人。护理人员中硕士1人、本科192人。医护比1∶3.15，床护比1∶0.41。

以PDCA的管理思路，持续改进护理管理工作。建立护工考核方案，完善护工管理制度。全面推行护理分层管理，建立层级质控体系，制定护士分层级培训计划，增加精神科护理敏感指标的专家函询。加强约束操作管理，降低约束使用率。为患者开设远程视频探视服务，在门诊增开免费护理咨询服务，为住院患者开设健康教育讲座；建立出院随访制度，通过电话随访等形式对出院患者进行健康教育、慢病管理及用药指导。组建护理志愿者，开展社会志愿服务。

护士外出参加培训36人次。完成高等院校和中等专业学校护理授课1188学时，接收各大、中专护理临床见习和实习总计757人次。主编护理教材2部，参编护理教材2部，拍摄《精神科护理学》教学视频和《精神科自身防护》视频。

科研工作　申报科研课题59项，中标15项。参加横向科研项目2项。获科研经费606.57万元。在研课题60项，结题10项。

通过北京市“海聚工程”引进人才，开展精神医学生理学和药理学研究。聘请美国马里兰大学洪理一教授带领精神医学研究团队进行精神分裂症的免疫与脑结构和功能的联合研究。精神医学研究中心对重性精神疾病多模态数据平台项目的数据收集、国家自然科学基金项目、首都临床特色重大项目、北京市自然科学基金项目等科研项目进行研究。

医学教育　成立精神病学和临床心理学教研室，设专职教研室主任 1 人，初步建立起医院、教研室、科室三级管理教学的体系。在读统招博士1人、硕士28人，在读在职博士2人、硕士38人；录取在职博士2人、硕士16人；毕业硕士14人。医院在北京大学医学部读在职博士2 人。有北京大学医学部聘任教授1人、副教授7人，博士生导师4人、硕士生导师8人。

1月5日，被中国医师协会批准为国家住院医师规范化培训骨干培训基地。招录规范化培训住院医师16人。

开展教学督导查房和住院医师临床督导。派出36名带教老师及管理人员外出培训。举办2期进修医师学习班、2期心理咨询师培训班、1期医学人文培训。与北京大学第三医院签订住院医师实施联合计划。有6人通过北京大学医学部二阶段考试，5人通过北京市卫生计生委康复治疗师转岗考试。

接收全国各地医师进修学习83人次、华北理工大学和齐齐哈尔医学院实习学生30人。接待北京大学、清华大学、人民大学、北京师范大学、协和医学院、北京林业大学、北京大学网络学院、华夏心理培训学校8所学校短期实习生492人。完成北京大学民航临床医学院17名留学生的精神病学理论课程授课及临床实习工作。完成北京大学医学部八年制学生精神病学的问题式学习教学任务。医院有14名专家参编的9本教材入选人民卫生出版社“全国高等学校本科应用心理学专业第三轮规划教材”，其中主编1人、副主编2人、编委11人。申报北京市住院医师规范化培训教学课题1项。

学术交流　5月7日，与天津市安定医院和河北省第六人民医院共同组织，在北京举办首届京津冀精神科护理管理高峰论坛，会议主题为：沟通、创新、共赢。11月17～19日，举办第二届精神卫生学科发展与创新论坛暨北京回龙观医院海外华人精神医学联盟第二次会议，来自美国马里兰大学、澳大利亚卧龙岗大学、美国全球临床与转化研究所、美国佐治亚州立大学、美国匹兹堡大学等20余位海外华人精神医学专家和10余名国内精神医学临床、研究领域的专家在论坛上做专题报告和发言，国内80余家合作单位参加论坛，参会420余人。论坛同时举办北京心理危机研究与干预中心成立15周年、WHO心理危机预防研究与培训合作中心授权10周年纪念仪式；成立海外华人精神医学联盟临床查房指导中心和远程教育培训中心，22位海外精神医学专家被聘请为中心的专家组成员。派出13名青年骨干到国外参加国际学术会议，派出1名科研人员到澳大利亚参加国际合作研究。举办国际培训班项目7期，邀请12名来自法国、巴西、美国的专家授课。举办全国儿童青少年心理咨询和治疗高级培训班连续培训项目、中国—巴西温尼科特精神分析取向心理咨询师培训班2期、计算机辅助功能康复技术在社区精神分裂症的应用研究培训班1期。

信息化建设　年度信息化建设投入809.62万元。完成医院信息系统升级改造（一期）项目，开发信息化绩效考核个性化指标的医疗质控系统。实现自助缴费功能，安装门诊抽血室叫号系统。完成医院质量监测系统接口，核磁、化学发光分析仪、糖化血红蛋白分析仪、血液分析仪流水线XN1000和XN3000及生化流水线设备接口，与医院HIS系统互联互通、信息共享。安装UPS应急供电系统。增加公私网穿越服务器，开通住院患者远程探视。引进医患关系管理平台。对一站式后勤服务平台进行升级。为了解决百姓对精神/心理健康的需求与精神卫生行业可提供服务的矛盾，医院建设常见精神/心理障碍患者的资源平台。

WHO心理危机预防研究与培训合作中心工作　9月6日，举办以“用您一点时间，挽救一个生命”为主题的第十五个世界预防自杀日宣传活动。协调组织中华预防医学会伤害预防与控制分会自杀干预学组的年度学术活动。举办心理援助热线及危机干预国家级继续教育培训班1期、认知行为治疗培训班2期。为北京、天津、山东、湖北、福建等省市举办的危机干预培训班授课。参与人民卫生出版社《心理援助教程》《心理治疗》等规划教材的编写。参与WHO起草自杀预防的《预防自杀：媒体从业者资源》《预防自杀：建立危机热线的资源》的研讨与编纂工作。对自杀未遂者跟踪随访，组织自杀者亲友小组活动。评估北京市职工心理健康状况。制定心理援助热线自杀危险评估流程和技术标准，完成心理援助热线来电者自杀危险评估标准和评估表的编制。北京心理援助热线全年接听24038例，评估15439例。完成预约高危随访电话2301次，完成率78.6%。为北京市高等院校学生提供心理咨询服务和会诊绿色通道，为市总工会提供团体箱庭心理辅导，为北京市公安政法系统的高危及遇害干警、法官和家属进行心理辅导。参加京津冀卫生应急救援演练，参与河北省石家庄市和张家口市心理救援演练，对上海市和杭州市进行心理援助热线现场评估督导，举办12期全国心理援助热线、认知行为治疗培训班。为甘肃省兰州市、辽宁省大连市、黑龙江省哈尔滨市和河北省保定市的心理援助热线人员进行热线和心理危机干预培训。6月，派出张东、彭旭两位心理专家参加国家医疗专家组，到四川省茂县地区对茂县叠溪镇新磨村突发山体高位垮塌后受灾群众进行心理救援。

健康宣教　通过人民网、腾讯视频、网易直播、一直播等网络媒体平台合作，推出系列视频直播、视频访谈及原创科普文章；通过北京电视台、中国教育电视台、东方卫视、北京城市广播、北京新闻广播等媒体向公众宣传心理健康科普知识；通过微信公众号、官方微博和官网，定期推送便民服务举措、健康科普及医疗服务资讯信息、健康热点科普信息。年内，完成电视广播宣传32人次，报刊宣传报道近100篇，微信公众号推送图文信息308条，官方微博发布信息684条。

基本建设　门急诊综合楼项目竣工验收，取得北京市住建委竣工验收备案。对中心花园的环廊进行修整。拆除两个平房院，建成约3000平方米的绿化休闲花园。改造一号病房楼配电柜及电缆线。对燃气锅炉进行低氮改造。完成监控中心迁移、电话室迁移、消防泵房及管线改造、安防系统升级改造项目。建立水、电三级计量器具及智能化能耗远传监测平台系统。将原门诊改建为25病区，将原精神医学研究中心改建为药物一期临床试验室，将原消毒室和病案室改建为28病区。

（撰稿：彭守文　审核：杨甫德）

领导名单

党委书记　辛衍涛

院　　长　杨甫德

副 书 记　杨甫德　刘　静

副 院 长　辛衍涛　王绍礼　庞　宇　谭云龙

北京小汤山医院
北京小汤山疗养院
北京市小汤山康复医院
北京市健康管理促进中心
北京国际药膳博物馆

地址：昌平区小汤山镇（102211） 电话：61781818
网址：www.xtshos.com.cn

基本情况 卫技人员432人，其中正高职称15人、副高职称32人、中级职称110人、初级师146人、初级士129人。

年底固定资产净值7406.73万元，其中甲类医用设备1台、乙类1台；年内新购医用设备1841.99万元。业务总收入11335.06万元，其中医疗总收入10470.18万元。

机构设置 11月3日，成立中西医结合慢性病康复研究室，为一级非职能部门。进一步优化二级科室，设置了神经康复、心肺康复病区等10个二级康复病区，新增综合康复门诊、皮肤病康复门诊等10个康复门诊。

改革与管理 4月8日，实施医药分开综合改革平稳过渡。医院药占比由改革前的50.17%下降至年末的33.93%。

9月，完成党支部委员会换届选举。重新划分临床党支部，由原来的1个临床党支部划分为2个；将离休党支部与退休第二党支部合并成立离退休党支部，原退休第一党支部名称变更为退休党支部。

医院有4名多点执业医师。

在市医管局便民惠民服务“以奖代补”考核中取得综合医院第四名、专科医院第一名的好成绩，获得1037万元专项绩效奖金。

医疗工作 出院1948人次，床位周转59.70次，床位使用率52.23%，平均住院日37.20天。

预约挂号管理。预约方式有电话预约、网上预约、窗口预约及自助机挂号预约。预约挂号48978人次，占门诊总量的75.34%。

新技术、新疗法。新增第一类医疗技术42项，包括女性及小儿常见疾病的推拿治疗、脑电图相关项目、肌电/诱发电位仪相关项目及皮肤康复治疗等，暂停岩藻糖苷酶和超氧化物歧化酶两项检测。

药物管理。医院药占比22.78%。住院患者抗菌药物使用率18.01%，门诊患者抗菌药物使用率8.50%，门诊处方合格率95.73%，门诊静脉输液使用率3.14%。每月对消耗金额前十位的药品进行动态分析评价，规范药品使用。安排药师在门诊用药咨询中心为患者进行用药咨询、指导患者合理用药。

医保工作。医保出院856人次，门诊及住院医保总费用5434.39万元，门诊次均费用339元，住院次均费用31472元。

三级医疗。7月，牵头建成昌平区康复专科医联体；8月29日，制定《昌平区康复专科医联体双向转诊工作方案（试行）》，同时制定了脑卒中等11个常见病种康复医疗双向转诊标准、昌平区康复专科医联体双向转诊单、转诊知情同意书及双向转诊流程图。接收康复专科医联体成员单位双向转诊患者共计27例，完成检查检验结果互认26例。接收市属医院医联体内各类疾病转诊患者421人次，接收市属医院医联体外单位转诊患者301人次。

医疗支援。继续承担对口支援昌平区南口铁路医院，朝阳区南磨房社区卫生服务中心、太阳宫社区卫生服务中心，通州区第二医院的相关合作。安排医务人员57人与各医院及社区卫生服务中心在康复医学、内科等学科进行合作与沟通，通过出诊、讲课、协助体检等形式开展支援。接收受援医院进修医师、护士共16人。继续分批帮扶北京市各区部分二级及以下医院进行康复转型，派驻专家指导400余人次。接收内蒙古自治区阿拉善盟残疾人康复服务中心、阿拉善盟中心医院、自治区第四医院的进修医护人员共10人，主要进行健康管理、康复业务管理、康复诊疗的学习与实践及康复护理技术的学习。

医疗纠纷处理。投保医责险78人，总费用2.53万元。发生医疗纠纷1件，调解1件。年度赔付5987.25元。

护理工作 护士163人，其中本科57人、研究生2人。医护比1：1.2，床护比1：2.5。有护理单元8个。

修订《分级护理制度》，制定简易人工呼吸器检测流程和操作规范、PICC操作流程和技术规范、一次性无菌物品使用检查规定，修订护理文书书写控制程序，规范17种护理常用表格。不良事件上报率100%、整改率100%。

全院6个病区，全部开展优质护理服务。1月4日，市卫生计生委优质护理服务检查，共提出8项整改建议，全部整改完成。

护士长、护理骨干44人次参加学习班。伤口造口失禁专科护士资格认证培训2人。组织护士长进行6项康复专科操作培训，组织全体护士培训7次。

科研工作 申报科研项目23项；中标课题4项，均为局级项目。新增科研经费38.84万元，其中财政资助经费12.8万元，医院匹配经费26.04万元。在研课题11项，结题3项。

医学教育 接收实习生93人，其中本科生13人、专科生80人。承担北京体育大学11名运动康复专业学生的临床实习教学工作，承担泰山医学院、包头医学院、锡林郭勒职业学院、山东医学专科学校82名康复治疗学专业学生的临床实习教学工作。有教师32人，其中副教授1人。

在外院参加住院医师规范化培训18人。配合市卫生计生委和北京康复医学会，举办康复转岗考试和转岗培训。

学术交流 9月19～26日，院长平昭随市卫生计生委团组赴德国、意大利，就老年健康及康复医疗等方面工作进行交流。11月5～11日，副院长梁英随北京老年医院团组赴英国，就老年医学研究、老年人照护、老年医学培训和管理等方面进行学术交流。

6月4～10日，由北京市卫生计生委组织全国老年医院联盟理事成员及管理人员赴台湾交流学习，医院党委书记兼副院长许峻峰随团交流，就老年卫生政策、管理体制、运行机制及资源配置等方面的做法和工作进行交流与学习。11～12月，应台北市总工会邀请，副院长孙增艳随北京市总工会组织执行赴台任务，就为职工发展事业提供法治保障、创造和谐稳定的就业环境、职工职业健康、丰富职工文化生活等课题进行交流。

12月2日，承办中国老年保健医学研究会老年康复分会第五届学术年会暨中国医师协会康复医师分会中西医结合康复专业委员会首届学术年会，参会220人。正式成为中国老年保健医学研究会总会研究基地、中国老龄健康促进工程康复基地。

信息化建设 年度信息化建设总投入77.56万元。医院互联网网速由200M带宽升级到300M带宽。优化、丰富京医通非急诊全面预约挂号平台的功能，利用移动互联网技术，实现自助机诊后缴费、医保费用分解、检验结果打印，实现检验结果信息手机推送。为医药分开综合改革系统切换进行测试，保证医药分开综合改革HIS系统4月8日0时成功切换。

基本建设 完成医院B区防水及A、C区排水项目改造，检验科修缮改造的监理、施工招标，院区彩钢板拆除改造；完成建设项目资金约1018.94万元，其中财政资金约978.94万元、自有资金30万元。“煤改气”工程自3月15日起，历时6个月全部按照招标要求安装完毕，总投资1749.01万元。

“二部”征地项目申请的8000万元资金到位，在市发展改革委、市财政局协调下，偿还了向友谊医院筹借的5224万元土地款。“二部”征地项目相关材料已通过市国土资源局昌平分局、昌平区政府、市规划国土委审核，待市政府批复。11月，征地项目立项有效期延期手续办理完成，延至2018年12月13日。

北京高原适应研究康复中心项目作为医院重点工作之一，初步完成中心选址（药膳馆）、主体工程结构检测、设计方案及可研报告等工作，进入前期手续申报阶段。

（撰稿：单　丹　张洋洋　审核：康晓平）

领导名单

党委书记　许峻峰

院　　长　平　昭

副 书 记　平　昭　朱江华

副 院 长　许峻峰　孙增艳　梁　英

北京清华长庚医院

地址：昌平区立汤路168号（102218） 电话：56118899
网址：www.btch.edu.cn

基本情况 卫技人员1224人，其中正高职称41人、副高职称46人、中级职称165人、初级师687人、初级士285人。

年底医用设备净值10541万元，其中乙类设备5台；年内新购设备6377万元。业务总收入104944万元，其中医疗总收入79802万元。

3月4日，清华大学举行临床医学院成立大会暨健康医学前沿论坛，清华大学临床医学院正式揭牌。清华大学精准医学研究院院长、北京清华长庚医院执行院长董家鸿担任清华临床医学院院长，"千人计划"国家特聘专家、北京清华长庚医院副院长徐沪济担任临床医学院常务副院长。

11月27日，董家鸿当选为中国工程院院士。

机构设置 1月，新成立胃肠外科和肝胆介入科；2月，新成立纪检监察办公室。12月17日，成立器官移植中心，董家鸿兼任中心主任，台湾高雄长庚医院名誉院长陈肇隆担任中心名誉主任。

改革与管理 推进北京市医院管理局改善医疗服务行动18项举措，推出远程医疗、脑卒中救治智能化、按顿包药3项创新便民惠民措施。

加强医疗品质管理。针对临床科室制定年度医品绩效指标21项、季度医品指标12项，针对平台科室制定特异性监测指标，实现周期化监测分析。颁布《临床专科科室质控与核心制度落实评核细则》。启动首届品管圈活动，200余人接受品管圈理论与实务培训。

新增辅助设备并创新服务方式。2月，血液透析室床位增加至26张。3月，新增"家庭病床"服务方式。4月8日，完成北京市医药分开综合改革信息系统切换。8月，正式上线DRGs住院医疗服务管理监测与分析系统。11月，开放日间化疗病房共6张床位。11月，通过国家卫生计生委器官移植专家组对肝脏移植资质的现场评核。

建立多学科联合诊疗中心。11月，胸痛中心暨胸痛中心委员会成立。12月15日，国家卫生计生委脑卒中防治工程委员会授予医院国家"高级卒中中心"称号。

医联体建设。7月，完成与东小口社区卫生服务中心、王府中西医结合医院、北七家社区卫生服务中心的签约。8月，完成由医院牵头的昌平区肝胆专科医联体的签约，完成与16家区内成员单位的医联体签约，正式启动专科医联体合作。

引进高级专业技术人员5人，其中正高级职称2人、副高级职称3人。在医院多点执业机构备案医师77人。

医疗工作 出院19933人次，床位周转31.0次，床位使用率73.33%，平均住院日9.54天，住院手术12132例。无孕产妇和新生儿死亡。24个科室建立临床路径144个，入径4335例，入径率21.70%。手术室新开放3间，增至14间。全年临床用血11468单位，其中红细胞5092单位、血浆6043毫升、血小板333治疗量，自体输血148人次16500毫升。

预约挂号管理。预约挂号269270人次，占门诊总量的53.60%。优化原有7种预约途径，6种预约途径实现号池共享。上线京医通自助服务机23台。

新技术、新疗法。6月，向市卫生计生委申请备案了包括心脏导管消融技术，起搏器介入诊疗技术，冠心病介入诊疗技术，先天性心脏病介入诊疗技术，颅底肿瘤切除术，气管/血管成形肺叶切除术，人工髋关节置换术，人工膝关节置换术、经腹腔镜——子宫内膜癌分期手术、卵巢癌分期手术、子宫腔癌广泛切除术，人工耳蜗植入技术，神经系统介入诊疗技术共11项北京市重点医疗技术。

药物管理。医院药占比25.12%。门诊患者抗菌药物使用率7.96%，急诊患者抗菌药物使用率32.86%，住院患者抗菌药物使用率50.91%。抗菌药物使用强度为37.67 DDD。

医保工作。医保出院7855人次，总费用18602.81万元。实现与哈尔滨医保和吕梁医保的异地医保实时结算。

三级医疗。与合作医院双向转诊4771例，其中下转患者785例、上转患者3986例。

医疗支援。2月，放射科医师王军凯随北京市第九批第一期援疆医疗团队对口支援新疆和田地区人民医院1年；响应市委组织部“第九批人才京郊行”工作，选派超声科主任张华斌至密云区医院挂职院长助理，为期1年。7月，由董家鸿院长带队的肝胆胰外科及超声、麻醉团队走进西藏灵芝开展肝包虫病专项救治；神经内科主任武剑、肝胆外科主任张洪义、泌尿外科主任医师张鑫等赴内蒙古克什克腾旗医院和乌兰布统医院开展医疗帮扶。

医疗纠纷处理。参加医责险1252人，总费用71.14万元。发生医疗纠纷24件，其中调解12件。年度赔付69.60万元，其中医院承担26.99万元。

护理工作 护士803人，其中本科330人、研究生4人。医护比1∶2.54。普通病房床护比1∶0.4，重症监护室床护比1∶2.19，手术室床护比1∶2.88。ICU和EICU床位共26张，CCU床位10张，NICU床位6张。

1月，护理质量管理委员会进行换届，修订护品委员会组织章程。重新修订《异常事件上报及处理流程标准作业规范》。年内上报不良事件280件。异常事件上报率、整改率均为100%。针对临床高风险环节，针对给药作业流程标准化、给药核对、护理记录书写规范及护理健康宣教等几方面进行临床质量控制及改善。

新增脑卒中、胃肠外科、耳鼻喉科3个专科个案管理师。派出18名护理人员外出进行专科护士培训，均考核合格取得专科护士证照；现有专科护士认证68人。举办5大类、14梯次专案性训练，培训500人，内容包含ACLS训练、护理教学查房训练、临床教师培训、小组长教育训练、储备主管训练等。完成国家级继教项目1项、北京市级继教项目1项。

科研工作 申报课题135项，中标10项，获科研经费458.02万元，医院匹配经费148万元。其中，国家级课题3项，获资助经费291.22万元；省部级项目5项，获资助经费161万元；局级项目2项，获资助经费5.8万元。在研课题168项，结题1项。

完成公共实验平台一期工程的改造和仪器设备的购置安装，于4月面向院内开放。公共实验平台建设面积1500平方米，可为科研人员提供细胞生物学、分子生物学及蛋白质组学的基础实验条件和技术支持。至年底，共9个科室23个项目组经审核批准入驻，生物样本库为14个临床科室保存样本4700余份。

继续投入资金进行院内自主项目的培育，医院精准医学研究基金与医管局培育计划项目合并申报，立项7项，批准经费60万元；青年启动基金立项28项医疗类项目、3项护理类项目，批准经费144.5万元；科室建设启动基金立项4项，批准经费29.5万元；累计医院自主资助基金234万元。

泌尿外科李建兴团队完成的“超声定位两步法标准通路经皮肾镜技术规范与标准的研究”获2016年度中华医学科技奖三等奖。

医学教育 有研究生导师23人，其中博士生导师10人、硕士生导师13人。招收研究生24人，其中博士11人、硕士13人。在培各级住院医师182人，接收进修生103人，医学实习生18人。全年派出培训390人次，派出参加学术会议207人次。

完成清华大学“本科教育评估”医院考核内容；承接清华大学2009级临床医学八年制13名临床医学专业学生康复医学与物理医学课程及2010级22名临床医学专业学生临床医患沟通课程。首次承接2009级八年制学生毕业出科考核及结业考核任务。

获批国家级住院医师规范化基地、放射科与全科医学科专业基地。住院医师参加北京市第一阶段及第二阶段住院医师培训考核合格率分别为100%、93.75%。

10月，检验科副主任技师王利君赴美国阿拉巴马大学伯明翰分校进行为期8个月的访问学者研修。

学术交流 接待国外来访的专家、学者34人次，出国考察、参加国际学术会议8人。接收国外住院医师进修5人。

消化内科特聘日本籍相马宁教授来院参与临床工作；清华大学杰出访问教授、美国籍沈文光教授来院4次，协助医院心脏中心发展建设。泌尿外科与美国加利福尼亚大学旧金山分校在临床技术交流、人才互访等方面开展合作。外科部副部长、泌尿外科主任李建兴先后前往意大利、美国、伦敦、德国等多国进行访问并进行手术演示教学，于11月获选国际尿石症联盟副主席。

接待国内来访380余人次，参加境外学术会议44人次，其中赴台湾10人、香港1人。3月14日，全国政协原副主席、中国人口福利基金会会长李金华，国家卫生计生委人事司巡视员高松柏一行来医院考察。

从台湾长庚体系引进高级护理主管涂淑敏来院

建设发展专科麻醉护士队伍。11月，中国工程院院士、高雄长庚医院名誉院长陈肇隆率队来院指导工作。12月，中国工程院院士、香港中文大学校长、清华大学名誉教授沈祖尧教授一行来院举办讲座并交流。

信息化建设 年内信息化建设投入1500余万元。医师费系统、治疗系统、科研管理系统上线运行，解决透析、放疗、康复体疗、呼吸治疗等医疗数据的处理与自动计价，实现科研项目、经费、成果等全面电子化闭环管理。重构改造血库管理系统、会计与出纳系统、住出院系统、分科损益系统。完成10余项信息化改善，包括材料、药品成本核算，重复寄送付款，资金来源注记，药品条码管理，药品近效期管理，收料自转领料/调拨及存管系统改善等。

9月远程医疗中心正式投入使用，实现与全国各地、国内外的协同医疗。远程医疗合作签约多家机构，合作备忘录2家。昌平区心电诊断中心执行6例远程实时会诊、37例远程影像会诊、9例远程视教、17例远程学术会议。

基本建设 3间手术室洁净度升级改造，洁净度由万级升至百级。优化二层放射科内导管室空间布局、合理化本间导管室动线。增设门诊化验室、扩充儿科化验室空间。耳鼻喉科、眼科诊区及检查室改造，增设住院检查室，区分门诊、住院患者的检查空间。神经中心空间规划、改造，增设检查室、联合会诊中心。神经外科设置过渡ICU病房，神经内科设置重症卒中单元、长程脑电监测病房。心脏康复中心完成并启用。

社会服务 医院志工队已有注册志愿者668人，累计服务时长15万个小时。志愿服务站“守护天使”日常上岗志愿服务项目获评首都学雷锋志愿服务示范站金牌项目。3名志愿者经过北京市志愿者联合会评定，获北京市五星级志愿者称号。

累计举办健康公益活动66场，服务5000余人次。协助专科开展“黄手环公益活动”，为阿尔茨海默病患者免费发放中国人口福利基金会设计的第四代定位黄手环。与昌平区天通苑志愿者协会合作，以社区高血压人群健康管理项目为主题，获评2017年度北京市民政局福彩公益金项目。

（撰稿：王思扬　审核：周月红）

领导名单

党委书记 周月红
执行院长 董家鸿
总执行长 郭明和（台湾）
纪委书记 陈旭岩
副书记 陈旭岩　赵　刚
副院长 王　劲　徐沪济
副总执行长 赵　刚

北京市和平里医院

地址：东城区和平里北街18号（100013）　电话：58043023
网址：www.hplyy.com

基本情况 卫技人员615人，其中正高职称18人、副高职称58人、中级职称188人、初级师170人、初级士181人。

年底医用设备净值4323.76万元，其中乙类医用设备2台；年内新购医用设备1743.69万元，其中乙类设备1台。业务总收入49076.96万元，其中医疗总收入48386.41万元。

11月3日，医院建院60周年。

机构设置 8月，对部分科室更名：人事科变更为人力资源部，医务科变更为医务部，门诊办公室变更为门诊部，科教科变更为科研教学部，财务科变更为财务部，医保办变更为医疗保险物价办公室，经审科变更为经营审计办公室，器械科、物资管理科合并为医学工程部，信息科变更为信息中心，总务科、保卫科合并为后勤保障部，神经内一科、神经内二科合并为神经内科一病区、神经内科二病区，麻醉科、手术室合并为手麻科。

改革与管理 推进“专科专病化”战略：鼓励临

床科室根据自身技术力量开展专病服务，已有9个临床科室开设了17个专病门诊。开展“专家引进”战略：10个临床科室聘请了22名知名专家定期到医院出门诊、查房，指导临床工作。严控医疗费用：相继出台了《医药分开综合改革合理用药管理办法（试行）》《规范中医医疗服务项目应用的规定》《门诊次均药费管理办法》《加强中药饮片使用管理办法》，取消中医药注射剂在门诊的使用，使医院药占比下降20%。调整考核评价办法：有针对性地调整绩效分配方案，兼顾不同学科间的平衡，使科室整体收入保持相对稳定。实施多项便民措施：门诊药房启用智能发药系统，减少患者取药排队等候时间；开通微信专家预约、在线挂号等特色服务，方便患者就医；启动移动护理服务，提高护理工作效率；功能科、放射科取消预约程序，做到患者随来随检查；开设PICC护理门诊，对于携带PICC出院的患者，在门诊就能完成管路维护、更换。挖掘医院内部空间，优化治疗手段，提高救治疗效，缩短患者住院时间，降低患者住院费用。

建立日常监控医药分开综合改革的监测机制，医改后，医院门急诊人次同比下降16.04%，门急诊次均药费下降6.97%；住院患者增加0.95%，住院例均费用增加9.34%，符合医药分开综合改革的目标。

医联体建设。按照中西并重、专综结合、形式多样、注重实效的原则，分别与北京协和医院、中日友好医院，东城区社区卫生服务管理中心建立了医联体。口腔科、眼科、皮肤科妇科分别加入了北京市口腔医院、解放军总医院、北京中医医院、东直门医院专科医联体。消化科、神经内科、外科、儿科等科室积极与三甲医院重点专科开展专科协作。按照东城区统一部署，建立以东直门医院为核心、以和平里医院为主体、和平里社区卫生服务中心为基础的中西医结合特色的紧密型医联体，在该医联体框架内，建立完善双向转诊机制，实施网络互联互通，共享医疗资源。

6月21日，河北省保定市卫生计生委副主任郭领波，安新县中医院院长薛淼、党委书记邵春、副院长刘木松等一行5人到医院进行参观交流，双方就医疗改革、医院建设、京津冀协同发展及医疗技术协作交流进行研讨。

医院在外院多点执业的医师23人，有外院多点执业的医师26人。

公开招聘应届毕业生24人，其中临床医生7人，博士研究生1人、硕士研究生5人。

医疗工作　出院8462人次，床位周转20.91次，床位使用率87.12%，平均住院日14.96天，住院手术1762例。实施临床路径的有10个科室9个病种。全年临床用血量412单位，其中红细胞350单位、血浆5000毫升、血小板12治疗量，自体输血55人次7800毫升。

预约挂号管理。预约方式有电话预约、网络预约、微信预约、窗口预约、诊间预约。预约挂号4425人次，占门诊总量的1%。

新技术、新疗法。开展新技术、新项目42项，如：无痛胃镜项目、床旁肺部超声的临床应用、CT引导下经皮肺穿刺活检术、血管内皮功能检测仪在心内科的临床应用、可视喉镜在临床实践中的应用、三焦点人工晶体在晶体屈光手术中的应用、经皮内窥镜引导下胃造口术（PEG）、经伤椎椎弓根置钉椎体内植骨治疗胸腰椎骨折、椎间孔镜治疗腰椎管狭窄症等。

药物管理。门诊药占比68%，住院药占比40.05%。门诊患者抗菌药使用率8.94%，急诊患者抗菌药使用率28.65%，住院患者抗菌药物使用率38.53%

医保工作。医保出院5925人次，总费用13175.54万元。

三级医疗。接收上转患者40人，下转患者50人。

医疗支援。与银川市永宁县人民医院签署对口支援工作协议。帮扶张家口市宣化区人民医院筹建内分泌科，推广中医药方法治疗内分泌疾病的模式。继续对平谷区黄松峪、熊耳寨2个乡卫生院对口支援，开展专家下沉、义诊咨询、人员培训等工作。

医疗纠纷处理。投保医责险646人，总费用57.7万元。发生医疗纠纷21件，其中调解7件、诉讼1件、院内协商13件。年度赔付115.62万元，其中医院承担100.7万元。

护理工作　护士277人，其中本科64人。医护比1：1.14，床护比1：0.68。ICU床位13张。护理单元27个。

开展“以患者为中心”的责任制护理，进一步优化护理服务内涵，强化服务理念转变。开展中药泡洗、耳穴埋籽、艾灸治疗、超声药物透入等27项中医特色服务。推进延伸护理服务，为出院患者发放爱心联系卡，多个科室通过微信平台不间断推送健康宣教、养生知识、疾病常识；内分泌科定期请专职的糖尿病看图对话辅导员开展看图对话活动及糖尿病健康大讲堂活动。不良事件上报率100%、整改率100%。

继续推进护理6个专业小组（礼仪培训师、护理科研、静脉治疗、压疮造口、疼痛护理、药品管理）的工作；试行新入职护士规范化培训，强化“三基三严”；加强护理人才梯队建设，大力培养专科护士和中医护理骨干人才。

选派9名护士长和骨干参加专科护士认证培训，均取得专科护士资格证书。到外院进修1人；参加院外各种专科护理知识、临床护理技能、护理管理等相关方面的学习培训123人次；1名骨干参加全国中医护理骨干人才培养。

承担北京协和医学院护理学院30名本科生社区保健生产实习教学任务、北京市昌平卫生学校和北京城市学院共32名护理实习生临床实习教学任务。

科研工作 申报课题13项，其中东城区科技计划项目1项、东城区卫生计划项目1项、北京市科协金桥工程种子资金5项、首发专项6项。中标课题2项，其中东城区科技计划项目1项、东城区卫生计划项目1项。获资助经费7万元，医院匹配经费7万元。在研课题数37项，其中国家级课题1项，市级课题4项，区级课题2项，院级课题30项。结题3项，均为区级课题。

加强神经内科（脑病科）、内分泌科、骨科北京市中医重点专科建设。神经内科成立中西医结合卒中中心，内含神经康复室和脑卒中预防工作室；设立6个亚专业组，开展7类23项中医适宜技术，增加脑出血为优势病种，并将活血化瘀法和子午流注针法融入诊疗方案中；开发安神枕等中药枕，降脂茶、降压茶等5种代茶饮。内分泌科成立内分泌疑难病会诊中心，举办全国中西医结合内分泌学术交流大会，配备专职糖尿病教育护士，积极开展提高临床疗效的专科研究；承担首都中医治未病健康项目，将国医大师孙光荣的诊疗经验运用于糖尿病的预防及治疗。

继消化科、呼吸科成为区级中医重点专科后，普外科、心内科、老年病科又获评区级中医重点专科。神经内科、急诊科成为首都区域专科。消化科和手麻科协作开展无痛胃镜项目。普外科成为大中华疝外科学院的协作基地，主办了北京地区疝外科金秋高峰论坛；普外科与协和医院成立了血管外科协作中心，主要开展静脉疾病的合作。加强老年病科建设，顺利通过了北京市老年友善医院的验收。

医学教育 接收医技实习生4人，分别来自北京市昌平卫生学校、北华大学、山东医学高等专科学校。录取研究生6人，其中硕士5人、博士1人。脱产学习26人，其中住院医师规范化培训23人，区县级骨干医师培训2人，西学中高级研修班1人；到院外进修6人。

学术交流 3月14日，与来自美国得克萨斯女子大学的专家学者进行了题为“促进中美文化交流，关注妇女和家庭健康”的学术交流活动。消化内科举办HP（幽门螺杆菌）感染与早期胃癌论坛，邀请北京大学第三医院、同仁医院、中日友好医院的专家学者进行学术讲座。儿科承办第一届北京市中西医结合儿童外治学术研讨会，邀请北京市数十位著名儿科专家进行学术交流。内分泌科举办了第一届和平中西医结合内分泌高峰论坛，邀请国医大师孙光荣及20余位专家进行学术交流。

信息化建设 全年信息化建设总投入203万元。完成医药分开综合改革信息系统改造项目，于4月8日上线，12月整体验收完毕。完成预约挂号项目，优化门诊预约流程。4月18日移动护理系统进入实施阶段，8月18日10个病区全部上线。

基本建设 12月，启动部分医技科室和门诊卫生间改造工程，工程包括核磁、DR、门诊手术室、胃镜室装修及11间卫生间装修，总投资380万元；启动配电增容改建工程，将2台容量500KVA变压器更换为2台1600KVA，总投资1000万元。

（撰稿：阚慧娟　审核：代　瑾）

领导名单

党委书记　刘　东
院　　长　王建辉
副 书 记　侯　波
纪委书记　肖建军
副 院 长　姚计文　吴春军

北京市宣武中医医院

地址：西城区万明路13号（100050） 电话：63038881
网址：www.xwzy.com.cn

基本情况 卫技人员375人，其中正高职称14人、副高职称33人、中级职称123人、初级职称205人。

年底医用设备总值3961.8万元，其中乙类医用设备1台；年内新购医疗设备538.7万元。业务总收入26111万元，其中医疗总收入26035万元。

7月，秦学贤、邓贵成获第三届“首都国医名师”称号。

机构设置 5月，成立民族医学科。

改革与管理 推动分级诊疗，实施社区一体管理，提升中医药基础服务能力。3月，与孔医堂达成中医医联体合作意向并签订了协议书。4月，北京市医药分开综合改革期间，医院专门成立领导小组，制定相关工作方案和规定。5月，同北京口腔医院初步达成专科医联体合作意向，拟签协议。8月，脾胃病科主任刘永作为首批区卫生计生委援青医疗队员完成了历时1年的医疗支援青藏任务；脾胃病科白亦冰作为第二批援青干部随西城区卫生计生委援青医疗队出发。9月，开展大型义诊活动1周，并举办院内义诊、专家下社区、对口支援、健康大讲堂等多种形式的活动。10月，举办“医院开放日”活动。承办“百名中医走进金融街”活动，医院两个中医“治未病”团队参加了活动。

医疗工作 出院3670人次，床位周转19.52次，床位使用率93.47%，平均住院日17.56天，住院手术134例。健康检查8941人次。有10个病种实施临床路径管理。全年临床用血44单位，其中红细胞44单位、血浆400毫升。门诊非药物中医技术治疗率13.88%，中药占门诊处方比例62.29%，中药饮片占门诊处方比例27.74%。医师人均每日担负诊疗9.76人次，人均每日担负住院1.18床日。

3月，开展为期6天的高考体检，承担西城区（南区）18所中学2160名考生的体检工作。

为医护人员327人办理医责险，办理执业注册及变更5人。选派7名医务人员到外院进修学习，接收外院进修医师3人。

预约挂号管理。年内完成114统一预约挂号共3560人次，其中普通号和专科号预占23%、专家号预约占77%。10月，完成与金融街医疗共同体的门诊预约工作。

重点专科建设。完成北京市重点专科和中医特色诊疗中心验收工作。完成国家1+X+N重点专科申报工作，申报4个科室，批准建设成员单位3个科室，分别为心内科、呼吸科和脾胃病科。

开展中医适宜技术。由原来的63种中医治疗项目扩展到79种。推广中药协定处方的应用，协定处方14种，年内开具协定处方20413张。7月，开展“三伏贴”治疗。10月，医院“治未病”团队到虎坊路社区为居民开展健康讲座和传授演练“易筋经”功法。

对口支援。选派医疗专家团队17人次到昌平南口社区卫生服务中心、南邵社区卫生服务中心，内蒙古乌拉特后旗蒙医院、丰镇市中蒙医院进行对口支援工作。

医联体建设。4月，确定医院与天桥社区卫生服务中心、椿树社区卫生服务中心、陶然亭社区卫生服务中心属紧密型医联体单位，成立领导小组，制定紧密型医联体工作方案。年内接诊友谊医院急诊转诊患者390人，收治住院60人。

医保工作。医保门诊328279人次，次均费用491元；医保出院2889人次，平均住院日18天，次均费用23136元。完成医保总额22865.86万元。7月，开通异地就医住院费用直接结算业务。

护理工作 护士158人，其中大专以上学历144人。共有12个护理单元，包括7个病区及门诊、急诊、透析、手术室、供应室。新入职护士7人，床护比1∶0.48。

开展中医护理技术操作。落实中医护理方案，组建中医护理技术小组，制定和编印2017版《中医护理技术流程及考核标准》，共开展中医护理操作项目32项，覆盖46个病种。对全院护士进行中医护理技术的培训及推广，重点为药罐、神阙穴贴敷、揿针和温灸刮痧4项技术。全年完成中医基础培训36学时，779人次，培训率91%。

申报院长基金护理课题6项，立项4项。参加北京市中医局中医护理骨干人才培养2人、国家中医局护理骨干人才培养1人，护士长、护理骨干参加外出培训学习63人次。6月，在市中医局举办的首届京津冀伤口护理病例大赛上，周围血管科护士李佳桑获三等奖。

科研工作 市科委首都临床特色应用研究项目立项1项，西城区科委科技项目立项1项。完成首都临床特色应用研究项目1项和北京市中医药科技项目2项的结题验收。

1月，心内科副主任医师苏敬泽与长春中医药大学教授张守琳联合开展的科研课题“中医药治疗慢性心力衰竭的系列研究及推广应用”获吉林省科学技术进步二等奖。7月，市中医局对医院3个北京中医药薪火传承“3+3”工程基层老中医传承工作室进行实地督导检查。

医学教育 1月，陈彤云诊治损美皮肤推广基地揭牌仪式在门诊皮科举行；在陈彤云学术传承推广暨全国中医皮科名医名家学术高峰论坛上，国医大师陈彤云收医院主任医师韩颐为传承弟子。3月，完成市中医局北京市中医住院医师规范化培训基地评估考核。6月，市中医局对医院心血管病科北京基层中医药学科团队基地进行检查验收。9月，医院中医内科教研室通过专家论证，被市中医药局批准为中医内科住培三优教学团队，并获得助资10万元；医院举行北京市“3+3”工程孔伯华名家研究室揭牌仪式，并举行了孔伯华学术思想论坛。10月，呼吸科卢桐大夫，获国家中医局批准为第六批全国老中医药专家学术经验继承工作继承人。

学术交流 4月，举办北京针刀专业委员会2017年学术年会暨第48次针刀沙龙，11名业内学者进行了学术发言。7月，与北京中西医结合学会联合举办第二届“易筋经”功法临床应用培训班，市中医局领导、世界气功学会和中国医学气功学会负责人、北京各大医疗机构的专家，以及来自全国各医疗机构的学员等70多人出席开班仪式。

11月，美国马里科帕综合保健系统—亚利桑那烧伤中心和田纳西大学健康科学中心—消防员区域烧伤中心的护理专家代表团一行9人，在中国中西医结合学会烧伤专业委员会领导的陪同下，到医院外科进行参观学习。

信息化建设 全年信息化建设投入136.9万元。4月8日，医院信息系统完成系统切换。医院首次引进第三方公司对医院网络、主机系统、Oracle数据库、信息安全和IT终端设备进行维护。12月，放射科胶片自助打印系统上线运行。

基本建设 全年基建投入2337万元。6月，完成7个消防水箱的更换。9月，太阳能热水系统完工投入运行；脾胃病病房装修改造工程开工。11月，完成供暖锅炉的环保改造。11月，完成监控设备更新，视频监控点由113个增至242个，由模拟信号改为数字信号，一键式报警点由12个增至70个，同时新增音视频同步监控点27个；完成14面低压配电柜的更换。12月，电气火灾监控系统正式投入使用。

（撰稿：高健超 审核：李宏燕）

领导名单

院　　长 郑　义
党委书记 李晓晖
副 书 记 郑　义
副 院 长 李淑兰　沈　文　赵力波

北京市回民医院

南院：西城区右安门内大街11号（100054） 电话：83912808
北院：西城区长椿街34号（100053） 电话：63150679

基本情况 卫技人员396人，其中正高职称12人、副高职称28人、中级职称141人、初级师107人、初级士108人。

年底医用设备总价值3613.16万元，其中乙类医用设备1台；年内新购医用设备1507.43万元。业务总收入25031.98万元，其中医疗总收入12318.52万元。

机构设置 3月，职能科室增设工会和综合协调办公室2个科室。医技科室增设血库和消毒供应室2个科室。临床科室增设至19个科室：脑病科（含脑病一病房、A级一病房、脑病二病房、A级二病房）、民族医学科（含民族医学科病房、北京市回医药诊疗中心）、康复科、呼吸科、心血管科、外科、妇产科、急诊科、血液净化科、眼科、骨科、皮肤科、口腔科、耳鼻咽喉科、针灸科、感染科、治未病中心、麻醉科、儿科。下设西城区牛街社区卫生服务中心和广内社区卫生服务中心。

改革与管理 3月，制定实施《北京市回民医院医药分开综合改革工作制度》《北京市回民医院提质增效控费关键绩效指标管理实施方案》及《北京市回民医院紧密型医联体建设工作方案》，强化医院管理，落实医改精神，分阶段部署、实施、落实，确保医改工作平稳过渡。实施医改后，推出门诊导医咨询一对一精准式服务，增设服务岗位18个。

同宣武医院、东方医院、牛街社区卫生服务中心、广内社区卫生服务中心进行紧密型医联体建设。逐步实现以回民医院为平台，上至三级甲等综合医院、下至社区卫生服务中心的患者转诊绿色通道。

新签订医疗机构医联体合作协议及专科医联体合作协议。参与天坛医院与国家神经系统疾病临床研究中心建设，11月，成为神经系统疾病专科联盟成员单位。12月，与人民医院签订医联体协议书，并签订心内科、妇科、内分泌科专科医联体协议；与解放军总医院眼科签订专科医联体合作协议书；与北京中医医院签订“京津冀皮肤科中西医融合发展联盟”的合作协议。

有6名医师在其他医疗机构办理多机构执业备案，为20名来自其他医疗机构的医师办理多执业机构备案。

通过健康大讲堂、义诊等形式为社区居民普及健康知识和理念，延长医院服务半径。通过与社区卫生服务中心建立专病团队，指导社区医生对4种常见慢性病进行居家管理，延伸医疗服务内涵。

录取硕士研究生2人、博士研究生2人，引进中西医结合眼科专业博士1人、少数民族传统医学药学研究方向博士1人、医院重点专科神经内科专业硕士1人。

医疗工作 出院4386人次，床位周转16.61次，床位使用率72.13%，平均住院日15.93天，住院手术968例，剖宫产率38.64%。无孕产妇及新生儿死亡。重点专科优势病种的中医治疗率达80%以上。10个临床科室制定了27个中西医结合优势病种，有31个病种实施临床路径管理。

预约挂号管理。预约方式包括：现场预约、电话预约、网上预约、诊间预约、双向转诊预约。预约挂号1655人次，占门诊总量的0.60%。

新技术、新疗法。先后开展腹腔镜手术、针刀闭合性手术、盆底康复治疗、肿瘤标记物测定等共11项新技术、新项目。

药物管理。门诊抗菌药物使用率8.80%，急诊抗菌药物使用率34.50%，住院抗菌药物使用率45.71%，住院抗菌药物使用强度69.34DDD。

医保工作。医保出院4552人次，总费用8819.31万元。9月1日起，调整增加门诊特殊病的病种范围，将“恶性肿瘤放射治疗和化学治疗”调整为“恶性肿瘤门诊治疗”，将“多发性硬化”和“黄斑变性眼内注射治疗”纳入门诊特殊病病种范围；实现跨省异地就医住院费用直接结算，年内跨省异地结算18人次；城乡医保整合，制定了实施北京市城乡居民医疗保险制度的工作方案，为正式实施城乡居民基本医疗保险制度奠定基础。

三级医疗。接收广内社区服务中心、牛街社区服务中心上转患者80人次，由宣武医院下转医院66人次，上转宣武医院6人次。

医疗支援。与延庆区千家店镇社区卫生服务中心、康庄镇社区卫生服务中心，西城区牛街社区卫生服务中心签订对口支援协议。向千家店镇社区卫生服务中心派驻副主任医师1人、主治医师2人、医师1人，专业涵盖内科、妇产科、医学影像及放射治疗学专业，帮助该院完成妇女病筛查1000余例，门诊100余人次，进行疑难病会诊、教学查房、学术讲座，向该中心捐款2万元。向康庄镇社区卫生服务中心派驻副主任医师1人、主治医师3人，专业涵盖妇产科、眼科、骨科、儿科，累积门诊1000余人次，并进行疑难病会诊、教学查房、学术讲座，向该中心捐款2万元。选派针灸主任医师在广内社区卫生服务中心出诊，组织健康大讲堂授课8次。

医疗纠纷处理。参加医责险371人，总费用66.69万元。发生医疗纠纷3件，调解3件。年度赔偿900元，全部由医院承担。

护理工作 护士166人，其中本科23人。医护比1：0.88，床护比1：0.43。有护理单元18个。

全面落实责任制整体护理，责任护士为患者提供从入院评估到出院康复的全面、全程、连续性的护理服务。不良事件上报率93.2%，整改率100%。

签订目标管理责任书，完善特殊科室敏感指标体系；成立中医护理质控专项考核小组，加大中医操作项目及数量在绩效考核中的权重；开展“今天我是患者（家属）”就医体验活动，提高护理服务质量；开展脑卒中多学科联合查房，提升护士专科护理服务能力；门诊开展危重患者“一对一”服务，加强风险评估；手术室开展眼科患者“四部曲”，将护理从术中扩展至术前及术后；丰富志愿服务内容，“关爱母婴志愿行”项目团队举办“六一儿童节趣味涂鸦比赛”活动，促进社区居民母婴健康。

送院外进修血液透析科护士1人，送院外参加消毒供应中心岗位培训3人；参加全国中医护理骨干人才培养项目1人，参加北京市中医护理骨干人才培养项目1人。培养糖尿病健康教育护理师2人，培养伤口造口失禁专科护士1人。

承担北京京北职业技术学院护理专业毕业实习带教16人。

科研工作 申报首发专项1项、西城区财政科技专项5项。在研课题3项。

举办4次学术沙龙，涉及脑病、急诊、妇科3个专业。

医学教育 送院外脱产学习神经病学博士学位1人，送院外消化内镜科进修医师1人，送院外运动疗法科进修技师1人，送院外学习DRGs进修医师1人。

承担外院博士生、实习生带教工作13人。

学术交流 年内，派人参加北京妇科内镜技术手把手学习班、仲景书院·2017北京经方仲景三师论坛、中华医学会神经病学分会第八届全国神经重症学术会议暨湖北省神经重症和神经危重症护理论、产科高级技能模拟培训班、第十七次中国脑血管病大会、无创通气及气道净化技术学习班、急危重症救治新技术培训班、第八期“医诺传芳”盆底功能障碍性疾病非手术治疗精品培训班、中国危重病医学大会（CCCC2017）、肥胖针灸治疗及体重管理高级培训班、第十四届更年期多学科管理（MDT）大会、普外科腹腔镜技术手把手培训班等。11月29日，与北京市回医药研究所一同访问安徽回医民间骨伤专家梁蕊春，就共同研发骨伤科院内制剂进行商谈。

信息化建设 年度信息化建设总投入212.38万元。建设远程会诊中心工程，含远程医疗项目。

基本建设 门诊区病房区修缮工程于4月6日完成设计招投标工作；8月23日，西城区发展改革委对项目初步技术概算批复，改造总建筑面积20788.95平方米，核定概算总投资8197.10万元，由西城区财政筹措解决；年内完成投资金额1978.39万元。

远程会诊中心工程项目可行性研究报告于11月20日得到西城区发展改革委批复，建设总资金4852.88万元，其中工程费4116.73万元、工程建设其他费505.06万元、预备费231.09万元。项目所需资金由西城区财政筹措解决，年内完成投资金额100万元。

（撰稿：张　举　审核：朱　钢）

领导名单

党委书记　朱　钢
院长、副书记　张力新
副书记、纪委书记　王大军
副院长　穆　静　张建强　张　娜

北京市肛肠医院（北京市二龙路医院）

北院：西城区德外大街16号（100120）　电话：57763114
南院：西城区下岗胡同1号（100032）　电话：66014447
网址：www.ellhospital.com

基本情况 卫技人员303人，包括正高职称6人、副高职称31人、中级职称108人、初级师职称人数121人、初级士职称人数37人。

年底医用设备净值2386.51万元，其中乙类设备1台；年内新购设备370.49万元。业务总收入31029.67万元，其中医疗总收入30746.71万元。

改革与管理 以“保障西城区居民健康”为核心，以“管理一体化、基本医疗一体化、公共卫生一体化”为手段，与德胜卫生服务中心制定以全消化道疾病诊疗为主的十余种常见病种的健康处方的诊疗规范，建立以预防为主、防治结合为理念的全消化道健康管理医疗协作网。实现住院患者双向转诊，建立医院与社区转诊绿色通道。11月1日，西城区首个专科医联体——北京市二龙路医院肛肠专科联盟签约。根据社区需求，印制了适合社区医生和居民的《大肠肛门疾病全科医师手册》和大肠肛门疾病健康教育宣传彩页，并搭建了双向转诊平台。

5月19日，与德州市德城区肛肠医院在德州市举行北京市肛肠医院德州协作医院签约暨揭牌仪式。

有多点执业医师1人。

医疗工作 出院11999人次，床位周转35.19次，床位使用率86.24%，平均住院日8.93天，住院手术10898例。实施临床路径管理的有6个科室5个病种，入径3889例。全年临床用红细胞96单位、血浆400毫升、血小板2治疗量。

预约挂号方式为114预约，预约挂号23677人次，占门诊总量的9.85%。

新技术、新疗法。新开展的项目有：结肠超声、超声引导下肛周脓肿穿刺减压术、新肿瘤标志物Ca199 Ca125 Ca153检查和C13呼气试验。

药物管理。医院药占比50.59%，其中门诊55.29%、住院47.64%。抗菌药物使用率：门诊6.63%、急诊2.28%、住院87.35%。

医保工作。医保出院8736人次，总费用138.23万元。

三级医疗。接收上转患者456人次，下转患者448人次。

医疗支援。与延庆区大庄科社区卫生服务中心和八达岭镇社区卫生服务中心签订对口支援协议。11月，组织两支医疗小分队10余名专家分别到八达岭镇卫生服务中心、大庄科卫生服务中心进行义诊、健康咨询，并捐赠器械药品约1万元。

医疗纠纷管理。投保医责险359人，总费用2268万元。发生纠纷20件，其中调解3件。年度赔付1284元。

护理工作 护士178人，其中本科78人。医护比1∶1.34，床护比1∶0.27。ICU床位8张。有14个护理单元。

优质护理服务覆盖率100%，深化延伸护理服务，通过电话随访等形式进行健康教育、慢病管理及用药指导等。对责任护士实施分级管理。不良事件上报率100%、整改率100%。

护士进修1人，专科护士培训2人。承担昌平卫校实习带教工作，其中中专学生5人，实习10个月；大专学生3人，实习8个月。

科研工作 申报课题44项，中标课题18项。其中首发专项中标1项，获资助经费100万元；西城区财政科技专项中标3项，共获资助经费44万元，医院匹配经费10万元；医院科研课题14项。在研课题33项。结题3项，其中首发专项1项、市中医局中医药科技项目1项、西城区卫生计生委青年科技人才培养1项。获专利2项：一种用于外科手术的挂线器、多次使用治疗巾。

皮科、脾胃病科入选国家级重点专科1+X+N辐射工程。

医学教育 承担首都医科大学、北京协和医学院继续教育学院、北京中医药大学远程教育学院、河南理工大学医学院4所学校带教任务，有教师17人。

11月21日，成为北京中医药大学中药学院临床中药实习基地。

录用硕士研究生3人，院外进修4人，出国进修、学习3人。

学术交流 3月8日，美国亚特兰大北富尔顿医院外科主任Mitch Guttenplan、美国加州大学洛杉矶分校终身教授Dr. Wenyuan Shi和CRH业务发展总监Shaun Gerrits等来院，与肛肠科专家就肛肠学科热点问题进行交流。4月19日，美国加州大学洛杉矶分校终身教授施文元教授来院交流中国微生物组计划及粪菌移植技术。10月17日，特邀美国哈佛大学Forsyth研究院院长Dr. Wenyuan Shi、美国科学院院士Gary Borisy及田燕博士一行3人到医院进行学术交流及参观访问。10月，与哈佛大学Forsyth研究院签署合作协议，双方将在医院管理理念、人才、信息和临床医疗等方面进行深度合作与沟通。

4月27～28日，陈希琳到埃及开罗参加第十二届国际结直肠外科新进展大会。9月19日～12月14日，肛肠科王彦芳参加中国—意大利佛罗伦萨医务人员交流项目第六期，前往佛罗伦萨进行研修学习。10月20日～2018年1月14日，肛肠科董庆志参加中国—美国（Ⅲ）医务人员交流项目第二期，前往塔夫茨大学医学中心进行研修学习。10月23日～2018年1月18日，肛肠科赵团结参加中国—奥地利医务人员交流项目第九期，前往维也纳进行研修学习。

继续与北京迪安临床检验所的合作检验项目。

信息化建设 年内信息化建设总投入57.98万元。肛肠门诊、医技部分排队叫号系统全部完成上线，自助机和微信公众号上线，绩效管理系统测试上线，门诊电子病历系统在全院门诊科室正式启用，移动护理投入使用10个模块，物资系统实现物资的实时消耗、月末统一盘点库存，数据平台上线，医联体平台和西城区21家社区中心完成对接，电生理系统上线，移动查房系统上线，号源显示系统上线。

（撰稿：马　洁　审核：关　颖）

领导名单

党委书记　张燕丽
院　　长　张　秀
副 书 记　张　秀　李金刚
副 院 长　何金哲　安少雄　安　宇　冯　亿

北京市垂杨柳医院

本院区：朝阳区垂杨柳南街2号（100022）　电话：67700622
东院区：朝阳区东三环南路54号（100022）　电话：67700927
管庄院区：朝阳区三间房西村甲479号（100024）　电话：65762310
网址：www.cylh.com

基本情况　卫技人员885人，其中高职称34人、副高职称81人、中级职称376人、初级师215人、初级士118人、见习期61人。

年底医用设备总值32806万元，年内新购医用设备2833万元。业务总收入68300万元，其中医疗总收入67200万元。

机构设置　医院感染控制部与疾病控制科合并为医院感染与疾病控制部，医疗保险办公室与物价管理科合并为医疗保险与物价办公室，卫生经济管理部与统计科合并为经济管理与统计部，政策研究与宣传部更名为政法研究与宣传办公室。

改革与管理　4月8日开启医改，探索MDT等多种模式，成立多学科综合门诊、专病门诊，启用门诊疑难病会诊模式，发挥“互联网+医疗”的优势提升服务质量和就医感受，优化就诊流程。

10月10日，朝阳区政府与清华大学签署《朝阳区人民政府 清华大学全面合作框架协议》，正式授牌“清华大学附属垂杨柳医院”；以HIMSS 6为目标，全面推进医院信息化建设；扩充人才队伍，引进学科带头人3人、知名专家4人；借助医联体内部的绩效考核和远程会诊，不断探索推进医联体分级诊疗新模式；强化技能培训，心肺复苏培训考核范围扩大至全员。

医疗工作　出院19069人次，床位周转38.06次，床位使用率80.51%，平均住院日7.75天，住院手术6502例，剖宫产率44.14%。无孕产妇和新生儿死亡，围产儿死亡5人。实施临床路径的25个科室175个病种，入径12624人次，入径率67.09%，完成率84.9%。预约挂号140716人次，占门诊总量的22.45%。

新技术、新疗法。12个临床医技科室开展新技术、新项目24项：内分泌科实时动态血糖监测；骨科膝关节镜联合腓骨截骨术治疗膝骨性关节病，应用弯角椎体成形装置修复胸腰段骨质疏松性椎体压缩骨折，颈椎病前路椎间盘切除，人工椎间盘置换术；心脏中心房间隔缺损封堵术，冠状动脉旋磨术；普外科胃肠动力学检测系统，体腔热灌注治疗，生物补片（猪小肠黏膜下层脱细胞组织基质）在腹外疝的应用，胃转流术治疗糖尿病；胸心外科超声内镜引导下经支气管针吸活检术，CT引导经胸壁胸部肿瘤穿刺及定位技术；病理科开展HPV原位杂交技术，快速石蜡切片病理诊断；妇科阴道微生态检测在妇科疾病诊治中的应用，宫腔镜在中晚期宫颈癌IUD中的应用，宫腔镜联合左炔诺孕酮宫内缓释系统在治疗子宫腺肌症及月经过多中的应用；感染科乙型肝炎母婴阻断管理；麻醉科椎旁神经阻滞；呼吸科肺炎链球菌尿抗原检测；ICU超声引导下血管内导管置管术；消化内科内镜黏膜下剥离术，胃肠道手术术前、术中内镜下定位、经皮内镜下胃造瘘。

医保工作。医保出院9531人次，次均费用18640元；门诊56.78万人次，次均费用417元。

医疗支援。7月，选派第二批支援医生赴藏执行援助任务，骨科医生王岩松、普外科医生吴畏对口支援西藏拉萨市堆龙德庆区人民医院，王岩松兼任该院副院长职务。同时接收该院来京进修人员14人，专业分别为普外科、急诊科、骨科、麻醉科、儿科、妇科、产科、心内科、放射科、超声科、体检中心、院务部、设备管理部、医院感染与疾病控制部。接收来自云南昆明、河南淅川等其他对口支援单位来京进修人员13人。12个科室派出支援怀柔区第二医院、怀柔区怀北镇卫生院共126人次。

医疗纠纷处理。全员参加医责险。院内调解12件，结案12件；诉讼1件，已结案。年度赔偿91.78万元。

护理工作 护士384人。医护比1∶1。ICU床位13张。

制定修订相关制度标准、规范流程、应急预案152项，有效规范护理行为。举办分类专项培训，提高护理人员整体素质。倡导开展延伸护理服务，如出院后健康宣教、复诊预约、特殊患者追踪护理、社区居民急救培训和卫生知识培训等。全年未发生护理安全事件。

开展分层分类培训，外请专家授课4项、主任护师讲座5项、副主任护师讲座8项、主管护师讲座18项。送外院进修 4人。参加北京市静脉治疗专科护士资格认证2人，接收外院进修护士7人。

科研工作 申报各类各级科研项目69项，立项8项，获经费88万元。其中，首都十大疾病科技成果推广项目中标1项，获30万元；朝阳区协同创新项目1项，获20万元；北京市高级研修班（第二期、京藏班），获8万元；朝阳区科技计划项目1项，获10万元；朝阳区科技计划项目3项，获12万元；朝阳区组织部朝阳区科技计划项目1项，获8万元。在研课题48项，中期评估与结题30项。

医学教育 接收来自华北理工大学临床医学专业61名本科实习生进行为期2年的实习，本学期共有73名教师参与理论课、实验课、见习课教学。获批国家级继教项目2项、市级18项。脱产学习25人，外送进修24人，其中参加北京市骨干医师培训7人、参加在职研究生实习1人、出国进修1人。

学术交流 5月5日，联合北京市中西医结合学会和朝阳医学会共同主办国家级继续医学教育项目——全科医师的微创诊疗方法及诊疗思维培训；6月7日，生殖医学中心主办垂杨柳医院生殖健康与优生优育会议暨多囊卵巢综合征综合管理培训；8月20日，主办2017年白内障手术新进展国际交流会；8月31日，主办北京市级高级研修班计划项目——“微创医学技术与管理”高级研修班第二期（京藏班）；9月22日，主办第三届清华大学附属北京市垂杨柳医院皮肤美容高峰论坛。11月25～26日，主办第九届全国ILIZAROV技术与骨关节修复重建学习班。

信息化建设 年度信息化建设投入3680万元。完成信息平台、门户窗口及数据中心的搭建并投入使用；完成整体医改信息系统改造及切换方案的制定及维护实施；移动医护系统全面上线，完成初步验收，实现了临床工作的信息化；决策支持系统接口改造完成，基础功能逐步开放；自助导航系统及线上查询、挂号、支付等完成上线，6月正式启用导诊机；门诊增加全自动采血系统，有效缩短患者等候时间。

基本建设 新院建设工程完成建筑结构封顶。

（撰稿：高　雪　审核：任龙喜）

领导名单

党委书记、副院长　张新庆
院长、副书记　任龙喜
副院长　王永光（常务）　夏文斌　李贵华　宋　岩

北京市第一中西医结合医院

本部：朝阳区金台路13号内2号（100026）　电话：85993431
东坝院区：朝阳区东坝乡东风大队二条（100018）　电话：84318600
网址：www.bjcyey.com

基本情况 卫技人员861人，其中正高职称19人、副高职称67人、中级职称273人、初级师335人、初级士167人。

年底医用设备总值6012.94万元，其中乙类医用设备4台；年内新购医用设备292.67万元。业务总收入63592.50万元，其中医疗总收入54533.21万元。

改革与管理 全面落实医药分开综合改革：取消挂号费、诊疗费，设立医事服务费；取消药品加成、实行药品零差率，实施药品阳光采购；435项诊疗项目价格调整，规范医疗服务价格项目内涵和标准，降低大型医用设备检查项目价格、提高中医、护理、手术等体现医务人员技术劳务价值和技术难度高、执业风险大的医疗服务项目价格。

8月29日，朝阳区卫生计生委组建全新模式的北京市第一中西医结合医院，任命新的医院领导班子，启动三院合并。

医联体建设。以中华中医药学会外科、北京市中医药学会外科分会的专家团队为依托，将医院打造成朝阳区中医外科类疾病诊疗中心和人才聚集平台，负责朝阳区中医外科疑难病的会诊诊治工作。年内，进行乳腺疾病网络会诊1次，建立乳腺病治疗室，开展乳腺炎、乳腺增生等乳腺常见疾病的诊治，年内共接待患者1200余人次。医联体针对基层中医医师、临床医师、公卫人员和护理人员开展外科疾病中医诊疗、预防、保健和康复知识与技能培训，纳入全区中医药继续教育项目管理，为社会养生保健机构中医药技能人员提供相关知识和技能培训。邀请以裴晓华教授为首的专家团队9人开展10次乳腺疾病相关诊疗、保健、预防为主题的授课项目。

年内，引进人才5人：中医脑病学专业副主任医师1人；外科副主任医师2人，主要从事胃肠道肿瘤的微创手术治疗和现代腹腔镜微创治疗；副主任中药师1人，作为医院药剂科学科带头人；主管护师1人。

医疗工作 出院13718人次，床位周转60.38次，床位使用率70.1%，平均住院日8.37天，住院手术2734例，剖宫产率41.8%。无孕产妇和围产儿死亡，新生儿死亡率0.32‰。两院区共计输血583单位，包括红细胞402单位、血浆13700毫升、血小板44治疗量，自体输血35人次45单位。10个临床专业科室开展9个病种的临床路径。

预约挂号管理。有114电话及网络平台预约、现场预约、诊间预约等方式。预约挂号13806人次，占门诊总量的1.83%。

新技术、新疗法。医院自行开展的新技术、新项目24项，包括针刀闭合性手术、低温等离子射频消融术治疗腰椎间盘突出症、经皮椎体后凸成形术治疗胸腰椎压缩骨折、内镜下食管胃底静脉曲张介入治疗、内镜下黏膜下剥离术、内镜下氩离子凝固治疗技术、内镜下食管扩张和DSA引导下食管支架置入、笑气内镜技术、玻璃体腔注射术、宫腔镜下输卵管插管介入手术、经尿道棒（柱）状水囊前列腺扩开术、超声定位体外冲击波碎石机、输尿管镜下钬激光碎石质量输尿管结石、康复踏车、多导呼吸睡眠暂停监测、经皮神经电刺激仪在全麻苏醒期中的应用、液体加温器在临床麻醉中的应用、牙周组织再生术、口腔种植修复技术、改良型全口义齿修复技术、多参数生物反馈仪、生物反馈治疗慢性便秘、乳痈初期的中医综合治疗、呼出一氧化碳系统测定。市卫生计生委审批的北京市重点医疗技术2项：人工髋关节置换术和腹腔镜下子宫内膜癌分期手术、卵巢癌分期手术及子宫颈癌广泛切除术。

9月28日，医院急诊科主治医师刘振作为北京队成员，获得了全国第二届“瑞医杯”中华中医药学会青年医师急救技能竞赛团体一等奖。

药物管理。门诊药占比50.83%，住院药占比28.82%。门诊患者抗菌药物处方比例9.35%，急诊患者抗菌药物处方比例35.02%，住院患者抗菌药物使用率50.21%。

医保工作。医保出院7311人次。总费用25325.52万元，其中门诊费用16847.4万元，住院费用8478.12万元。

医疗支援。对怀柔2家社区卫生服务中心开展对口支援。年内，派驻受援单位主治医师以上医务人员16人，支援九渡河社区卫生服务中心10人，支援怀柔镇社区卫生服务中心6人。接收医师进修2人。接收京浙及银川对口支援协作人员共11人。派出超声科医师1人赴西藏对口支援，为期1年。12月21日，北京市第一中西医结合医院对口支援民安乐卫生室揭牌仪式在云南省昆明市民安乐村举行。

医疗纠纷处理。投保医责险469人，总费用32.73万元。发生医疗纠纷5件，调解5件。

护理工作 护士383人，其中本科132人。医护比1：1.2，床护比1：0.98。ICU 床位6张。护理单元22个。

继续实施一院两区统一管理模式，开展优质护理服务，责任制整体护理落实率100%。护理不良事件实施主动、非处罚的上报原则，上报率100%，并对上报的不良事件进行分析、讨论，提出整改措施并积极整改。

组织中西医护理操作培训8次，护士长及护理骨干参加院外培训70人次，专科护士取证1人。

接收7名实习生的临床实习，来自北京市海淀卫生学校、北大方正软件技术学院。接收7名再注册护士的临床实习。

科研工作 申报院级课题11项，中标11项，获经费19万元；申报区级课题10项，中标1项，获经费16万元；申报市级课题13项，中标1项，获经费5万元，医院匹配经费1.5万元。在研课题18项，结题7项。

心脏康复中心隶属医院市级重点专科心内科，继续秉承建设智慧化中西医结合预防与康复诊疗中心，提供全面和全程关照的中西医结合心脏康复医疗服务的宗旨，不断优化心脏康复流程及管理方法。牵头出版《中医外治技术在心脏康复中的应用中国专家共识》。全年完成心肺评估656人次，运动平板438人次，运动康复1948人次。举办多种形式的学术交流、进修培训、患者教育项目。接待全国各地20余家医院参观学习，并进行心脏康复交流。培训30余名实习生及进修医护人员。组织“过好支架人生”俱乐部药物、心理、运动、营养等专题活动近40次，受众600余人。

市级重点专科——骨伤科积极建设腰痛病、膝骨关节炎的一站式中西医结合综合诊疗平台，开展脊椎微创及开放手术，开展骨伤科无假日门诊。手术量较上年增长31.80%。

医学教育 承担长春中医药大学本科生和中国中医科学院中医基础理论研究所研究生的临床实习带教任务。有教师49人，其中教授5人、副教授9人。

脱产学习11人，院外进修9人，出国进修1人。

学术交流 美国得克萨斯大学麦戈文医学院健康科学中心荣誉主席、外科临床教授Bruce V. MacFadyen来院进行了关于癌症患者的跨学科诊疗和外科患者的营养管理的经验交流。妇产科4人参加第二十五届北京国际宫腹腔镜及微创手术学术研讨会，心内科2人参加第二十八届长城国际心脏病会议，内分泌2人分别参加2017国际糖尿病年会和2017欧洲糖尿病年会，检验科1人参加京港感染论坛。

信息化建设 年度信息化建设总投入133万元。安装防统方系统；建成网络版三维重建系统，辅助放射科医生诊断；新建病理工作站支持病理科与临床交互患者信息与报告结果；PACS系统支持患者跨院区预约与核磁检查；远程会诊系统为主院区与各分院区及对口社区站的远程会诊工作提供软硬件服务；接入朝阳区医联体影像会诊中心，为对口社区提供远程阅片支持；安装唱收唱付系统、药房排队系统；在病区部署床旁媒体宣传系统、门诊及住院楼安装部署科协健康科普服务平台；安装定时备份系统，完成PACS影像文件的定时备份。

基本建设 改扩建项目7项，包括：CBD院区DR用房改造，收费处窗口改造，急诊科留观室改造，中小学生体检用房改造，东坝院区消防水改造，DR用房改造，胃肠镜用房改造。基建项目总面积211平方米，改建房屋面积211平方米。实际完成投资223.39万元，其中财政性投资73.28万元、单位自有资金150.11万元。

（撰稿：贺　蕾　审核：李瑞杰）

领导名单

党委书记、院长 李瑞杰
副　书　记 杨瑞平
纪 委 书 记 郭　敏
副　院　长 孙艳华　柳德元　张记玲　郭日东　杨顺利　侯小兵

北京市海淀医院

地址：海淀区中关村大街29号（100080）　电话：62583004
网址：www.hdhospital.com

基本情况 卫技人员1327人，包括正高职称59人、副高职称149人、中级职称446人、初级师453人、初级士189人、见习31人。

年底医用设备总值39862.84万元，净值10884.80万元；年内新购医用设备2050.30万元，其中乙类医用设备6台。业务总收入111848万元，其中医疗总收入64555万元。

王玉柱获全国卫生计生系统先进工作者称号。

机构设置 3月，成立呼吸重症监护病房，纳入呼吸内科管理；成立介入医学科、微创脊柱中心；急诊外科纳入急诊医学科统一管理。7月，成立心脏康复室和安宁疗护病房。

改革与管理 继续深化两院合作，聘请妇产科、泌尿外科、药剂科、病案统计室5名北京大学第三医院专家担任临床医技科主任，聘请总院手术室护士长挂职工作6个月，聘请总院长期指导专家13人；选派临床和职能科室青年骨干、护理人员到总院培训工作常态化；组织两院心血管内科、消化内科、神经内科、泌尿外科、普通外科等科室专家多次开展大型义诊，创建以“健康、融合、发展”为主题的中关村大型学术论坛，召开市级、区级学术会议、学术活动50余次。积极推进创建北大教学医院工作，强化教学体系建设，完善教学制度、师资队伍和教学场地设施建设。6月，获批国家基层医生培训中心。

加强人才队伍及学科建设。3～6月，完成临床医技科室、职能科室中层干部换届工作。召开临床医技科室学科发展会、工作会，参加总院学科建设发展会。建立管理培训体系，开展各类管理系列讲座12次，参加总院干部管理培训2次。

积极参与医改工作，4月8日信息系统平稳切换和运行，并出台推动落实“一控两降”任务工作实施方案。

医联体建设。医联体成员单位由11家增至12家，增加了海军总医院。进行社区站长和执行站长竞聘工作，实行社区垂直管理改革，成立海淀医院医联体理事会，推进医院社区与医院药事统一；全面梳理医疗工作流程，推进检验结果互认，上下转诊畅通；开展社区慢病管理论坛，带领社区医生参加医院临床查房学习；修订医联体专家下基层工作考核办法，优化专家下基层工作。

办理医师多点执业48人。

医疗工作 出院25169人，床位周转33.05次，床位使用率91.96%，平均住院日10.14天，住院手术8002例，剖宫产率29%。无孕产妇及新生儿死亡。全年临床用红细胞2940单位、血浆160100毫升、血小板200治疗量，发生输血不良反应4例；术中血回输158人次35807毫升。

预约挂号管理。有电话、网络、诊间及窗口4种预约挂号形式，全年预约挂号55090人次，占门诊总量的12.55%。

临床路径管理。开展临床路径19个科室24个病种，入径1207例，入径率4.8%。

新技术、新疗法。院内审批新技术、新疗法30项。

药物管理。医院药占比41.99%，其中门诊52.87%、住院29.53%。门诊抗菌药物使用率15.16%，急诊抗菌药物使用率38.92%，住院患者抗菌药物使用率53.42%。

医保工作。医保门诊100.32万人次，次均费用373元；医保住院2.08万人次，次均费用16184元。6月28日，顺利实现异地就医住院实时结算，7月11日成功实现第一例异地医保实时结算；12月20日，通过异地新农合住院就医联网结报测试，实现异地新农合即时结报，辽宁、吉林、安徽、海南、四川、贵州、陕西、甘肃、西藏9个省份的参合人员经规范转诊，可享受出院窗口即时结报服务。

三级医疗。接收下级医院上转门诊患者7448人次，下转患者6948人次。

医疗支援。承担与通州甘棠、西集及漷县卫生院的对口支援工作。心内科、儿科专业专家出诊70人次，诊疗232人次，并开展教学查房、学术讲座、业务培训；组织医务人员到通州漷县社区卫生服务中心义诊1次。

医疗纠纷处理。投保医责险1302人，总费用139万元。发生医疗纠纷18件，其中调解10件、诉讼2件。年度赔付57万元。

护理工作 护士705人，其中本科319人、研究生2人。医护比1∶0.68。有重症监护床位12张。

优质护理覆盖率100%，并全面贯彻落实责任制整体护理。不良事件上报率100%、整改率100%。

创新护理管理理念，逐步推进信息管理。坚持“以办促学，以学促专，以专促优”的护理教学理念，紧抓年轻护士基础培训及考核。开展“三米阳光”行动，让患者、家属和医技同事感受到来自护士的温暖。

组织护理人员出京培训10余人次，参加北京地区培训班70余人次。护士外出进修9人次，接收外院护士进修41人次。新增专科护士8人，共有专科护士71人，涉及伤口造口失禁、老年内科、内分泌内科、肿瘤专业等专业。开展护理会诊，包括PICC置管、造口、输液港维护、腹透等，全年会诊230余人次。血透室承担中华护理学会专科护士培训基地工作，对基地带教老师进行授权管理。接收海淀区见习护生77人，接收北京市海淀区卫生学校、开封大学、山东中医药高等专科学校、鹤壁职业技术学院、锡林郭勒职业技术学院等高校的实习护生94人。

科研工作 申报科研项目71项，其中国家级项目

1项、市级项目11项、区级项目3项、院级项目58项。科研项目立项31项，其中市级项目3项，区级项目2项、院级项目26项，获资助经费共计257.8万元。结题41项。

医学教育 录取硕士研究生1人。挂牌成为国家基层医生培训中心。脱产学习14人。外派进修11人次。

学术交流 组织市、区级学术会议和活动50余次。外出参加各类专业学术会议565人次。美国芝加哥大学医学中心专家团来院进行交流访问1次。承办以“健康、融合、发展”为主题2017中关村论坛，参会846人。

信息化建设 信息化建设总投入720万元。基本完成两院合作的信息化建设，完成了服务器及存储的扩容建设，整体提升了医院信息系统的运行速度；电子病历及临床路径建设进入需求改造阶段。通过建设超声分诊、采血叫号等系统改善就诊环境。通过建设自助挂号、缴费机及建设区域预约平台，方便患者就医。移动APP基本完成建设。

基本建设 由区政府投资的医院改扩建医技综合楼工程总投资36146.86万元，建筑面积45188平方米，年内完成主体结构封顶，完成年度投资7057万元。由区财政投资258.87万元，完成医院东楼输血科、高干门诊及门办、儿保中心改造，改造面积740平方米，已投入使用。由区政府投资1550.2万元，医院自筹664.37万元，完成急诊区域2000平方米整体改造（包括拆除工程、装饰工程、强弱电工程、消防电工程、给排水工程、通风工程、消防水工程），锅炉房换热、应急照明、主配电室配电柜更换、西楼手术室净化机组改造，已投入使用。

（撰稿：武海萍　孙丹丹　审核：张福春）

领导名单

院　　长　张福春
党委书记　刘兰英
副 书 记　张立军　刘梦清
纪委书记　张立军
副 院 长　刘兰英　周洪柱　吴红金　黄慧贤
　　　　　　马潞林　丁士刚　周　瑞　戴　轶

北京市丰台中西医结合医院

地址：丰台区长辛店东山坡三里甲60号（100072）　电话：83862760
网址：www.bjsftzxyjhyy.com

基本情况 卫技人员537人，其中正高级职称12人、副高级职称44人、中级职称140人、初级职称及未评聘341人。

年底医用设备净值7445.98万元，其中乙类医用设备4台；年内新购医用设备4066.36万元，其中乙类医用设备1台。业务总收入37030.91万元，其中医疗总收入36768万元。

改革与管理 委托北京保诚医院管理有限公司为医院引进绩效奖金系统，该系统以工作量考核为基础，以质量控制为重点，以综合评价为手段。发挥中医特色优势，持续将中药饮片比例管理纳入科室绩效考核，鼓励科室开展中医药服务；同时实施饮片处方内涵质量控制及中医非药物治疗激励。制定加强中医药人才队伍建设的措施；开展中医药知识培训，并与医师定期考核、中医药继续教育相结合。

制定并实施优势病种诊疗方案：除神经外科、ICU外，每科室制定并实施3个优势病种诊疗方案，定期进行疗效分析、总结、评估及优化。

急诊科、肺病科、心内科3个科室入选“北京市国家中医重点专科建设工程1+X+N”名单。年内，重点专科出院4566人次，较上年增长30.53%；门诊134290人次，受医改影响，较上年下降12.35%。

药剂科建立完善的中药饮片处方调剂制度和操作规范，成立由药剂科、医务科、医保办、院感科组成的处方点评小组，定期开展处方点评，并将点评结果进行公示。

新增工作人员65人，其中硕士以上10人，中级职称6人、副高职称1人，中医类别8人，药学专业硕士

1人。

医疗工作 出院8896人次，床位周转21.87次，床位使用率77.61%，平均住院日12.97天，住院1940例手术，剖宫产率49%。无孕产妇、新生儿、围产儿死亡。全年临床用红细胞671单位、血浆33400毫升、血小板10治疗量。实施临床路径管理的有10个科室20个病种，入径率10.6%。

预约挂号管理。有北京市预约挂号统一平台、114预约、微信预约、医生工作站诊间预约、医联体及社区转诊预约等方式。预约挂号8117人次，占门诊总量的2%。

新技术、新疗法。开展新技术、新项目2项：婴儿髋关节超声检查、实时荧光定量PCR技术。

药物管理。医院药占比48%，其中门诊38%、住院55%。医院抗菌药物使用强度为64.62DDD，门诊抗菌药物处方比例9.56%，急诊抗菌药物处方比例23.84%，住院抗菌药物使用率58.6%。

医保工作。医保总额预付指标1.56亿元，年内指标使用率100.48%。医保住院6008人次，总费用0.95亿元；门诊总费用1.72亿元。新农合住院1555人次，总费用2674万元；门诊37518人次，总费用1300万元。医保与新农合总费用3.07亿元，门诊次均费用555元，住院次均费用17420元。7月，全面落实异地住院就医直接结算，年内结算异地就医5人次。

三级医疗。接收医联体内上转患者280人次。派遣医务人员深入医联体内基层社区卫生服务中心出诊、技术指导108人次。

对口支援。派遣医务人员到房山区青龙湖镇社区卫生院、长沟社区卫生院、窦店社区卫生院进行对口支援共23人次，其中副主任医师8人次，共计对口支援203天、诊疗患者1362人次、业务培训96人次、义诊80人次。6月28日，院长带队到河北省保定市涞源县中医院进行考察，双方签署对口支援协议。10月12日，业务院长王小刚带队，包括骨科、脑病科、呼吸科、心血管内科、急诊科等科室主任在内的专家团队共8人，到河北省涞源县中医院开展义诊。

医疗纠纷处理。参加医责险190人，总费用44.01万元。发生医疗纠纷129件，其中医院调解112件、医调委调解14件、诉讼3件。年度赔付73.09万元，其中医院承担9.85万元。

护理工作 护士265人，其中本科64人。医护比1∶1.24，床护比1∶0.42。ICU床位6张。

11个护理单元均开展优质护理服务，落实责任制整体护理。不良事件上报率100%，整改率100%。74.1%的护理人员接受中医药知识培训大于100学时，外出进修3人。全国及北京市中医护理骨干培训3人。有专科护士认证22人，其中年内培训取证4人。接收护理实习生24人。护理人员外出参观学习116人次。

科研工作 申报中国科学研究院基础理论研究所协同创新自主选题项目11项；申报丰台区卫生系统科研7项，立项资助1项。获科研立项资助17.5万元。开展院内青年科研骨干培育“苗圃”项目，医院匹配经费10万元进行科研培育工作，成功立项医疗项目6项、护理项目1项。北京市中医药到期项目结题1项，丰台区卫生系统科研结题2项。完成北京市中医药项目中期评估3项。

申报北京市中医管理局组织的“1+X+N”重点专科，呼吸科、心血管科、急诊科获批为“1+X+N”中的首都区域特色专科。结合医院“十二五”重点专科科室（心血管科、脑病科、骨科）建设，以重点专科管理为抓手，形成以点带面的格局。

医学教育 举办国家级中医继续教育项目——慢阻肺中西医诊疗新进展培训班，300余人参加培训。举办北京市市级中医药继续教育培训班2期。

选送6人参加北京市中医住院医师规范化培训，在外培训人员共25人。外出进修5人。外出参加学术会议、专题培训16人。

接受市中医局中医类别全科医生规范化培训基地评估。完成在院的6名参培医师第一年阶段考核工作。

接受河北北方学院中医学院中西医结合专业本科四、五年级95名学生的全程教学任务。接受各类医疗实习生32人，涵盖中医、中西医结合、针灸推拿、影像、检验、药剂等专业。

学术交流 开展学术交流活动10余次，聘请人民医院、中日友好医院、协和医院、朝阳医院、宣武医院等专家来院交流。

信息化建设 年度信息化建设总投入143万元，包括各项信息系统软件、硬件和服务投入。完善HIS系统建设；4月，完成医改相关工作及丰台新农合患者即时结算；完成软件正版化工作，上线OA、微信等模块；配合区卫生计生委完成区域PACS互联互通项目，实现区域内患者影像信息共享。

基本建设 完成内科病区搬迁至南院区的工作，神经内科、呼吸科、消化科、心内科、老年科、针灸科、理疗科、治未病中心、中心药房、食堂先后搬入冠京院区。完成大C室及病理科建造及改造工程。完成急诊科病房装修改造工程；为配合北京市开展的亮出“天际线”行动，拆除、迁移楼顶院标及拆除体检中心标识；为配合北京市拆除违章彩钢房的规定，共拆除及更换彩钢房面积共约3071平方米；完成2台锅炉低氮改造工程及老院区供暖管道改造工程。完成外科楼装修工程。

（撰稿：任玉静　审核：张永斌）

领导名单

党委书记　麻永怀
院长、副书记　何学松
副院长　张永斌　吴业清　王小刚

北京市房山区中医医院

地址：房山区城关保健路4号（102400）电话：69314902
网址：www.fszyy.com

基本情况　卫技人员1096人，其中高职称32人、副高职称57人、中级职称293人、初级师486人、初级士228人。

年底医用设备净值4496.39万元，其中乙类医用设备2台；年内新购医用设备1413.53万元。业务总收入61673万元，其中医疗总收入60905万元。

韩臣子主任医师获“首都国医名师”称号。

机构设置　10月31日，糖尿病科更名为内分泌科。

改革与管理　9月1日，房山区政府与北京中医药大学签署《房山区人民政府与北京中医药大学全面战略合作框架协议》及《房山区人民政府与北京中医药大学合作共建房山区中医医院协议》，成立北京中医药大学临床医学院、北京中医药大学房山医院。

依托健康乡村工程，联合东方医院开展健康乡村上下联动工作23次，联合查房与现场诊疗96人次。组织中医适宜技术培训28期，培训人群包括基层大夫及乡村医生798人次。10月，肛肠科成为国家临床重点专科——中日医院肛肠专科医联体单位；12月7日，与北京大学医学部心血管外科学系签订帮扶共建合作协议；12月17日，眼科成为解放军总医院眼科专科医联体的协作单位；12月25日，与北京同仁医院签署《全国耳鼻咽喉头颈外科联盟协议书》。派中医主治医师魏宏到青龙湖社区卫生服务中心、中医副主任医师王素梅到窦店社区卫生服务中心、放射科杜文忠到琉璃河社区卫生服务中心、功能检查科宫俊英到石楼社区卫生服务中心进行多点执业。

录取研究生4人，其中硕士3人、博士1人。

医疗工作　出院17865人次，床位周转20.55次，床位使用率68.68%，平均住院日12.27，住院手术2110例，剖宫产率52.57%。无孕产妇和新生儿死亡，围产儿死亡率0.63‰。有19个科室41个病种实施中医临床路径。全年临床用血1149单位，其中红细胞1004单位、血浆23600毫升、血小板27治疗量。

预约挂号方式有网上预约、电话预约、诊间预约、现场预约、微信预约。预约挂号3702人次，占门诊总量的2.28%。

药物管理。门诊药占比67.07%，住院药占比39.76%。门诊、急诊、住院抗菌药物使用率分别为8.71%、23.45%、54.76%。

医保工作。医保出院6351人次，总费用6103.97万元。4月8日北京市实施医药分开综合改革，取消药品加成，实施阳光采购；取消挂号费、诊疗费，设立医事服务费；规范医疗服务价格，降低CT、核磁等大型设备检查项目价格，上调床位、护理、一般治疗、手术、中医等体现医务人员技术劳动价值项目的价格。7月1日起，北京市定点医疗机构均可进行跨省异地就医直接结算工作。8月7日，医院进行了首例异地持卡住院结算，同时也是房山区首例异地持卡结算案例。9月1日起，北京市医疗保险事务管理中心对门诊特殊疾病政策进行部分完善，将门诊特殊疾病恶性肿瘤放射治疗和化学治疗调整为恶性肿瘤门诊治疗，将多发性硬化和黄斑变性眼内注射治疗纳入北京市基本医疗保险门诊特殊疾病报销范围。

医疗支援。派中医内科医师韩俊阁、耳鼻喉科副主任医师王冬梅到湖北省恩施州巴东县中医院交流指导14天，接收3名医师来院进修。每周三派出糖尿病科、脑病科、针灸科、妇产科专家交替到高碑店中医院出诊。4人参加“基层医生临床实践技能培训暨千里义诊云南边区健康行”活动，到云南沧源义诊。接收内蒙古察右中旗卫生计生局5名医师来院进修。

医疗纠纷处理。投保医责险716人，总费用48.01万元。发生医疗纠纷25件，其中调解20件、诉讼5件。年度赔付43.36万元，其中医院承担31.98万元。

护理工作 护士458人，其中本科240人。医护比1∶0.8，床护比1∶0.37。ICU床位4张。护理单元32个。

3月20日，成立英语培训基地，年内共完成59人次的培训。继续开展护士站前移工作，以肺病科、心内科、结石科、脑病科为试点，每名护士负责一定数量患者的治疗护理工作，主动帮助患者解决生活所需，全面实施整体护理。不良事件上报率100%、整改率100%。脾胃病科、结石病科等6个科室开展“6S管理”。开展“三前服务”（走在患者呼叫前、想在患者需要前、做在患者开口前），拉近护患关系。

选派护理骨干外出参加专科护理培训班，4人取得专科护士证书，分别是ICU、血透室、急诊急救、手术室专科护士。接收来自不同院校的护理实习生19人。

科研工作 申报科研项目17项，其中市级立项2项，获资助经费50万元，匹配经费90.3万元。院级立项15项，投入科研经费27万元。在研课题36项，结题11项。

9月30日，肺病科、脾胃病科、内分泌科获批北京市国家中医重点专科辐射工程首都区域专科，分别与北京中医医院肺病科、西苑医院脾胃病科、广安门医院内分泌科对接。与北京市中医药学会风湿病专业委员会进行了技术与科普合作签约。

医学教育 承担北京中医药大学中医学院中医学专业五年制26名学生为期8周的集中见习，中医学专业五年制、针灸推拿学专业五年制、卓越中医五年制、卓越中西医五年制共916名学生为期8周的中医诊断学课间见习，2017级公共事业管理专业（卫生管理方向）68名学生课间见习的带教任务。首次承担北京中医药大学护理学院29名护理学专业四年制学生为期2周的护理学基础集中见习，护理学院护理涉外班、本科班共114名学生中医护理学课间见习带教任务。承担北京卫生职业学院、山东职业学院、山东省齐鲁医药学院等院校共33名学生的实习带教任务。11月21日，医院药剂科成为北京中医药大学中药学院临床中药实习基地。有临床教师163人，其中80人取得北京中医药大学教学资格证。

录取研究生4人，其中硕士3人、博士1人。脱产学习1人，到院外进修12人，送出住院医师规范化培训人员2人。

学术交流 4月，3人赴台湾参加由国家中医药管理局组织的2017年第一期医疗机构医护管理模式高级研修班。

信息化建设 年度信息化建设投入207.5万元。完成医药分开改革信息改造，完成病历扫描工作，进行预算管理信息化建设，完成PACS升级。

基本建设 房山区中医医院康复医院迁建改造工程竣工，项目投资377.01万元，医疗用房面积增加100平方米。杏花分院装修改造工程竣工，项目投资37.11万元，医疗用房面积减少524平方米。

（撰稿：代阿秋　审核：傅春江）

领导名单

党委书记、院长　徐希胜
副书记、纪委书记　张仕萍
副 院 长　张　红　傅春江　毛廷森　杨景柳　张新荣

北京市房山区良乡医院

地址：房山区拱辰街道拱辰北大街45号（102401）　电话：81356000
网址：www.bjfslxyy.com

基本情况 卫技人员1607人，其中正高级职称75人、副高级职称122人、中级职称594人、初级职称700人、未定级116人。

年底医用设备总值39873.39万元；年内新购医用设备5096.24万元，其中乙类医用设备1台。业务总收入113077.10万元，其中医疗收入112488.20万元。

机构设置 6月，成立投诉管理中心和纪检监察科，均与党委办公室合署办公。8月，成立绩效考核办公室。11月，成立物资管理中心，对医院物资统一规范管理。

8月，规范部分行政职能科室和临床医技科室名称：原医务科、财务科、设备科、保卫科、总务科、基建科改称为“处”；信息科、宣传科改称为“中心”；教学办、科研办合并成立教学科研处；临床医技科室中原综合门诊、呼吸科、肿瘤科、内分泌科、综合检查科、检验科，改称为老年医学门诊、呼吸与危重症医学科、肿瘤与血液病科、内分泌与风湿免疫科、超声科、临床检验科。

改革与管理 4月8日零时正式启动医药分开综合改革，全面取消药品加成、诊疗费、挂号费，增设医事服务费，规范435项医疗服务项目价格，实施药品阳光采购。

医院紧密型医联体运行4年，医联体内部的垂直管理模式得到强化、固化。进一步规范医联体长阳院区的双向转诊、标本送检等工作流程，协助其开设儿科、五官科门诊。年内长阳院区共收治住院患者518人次，同比增长18%，双向转诊1925人次，药占比下降至78.84%。

推进区域医疗协同发展，继续探索医学检查会诊中心建设。成立良乡医院电生理诊断与会诊中心，17家乡镇卫生院、社区中心加入该中心。良乡医院医学影像诊断与会诊中心运行2年，共有12家成员单位，年内为基层卫生院的患者提供了1万余人次的影像诊断与会诊服务，服务量比上年增长61.68%。依托房山区东部医联体，建立医联体五种慢病专家团队，指导和带动基层医院开展慢病管理工作。

医院各社区站以门诊工作为切入点，开展辖区慢性病患者管理及家庭医生签约服务工作，利用体检、健康讲座、义诊等完善居民健康档案。年内社区卫生服务中心（站）在档慢性病患者36953人，建立电子家庭档案62591户，电子个人档案142960份，家庭医生签约服务累积达67418人。

严格预算与执行管理，强化成本核算，除外科综合楼基建项目，全年预算执行率99.06%。为病区配备专职外检员，进一步减少临床非业务工作。开展手术麻醉专项管理，提高手术室运行效率。

招聘各层次人才119人。

医疗工作 诊疗1714986人次，其中家庭卫生服务1733人次。出院32118人次，床位周转37.35次，床位使用率80.78%，平均住院日7.94天，住院手术10851例。实施临床路径管理70个病种，入径9904例，入径率31%。临床用血2709单位。

预约挂号管理。在电话预约、微信预约、诊间预约、社区转诊预约等多种预约方式基础上，增加自助机现场预约；实现分时段预约。预约挂号占门诊总量的14.11%。

确定骨科、心血管内科为首批医院重点专科，确定普外科、呼吸科、重症医学科为医院重点扶持专科，并制定了相应的扶持发展计划。

新技术、新疗法。开展了右心导管检查术、椎间孔镜治疗腰椎间盘突出症等13项新技术、新项目。

启动胸痛中心建设，进一步优化胸痛患者的诊治流程，规范诊疗行为。以甲状腺疾病为切入点，组织开展多学科联合诊疗的一站式服务模式。

药物管理。积极开展临床药学工作，为多个病区配备临床药师，强化临床用药指导和医师、药师的临床协同作用。抗菌药物使用强度降至41.1DDD，医院总体药占比为44.2%。

医保工作。医保出院12275人次，结算金额16909.94万元，次均费用13771元。门诊946890人次，次均费用425元。医保预付管理指标使用率98.7%。

医疗支援。继续对口帮扶西藏尼木县人民医院，在完成第一期援助任务的同时，年内派出第二期4名队员赴该院帮扶业务能力和医院管理。完成对房山区史家营卫生院、河北卫生院的对口支援任务；与阎村卫生院签订血液透析对口帮扶协议，为其血液透析室建设提供技术、管理与转诊等帮扶与支持。开展义诊、健康讲座等公益活动近300场次，受众1万余人次。

医疗纠纷处理。投保医责险640人，总费用92.89万元。处理医疗纠纷38件，结案27件。通过市医调委调解26件，结案19件；诉讼12件，结案8件。年度赔付228.55万元。

护理工作 护士435人，其中本科372人。医护比1：1.1。重症医学科设床位10张，有专科护士15人。

医院24个病区、手术室及门、急诊科室均深入开展优质护理服务。创新优质护理举措，开设PICC和造口护理门诊。3月，建立基于医院信息平台的移动护理工作站，将信息查询和采集延伸到病床旁。实施“以患者为中心”的责任制整体护理模式，每位护士平均负责患者最多8人。在各病区推行责任护士参加主任查房和医护共同查房。护理部通过定期根因分析、整改等措施，提高护理安全意识。临床科室主动上报护理不良事件102件，整改率

100%。

外出参加护士长管理及专业技术培训班84人次，派出护理骨干参加护理专业技术学习66人次。

有26名护理人员通过首都医科大学支教团考评，承担首都医科大学燕京医学院三年制临床医学专业22名医学生、首都医科大学燕京医学院夜大学生23名护士授课任务，以及43名护理实习生的教学工作。

科研工作 课题立项9项，医院拨付科研专项经费35.5万元。获批首都护理学研究专项课题2项。在研课题32项，结题7项。与外院合作科研项目14项。

医学教育 完成首都医科大学45名全日制学生和91名成人教育学生的理论、见（实）习教学工作，带教实习生17人，招收研究生1人。参与教学工作教师161人，其中副教授1人。

外科住院医师规范化培训基地招录3名学员，全科住院医师规范化培训基地招录4名学员。派出66人参加住院医师培训、54人外出进修学习、43人外出参加短期培训。选派4名临床医师和1名护理骨干赴国外进修学习。

信息化建设 年度信息化建设投入1029万元。移动医护系统在所有病区上线运行。完成院内无线网络设备的部署和调试工作，实现院内WiFi全覆盖。为更新HIS服务器及存储设备、上线物资管理系统和实现移动支付做准备。

基本建设 外科综合楼工程完成二次结构施工，外墙装修完成20%、内装修抹灰完成70%，专业分包招投标工作正式启动。完成体检中心、教学基地等多个装修改造工程。

（撰稿：王　莉　审核：杨晓梅）

领导名单

党委书记 许钧平
院　　长 谢宝元
纪委书记 杨大庆
副 院 长 杨晓梅　郭艳红　张文敏
总会计师 张小华

北京市顺义区医院

地址：顺义区光明南街3号（101300）　电话：69423220
网址：www.hospitalshy.com

基本情况 卫技人员1799人，其中正高职称62人、副高职称145人、中级职称595人、初级师660人、初级士203人。

年底医用设备净值25891万元，其中甲、乙类医用设备10台；年内新购医用设备4675万元，其中乙类医用设备1台。业务总收入138903万元，其中医疗总收入138280万元。

改革与管理 8月9日，心胸外科与北京大学第一医院胸外科签署战略合作协议，加快北京市胸部微创手术中心顺义分中心（国际部）建设。

医疗工作 出院38356人次，手术14185例；介入治疗1651例，同比增长16.51%。实施临床路径管理的有95个病种，入径14729例，入径率38.18%。

预约挂号管理。年内门诊预约率27.86%，其中出院复诊预约率42.01%、专家预约率40%。

医院重点专科和专业组的业务能力不断提升，高难度复杂的手术开展顺利。其中骨外一科关节组手术515例，比上年增长33.07%；三、四级手术447例，比上年增长53.61%。脊柱组手术886例，比上年增长6.36%；三、四级手术842例，比上年增长23.46%。骨外二科运动医学组手术792例，比上年增长32.44%；三、四级手术650例，比上年增长62.50%。普外一科肝胆组手术747例，比上年增长12.16%；三、四级手术669例，比上年增长45.12%。泌尿外科手术1077例，比上年增长26.11%；三、四级手术919例，比上年增长34.55%。

通过百人工程外聘48家三甲医院的188名专家到医院指导工作，出诊285次、观摩带教手术282次、查房324次、专题讲座328次、病例讨论289次；通过区级重点、特色专科资金支持外聘42家三甲医院的222名专家到院指导工作，出诊605次，观摩带教手术603次，查房566次，专题讲座159次，病例讨论346次。

药物管理。医院药占比39.26%，其中门诊47.56%、住院30.64%。住院患者抗菌药物使用率56.27%，门诊患者抗菌药物使用率12.43%，急诊抗菌药物使用率41.34%。

医保工作。医保患者9522人次，新农合患者5681人次。

医疗支援。选派孙亚兰前往新疆墨玉地区进行支援工作。接收对口支援单位进修人员45人，同时组建专家团队开展“上门帮扶”。

医疗纠纷处理。投诉61件，其中医疗纠纷56件，比上年上升10%。

护理工作 护士909人，其中本科516人、研究生1人。有ICU床位20张、EICU床位10张。

加强护理学科和体系建设，优化护理服务流程。护理新项目结题24项；建立护士人力机动调配库；成立PICC门诊，为出院后置管患者进行导管维护及全院PICC置管工作。开展质量改进活动，提高护理服务质量。继续深化“基础护理日/健康宣教日”活动，提高患者生活护理到位率、患者满意度；梳理和新增专科服务品牌、服务举措共计32项。

护理部和科室制定各级护理人员培训计划，下发各层级（N1/N2/N3）护士培训手册，并按计划完成培训工作。完成救护队员、药品质控员、教学干事、静脉输液小组成员、护理安全员各类职责及相关知识培训。对全体护士进行用药安全、输血安全、护理安全、静脉血栓及急救技能等相关知识培训。外派人员参加急诊、供应室、静疗、老年专科护士学习，医院有11个专科56名专科护士。外派1人参加助产专业进修。护理管理人员、护理骨干、教学干事、科研组成员、静疗护士、各护理专业委员会人员等参加各类学习、培训班共计94人次。

报告护理不良事件39例，上报率100%、整改率100%。

接收燕京医学院见习生133人。完成2016年度来自顺义卫校、昌平卫校、海淀卫校等40名护理实习生的实习任务。参加进修40人次。

科研工作 首都临床特色应用研究立项2项，获经费56万元。区级项目立项7项，获经费60.9万元。结题33项。

医学教育 举办市级继续医学教育项目18项，举办区级继续教育认可项目119次；选派培养骨干医师9人；医疗、医技人员提高班及高研班培训学习33人次，接收9名“对口支援骨干培养”和10名“北京市全科医师骨干培训”学员进行为期42周的临床轮转实习。

培养首都医科大学“3+2”学员39人。接收昌平卫校、海淀卫校、北京卫生职业学院等共50人的护理实习；燕京医学院来院进修学习的教师及学生共计259人。

学术交流 5月6日，首届京郊地区腔镜疝研讨会在医院召开，来自北京市各区县50余名从事疝和腹壁外科的专家参加会议。5月24日，2017首都医科大学泌尿外科学系微创及腹腔镜研讨会暨第二次系务委员会在顺义区医院召开。6月29～30日，中华医学会手外科学分会华北地区第十一届手外科学术会议暨全国手部功能重建研讨会、北京医学会手外科学分会第一届学术会议、中华医学会手外科学分会骨关节学组学术会议在顺义怡生园国际会议中心召开，70名国内手外科专家及400余名华北地区手外科同仁参加会议。12月27日，承办第七届京东急危重症高峰论坛，特邀协和医院急诊科主任于学忠、副主任朱华栋，清华长庚医院副院长王仲、天坛医院急诊科主任郭伟、北京大学第三医院急诊科主任马青变、潞河医院心内科主任郭金成、陆军总医院263临床部急诊科主任单志刚参会，来自京东地区12家医院包括河北省人民医院急诊负责人和科室骨干共计300余人参加论坛。

信息化建设 年度信息化建设投入350万元。完成北京市医药分开综合改革信息系统切换工作及各项监测数据报表梳理工作，保障医改顺利实施；升级门诊药房和门诊医生叫号系统，增加就诊报到功能；完善自助服务体系，患者可在自助机上选择银联卡、微信或支付宝缴费，自助缴费的交易比例达20%；实现微信端进行预约挂号、检验单查询、推送医疗服务信息等功能；完成内镜中心、肌电图、脑电图、动态心电图等科室的检查预约中心系统上线。

基本建设 按整体发展规划，逐步完成新建及改扩建等专业功能的医疗设施建设：完成放射科DR室及核磁室、超声科、病理科、皮肤科、五官科、功能检查区、骨密度检测室、碎石室等区域的装修改造，院区绿化及花园建设基本完成，医疗垃圾房和生活垃圾房建设完成并投入使用。2月，科研楼工程完成结构施工，进入精装修。至年底，室内及外墙装修全部完成；机电安装完成98%，弱电收尾工作尚未完成；完成大型医疗设备安装；小市政工程完成50%，其中消防和供暖设备设施安装完成，给水、排水完成85%，道路、绿化未做。

（撰稿：姚燕明　审核：沈　新）

领导名单

院　长　王　飞

副院长　赵跃华　沈建新　郑雷文　房　宇

北京中医医院顺义医院

南院区：顺义区站前东街5号（101300）　电话：89413333
北院区：顺义区牛栏山镇府前街13号（130131）　电话：52135333
网址：www.bjsyzy.com

基本情况　卫技人员879人，其中正高职称22人、副高职称68人、中级职称223人、初级师360人、初级士115人。

年底医用设备净值6763.14万元，其中乙类医用设备4台；年内新购设备2893.58万元，其中乙类医用设备1台。业务总收入62357.46万元，其中医疗总收入25317.91万元。

机构设置　1月19日，新增纪检监察办公室；12月31日，撤销医改办公室。

改革与管理　增设知名专家门诊，开展日间手术，自助机增加微信支付功能并实现了窗口同步多渠道缴费，诊间医保开通实时结算，分时预约精确至半小时，在门诊药房增设用药咨询台，提供免费草药送到家服务。南北院区实现WiFi全覆盖；病区实行封闭管理，严格执行探视和陪护制度。

引进肾脏病学博士后、副主任医师王琳娜。

1月11日，北京中医医院顺义医院中医流动医院项目启动仪式在木林镇前王各庄村活动站召开，为顺义区第一家中医流动医院。7月11日，全国政协副主席韩启德一行到北京中医医院顺义医院调研指导工作。

医疗工作　出院13299人次，床位周转32.84次，床位使用率81.44%，平均住院日9.43天，住院手术3655例，剖宫产率44.01%。孕产妇死亡1人，无新生儿死亡，围产儿死亡1人。实施临床路径管理的18个科室84个病种。全年临床用血487单位，其中红细胞72单位、悬浮红细胞367单位、血浆88单位、血小板32治疗量，自体输血65人次。

预约挂号管理。预约挂号方式有：114电话预约挂号、微信预约挂号、复诊预约挂号。预约挂号373996人次，占门诊总量的34.21%。

新技术、新疗法。开展新技术、新项目23项，如经皮冠状动脉介入治疗（PCI）等。护理新开展刺络拔罐、雷火灸、中医五行音乐、水罐疗法共4项中医适宜技术。

药物管理。医院药占比52.29%，其中门诊68.11%、住院35.60%。门诊抗菌药使用率15.61%，急诊抗菌药物使用率25.49%，住院抗菌药物使用率36.05%。

医保工作。医保出院5210人次，总费用6706.62万元。1月，推出诊特殊疾病结算服务。7月，实现跨省医保住院患者的实时结算，年内共为15名住院患者进行了实时结算。

三级医疗。医联体实现内双向转诊、远程会诊、远程预约等服务。接收医联体单位上转患者89人次，下转患者3人次，转入北京中医医院27人次。

医疗支援。选派主治医师黄希忠参加北京市第九批援疆工作；参加“同心·共筑中国心”活动，选派5名专家赴西藏进行义诊、捐赠等扶贫活动。与新增医联体单位——赵全营卫生服务中心签署对口支援协议。为加强京津冀贫困区县基层医疗机构能力建设，组织专家先后两次到河北省张家口市沽源县中医院就对口帮扶支援工作进行调研和义诊，并与沽源县中医院对口扶贫协议签订，接收1名沽源中医院医师来院进修。成立中医流动医院，到“医疗覆盖空白村”开展巡诊服务，年内两辆巡诊车共行驶22059公里，完成巡诊任务442次，服务患者1657人次。

医疗纠纷处理。为752名医务人员和27名多地点执业人员投保医责险，总费用85.21万元。医疗投诉104件，其中调解结案102件、诉讼2件。年度赔付

132.65万元，其中医院承担61.14万元。

护理工作 护士380人，其中本科181人、研究生1人。医护比1∶1.11，床护比为1∶0.56。有ICU床位5张、CCU床位8张。

优质护理服务病区、门诊覆盖率100%。病区全面落实责任制整体护理。无护理差错及事故发生。上报不良事件63例，上报率100%、整改率100%。

病区全面落实临床护士对患者具有中医特色的责任制整体护理。每名责任护士负责6～8名患者，责任护士全面履行病情观察、治疗、基础护理、沟通和健康指导的工作职责。

增加医护联合/护理夜查房，于12月16日恢复护理二线值班制；采用Morse量表对所有住院患者进行跌倒坠床评估，预防患者跌倒、坠床事件发生；修改病区信息系统患者发药方式，将发放当日药物改为预发第二日药物，便于基数药品的清点和管理。

取得重症监护、急诊、骨科、血液净化专科护士资格证共5人；选派ICU护士长梁媛前往意大利锡耶纳大学医院进修学习护理管理、急重症护理3个月；外出进修、学习3～6个月或短期培训78人次。

接收20名来自长春中医药大学、北大方正软件技术学院等护理实习生，其中8名为本科实习护生。

科研工作 立项课题29项，其中市自然科学基金1项、首都特色临床研究1项、市医管局市属医院培育计划3项、区科委课题1项、区卫生计生委课题3项、院级课题20项。获经费94.9万元，医院匹配经费111.5万元。在研课题83项，结题31项。

肿瘤科、针灸科和脾胃病科获首都区域专科，制定建设方案。

医学教育 6月21日，河北北方学院教学医院顺利揭牌；7月，接收中医专业毕业实习生20人，长春中医药大学中医专业实习生23人。招收自主联系实习生43人，包括北京卫生职业学院、北京昌平卫校、北京中医药大学东方学院、北京城市学院、天津医科大学、江西中医药大学等院校实习生，涵盖药学、护理、康复、口腔、中医内科专业。353人取得北京高校教师岗前培训证书，有5人获聘长春中医药大学硕士研究生导师。

录取研究生26人，其中博士生7人、硕士生19人。

9人到人民医院、北京中医医院、安贞医院、阜外医院等医院进修，涵盖骨伤科、外科、心血管科、皮肤科、功能科、麻醉科等科室。9月4日、9月8日，派心内科医师杨雪卿、妇产科医师杨纪珂前往德国丽帕医院和德国索斯特城市医院进行研修学习，研修时间3个月。

信息化建设 年度信息化建设投入323.55万元。1月1日，与创业软件股份有限公司签订《软件售后服务合同》，投入资金17.50万元。1月4日，与北京容德信信息科技有限公司签订《消毒供应中心可追溯管理系统项目合同书》，投入资金46.8万元。与北京富和嘉士科技有限公司签订《PACS系统软件维护合同》，投入资金24.24万元。2月28日，与北京融威众邦电子技术有限公司签订《医保读卡器升级技术服务费买卖合同》，投入资金4.55万元，用于自助机及诊间支付终端的升级改造。5月20日，与北京中移通信工程技术有限公司签订《北京中医医院顺义医院设备采购项目合同》，投入资金3.2万元。5月22日，与北京融威众邦电子技术有限公司签订《移动医疗信息系统二期采购项目采购合同》，投入资金15.6万元。9月4日，与北京同迈科技有限公司签订《接入层交换机更新项目采购合同》，投入资金9.8万元。9月8日，与北京同迈科技有限公司签订《服务器安全升级系统集成项目采购合同》，投入资金16万元。9月28日，与北京富和嘉士科技有限公司签订《PACS系统扩容服务合同》，投入资金24.5万元。11月1日，与中国移动通信集团北京有限公司签订《中国移动通信集团北京有限公司数字传输专线业务协议》，投入资金1800元/月。11月20日，与北京思沐睿商贸中心签订《北京中医医院顺义医院住院病区护士站和医生办公室等电脑打印机杂线整理合同》，投入资金2.3万元。11月30日，与福建软智宏医信息技术有限公司签订《医院内部APP办公管理平台项目合同书》，投入资金69万元。12月29日，与北京融威众邦电子技术有限公司签订《门诊分诊排队叫号系统销售合同》，投入资金8.8万元。与创业软件股份有限公司就与市中医搭建远程会诊平台HIS接口采购项目签订《软件产品补充合同》，投入资金18.8万元。与北京同迈科技有限公司签订《北京中医医院顺义医院区域医疗平台建设项目采购合同》，投入资金17.8万元。与北京同迈科技有限公司签订《北京中医医院顺义医院信息系统运维服务项目采购合同》，投入资金25万元。与北京同迈科技有限公司签订《北京中医医院顺义医院北小楼一层机房改造项目采购合同》，投入资金17.5万元。

（撰稿：单春香　审核：梁　妍）

领导名单

党委书记　魏　青
院　　长　刘清泉
执行院长　杨国旺
副 院 长　魏　青　王继东　刘文广　张　勇
总会计师　于文平

北京市大兴区人民医院

地址：大兴区黄村西大街26号（102600） 电话：69208013
网址：www.dxqyy.com

基本情况 专业技术人员2182人，其中正高职称77人、副高职称183人、中级职称627人、初级及以下1295人。

年底医用设备总值4.2亿元，年内新购医用设备2494.3万元。业务总收入13.44亿元，其中医疗总收入8.12亿元。

年内被国家卫生计生委医政医管局授予2016年度改善医疗服务示范医院称号，全国卫生产业企业管理协会授予2016年度全国医院后勤管理创新先进单位称号。院长马秀华被评为2016年度全国三八红旗手，同时获政府特殊津贴。

改革与管理 4月8日，全面实施医药分开综合改革，取消药品加成（不含中药饮片）和挂号费、诊疗费，所有药品实行零差率销售，按医院等级收取医事服务费。调整医院职工绩效考核办法，建立适应改革要求的绩效考核与分配方案。

创建老年友善医院。加强医院老年健康服务体系建设，改善老年患者就医流程，更好地满足老年人的健康及照护需求。

与宣武医院建立院级医联体。与北京协和医院成立急诊专科医联体。加入友谊医院消化、口腔医院口腔、解放军总医院骨科等专科医联体，加入全国耳鼻咽喉头颈外科联盟、宣武医院医疗联合体和北京儿童医院远程转会诊平台。

区域医疗中心建设。全面托管北臧村镇中心卫生院，实现人、财、物一体化管理。成立天宫院融汇社区卫生服务中心，推动优质医疗资源下沉，打通双向转诊绿色通道，逐步形成基层首诊、双向转诊、急慢分治、上下联动的分级诊疗模式。与7家区域医联体基层医疗机构建立微信群，设立医联体专用挂号窗口和专用诊室，方便患者上、下转诊就医。年内，医联体门诊接诊361名基层患者，收入院22人，下转基层医院160人；微信上转患者909人次，其中上转收治急危重症患者114人次，下转626人次。

建立四类慢性病专家团队，与榆垡、安定两家卫生院成立全一专慢病团队，通过基层出诊、培训宣教、指导慢病管理等形式，逐步构建慢病全周期管理体系。各团队专家下基层医疗机构服务212人次，直接诊治患者478人次，带教159人次，查房诊治患者118人次，培训172人次，检查病历94例，完成体检763人次，两家基层医疗机构上转患者153人次，下转患者408人次。

建立区域影像中心，通过远程操控为基层患者进行影像会诊；利用网络平台远程预约核磁、CT等大型检查，方便患者；通过网络会诊、授课等形式进行人才培养，提升基层医院影像专业人员的水平。推进心电远程会诊中心建设，建立大兴区心脏疾病急危重症救治中心，加强心脑绿色通道APP使用，提高救治能力。

医疗工作 出院41728人次，床位周转41.23次，床位使用率89.45%，平均住院日7.92天，住院手术15026例。分娩6464人，剖宫产率51.28%；孕产妇死亡1人，死亡率0.15‰；无新生儿死亡，围产儿死亡率2.93‰。有19个专业125个病种纳入临床路径管理，入径24325例，完成率88.1%。全年临床用红细胞5071单位、血浆6181毫升、血小板485治疗量，自体血回收共计176274毫升。

预约挂号223437人次，占门诊总量的21.32%。7月，试行诊间预约；10月，正式全院推行。

选择中、小型择期手术9个病种，探索开展日间手术。

强化疑难危重患者转会诊制度落实。组织院内疑难病例、死亡病例讨论、术前讨论95次。完善肿瘤患者多学科综合诊疗机制，联合消化内科、胸外科和普外科，建立消化系统肿瘤联合会诊机制，全年会诊113人次，收入院70人，其中手术46例；联合呼吸科、胸外科、肿瘤内科、放射科、病理科，建立呼吸系统肿瘤联合会诊机制，全年会诊128人次。

新开设癫痫、营养减重、小儿推拿等特色门诊。开展新技术、新项目27项。推进PCR病理分子实验室建设。开展营养会诊与指导，建立母乳库。

药物管理。医院药占比37.24%，其中门诊44.72%、住院28.55%。门诊患者抗菌药物使用率15.60%，住院患者抗菌药物使用率56.69%。

医保工作。医保门急诊1241996人次，费用46089.33万元；医保出院21463人次，费用28893.23万元。调整医保总额预付考核指标，加大药占比考核力度，提高住院指标增长比例。完成异地医保患者住院费用直接结算工作，异地农保患者住院费用结报工作和北京市城乡居民保险运行的前期准备工作。

医疗支援。对口支援湖北茅箭区人民医院、内蒙古突泉县人民医院、宁夏固原州区医院。派出10人医疗团队进行为期5天的医疗对口帮扶和考察，派出4名专家到受援单位进行为期2个月的支援。接待宁夏固原市原州区人民医院领导及技术骨干75人次来院进行为期1周的进修学习。接收4名技术骨干来院进行为期半年的进修学习。12月，与新疆和田兵团第十四师医院签订对口帮扶协议。

应急救治交通事故、火灾等突发公共卫生事件191起，患者433例。“11·18”火灾当日，全院300余名职工参与救治。

医疗纠纷处理。发生医疗纠纷54件，其中调解43件、诉讼6件。年内医院赔付254.88万元。

护理工作　护士932人，其中本科536人、研究生2人。医护比1：1.4。ICU床位23张，其中综合ICU 15张、妇儿ICU 2张、急诊ICU 6张。

落实分级护理、危重患者护理管理、围术期患者管理，开展QCC，持续深化优质护理服务。

建立、完善医院-科室-病区三级护理质控管理体系。进一步完善护理人力资源管理，实施晋升中级职称的人员轮转重症和急诊，在提高护理人员危重症抢救护理能力的同时，保障重症和急诊人力资源的弹性调配。开展小儿捏积、骨科Z径路肌内注射法2项护理新业务新技术。

承办大兴区的“三基三严”培训与考核工作。第一次申报并举办护理质量管理持续改进和手术患者安全护理2项市级继续教育项目，共270余人参加。接收一级医院的进修护士11人、实习护士78人。外送骨干护士进修11人，专科认证4人。

科研工作　申报首都全科医学专项1项、市科委推广1项、北京市卫生与健康科技成果和适宜技术推广项目1项。获批区级项目9项，院级课题立项41项，获经费122.7万元。

医学教育　派出进修人员46人。中层干部进修2人，骨干培养10人。

承担首都医科大学病理本科教学任务。为宁夏医科大学教学医院，承担宁夏医科大学护理专业本科生带教任务。

基地规培学员51人，包括社会学员8人，全科研究生5人。

学术交流　医院首批10人出访美国，赴马萨诸塞州尼德姆区考察学习。11月，尼德姆区卫生部部长、消防与急救部部长、哈佛医学院贝斯以色列医疗中心的专家一行5人进行回访，联合举办2017中美首届医学高峰论坛暨急诊急救论坛。双方签订友好合作协议，两院间达成了长期友好合作意向，将在科研教学、人才培养、检验等方面进一步深入合作。

外送2人出国进行为期3个月的研修，1人进行为期1年的学习。

举办各类学术活动20余场次。主办或承办国际肿瘤医学在线沙龙、乳腺癌临床病理论坛、创伤高峰论坛、眩晕沙龙等大型学术活动。

信息化建设　年度信息化建设总投入578万元，包括信息化运行维护费、信息网络构建费等。更新医师工作站、医嘱系统和门诊收费挂号等系统，输血管理信息系统上线试运行。完成全院4G信号布点工作，化验单自助打印系统和诊间预约系统的改造升级，放射影像和病理结果自助打印系统上线运行。

基本建设　7月，医院室外管线改造工程开始施工，涉及雨水、给排水、供暖管道、弱电管道、部分强电电缆及恢复道路及绿化等；10月，完工验收并交付使用。新院区择址新建项目完成《大兴区人民医院选址及控制性详细规划》，并通过市规划委员会大兴分局审批。

（撰稿：张　帆　审核：刘菊梅）

领导名单

院　　长　马秀华
党委书记　孙翰林
副 书 记　谷玉凤
纪委书记　李雅琴
副 院 长　刘菊梅　赵留庄　张锐文　曹树军

北京市昌平区医院

地址：昌平区鼓楼北街9号（102200） 电话：69742328
网址：www.bjcpqyy.com.cn

基本情况 卫技人员1126人，其中正高职称49人、副高职称79人、中级职称409人、初级师347人、初级士240人。

年底医用设备净值8039.27万元，其中乙类医用设备5台；年内新购医用设备4726.49万元，其中乙类医用设备2台。业务总收入89920.79万元，其中医疗总收入79382.3万元。

儿科获全国巾帼文明岗称号；急诊科获北京市120网络及京津冀心电图比赛二等奖；妇产科主任刘爱萍获北京市三八红旗奖章；营养科刘丹丹获得2017年度首都市民百名学习之星称号。

机构设置 2月28日，成立宣传科。

改革与管理 4月8日，顺利落实医改工作各项要求，总体情况平稳，符合预期。全年药品采购金额比上年下降6.41%。坚持改革与改善同步，推出多项便民服务举措，提升患者就医体验。

医联体工作。医联体上转患者4768人次，下转患者61人次。

医疗工作 出院22167人次，床位周转33.23次，床位使用率82.36%，平均住院日9天，住院手术6536例，剖宫产率42%。孕产妇死亡率3.9/10万，新生儿死亡率0.8‰，围产儿死亡率3.5‰。实施临床路径管理的有20个科室62个病种。全年采血2888单位、自体采血206例、输血383.5单位，其中术前贮血37.5单位、血液稀释112单位、血液回收234单位，自身输血144人。

预约挂号管理。采用窗口预约、医院电话预约、医生诊间预约、网络预约、微信预约和114电话预约等6种预约方式。预约挂号68207人次，占门诊总量的12.71%。

新技术、新疗法。20个科室申请包括全腔镜下食管癌根治术、脑胶质瘤切除术、幕上肿瘤（浅部）切除术、机器人导航辅助髓芯减压治疗早期股骨头坏死的临床研究、血液超滤治疗心力衰竭、拔牙位点保存技术等45项新技术，其中区级7项、其他为院级。

药物管理。药占比46.03%，其中门诊55.33%、住院30.88%。加大对一类手术切口抗生素的监测，微生物送检率69.88%，一类切口手术预防使用抗菌药物比例12.11%，门诊抗菌药物使用率12.5%、急诊抗菌药物使用率36.03%、住院患者抗菌药物使用率47.78%。

医保工作。医保出院12606人次，总费用16229.8万元。

受援情况。人民医院共有10人来院支援，门诊诊疗2000人次、急诊6人次，完成手术2例，疑难病会诊33次，教学查房22次，学术讲座13次，业务培训119人次，义诊1人次。

医疗支援。继续对口支援区级单位6家；京外对口支援单位5家，新增河北尚义县人民医院。派出医疗人员在对口支援单位完成诊疗1552人次，开展手术46例，学术讲座17次，业务培训162人次，疑难病例会诊85例，教学查房48次，义诊559人次，健康查体250人次。接收卓资县人民医院2名医师、2名护士来院进修学习。捐赠河北尚义县DR仪器1台。2月18日，派出放射科主治医生吕文澜参与对新疆建设兵团十四师224团医院为期1年的支援工作。

医疗纠纷处理。投保医责险926人，总费用107.38万元。发生医疗纠纷13件，其中市医调委调解4件、诉讼9件。年内医院赔付5.89万元。

护理工作 护士555人，其中本科122人。医护比1∶1.44，床护比1∶0.83。ICU床位20张。护理单元25个。

病房优质护理覆盖率100%，各病区均实施责任制整体护理。每个护理单元均推出优质护理新举措，如内分泌护理健康门诊、肿瘤病房“隐形翅膀”癌友会、儿科“六一”健康大讲堂及送患儿礼物等。开展延续护理，如电话随访、院外换管等；落实责任制整体护理，实现责任到人，病区尽可能做到护理分层使用，每位责任护士平均负责最多8位患者。护理不良事件上报52件，上报率100%、整改率100%。

外送护士长学习48人次；护士进修10人，每人3个月。承担首都医科大学三年制27名学生临床教学班护理学基础理论授课19学时、技术操作42学时，“3+2”技术操作培训考核21人14学时。

科研工作 申报课题21项，获批12项，其中市级7项、区级5项，获课题经费约60万元。在研课题31项，结题3项。

医学教育 承担首都医科大学燕京医学院全日制71名学生教学工作，完成授课909学时；承担首都医科大学校本部本科38人临床实习任务，为期2个月；接收沧州医学高等专科学校8名口腔临床学员进行10个月的实习教学任务；承担“3+2”助理全科医师20人的教学工作。有教师147人，其中硕士生导师2人，教授2人、副教授3人、讲师9人。

送出住院医师规培13人，到上级医院进修学习13人。

学术交流 承办2017年过敏性疾病巡讲昌平论坛、2017金手奖——骨科ERAS病历评比大赛北京赛区比赛、京郊肺癌多学科协作诊疗联盟学术交流会、第十六届北京京郊呼吸论坛暨第四节睡眠疾病诊疗与无创通气技术学习班，联合举办北京医学会骨科分会创伤学组第一届学术研讨会。

信息化建设 年度信息化建设投入477万元。完成手机微信预约挂号系统及手机微信与短信的接口，完成病理科PACS系统，完成昌平区人口健康信息平台第二期系统改造，完成工会京卡挂号信息系统改造项目，完成核心交换机的扩容与放射科专用交换机的更新，增加网络带宽；完成PACS系统的存储扩容；完成虚拟化平台系统的升级和扩容，为区医院信息系统应用提供更灵活的扩展；进行新HIS系统服务器和数据库的安装，并成功完成HIS系统的服务器及存储的切换。建立与人民医院的远程会诊平台。

基本建设 新建门急诊综合楼工程自2015年6月动工，截至年底完成主楼和裙楼主体土建工作，顺利封顶；二次结构施工完成80%和配套设备设施安装同步进行。

（撰稿：刘霁杭　审核：袁　成）

领导名单

党委书记、院长　朱平辉
副　书　记　毛　新
副　院　长　袁　成　荣绍远　聂增尧　李向欣

北京市昌平区中医医院

地址：昌平区东环路南段（102200）　电话：69742196
网址：www.cpzyy.com

基本情况 卫技人员785人，其中正高职称35人、副高职称79人、中级职称253人、初级师212人、初级士206人。

年底医用设备净值9012万元，年内新购医用设备5446.57万元。业务总收入80000万元，其中医疗总收入64800万元。

9月26日，增加口腔种植专业；12月29日，增加人工关节置换技术备案。12月29日，医院地址变更为昌平区城区东环路南段。

机构设置 6月21日，成立招标采购办公室、基建处、内控管理办公室。11月13日，成立超声医学科。12月11日，撤销南院区并停诊。

改革与管理 顺利通过昌平区公立医疗机构医药分开综合改革专项监查。完成中医绩效考核、全国基层中医药工作先进单位复审、三好一满意检查等工作。新组建糖尿病肾病学科群组。各学科群组开展学术研讨、病例讨论、跨学科会诊等活动70次，1230人次参加。北京基层中医药学科团队基地脑病团队建设期满，接受市中医局验收审核。内分泌科、心血管病科成为北京市国家中医重点专科辐射工程首都区域专科。与中国邮政速递物流公司（EMS）合作开通“中草药代煎汤剂快递到家”服务。

医联体建设。与区内4个专科医联体建立专科转会诊帮扶机制，健全基层医疗卫生机构分工协作机制，完善社区卫生服务中心与医院之间的协作。向下派出门诊医生142人次，诊治患者655人次，社区人员来院进修6人共155天。接上转患者4人次。

医疗工作 出院8572人次，床位周转23.94次，床位使用率67.6%，平均住院日10.14天，住院手术1610例，剖宫产率35.7%。无孕产妇和新生儿死亡，围产儿死亡5人。实施临床路径管理的有11个科室27个病种，入组1881例，完成1682例。全年自体输血4人次1000毫升。

预约挂号管理。采取现场预约、114电话、微信和手机APP网络平台预约及诊间预约方式，预约挂号7.04万人次，占门诊总量的10.6%。

新技术、新疗法。开展新技术、新项目21项，其中骨伤科2项、妇产科2项、脑病科2项、肾病科2项、急诊科1项、介入科2项、医学检验科2项、心血管病科1项、重症医学科3项、麻醉科2项、外科1项、脾胃病科1项。

药物管理。药占比62.7%。门诊患者抗菌药物使用率10%，急诊患者抗菌药物使用率34%，住院患者抗菌药物使用率45%。

医保工作。医保出院7294人次，总费用9787.75万元。上线住院无纸化审核系统，出院费用和医嘱信息自动比对，减少了各病区拒付费用和问题的发生。办理异地住院就医直接结算5例，医保转院167人次，异地医保安置手续233人次。

医疗支援。援助昌平区兴寿、阳坊、沙河和马池口4个社区卫生服务中心共199人次，授课21次，诊疗患者2326人次。开展中医流动医院工作，年内共巡诊7次，覆盖7个乡镇7个行政村，行程1000余千米。参加巡诊医务人员62人次，诊疗患者69人次。举办中医适宜技术推广培训10场，开展乡村医生培训6场。完成对河北尚义县中医院、河南栾川县、新疆和田地区援助工作。完成对内蒙古卓资县医院为期1年的医疗援助工作。

医疗纠纷处理。投保医责险667人，总费用78.69万元。发生医疗纠纷18件，调解18件。年度赔付105.64万元，其中医院承担15.57万元。

护理工作 护士349人，其中本科116人。医护比1∶0.8，床护比1∶0.47。ICU床位7张，床护比1∶2.86。有13个护理单元。

优质护理覆盖率100%。落实责任制整体护理，每个责任护士最多负责8名患者。实行护理部—系护办—病房护士长三级管理，并成立护理质量管理委员会。无不良事件发生。成立静疗小组，修订和完善与静疗相关的制度、流程和标准。心血管科、重症医学科、肛肠外科、脾胃病科、急诊科、骨伤科等科室开展科内新项目，如穴位按摩、中医蜡疗技术、艾灸、冷热庵包、中药口护、穴位按压等。

护士参加短期培训20人次，2名护士长参加市中医局举办的中医护理骨干人才培训，6名护士长参加昌平区卫生计生委举办的高级研修班，2名护士参加北京中医健康养老示范工程第二期中医药养老事宜技术尖兵人才培训。中医100学时合格率94%。3名护士外出进修；3名护士参加专科培训，其中2人取得证书。安排护士长12人次到昌平卫校讲课，接收大、中专院校实习生20人。

科研工作 申报首都医科大学课题1项，中标1项，资助经费40.8万元。申报区卫生计生委课题23项，中标6项，其中5项获资助经费共13万元，医院1∶1匹配经费，另1项2018年资助。院级申报课题44项，中标9项。在研课题25项，结题2项。

医学教育 承担北京中医药大学、昌平卫生学校、北京卫生职业学院、北京中医药大学东方学院、河北北方学院、华北理工大学冀唐学院、曲阜中医药学校、北京城市学院、江西中医药大学60人的教学带教任务。

18人获北京市规培指导教师资格。在外规培学员20人。通过继续教育，1人取得硕士学位、10人取得本科学历、5人取得大专学历。

选派10名专业技术人员进修学习，1人参加基层业务骨干培训。参加各种短期培训110人次。1名主任药师成为国医大师金世元正式弟子，2名主任医师入选全国第四批优秀人才。1名主任医师参加北京首期仲景国医传人精英班培训，4名中医业务骨干参加北京中医药传承“双百工程”培训。7人被昌平区卫生计生委评为昌平区中青年中医领军人才。

学术交流 8月6日，可视化超声诊疗技术及肌骨超声中医行——昌平站学术交流会在医院南院区召开。来自北京朝阳医院、北京积水潭医院、唐山市丰润区人民医院等医院的专家，对肌骨超声、可视化超声技术在中医领域的应用进行了讲座。200余人参会，同步视频直播收看4.2万人。

外出参加学术会议113人次。

信息化建设 年度信息化建设投入261.76万元。

在昌平区内开展放射科远程影像诊断工作。完成医药分开综合改革与城乡居民医疗保险改革信息系统升级改造和保障。增加医院移动端APP及微信、春草电子病历系统、医保管理系统和异地医保实时结算系统。完成LIS系统升级、新官网建设和昌平人口健康平台的运行工作。对肿瘤门诊和门诊特病的流程进行改造，实现门诊特殊疾病的“一站式”服务。推进医价平台、固定资产管理系统建设。

基本建设 医院住院楼（新建项目二期工程）累计完成投资4300万元。完成主体结构、空调、电梯等设备、窗户安装等二次结构施工。医院迁建工程可行性研究报告已上报市发展改革委进行审批。

（撰稿：孙萍萍　审核：王　凤）

领导名单

党委书记、院长 刘保坚
党委副书记 王　凤
副院长 王　凤　刘晓宇　田小飞　王志鹏

北京市昌平区中西医结合医院

总院区：昌平区黄平路219号（102208）　电话：58596001
北院区：昌平区东小口镇马连店村北（102208）　电话：58596500
网址：www.changpingquzhongxiyijieheyiyuan.com

基本情况 卫技人员1242人，其中正高职称35人、副高职称77人、中级职称257人、初级师370人、初级士419人。

年底医用设备总值6356.22万元；年内新购医用设备1435万元，其中乙类医用设备3台。业务总收入82176.50万元，其中医疗总收入79367.39万元。

机构设置 新开设13个专题门诊。骨伤科分科，分为骨二科（脊柱科）、骨三科（关节病科）、骨四科（疼痛科），与骨一科协同发展，建立集创伤、脊柱微创、关节微创、疼痛治疗、中医正骨为一体的骨伤诊疗中心。

改革与管理 强化中医内涵建设与考核，对临床科室特色病症的中医治疗率、辨证论治优良率、中药饮片使用率、中医适宜技术开展等进行评价，规范中西医诊疗行为；制定优势病种中西医结合诊疗方案，定期进行疗效评价和难点分析。

医联体建设。与望京医院、护国寺医院、平谷中医院、丰盛骨科医院签署了骨伤科联盟协议，加强学术、科研和远程医疗等方面的合作。北院区与北京安定医院及回龙观医院签订医联体协议，儿科为解放军总医院牵头的北京市儿科专科医联体成员，脑病科与宣武医院建立脑病医联体，与积水潭医院建立紧密型医联体，与清华长庚医院肝胆外科建立专科医联体。医院为昌平区南部医联体成员单位，昌平区胃肠专科医联体、肝胆专科医联体成员单位。11月18日，医院正式成为全国老年神经疾病照护联盟成员单位。

外院专家在医院多点执业15人，其中儿科2人、内科2人、中西医结合2人、中医9人。

医疗工作 出院14176人次，床位周转6.53次，床位使用率95.68%，平均住院日49.85天，住院手术3295例，剖宫产率40%。无孕产妇和新生儿死亡，围产儿死亡率2.25‰。全年临床用红细胞悬液154单位、血浆3800毫升、血小板1治疗量，自体血回输5825毫升。14个科室38个病种开展临床路径管理。

预约挂号管理。预约方式包括电话预约、网络预约、窗口和诊间预约。预约挂号10821人次，占门诊总量的1.52%。

新技术、新疗法。内一科开展补益肺肾贴治疗肺肾虚损型咳喘症，治未病科开展圆利针疗法，针灸科开展平衡针疗法，透析室开展自拟祛风活血方治疗尿毒症瘙痒，脑病科开展穴位贴敷阿是穴联合艾灸治疗卒中后肢体肿痛，妇产科开展穴位贴敷治疗产后腹胀、小便不利、痛经，急诊科开展无创血液动力学监测，骨二科开展拔罐疗法—储药罐技术、中药脐敷治疗便秘、腰椎椎间孔镜，眼科开展喜炎平穴位注射治疗热病、眼部畸形矫正术，检验科开展戊型肝炎抗体测定。

药物管理。药占比42.43%，其中门诊59.00%、住院28.00%。门诊患者抗菌药物使用率10.65%，急诊患者抗菌药物使用率34.93%，住院患者抗菌药物使用率48.23%。

医保工作。医保出院4500人次，总费用22018.29万元。

三级医疗。接收上转患者12人次，下转患者23人次。

医疗支援。对口支援新疆和田224团医院1人。对口支援昌平区东小口、北七家、小汤山3个社区卫生服务中心共计885人次。对口支援河北省尚义县医院，共派遣8人56天。

医疗纠纷处理。投保医责险995人，总费用65万元。发生医疗纠纷167件，其中调解15件、诉讼4件。年度赔偿106.73万元，其中医院承担40.21万元。

护理工作 护士677人，其中本科及以上学历164人。医护比1：1.44。ICU床位10张。护理单元26个。

开展以“夯实基础护理，提供满意服务”为主题的优质护理服务示范工程活动，落实“以患者为中心”的整体护理工作模式，实行整体责任制护理。落实护理岗位管理，开展护理绩效考核。做到护理岗位弹性排班，合理调配护士，落实护理公示制度。按照护士分级原则，明确各类岗位责任。改进服务流程，加强护理质量控制，加大护理监督力度，重视护理骨干培养，优化护理队伍。综合病区优质护理全覆盖；北院区的13个精神病区中有11个科室为优质护理服务病房，另2个救助科室也按照优质护理服务要求完成护理工作。临床开展中医护理，组建中医护理技术小组、八段锦宣传小组。中医护理技术从上年的18项增至31项。不良事故上报率100%，整改率100%。

组织50名护士参观、进修、学习。选送2名护士参加专科护士培训，其中急诊1人、消毒供应1人。接收护理实习生99人。

科研工作 申报各级课题13项，中标昌平区卫生科技发展专项6项，获资助18万元，医院匹配资金18万元。在研项目16项，其中首发专项1项、北京市中医药科技发展资金项目1项、昌平区卫生科技发展专项4项、院级科研项目10项。结题3项，其中北京市科技计划项目首都临床特色应用研究1项、北京市中医药科技发展资金项目2项。

北京市中医药薪火传承“3+3”工程建设项目董福慧名老中医传承工作室获批全国基层名老中医药专家传承工作室，骨伤科获批国家中医重点专科辐射工程项目建设单位，骨科诊疗中心、脑病科获批首都区域重点专科建设项目。

医学教育 接收临床专业实习生38人，其中长春中医药大学36人、内蒙古医科大学1人、成都中医药大学1人。接收医技专业实习生5人，其中北京卫生职业学院3人、北京中医药大学东方学院1人、昌平卫校1人。派出23名医师院外进修培训，派出17名新入职医师参加住院医师规范化培训。接收外院进修16人。作为北京市中医类别全科医生规范化培训基地接收中医类别全科医生规范化培训学员4人。

学术交流 8月26～27日，召开国医大师天池伤科流派工作站刘柏龄教授经验传承培训班，来自全市200余名骨伤从业人员参加了培训。11月26日，主办北京市中西医结合骨科论坛暨第三届国医大师刘柏龄教授天池伤科流派传承工作室北京站继承人培训班，来自北京市多家二、三级中医、中西医结合医院从事骨科工作人员共150余人参会交流。12月23日，承办昌平区第二届中医药学术交流会，昌平区遴选的6名名老中医及其继承人、16名昌平区中医药领军人才，以及各医疗卫生机构专家、教授、医疗从业人员近300余人参会。

信息化建设 年度信息化建设总投入815.06万元。完成医保系统升级、公费医疗软件升级、合理用药升级改造，完成医院三级等保改造工作。新增病理管理系统、治未病管理系统、分院移动护理系统、营养科管理系统、供应室追溯系统等系统。更新HIS核心服务器，增加影像系统存储，完成分院移动护理无线网络架设。

基本建设 完成发热门诊改造工程，改造面积200平方米，投资67.5万元。新建住院楼工程取得昌平区环境保护局回复意见函和昌平区发展改革委的批复，完成总院住院楼项目设计和勘探招投标工作。

（撰稿：聂　昕　审核：杨林）

领导名单

党总支书记、院长 王春生

副书记 王继革

副院长 潘贵超（常务）　高淑英　杨　林　顾丽丽

北京市平谷区医院

地址：平谷区新平北路59号（101200） 电话：89992020
网址：www.pgyy.com

基本情况 卫技人员1128人，其中正高职称54人、副高职称124人、中级职称506人、初级师420人、初级士24人。

年底医用设备净值7595.43万元，其中乙类医用设备7台；年内新购医用设备229.44万元。业务总收入87280.04万元，其中医疗总收入 84653.78万元。

机构设置 4月19日，神经内科三个科室合并为神经内科，分为神经内科东区、神经内科西区；神经外科两个科室合并为神经外科，分为神经外科东区、神经外科西区；眼科（1）与眼科（2）合并为眼科。7月6日，急诊科增设成人输液室、儿童输液室。7月18日，普外科1和普外科2两个科室整合为普外科，分为普外科东区、普外科西区。8月24日，呼吸内科1更名为呼吸内科，普内科更名为全科医疗科。

改革与管理 年内，北京友谊医院专家来院门诊1082人次，手术92例。1月17日，与平谷区马昌营、大华山、平谷镇、滨河等11家社区服务中心建立信息共享机制；6月1日，成立全科医疗科，逐步完善医联体内绿色转诊通道；10月17日，实现远程图像诊断，年内放射科为社区出诊断报告342例；10月，开始接收11家社区的检验标本，出具检验报告；12月1日，以马昌营社区为试点，通过万家瑞公司将社区服务中心标本运送到医院检验科。

年内引进非北京生源硕士研究生8人。

医疗工作 出院35238人次，床位周转39.86次，床位使用率90.64%，平均住院日8.36天，住院手术10996 例，剖宫产率47.65%。无孕产妇死亡，新生儿死亡率0.81‰，围产儿死亡率0.87‰。4月停止临床路径管理。全年临床用血2254人次，其中红细胞4231单位、全血800毫升、血浆230700毫升、血小板671治疗量，自体输血40720毫升，互助献血红细胞1863单位。

预约挂号管理。预约方式有现场预约、统一挂号网站预约、114电话预约。预约挂号79302人次，占门诊总量的7.5%。

新技术、新疗法。院内审核通过医疗技术25项，其中限制临床应用的医疗技术1项：人工膝关节置换技术；新技术、新项目24项：纳米碳混悬液在甲状腺手术中的应用、带涤纶套中心静脉导管置管术、超声观测下腔静脉内径及其变异度、鼻内窥镜下泪前隐窝进路上颌窦病变处理技术、临床侵袭性真菌培养+鉴定+药敏等。

药物管理。门急诊药占比43.36%，住院药占比25%；门急诊抗菌药物使用率10.59%，住院患者抗菌药物使用率47.7%。

医保工作。医保出院30786人次，总费用33468.09万元。

三级医疗。5月12日，接诊第一例马昌营社区上转高血压患者，年内上转患者104人。9月8日开始分级诊疗下转工作，年内下转患者1334人。

医疗支援。骨科2病区主治医师任占国、神经内科主治医师贾国明参加援疆医疗工作。

医疗纠纷处理。投保医责险1031人，总费用167.81万元。发生医疗纠纷47件，其中调解27件、诉讼20件。年度赔偿321.84万元。

护理工作 护士700人，其中本科303人、研究生1人。床护比1：0.81。ICU床位28张。护理单元26个。

探索护理垂直管理，逐步完善推进护理管理系统功能及应用，加强护理低值耗材管理。完善护理岗位管理，以护士临床护理服务能力和专业技术水平为主要指标，并建立以岗位为基础的绩效考核、薪酬分配制度，体现能级对应、多劳多得、优绩优酬。开展患者角色体验活动，提出需要改进的工作，包括沟通宣教、隐私保护、心理护理、服务态度、操作规范、环境设施等六大方面92项内容。创建护理文化，为社区居民讲授老年患者的家庭护理、远离糖尿病、营养教育、孕期保健等课程。成立延伸护理服务中心，服务项目包括居家护理、专科特色门诊、健康教育门诊、电话回访、更换各种管路、压疮护理等，为有需求患者进行上门居家护理服务。利用专科护士资源，对慢性疾病患者建立档案统一管理，进行健康咨询、指导及有关疾病知识的普及。不良事件上报率100%、整改率100%。

举办18次规范化培训，培训1125人次，对护理员、陪护工培训 16 次。护士长、护理骨干参加短期学习班107人次，到友谊医院进修13 人次，接收外院进修护士14人。培养专科护士6人。

完成首都医科大学燕京医学院2016级三年制护理专科42名护理学生60学时的临床见习任务，完成2017级三年制护理专业56名学生8学时的见习任务，完成首都医科大学平谷教学医院2014级临床医学山区定向平谷医士班24名学生9学时的操作培训，完成2017级"3+2"助理全科医师18人1学时的理论培训、9学时的操作培训。

科研工作 申报市级科研立项3项，中标2项；申报区级科研立项10项，中标4项。获资助经费28万元，医院匹配经费7.2万元。在研课题6项：市级2项、区级4项。结题21项：市级1项、区级5项、院内15项。

医学教育 承担首都医科大学燕京医学院三年制临床医学专业山区定向班2015级、2016级43人的教学任务，首都医科大学"3+2"助理全科医师29人的规范化培训，首都医科大学附属北京朝阳医院五年制临床医学专业2012级的特色实习，北京大学医学部八年制临床医学专业2012级35人的基层卫生实践任务。有教师148人，其中副教授2人。录取硕士研究生1人。脱产学习7人，到三甲医院进修12人。侯克东到美国芝加哥Rush大学医学中心做访问学者，师从于国际著名脊柱外科专家Howard S. An教授。

信息化建设 年度信息化总投入380万元。完成院内无线网络升级，完成与无纸化相关系统的CA改造，完成信息安全等级保护项目方案设计，完成医药分开综合改革信息系统改造，实现与友谊医院远程医疗。7月，与中国医学科学院医学信息研究所签署研究课题项目委托合作协议，合作研发医院综合APP平台。9月，与北京工业大学签订合作协议，成立数字医疗联合实验室。

（撰稿：徐小婧　审核：史培娜）

领导名单

党委书记 魏广林（至2月） 张保华（自2月）
执行院长 刘力戈
纪委书记 王金丽
副 院 长 王慧英　杨　增　狄长安　王建云

北京中医医院平谷医院

地址：平谷区平谷镇平翔路6号（101200） 电话：69970900
网址：www.pgzyy.com

基本情况 卫技人员692 人，其中正高职称12人、副高职称40人、中级职称160人、初级师300人、初级士122人。

年底医用设备总值5888.67万元，其中乙类1台；年内新购医疗设备35.9万元。业务总收入37119.5万元，其中医疗总收入34538.8万元。

2月16日，北京中医医院正式托管平谷区中医医院，更名为北京中医医院平谷医院。于增瑞获第三届首都国医名师称号。

机构设置 有临床科室26个、医技科室7个、党务科室3个、行政科室17个。

改革与管理 4月8日医改工作顺利落实。

医联体建设。启动10个著名医学专家工作室建设，由市级学会副主任委员以上人员任首席专家，全方位指导科室建设；启动大科联合建设，心血管病区和肿瘤科率先开启大科联合建设，总院张大炜为医院心血管病科主任，姚远任科室执行主任；总院杨中为肿瘤科主任，刘沛新任肿瘤科执行主任；建立远程教学机制，培训工作与总院同步。通过远程教学系统参加总院科研讲座近10次，医联体内专家培训12次；积极参与医管中心建设，派人到总院学习重点专科建设；开展信息互联互通，摸索影像会诊、病理科建设；参加总院区域医疗协同平台建设，使分级诊疗得到信息化支撑。

医院有15名医师开展多点执业。引进非北京生源硕士毕业生4人；招聘北京生源研究生2人。

医疗工作 出院 11445人次，床位周转28.4 次，床位使用率93.57%，平均住院日12.02天，住院手术2322例。大型X光机检查阳性率66%，CT检查阳性率70%。临床使用悬红细胞382单位、血浆27800毫升、血小板27治疗量，自体回输50人次12450毫升。

实施临床路径管理的有15个科室18个病种，入径1743例。

预约挂号管理。预约方式有114电话预约和北京市预约挂号统一平台预约。全年预约17131人次，占门诊总量的4%，其中专家号预约占94%、普通号占6%。

新技术、新疗法。医院通过了12项新技术、新项目，包括：针刺蝶腭神经节技术、倒悬推拿疗法治疗腰椎间盘突出症的临床研究、热敏灸疗法、虚拟现实技术在上肢功能障碍康复中的应用、NJF技术在非特异性下腰痛治疗中的应用、心脏介入治疗冠心病等。

药物管理。医院药占比41.14%，其中门诊48.53%、住院27.85%。门诊患者抗菌药物处方比例3.4%，急诊患者抗菌药物处方比例30.8%，住院患者抗菌药物使用率42.4%。接受抗菌药物治疗的住院患者微生物检验样本送检率29.02%。

医保工作。医保总费用22467万元。门诊412040人次，次均费用397 元；出院5303人次，次均费用10988元。

医疗支援。北京中医医院专家来院门诊、查房、会诊、手术、讲课482人次。北京医院脑病科、内分泌科、麻醉科、康复科等科室专家97人次来院传授新的诊疗知识和技术。接收基层卫生人员来院进修28人。

医疗纠纷处理。投保医责险633人，总费用68.6万元。接到有效投诉9件，调解6件、诉讼3件。年度赔付211万元。

护理工作 护士347人，其中本科169人，新招聘护士21人。医护比1：1.49。ICU床位8张。

加强制度管理，保证护理安全；加强质量管控，提高护理质量；规范特殊药品和抢救仪器标识的使用。

选派3名护士到北京三甲医院进修学习，79人次护理人员参加京内外护理业务和管理培训，培养专科护士2人，培养中医护理骨干人才2人。对各级护理人员进行三基训练和专科技能培训，全年共组织护理查房10次，护理业务学习6次，护理专科培训10次，护士长培训5次。组织全院护士进行理论和技能大比武一次，举办第四届临床带教老师教学竞赛。外请护理老师对临床护士进行减压培训和静脉治疗实践解读。加强护理管理队伍建设，强化护士长的成本管理。

科研工作 推拿科、脑病科独立承担北京市中医药科技项目2项：颈型颈椎病中医外治保健方案临床研究、药棒技术在中风恢复期肢体拘挛患者的临床应用性研究。与市三甲医院合作项目5项。申报2018年度北京市属医院科研培育计划项目5项，立项1项。

有1个国家级重点专科、3个北京市级重点专科，以及国家级名老中医于增瑞传承工作室，北京市级名老中医刘福奇传承工作室、周德安传承工作室及黄丽娟传承工作站。

医学教育 于增瑞被批准为第六批国家级名老中医药专家学术经验继承工作指导老师，脑病科副主任医师刘惠杰遴选为于增瑞老师的学术经验继承人，并于12月18日在北京会议中心举行拜师会，师承工作正式启动。

加强薪火传承“3+3”工程于增瑞基层老中医传承工作室、刘福奇基层老中医传承工作室建设，制定新的继承人跟师学习考核标准，新增7名继承人；支持于增瑞及刘福奇为指导老师的北京中医药传承“双百工程”建设，严格按照教学计划督导考核；加强于增瑞全国基层名老中医药专家传承工作室及黄丽娟名医传承工作站北京市平谷区中医医院分站建设，对继承人严格督导考核；针灸科申报北京中医医院名老中医周德安传承工作室分站；协助区卫生计生委完成10个重点学科专家工作站建立。

举办国家级继续教育项目2项、市级继续教育项目3项、区级继续教育项目29项。接收实习、见习学生17人。完成20名北京大学医学部学生基层卫生实践相关工作。

信息化建设 年度信息化建设总投入93万元。为配合全区一卡通项目的顺利推进，改造医院HIS系统。持一卡通可以进行人工和自助挂号、缴费、查询和打印检验报告等功能；启用医院与总院的远程视频系统；对新办公楼进行网络布线；上线传染病阳性结果查询，方便疾控科对传染病患者的监测；更改门诊患者医事服务费的收取模式，对已就诊未收费患者进行补缴费控制；完成北京市医改工作。完成新病房楼网络设备及门诊电子病历的招标采购。

基本建设 完成新建综合楼及附属设施工程的五方验收和规划验收，完成综合楼净化区域装饰工程及五方验收，完成综合楼护士站及办公家具的安装，完成新办公楼的装饰工程及家具招标安装工作，完成后勤库房改造，医院申请的800张床位得到批复，完成泡沫彩钢瓦更换岩棉彩钢瓦工程。

（撰稿：贯纯玲　审核：付艳艳）

领导名单

党委书记 见国繁
院长 刘清泉
执行院长、副书记 牛晓暐
副院长 徐寅平　李晓翠　刘沛新

航空总医院

地址：朝阳区安外北苑路3号院（100012）　电话：59520406
网址：www.hkzyy.com.cn

基本情况 卫技人员1012人，其中正高职称68人、副高职称176人、中级职称321人、初级师317人、初级士130人。

年底医用设备净值13841.39万元，其中乙类医用设备7台；年内新购医用设备5776.59万元，其中乙类医用设备1台。业务总收入112470.77万元，其中医疗总收入104549.04万元。

4月14日，中国微循环学会神经变性病专委会脑积水学组在京成立，航空总医院开设脑积水学组全国首家脑积水门诊。

机构设置 1月24日，成立中国航发总部医务室，隶属于长空门诊部。3月13日，撤销原隶属于医务处的医院感染管理办公室、疾病预防控制办公室，成立医院感染管理处、疾病预防控制处，合署办公；将原隶属于医务处的管理创新办公室、控烟管理办公室，调整为隶属发展规划处，仍合署办公；撤销肿瘤内科、放疗科、生物治疗科，将肿瘤内科与放疗科业务合并成立肿瘤科，与血液内科“两块牌子、一支队伍”；撤销产一科、产二科，合并成立产科；撤销盆底和生殖内分泌科，成立盆底和生殖内分泌门诊，与尿失禁门诊“两块牌子、一支队伍”，隶属于妇科；撤销治未病门诊，成立治未病科，隶属于中医与康复医学中心。4月7日，成立中航技亦庄医务室，隶属于南郎家园门诊部。5月15日，成立库房管理中心；成立评审评价办公室，隶属医务处。9月28日，后勤服务中心下属的总务办公室、基建办公室合并独立成为总务处。12月21日，成立航空总医院航空工业医疗保障中心。

改革与管理 以“内涵建设•精细化管理”为主题，改进管理方法、优化管理流程，组织实施医疗服务、人文关怀、财务管理、志愿者服务、满意度调查等精细化管理举措。完成市卫生计生委组织的首批“驻院式”卫生监查工作；增加临床细胞分子遗传学诊疗科目，完成38台透析机备案；通过朝阳区卫生计生委专家验收，晋级三级助产机构。通过朝阳区卫生计生委组织的综合类、心血管类、脑血管类、创伤类4个绿色通道的三级急救网络质控检查验收；开展老年友善医院创建工作；开展胸痛中心、卒中中心的创建工作，年内120急诊出诊2755次，急性心梗患者在急诊抢救室停留时间平均47.02分钟。

对绩效考核方案进行全面调整，制定了以工作量为基础、以RBRVS点值法为考量的驱动型绩效改革方案。

4月8日零时，北京医改信息系统切换成功。顺应分级诊疗政策，改变服务模式。加强社区卫生服务点建设，新增社区经营面积800～1300平方米。建立总院和社区双向转诊制度和流程，完善转诊绿色通道，年内共转诊门诊患者994人次，住院患者171人次。

推进医联体建设，新建紧密型医联体3个，包括中国航发总部医务室、中航技亦庄医务室、航空工业总部医务室；新建跨区域医联体6个，包括内蒙古扎鲁特旗人民医院、河北香河县人民医院、天津宝坻上河苑医院、雄安新区雄县济康医院、贵州省绥阳县人民医院、山东庆云县人民医院。9月15日，医院与河北香河人民医院组建跨区域医联体签约揭牌仪式在香河县举行。10月17日，院长王文标率专家医疗队赴雄安新区所辖雄县济康医院组建京津冀跨区域医疗联合体并出席签约揭牌仪式。11月3日，医院举办癌痛控制论坛，同时举行了全国癌痛控制医联体成立仪式，牵头成立全国性麻醉专科医联体；参与解放军总医院神经内科、宣武医院神经电生理、安定医院精神卫生、同仁医院耳鼻喉等4个市级专科医联体。通过医联体实现分级诊疗、双向转诊、巡回医疗、人员进修等。

医院在外院多执业机构备案医师33人，有外院多执业机构备案医师7人。

引进高级职称人员3人，其中骨科专家1人。招聘应届生35人，其中博士4人、硕士31人。

医疗工作 出院26858人次，床位周转33.32次，床位使用率85.11%，平均住院日9.21天，住院手术10583例，剖宫产率25.2%。无孕产妇死亡，新生儿死亡率0.2‰，围产儿死亡率2‰。实施临床路径管理的有15个科室9个专业26个病种，入径2538人次，完成2518人次。全年临床用血5857单位，其中红细胞2759单位、血浆289900毫升、血小板199治疗量；自体输血175人次61724毫升。

预约挂号管理。预约挂号方式有：网上预约、电话预约、现场预约、诊间预约、出院患者复诊预约、社区双向转诊、自助服务一体机。预约挂号109448人次，占门诊总量的13.34%。

新技术、新疗法。开展5项限制临床应用的医疗技术：冠心病介入诊疗技术、起搏器介入诊疗技术、人工髋关节置换技术、神经系统介入诊疗技术、经腹腔镜子宫内膜癌分期手术及卵巢癌分期手术。并完成备案。医院自行开展神外中心面瘫矫正术、颅内动脉瘤开颅夹闭手术，关节外科早期股骨头缺血坏死保头手术；泌尿外科前列腺增生柱状水囊扩裂术，妇科晚期宫颈癌前盆腔廓清术、高龄子宫脱垂修补术，导管室下肢动脉狭窄涂药球囊扩张技术和食道吻合口狭窄球囊扩张等7项新技术。

药物管理。药占比34.67%，其中门诊39.83%、住院29.40%。门诊抗菌药物使用率9.5%，急诊抗菌药物使用率37.74%，住院患者抗菌药物使用率48.39%。

医保工作。医保出院12655人次，总费用20206万元。

医疗支援。继续开展与内蒙古赤峰敖汉旗等医院的对口支援活动，抽调医务人员12人次到敖汉旗医院开展支援工作，接诊286人次、专题讲座10余场、教学查房24次、手术示教5次、讲课10场，培训52人次，疑难病例讨论6例；继续开展怀柔区长哨营乡卫生院对口支援，派出医疗及管理支援8人次，接诊门急诊患者895人次、开展学术讲座4场、义诊162人次、疑难病会诊11人次、教学查房2次，在受援医院推广医疗技术1项。

医疗纠纷处理。投保医责险1240人，总费用98.7161万元。发生医疗纠纷15件，其中调解8件、诉讼7件。年度赔偿74.41万元，其中医院承担6万元。

护理工作 护士652人，其中本科166人、研究生1人。医护比1∶1.16，床护比为1∶0.77。ICU床位29张。护理单元29个。

全面实施优质护理服务，并将优质护理服务推广至下辖的3个社区。在社区开展PICC、伤口换药和压疮护理等业务及技术培训。护士离职率5.8%，较上年下降0.7%。开展责任制整体护理，平均每名护士负责6～8名患者的治疗护理及健康宣教等。开展护理岗位大练兵、医护联合危重患者抢救应急演练、技能操作、健康宣教讲课比赛等；在中国社会福利基金会护爱基金组织的2017年度“标准、安全、关爱”由您践行全国大赛中，获寻找外周最佳穿刺技术组“最佳风采奖”。收集护理安全隐患43例，不良事件上报率99.42%、整改率97.67%。

创建老年友善医院，开展“安宁疗护”服务试点营造友善环境，组织开展“三米阳光行动”友善服务措施。

选派6人参加专科护士培训，涉及急诊、ICU、骨科、血透、手术室共5个护理专业；参加外院短期培训班35人次。接受对口支援医院来院进修22人。

被北京中医药大学聘为护理学专业临床学系委员单位，年内接收护理实习生198人次。

科研工作 申报课题40余项，中标4项，其中国家重点研发计划1项、朝阳区科技计划项目1项、吴阶平基金会项目2项，获经费 825万元。在研课题10项，结题3项。无菌集液式护皮膜获国家专利。

建立医院电子图书馆平台；与中国科学院合作开展中国人群前瞻性生物样本库建设项目，中国北方健康人群生物样本库完成了两轮样本采集工作，启动第三轮样本采集工作。

医学教育 接收23所高校的本专科临床实习学生325人，其中承担中国医科大学、北京中医药大学、潍坊医学院、泰山医学院、华北理工大学冀唐学院、济宁医学院、黑龙江护理高等专科学校、邢台医学高等专科学校、石家庄医学高等专科学校、辽宁医药职业学院的带教任务。有教师608人，其中潍坊医学院教授5人、副教授32人，北京中医药大学教授2人、副教授1人。录取硕士研究生5人。

接收进修人员56人，其中对口支援单位内蒙古赤峰敖汉旗医院3人、宁夏回族自治区西吉县人民医院2人，医疗联合体协议单位宣化区医院12人、扎鲁特旗人民医院2人，航空工业贵航300医院1人。

17人被派往宣武医院、北京大学第三医院、北京大学人民医院、北京肿瘤医院、武警总医院、中日友好医院、北京同仁医院、北京儿童医院、复兴医院等11家医院12个专业完成3个月以上脱产进修学习；普外科2名医生分别被派往英国布莱顿和苏塞克斯大学医院、意大利那不勒斯国家肿瘤研究中心完成为期3个月的进修学习。

学术交流 参加国际交流7次，分别是美国波士顿泌尿年会、日本世界神经外科年会、第三十九届欧洲肠外肠内营养会议、日本神户第九届国际脑积水和脑脊液障碍大会、美国丹佛心血管介入治疗年会等。

国内学术交流3次，分别是三氧医学医联体成立大会、国自然项目申报经验交流、杂志俱乐部。

信息化建设 年度信息化建设总投入462.94万元。建立远程医疗会诊中心，搭建远程医疗信息平台，利用“互联网+医疗”，部分临床科室和航空工业系统内、外23家医院开展远程医疗会诊工作，其中蒙古国乌兰巴托的5名患者来院住院，其中3人进行手术治疗。完成HIS基础数据完善、变更和影像PACS维保与更新建设，建立长效病毒监察机制。电信网络带宽从12M增至20M。

基本建设 基本建设总投入439.7万元。完成职工宿舍楼装修改造、南郎家园门诊部牙科改造、院区道路改造、长空门诊外挂电梯施工、核磁室改造、远程医疗会议室改造、航空工业医疗保障中心的装修改造等工程。

（撰稿：徐 巍 审核：田雪艳）

领导名单

党委书记、院长	王文标
副书记	陈国强
副院长	沈吉云 路树强 王希利 陈国强 安建雄
总会计师	王清香

北京华信医院
清华大学第一附属医院

地址：朝阳区酒仙桥一街坊6号（100016） 电话：64369999

网址：www.tufh.com.cn

基本情况 卫技人员1269人，其中正高级职称28人、副高级职称133人、中级职称420人、初级师441人、初级士150人。

年底医用设备总值29403.32万元，其中乙类医用设备8台；年内新购医用设备2591.28万元，其中乙类医用设备1台。全年总收入113275万元，其中医疗收入96919万元。

机构设置 1月，成立肿瘤中心、美容中心；3月，成立影像中心；6月，成立胸痛中心；9月，成立康复训练中心。

改革与管理 顺利实施北京市医药分开综合改革。严格依法执业，做好医师准入、资质和考核管理。编辑医疗质控月报，每月召开医疗质控会议。组织院级疑难病例讨论40例，促进科室交流，制定最优治疗方案。做好医疗安全不良事件上报与管理工作。加大医院感染管理力度，强耐药菌管理工作。继续做好妇幼等专项工作，注重多科协作联动，修订危转会诊流程，增加助产床位；顺利通过北京市爱婴医院复核。

新聘用人员155人，包括医生33人、护士71人、医技7人、行政工勤10人，合同制工人31人，劳务工3人；其中博士2人、硕士24人、本科22人。引进正高专家2人，招募中初级人才114人，优化医院人力资源结构。加速医院非核心岗位社会化进程，减少人力资源招聘和管理成本，外包手术室2个、妇产科1个医疗辅助岗位。启动职称量化评审工作，66名职工晋升高一级职称。

医疗工作 出院21716人次，床位周转28.2次，床位使用率84.61%，平均住院日10.95天，住院手术5865例，剖宫产率42.64%。无孕产妇死亡，新生儿死亡率0.8‰，围产儿死亡率0.536‰。实施临床路径管理的有14个科室14个病种，完成865例，入径率53.98%。全年临床用红细胞3080.5单位、血浆449200毫升、血小板496治疗量。自体输血212人次138130毫升。

预约挂号管理。新增自助机挂号，与114电话预约平台及网络预约、窗口预约、医师工作站等多种预约方式并行。门诊预约挂号50227人次，预约率5.48%。

新技术、新疗法。心脏中心在肺动脉闭锁、完全性大动脉转位、右室双出口、法洛四联症、三尖瓣下移畸形、单心室等复杂心脏畸形手术方面成绩突出，成功救治多例复杂危重患者。包括开展首例胸腔镜下微创外科消融治疗房颤，首例应用CARTO技术实现零射线消融室性早搏，首例肺动脉支架植入术，采用创新手术技术治疗矫正型大动脉转位合并肺动脉瓣及瓣下狭窄；消化内科开展内镜下静脉曲张硬化及套扎术，氢呼气试验用于检测小肠细菌过度生长；开展超声内镜对结、直肠癌的TNM分期工作。泌尿外科开展乙状结肠直肠膀胱术、巨大前列腺切除、低压灌注下内镜碎石技术均取得满意疗效。儿科作为朝阳区高危围产儿的救治中心和市级危重新生儿的转会诊中心，全年转运患儿737例，涉及20家助产机构。开展新生儿全身亚低温治疗缺氧缺血性脑病、儿童肺功能检查、儿童激发试验等新项目。放射影像科开展输卵管造影及再通术，肿瘤射频消融术，应用于各种实体肿瘤、妇产科疾病的治疗，效果良好。引进高端256层螺旋CT及1.5T磁共振机，提高了对疾病早期检出率。超声科开展新生儿肺脏超声检查新项目。肿瘤中心引入先进的Versa HD直线加速器系统，为肿瘤患者提供六位一体的综合治疗。呼吸内科新开展单一过敏源测试新技术。老年医学科开展老年综合评估治疗方法。内分泌科开设骨质疏松专科门诊，新开展皮肤交感反应测定检查。神经内科成立康复训练中心，设置康复病床6张，扩大康复室面积，细化康复治疗领域-PT（物理治疗）、OT（作业治疗）、ST（语言治疗），在原有基础上增加红外线照射、红光照射、脉冲磁疗、四肢联动康复训练等项目，实行系统诊疗，提高康复治疗效果。妇产科作为朝阳区危重孕产妇救治中心，接受危重孕产妇转诊48人次。口腔科与麻醉科合作开展全麻下儿童和成人口腔治疗。耳鼻喉科开展眼震电图检查等离子射频消融进行耳鼻喉各类手术。眼科新开展玻璃体切割手术，成为获得朝阳区年龄相关性黄斑变性特病诊疗资格的首家单位。麻醉科开展CT引导下椎间盘低温等离子射频术、慢性疼痛冲击波治疗、无痛口腔科治疗、喉罩插管或高位硬膜外/肋间神经阻滞下胸腔镜手术、自体血液分离等新技术。美容门诊开展埋线、隆下颌术、隆鼻术、黑光治疗、黄金微针点阵射频等新技术5项。中医科开展中医姜疗熏蒸新疗法。感染科开展难辨梭菌快速抗原和毒素检测新项目。体检中心新增血液检查幽门螺旋杆菌抗体检查项目。检验科新增检查项目8项，外送项目收回8项。药学部新增药品基因检测项目4种。综合ICU在国内率先将重症超声联合多模态监测用于危重患者病情评价和监测，在国内率先研究并开发基于临床专家经验的多模态流程应用。成立胸痛中心，成为首批朝阳区胸痛救治中心。

4月26日，吴清玉教授和李洪银主任成功完成国内首例同期进行主动脉瓣成形术和升主动脉-降主动脉旁路移植术。

6月，李小梅教授成功为国内年龄最小的患儿植入ICD，此前，该患儿于2016年7月21日，由心脏中心小儿科团队应用β受体阻滞剂及植入了Reveal LINQ（植入式心电事件监测器），成为国内首例接受Reveal LINQ植入的儿童。此病例为LINQ联合ICD（植入型心律转复除颤器）诊疗LQTS（先天性长QT综合征），是国内成功植入LINQ和ICD年龄最小患儿。

12月21日，心脏中心联合多科室成功为一新生儿经脐静脉置入临时起搏器，此病例为世界第三例、亚洲第二例、医院第二例；22日，为患儿植入永久心脏起搏器。2016年，医院完成第一例经脐静脉置入临时起搏器手术。

药物管理。药占比43.91%，其中门诊62.8%、住院28.32%。开展抗菌药物专项整治，使用信息系统进行对特殊级抗菌药物合理应用进行评价事前审批，促进临床合理、规范用药。住院患者抗菌药物使用率49.33%，门诊患者抗菌药物处方比例9.62%，急诊患者抗菌药物处方比例21.92%。

医保工作。医保出院12573人次，总费用2.79亿元。与商保公司密切合作，与平安保险公司、招商信诺等公司签署合作协议，与微医商保平台合作，高端商保患者日益增加。9月20日，华信医院·微医商保平台上线，全新商保理赔模式落地医院。

医疗支援。年内选派医务人员150余人次，深入朝阳区周边5个街乡、全国16个地区及蒙古国，做好健康理念、养生保健等知识宣传，进行先心病筛查及医疗救助。年内共组织外地义诊筛查27次，受益近20000余人，筛查确诊先天性心脏病患儿304人。

医疗纠纷处理。发生医疗纠纷19件，医调委调解8件。处理医疗纠纷26件，赔付8件，赔付7.6万元。

护理工作 护士625人，其中本科220人、研究生1人。医护比1∶0.69，床护比1∶0.4。ICU床位46张。

加强对护理巡视工作的落实督导；开展出院随访及“护理服务从细节做起”主题活动，提升护理服务质量。上报护理不良事件186例，上报率100%、整改率100%。对护理人员晋升进行量化考核；修订奖惩及护理耗材申请相关制度；推行电子交班报告形式；完善护理质量检查标准和考核方案，提高管理效率及水平。

接收来自18所医学院校实习生共119人。

科研工作 申报课题89项；立项资助5项，其中市级1项、区级3项、其他1项，获经费39.8万元，医院匹配经费15万元。在研课题16项，结题2项。

出版《清华医学》杂志4期。2月3日，心脏中心李小梅教授团队在国际专业期刊*Journal of American Cardiology*发表论文*Efficacy of Intravenous Sotalol for Treatment of Incessant Tachyarrhythmias in Children*（静脉用索他洛尔治疗儿童持续心动过速疗效探讨），首次为儿童心律失常领域静脉应用索他洛尔提供了翔实客观的理论依据及用药经验。

医学教育 承担清华大学临床医学中心临床医学专业、滨州医学院、山西医科大学及河北沧州医学专科口腔专业的临床教学任务。有教授4人、副教授9人。录取硕士研究生3人、博士研究生3人，在院规培硕士研究生2人、博士研究生2人。

到院外进修3人，其中麻醉科1人、普外科1人、神经内科1人。接收进修医师47人。

学术交流 心脏中心外科和小儿科吴清玉、李小梅、王廉一，泌尿外科李胜文，神经外科蒋海辉等，应邀赴西班牙、韩国、澳大利亚、美国、日本等国参加国际学术会议，并作大会报告和主持交流。7月16日，第七届世界儿童心脏病及心脏外科大会在巴塞罗那隆重开幕，院长吴清玉教授应邀率心脏中心专家团队参会；世界先心病学会规范化命名委员会在会议期间举行换届选举，王廉一入选为管理委员会常委。

邀请美国、日本等国专家来院交流与指导，加强学术合作。

重症医学科、普外科、麻醉科、泌尿外科分别牵头主办或承办全国性、全市性的学术交流活动。骨科主任Daniel Porter教授应香港中文大学医学院邀请，赴香港担任2017年度医学院毕业考核校外考试委员。

信息化建设 年度信息化建设投入6170.3万元。建立银医卡自助服务系统，完善HIS、OA、电子病历，推进智慧医疗项目，支付宝、微信支付投入使用。与内蒙古科左后旗医院开展远程会诊；改造全院网络，建设手术室麻醉临床信息系统，完善网络基础设施建设。

基本建设 完成新病房楼影像中心、手术室一期、楼顶加固、康复室改造、儿科病房改造、门诊自助区、职工食堂等改造工程。启动放疗科、高压氧改造工程。二期综合楼建设取得建设工程规划许可证。

公益慈善 与原有13家基金年会和慈善组织保持联系的同时，将光彩基金会针对藏区的18岁以下先心病患儿的救助项目引入医院，与北京金石慈善基金会签署合作协议，填补医院在成人先心病救助方面的空白。先后15次选派医务人员100余人赴云南、蒙古国等10余地开展医疗帮扶、义诊等，受益8000余人，筛查确诊先心病患儿222人。全年接受慈善基金救助的患者121人次，经费共276万余元。

10月16日，教育部官方网站以“清华大学医疗帮扶南涧县—救助先心病患儿解民困，三方合作模式全国推广”为题重点报道北京华信医院、当地政府和爱佑慈善基金会三方救助的大理模式。

10月20日，13名蒙古国先心病患儿来院接受治疗，这是天使之旅“一带一路”大病患儿人道救助计划蒙古国行动第一批来京治疗的患儿；11月6日，蒙古国驻华大使馆公使衔参赞、副馆长丹·布拉根一行来院心脏中心病房，看望患儿。

12月14日，“共铸中国心”基金会年度总结会暨

“同心•共铸中国心”十年颁奖公益盛典在民族剧院举行，十年间医院救治了52名“共铸中国心”项目的复杂疑难危重先心病患儿，中央统战部向医院颁发了2017年特殊贡献奖项，向院长张明奎颁发领军人物奖。

（撰稿：刘晨曦　审核：类延旭）

领导名单

院长、党委副书记　张明奎
党 委 书 记　类延旭
纪 委 书 记　陈淑苹
副 院 长　类延旭　张东亚　刘　芳
总 会 计 师　王晓航

煤炭总医院

地址：朝阳区西坝河南里29号（100028）　电话：64667755
网址：www.mtzyy.com.cn

基本情况　卫技人员764人，其中正高职称55人、副高职称128人、中级职称210人、初级师163人、初级士208人。

年底医用设备净值24870万元，其中甲类医用设备5台、乙类医用设备32台；年内新购医用设备5895万元，其中甲类医用设备2台、乙类医用设备6台。全年业务总收入87985万元，其中医疗总收入76923万元。

改革与管理　统筹推进医改工作，确保4月8日零时顺利切换和医改首日有序运行。修订绩效分配方案，加大考评结果在医疗资源配置和绩效分配中的权重，强化临床科室能动意识；优化就诊流程，改善服务质量；组织学科建设调研论证，为理清学科发展思路、布局学科建设、打造重点学科提供依据；加强成本控制，规范各项开支。从总局争取资金7897.16万元，缓解医院经营压力。与京内外9所医院签订合作协议，加强院际交流。坚持聚焦职能、突出特色，矿山医疗及职业健康救治水平有所提升。

医改后，面对各项医疗指标下行压力，骨科、呼吸科等科室着眼新定位，转变发展思路，围绕创伤和职业健康特色进行探索，稳固发展呼吸及肿瘤介入诊疗联盟，成立骨科联盟，创出具有自身发展特色的路子。年内，呼吸科病房手术861例，同比增加17.6%；骨科病房手术929例，同比增加89.6%。

改善中心基础设施，与中煤科工集团共建国家安全生产医疗救援基地，建设项目已获总局批准，报请北京市审批。完善应急预案，加强应急值守，圆满完成贵州孔家沟煤矿事故的救护督导、统筹协调、信息上报等工作。继续加强矿山骨科联盟建设，组织全国矿山急救现场培训和“远程医疗在膝关节周围骨折术后康复中应用”专题培训，举办第二届中国矿山骨科联盟学术会议暨CMOA高峰论坛。召开2017年度全国矿山医疗救护工作会议。

做好职业病防治和健康体检工作，为2.3万名从业人员进行健康体检。加强职业病学科建设，利用职业病定点医院优势开展前沿性诊疗和研究，举办职业性肺部疾病诊疗新进展暨尘肺病诊断标准应用、职业健康监护技术规范等国家级继续教育学习班，与院外职业病防治机构开展学术交流。承办职业病防治法宣传周活动，增强群众防范职业病的意识。

医联体建设。以中日友好医院为核心，合作单位包括三级医院、二级医院、社区卫生服务中心共17家医疗机构。发挥三级医院专业技术优势及区域医疗中心的带头作用。建立分工协作机制，完善双向转诊、专科对口帮扶、远程会诊、人才培养等机制，构建分级医疗、急慢分治的诊疗模式。

与来自北京市23家大型三甲医院的160多名专家签订了医师多点执业合作意向书。

医疗工作　出院12441人次，病床周转24.73次，病床使用率80.38%，平均住院日11.83天，住院手术5990例，剖宫产率59.7%。无孕产妇死亡，新生儿死亡率1.7‰，围产儿死亡率2.7‰。13个科室73个病种实施临床路径。全年临床用血6258单位。

预约挂号管理。预约方式有电话预约和网络预约，预约挂号265489人次，占门诊总量的31%。

药物管理。药占比53.38%，其中门诊53.12%、住院48.65%。建立健全合理应用抗菌药物管理组织制度，成立合理抗菌药管理小组，根据检验科提供的细菌耐药情况，及时调整抗菌药使用目录。抗菌药使用率分别为：门诊38%，急诊64%，住院61.7%。

医保工作。医保出院10956人次，总费用35869万元。完成跨省异地住院费用直接结算、特殊病种院端“一站式”备案等任务。

三级医疗。推进分级诊疗，年内接收上转患者2396人，下转患者1053人。先后14次深入社区开展巡诊活动。

组织医务人员先后到山西阳高、广灵县进行医疗扶贫，到内蒙古准格尔旗中心医院义诊。

医疗纠纷处理。参加医责险745人，总费用33万元。发生医疗纠纷67件，其中调解5件、诉讼3件。年度赔付52万元，其中医院承担13万元。

护理工作 护士396人，其中本科112人、研究生18人。医护比1：0.5，床护比1：0.8。ICU床位16张。护理单元20个。

加强护理制度建设，修订完善《住院患者分级护理实施办法》《护士规范化培训》等9项制度规定。强化护理队伍能级管理，开展优质护理服务。加强护理质控，护理不良事件同比减少37%，不良事件上报率100%、整改率98%。动态招聘护士37人，首次有6名不同学科护理专家入选北京护理学会。开展志愿者服务、健康教育讲座等系列活动。

科研工作 申报纵向基金项目18项；资助院级科研立项20项，获资金60万元；完成15项科研成果鉴定，院内结题5项。新增首发科研专家11人、学（协）会任职34人。注重加强伦理和学术委员会建设，严格项目管理和审查，伦理委员会组织审查GCP项目29项、科研项目49项，修正案审查49项，跟踪审查17项，SAE审查3项，备案167项；学术委员会组织审查一类新技术13项，外协科研项目2项，对申报北京市青年拔尖个人项目的3名人选进行了评审。

医学教育 完成23名本科生、34名硕士生和48名进修医师培训任务。1人增聘为华北理工大学硕士生导师。

学术交流 香港骨科护理学院、香港骨科护士协会的26名护理专家来院，通过护理查房、学术讲座等方式进行交流，护理查房分5个小组进行，分别由曾永华先生（香港骨科护理学院院长）、孔甜女士（骨科护理学院暨骨科护士协会学术发展组组长）和黄惠娟女士（香港东区尤德夫人那打素医院骨科部门运作经理）带领医院的责任护士和相关人员共同参与。

信息化建设 “钉钉”办公信息系统试运行。加强信息化建设，完善信息基础设施，防范信息安全风险。

基本建设 完成病房楼、医技楼等防水改造工程，换装电热水炉20台。

（撰稿：李　鹏　审核：张　帆）

领导名单

党委书记、代院长 曾庆玉
副　书　记 安国柱
副　院　长 张　斌　屈　正　王洪武

民航总医院

地址：朝阳区朝阳路高井甲1号（100123）　电话：85762244
网址：www.mhzyy.cn

基本情况 卫技人员1219人，其中正高职称35人、副高职称74人、中级职称303人、初级师416人、初级士391人。

年底医用设备总值5826.84万元，年内新购医用设备3767.41万元。业务总收入102608.36万元，其中医疗总收入100210.42万元。

机构设置 9月11日，民航局民用航空医学中心党委会研究决定，组建内六病区（肾内、内分泌科）、外四病区（泌尿外科）、外五病区（心胸外科）、综合病区（耳鼻咽喉—头颈外科、眼科）；12月

6日，原内科三病区搬入新航空医学大楼，拆分为老年干部医学科（内科七病区）和空勤干部科（内科三病区）。

改革与管理 4月8日，北京市三医联动医药分开综合改革正式实施。医院按照北京市要求对近1600个药品品种和435项组合套餐项目的价格按时进行了调整。8日零时HIS新系统一次上线切换完成。与周边社区医院建立双向转诊通道，与周围特殊单位建立就医绿色通道，与解放军总医院内分泌科、中日友好医院神经外科、天坛医院神经外科签订专科医联体协议。

为9名外院医师办理来院多点执业手续，医院到外院多点执业医师19人。

航空医学 体检鉴定所完成体检23005人次，招飞首次体检6277人次，飞行学员复查6835人次，招乘体检1340人次，军转民体检20人次，延飞体检31人次，外籍招飞体检324人次。受国家民航局飞行标准司委派，体检鉴定所2～4月对6家航空公司和1家空管局的人员实施体检鉴定专项工作检查，并对民航中南地区航空人员健康状况及中南地区航空人员体检委任（单位）代表的体检鉴定工作进行检查。完成全国925名40岁以上飞行员的脑核磁排查工作。医学中心主持编制的《民用航空招收飞行学生体检鉴定规范》于9月10日颁布实施。

毒理药理研究室通过3项全国司法鉴定实验室能力验证：血液中乙醇含量测定、尿液中滥用物质的定性分析和血液中常见毒物的定量分析。毒理药理研究室对2353例中南地区航空人员进行了违禁药物、精神疾病类药物检测，完成212例40岁及以上飞行员常用降压、降糖药物的检测工作。航空心理研究室完成60周岁以上飞行员认知功能检测43人次。完成航空人员心理学评估、鉴定检测102人次。中心自主研发的中国民用航空人员心理测试平台在全国多所体检机构招飞心理健康评定中推广应用，完成测试25798人，完成深航招飞心理选拔测试128人。完成机务维修新员工职业适应性测试525人。环境卫生研究室完成3家航空公司6架次飞机的座舱环境空气质量检测，取得国际航空运输协会IATA颁发认证的水质卫生检测资质证书。

医疗工作 出院19611人次，床位周转38.63次，床位使用率90.56%，平均住院日8.48天，住院手术7631例，剖宫产率49.21%。无孕产妇和新生儿死亡，围产儿死亡率2.7‰。15个科室72个病种实施临床路径管理。临床用血量4940单位，其中红细胞1838单位、血浆3059毫升、血小板43治疗量，自体血回输148人539单位。

预约挂号管理。预约挂号包括114电话或网络预约挂号、窗口预约、诊间预约、微信预约等多种方式。预约挂号152701人次，占门诊总量的13.1%。

新技术、新疗法。开展15项新技术、新项目：心内科开展腹主动脉瘤腔内隔离术；泌尿外科开展经尿管前列腺动脉介入栓塞术，经尿道输尿管肾盂软镜下肾盂种类钬激光切除术，经尿道前列腺棒状水囊扩裂术；神经外科开展立体定向血肿清除术治疗幕上自发性脑出血，小儿裂隙脑室综合征的手术治疗；呼吸内科开展呼气末二氧化碳监测技术；内分泌科完成彩色眼底照相技术；神经内科开展视频眼震电图检查；儿科开展婴儿颅骨发育评估及矫形项目；皮肤科开展果酸换肤术及左旋维生素C透明质酸导入治疗；物理诊断细针穿刺细胞学检查和胃肠超声造影；病理科开展呼吸道病原菌核酸检测试剂盒，抗ALK（D5F3）兔单克隆抗体试剂和抗BRAF V600E（VE1）鼠单克隆抗体试剂及HER-2/NEU抗体试剂。

药物管理。药占比43.1%，其中门诊49.76%、住院30.53%。门诊患者抗菌药物使用率13.47%、急诊患者抗菌药物使用率27.56%、住院患者抗菌药物使用率55.13%。

医保工作。医保出院11934人次，总费用20739.17万元。实行跨省住院费用异地实时结算。调整500种药品的医保属性。门诊特殊病不再受放化疗限制，改为恶性肿瘤门诊治疗；医保特殊病增加两种：多发性硬化治疗和黄斑变性眼内注射治疗。

三级医疗。接收片区危重孕产妇及高危围产儿救治网络上转患者191人次。

医疗支援。接受内蒙古扎赉特旗人民医院、民航西藏昌都站、青海省妇幼保健院等对口支援单位来院进修11人次。9月，中心书记丁跃率队赴新疆策勒县达玛沟乡进行义诊，中心主任李松林率队赴内蒙古扎赉特旗人民医院进行义诊。11月，普外科主任率队赴内蒙古扎赉特旗人民医院进行帮扶。年内的支援帮扶活动为当地培训医护人员近500人次，进行义诊、咨询、会诊、健康宣教，开展知识讲座。

医疗纠纷处理。投保医责险980人，总费用85万元。发生医疗纠纷16件，其中调解12件、诉讼4件。年度赔付52.15万元。

护理工作 护士549人，其中本科215人、研究生1人。医护比1：1.18，床护比1：0.42。ICU床位24张，护理单元23个。

继续深化优质护理服务，落实“提高护士人文素养工程—三年规划”。门诊、病区、特殊科室优护全面实现责任制整体护理。护理不良事件上报率100%、整改率100%。

接收实习生42人。接收外院进修5人，其中免费接收内蒙古进修人员1人。外派进修急诊1人，在协和医院进修3个月。专科取证9人。参加院外培训258人次。

科研工作 申报北京大学医学部教育教学课题4项，中标1项，获资助0.5万元，医院匹配资金0.5万元；申报国家自然科学基金项目5项，未中标；申报首都发展专项项目（西医）7项，中标1项，获资助经费20万元，医院匹配资金6万元；申报首都发展转化医学创新大赛其他项目1项、研究专项1项，未中标；申报北京市自然基金课题6项，未中标。在研课题包括：民航局科技项目8项、民航科技创新引导重大项目2项、国家自然科学基金2项、北京大学医学部教育教学课题2项、首都特色临床应用研究项目5项、院级课题10项、横向课题14项。结题包括：国家自然基金项目1项、首都发展专项1项、首都特色课题3项、院级课题24项。

颅脑磁共振检查对飞行失能风险控制作用的研究获2014～2016年度中国航协民航科学技术奖三等奖。获得专利1项：用于判断飞行员疲劳状态的脑电信号采集处理装置。

民用航空医学研究重点实验室获中国民用航空局批准。

医学教育 承担北京大学医学部本科生教学任务，完成本科留学生4个年级88人的教学工作。有教师167人，其中副教授11人。有北京大学医学部硕士研究生培养点5个，研究生导师7人。在院培养的研究生6人。新招研究生2人，其中临床硕士1人。毕业研究生1人。

内外科基地招录新学员9人，在培人员合计28人。在职研究生脱产学习2人，外院进修20人。组织各类航空医学培训班7期，培训学员617人次。完成住院医师规范化培训75人。

学术交流 4月29日～5月6日，民航医学中心组织中国民航代表团赴美国参加第八十八届美国航空航天医学会学术年会。5月13～23日，中心主任李松林带队共5人赴意大利、捷克、爱尔兰三国协助进行外籍飞行员的航空体检及航空人员体检鉴定资格认定。7月24～29日，泌尿外科副主任崔亮受邀参加在匈牙利布达佩斯召开的国际标准化组织TC299 WG医疗机器人标准工作组会议。9月10～16日，航空研究所副主任李清艳、泌尿外科副主任崔亮赴意大利罗马参加第六十五届国际航空航天医学会学术年会，崔亮作大会发言。12月11～15日，中心体检鉴定所杨秀云赴中国台湾参加第十一届海峡两岸飞行安全暨飞行技术研讨会。

6月13～14日，中国民用航空局民用航空医学中心主办首届民航公共卫生管理及应用技术论坛，论坛主题是“促进民航公共卫生事业发展，保障飞行安全与航空人员健康”。儿科举办市级吸入治疗在儿科的发展和应用研讨会。内分泌科举办第二届内分泌论坛。内三科首次承办国家级继续教育项目——高龄老年人高血压诊断治疗与管理学习班。

信息化建设 年度信息化建设总投入560万元。药房快发机系统上线运行。检验科生化免疫流水线、凝血流水线、免疫发光仪、血球流水线、尿液流水线上线运行。PACS系统升级改造，为临床科室提供及时影像传输服务。放射科胸部CT诊断智能（AI）系统上线。银医自助服务二期系统投入使用，支持银行卡支付、微信扫码支付，自助机在门诊各区域24小时开放使用。6月，以电子病历为核心的新住院医生工作站系统开发项目正式启动。继续对移动护理开发技术人员的开发和维护工作实施严格管控。

基本建设 新建航空医学大楼工程7月22日竣工投入使用。新建动力能源中心和修建食堂工程于8月投入使用。新锅炉房、中央空调系统、新污水处理站启用。配合新配电室启用进行配电改造；电话通讯系统移机改造；旧院区地下水路供暖管线改造；院区内路面改造；病房楼1～3层装修；空干楼一层、三层、四层装修；新建篮球场。

（撰稿：马倩怡　审核：马秀利）

领导名单

党委书记	丁跃
院长	李松林
副书记、纪委书记	苏凤兰
副院长	彭定琼　万刚　季汉华　徐先发

北京市红十字会急诊抢救中心
北京市红十字会创伤医院

地址：朝阳区德外清河东路1号（100192） 电话：82891812
网址：www.beijing999.com.cn

基本情况 卫技人员1121人，其中正高职称14人、副高职称14人、中级职称142人、初级师355人、初级士314人、无职称282人。

年底医用设备总值12545万元，其中乙类设备4台；年内新购医用设备2221万元。

改革与管理 4月8日顺利完成医药分开综合改革的实施，就医秩序整齐，费用分解正常。修订职工带薪年休假管理制度，调整中高级专业技术人员职称外语和计算机能力考试要求，修订专业技术人员外出进修培训的管理规定，调整试用人员工资待遇。

医疗工作 出院21337人次，床位周转68.6次，床位使用率99.7%，平均住院日12.23天，住院手术7367例。全年临床使用红细胞5119单位、血浆204800毫升、血小板205治疗量，自体采血833人次，自体输血1165单位。

药物管理。药占比16.46%。住院患者抗菌药物使用率54%，急诊患者处方比例9%，接受抗菌药物治疗住院患者微生物送检率76%。

医保工作。出院59295人次，总费用20983万元。实施跨省异地安置退休人员住院医疗费用的直接结算，完成7名异地患者住院费用结算。

医疗支援。7月1日～10月18日，应西藏拉萨市城关区人民政府邀请，首次派出4人赴拉萨市城关区卫生医院进行医疗援助。9月20日，按照中国红十字会总会和市红十字会的要求，首次派出3人参加援助巴基斯坦瓜达尔港医疗救援保障工作。

医疗纠纷处理。发生医疗纠纷9件，其中诉讼5件、自行解决4件。年度赔付30.2万元。

护理工作 护士527人，其中本科及研究生288人。医护比1：1.18，床护比为1：0.42。ICU床位22张。

开展优质护理服务，并落实责任制整体护理，责任到人。护理不良事件上报22例，其中皮肤压疮7例、管路滑脱4例、意外事件4例、其他不良事件共7例，不良事件的上报率及整改率为100%。

申报实用新型专利1项。

定期开展基础护理操作技能培训，每两个月开展一次医院护理查房，邀请科主任参加现场指导。在新护士及学员间采用PBL教学法进行各种疾病的系统化学习。

外出学习78人，到解放军总医院进修6人；培养专科护士4人，其中急诊科护士1人、重症医学科护士2人、手术室护士1人。

科研工作 与外院合作在研课题3项：与人民医院合作北京市严重创伤区域性救治体系建设，与宣武医院合作缺血性卒中急性期血管内治疗技术研究，与积水潭医院合作区域性严重创伤救治体系建设。

医学教育 举办公开课47次，参加9890人次；举办AHA（美国心脏协会）培训8次，参加74人次；举办16学时应急救护取证班63次，参加2197人次。举办8学时技能培训13次，参加824人次。

信息化建设 年度信息化建设总投入200万元。4月8日，按全市医改政策，HIS系统全面升级后上线运行。完成血库信息管理系统升级，实现血站和本院数据对接。完成LIS系统升级，实现条码化管理。引进PACS系统和RIS系统，提升整体诊断报告速度。医保持卡实时结算门诊医生站系统升级，实现HIS和全市医保系统数据对接。开发电子病历质控系统，对病历实行三级质控。实现全院移动护理系统的PC端上线，手机版HIS系统统计功能上线。通过VPN连接方式新增4个医疗中心医务室的医保数据、PACS数据、LIS数据与中心院区交互和远程会诊。

基本建设 完成装修改造项目1400.18平方米，其中医用垃圾房改建装修56平方米、法医尸库上下水改造886平方米、卫生间装修改造42.18平方米、影像中心装修改造416平方米，引进西门子spectra 3.0T核磁影像设备。

（撰稿：孔令聪 审核：霍明立）

领导名单

党总支书记 刘秀华
院　　长 李立兵
副 院 长 霍明立 马圣奎 王美玲 程艳芳

北京京城皮肤医院

地址：朝阳区德胜门外双泉堡甲4号（100101） 电话：64870888
网址：www.pf110.com

基本情况 卫技人员151人，其中正高职称17人、副高职称19人、中级职称32人、初级职称83人。

年底医用设备净值1636.12万元，年内新购医用设备453.34万元。业务总收入176691万元，其中医疗总收入176691万元。

2月27日，经朝阳区卫生计生委批准，北京京城皮肤病医院变更为北京京城皮肤医院。5月5日，经朝阳区卫生计生委批准，医院注册地址由朝阳区德胜门外北沙滩双泉堡甲4号改为朝阳区德胜门外双泉堡甲4号，以便与营业执照地址保持一致。

改革与管理 持续加强医疗质量管理和保障患者安全的改进措施。3月，参加中国非公立医疗机构协会组织的信用与能力评价试点工作；11月，进行现场评估。4月8日，全面实施北京市医药分开综合改革方案。

医疗工作 出院1936人次，床位使用率66.21%，平均住院日13.7天，门诊手术1141人次。开放所有门诊的预约挂号，采取网络预约和电话预约方式，预约挂号占门诊总量的36%。根据医改要求，针灸科调整服务项目22项。

新技术、新疗法。检验科新增项目10余种，如：HSV1-IgM、HSV2-IgM、TSHR、IL-6、ProGRP、麻疹病毒、EB病毒、巨细胞病毒IgG、巨细胞病毒IgM、ACTH等，其中对过敏源IgE检测和真菌图文报告做出技术升级，过敏源IgE检测由定性膜条法升级为全定量酶免法，真菌图文由传统KOH法升级为真菌荧光染色法等。

药物管理。门诊药占比40.4%，住院药占比52.6%。每月对抗菌药物使用情况进行公示。门诊患者抗菌药物使用率9.02%，住院患者抗菌药物使用率24.1%。

医保工作。医保出院1280人次，总费用2368.29万元。顺利完成跨省异地医保住院费用实时结算工作。

医疗纠纷处理。28名执业医师投保医责险，总费用1.40万元。未发生大的医疗纠纷，无赔付。

护理工作 护士60人，其中本科19人。医护比1∶1.5。

完善护理质量管理体系、护理紧急风险预案，加强重点环节的安全管理。落实分级护理制度及指导原则，制定优质护理实施方案，制定实施责任制整体护理实施方案。

对全体护士进行法律法规、护理核心制度、院感知识等内容的院科两级的密集性培训与考核。提供网络教育学习平台，与北大医学网络教育部开展合作，参加网络教育学习10余人次。

学术交流 6月26日，祥云医疗集团与以色列DMZ死海医学中心战略合作协议签约仪式在京城皮肤医院举行。9月21～22日，主办第十一届皮肤病性病高峰论坛暨第三期皮肤病诊疗新进展学习班，约200人参加学习。12月23日，由中国非公立医疗机构协会、中国非公立医疗机构协会皮肤专委会主办，京城皮肤医院承办的中国非公立医疗机构协会皮肤专业委员会第二届年会新闻发布会在京召开。

有18人外出参加全国学术交流会。

信息化建设 年度信息化投入约10万元。检验科新增实验室信息化系统，与HIS无缝对接；改进了门诊叫号系统，新增了医技科室管理系统。

（撰稿：刘新梅 审核：胡聪明）

领导名单

党支部书记 胡聪明
院　　长 杨国金
副 院 长 胡聪明 潘红梅 刘长春

航天中心医院

地址：海淀区玉泉路15号（100049） 电话：59971199
网址：www.asch.net.cn

基本情况 卫技人员1881人，其中正高职称85人、副高职称186人、中级职称435人、初级师783人、初级士314人。

年底医用设备净值12993.98万元，其中乙类医用设备8台；年内新购医用设备6078.15万元，其中乙类医用设备1台。业务收入19.86亿元，其中医疗总收入181490.57万元。

年内获全国文明单位称号。7月13日，院长杜继臣当选为国际宇航科学院院士。

机构设置 增设国家国防科技工业局医务室、远程医学部、内科一病房护理单元，恢复外科五病房护理单元。

改革与管理 实施北京市医药分开综合改革。通过了国家卫生计生委医疗机构依法执业专项监查。

7月14日，与河北省易县医院举行京津冀区域医疗联合体合作启动仪式。7月21日，与海淀区四季青镇敬老院举行合作共建国家医养结合示范养老院启动仪式，探索医养结合医疗工作模式。

牵头组织成立海淀区西南部医联体理事会，为理事长单位。新增3家医联体成员单位。连续3年获海淀区卫生计生委医联体核心医院年度考核第一名，成为北京市7家紧密型医联体政策推进试点单位之一。

引进骨科、眼科学科带头人2人。医院医生多点执业45人，多机构备案25人；外院在医院多点执业医师14人，多机构备案12人。

医疗工作 出院42850人次，床位周转40.81次，床位使用率100%，平均住院日8.56天，住院手术17953例，剖宫产率40%。孕产妇死亡1例，无新生儿死亡，围产儿死亡1例。建立临床路径24个科室，完善133个病种路径表单。全年临床用红细胞14403单位、血浆1686400毫升、血小板6814治疗量，自体输血969人次1849单位。

预约挂号管理。分时段预约，实施网络预约挂号及APP服务等方法，预约挂号400524人次，占门诊总量的29.30%。

新技术、新疗法。开展新技术、新疗法35项，其中，引进性技术25项，如：胸腹腔镜联合颈胸腹三切口食管癌根治术（双肺通气），Rotarex机械血栓切除装置治疗下肢动脉缺血病变；改良性技术8项，如：腹膜假黏液瘤患者的全腹膜切除技术，胃食管反流症的微创外科治疗；创新性技术3项，包括：COCKETT综合征的介入治疗，血管成形的无残留时代，肿瘤深部热疗技术等。

药物管理。药占比38.50%，其中门诊55.76%、住院31.97%。门诊患者抗菌药物处方比例11.21%、急诊患者抗菌药物处方比例32.76%、住院患者抗菌药物使用率50.20%。

医保工作。医保出院670人次，总费用1669万元，次均费用2.49万元，平均住院日11.22天。

三级医疗。将优势资源下沉到社区，强化所辖社区卫生服务中心的医疗服务能力，永定路社区卫生服务中心获海淀区非区属社区绩效考核第一名，成为北京市首批社区心血管病防治基地；第二门诊部将三级医院的专科医生融入家医团队中，为离退休老干部提供个性化医疗服务，成为海淀区医养结合创新试点单位。推进医联体内的双向转诊与会诊，开展专科协作与对口帮扶，上转患者499人次，下转四季青康复科患者35人次；医院外派专家会诊21人次，外派专家到基层医院查房、指导55人次。到社区服务基层出诊专家782人次。

医疗支援。新签约5家对口支援单位。派出专家355人次开展对口支援服务。履行保障国防军工事业的医疗保障任务，派出日常基地医疗保障人员38批次56人次，基地紧急救治2批次。为集团公司、航天二院及周边场所提供保健服务共计64次132人次。

医疗纠纷处理。投保医责险2220人，总费用290.31万元。发生医疗纠纷42件，其中调解40件、诉讼2件。年度赔付196.84万元，其中医院承担132.40万元。

护理工作 护士1051人，其中本科310人、研究生11人。医护比1：1.71，床护比1：1.24。ICU床位27张。护理单元33个，其中临床护理单元23个、非临床护理单元10个。

全面开展优质护理服务。神经内科获北京市优质护理服务示范病区，苗凤茹获北京市优质护理服务示范个人。全面落实责任制整体护理。不良事件上报率100%、整改100%。

成为北京护理学会市级培训班承办单位，举办国家级护理继续教育2项、市级护理继续教育13项。参加境内外护理相关培训和进修120余人次，其中9人参加境外进修学习，1人参加市内医院进修学习。

定期选派临床科室骨干护士参加市内医院专科护理进修学习，培养呼吸治疗师2人、体外循环治疗师1人，28人参加市级专科护士认证。

承接北京大学医学部临床护理教学任务，完成2014级港、澳、台、留学生共计43人28学时的护理实践课教学任务；接收来自全国8所护理院校的护理实习生共计190人次，进修46人次。作为北京地区血液净化专科护士临床教学基地培训专科护士6人，作为北京市血液透析专业培训基地培训护士长8人，作为北京地区二级医院静脉治疗规范化培训基地培训33人次。

科研工作 申报院外课题44项，获批27项，获经费161万元。院内课题获批61.6万元；青年创新基金课题获批8项，获资助14.9万元。在研课题39项，结题13项。

获实用新型专利3项：肿瘤患者病员衣、一种肿瘤病员服、经外周中心静脉置管导管固定套。

拥有国家级临床药物试验机构，开展12项临床研究，其中人体生物等效性研究9项、人体药代动力学研究1项、新药一期临床研究2项。

重点专科建设。全年完成介入手术2759例；神经内科成立国家高级卒中中心；心脏医学部成为中国房颤中心建设单位；创新微创外科技术；普外科成熟开展经脐单孔腹腔镜技术和无气腹腹腔镜技术治疗复杂恶性胃肠道肿瘤，经自然腔道内镜手术形成自身特色；泌尿外科微创手术比例达93%以上，2项原创性腔镜技术申报2018年北京市科技创新成果奖；黏液瘤科率先开展腹腔镜下腹膜假性黏液瘤根治术；血液科年内完成各类造血干细胞移植119例；应用体外膜肺氧合技术救治急性严重心功能、呼吸功能衰竭等极高危重症患者。

医学教育 承担北京大学医学部本科及研究生教育教学工作；承接北京大学医学部首批复招五年制临床专业医学生；承担锦州医学院研究生教育教学工作。有教师189人，其中教授2人、副教授17人。录取硕士研究生7人。到院外进修13人，派出麻醉科、普外科各1名专科医师参加国外研修项目学习。

学术交流 蒙古国卫生部部长来院进行参观交流。全年派管理人员及专科人员出国培训7批次。派专家赴蒙古国进行“一带一路”医疗项目合作开展义诊。

信息化建设 年度信息化建设总投入1700万元。完成临床数据中心建设方案编制。与5家医疗机构联通医学影像云平台，与3家医联体医院搭建转诊信息平台。实现院内、院际、区域到全国范围的医学影像及医学信息的管理、分析处理及共享平台。实现了医院与承德分院及医联体内大型社区、二级医院、私营医院共5家机构的联通。实现医院内外部、医联体内部的所有影像信息系统的建设及相关系统的集成。全年共完成下级医院影像会诊307例，通过平台线上阅片诊断共计208例。建立并运行远程心电诊断平台，诊断265人次。推进电子病历数字签名项目，完成9个临床科室上线使用。

基本建设 完成11项医疗用房项目改造，其中血液科移植仓改造投资400万元，住院患者营养餐厅环境和燃气改造投资126.4万元。

（撰稿：胡　静　魏晓莹　审核：王　冠　杜继臣）

领导名单

党委书记	张向群
院　　长	杜继臣
副 书 记	杜继臣　杨姝雅　甄　静
副 院 长	张向群　郭　君　杨姝雅　刘宗明　李甲辰　李继来
总会计师	许绍青　孟　鹏

北京马应龙长青肛肠医院

地址：海淀区闵庄路3号（100195） 电话：88855599
网址：www.cqgc.com

基本情况 卫技人员255人，其中正高级职称12人、副高级职称15人、中级职称42人、初级职称186人。

历史沿革 1997年，院长韩宝创建北京海淀医学会长青医院，院址在海淀区四季青镇西禅寺院内。2003年更名为北京长青肛肠医院，成为一所一级甲等肛肠病专科医院；同年，经国家中医药管理局批准，医院成为国家中医药管理局“十五”全国肛肠病重点专科建设单位。2005年，医院搬至海淀区闵庄路3号清华科技园玉泉慧谷园17栋。通过5年的重点专科建设，2008年北京长青肛肠医院正式成为国家中医药管理局“十五”肛肠病重点专科。2009年，马应龙药业集团对医院注资并购，成为集团集科研、医疗、教学的旗舰医院。2011年，更名为北京马应龙长青肛肠医院。2014年4月14日，国家中医药管理局下发“国中医药医政医管便函〔2014〕28号”文件，批准北京马应龙长青肛肠医院成为三级甲等肛肠医院，占地面积12140平方米。

机构设置 机构设置为5类：行政科室4个、业务科室7个、辅助科室5个，以及院级委员会和院级领导小组。设置院级委员会6个：医院质量与安全管理委员会、医院药事管理委员会、医院医学伦理委员会、医院院感管理委员会、医院医学装备委员会、医院病案管理委员会。设置院级领导小组3个：医院评审工作领导小组、医院信息化建设工作领导小组、医院突发事件应对工作领导小组。

改革与管理 参加北京市医药综合改革。对临床重点专科精细化管理，经过院内专家的评估评价，将临床重点专科分为6个专业组，分别为大肠外科、大肠内科、痔瘘科、便秘科、小儿肛肠科、肛肠康复科。

医疗工作 出院2112人次，床位周转1.13次，床位使用率49.28%，平均住院日12天，住院手术1710例。

临床路径管理。修订临床路径实施细则，年内有4个病种入径660例，完成387例。

预约挂号管理。开展网络和电话预约、好大夫在线预约、手机微信预约、医生工作站及窗口预约。全年预约挂号1165人次，占门诊总量的3.1%。

药物管理。住院药占比18.87%。

医保工作。医保出院1420人次，次均费用20316元，平均住院日12天；医保门诊25335人次，次均费用589元。

医疗支援。对口支援北京市通州区肛肠医院、平谷区中医医院、海淀区田村卫生服务中心、海淀区万寿路社区服务中心、海淀区温泉镇社区卫生服务中心，内蒙古乌海市海勃湾区中医医院、乌兰察布市第三医院，山西省肛肠医院、大同马应龙肛肠医院，黑龙江省佳木斯肛肠医院、哈尔滨汽轮机厂医院，河北省迁安老干部局医院、迁安市中医医院、天铁医院、张家口第五医院。

护理工作 护士65人，其中本科6人。

深化“以患者为中心”的服务理念。不良事件上报率100%、整改率100%。对全院开展护理工作专项检查，对护士进行“三基三严”培训。

医学教育 年内申请市级继续教育项目1项：2017全国肛肠疾病微创微痛疗法高级培训班，参加培训300余人。

信息化建设 进行HIS系统后期完善。

（撰稿：李　建　审核：盛贵仁）

领导名单

党支部书记、副院长 王志杰
院　　　　　　　长 韩　宝

中国康复研究中心北京博爱医院

地址：丰台区角门北路10号（100068） 电话：67563322
网址：www.crrc.com.cn

基本情况 卫技人员1266人，其中正高职称45人、副高职称91人、中级职称364人、初级师439人、初级士327人。

年底医用设备总值26207万元，年内新购医用设备1721.04万元。业务总收入90517万元，其中医疗总收入75099万元。

康复治疗学专业获得WCPT国际认证，至此，中心PT、OT、P&O 3项康复治疗学专业课程全部得到了国际认证，成为中国第一个获得3项康复治疗课程国际认证并与国际接轨的康复机构。

护理部获“全国三八红旗集体”荣誉称号。

改革与管理 实施北京市医药分开综合改革。

医联体建设。按照《北京市卫生计生委关于成立北京市第一批专科医联体有关事项的通知》要求，与北京大学人民医院建立心血管内科专科医联体合作关系。

医疗工作 出院10823人次，床位周转13.4次，住院手术1817例。全年临床用红细胞1016单位、血浆472毫升，预储式自体输血180单位。

临床路径管理。实施临床路径管理的有20个科室60个病种，入径2667例，完成率83.9%。

预约挂号管理。预约方式有电话预约、网上预约、窗口预约、诊间预约、出院患者复诊预约，开放号源比例47.5%，预约挂号9184人次。

新技术、新疗法。完成11项新技术审批，并将2015年11项新技术转为常规技术。6月完成了骨科膝关节置换术在市卫生计生委网站的备案工作。

药物管理。加强抗菌药物专项管理，严格一类切口抗菌药物使用管理，做好处方点评工作，药占比有所下降。

医保工作。医保出院4659人次，总费用1.37亿元，次均费用30060元。

对口支援。承担内蒙古包头市第三医院和乌兰察布察右后旗医院对口支援任务。围绕康复医学科建设，为受援医院提供业务指导、专业培训等支持。定期派驻专家指导10人次、免费接收受援医院工作人员来院进修5人次，提高受援医院康复医学科水平。完成对包头第三医院对口支援调研工作，制定对口支援计划，派驻专家实地考察、指导工作。

开展中国集善扶贫关节康复公益项目，做好5省10地区关节残疾人筛查、手术、治疗、康复及宣教工作，全部建立爱心协作医院（关节健康扶贫定点），义诊1000余人次，开展关节置换手术73例。

护理工作 护士579人，其中本科307人、研究生5人。医护比1∶1.23。ICU床位10张。

落实责任制整体护理，成立“南丁格尔”社区实践志愿团，为社区居民进行急救及康复护理知识培训。开展早期康复护理及筛查工作。制定《专科护士认证培养遴选试行标准》及《专科护士培养和使用制度》，建立专科护士培养数据库。制定《北京博爱医院护士岗位绩效考核评价试行方案》。获批国家级脑卒中康复护理新进展培训班。

召开区级神经源性吞咽障碍康复护理学术沙龙及脊髓损伤神经源性膀胱康复护理学术沙龙、市级脑卒中神经源性膀胱管理多学科联合查房、压力性损伤护理工作坊。承办北京护理学会静脉治疗公益行、北京医学会医学伦理专业委员会护理学组“护理文化建设与人文护理交流”活动。推动创优活动，评选5个优秀护理集体及35名服务之星。创建博爱护理微信平台，推送康复护理、护理动态、科普知识等信息。

加强护理质量和安全管理，完善三级护理管理组织体系，落实患者安全目标。加强科室危险化学品、抢救药品、设备、消防安全、患者外宿等管理。加强护理不良事件三级管理，重新完善设计患者安全护理标识用于临床。上报不良事件115件。

接收进修护士17人、临床护理实习生19人。选派

240名护士长及护理骨干参加院外组织的各类培训班及学术活动，培养专科认证护士5人。完成燕京医学院护理学系、协和护理学院康复护理教学授课任务。

科研工作 申报课题134项，获批73项，获经费1178.45万元，其中国家级项目3项285万元、省部级6项242.8万元、局级64项650.65万元。在研课题279项，在研经费3836万元。完成课题中期审查和结题评审46项。

获批发明专利4项，实用新型专利6项。发表专著3部，制定修订行业技术标准3项。获各类科技奖励4项，其中中国康复医学会科学技术进步一等奖2项，第一届残疾预防及康复科学技术奖一等奖1项、三等奖1项。

拥有省部级重点实验室神经损伤与康复北京市重点实验室。完成国家临床重点专科康复医学科建设项目评估。

医学教育 培养首都医科大学康复医学院在校研究生53人，其中博士生11人、硕士生42人；在校本科生107人，包括康复治疗学专业（四年制）和假肢矫形工程专业（四年制）。毕业52人，其中博士生1人、硕士生12人、本科生39人。康复治疗专业顺利通过世界物理治疗联盟（WCPT）的国际教育认证。

在职参加学历教育3人，其中获硕士学位1人、学士学位2人。外出专业进修7人，参加短期培训或其他学术活动106人次。举办短期康复医学和技术培训10期，共培训895人次。

在外院参加北京市住院医师规范化培训19人，结业18人。康复医学培训基地在培住院医师6人，结业4人。

学术交流 接待12个国家和地区17个团组121人次来访。加入中国—中东欧医院联盟，与斯洛文尼亚康复医院进行签约；开展与日本国际医疗福祉大学、藤田医疗保健大学，挪威奥斯陆阿克胡斯大学，美国得克萨斯大学、内布拉斯加大学、天普大学等国外高校的科研合作；代表西太区参加国际脊髓学会会议；邀请德国、法国、日本、美国4个国家的12名专家来中心授课；派出业务骨干赴英国、爱尔兰、日本等8个国家及地区参加学术年会；完成赴英国、芬兰、阿联酋等5个国家和地区世界残奥田径锦标赛等残疾人体育团组的医疗保障任务。

9月13～14日，举办“一带一路”残疾人主题事务活动暨2017北京国际康复论坛，邀请144名来自美国、日本、挪威、俄罗斯、加拿大等15个国家和地区的康复医学专家、学者进行专题演讲，收录国内外医学专家学者的339篇论文交流。举办第六届中国养老服务业发展论坛中的老年康复与护理服务论坛、中国医师协会康复医师分会2017年学术年会等多个国内康复领域会议。继续做好全国运动疗法（PT）治疗技术临床应用培训、小儿脑性瘫痪康复培训班、BOBATH（神经生理疗法）培训班等项目。

信息化建设 年度信息化建设投入433万元。完成医院信息系统等级安全保护项目，完成信息系统信息安全等级保护建设和门急诊应急建设；完成HQMS上报系统上线，签署综合门诊地下机房网络维护、IBM核心设备续保服务合同、PACS系统委托维护服务合同；完成医改信息系统升级及电子病历系统分级评价工作。

编辑出版 与中国残疾人康复协会和中国医师协会联合主办《中国康复理论与实践》，全年收稿2200篇，刊发330篇，刊发专题12个。出版12期。

质控中心工作 承担北京市康复质控中心工作，制定《北京市三级综合医院康复医学科督导检查考核评价实施细则》《北京市综合医院康复医学科调查表》《北京市康复医疗机构质控数据报表》，开展三级综合医院康复医学科设置情况督导。组织专家对北京医点康复诊所人员、设备和房屋三个方面进行康复专业的现场审核。做好国家医疗质量管理与控制信息网的省级质控中心备案工作，跟进国家质控信息化进程。组织专家配合北京市卫生计生委和北京市残联修订北京市残疾人鉴定流程和鉴定人员资质，并对《北京市关于工伤保险辅助器具配置管理办法的实施意见》研提意见。

基本建设 ACJ段修缮改造项目（A标段）进入工程施工及监理招标前期工作阶段，工程面积5400平方米，此项目为国拨资金，批复金额1237万元。中国康复研究中心老水疗修缮项目进入工程施工及监理招标前期工作阶段，工程面积545平方米，此项目为国拨资金，批复金额431.42万元。

（撰稿：孙文娟　审核：陈　迪）

领导名单

党委书记　吴世彩

中心主任　李建军

副 书 记　李建军　张冬梅

副 主 任　董　浩　张　通　孔德明　密忠祥

国家电网公司北京电力医院

地址：丰台区太平桥西里甲1号（100073） 电话：63502868
网址：hospital.nc.sgcc.com.cn

基本情况 卫技人员1134人，其中正高职称80人、副高职称150人、中级职称207人、初级师264人、初级士433人。

年底医用设备总值108528.98万元，其中乙类医用设备8台；年内新购医用设备4617.36万元。业务总收入103864.3万元，其中医疗总收入83655.7万元。

机构设置 12月，设立以脊柱外科为主的骨科二科；成立党委组织部，与人力资源部合署办公；党委办公室与医院办公室合署办公；党群工作部更名为党建群工部。

改革与管理 与北京红十字会骨科和平医院、北京西京中医院、贵州电力医院等建立医联体。神经内科、内分泌科、耳鼻喉科等6个科室加入解放军总医院、同仁医院、天坛医院相关专科联盟。

参与国资国企改革，落实公司调研要求，先后6次开展医院运营及资产状况梳理，提交基础数据1835项，为公司医疗机构改革方案的制定和落实提供支撑。

推进“互联网+健康管理”线上、线下业务拓展与融合，开展网上医生、健康干预等多项服务，初步建立系统员工健康档案，推进医患在线沟通服务。与国网北京电力合作开展“员工身心一体化”健康管理项目，协助国网天津电力策划开展员工EAP服务项目。

对照国网物资管理要求，完善物资储运保障体系，实现医用耗材、试剂集中配送及医疗设备第三方维修服务。建立医疗设备调剂平台。

引进编制外学科带头人1人、专家人才3人。

医疗工作 出院18146人次，床位周转31.29次，床位使用率96.59%，平均住院日11.37天，住院手术4382例，剖宫产率34.6%。无孕产妇、新生儿和围产儿死亡。实施临床路径管理的有13个科室74个病种。全年临床用血3413单位，其中红细胞2267单位、血浆968单位、血小板178治疗量，术中自体血回输74244毫升。

预约挂号管理。采用114预约、网络预约、诊间预约、出院后预约等方式预约挂号。预约挂号占门诊总量的6.21%。

新技术、新疗法。开展北京市重点医疗技术4项：人工髋关节置换术，人工膝关节置换术，经腹腔镜子宫内膜癌分期手术、卵巢癌分期手术、子宫颈癌广泛切除术，颅底肿瘤（颅内外沟通肿瘤）切除术技术、颅内重要功能区及大型血管畸形切除术。新增四级内镜技术4项：消化内镜、脊柱内镜、关节内镜、妇科内镜。

药物管理。门诊药占比54.27%，住院药占比31.17%。门诊抗菌药物使用率13%，急诊抗菌药物使用率33%，住院患者抗菌药物使用率41.16%。11月，引进主任药师李忠东。医院正式成立临床药学组，发挥临床药学专家团队作用，加强合理用药管理，对用药前10名及重点监控药品进行总量控制，加强处方前置点评、临床药学会诊。

医保工作。医保出院9628人次，医保结算总金额46750万元。

对口支援。区内对口支援朱家坟社区卫生服务站，京内对口支援昌平区沙河医院，京蒙对口支援内蒙古包头医学院第二附属医院，扶贫内蒙古商都县医院。

医疗纠纷处理。医疗纠纷调解14件、诉讼1件。年度赔付76.76万元。

护理工作 护士561人，其中本科240人、研究生6人。医护比1∶1.46。ICU床位14张。

全面开展优质护理，补充门诊系统抢救车，使全院各个医疗单元都配有抢救车。修订门诊服务中心及住院服务中心工作制度及流程。开设糖尿病健康教育、尿控、伤口、PICC等4个护理门诊。规范出院患者电话随访，开展延续护理工作。完善护理质量控制标准，补充修订15项护理工作制度及流程。

培养专科护士7人。加强护理梯队建设，举办2017年度“苗圃培训班”，每周组织培训。深化星级护理服务理念，继续每季度进行全院星级服务评比。

科研工作 课题立项10项，其中国家级3项、省部级2项、市级1项、首都医科大学大学生创新课题2项、区级2项，立项经费268.6万元。科研成果获全国电力职工技术成果奖二等奖2项、三等奖3项。

医学教育 毕业硕士研究生4人。完成市级及国家级继教项目11项。录取硕士研究生4人。脱产学习333人次，到院外进修5人，出国进修1人。

信息化建设 年度信息化建设投入3707万元。加快建设一体化信息平台，HIS2.0住院中心、处方点评、辅助决策等36套系统顺利上线，启动HIS2.0门急诊、健康管理平台、临床质量监测等11套系统建设。

基本建设 投资283.4万元维修医疗用房5700平方米。

（撰稿：王 佟 审核：孙 琰）

领导名单

党委书记 辛利平

院　　长 林方才

副 院 长 温智勇 李俊杰 钱 勇
朵皓英 马凌峰 倪冬梅

北京国丹白癜风医院

地址：丰台区太平桥路17号（100074） 电话：88999957

网址：www.88995799.com

基本情况 卫技人员108人，其中副高职称7人、中级职称8人、初级师22人、初级士71人。

年底医用设备总值319万元，其中乙类医疗设备1台。业务总收入6603万元，其中医疗总收入6603万元。

12月29日，中医科主任王家怀获第十届健康中国论坛（2017）年度中西医临床诊疗创新人物。

改革与管理 开展“严规范、抓整治、促提升”医疗质量管理年活动，建立医疗质量管理委员会，成立检查督导小组。完善医疗质量管理规章制度，各科室加强核心制度落实，加强院内感染专项督查，医用耗材使用及管理工作，每周一次重点督导检查。坚持医疗质控月度通报。对医师开展业务培训及医疗技能大赛，竞赛结果与绩效挂钩。8月，举办医院首届医疗文化节活动，加强内涵建设，提升服务品质，促进中医药文化传承。

加强白癜风重点专科建设。针对白癜风疾病心理和社会属性，在白癜风专科领域率先引入医务社会工作机制，医务社工人员挂牌上岗，为患者提供心理关怀、社会服务。

医疗工作 出院2451人次，床位周转24.51次，床位使用率46.68%，平均住院日8天。

预约挂号管理 坚持门诊预约优先，同时开设电话预约、网站预约、复诊预约、窗口预约、微信预约等5种途径，加强患者爽约管理及专家门诊停诊管理；预约挂号3156人次，占门诊总量的8.38%。

继续在白癜风疾病领域推行精准医疗，创新诊疗模式，坚持精准检测、精确诊断与个性化治疗。在临床检测上，引进皮肤三维动态扫描技术，直观判断病情；在治疗上，加强免疫调节技术治疗，并在传统准分子激光治疗基础上，引入IU红蓝光联合治疗技术。

药物管理。门诊药占比52.14%、住院药占比51.92%。加强抗菌药物使用管理及抗菌药物病历点评，门诊患者抗菌药物使用率6%，住院患者抗菌药物使用率6.50%。

到丰台区太平桥街道各居民社区义诊6次，派出医生20人次，重点针对老年常见病、多发病入户诊疗20余人次。组织走进军营、儿童福利院，走上街头义诊、咨询与健康宣教活动，服务1000余人次。

继续开展受助白癜风患儿的临床救治与科普宣传。年内完成白癜风患儿临床救治300多例，发放疾病类科普书籍10000余册，宣传资料10000余套。

医疗纠纷处理。发生医疗纠纷2件，调解2件。无赔付。

护理工作 护士79人，其中本科3人。医护比1∶3.60，床护比1∶0.80。护理单元3个。

3月，启动“暖心”优质护理服务活动，制定优质护理服务措施。强化细节服务，为患者提供个性化、全程无缝隙连续护理服务，改善患者就医体验。将患者对护理服务的满意度纳入考评标准。

加强医院护理感染控制，严格落实消毒、灭菌、隔离措施。继续实施院领导、护理部、护士长行政查房与护理业务查房制度，落实病区护理质量周检、月检工作，持续质量改进。年内不良事件上报率100%、整改率100%。

建设护理服务礼仪和护理技能培训基地，对不同资质的护士开展分层培训，尤其加强年轻护士的规范化培训。组织护理人员参加白癜风重点专科基础知识培训10次。

学术交流 11月，副院长刘德润带队赴泰国曼谷诗丽拉医院参观、考察、交流。12月8～12日，院长高毓梅率团赴瑞典哥德堡参加2017诺贝尔周系列活动，与诺贝尔奖获奖者进行交流；到哥德堡大学基础医学实验室、卡罗林斯卡医学院等机构，在基础医学、免疫学、细胞学等方面进行交流与合作。

信息化建设 年度信息化建设投入14万元。初步构建院内信息化系统，包括门诊管理、住院管理、医辅部门管理、人力资源管理、财务管理、物资管理、医院管理及公众服务等。实现全院无线网络覆盖，为患者提供免费无线上网服务。

（撰稿：陈丽敏　审核：高毓梅）

领导名单

党支部书记、院长 高毓梅
副　院　长 刘德润　蔡　奕
总　会　计　师 王玫瑰

北京首大耳鼻喉医院

地址：丰台区成寿寺路33号（100078）　电话：60606161
网址：www.60606161.com

基本情况 职工165人，其中正高职称30人、副高职称16人、中级职称24人、初级师45人、初级士50人。

年底医用设备总值1000万元，其中乙类医用设备1台。业务总收入17438.81万元，其中医疗总收入17438.81万元。

机构设置 职能科室有医务科、护理部、院感科、院办、医保办、财务科，临床科室有内科、外科、儿科、耳科、鼻科、咽喉科、麻醉科，医技科室有药房、检验科、放射科、听力室。

改革与管理 9月6日，与护国寺中医医院签订医联体协议；并与铁营社区卫生服务中心及蒲黄榆社区卫生服务中心签订医联体合作协议。

6月，首汽共享汽车平台与30多家企业开展“绽Fun爱心　书送梦想”闲置图书的募集活动，医院作为唯一一家医疗机构独家冠名赞助本次活动并派遣耳鼻喉医生在活动现场为学生普及健康知识和耳鼻喉公益筛查。暑期，院长路虹带领义诊团队到北大地西区社区，为学生进行耳鼻喉健康讲座。10月5日，医院耳鼻喉专家和中医专家组成医疗小组，到成寿寺派出所为一线民警进行健康义诊和宣教。

医疗工作 出院4462人次，床位周转31.37次，床位使用率77.85%，平均住院日7.5天，住院手术2855例。

预约挂号管理。开展电话预约挂号，预约挂号占门诊总量的5%。

药物管理。抗菌药物使用率：门诊39%、住院58.8%。

医保工作。医保出院4025人次，总费用7325.58万元，次均费用1.82万元。

医疗纠纷处理。投保医责险79人，总费用5万元。发生医疗纠纷10件，其中调解4件。年度赔付3万元。

护理工作 护士75人。其中本科4人。医护比例1：2。床护比1：0.3。护理单元6个。

强化病房护士入院宣教、手术前后宣教，以书面形式进行出院指导。安排责任护士班次，患者的护理治疗全部由责任护士负责，注重患者的需求及反馈信息，及时满足患者需求，制定改进措施。护理部每季度、各科室每月进行住院患者满意度调查，不断改善服务，提高护理质量。

组织7次全院护理培训，内容为专科护理及操作。2名护士到北京儿童医院耳鼻喉科进修，4名护理骨干参加北京市护理学会组织的眼耳鼻喉新进展培训班学习。

学术交流 9月23日，首大耳鼻喉医院学术巡讲“大张乌”站在大同市第三人民医院举行。11月15日，与北京天坛医院联合举办第三届天坛侧颅底显微外科学习班。

（撰稿：陈小青 审核：沈雁英）

领导名单

院　　长 赵啸天
党支部书记 沈雁英
副 院 长 路　虹

北京京煤集团总医院

地址：门头沟区黑山大街18号（102300） 电话：69842525
网址：www.jmhospital.com.cn

基本情况 卫技人员1035人，其中高职称30人、副高职称66人、中级职称362人、初级职称420人。

年底医用设备净值18209万元，其中乙类医用设备4台；年内新购医用设备1262万元。业务总收入108830.47万元，其中医疗总收入108657.10万元。

改革与管理 完成医药分开综合改革各项任务，坚持改革与改善并进，形成京煤特色医疗服务行动计划。

医联体建设。总医院、下属7家分院、2个社区中心、6个社区站组建紧密型医联体。分院与社区门诊量同比增加19%；出诊专家155人次，同比增加16.54%；接诊883人次，同比增加109%。为社区患者进行义诊和健康教育72场，服务5430人次；远程影像会诊2326例，远程心电会诊2427例。与北京医院、中日友好医院、解放军总医院、宣武医院、北京儿童医院等三甲医院签约专科医联体。

医疗工作 出院20459人次，床位周转25.57次，床位使用率92.11%，平均住院日12.66天，住院手术4133例，剖宫产率39.79%。无孕产妇、新生儿死亡，围产儿死亡率0.031‰。实施临床路径管理76个病种，入径7140例，入径率34.88%，完成率96.26%。全年临床用血量1404单位，其中红细胞1183单位、血浆164单位、血小板57个治疗量，自体血回输83人次116.65单位。

预约挂号管理。预约方式有人工窗口、院内自助机、微信公众号预约、电话预约，全年预约挂号20264人次，占门诊总量的2.56%。

新技术、新疗法。开展新技术、新疗法37项。

药物管理。总院药占比41.05%，同比下降7.81个百分点。门诊患者抗菌药物使用率16.48%，急诊患者抗菌药物使用率27.22%，住院患者抗菌药物使用率48.57%，住院患者抗生素使用强度48.10DDD。

医保工作。医保出院12437人次，总费用24775.15万元。设立一站式医保结算中心，探索与研发床旁医保结算业务系统。

三级医疗。接收上转患者507人次，下转患者12934人次。

医疗支援。对口支援内蒙古察右中旗人民医院。

医疗纠纷处理。投保医责险536人，总费用75.47万元。发生医疗纠纷16件，医调委调解14件，诉讼2件。年度赔付88.24万元，全部由保险公司赔偿。

护理工作 护士527人，其中本科191人。医护比1∶1.56，ICU床护比1∶2.17。护理单元25个。

在全区率先开展院后延伸性护理服务，年底共开设21个服务项目。不良事件上报率100%、整改率100%。

落实7S管理及优质护理服务内涵，创新服务模式，开展护理质量改进项目，探索实施延续性护理服务。细化完善星级护士评价标准，评选出2个文明护士站，8名五星级护士、18名四星级护士、39名三星级护士，骨科护士长闫杰获首届首都优秀护理工作者称号。

外派急诊科2人、产科1人、手术室1人、血液净化1人、静疗2人、伤口造口失禁专科护理1人、老年护理1人、骨科专科护理1人参加专科护士认证培训并取证。

科研工作 申报院级课题28项，中标18项，医院匹配经费14.77万元。在研课题56项，其中院级42项、集团级1项、合作项目13项。结题18项，其中院级14项、集团级1项、合作项目3项。

5月15日，通过国家食品药品监督管理总局药物临床试验机构资格认定，心血管内科、呼吸内科、内分泌科、神经内科4个专业具有开展药物临床试验资格。

医学教育 接收来自华北理工大学冀唐学院和其他医学院校临床、影像、药学、检验专业实习生共38人。接收研究生11人，其中应届毕业生4人。派出专业技术人员参加短期培训、学术会议等专业活动837人次，其中参加全国性学术交流180人次，国际学术交流64人次。

消化肿瘤内科主任肖健存于2～3月被派往美国南佛罗里达大学医学院学习。

学术交流 8月10日，心血管内科及介入中心邀请英国福斯谷皇家医院的James Christopher（詹姆士·斯普拉特）教授来院开展学术交流。

9月15～16日，美国南佛罗里达大学Marcet教授及NTT东日本关东病院的村元教授应邀参加医院主办的第五届华润凤凰消化肿瘤论坛，分别针对结直肠癌诊治进展、上消化道早癌的筛查和识别进行讲解。

信息化建设 年度信息化建设投入653.39万元。完成新门急诊楼、改建医疗用房的配套信息化综合布线、网络系统、LED大屏幕等建设；开通自助服务系统，通过多功能自助机提供挂号、缴费、取药、检验报告打印、影像报告及胶片打印等信息化服务；服务器虚拟化重组Vmware虚拟化集群，保障医院信息集成平台和分级诊疗平台建设的虚拟化服务器供给；上线DoCare手术麻醉信息系统；信息集成平台掌控全院信息标准、系统运行和对接；建立临床数据中心和基于HL7互联互通的标准数据集。

基本建设 5月，整体完成2、3、4号楼建设与装修改造；6月1日，新改建的集合门诊、急诊、检查检验、住院功能为一体的综合型医疗楼宇正式启用。完成两路市政高压配电改造。

（撰稿：张　娇　审核：吕　兵）

领导名单

党委书记 李清华
执行院长 张　威
副 书 记 孙香云
副 院 长 毛经民　秦　鼎
财务总监 张海宇

北京燕化医院

地址：房山区燕山迎风街15号（102500） 电话：80345566
网址：www.yhfhyy.com.cn

基本情况 卫技人员926人，其中正高职称33人、副高职称77人、中级职称314人、初级师283人、初级士219人。

年底医用设备净值6076.65万元，其中乙类医用设备5台；年内新购医用设备591万元。业务总收入80915万元，其中医疗收入80638万元。

机构设置 7月20日，成立患者服务中心；9月7日，成立肿瘤微创介入科。

改革与管理 4月8日，顺利实施北京市医药综合改革工作。参与燕山地区医联体远程心电会诊3750人次，接收进修2人次。以多点执业的形式为眼科、呼吸科、泌尿外科、肛肠科引进8名医师。引进临床副主任医师以上人员4人。

12月28～30日，中国非公立医疗机构协会联合北京非公立医疗机构协会对医院开展非公立医疗机构信用与能力评价。

医疗工作 出院18107人次，床位周转27.31次，床位使用率99.6%，平均住院日13.35天，住院手术2803例，剖宫产率43.83%。无孕产妇、新生儿及围产儿死亡。实施临床路径19个科室69个病种。年内临床用红细胞1443单位、血浆用1229毫升、血小板用78治疗量，自体输血42人次70.75单位。

预约挂号管理。有微信预约、114预约挂号平台、导医预约，预约挂号14665人次，占门诊总量的2.15%。

新技术、新疗法。市卫生计生委审批2项新技术：人工髋关节置换治疗技术和人工膝关节置换治疗技术；医院自行开展检验科10个新项目。

药物管理。医院药占比51.01%，其中门诊61.11%、住院33.42%。患者抗菌药物使用率：门诊10.29%、急诊20.04%、住院53.48%。

医保工作。医保门诊657311人次，总费用29059万元。住院9428人次，总费用18975万元。8月1日，医院成功为一位新疆维吾尔族患者办理异地医保结算业务。

医疗支援。派麻醉科副主任黎荣福参加北京市组团援藏医疗队，为期1年。

医疗纠纷处理。投保医责险799人，总费用35.68万元。发生医疗纠纷6件，其中调解6件。年度赔付42.51万元，其中医院承担0.86万元。

护理工作 护士524人，其中本科及研究生181人。医护比1∶1.43，床护比1∶0.45。ICU床位10张。护理单元34个。

根据患者数量及病情分层使用护士，每名责任护士护理8～10名患者。不良事件上报率、整改率100%。健康教育覆盖率100%。招聘应届护士15人作为储备人员轮转规培，以满足临床科室需要。培训专科护理骨干护士3人。组织护士长及骨干外出培训90人次。加强重点环节管理，将患者转运交接、压疮、跌倒、4小时输血合格率作为护理监测指标管理。患者电话随访率91.89%。上门为卧床患者更换各种管路212人次，落实PIVAS工作流程，配液中心集中配液，下送科室。

培训新入职护士69人。培训专科护士24人，其中ICU 7人、手术室4人、血透室2人、静脉治疗6人、造口师1人、供应室1人、糖尿病专科3人。

完成来自4个学校70名护理实习生的临床实习带教工作。

科研工作 申报院级科研项目9项，中标9项，获经费14.2万元。在研项目10项，结题1项。

医学教育 承担北京中医药大学、河北北方学院、山东医学高等专科学校等医学院校的带教任务。有带教老师326人。

脱产学习137人次，外出进修11人次。

学术交流 9月22～23日，举办第二届国际肿瘤诊疗质量高峰论坛，来自国内外医疗机构的肿瘤学科专家300余人参会。

信息化建设 年度信息化建设投入450万元。完成院内服务器的虚拟化建设、门急诊的无线网络建设、移动护理推车采购及病案数字化扫描工作。有20台服务器使用虚拟化服务器，患者在门急诊实现免费上网，护士可通过移动推车和PDA进行查房，通过病案扫描抢救陈旧病历。扩大远程心电合作，帮助社区、一级医院等进行远程诊断。

基本建设 开展肿瘤中心用房项目，建筑面积1200平方米，房屋建设计划投资720万元，至年底，建筑主体结构封顶、开始室内二次结构砌筑。对1个社区中心及8个社区卫生服务站进行装修改造，建筑面积共计3010.88平方米，装修改造计划投资405万元，年底完成施工。

社区工作 辖区内居民42740人，截至年底，建立居民电子健康档案35824份，建档率83.82%；65岁以上老年人6338人，体检2206人；有高血压患者12664人，管理率40.33%、规范管理率62.11%；糖尿病患者3266人，管理率38.98%、规范管理率62.53%。家医签约13880户28455人，其中重点人群12410人，重点人群签约率91.24%。免疫规范化门诊共管理学龄前儿童1123人，在校学生1157人，计划免疫接种7857针次，包括一类苗4643针次、二类苗1139针次，免费流感疫苗接种1807人。

（撰稿：谷文霞　审核：杜晨涛）

领导名单

总 经 理　成立兵
副总经理　孙　飞
执行院长　俞红霞
党委书记　梁建业
副 院 长　赵明军　杨金龙
财务总监　王　璐

北京方舟皮肤病医院

地址：顺义区空港街道裕东路3号（101318） 电话：67621717
网址：www.fangzhoupfb.com

基本情况 合同制职工227人。有卫技术人员92人，其中正高职称1人、副高职称5人、中级职称8人、初级师11人、初级士40人。

年底医用设备总值1081.5万元，年内新购设备21.5万元。业务总收入1878.8万元，医疗收入1230.6万元。

改革与管理 加强规范管理，修订《医疗质量管理实施细则》《急危重患者的管理规定》《病案管理质控规定》，建立院科两级质量管理体系，规范医疗护理文件书写，落实首诊负责制，完善三级查房制度，规范药品耗材管理，建立中层及以上干部年终述职制度。

积极参与公益事业，作为中国初保基金会和中国红十字基金会"全国白癜风、银屑病专项资助"定点医院，开展各项救助工作，使近百名白癜风、银屑病贫困患者得到治疗。

医疗工作 出院1016人次，床位周转10.12次，床位使用率24.28%，平均住院9.41天，住院手术380例。

临床路径管理。皮肤科的白癜风、银屑病、过敏性皮炎3个病种确定临床路径，入径1001人次，入径率97%，完成率90%。

预约挂号管理。实施网上和电话预约，预约挂号5696人次，占门诊总量的33.9%。

药物管理。门诊患者抗菌药物使用率0.5%，住院患者抗菌药物使用率15%。

成立救援医疗队，分成医疗组、护理组、保障组、车辆2台，制定方案、人员培训、器材配置、车辆调配，根据上级卫生部门要求，对突发事件承担应急救援任务。

医疗纠纷处理。启动医责险申办程序，未发生医疗纠纷事件。

护理工作 注册护士40人，其中高级职称1人、中级职称3人。医护比1∶1.3。

在全院范围开展责任制整体护理及优质护理服务，将护理工作重心向病房前移，实施责任护士床位包干制，执行床边交接班、治疗、护理，建立护士"床边记录制"等临床护理工作方式。改革护理排班模式，实行弹性排班。不良事件上报率100%、整改率100%。

在优质护理服务活动中，开展护理满意服务活动，开展"七声""十心""六字"活动，改善护理服务，提高护理质量。

选派护理管理者和护理骨干8人外出短期培训，2人到空军总医院进修专科护理学习3～6个月，5人参加美容科、消毒供应中心专科护士培训，3人参加北京市举办的护理管理人员岗位培训及护理新知识、新理论学习。

学术交流 7月12日，中国初级卫生保健基金会主办，中国红十字基金会协办，医院承办了白癜风患者千人救助工程启动仪式暨《白癜风诊疗规范和疗效标准》新闻发布会。原卫生部副部长孙隆椿、殷大奎，国家中医药管理局原副局长吴刚，以及中国初保基金会、中国红十字基金会的相关领导和国内知名皮肤科专家、媒体记者等300余人出席发布会。

12月22～24日，中国中医药信息研究会中西医结合皮肤病分会主办，医院承办了中国中医药信息研究院会中西医结合皮肤病学术年会，包括皮肤病分会首届理事会、分会成立大会和首届皮肤病学术年会。原卫生部副部长孙隆椿，中国中医药信息研究院会长吴刚、副会长朱佳卿，以及分会领导和来自全国皮肤病领域的知名专家代表、医疗企业代表等500余人参加了大会。

信息化建设 年度信息化建设投入35万元。进行LIS和PACS系统升级建设。购置专业影像设备及网络传输设备，实现网络直播皮肤病科普宣教和一般皮肤病的健康指导。

（撰稿：许丹丹　审核：孙振凯）

领导名单

院　　长　马春林
党支部书记　刘　红
业务院长　杨孟学
执行院长　孙振凯
总会计师　彭　茹

北京爱育华妇儿医院

地址：大兴区经济技术开发区景园南街2号（100176）　电话：69079666
网址：www.aiyuhua.com

基本情况　卫技人员217人，其中正高职称17人、副高职称19人、中级职称55人、初级师85人、初级士41人。

年底医用设备净值4144.88万元，其中甲类医用设备1台、乙类医用设备1台；年内新购医用设备95.37万元。业务总收入9454.57万元，其中医疗总收入9074.28万元。

改革与管理　引进JCI评鉴标准，以JCI第六版为蓝本，对医院的制度和流程进行逐条逐项梳理，最终通过了JCI专业委员的评审。4月19日成立品质管理委员会，由32个部门制定品质指标76项。年内，开展孩童失窃演练、感染暴发演练、病理报告流程演练、输血流程演练、大量伤患演练、宕机演练、消防安全演练等。加强异常事件管理，制定异常事件制度、异常事件上报流程，将异常事件类型分为警讯事件、不良事件、差错和临界差错，鼓励全院异常事件通报。

与北京儿童医院签署技术合作协议，开展儿外科合作，儿童医院的专家将在爱育华妇儿医院开展门诊手术、住院手术等医疗服务。

办理多点执业医师140人；有68名多点执业医师在院内出诊，其中主任医师44人、副主任医师13人、主治医师11人，大部分来自北京妇产医院、首都儿科研究所、北京儿童医院。

引进应届临床硕士2人，高层管理人员2人、中层管理人员6人，医生16人、护士15人、医技人员7人。

医疗工作　出院1847人次，床位周转21.7次，床位使用率23.7%，平均住院日3.5天，住院手术450例，剖宫产率35%。无孕产妇、新生儿及围产儿死亡。全年临床用悬浮红细胞48单位、洗涤红细胞1单位、血浆6300毫升、血小板1治疗量，无自体输血。

实施临床路径的科室有妇产科、小儿内科、小儿外科和新生儿科，共涉及8个病种：胎膜早破行阴道分娩、自然临产行阴道分娩、计划性剖宫产、硫酸镁治疗先兆早产或先兆晚期流产、硫酸镁治疗妊娠高血压、支气管肺炎、小儿腹股沟斜疝、新生儿高胆红素血症。

预约挂号管理。预约方式为电话预约，预约挂号29026人次，占门诊总量的59.26%。

新技术、新疗法。检验科开展的新技术有：叶酸利用能力遗传检测、耳聋易感基因筛查、流产组织染色体检测（流产组织）、流产组织染色体检测（血样）、母血胎儿血红蛋白洗脱染色、阴道分泌物找羊水结晶、肠道EV71特异性抗体IgM快筛、呼吸道合胞病毒、腺病毒快筛、便幽门螺旋杆菌抗原快速检测、苯巴比妥、梅毒血清学确认试验、先天性代谢病血筛查、过敏源全套检测（IgE）、艾梅乙3项快速检测（HBsAg、HIV-Ab、RPR）、阴道微生态检测。妇产科新开展胎吸助产、气囊止血技术、早期孕高征筛查技术（CVT）。儿内科新开展中心静脉置管、胸膜腔穿刺术、年长儿的呼吸支持（呼吸机使用）、电除颤术、亚低温治疗、呼吸振动排痰、脉冲治疗。耳鼻喉科新开展耳鼻喉科纤维喉镜检查、鼻冲洗治疗、腺样体扁桃体切除术、多功能鼻咽纤维镜检查。儿外科新开展腹膜后肿物切除术。影像科新开展孕妇超声心动。

药物管理。医院药占比10.98%，其中门诊13.64%、住院6.80%。门诊患者抗菌药物使用率19.88%、急诊患者抗菌药物使用率19.88%、住院患者抗菌药物使用率49.34%。精简科室基数药品的种类和数量，加强高危药品管理。

医疗纠纷处理。投保医责险214人，总费用3.53万元。发生医疗纠纷4件，调解1件、诉讼1件。年度医院赔付1.6万元。

护理工作 护士126人，其中本科68人。医护比1∶1.85，床护比1∶0.59。NICU床位6张。护理单元8个。

所有病区均实行责任制整体护理工作模式。不良事件上报率100%、整改率100%。

统一全院抢救车的配置，保证所有抢救车的配置及布局完全一致；对医院所有护理单元进行5S管理，做到全院护理5S标识的统一；撤销各护理单元的水银体温表，水银血压计，水银体温表，改用耳温枪、电子体温计、电子血压计；在儿科门诊及儿科病房新增患者生长曲线图绘制，了解患者营养状况，及时与医生沟通，尽早给予干预；与临床医生一起制定临床EWS，并给予护理培训及考核。

外派护士进修2人，有专科护士4人。承担石家庄柯棣华职业专修学院护理30名实习生的实习教学任务。

医学教育 脱产学习6人。妇产科6人到北京妇产医院脱产进修3个月，耳鼻喉科1人到北京儿童医院脱产进修3个月，眼科1人到北京儿童医院脱产进修3个月。

学术交流 影像中心于宏伟参加第五十二届韩国放射学年会及国际会议，并就婴儿头颅CT检查中铋屏蔽防护对降低眼晶状体辐射剂量的研究进行演讲。

信息化建设 运维信息基础设施和应用系统，支持临床和管理业务的开展。

（撰稿：曹家荣　审核：黄旺英）

领导名单

董事长、总经理 范子田
党支部书记、副院长 张　渺
副总经理 柳默潮

北京京都儿童医院

地址：昌平区回龙观东大街308号（102208）　电话：69787777
网址：www.jdetyy.com

基本情况 卫技人员524人，其中正高职称44人、副高职称46人、中级职称82人、初级职称306人。

年底医用设备净值2908万元，其中乙类医用设备2台；年内新购医疗设备1095.1万元。业务总收入13777.4万元，其中医疗总收入13506.5万元。

11月，医院被评为2017年全国诚信民营医院。医疗院长宋国维教授获中华医学会设立的中国儿科医师终身成就奖。

机构设置 新增健教办、社工部2个管理科室，将原营销部、市场部合并为医疗发展部，成立静脉用药调配中心。

改革与管理 为关爱血液肿瘤等大病患儿的病房生活，给患儿提供定期的陪伴式教育和远程教学服务，1月9日成立“太阳花”病房学校。

7月，医院重症医学科通过市卫生计生委专家组现场审核，符合开展儿童重症诊疗工作的条件和需求。

11月20日，加入北京市儿科专科医联体。儿科呼吸疾病专家陈育智教授到医院呼吸哮喘科坐诊。

医疗工作 出院4897人次，床位使用率65.75%，手术524例，平均住院日11.6天，平均住院费用14764.61元。全年临床用血7541单位，其中红细胞1734单位、血浆4253单位、血小板1554治疗量。

临床路径管理。医院常用临床路径病种为：川崎病、特发性血小板减少性紫癜、支气管肺炎、新生儿高胆红素血症、瘢痕挛缩畸形，入径率70%。

预约挂号管理。部分科室开展诊间预约，预约挂号513人次。

10月，“京都之心”小儿先心病关爱计划患者救助项目第一批患儿顺利完成手术。11月，呼吸哮喘科首次完成2例支气管肺泡灌洗术治疗。

药物管理。医院药占比41.26%。门诊抗菌药物处方比例12.09%，急诊抗菌药物处方比例18.99%，住院抗菌药物使用率小于40%。

医保工作。12月20日，正式成为北京市医保定点医院，开始接收医保患者。年内门诊医保6386人次，住院医保72人次。

医疗纠纷处理。办理医责险337人，其中多点执业58人，总费用28.03万元。处理医疗纠纷13件，赔偿1件，赔偿9500元，由医院承担。

护理工作 护士231人，其中本科90人、研究生1人。床护比1：1.16。CCU床位6张。护理单元24个。

全面开展优质护理服务和责任制整体护理。实施护理垂直管理，采用护理部—片区—病区三级管理模式，将目标管理、质量管理、分级管理、考核管理、优质服务及护理工作融为一体。落实不良事件主动上报制度，护理不良事件上报37件，整改率100%。

安排1人到安贞医院进修，CCU 2人到安贞医院见习；培养ICU专科护士3人。

医学教育 26人被济宁医学院聘为兼职教师，其中教授6人、副教授7人、讲师13人。

新生儿内科主任徐锁全、重症医学科医生毛桂龙完成儿科高级生命支持（PALS）培训并通过理论及技能考试，获得PALS证书。

学术交流 7月18日，美国联盟医疗体系国际部前总裁、哈佛医学院教授Dr. Mudge，以及北京盛诺一家医院管理咨询有限公司来医院参观交流。

10月2～4日，血液科孙媛、肖娟、刘晓梅到新加坡参加第三十三届国际组织细胞协会年会，3篇文摘作为优秀内容制成海报进行展示。10月28～30日，血液科孙媛、刘周阳参加在伊朗德黑兰举行的第二十二届亚太骨髓移植会议，孙媛进行了大会发言。

信息化建设 年度信息化建设投入309.82万元，其中软硬件投入271.82万元，基础运维投入38万元。完成重大项目2项（医保上线、网络安全设备上线），启动重大项目2个（智慧医院、医院HIS系统）。其他大型项目包括移动护理、静配中心、OA系统、JCI客户化功能修改等。

健康教育 开展健康大课堂48次，参加4793人次。举办大型义诊活动10场次，受益2029人次。

公益活动 7月14日，京都儿童医院“向阳花开计划”2017意外伤害儿童夏令营启动。10月16日，由医院承办的“帮助‘折翼天使’重获新生”全国公益专项行动启动仪式，暨演员海清代言小水滴项目签约仪式在医院举行。11月29日，与北京轻松筹网络科技有限公司达成战略合作协议，加入“阳光公益联盟链”。

医院血液科举办活动98场，组织社会爱心捐助救助血液病患儿82人，募集善款约1200万元。外科举办活动120场，帮助97名儿童，募集善款约168万元。

基本建设 全年共完成工程改造77项。投入资金552万元，完成五层新建层流病房，建有11间层流病房，已投入使用。静配中心改造项目，投入资金300万元，改造面积425平方米。厨房改造项目50万元，改造面积1000平方米。公共卫生间改造项目77万元。

（撰稿：李　慧　审核：刘　强）

领导名单

党委书记、院长 刘　强

副　院　长 宋国维　孙绪丁　崔秀英

医学科研与教育机构工作

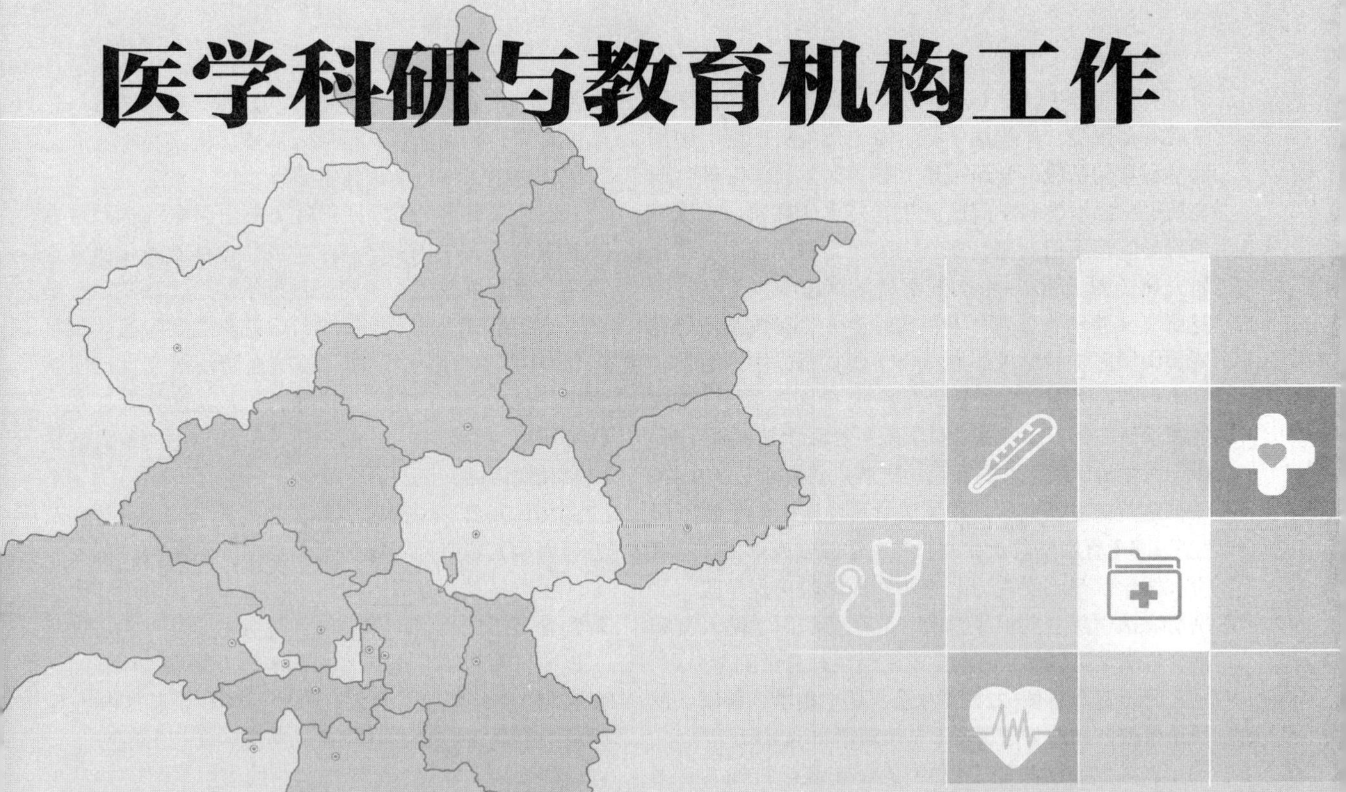

中国医学科学院
北京协和医学院

地址：东城区东单三条9号（100730） 电话：65105915
网址：www.cams.cn或www.pumc.edu.cn

基本情况 有18个直属所院：中国医学科学院北京协和医院、中国医学科学院阜外医院、中国医学科学院肿瘤医院、中国医学科学院整形外科医院、中国医学科学院基础医学研究所、中国医学科学院药物研究所、中国医学科学院医药生物技术研究所、中国医学科学院药用植物研究所、中国医学科学院医学信息研究所（图书馆）、中国医学科学院医学实验动物研究所（实验动物学部）、中国医学科学院微循环研究所、中国医学科学院病原生物学研究所、中国医学科学院血液病医院（血液学研究所）、中国医学科学院放射医学研究所、中国医学科学院生物医学工程研究所、中国医学科学院皮肤病医院（皮肤病研究所）、中国医学科学院输血研究所、中国医学科学院医学生物学研究所；6个直属学院：北京协和医学院临床学院、北京协和医学院基础学院、北京协和医学院护理学院、北京协和医学院公共卫生学院、北京协和医学院人文和社会科学学院、北京协和医学院继续教育学院。

固定资产总值62222.2万元，其中教学、科研、仪器设备资产15529.35万元（年内新增1504.83万元）。

有正式编制教职工13398人（正高级1170人、副高级1573人），其中专任教师1522人（正高级877人、副高级516人）；研究生指导教师1851人（正高级1124人、副高级727人），其中博士生导师801人、硕士生导师1050人。

机构设置 年内成立北京协和医学院本科教学质量监控评估中心和北京协和医学院教师教学发展中心。

改革与管理 1月起，实施“中国医学科学院、北京协和医学院高端科技人才专项支持计划”和“中国医学科学院、北京协和医学院高端科技人才引进专项支持计划”，加强人才引进，实施人才驱动战略，加快院校国家医学科技创新体系核心基地和“双一流”建设。

12月19日，由中国医学科学院主办、中国医学科学院医学信息研究所承办的“2017年度中国医院科技影响力排行榜发布仪式暨第五届中国医学科学发展论坛”在中国医学科学院礼堂举行。

科研工作 7月29日，启动中国医学科学院重点实验室建设。中国医学科学院成体干细胞转化研究重点实验室揭牌仪式在贵州医科大学举行，该实验室是第一个批准建设的中国医学科学院重点实验室。12月9日，中国医学科学院地中海贫血防治研究重点实验室揭牌仪式在广西医科大学举行，该实验室旨在集中优势资源，加强与“一带一路”沿线地中海贫血高发国家和地区的交流与合作。

10月30日，中国医学科学院医学与健康科技创新工程启动实施一周年媒体沟通会在北京举行，国家卫生计生委科教司领导、中国医学科学院北京协和医学院领导班子成员、京津地区各院所主要负责人、创新工程项目首席/共同首席专家代表、近20家媒体新闻记者共150余人参加了会议。中国医学科学院医学与健康科技创新工程自2016年启动实施，对提升院校科技创新能力切实发挥了“助推器”的作用。

医学教育 学校在校学生（以下均不含成人教育）4988人，其中博士生1886人、硕士生2217人、本科生784人、专科生101人；年内招生1600人，其中博士生606人、硕士生774人、本科220人；毕业1698人，其中博士生588人、硕士生550人、本科生59人、专科生67人。

图书馆藏书283.18万册，其中年内新增2.18万册。

学校设有博士后流动站6个：临床医学博士后流动站、基础医学博士后流动站、生物学博士后流动站、药学博士后流动站、生物医学工程博士后流动站、公共卫生与预防医学博士后流动站。学校获批国家“双一流”建设学科4个，拟重点建设医学基础学科群、临床医学学科群、药学学科群、生物医学工程。有一级国家重点学科2个，二级国家重点学科8

个，国家重点（培育）学科1个，一级省部级重点学科4个，二级省部级重点学科3个；博士学位授权一级学科点8个，博士学位授权二级学科点（不含一级学科覆盖点）10个，硕士学位授权一级学科点3个，硕士学位授权二级学科点（不含一级学科覆盖点）4个；本科专业2个，专科专业1个。

9月21日，教育部、财政部、国家发展改革委联合发布《关于公布世界一流大学和一流学科建设高校及建设学科名单的通知》，公布世界一流大学和一流学科建设高校及建设学科名单。北京协和医学院被确认为一流学科建设高校，生物学、生物医学工程、临床医学和药学学科进入第一批世界一流学科建设行列。随后，北京协和医学院公布医学基础学科群（包括基础医学和生物学）、临床医学学科群（包括临床医学和护理学）、药学学科群（包括药学和中药学）和生物医学工程学一流学科建设方案。12月28日，由教育部学位与研究生教育发展中心组织的第四轮学科评估结果在教育部网站发布，北京协和医学院基础医学、药学和生物学3个学科获评A+，A+学科数量居全国医学领域高校之首。

国际合作 12月6日，中国医学科学院牛津研究所（CAMS Oxford Institute）合作协议签字和揭牌仪式在英国牛津大学举行，国务院副总理刘延东参加仪式。中国医学科学院牛津研究所是中国在海外成立的第一个医学研究所，也是牛津建校800多年来首次与外部机构在其校园建设的研究单元。中国医学科学院牛津研究所将聚焦医学科技创新前沿交叉领域，携手解决中英两国乃至全球面临的重大医学与健康问题。

信息化建设 信息化设备资产7138.73万元，其中软件3504.91万元。

编辑出版 11月24日，发布《中华医学百科全书》首批35卷。中国医学科学院作为牵头单位，集合医药卫生领域各学科逾6000名专家、学者共同编写的《中华医学百科全书》在京发布首批35卷。《中华医学百科全书》共138卷，分为基础医学、临床医学、药学、中医药学、公共卫生学、军事与特种医学六大类，全面覆盖中国医学领域。

纪念建校100周年 9月22日，举行北京协和医学院建校100周年纪念大会。国务院总理李克强、副总理刘延东做出相关批示，全国人大常委会副委员长陈竺出席纪念大会并致辞，国家卫生计生委副主任马晓伟出席纪念大会并宣读国家领导人的批示。会上，为北京协和医学院20名“一级教授”“医学教育终身成就奖”和“突出贡献奖”获得者颁发了荣誉证书。

（撰稿：王卓然　审核：王　辰）

领导名单

党 委 书 记　李国勤
院（校）长　王　辰
副　书　记　姚龙山　王云峰
纪 委 书 记　姚龙山
副院（校）长　郑忠伟　张　勤　张抒扬
　　张　学

中国中医科学院

地址：东城区东直门内南小街16号（100700）电话：64014356
网址：www.catcm.ac.cn

基本情况 职工6095人，其中正式职工3808人。专业技术人员3625人，其中正高级职称584人、副高级职称837人、中级职称1473人、初级职称595人、其他136人。有博士生导师247人，硕士生导师485人，两院院士5人，国医大师4人，首席研究员28人，客座研究员69人。

改革与管理 深化科技体制改革，坚持“推倒围墙、整合资源、优势互补、和合共进”的改革理念不变；本着“保基本、放一片”原则，探索院所分类管理改革，院内进一步整合资源，加强科研协作，实现资源共享。

完善平台建设，继续加强中药资源中心、青蒿素研究中心、中医药数据中心、中医药肿瘤研究所、中医药心血管中心建设和中医药标准化研究中心、针灸标准化研究中心、传统知识保护中心工作；组织申报国家中医药管理局青蒿素中心、肿瘤中心、中医药数据研究中心、心血管病中心、中药资源中心；推进国家中医肿瘤中心、国家中医康复中心、国际针灸研究中心筹建工作。继续加强“中药临床疗效和安全性评价”国家工程实验室和“道地药材国家重点实验室”建设；总结托管大兴中医医院的经验。中药资源中心牵头14家股东成立第三方检测认证公司，北京中研百草检测认证有限公司注册并获得营业执照。筹建国家高端智库“中医药智库中心”，承担中国工程院、国家中医药管理局及院课题咨询工作；支持西苑医院、广安门医院、眼科医院申报第四批国家临床医学研究中心。

科研工作 “抗生素的中医药替代研究”重点项目取得阶段成绩。牵头组织全国10多家相关单位，研究编写《中医药抗菌及抗耐药作用研究分析报告》；临床所牵头制定的《中医药单用或联合抗生素治疗7种感染性疾病临床实践指南》由中华中医药学会发布；搭建具有抗菌作用中药筛选技术平台，完成8个品种中成药高级别证据的筛选和评价，开展具有抑菌抗菌作用的中药筛选研究、具有抗菌作用的中药新药研究、中药抗耐药菌机制及临床验证研究。

推进青蒿素中心工作。统筹调配1520万元仪器购置费，推进青蒿素实验建设平台改建，举办“青蒿素及其衍生物的深化研究”学术研讨会，《科学通报》6月出版“青蒿素研究与进展”专辑，中药所联合全国15家单位启动新药创制科技重大专项“青蒿素及其衍生物创新药物研究”课题。

第四次全国中药资源普查试点工作。有1332个县（新启动支持410个县）研发了基于手机端的数据采集系统和中药资源普查数据质量核查系统；整理2万份腊叶标本和药材样品，完成206个县的验收工作；建立全国范围中药资源动态监测信息系统，构建中药材质量保障和生产服务体系，提高和完善中药材标准，发布行业标准6项、团体标准122项；开展中药材生态种植和精准扶贫。中药资源评估技术被食药总局写入新药注册及再注册要求中。

新药研发及成果转化。共获得9项重大新药创制项目支持，获项目经费3.2亿元。“基于中医临床转化的中药创新品种研发”获得新药证书；“中药新药安全性检测技术与标准研究”建立近80项有毒中药限量标准，其中7个标准已被美国药典采纳，另有23个标准进入美国药典审核程序，5个标准提交欧洲药典审核；中药研究所研发的开心解郁丸获得临床研究批件；治疗系统性红斑狼疮的双氢青蒿素和国内第一个证候类新药黄连解毒丸临床批件转让金额分别为7000万元、2300万元，创历史新高。

中医药国际标准工作。牵头主持制定9项国际标准，颁布《中医临床术语系统分类框架》《针灸的语义信息标准：经络》2项，《中药材农药残留量的测定》《中药材二氧化硫残留量的测定》《中药饮片处方临床文档架构》《中医药数据集分类》4项获正式立项，《中药材商品规格等级通则》《灵芝、铁皮石斛》进入委员会投票阶段。

重大新药创制专项“青蒿素及其衍生物创新药物研究”项目、重大传染病防治专项“中医药治疗传染病临床研究支撑平台与共性技术研究”项目、国家重点研发计划项目“中医药现代化研究”重点专项“中医药大数据中心与健康云平台构建”，以及农业部国家现代农业产业技术体系专项“中药材产业技术体系”等20余项重点科研项目获得立项；国家自然科学基金中标80项。全年共组织申报各级各类科技项目1277项，中标477项，获资助合同总额约8.5亿元。在研课题1407项，其中国家级课题551项、部局级课题110项，合同总额13.15亿元（不含新中标的重大项目），申请专利45项，获得授权49项。设立了屠呦呦中药创新奖励基金。望京医院朱立国作为第一完成人的“神经根型颈椎病中医综合方案与手法评价系统”获国家科技进步二等奖。全年获省部级及社会力量设立的科技奖励35项，其中一等奖11项。

全院共发表学术论文2744篇，其中SCI收录431篇，出版论著167部，“电针治疗女性压力性尿失禁的多中心随机对照临床研究”由《美国医学会杂志》（影响因子44.4）全文在线发表。黄璐琦院士主编的《分子生药学》（第三版）入选第四届中国出版政府奖图书奖。中国中西医结合杂志社入选第四届中国出版政府奖先进出版单位奖。《中医杂志》获2017中国最具国际影响力学术期刊和中国出版政府奖提名期刊奖。

研发实验服务基地新增开放科学仪器设备20台（套）总值1535万元，开放设备总值3.9亿元；服务合同总数156个，其中企业84家、高校和院所72家，合同实现额1.32亿元，较上年增长25%。中药系统评价与服务试点项目通过了北京市科委验收评审。

传承工作 启动奉召建院国医名师学术思想传承整理研究，组织《奉召建院国医名师学术精汇》书稿撰写和纪录片摄制。完成《中国中医院重大理论传承创新典藏》，总结“中医药传统知识保护技术研究”行业专项研究成果与中医药传统知识调查成果，形成的《中医药传统知识保护技术研究报告》《中医药传统知识调查报告》等通过国家中医药管理局验收。中医古籍图像研究的标志性创新成果《历代中医古籍图像类编》《海外汉文古医籍精选丛书》影印版出版。

加强学术经验继承和传承博士后管理工作。完成第六批全国老中医药专家学术经验继承和10个名老中医药专家传承工作室验收；举办人力资源社会保障部名老中医药专家传承团队领军人才队伍建设与能力提升高级研修班和12期全国中药特色技术传承人才培训项目培训班；完成全国中医药传承博士后培养工作，全国第一批102名中医药传承博士后出站，召开全国中医药学术思想传承与博士后研究高峰论坛，出版全国首批中医药传承博士后导师学术思想及临证经验集。

医疗工作 深化公立医院各项改革。院属各医疗机构完成了医药分开改革，中医特色日益突出，药占比持续下降，医疗费用过快增长得到有效遏制。各医疗机构医疗业务发展总体良好，门（急）诊服务总量从2012年689.08万人增长到2017年743.44万人，年均增长1.53%；出院患者人数从2012年5.64万到2017年7.83万人次，年均增长6.78%以上；平均住院日从2012年15.84天下降到2017年11.97天。医疗业务收入从2012年33.98亿元增长为2017年的60.73亿元，年均增长12.32%；收入结构日趋优化，2017年药占比（不含饮片）平均为33.68%，较2012年下降15%；中医特色更加突出，2017年中药饮片占药品收入平均为40.89%，较2012年增长17.29%。

提升医疗综合服务能力。西苑医院、望京医院入选国家中医药管理局中医诊疗模式创新试点单位。西苑医院心血管病科等16个重点专科申报区域中医（专科）诊疗中心。广安门医院被国家卫生计生委、国家中医药管理局评为开展优质护理服务表现突出的中医类医院。

推进对口支援与医疗协作。成立对口支援工作组织机构，落实国家卫生援疆、援藏及扶贫总体部署。与西藏自治区藏医院签订“十三五”援藏工作协议书，组织开展针灸组团援藏工作。院属4家医院与山西省五寨县签订对口帮扶协议。组织2批专家前往帮扶，共接诊1400余人次；组建医疗队赴山西省和河北省等革命老区参加“服务百姓健康行动”义诊活动；望京医院与河北省廊坊市固安县中医医院签署了合作协议。

人才培养 加强国家级专业技术人员继续教育基地建设。组织国家级中医药继续教育项目申报122项，获批70项。

推进研究生教育改革。与兄弟院校开展研究生招生考试命题合作及联合培养博士研究生相关工作；优化博士招生考试选拔机制，完善硕博连读选拔制度；探索博士生招生重点学科或知名导师“申请-审核”制度。授予博士学位80人，其中医学博士46人、临床医学博士23人、临床医学（中医师承）博士11人；授予硕士学位150人，其中医学硕士102人、临床医学硕士46人、中医硕士1人、管理学硕士1人。招收硕士生160人、博士生71人，港澳台地区博士生1人，泰国博士留学生1人。

实施人才强院战略。完成国医大师、全国名中医、首都国医名师评选推荐；组织百千万人才工程国家级人选的选拔任用工作；薛伯寿获国医大师荣誉称号，朴炳奎、孙树椿、余瀛鳌、翁维良获全国名中医荣誉称号；邓成珊、孙桂芝等20人获第三届首都国医名师荣誉称号；花宝金、陈卫衡、胡镜清、倪青、梁爱华5人入选第八届国家卫生计生突出贡献中青年专家。启动2017年首席研究员增选工作。

制定高级专家延迟退休管理办法；加大人才引进，引进和调入37人，其中博士后14人，具有高级职称6人；接收应届高校毕业生106人。鼓励年轻干部到基层锻炼，选拔优秀的干部人才参加援疆、援藏、博士服务团等对口挂职锻炼。

学术交流 服务“一带一路”建设，建立海外中医药中心。与国外知名大学、科研院所签署39项国际合作协议，主承办35次高水平中医药国际会议。赴海外参加重要国际学术会议并做报告74人次，涵盖45个国家及地区。在奥地利建成中国中医科学院—格拉茨大学中医药合作研究中心；在澳大利亚成立中国中医科学院—西悉尼大学国家辅助医学研究院中医药研究中心；与德国汉诺威医科大学及天士力集团三方共同筹建中德中医药合作中心，签署了合作备忘录，并获国家中医药管理局国际合作专项立项支持。

开展国际大项目科技合作。申报国家级国际合作项目32项，立项21项。设立中国中医科学院中医药“一带一路”国际合作专项基金，每年经费300万元，已立项27项课题。组织专家赴“一带一路”国家为当地华侨义诊近3000人次，中医药讲座93人次。拓展国际医疗旅游、医疗服务包，有4项通过北京市中医管理局的北京医疗国际服务包验收。

WHO合作中心工作 自1983年与WHO共建了临床与信息、针灸、中药3个传统医学合作中心，完成了8个任期（每个任期4年）的职责，并均于2016年成功完成第九期的续任工作。年内，临床研究与信息中心（由信息所及临床所负责）与WHO以共同建立中医药临床知识数据库为目标，开展了中医药临床知识平台建设工作，该平台将整合中医药领域的知识资源，包括中草药质量控制的标准、ICD术语（含诊断、基础理论、临床、中药等）。中药中心为WHO派遣的传统医学管理官员及技术专家提供了为期一周的中药质量控制及安全性培训；有10位专家被聘为WHO高级顾问，参加国际间及区域间学术会议或讲学、重大项目及法规策略的研讨与制定。针灸中心派专家参加了WHO在韩国首尔召开的第三届WHO针刺质量保证和改进工作组会议，会上确定了提高针灸服务质量方案，起草了不同保健机构提供针灸服务的质量属性调查表，完善了数据收集方法、时间计划、可交付成果、报告格式等；建立并完善针灸国际注册登记研究平台，启动了包括卵巢早衰、腰痛、中风、肥胖、糖尿病前期5个疾病的数据录入系统；培训了来自45个国家的432名外国学员，学习内容包括针灸学、中药学、中医食疗、中医美容、推拿按摩、气功等。

信息化建设 信息化建设资金总投入6800余万元，主要用于各单位内外网主干网络硬件基础设施建设、各类业务系统的软件开发。东直门大院公用办公有线网络带宽增加至297M，中药所、数据中心、医学实验中心等科研单位根据业务需求，单独专线接入以保证网络带宽。东直门大院无线网络建设覆盖大白楼、后勤服务中心、会议中心、科研综合楼南楼及东直门大院公共区域等范围，网络带宽210M。根据移动办公需求，开通了院协同办公系统的微信移动办公平台，协同办公系统用户范围覆盖院内全部单位，包括所有二级单位、产业单位、挂靠单位和分院等。

4所附属医院在已建立的HIS、PACS及LIS系统上，根据中医特色进行系统升级及新功能扩展。其中，广安门医院优化门诊流程、推进财政专项“基于集成平台的HRP及BI建设”，探索医院与社区医疗卫生服务模式；西苑医院的京医通自助项目、体检系统、电子票据上传系统、PACS系统及无线护理工作站均已上线，结构化电子病历系统升级、门诊挂号通柜改造、科研型门诊电子病历均已顺利实施；望京医院进行了医疗业务系统的信息化建设，完成共计30个模块的系统建设和集成，其中有19个模块已验收合格；眼科医院实现了医疗与临床科研信息共享。信息所中医现代科技数据共享平台，形成全国35家单位300多位研究人员组成的中医科技文献数据化建设队伍，创建了中医、中药、针灸、古籍文献类数据库100余个。医史所中医古籍数字化研究团队，形成了基于知识元的中医古籍计算机知识表示方法，为中医古籍大规模数字化、数据化建设及面向临床的知识服务提供了技术保障。

基本建设 中药科技园（一期）项目正式立项，项目可行性研究报告（代项目建设书）、环境影响报告、社会稳定风险评估、节能审查均获得批复，获批资金5.3亿元，正式启动建设；争取青蒿素研究中心修缮改造5205万元专项经费，推进中心建设工作；编制了《中国中医科学院“十三五”时期基本建设总体发展建设规划》，完成了东直门大院立体车库项目和中医门诊部抗震加固及改造工程项目的立项工作。推动望京医院与北京中医药大学土地置换。

（撰稿：李爱军 审核：杨龙会）

领导名单

党委书记 王 炼
院长 张伯礼
副院长 黄璐琦（常务） 王 炼 王申和 杨龙会
副书记、纪委书记 武 东

北京市眼科研究所

地址：东城区崇文门内大街后沟胡同17号（100005） 电话：58265900
网址：www.bjio.org

基本情况 职工72人，其中科研人员及医师系列44人，包括正高级职称12人、副高级职称12人、中级职称9人、初级职称11人；其他系列28人，包括技术人员25人、行政人员3人。

固定资产净值1127.19万元，其中100万元以上设备4台。年内新购置医疗及科研设备总值289万元。

机构设置 8月，临床研究中心正式挂牌，并新增方法学人员1人。团队人员涵盖眼科研究医师、数据平台建设人员、统计分析人员、方法学设计人员、临床研究协调员。

改革与管理 修订《北京市眼科研究所科研项目全程管理办法》《财政科研项目经费管理若干规定》，制定《科研人员离岗创业流程》。

医疗工作 全年低视力门诊6000余人次。

科研工作 全年申报各级各类科研课题37项，立项11项，包括国家级4项、省部级7项，共获经费4172

万元。其中国家自然科学基金3项、北京市自然科学基金1项、北京市优秀人才培养专项1项、北京市科学技术委员会资助项目3项，北京市医院管理局资助项目2项。在研课题14项，结题8项。

眼科学与视觉科学实验室组建于2005年，2007年经市教委和市科委联合评审后确立为北京市重点实验室。2016年通过市教委组织的北京市重点实验室建设计划项目建设验收（2010～2015），评估结果优秀，年内与首都医科大学共同申报北京医学表观遗传实验室。

新增干细胞临床转化研究平台。11月，依托同仁眼科中心获批成为干细胞临床研究备案单位。研究团队获批深化中央财政科技计划管理改革后新设立资助的第一个重点专项干细胞及转化研究—细胞移植在治疗视网膜退行疾病中的应用和机制研究。实验室引进“海聚”人才1人（UCLA 范国平教授），新入职科研人员1人（闫雪静），共培养博士研究生5人、硕士研究生6人。设立重点实验室开放课题5项，共计20万元，带动各附属医院眼科及各科研基地的整体发展，接待专家来访7人次。

北京眼病研究始于2001年，并于2006年及2011年分别进行了5年及10年的随诊研究。该研究已成为国际重要的眼病流行病学调查之一。截至2017年底，发表论文近200篇，多篇文章单篇引用率超过200次。研究成果为政府公共卫生政策提供了数据支持。该研究是全球第三个长期随诊的眼科流行病学研究。

邯郸眼病研究是由同仁眼科中心王宁利教授牵头、在中国河北省邯郸市永年县农村地区进行的以人群为基础的眼病研究，以了解中国北方农村的常见致盲性眼病流行病学情况。截至2017年底，完成邯郸眼病5年随访研究的青光眼二次阅片、糖尿病性视网膜病变、高度近视眼底阅片。完成邯郸眼病队列研究方法学、邯郸农村成年人群水果摄入与蛋白尿发生关系研究、在新农合政策下中国农村地区白内障手术覆盖率及接受率研究、中国农村地区成年人群5年屈光变化及相关危险因素研究、近视性黄斑病变的发病率及影响因素研究等文章。

科研转化 为华为、小米、金立、Goovis VR眼镜、创维电视等厂商提供技术服务，获技术服务费180万元，较上年增加57万元；开发了基层适宜化设备——自助式白内障筛查仪，入选医院便民惠民措施项目，并在80余家社区卫生服务中心筛查37000余例患者；开发基层适宜化设备：数据驱动青少年近视防控平台、眼健康管理体系、糖尿病视网膜病变筛查平台；与深圳摩方材料科技有限公司合作建立个性化3D打印镜片联合实验室；与华盛顿大学王瑞康教授团队成立眼科OCT开发联合实验室；完成北京市国际合作基地验收；新增新技术研发平台5个，专利授权10个。

医学教育 录取研究生17人，其中硕士生12人、博士生5人；毕业研究生11人，其中硕士生7人、博士生4人；在读硕士生37人、博士生15人；在站博士后2人。举办国家级继续医学教育学习班——眼科影像诊断读片会，参会300余人。

学术交流 3月1~5日，第三十二届亚太眼科学会大会（APAO）在新加坡滨海湾金沙花园举行，北京同仁医院王宁利教授被推选为亚太眼科学会新任主席，成为APAO自成立以来第一位来自中国大陆的候任主席。同时，北京同仁医院李彬教授获APAO成就奖。

9月9日，由全国防盲技术指导组牵头，以北京同仁医院为依托的全国眼科联盟在北京成立，全国共有近150家医院、联盟成员单位代表300余人参加了活动。

10月18～19日，举办健康快车/同仁医院眼底病国际高峰论坛，特邀英国、美国、德国、爱尔兰等国家和中国香港地区的10位国际顶级眼科专家，就眼底病进行学术讲座。

彭晓燕教授联合眼科中心（北京市眼科研究所、北京同仁医院眼科）继续主办北京市继续教育项目——眼科影像诊断读片会。读片会以专题讲座形式，以眼科疾病某一影像学表现为出发点，结合讲者临床经验及国内外最新研究进展，探讨该表现的定义、发病机制、临床表现、诊断及鉴别诊断等。

世界青光眼联合会执行理事、澳大利亚昆士兰大学青光眼科主任、原国际眼科地理流行病学学会主席、原印度青光眼学会主席Ravi Thomas教授对邯郸眼病研究、安阳眼病研究及眼科研究所部分人员负责的临床试验进行技术指导，参与指导多篇SCI文章的写作，同时在培训年轻医生临床基本技能、统计分析、临床科研等方面开展学术讲座，到病房指导年轻医生进行青光眼患者的查体，特别在协助邯郸眼病青光眼阅片方面起到很大作用。

信息化建设 完成首都科技平台大型仪器开放共享填报系统的更新。

编辑出版 编辑出版《眼科》和《国际眼科纵览》两部核心期刊。

（撰稿：闫雪静　审核：王丹丹）

领导名单

党支部书记　王　爽
所　　　长　王宁利（至10月）
副　所　长　胡爱莲

北京市耳鼻咽喉科研究所

地址：东城区崇文门内大街后沟胡同17号（100005） 电话：65288432
网址：www.bjent.org

基本情况 职工58人，其中正高级职称7人、副高级职称10人、中级职称20人、初级职称18人。

固定资产净值1692.28万元，年内新购医疗及科研设备总值592.44万元。

改革与管理 请北京同仁医院保卫处进行两次全所职工消防安全和实验室安全的培训，强化职工安全意识。开展行风建设风险点梳理排查专项工作，成立行风建设工作小组，落实主体责任和监督责任。学习落实《北京市进一步完善财政科研项目和经费管理的若干政策措施》及其相关配套文件，重新梳理制定耳研所科研管理办法，出台《北京市耳鼻咽喉科研究所科研项目经费管理办法》和《北京市耳鼻咽喉科研究所会议费管理办法》，赋予科研人员更大的科研自主权，做到“放管服”结合，加强事中事后监管。

科研工作 获批各级科研项目12项，获科研经费334.3万元。发表科研论文35篇，其中SCI论文10篇，最高影响因子13.08，平均影响因子3.35。出版学术专著3部。申请专利4项，获得授权专利2项，其中国家发明专利授权1项（一种鼻腔分泌物的处理液及处理方法）、实用新型专利授权1项（可调式香烟烟雾发生器）。“慢性鼻窦炎免疫机制和诊疗技术的研究与应用”获北京市科技进步奖二等奖。

拥有省部级重点实验室2个，其中教育部重点实验室1个、北京市重点实验室1个。

25人次参加了中国医药教育协会眩晕专业委员会第二届全国眩晕大会、2017全国耳科年会、第三届华夏医学耳内科学论坛、中国医疗保健国际交流促进会耳内科学分会会议和中华医学会第十五次全国耳鼻咽喉头颈外科学术会议。承办国家级继续教育项目16项次，累计学员超过1600人。

可吸收针状止血电极专利申请已受理，产品已实现转化；转化过敏源阻隔剂的发明专利，专利许可使用战略协议签署完毕。

医疗支援 9月到河北省保定市中心医院、10月到内蒙古包头医学院第二附属医院、11月到山东省德州市人民医院，开展听力学理论与实践操作、内耳病学与实践操作、听力筛查理论与实际操作的指导与培训，外派技术人员进行技术指导。

完成朝阳区新生儿听力筛查和耳聋基因筛查未通过者的转诊接诊工作，并对朝阳区助产机构新生儿听力筛查人员进行了专业知识和转诊流程培训。

北京耳鼻咽喉头颈外科远程会诊中心承担全国耳鼻咽喉头颈外科联盟秘书处职能。耳鼻咽喉头颈外科远程医疗是基于互联网的一种先进的医疗服务模式，北京同仁医院远程耳鼻咽喉头颈外科技术服务平台已投入使用，初步建立了从区域耳鼻喉科中心到耳鼻喉基地医院的综合培训体系及架构。

医学教育 2名教师晋升博士生导师，3名教师晋升硕士生导师。毕业30人，其中统招博士生5人、统招硕士生16人、5+3长学制2人、在职博士7人。协助首都医科大学耳鼻喉科学院和耳鼻咽喉头颈外科中心完成研究生144人（在读114人、毕业30人），54学时；本科生127人（七年制34人、国际学院93人），54学时的教学任务。

听力学教育本科生毕业7人，在读本科生10人。“我国听力学本科教育项目的建立与探索”获2016年度首都医科大学教育教学成果奖一等奖。

学术交流 4月，邀请美国太平洋大学胡炯博士进行频率跟随反应相关课题的研究和讨论，并赴山东聊城东昌府区妇幼保健院进行临床技术与实验指导。6月，邀请海聚人才美国俄亥俄大学交流科学与疾病系教授徐立为全国听力学技术规范化培训班做“听觉信息编码模型与言语感知”报告。9月，邀请美国听力学家、美国听力学协会主席、国际听力学杂志主编Clark第六次来华，做了“听神经病谱系障碍研究最新进展”“听力学家应该了解的遗传学”两个专题报告，并指导博士、硕士研究生相关研究课题。

11月，举办2017中国防聋大会，来自全国27个省（市、自治区）的500余名代表参会。12月，与北京同仁医院共同举办全国耳鼻咽喉头颈外科联盟成立大会，参会600余人。

WHO合作中心工作 WHO防聋合作中心成立于2008年9月。2017年7月，参加瑞士日内瓦举办的第二届WHO预防耳聋和听力损失利益相关者会议并介绍同仁医院防聋工作。11月，举办第三届WHO防聋合作中心战略计划会议，来自全球WHO防聋合作中心的21位代表参加会议。与中国疾病预防控制中心等国内WHO合作中心开展横向合作，在职业噪声健康危害论坛上介绍听力学领域的科研和临床经验，拓展防聋领域。

健康教育 3月3日是第十八个全国爱耳日，举办公益讲座，参与媒体近20家，听众近200人；撰写爱耳护耳科普文章2篇发表于《北京青年报》。

4月22日和8月12日，在北京同仁医院妇产科“母婴大讲堂”共同为孕产妇及家属进行“新生儿听力及耳聋基因筛查”科普讲座。

8月19日，研究所党支部组织“托起明天的太阳-护航蜗宝成长，有我伴你同行”公益爱心活动，为20余名家长和儿童进行义诊和咨询。

信息化建设 研究所网站12月26日正式上线。

编辑出版 编辑出版《中国耳鼻咽喉头颈外科》杂志、《国际耳鼻咽喉头颈外科》杂志。

（撰稿：李晓檬　审核：吴媛媛）

领导名单

所　　长 张　罗
党支部书记 亓贝尔
副 所 长 刘　博

北京市中医研究所

地址：东城区美术馆后街23号（100010）　电话：52176951
网址：www.bjszyyjs.com

基本情况 职工41人，其中正高级职称（研究员、主任药师、主任医师）4人、副高级职称（副研究员、副主任技师）11人、中级职称9人、初级职称17人。

固定资产净值2779.97万元，其中100万元以上设备6台。年内新购科研设备总值19.1万元。

机构设置 1月，成立临床流行病学与循证医学中心。

改革与管理 制定了一系列符合“京28条”的财政项目经费管理政策，保证财政项目支出工作按计划完成。重新发布研究员系列高级职称聘任条件、人才培养办法及科研奖励办法。重新梳理制定危废品管理制度、实验室安全卫生管理制度、易燃易爆化学危险品安全管理制度及实验室生物安全应急处理办法等。制定了公共实验平台管理规章制度、仪器设备管理及共享制度、财务管理规章制度，规定了危险化学品购买流程、领用及储存办法。

科研工作 申报各类课题33项，其中国家科技部重大专项1项、“一带一路”项目2项、国家自然科学基金项目13项、市自然科学基金项目5项、首发基金6项、国合项目1项、市科技新星1项、市委组织部青年骨干项目1项、校级课题3项。中标各类课题17项，其中首发基金2项、国家自然科学基金面上项目4项、国家自然青年基金1项、市自然基金2项、博士后基金1项、校级课题3项、院“许夏基金”1项、市中医局项目2项、海淀区卫生计生委项目1项，获资助经费589.6万元。

在研课题28项，其中国家自然科学基金13项、国家社科基金1项、市自然科学基金3项、市科技新星2项、国家中医局临床基地项目1项、“215”人才项目2项、北京市中医药科技项目3项、市卫生计生委委托课题1项、市教委创新项目2项。结题5项，其中科技部重大新药创制1项、国家自然科学基金3项、重点实验室专项1项。申报成果2项。

全年共发表论文55篇，其中SCI论文15篇，最高影响因子5.6。申请专利13项，授权专利5项，其中发明专利1项。参编著书4部。获中华中医药学会团体标准1项。获软件著作权1项。

4月，中医感染性疾病基础研究北京市重点实验室和银屑病中医临床基础研究北京市重点实验室通过市科委重点实验室2016年度考核。6月，中医感染性疾病基础研究北京市重点实验室通过北京市科委3年绩效考评。8月，疮疡生肌重点研究室通过国家中医药管理局重点研究室2016年度考核。

医学教育 录取研究生4人，其中硕士生3人、博士生1人。在读硕士生12人、博士生4人。分别与美国哈佛大学布列根妇女医院、哈佛医学院波士顿儿童医院分子医学系、美国农业部人类营养研究中心建立合作关系，累计外派访问学者3人。

承担商务部发展中国家对外援助培训任务，给外籍学员讲授中医保健技术、中西医结合技术、中医护理等中医课程。年内共培训3次，所内参与员工24人次，培训学员约1440人次，指导学员参加学习并参与临床实践。

学术交流 参加国内学术会议51人次，做会议报告5人次；资助国外访学3人次；参加国内培训14人次；中医药青年学术沙龙2人次。

信息化建设 7月，研究所投入3.8万元，创建了官方网站和微信公众号。

基本建设 共投入318.4万元。北京市重点实验室基础设施修缮工程已验收完毕。搭建病原学及耐药菌检测平台，完善细胞生物学实验平台、组织学实验平台、分子生物学实验平台、中药制剂实验平台、中药化学实验平台建设。完成12台大型仪器的验收。

完成动物室改扩建工程，动物实验室面积扩大。完成动物室屏障环境系统维护修复。实验动物室更换高压灭菌器、动物饮水机安装调试完毕，IVC设备安装到位投入使用。改造升级普通动物房通风条件及温湿度控制，安装遮光设备、动物照明及笼架监控，总投入约150万元。

公益活动 成立中医文化研究室。承担国家社会科学基金、北京市中医管理局相关项目，筹办第十届北京中医药文化宣传周暨第九届地坛中医药健康文化节开幕式，开展中医文化进校园活动。

临床流行病学与循证医学中心举办“循证茶座”共计19次。制作临床指南，帮助临床科室完善临床试验方案与控制20次。规范临床路径，提升研究水平，申报各级课题，进行全过程的临床试验质量管理。开办临床科研方法联合特训班授课10次。

（撰稿：陈朝霞　审核：李　萍）

领导名单

所　长　刘清泉

副所长　李　萍

北京市神经外科研究所

地址：东城区天坛西里6号（100050）　电话：67096713

网址：www.bjni.org.cn

基本情况 职工157人，其中科技人员130人，包括高级职称63人、中级职称45人、初级职称31人、其他18人。

固定资产净值11941万元。年内新购科研设备总值1469万元。

改革与管理 制定《学术行为违规处理管理规定（试行）》，加大科研诚信宣传与监管。接受市、区公安局、环保局等上级主管部门对研究所剧毒品等涉危方面的检查9次。全所安全检查10次，建立了研究所安全管理的三级组织，法人为第一责任人，科室主任一岗双责，并设立科室安全管理员岗位，负责科室日常安全管理工作。

人才引进。引进刘松教授，为法国国立卫生健康研究院研究员、损伤修复室海外主任。

科研工作 申报课题96项，中标37项，获资助经费2995.7万元。其中国家自然科学基金14项、北京市自然科学基金1项、首发专项6项、首发转化1项、北京市卫生与健康科技成果和适宜技术推广项目1项、市卫生计生委市属医学科研院所科技发展项目2项、科技部创新人才推进计划1项、国家“万人计划”科技创新领军人才1项、北京市拔尖人才1项、国家重点研发计划1项、法国脑与脊髓研究院国际合作1项、其他课题7项。所长张亚卓获批市卫生计生委市属医学科研院所科技发展项目“人脑关键功能区精细定位图谱的构建及临床应用”，获资助677.5万元；副所长江涛获批市卫生计生委市属医学科研院所科技发展项目“脑胶质瘤分子分型体系建立与推广应用”，获资助800万元；神经介入室主任杨新健获批国家重点研发计划“重大慢性非传染性疾病防控研究”，获资助243.28万元；神经解剖室主任贾旺获批首发重点攻关项目“肺源性脑转移癌的基因诊断与多学科诊疗策略研究”，获资助100万元。神经介入室主任杨新健获2017年国家“万人计划”科技创新领军人才（共723名），杨新健团队获科技部创新人才推进计划重点领域创新团队。在研课题145项，其中国家级60项、部市级34项、局级8项、公司合作8项、所基金28项、所青年7项。结题42项，其中国家级13项、部市级16项、局级2项、公司合作项目5项、所青年6项。

神经病理室李桂林“脑干胶质瘤诊疗关键技术的集成创新和应用”获华夏医学科技奖三等奖（研究所为第二完成单位），神经功能室副主任孟凡刚获2017年度百篇中华医学优秀论文奖。

有3个北京市重点实验室：神经电刺激研究与治疗北京市重点实验室、中枢神经系统损伤研究北京市重点实验室、脑肿瘤研究北京市重点实验室。其中，脑肿瘤研究北京市重点实验室和神经电刺激研究与治疗北京市重点实验室完成3年绩效工作并答辩，脑肿瘤研究北京市重点实验室完成国际合作基地验收。

细胞生物研究室建立实时无标记检测平台，动态观察各种刺激条件对原代肿瘤细胞和各种细胞系的影响。利用激光显微切割设备、实时无标记检测仪、基因导入仪、液相芯片仪、荧光显微镜和微流控芯片系统，对不同研究目的的系列芯片展开工作，最终实现DNA的提取，取得脑肿瘤相关基因及抑癌基因的时序信息。进行免疫组化染色切片3000余张，染色指标50余个，培养细胞2000余瓶。扩繁两种转基因动物模型，进行动物实验600余只。

病理生理研究室本年星形胶质细胞原代培养用新生大鼠260只，开展谷氨酸引起星形胶质细胞肿胀的研究；SH-SY5Y神经细胞系1株，SD雄性大鼠20只，成年SD雄性大鼠20只。开展等离子体对神经保护的研究。

颅脑创伤室成功建立啮齿类动物可控性皮质打击伤模型百余只，界定颅脑创伤后半暗带的范围，进行缺氧诱导因子-1在创伤半暗带转归中的机制研究，以及创伤性脑损伤后神经元自噬和线粒体自噬的发生发展情况研究。

功能神经外科研究室同柏慧维康合作共同开发国产神经外科手术机器人，完成产品注册，正式上市。开始优化推广产品，进一步深入研究影像后处理在癫痫术前评估过程中的临床应用，拓展在内镜、脑积水、脑深部电极植入等的适用范围取得初步成果。进行华科恒生神经外科手术机器人临床试验。与美国及法国相关实验室合作开展基于颅内脑电的神经科学研究工作。在国产神经调控相关仪器设备研发、临床应用方面，与清华大学联合研制了具有远程程控功能的脑起搏器，临床试验已结束并提交药监局报批，在研项目还有可兼容3.0T核磁的脑深部电刺激系统、闭环脑深部电刺激系统。

动物实验室协助院所科室开展各类动物实验工作，完成实验动物2729只，实验室使用率100%。动物福利伦理审查委员会共受理审查动物实验相关福利伦理申请24份，通过24份。

全年发表论文123篇，其中核心期刊48篇，SCI收录75篇。主编书籍1部。计算机软件著作权5项。

医疗工作　神经影像中心检查17.72万人次。伽马刀室诊疗1110例，复诊1092例。神经电生理室视频脑电监测460人次，各种手术监测3351人次，肌电图和各项诱发电位4445人次，脑电图和脑电地形图1387人次，24小时脑电监测1564人次。

神经介入室手术3673例，其中动脉瘤921例、复合手术142例、造影2504例、畸形28例、动静脉瘘28例，绿色通道335例。胶质瘤治疗中心手术648例、化疗36例。内镜手术800例。功能神经外科研究室手术1317例。神经病理室发出诊断报告8589例，免疫组织化学染色3.41万片，冰冻快速诊断报告1098例，分子病理报告820例，会诊疑难病例500余例。超微病理室完成电镜观察发出诊断报告385例，制作半薄及超薄切片2333张，照相20375张。

损伤修复室继续协助海外引进人才刘松教授开展研究和探索面神经损伤的修复方法及技术，特需门诊136例，面瘫吻合术16例。

功能神经影像研究室与天坛医院、同仁医院、东直门医院、宣武医院、北京师范大学、北京工业大学等单位合作，完成了各项神经系统疾病的患者及实验动物的成像分析。完成患者3.0 T磁共振扫描1999人次，动物7.0 T高场强磁共振扫描280只次。

医学教育　研究生教育。有博士生导师13人、硕士生导师8人。首都医科大学研究生培养工作：招收研究生24人，其中博士生6人、硕士生18人；毕业研究生32人，其中博士生13人、硕士生19人；在读研究生78人，其中博士生23人、硕士生55人；在站博士后2人，出站3人。清华大学医学院博士生培养工作：毕业博士生1人。

本科教育。北京神经外科学院录取一年制学员18人。五年制毕业2人，一年制毕业23人。在读18人，一年制18人。

继续教育。举办一类继续教育项目9项，其中国家级6项、北京市级3项，培训学员超过3000人次。举办二类区县级项目5项、二类继续教育讲座27次。举办神经内镜基地培训班4期，培训53人次。新知识、新设备、新技术专业技术讲座10次，183人次参加。到院外进修学习3人，出国进修学习2人。

8月4～6日，神经电生理室在新疆举办第九届全国神经电生理术中监测学习班（国家级继续教育项目），邀请国内外10余名专家讲课，参会学员80余人。神经电生理室接待全国各地各类电生理进修39人。9月1～2日，神经分子病理室举办第三届全国脑胶质瘤分子病理与综合治疗学习班，参会300余人；同时举办北京市神经外科研究所第一期生物信息培训班，参会70余人。11月4～6日，神经病理室举办第八期全国神经系统肿瘤临床病理诊断培训班（国家级医学继续教育项目），参会学员30人。

学术交流 国际交流。6月24～25日，全国脑血管病防治研究办公室（以下简称全国脑防办）协助北京天坛医院在北京举办2017天坛国际脑血管病会议，约8000名国内外学者参加会议。因公出国交流、学习12人次，其中参加国际会议9人次，包括美国临床肿瘤学会2017年度年会、2017美国神经外科医师协会年会（AANS）、第六届国际术中电生理监测大会、第十七届世界立体定向和功能性神经外科大会、第八届IFNE世界神经内镜大会、第二十三届国际人脑成像年会；进修学习2人次，赴法国国立健康医学研究院和巴黎南大学混合实验室共同商讨结合小分子神经活性物质显微外科重建运动和感觉神经传导通路的研究、赴美国西雅图血液工作西北研究所参加关于神经系统疾病对凝血影响的合作研究和有关研究方法的讨论会；商讨合作2人次，赴韩国首尔与三星医学中心共同讨论科研合作前景。邀请外国专家来华讲课35人次。

国内交流。6月23～25日，所长张亚卓赴台北市参加台湾脑下垂体学会成立大会，并在大会发言。12月1～4日，张亚卓、吴中学应台湾神经外科医学会邀请，赴台湾参加第十三届第一次会员大会暨学术研讨会。12月2～3日，由世界华人神经外科协会、北京市王忠诚医学基金会及北京市神经外科研究所联合台湾神经外科医学会和台湾双合医院在台湾举办第八届世界华人神经外科学术大会，来自全国各地及港澳台近500人参加会议。

信息化建设 图书馆信息化建设投入27.74万元，用于购买中、外文数据库，并对数据库进行了维护与更新。全年网上检索下载文献12100篇。在固定资产的管理中图书入库共计112册。

编辑出版 《中华神经外科杂志》全年出版12期，收稿889篇，刊登432篇，发行81400册。作为中国科技论文统计源期刊，被中国科学引文数据库（CSCD）、中国科技论文与引文数据库（CSTPCD）、中文科技期刊数据库（VIP）、中国期刊数据库（CNKI）、中国生物医学文献数据库（CBM）及《中国学术期刊文摘》《中文科技资料目录》《中国医学文摘》《中国生物学文摘》等收录；年内，在“万方数据-数字化期刊群”全文上网，被中国核心期刊（遴选）数据库收录。入选第三届中国精品科技期刊，即中国精品科技期刊顶尖学术论文项目来源期刊。

癫痫及脑血管病防治 国家癫痫项目办公室挂靠在全国脑血管病防治研究办公室，癫痫防治管理项目全年国家拨付项目经费2000万元，项目执行累计18个省，覆盖约1.22亿人，管理癫痫患者近10万人。

4月，与全国颅内血肿微创穿刺技术推广协作组合作，全国脑防办在江苏省如东县举办了全国第六十五期颅内血肿清除技术培训班，100余人参训。4月12～14日，国家癫痫项目办公室在贵州省贵阳市召开农村癫痫防治管理项目总结培训班，80余人参加。项目办组织督导组对山东、甘肃、陕西、黑龙江4个省检查评估。7月26～28日，国家癫痫项目办公室在青海省西宁市主办全国癫痫防治管理项目数据库管理培训班，18省代表90余人参加。9月，全国脑防办与全国颅内血肿微创穿刺技术推广协作组合作，在北京举办全国第六十六期颅内血肿清除技术培训班，100余人参训。10月29日，全国脑防办继续与中国卒中学会合作，在北京主办了“红手环走进第十二个世界卒中日全国健康科普公益行动”，开展2017年“世界卒中日”主题宣传活动。

（撰稿：韩鸿敏　审核：刘红梅）

领导名单

党总支书记　翟　晶
所　　　长　张亚卓
副　书　记　刘红梅
副　所　长　江　涛

北京市临床药学研究所 北京市中药研究所

地址：西城区新街口水车胡同13号（100035） 电话：83229447
网址：www.bjyys.org

基本情况 职工49人，其中专业技术人员43人，包括高级职称9人、中级职称8人、初级职称26人。

固定资产总值863.4万元。年内新购固定资产总值244.5万元。

根据《北京市机构编制委员会办公室关于同意市卫生计生委调整所属事业单位的函》要求，单位名称由北京市卫生局临床药学研究所（北京市中药研究所）变更为北京市临床药学研究所（北京市中药研究所）。

科研工作 科研及制剂研发创收3109万元。年内新签科研协作项目20项，合同金额共105万元。在研纵向课题10项。"不同产区当归功效组分特异性及其机制研究"获首都医科大学首都中医药研究专项重点课题立项，资助资金6万元。发表科技论文7篇，其中中文核心期刊6篇、SCI论文1篇。协助市中医局举办北京市中医药"十病十药"成药性研究延期项目结题验收会。

"一种治疗由甲型H1N1等流感病毒引起的流感的中药"完成专利权转让，实现科研成果转化。

制剂中试生产部全年完成医院制剂96个品种845个批次的配制工作。7月12日~8月20日，配合市中医局开展北京中医药冬病夏治三伏贴统一行动，配制、配送三伏贴914万贴，覆盖全市16个区608家社区卫生及各级医疗机构。

学术交流 6月10~12日，中药资源研究中心助理研究员林兆洲受邀参加世界中医药学会联合会中药系科学与工程委员会成立大会暨第一届学术研讨会，做了题为"原位表征策略及其应用研究"的报告。

基本建设 完成中试基地危化品库改造、食堂气改电改造、污水排放改造等5项基础设施建设。

（撰稿：雷　烁　审核：杜燕华）

领导名单

所　　长 刘清泉

党支部书记 张金霞

副 所 长 王大仟（常务） 张金霞

北京市儿科研究所

地址：西城区南礼士路56号（100045） 电话：59616990

基本情况 在编职工67人，合同制员工22人，共计89人。其中研究系列55人（正高级职称8人、副高级职称14人、中级职称18人、初级职称15人），卫技人员27人（副高级职称2人、中级职称8人），其他系列4人，博士后3人。有国家杰出青年基金获得者1人，中科院百人计划1人，"百千万"国家级人选1人，"海聚工程"1人，北京市"十百千"的"十"层次卫生人才1人，"215"高层次卫生技术人才培养计划5人，北京市优秀人才7人，北京市科技新星7人。

固定资产总值10440.4万元，其中仪器设备10325.7万元。年内新购设备总值1679.4万元。

机构设置 1月，新增血液与肿瘤研究室，主要研究方向为儿童及青少年血液与肿瘤相关研究。6月，新增口腔医学研究室，主要研究方向为儿童口腔及涎腺类器官相关疾病的临床研究。作为国家儿童医学中心（北京）、北京儿童医院儿内科学、遗传学、病原生物学、耳鼻咽喉科学等4个博士/硕士培养点及博士后工作站的联合培养基地，拥有临床多学科疾病的样本库。

改革与管理 由原北京儿童医院党委机关二支部独立为儿研所党支部。在稳固基础科研工作的同时注重平台建设，加强与临床科室的各项合作，挖掘更多服务于临床的临检项目。注重人才培养与引进，建设高水平的儿科医学科研专业人才队伍。完善基础科研设施，加强遗传检测、儿童感染性疾病病原体研究、儿童营养研究、儿童急性呼吸道感染性疾病的病毒病原学及分子遗传变异研究、儿童EB病毒感染性疾病研究、儿童病毒性脑炎脑膜炎病原学研究及免疫学等相关学术研究的科研平台建设。筹划和推广研究所对外科技服务和成果转化的同时，定期更新首都科技条件平台科技资源，加入市医管局儿科协同发展中心大平台，参与筹建以临床科研转化医学为导向的儿科样本标准化收集体系、共享体系及后续随访体系，建立北京儿童临床数据与样本资源库研究团队，探索建立公共实验室，以形成为社会提供科技资源预约、实验成果检索等有效的运行机制。

强化科研管理，完善制度规范。完善研究所各项制度，新增赴国外进修人员遴选办法、北京儿童医院/北京市儿科研究所双聘PI遴选与待遇、儿研所应急预案等，更新实验室生物安全领导小组职责，完善实验室工作人员健康监护制度。制定科研经费管理办法。加强人才培养和梯队建设，鼓励青年科研人员确立自己的亚专业研究方向并积极申请研究项目，2人获市医管局“青苗”人才项目资助，1人获北京市优秀人才青年骨干项目资助，2人获“北京市优秀青年人才”称号。有在读研究生24人、客座研究生10余人。

公益服务与文化建设。进行的公益性检测服务包括中国新生儿单基因遗传病基因筛查、新生儿耳聋基因公益筛查项目各1万余例，麻疹病例的监查检测并上报、儿童粪便营养代谢产物和益生菌检测各200余例，以及肺炎链球菌、流感嗜血杆菌、B族链球菌血清型数百例等。

科研工作 在研项目80余项，项目资金超过3600万元。其中，当年获批项目36项，包括国家级课题9项，累计经费486.08万元；省部级和其他课题27项，经费共计1103.24万元。共发表论文53篇，其中SCI论文28篇、统计源期刊25篇。获批发明专利1项：区分儿童潜伏结核感染者和活动性结核病患者的蛋白特征谱。由杨永弘、姚开虎等共同参与的“我国儿童肺炎链球菌疾病和分离菌株特性研究”获北京市科技奖三等奖。

科研平台建设依托于各研究室的专家管理，注重资源共享，实现平台使用效益最大化。利用市财政经费及其他各科研项目经费完善了遗传学、细胞生物学、病原生物学及营养成分监测平台建设。依托于这些平台，研究所现有3个北京市重点实验室，出生缺陷遗传学研究北京市重点实验室、儿童呼吸道感染性疾病研究北京市重点实验室和儿童耳鼻咽喉头颈外科疾病北京市重点实验室，以及儿科重大疾病教育部重点实验室。其中，出生缺陷遗传学研究北京市重点实验室为2017年初正式获批的重点实验室，负责人为李巍教授。

开展多项特色实验和检验服务，以满足北京儿童医院临床多科室特殊检测项目的需求。完成临检服务16.3万余例，较上年增加12.3%，临检收入超过4400万元。6月8日，医学遗传中心与内分泌遗传代谢科合作，正式成立遗传咨询诊疗团队门诊，提供遗传咨询等服务。

与美国食品药品监管局、美国宾夕法尼亚大学、中国疾控中心营养与健康所、医科院肿瘤医院、安徽省儿童医院、北京市朝阳区妇幼保健和计划生育服务中心、顺义妇儿医院、复兴医院及北京儿童医院多个临床科室合作，共计联合发表文章45篇，联合/辅导申请项目12项。

医学教育 研究所支持职工的继续教育工作，与多部门联合在科研项目申报前期和中期提供必要的辅导培训，协助督导项目按期结题。为全所科研人员提供适宜的岗位培训和了解国内外科研新进展的渠道。研究所共有博士生导师7人、硕士生导师15人（含博导），其中本年度新增博士生导师1人、硕士生导师3人。毕业硕士研究生5人、博士研究生5人，除2人继续深造外，其余均被各大科研院所和高校任用。1人作为国家公派博士后赴美国国立卫生研究院学习，3人分别前往美国哈佛大学波士顿儿童医院医学遗传中心、宾夕法尼亚大学医学院微生物学系、哥伦比亚大学病理及细胞生物学系、天普大学医学院病理学及实验医学系等进行3个月至1年的研究，内容包括出生缺陷、神经母细胞瘤研究、感染性疾病的诱发因素、免疫机制研究和急性髓细胞白血病信号调节机制等。

学术交流 主办及协办了中国医疗保健国际交流促进会出生缺陷精准医学分会第一期基因数据分析师培训班、第三届中国儿科发展国际论坛儿科感染性疾病分论坛、第三届中国儿科发展国际论坛——发育营养分论坛暨第四届儿童营养及营养性疾病进展学习班、第四届儿童EB病毒感染相关疾病及实验室诊断学习班等10余个全国性培训班及会议，研究所共计120余人次参加国内外学术会议，44人次做大会报告或壁报交流。

信息化建设 定期更新研究所网站和首都科技条件平台各项信息，信息化办公系统正常运行。

（撰稿：张 琪 郝婵娟 审核：倪 鑫）

领导名单

所　　　　　长 倪 鑫
党支部书记、副所长 李 巍

北京热带医学研究所

地址：西城区永安路95号（100050） 电话：63025403

基本情况 职工28人，其中科研人员27人，包括正高级职称3人、副高级职称3人、中级职称16人、初级职称5人；其他1人。

固定资产总值1635万元，年内新增科研仪器设备135万元。

12月6日，在全国“敬佑生命·2017荣耀医者”公益评选活动中，96岁的李桓英获得“生命之尊”奖。研究所被中国麻风防治协会评为全国麻风防治先进集体，2人被评为全国麻风防治先进个人。

改革与管理 引进海外博士后1人，国内博士后1人、博士生1人。得到李桓英基金会资助，1人完成在美国感染性疾病研究所的访问学者任务归国，1人赴美国贝勒医学院国立热带医学学院进修1年。1人获得友谊医院“种子计划”支持。

科研工作 立项课题8项，其中国家自然科学青年项目2项、国家自然科学应急项目1项、首都医科大学自然科学基金3项、市科委项目分课题2项，市财政项目经费250万元，经费共计413万元。

申请2项肺炎支原体耐药诊断试剂专利。

有国家中医药管理局病原生物学三级实验室和热带病防治研究北京市重点实验室。以热带病防治研究北京市重点实验室为平台，配合市卫生计生委和市疾控中心建设北京食源性寄生虫病监测中心。依托友谊医院样本库平台，筹建集临床资料、患者样本和病原学标本为一体的热带病及寄生虫病资源库。

发表核心期刊论文16篇，SCI收录论文4篇。

医疗工作 热带病门诊患者比上年增加25.6%，住院患者增加15.2%。急诊收治的疟疾患者明显增多。

院内会诊146例，院外会诊24例。救治的病种呈现多样性和复杂性，相关的不明原因发热肝内占位病变颅内占位病变不明原因噬血细胞综合征患者比例明显增多。

麻风专病门诊确诊麻风1例，可疑麻风患者1例，治疗麻风反应4例。4月，麻风门诊接收天津市延误诊断17年的重型瘤型麻风患者1名，给予及时妥善处理，经半年入院治疗，患者症状体征明显好转，归家继续抗麻风治疗。

医学教育 承担首都医科大学热带医学临床教学任务和五年制、七年制、三年制、夜大专升本的传染病教学工作，完成2016级护理专业内科护理学传染病理论授课。录取硕士研究生1人，1名研究生申请硕博连读。脱产出国进修1人。

完成继续医学教育项目2项：举办国家级继续医学教育——第九届北京热带医学和寄生虫学论坛、第十届北京市麻风病诊断技术培训班。

学术交流 与美国约翰·霍普金斯大学张颖教授合作“麻风病易感基因及早期诊断标志物的筛选”课题，与美国得克萨斯大学MD安德森癌症中心韩向阳教授着手开展病原生物的检测与鉴定的相关研究，与美国贝勒医学院国立热带医学学院Peter Jay Hotez教授和詹斌教授开展寄生虫致病机制的相关研究。

信息化建设 投入网络建设、计算机购置等信息化建设资金约5万元，加强信息化设备的使用管理，做好设备的运行维护工作。

（撰稿：温 艳 审核：杨国威）

领导名单

所 长 辛有清

北京大学医学部

地址：海淀区学院路38号（100191） 电话：82801262

网址：www.bjmu.edu.cn

基本情况 医学部（含5家直属附属医院）教职工11551人，其中医学部本部1558人、附属医院9993人。有专任教师4667人，其中本部699人、直属附属医院3968人。专任教师中，有教授1020人（其中本部187人），副教授1347人（其中本部276人），讲师1462人（其中本部230人），助教770人（其中本部6人），未定职称68人。两院院士14人，“长江学者奖励计划”特聘教授17人、讲座教授3人、青年长江学者1人，海外高层次人才引进计划（“千人计划”）长期项目5人、短期项目1人、青年项目15人。

固定资产总值264674.86万元，其中教学、科研仪器设备资产总值160757.54万元；年内新购固定资产总值22137.92万元。全年教育经费投入205736.94万元，其中财政补助收入105697.6万元、事业收入等其他收入共计100039.34万元。

医学部获全国五一劳动奖状，药学院焦宁入选2017年“国家百千万人才工程”，药学院屠鹏飞获得首届全国创新争先奖，屠鹏飞团队的成果被评选为“2017中国十大医学进展”，乔杰、刘玉村、刘海鹰被评为“2017中国十大医学新闻人物”，3人获“国家卫生计生突出贡献专家”称号，3人获2017年“全国卫生系统先进工作者”称号。

机构设置 医学部有5个学院（部）、6个直属附属医院、4个共建附属医院、22个机关职能部处（含群团组织）、12个直属单位、14个教学医院、16个教学基地及23个临床学系。

继2016年11月4日成立北京大学健康医疗大数据研究中心后，2017年10月31日，成立北京大学医学部精准医疗多组学研究中心。1月20日，北京大学三〇二临床医学院揭牌；5月5日，原医学网络教育学院与原在职教育培训中心整合更名为北京大学医学继续教育学院；6月1日，新增北京大学医学部骨科学学系；10月17日，新增北京大学医学部内分泌代谢病学学系。

改革与管理 围绕“引领人才培养的方向、攀登科学研究的高峰、打造医疗服务的圣地、培育向上向善的沃土、建成师生共享的乐园、担起服务国家人民的责任”和一流大学一流学科建设的目标，推动北大医学发展与改革，加强医学教育、“临床医学+X”计划、人才队伍建设、学科布局、医院发展、基地建设和国际合作等。

本科教育实现了临床选修课的跨院选课，促进各临床学院的教学资源共享。完成2016版《中国本科医学教育标准-临床医学专业》编制工作，组织完成73所医学院校临床医学专业认证。建立本科教学检查、反馈和教学质量追踪常态机制，启动智能教室评课系统和在线课程评价平台建设，完善内部教学质量保障体系，聚焦教学质量的提高。推动教育教学管理系统和资源平台建设，推进各二级学院虚拟仿真中心和信息化资源平台建设。

优化研究生招生结构，创新人才选拔机制。增设转化医学学术学位博士专项、新晋和引进人才专项等招生方式，吸引跨学科优秀人才。制定应用型公共卫生博士、应用型药学博士及应用型医学技术硕士研究生培养方案。优化学科结构，完成急诊医学和中西医结合基础二级学科学位授权点、急诊医学专业领域由硕士点调整为博士点的申报。加强全科医生培养。完成《北京市家庭医生发展战略研究报告》，提出北京市家庭医生发展短期与长期目标、规划和实施路径，并制定可行的政策建议。

推进专科医师规范化培训工作，启动第三批16个专科试点，其中增设老年内科和介入科2个专科。开展住院医师规范化培训，有6名参加规范化培训的住院医师获得临床硕士专业学位。将原医学网络教育学院与原在职教育培训中心整合更名为北京大学医学继续教育学院，为直属单位。

出台《北京大学医学部优秀学术骨干联合聘任办法》，推动基础、药学、公共卫生和临床医学、口腔医学的交叉融合。年内，新增长江学者特聘教授1人，青年长江2人，国家杰出青年1人，青年千人3人、青年拔尖人才1人；引进千人计划长期项目专家1人，国家杰出青年1人。1人入选“百千万”人才工程国家级人选。派出98名优秀青年骨干出国进修学习。对博士后管理进行改革，改革经费筹集模式，取消名额限制，提高博士后待遇。博士后在站159人，累计出站693人。

通过“临床医学+X”、临床高峰工程、基础研究专项、青年平台建设等专项建设，促进医学与生命科学、信息科学、化学、物理、材料、工程学等学科的融合与创新。

成立国内合作委员会，规范和指导各学院、医院等二级单位对外开展合作办医、办学等工作。

教学工作 共有全日制在校学生9081人，其中博士生2316人、硕士生2581人、本科生3796人（含台港澳侨学生169人）、留学生388人。非全日制学生中，成人教育学生1467人，网络教育学生18917人。

本科教育教学。设10个本科专业：临床医学、口腔医学、基础医学、药学、预防医学、护理学、英语（医学英语）、医学实验技术、医学检验技术、口腔医学技术。录取本科生846人。毕业本科生705人（含完成本科阶段培养的长学制学生、港澳台、留学生），其中686人毕业，685人授予学士学位，1人暂不授予学士学位；另有19人结业。2016届有5名结业生符合毕业条件，其中4人授予学士学位，1人暂不授予学士学位；2016届有5名毕业生获学士学位。有1名学生中途转专科离校。2017届共有临床医学、口腔医学专业八年制毕业生185人，185人全部博士毕业，182人授予博士学位，3人暂不授予博士学位。另外，2017年春季有1名临床医学八年制学生获博士学位，4名本科生获学士学位。

研究生教育教学。医学部具有博士学位授权一级学科点11个，二级学科点67个；硕士学位授权一级学科点13个，二级学科点71个。接收硕士生782人，接收推荐免试硕士生248人。其中科学学位研究生364人、专业学位研究生418人。招收博士生499人，接收推荐免试直博生82人，校内研究生转博155人。其中科学学位研究生386人、临床/口腔医学专业学位研究生113人。毕业研究生1200人，其中博士生467人、硕士生733人。授予博士学位427人、硕士学位616人；向140名同等学力人员授予学位，其中博士学位49人、硕士学位91人。授予七年制公共卫生医学硕士学位51人，六年制药学理学硕士学位62人，八年制临床医学专业学位147人，八年制口腔医学专业学位36人，八年制基础医学科学学位47人，授予学士学位1333人。

继续教育。面向医学部专业技术人员举办区县级继续医学教育项目1125项，培训139474人次。面向全国举办各类培训班共371项，共培训49600人次。2016~2017学年度，医学部共接收来自全国兄弟院校、医院的进修访学人员3510人。2017年秋季接收访问学者70人。

留学生教育。招收留学生131人、台港澳学生32人。留学生本科毕结业67人，博士研究生毕业并获学位1人；汉语预科班结业39人；进修生结业41人。台港澳学生本科毕业并获学位13人，硕士研究生毕业并获学位13人。

图书馆建设。全年总借还81356册次，其中自助借还54760册次。全面实行通借通还，范围涉及北大中心馆、医学图书馆、6家直属附属医院图书馆等。全年通借通还25434册。完成馆际互借83册次，文献传递2631篇，CALIS用户累计672个（包括机构和个人），BALIS用户累计841个（个人），CALIS服务馆（成员馆）1081个，BALIS成员馆112个，文献满足率77.83%。医学图书馆纸质书刊藏书量55.167万册，另有电子书刊163265册。

科研工作 基础医学、临床医学、口腔医学、公共卫生与预防医学、药学、护理学6个一级学科均入围“双一流”建设，在全国医学院校中排名第一。在教育部第四轮学科评估中，A类学科5个，名列全国医学院校首位。在重视传统优势学科的同时，重点打造临床医学“高峰工程”，成立北京大学健康医疗大数据研究中心、精准医疗多组学研究中心；启动北京大学全球健康研究院建设；推进共建生物医学工程系及化学生物学中心的建设；启动“医疗数字化与先进制造”等跨学科创新发展试点项目，成功孵育医学技术新兴一级学科；启动“临床医学+X”专项基金，继续推进交叉学科种子基金等跨学科项目，举办“临床医学+X”论坛，促进跨学科交流。打造青年科技创新平台，成立北大医学青年科技创新发展联盟。启动屠呦吻创新药物研究院建设方案编制工作，确定研究院的定位为科技制高点、产学研联盟，吸引全球人才，创新体制机制，引领全国发展。

申报各类科研课题1247项，获批357项，总经费超过3.9亿元。申报国家自然科学基金委项目1055项，获批268项，总经费1.55亿元，其中重点项目、重大研究计划重点支持项目等200万元以上项目16项，批准经费4750万元。黄晓军等13位教授分别牵头申报的国家重点研发计划“干细胞及转化研究”“精准医学研究”“重大慢性非传染性疾病防控研究”等重点专项获批立项；共获批国家重点研发计划重点专项课题40个，经费16051万元。获批国家科技重大专项课题5项，经费4960万元。新增军民融合项目9项，总金额2840万元。龚侃、焦宁入选国家创新人才推进计划“中青年科技创新领军人才”，周德敏团队入选“重点领域创新团队”，叶敏获得杰出青年科学基金，薛言学获得优秀青年科学基金，周德敏、焦宁、龚侃入选万人计划名单。

新建1个教育部国际联合研究中心、5个医学部研究机构。完成国家国际科技合作基地申报，顺利通过答辩。医学免疫学重点实验室在国家卫生计生委重点科研基地“十二五”评估中获得优秀。

季加孚课题组的“胃癌综合防治体系关键技术的创建及其应用”、黄晓军课题组的“单倍型相合造血干细胞移植的关键技术建立及推广应用”和乔杰课题组的“配子胚胎发育研究与生育力改善新方法的应用”等3项研究成果获2017年度国家科技进步二等奖，姜保国团队的研究成果获得中华医学科技奖一等奖。SCI收录北医发表的文章4175篇，以第一作者或通讯作者发表的文章1867篇，最高影响因子47.831。Nature在11月30日对北大医学建设及乔杰、黄晓军等教授的标志性成果进行了宣传。签订科技开发合同612项，签约资金总额1.59亿元，签约资金超过100万元的合同20项。

医疗管理 6家直属附属医院和4家共建附属医院全年门诊16448963人次，急诊1362091人次，出院492376人次。平均住院日9.61天。各附属医院结合京津冀协同发展需求，以项目合作、共建、协作为切入点，通过合作办医、远程会诊、人才培养等形式，推进医疗卫生事业协同发展。继续推进国家医疗数据中心工作，发挥行业引领作用。继续为各附属医院护理团队建立合作交流平台，通过各种形式提高临床护理实践、护理教学与科研水平。

学术交流 与泰国朱拉隆功大学、日本大阪大学、澳大利亚乔治全球健康研究院、韩国延世大学、美国密苏里大学—堪萨斯分校、日本庆应义塾大学、澳大利亚昆士兰科技大学等海外院校共签署9项合作交流协议，在科研合作、人员互换、资源共享等方面开展合作。与多个战略合作伙伴举办联合研讨会，包括与美国密歇根大学医学院、英国伦敦国王学院、英国曼彻斯特大学、德国乌尔姆大学、澳大利亚墨尔本大学等共同拓展合作领域及联合项目，与美国中华医学基金会联合举办全球卫生论坛。公共卫生学院非洲马拉维教学基地揭牌，该基地由北京大学公共卫生学院与马拉维参与式农村发展组织合作建立，将着眼于加强全球卫生人才队伍建设，在全球卫生、妇幼健康、传染病、卫生政策等方面与马拉维医学院校和医疗机构开展全面合作，定期派出教师和学生进行医学研究和实践。加强CMB项目申报和现有11个科研课题的管理，全年获CMB资助共计504.8万元。

12月14~15日，召开“面向未来：医学教育的责任与使命”北大医学·教育论坛，邀请来自美国、英国、韩国和国内医学院校及相关机构的40余位专家，探讨医学教育改革与发展，来自全国90余所医学院校的500余名代表参加会议。

信息化建设 2017年，医学部信息化经费投入1004万元。完成OA系统开发和试用，毕业派遣系统上线。重点推动医学部人员编码、单位编码、英文官方网站改版升级等专项工作。为直属附属医院事业编制在职职工制作并发放校园卡。全面启用综合服务平台。实施网络体验改善工程，出口从3.4G扩容至5.4G，师生上网终端数从每人2个扩至每人5个，实现了无感知漫游，全网实现准入安全认证。实施无线网二期建设工程，安装设备1600余台，信息点施工600多个，实现医学部本部、草岚子校区、医疗产业园三校区室内室外无线网全覆盖。校园网出口带宽5.4G。

基本建设 北京大学医学科技楼一期建设项目获得国家和北京市正式批复60998万元。医学部体育馆建设工程完成2017年5000万元投资，并争取到4189万元建设资金。药学楼改造工程、国际合作交流中心改扩建工程完工，交付使用。医学部综合开发利用地热工程完成勘探，通过了开发利用方案报批。

（撰稿：张雪原　审核：肖　渊）

领导名单

主　任	詹启敏
党委书记	刘玉村
副主任	段丽萍　宝海荣　王维民　肖　渊　刘晓光　张新祥　张　宁
副书记	李文胜　徐善东
纪委书记	范春梅

清华大学医学院

地址：海淀区双清路30号清华大学医学科学楼（100084） 电话：62787691
网址：www.med.tsinghua.edu.cn

基本情况 教职工449人，其中教师104人，包括教研系列教师55人（长聘教授18人、教授4人、长聘副教授12人、准聘副教授10人、助理教授11人），过渡期1人，研究系列24人（研究员3人、副研究员12人、助理研究员9人），教学系列8人（教授1人、副教授5人、讲师2人），实验技术系列14人（高级工程师7人、工程师6人、实验师1人），教育职员2人。有诺贝尔奖获得者1人、院士2人、千人计划教授11人、青年千人计划引进13人、万人计划领军人才2人、长江学者特聘教授7人、青年长江学者3人、国家杰出青年基金获得者9人、国家优秀青年科学基金获得者6人。

下设2个系1个中心1个学院：基础医学系、生物医学工程系、公共健康研究中心、临床医学院，涵盖了细胞与分子生物学、免疫学、传染病学与微生物学、生物医学工程、神经科学、公共健康学和临床医学七大学科。

除北京华信医院、清华大学玉泉医院、北京清华长庚医院之外，清华大学与北京协和医院、积水潭医院、解放军总医院、台湾长庚纪念医院、中日友好医院、北京医院、天坛医院北京神经外科研究所开展教学合作。

固定资产总值23344.5万元，年内新购固定资产总值2484.5万元。

历史沿革 2001年10月25日，清华大学医学院正式成立，两院院士吴阶平担任首任院长，生物物理学家赵南明担任常务副院长，规划设置生物医学工程系、医学系和药学系。2001年，开始招收临床医学八年制博士生，与北京协和医学院共同培养；生物医学工程学科被评为全国重点学科（2006年被评为国家重点一级学科）。到2004年，医学院在编职工45人，其中中国科学院院士1人、教育部长江学者计划特聘教授4人，教学辅助人员9人，教育职员6人；设有生物医学工程和生物学两个流动站，在站博士后22人；在校本科生121人，在校研究生102人，其中硕士生55人、博士生47人。

2010年7月，清华大学成立公共健康研究中心，挂靠在医学院；2011年10月，公共健康学科面向全国招收公共卫生专业硕士学位（MPH）研究生，已毕业39人。2013 年，公共健康研究中心受教育部委托培养国际公共卫生硕士研究生（IMPH），截至2017年9月，有4届来自23个国家的学生共78人入学参加全程学习，已有3届共51人毕业并获得公共卫生硕士学位。2016 年起，医学院启动高级健康管理与转化医学（EMTM）硕士项目。2016年12月21日，成立临床医学院，与基础医学、生物医学工程、公共健康学科共同构成清华医学学科体系。

改革与管理 围绕“人才强校”的核心战略，以学科发展规划为主线，落实学科团队建设。

围绕重大疾病诊断和治疗的创新需求，对肿瘤学科方向进行了调研和分析，引进世界一流的肿瘤生物学家尤其是青年科学家。年内，有6人入选中组部青年千人计划；3人入选国家杰出青年科学基金，其中2人来自免疫学学科团队。免疫学学科团队是学院的重点科研团队，自2014年成立以来，先后引进13位学术带头人，建立起较为合理的人才梯队。推进公共科研平台的建设，初步建立起免疫团队的流式平台和基础仪器平台，并依托清华生物测试中心的仪器平台和动物平台，促进科研进展。

Brian Kobilka研究团队在分子细胞生物学方面取得突出成果。Kobilka教授于2013年9月以“千人计划”创新短期项目引进，2017年8月，Kobilka教授实验室的研究成果在*Nature*在线发表，首次报道了beta2肾上腺素受体同时结合正构拮抗剂卡拉洛尔（carazolol）与胞内别构拮抗剂Cmpd-15的复合物结构，该成果对G蛋白偶联受体别构调节物的研发具有指导意义。

学院作为全校第一批开始师资队伍人事制度改革的试点单位，在人事制度改革方案中，明确了与学科目标相适应的师资队伍水平和标准、聘任和晋升程序。

年内，有6位教研系列的青年教师晋升为长聘副教授。在聘外籍教师14人、双聘教授2人、兼职教授1人。

创建“3+2+3”八年制国际化培养模式的医学实验班，以培养研究型医师为目的的医学生培养模式。

教学工作 本科生教育教学。生物医学工程专业及医学实验班本科在校318人。医学实验班（临床医学专业）招生26人；生物医学工程专业招生32人（其中留学生4人），毕业23人。

研究生教育教学。研究生在校737人，其中硕士生276人、博士生461人。招收硕士生64人、博士生105人，留学生32人。研究生毕业145人，其中1月毕业博士生4人、硕士生18人，7月毕业博士生38人、硕士生81人，10月毕业博士生4人。基础医学系、生物医学工程系、公共健康研究中心及临床医学院具备培养研究生能力。基础医学（生物学）学科获得基础医学一级学科硕士学位点。基础医学系设置了分子与细胞生物学、免疫学、传染病学和神经科学4个重点发展方向。生物医学工程学科设置了生物医学影像、神经工程、微纳医学和医疗仪器4个重点方向，被评定为国家一级重点学科。清华—约翰霍普金斯大学生物医学工程联合研究中心、清华大学—哥伦比亚大学高等基因组技术联合研究中心及清华大学生物医学影像研究中心的成立为生物医学工程的学科发展提供了良好平台。

医学实验班采取“3+2+3”培养方案。第一阶段：1～3年级，学生在清华大学完成自然科学、生命科学、基础医学、人文社会科学等基础课程的学习，并安排临床医学见习等实践教学，期间可申请进入医学院教授的课题组参与科学研究；第二阶段：4～5年级，整班学生赴海外顶级实验室进行科研培训，已有6届学生赴美国匹兹堡大学医学院和澳大利亚墨尔本大学医学院进行学习研究，实行中、外双导师制，指导学生完成独立的研究并撰写论文，进行临床前模拟训练；第三阶段：6～8年级，学生回到国内在综合性医院学习临床医学课程，并进行内、外、妇、儿等临床科室系统性全面性的轮转实习。第一届学生已有13人毕业，获得临床医学博士学位。

年内，医学院共获得2项北京市教学成果奖，8项本科教改项目资助，2项研究生教育教学改革项目立项。

博士后流动站设有生物学和生物医学工程两个学科站点，在站博士后113人。

科研工作 在研课题622项，在研项目计划经费总额近8.2亿元；申报各级科研课题89项，新上项目合同总额1.6亿元。获得国家自然科学基金资助23项，其中国家杰出青年项目资助3人、重点项目1项、面上项目12项、海外及港澳学者合作研究基金1项、青年科学基金项目6项，资助经费总额2207万元。

1月16日，清华大学医学院程功研究员获第三届树兰医学青年奖；3月，董晨教授获首都科技领军人才称号；4月28日，程京院士团队和廖洪恩团队获2017年度黄家驷生物医学工程奖，程京院士团队的“遗传性耳聋基因诊断芯片系统的研制及应用”获技术发明类一等奖，廖洪恩团队的“立体空间透视融合微创导航系统”获技术发明类二等奖；5月10日，医学院祁海教授入选2017年HHMI国际学者项目；9月，李元元助理研究员获北京市科技新星称号；10月24日，董晨、吴清玉、张敬仁、吴励、张林琦、祁海、王小勤、高小榕、高上凯9人入选“2016年中国高被引用学者”；11月6日，Babak Javid研究员获英国惠康基金会授予的2017年研究者奖，“结核分枝杆菌抗生素耐药的分子特性研究”获得资助；11月13日，程功研究员获中源协和生命医学创新突破奖；11月17日，全球“高被引用科学家”公布，董晨教授第四次上榜；12月14日，张欣然获国际医学生物工程联合会“青年学者奖”第一名。

3月5日，与美国得克萨斯大学MD安德森癌症中心和清华大学—北京大学生命科学联合中心共同承办癌症研究前沿论坛，有12位国际学者受邀做报告，内容涵盖癌症研究中的DNA损伤修复、信号通路改变、癌症转移机制、癌症疗法改进、针对特定癌症药物筛选平台搭建及癌蛋白质组学平台搭建等，包括清华、北大、协和和中科院在内的10余所高校和国内各大医院及科研单位近400人参加论坛。

7月3日，与清华大学清华—青岛数据科学研究院联合主办清华大学人工智能与未来医学影像高峰论坛，近500人参会。包括人工智能领域、临床、数据科学领域、医学影像技术领域的专家学者，共同探讨医学影像、人工智能与大数据等技术在临床医学研究中的热点问题和未来发展方向。

11月11～12日，传染病中心举办2017年全球健康与传染病论坛，100余人参会。本次论坛适逢清华大学全球健康与传染病研究中心成立一周年之际，旨在总结与交流传染病中心近一年来在科研领域的各项进展，促进合作交流与协同发展。

全年发表SCI/EI论文314篇，其中CNS5篇、CNS子刊12篇。

学术交流 年内，美国印第安纳大学、华盛顿大学，法国图卢兹大学，意大利罗马第二大学，英国华威大学、爱丁堡大学，中国台湾长庚医院等机构专家学者及塞拉利昂国际司司长先后来访。

同时，多次组织学院教学与管理骨干出国考察访问，合作研究。完成教职工出访223人次，学生出国交流127人次。

信息化建设 年度信息化建设投入13.55万元。完成清华大学生物医学工程系网站建设（2.6万元）、免疫所虚拟主机服务与免疫所官网维护（9.3万元）、医学院网站虚拟主机服务及医学院OA系统托管服务（1.65万元）。

（撰稿：叶 薇 赵 莹 审核：洪 波）

领导名单

党委书记 洪 波
院　　长 董 晨
副 书 记 刘清飞 程 功
副 院 长 吴 励 祁 海 吴清玉（至7月） 董家鸿 张玉琪 张敬仁 张明奎（自7月）

北京中医药大学

地址：朝阳区北三环东路11号（100029） 电话：64286426
网址：www.bucm.edu.cn

基本情况 校本部教职工1235人。专任教师682人，其中正高级职称178人、副高级职称245人。下设中医学院、中药学院、生命科学学院、针灸推拿学院、管理学院、护理学院、人文学院、国际学院、台港澳中医学部、继续教育学院、远程教育学院、国学院（中医文化研究院）、马克思主义学院和体育教学部14个教学单位。设有中医学、中药学、药学、中药制药、针灸推拿学、康复治疗学、公共事业管理、药事管理、信息管理与信息系统、护理学、英语（医学）、法学（医药卫生）12个本科专业和护理（高职）、中药（高职）、公共卫生管理（高职）3个专科专业，其中中医学专业包括岐黄国医实验班九年制、中医学“5+3”一体化、中医学七年制（2012级起停招）和中医学五年制4种培养模式。中医学“5+3”一体化包括卓越中医师、卓越中医京华医师、卓越中西医结合医师、卓越针灸推拿医师、卓越针灸推拿对外医师、卓越中医学（儿科方向），中医学专业五年制含中医学、中医学（实验班）、中医学专业（养生）。建有骨伤科研究所、科研实验中心、中医药传统疗法研究与交流中心、中医药文化研究与传播中心、养生学研究所、民族医药研究所、中药现代研究中心、循证医学中心、糖尿病研究中心、北京中医药大学海峡两岸中医药交流与合作研究所、北京中医药研究院和国家中医体质与治未病研究院12个研究院所。另有临床医学院及直属附属医院8个、非直属附属医院8个、教学医院8个。

固定资产总值119743.79万元，其中教学科研仪器设备总值43766.57万元；年内新购教学科研仪器总值5742.99万元。全年教育经费投入110811.25万元，其中国家拨款71115.05万元（含基建）、自筹经费39696.20万元（含基建）。

改革与管理 增开康复治疗学、药事管理2个专业，在管理专业试点探索学分制与双学位制度改革；组织实践教学综合管理信息化平台建设，将虚拟仿真技术引入实验教学课程；首批立项的临床中药创业理论与实践等7门创新创业课程正式开课，并完成第一轮讲授；调整实践教学基地布局，重新签订合作协议；修订教学大纲，落实实践配套方案，完善全程导师制的方案与管理办法，重新遴选优质的临床特殊模块；完善学生成绩评定办法，完成《北京中医药大学考试工作管理办法》《北京中医药大学本（专）科学生学籍管理规定》《北京中医药大学学生学习成绩形成性评价实施办法（试行）》的制定与修订；加强考试管理，制定《北京中医药大学题库修订方案》。

围绕“双一流”建设持续推进人事制度改革，构建人才引进、评价、使用、考核和激励为一体的人事制度体系，制定二级学院目标责任书，完善岗位聘任制度，完成绩效考评工作。继续实施优秀博士毕业生海内外研修计划，加大博士后招收力度。

完成低氮锅炉改造，建设节约型校园，推进餐饮中心创新改革，持续开展物业化改革。

教学工作 本年度招生11652人，其中全日制博士生286人（包括留学生10人）、硕士生1196人（包括留学生42人），普通本科生2080人（包括留学生93人），成人教育本科生347人、专科生239人，网络教育本科生3714人、专科生3790人。在校生32266人，其中全日制博士生786人（包括留学生31人）、硕士生3594人（包括留学生155人），普通本科生7057人（包括留学生351人）、专科生207人，成人教育本科生1502人、专科生965人，网络教育本科生9746人、专科生8409人。

毕业生7336人，其中全日制博士生175人（包括留学生3人）、硕士生890人（包括留学生43人），普通本科生1200人（包括留学生118人）、专科生121人，成人教育本科生450人、专科生392人，网络教育本科生2221人、专科生1887人。

图书馆藏书220.53万册，其中纸质图书109.34万册、电子图书111.19万册，中医古籍线装书3914种8179函39125册。

开设本科专业12个，其中中医学专业开办有岐黄班（5+4）和卓越班（5+3）两个长学制方向，中药学专业开办有时珍国药班（4+4）和卓越班（4+2）两个长学制方向。具有一级学科3个，一级学科博士点3个，学术博士学位授权点42个，专业博士学位授权点9个，学术硕士学位授权点45个和专业硕士学位授权点12个；博士后流动站3个，博士后研究人员出站16人，退站1人，进站17人，在站69人；师承博士后在站7人。一级学科国家重点学科2个，二级学科国家重点学科15个，国家中医药管理局重点学科48个，一级学科北京市重点学科2个，二级学科北京市重点学科8个。

科研工作 全年中标课题700项，其中横向课题96项、纵向课题604项，包括国家级课题76项、省部级课题46项、市级课题9项。纵向课题中标经费16323万元，横向合作课题经费4817万元，到位科研经费10845万元。

获省部级奖5项、学会奖4项。SCI收录论文315篇，EI收录论文48篇，国际学术会议索引24篇，中文核心期刊论文1896篇。

12月13～15日，召开科技创新与学科建设大会，主会场邀请教育部、科技部、国家中医药管理局、国家自然基金委等部门的专家领导做学术报告。相继召开科技创新系列政策研讨会、五校联盟科技管理创新机制处长论坛、“双一流”建设论坛、中医学院名家讲坛。

12月29日，举办治未病与实施健康中国战略高峰论坛。英国剑桥大学樊台平教授、美国芝加哥大学袁钧苏教授、清华大学生物芯片北京国家工程研究中心程京院士、中国中医科学院张伯礼院士、第四军医大学樊代明院士、北京协和医院郎景和院士、西北大学郑晓晖教授、香港大学劳力行教授、澳门大学王一涛教授分别做了学术报告。

学术交流 5月22日，与海南省卫生计生委、俄罗斯国家医疗委员会联合举办“一带一路”2017 中俄医疗战略研讨会，来自中俄两国的15位专家围绕儿童疾病治疗康复做大会报告。

7月，第二十八届克莱恩—蒙塔纳论坛在西班牙巴塞罗那举行。校长徐安龙应邀参加，并在丝绸之路部长级会议上做题为“中医药发展与‘一带一路’”的专题报告。

9月，“中美大学校长和智库论坛：中美关系未来50年”在哥伦比亚大学举行，校长徐安龙参加会议并做专题报告。

10月，受俄罗斯国家医疗委员会邀请，校长徐安龙出席首届俄罗斯医疗委员会大会并担任会议联合主席，做题为“东西方医学对话”的报告。

10月29日，举办现代生命科学与中医药对话会议。来自美国哈佛大学、约翰霍普金斯大学，法国巴黎公立医院集团，欧洲精准医疗平台，德国维尔茨堡医院，澳大利亚国立辅助医学研究所等专家做专题报告，共同探讨现代生命科学和中医药的发展与融合。

年内，接待境外来访654人次，派出交流学者175人，举办相关国际会议11场。

信息化建设 年度信息化经费投入407.94万元。完成良乡校区学生宿舍6号和7号楼、大学生活动中心的网络和校园一卡通建设。完成学校新VPN建设，使全校师生及3个附属医院员工可以在校外访问校内资源。校园网出口总带宽5.60G，其中IPv4出口带宽4.0G，IPv6出口带宽1G。上网课程1216门。

编辑出版 《北京中医药大学学报》《中医教育》《现代中医临床》《中医科学杂志（英文）》4本期刊，均为教育部主管、北京中医药大学主办的中医药科技刊物。其中，《北京中医药大学学报》收稿2000篇，发行6000册。《现代中医临床》收稿1037篇，发行4700册。《中医教育》收稿548篇，发行4800册。《中医科学杂志（英文）》收稿165篇，全文网络开放获取。

基本建设 良乡校区先后完成东院学生宿舍二期、学生活动中心、医学实验楼首层改造、普通动物房建设等工程项目，建筑面积4.5万平方米。完成东院市政道路和综合管网工程，铺设各类水管线2000余米；推进东院园林绿化二期工程。10月，西院公共教学楼和公共教学部、管理学院楼和人文学院楼、西院食堂3个项目相继开工建设，开启良乡校区第二阶段建设。

（撰稿：王丹凤　审核：郭书文）

领导名单

党委书记　谷晓红
校　　长　徐安龙
副 书 记　徐安龙　靳　琦　林志华　翟双庆
纪委书记　林志华
副 校 长　翟双庆　王　伟　陶晓华

首都医科大学

地址：丰台区右安门外西头条10号（100069）　电话：63291983
网址：www.ccmu.edu.cn

基本情况　学校和附属医院有教职员工和医务人员42467人，其中校本部1538人、附属医院40929人。有院士7人，特聘顾问11人，正高级职称2315人，副高级职称3715人。其中教授843人（校本部106人），副教授1337人（校本部263人）；博士生导师673人（校本部130人），硕士生导师1113人（校本部256人）。有“长江学者奖励计划”特聘教授3人、讲座教授1人、青年项目1人，“千人计划”创新人才长期项目2人、青年项目1人、外专“千人计划”1人，校本部和直属附属医院中有国家突出贡献专家2人、省部级突出贡献专家20人，享受政府特殊津贴专家106人。外籍教师5人。

固定资产总值324901.31万元。年内新购固定资产总值16184.64万元，其中100万元以上设备16件。

机构设置　5月25日，重新梳理了各学院及学部、职能部处的功能定位，调整内设机构，新增和调整党委办公室、校长办公室、战略规划办公室等，涉及16个部门；撤销5个部门的独立建制。11月20日，首都医科大学中日友好临床医学院签约揭牌仪式在中日友好医院举行。12月27日，首都医科大学延庆教学医院揭牌仪式在延庆区医院举行。

改革与管理　1月14日，通过《首都医科大学发展战略规划体系（2016版）》，明确学校“十三五”建设发展规划目标是“到2020年，把学校建设成为立足首都、面向全国、走向世界，国内一流、国际知名医科大学，为把学校建设成为高水平研究型医科大学奠定坚实基础”，明确“十三五”后学校建设发展战略目标为“高水平研究型医科大学”，明确要“形成学科结构合理、学术水平高、教育规模适度、培养质量高、创新能力强、社会影响大的高水平研究型医科大学”。

4月28日，全国政协副主席、科技部部长万钢到首医基础科研楼参观神经科学实验室，实地考察科研设施设备和科研工作环境，听取科技成果及科技成果转化相关情况介绍。随后，在首医学术交流服务中心召开国家科技创新重点政策落实情况北京市属高校院所座谈会。科技部相关司负责人、火炬高技术产业开发中心负责人，北京市科委、教委、卫生计生委、财政局负责人，北京市属高校负责人，北京市属科研院所负责人等50人参加会议。

推进“卓越医生培养”改革实践，继续医学专业学位“5+3”培养模式改革。落实部委市共建任务，七年长学制全部并入“5+3”培养，2017年毕业获得“四证”的临床专业学位硕士就业率97.28%。落实医教协同，推进住院医师培训与学位培养的衔接。继续医学博士专业学位“5+3+X”的培养模式改革，推进临床医学博士专业学位培养与专科医师培训相衔接的改革试点工作，完成了改革培养方案，确定在宣武医院、朝阳医院、天坛医院、安贞医院4家附属医院实施呼吸与危重症、神经外科、心血管病3个专业的试点改革，以岗位胜任力培养为导向，培养高水平的学术型临床医学应用人才。继续“3+2”助理全科医师培养模式建设，推进助理全科医师规范化培训管理平台建设。完善培训结业、学历教育毕业的考核和资格审核工作机制，完善从招录到结业全程的管理机制。“3+2”项目得到上级专项经费支持。推进临床医学专业学位博士/科学学位博士双学位拔尖创新人才培养模式改革。遴选出30名2018届本科生、30名2012级与30名2013级长学制学生进入基地班硕士阶段培养。

落实“外培计划”，5个专业14名本科生分赴美国、英国等地大学进行为期1年的学习；加强“双培计划”各专业的管理协调；申报“实培计划”49项，其中毕业设计项目28项、北京市大学生科研训练计划深化项目21项；完成护理专业贯通培养首届学生课程研讨与对接等工作，落实护理贯通培养转段学籍政策。

加强学科高层次人才的引进和选拔培养，入选北京市“百千万工程”1人，入围北京市第十三批“海聚工程”5人，入选第八批北京市优秀青年人才2人，北京市“高创计划”青年拔尖人才3人，科技新星1人，北京市优秀人才骨干个人项目11人。获批北京市属高校高水平教师队伍建设支持计划创新团队1项、长城学者4人、特聘教授1人、青年拔尖人才11人。西班牙时间5月27日，中华护理学会副秘书长、首医护理学院院长吴瑛当选国际护士会理事会理事，为13名理事中唯一的中国人。

制定“双一流”大学的初步建设方案。10月19日，临床医学和护理学入选北京市属高校首批一流专业名单。强化学科内涵建设，加强“高精尖”创新中心建设。根据基本科学指标数据库（ESI）11月公布的数据，首医临床医学、神经科学与行为学、生物学与生物化学、免疫学、药理学与毒理学、分子生物学与遗传学6个学科进入全球前1%，其中分子生物学与遗传学为首次进入前1%学科。全球范围内入选ESI前1%学科的机构共有5620个，首医排名第708位；国内入选450个机构，首医位列中国内地高校排名榜第32位。12月28日，教育部学位与研究生教育发展中心公布全国第四轮学科评估结果，首医临床医学和护理学2个学科评估为A类，排名进入全国同类学科前10%。

加强38个临床专科院（系）的内涵建设，完成部分临床专科院系换届与调整。6月14日，首医举行第二批10个临床诊疗与研究中心授牌仪式；截至年底，首医共成立了22家临床诊疗与研究中心。临床诊疗与研究中心以特定疾病或症候群为基础，体现转化医学，以提高临床诊疗水平尤其是精准医疗为目标，整合临床诊疗资源，推进相关诊疗技术的研究、应用和推广。

推动后勤标准化建设，创建北京市健康示范食堂。完善校、院、系三级资产管理工作体系，探索临床医院资产管理体制机制。制定并落实实验室安全综合治理三年行动（2017~2020）实施方案。

教学工作 在校生15717人，其中全日制博士生919人、硕士生3469人，普通本科生5092人、专科生1968人，成人教育本科生2914人、专科生705人。招生5402人，其中全日制博士生319人、硕士生1197人，普通本科生1200人、专科生807人，成人教育本科生895人、专科生117人，留学生114人；以同等学力申请研究生学位753人（博士生458人、硕士生295人）。毕业生4816人，其中全日制博士生259人、硕士生943人，普通本科生1020人、专科生696人，成人教育本科1094人、专科生372人；以同等学力申请研究生学位375人（博士生165人、硕士生210人），留学生57人。

完成康复医学院PT专业国际认证。继续完善临床技能考核评价形式，推进口腔、护理、中医学专业的认证建设。

研究生教学。对导师资格认定与招生资格动态管理机制进行调整，强化导师队伍学术建设、业绩激励和动态管理；实施博士招生申请考核制试点，扩大导师招生自主权；推进硕博连续培养。推进临床医学博士专业学位培养与专科医师培训相衔接的改革试点，制定改革方案，确定在宣武医院、朝阳医院、天坛医院、安贞医院实施呼吸与危重症、神经外科、心血管病3个专业的试点改革。为拔尖创新人才和北京市紧缺专业人才培养，增加推荐免试硕士研究生招生名额。

本科生教学。3月13日，儿科学、精神医学和听力与言语康复学3个专业通过教育部审批。共开设19个本科专业（含长学制）。启动急需本科专业招生，恢复儿科学专业（5年制）招生，新增精神医学专业、听力与言语康复专业。完善儿科学、精神医学、护理学（助产方向）专业、全科医生及乡村医生培养方案。临床医学、护理学专业入选北京市属高校首批一流专业。对获批的54门网络课程进行建设。“药学安全实验教学虚拟仿真实验教学项目”获批北京市虚拟实验项目。支持第二课堂教学项目177项，学生科研创新项目99项。获第八届全国医学生临床技能大赛华北赛区一等奖和全国一等奖。获批北京市“高创计划”教学名师1人、北京市高等学校教学名师1人、首届北京市高等学校青年教学名师1人。

成人学历教育。新增三年制临床医学（乡村定向）专业。启动专升本层次基础阶段教学改革，实施混合式教学推进方案，从13门课程入手进行网络教学加面授的混合式教学改革并逐步推进，以解决成人学生工学矛盾问题。

推进助理全科医师“3+2”培养基地和考官队伍建设，对顺义区、门头沟区、昌平区的4个基层实践基地进行评审，使基层实践基地增加到21个；督促各基地准备结业考核、助理资格考试；依托密云教学医院进行全口径的考官培训。

学校和附属医院图书馆建筑面积26240平方米，共藏书161.13万册。其中学校图书馆建筑面积17901平方米，藏书95.13万册。

学生工作 通过早期接触临床实践、社区医疗实践、革命传统实践、扶贫助困社会实践、军训，推进实践育人；通过举办优秀校友“主题茶座”，组织以“首医·流年”为主题的毕业生教育活动，开展“微朗读”“微分享”“微成长”“微印象”“微纪录”等推进文化育人；通过微信公众平台加强思想引领，同时“让学生服务学生，让学生带动学生，让学生关注学生”，推进网络育人；通过心理咨询与筛查、心理危机个案处理、心理健康月活动、首都大学生心理援助中心和北京高校心理素质教育基地建设等，推进心理育人；修订研究生和本专科学生管理制度，推进管理育人；做好就业服务工作，为本专科毕业生提供有效需求岗位5634个，推进服务育人；坚持扶困与扶智、扶志相结合，推进资助育人。

推荐国家奖学金108人、国家励志奖学金190人，校级奖学金1721人、校级先进班集体24个、农村卫生人才专项奖学金60人。继续开拓社会资助渠道，有180名学生接受社会资助38.25万元。勤工助学1160人。

6月16日，由首医牵头，复旦大学、四川大学、北京中医药大学等全国20所高校及70余家医疗卫生单位团组织组建了中国青年志愿者协会健康中国志愿服务总队。总队设立专家指导委员会，由学校校长、中国科学院院士尚永丰，中国工程院院士韩德民，国医大师王琦，重大疾病防治专家、志愿工作专家等17人组成。总队于暑期组建110支志愿服务队分赴21个省（自治区、直辖市）开展义诊服务、健康调查、健康宣讲等近10项专题活动。

4名学生报名参军。

科研工作 加强研究项目中期和后期管理，对9个校本部学院、19个附属医院进行科研项目年中检查；出台《科研培育基金管理办法》，鼓励临床与基础合作；加强重点实验室和工程中心的过程管理；推进北京重大疾病资源库建设，《临床生物样本库建设与管理规范》获北京市地方标准立项。获批北京市重点实验室6个、北京市工程技术研究中心1个。

获批国家级和省部级科研项目569项，经费5.92亿元。其中，国家级科研项目340项，经费4.98亿元。包括国家重点研发计划各类专项11项、课题25项、100万元以上子课题4项，国家科技重大专项课题8项、100万元以上子课题11项，国家自然科学基金资助项目280项，国家社会科学基金项目1项。获批省部级项目229项，经费0.94亿元，包括国家卫生计生委等部委的科研项目16项，北京市科委科技计划项目103项，北京市自然科学基金项目84项，教育部社科司、北京市社科规划办、北京市科委等单位资助的人文社科类研究项目15项。

获国家科技进步二等奖1项，北京市科技奖二等奖2项、三等奖6项，教育部高校科技奖一等奖2项、二等奖1项，中华医学科技奖二等奖1项、三等奖1项，吴阶平医药创新奖1项，何梁何利科学与技术进步奖1项，华夏医学科技奖三等奖1项。获批专利126项，其中发明专利56项、实用新型专利70项。

交流与合作 首医“一带一路”沿线国家医学教育及卫生管理高级人才培养基地项目获批首批北京市“一带一路”国家人才培养基地。与荷兰拉德堡德大学，美国内布拉斯加大学、哥伦比亚大学、得克萨斯大学，加拿大中医药学院5所友好院校签订合作协议7份。落实已有合作项目，与国际高水平院校进行师生互访交换、学术及科研方面的交流与合作。接待25个国家的51个团组来访。选派249名全日制在校生通过各类交流合作项目出境交流学习，其中本科生134人、硕士生55人、博士生60人。拓宽教师培养途径，争取到国家留学基金委、欧盟伊拉莫斯计划、欧亚太平洋学术网络等项目资助。

9月27日，首都医科大学北京脑重大疾病研究院成立五周年总结会议暨第二届首都脑重大疾病国际论坛在北京开幕。中国科学院丁仲礼、中国医学科学院强伯勤、清华大学生命科学与工程研究院程京、中国科学院上海神经科学研究所蒲慕明等11名院士出席大会，脑院院长王晓民汇报了脑院成立5年来的建设进展和成效，脑院脑卒中研究所、阿尔茨海默病研究所等8位研究所所长分别汇报了各研究所的工作进展、最新成果。瑞典卡罗林斯卡学院、国际转化神经科学联盟（IATN）成员代表托马斯·霍克菲尔德（Tomas Hokfelt）院士介绍了IATN自成立以来的建设和工作进展。教育部、科技部、卫生计生委、外专局、中科院，以及北京市教委、科委、医管局、中关村银行、市委组织部、北京海外学人中心等有关单位和校领导等200余人参加了会议。

贯彻落实京津冀协同发展国家战略，推进京津冀区域高等医学教育协同发展。京津冀心血管疾病精准医学联盟及样本库联合中心、流行病学联合中心、临床分子诊断联合中心等十余个联合中心陆续建成，服务京津冀患者超万例。多个专科学院系相继开展与津冀协同发展的论坛、义诊、学科研究等活动。落实京蒙、京青、京银、京沈、京豫、京鄂等对口合作中首医承担的对口支援合作任务。

信息化建设 强化网络链路建设，学生宿舍无线网络实现无缝覆盖，更新网站群系统，升级邮件系统。

基本建设 科研楼（南楼）完成竣工验收，配合市教委、市财政局完成首都医科大学绿地认建认养项目的绩效评价及整改报告。

（撰稿：陈飞飞　王于英　审核：方海侠）

领导名单

党委书记　李　明（至3月）　呼文亮（自3月）
校　　长　尚永丰
副 书 记　尚永丰　冯喜春　刘　芳
副 校 长　王晓民（至9月）　管仲军
　　　　　王松灵　曹文军
纪委书记　侯　瑾

北京卫生职业学院

地址：西城区南横西街94号（100053）　电话：63209001
网址：www.bjwszyxy.com

基本情况 教职工622人，其中管理岗位70人、专业技术岗位428人、工勤岗位117人、不在岗职工7人。专任教师212人，包括高级讲师78人、讲师107人、助理讲师21人、无职称6人。博士2人、硕士102人。

固定资产总值32565.5万元，其中教学科研仪器设备总值13710.33万元；年内新购固定资产总值4851.06万元。全年教育经费投入27602万元，其中国家拨款24651万元、自筹经费981万元、经营收入和预算外收入1970万元。

在2017年全国职业院校护理专业教师教学能力大赛上，护理系王燕燕和贾小莹分别获得一、二等奖，学院获团体一等奖；在中华口腔医学会组织的第十五届“日进杯”全国口腔医学技能大赛上获优胜团体奖。9月，医学技术系杨德武被评为北京市优秀教师。

改革与管理 完成院、系（部）两级管理事项的梳理工作，理清了院、系两级在教学管理、学生管理、招生实习就业管理等管理事项方面的职责定位与分工协作关系。

制定《北京卫生职业学院关于中专学校系列首聘高校系列专业技术职务工作实施办法》和《北京卫生职业学院教师职务聘任制实施办法（试行）》，建立了由182名专家组成的、涵盖多专业学科的职称评审专家库。

11月，启动对口支援河南省三门峡职业技术学院工作，签订了对口支援合作协议，建立师资、教学资源、人才培养方案、专业建设、学术交流等共享机制，建立定期互访制度。12月初，接待第一批三门峡职业技术学院8名教师，在护理系、中药康复系进行学习交流。

教学工作 在校生5196人，其中高职生2486人、中职生2710人；毕业生2333人，其中高职生801人、中职生1532人；招生1853人，其中高职生1111人、中职生742人。图书馆建筑面积2596.70平方米，藏有纸质图书46.51万册。有计算机2673台，包括教学用计算机1848台。学校产权网络多媒体教室172间，非学校产权网络多媒体教室10间。信息化设备资产6923.67万元，网络信息点4302个，校园网出口总带宽120M，电子邮件系统用户1138个，上网课程26门，电子图书249册，管理信息系统数据总量2150.50G。设有3个院区，开设护理、药学和医学检验技术等11个高职专业，药剂、医学生物技术和卫生信息管理等11个中职专业。

成立教学工作委员会和市技能竞赛医药卫生类专委会。组织学院第二届信息化教学比赛，共有128个教学作品参赛，评选出信息化教学设计一等奖9名、二等奖9名、三等奖9名、优秀奖12名，信息化课堂教学三等奖2名。参加北京市职业院校信息化教学比赛，上报4个作品，获市高职组信息化教学设计赛项二等奖2项、三等奖1项，其中潘学强教师团队入选北京市代表队参加全国职业院校信息化教学大赛，获得国赛高等职业教育组信息化教学设计赛项医药卫生组一等奖第一名。组织第四届学生院级职业素质技能大赛，设有30个赛项，涵盖全体专业和班级，4000余人次参与，评出一等奖152人、二等奖236人、三等奖372人。4月，在市教委、市政府督导室、市教科院联合组织的高职院校课堂教学诊断和现状调研中，白蓉讲授的“人类染色体”被推荐为优秀课例。

学生工作 开展“文明修身”系列活动，评选出文明班集体23个、文明个人449人。开展“创建安全、和谐校园”专项教育活动。建立助进生档案，开展法制讲座，组织违纪学生到西城区人民检察院青少年法制教育基地参观学习；开展住宿生安全培训，组织住宿生安全疏散演习。修订《北京卫生职业学院学生学籍管理规定》，推进学生课堂手机管理制度，开展“树优良学风、做优秀学子”主题教育活动。与北京回龙观医院签订校外心理教育实践基地协议，引入学生心理健康教育信息化系统，进行心理危机排查和新生心理普查。获首都未成年人思想道德建设创新案例提名奖。完成学生考勤系统、班主任满意度测评系统、心理测评系统、迎新系统、班主任日志系统、学生处分系统的建设并投入使用。有20名在校大学生参军入伍。

落实资助保障工作。完成2262名困难生助学金的审核发放，1431名中职生免学费，130名政府奖学金、39名国家励志奖学金和1名国家奖学金的评选发放，68名困难生的家访慰问，51666人次的生活物价补贴发放工作；为7名义务兵减免学费；完成45人次的勤工助学工作。合计发放资助资金7340232元。

科研工作 重新修订《北京卫生职业学院教育科学研究项目管理办法》。申报院级课题41项，立项17项，其中管理类课题3项、专业建设与教学改革类研究14项。召开第四届学术年会，从115篇论文中评选出院级优秀论文35篇，其中一等奖6篇、二等奖10篇、三等奖19篇。

孙桂荣主持的“高职护理专业核心课程标准建设与研究”课题和张晓丽主持的“高职生理学模块化实践教学体系的建设与研究”课题被中国职业技术教育学会教学工作委员会评为二等奖，李迅茹主持的“医学影像技术专业校内实训基地建设研究”课题和廖雪梅主持的“基于‘微课’教学模式下《护理学基础》实践知识教学资源建设与应用研究”课题被中国职业技术教育学会教学工作委员会评为三等奖，孙桂荣的“高职护理专业核心课程课程标准建设与研究”和杨丽娟的“医学检验专业课程‘微课’制作与应用的研究”在北京市职业技术教育学会第十届优秀科（教）研成果评选中分别获二、三等奖。

专业带头人培养项目、优秀青年骨干教师培养项目、专业创新团队建设项目、医学检验专业创新团队入选北京市职业院校教师素质提升计划（2017~2020年）人才项目。

学术交流 3月17日，英国格拉斯哥卡利多尼亚大学国际部副院长珍妮博士、国际商业与社会学院副院长弗兰·阿尔斯通女士、国际工程与建筑环境学院副院长马丁·卡伦博士、国际业务发展总监温迪·谢女士一行4人来院参观访问，该大学与学院护理系师资培训已有3年合作关系。7月16日～8月5日，护理专业教师和临床带教教师5人赴格拉斯哥卡利多尼亚大学进行培训学习。

7月30日~8月3日，党委书记董维春等3人赴德国爱森特健康护理学院，就学院护理专业建设、师资培训、交换生等项目进行调研，双方签署了合作意向书。

信息化建设 对门户网站信息系统、办公自动化信息系统、资源管理系统、校园一卡通系统、教务管理系统、院学工信息系统、网站群信息系统7个系统申报网络安全系统安全等级保护，并通过安全测评。完成3个院区统一出口带宽规划设置，并升级出口带宽到500M。

完成校园综合管理系统开发、三院区安防监控升级改造项目立项申报工作，完成二院区安防和教学监控升级改造、网络安全及虚拟化改造项目实施工作，完成三院区中心机房的装修、防雷系统、核心交换设备安装、服务器设备新增和迁移、存储设备安装、安全设备安装、网络调试等工作，完成三院区核心和接入级交换机的更新，完成三院区两个计算机教室的改造工作，完成中药物流仿真实训室项目的申报、审批、验收、支付等，完成培训部教室多媒体和会议室设备的改造，完成舆情软件系统的购置。完成云主机的租用、学院外网网站上线部署和安全测试，提高学院外网的安全和访问速度，可以随时自主开关学院网站，监测流量。

基本建设 完成二院区东、西小楼装修改造，二院区心理咨询室装修改造，二院区南小院库房改造，三院区北围墙抢修工程。12月，完成一院区周转搬迁筹备工作。

11月17日，根据北京市规划和国土资源管理委员会《关于北京城市副中心北京卫生职业学院通州校区选址规划情况有关意见的函》，学院通州校区选址确定于通州区漷县镇中心区北部，总用地41.8公顷。学院成立新校区建设工作专班，编制校园整体规划，推进新校区建设前期工作。

（撰稿：邢　怡　审核：黄惟清）

领导名单

党委书记　董维春
院　　长　黄惟清
副 书 记　黄惟清　景卫芹
副 院 长　董维春　郭积燕　郝士军
王　梅　郭长存

公共卫生及其他
卫生计生机构工作

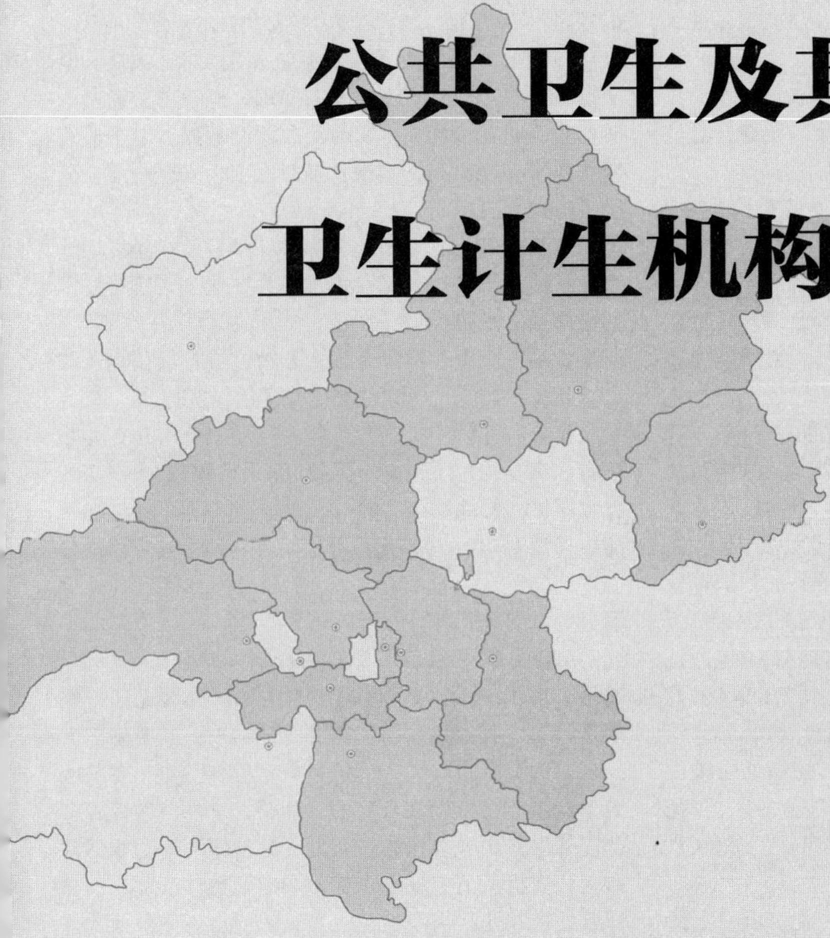

北京市卫生和计划生育监督所

地址：西城区赵登禹路277号（100034） 电话：83366800
网址：www.bjhi.gov.cn

基本情况 职工113人，其中正处级3人、副处级8人、副科（含副主任科员）级以上95人、科员4人、工勤人员3人。

固定资产总值7425.45万元，本年度新购资产总值835.84万元。

机构设置 1月10日，增设计划生育监督执法科。

行政审批 消毒产品生产企业卫生许可现场审核受理40户次，其中通过审核26户；消毒产品生产企业现场审核44户次。涉水产品生产企业生产条件现场审核受理128件次，其中通过审核92件次；生产能力审核137件次。

行政处罚 全市卫生监督行政处罚13671起，罚款2523.69万元，没收违法所得962.37万元。其中，公共场所处罚4349起，罚款680.05万元；生活饮用水处罚1751起，罚款483.29万元；职业卫生处罚3起，罚款4.3万元，没收违法所得0.31万元；传染病与消毒处罚880起，罚款174.05万元，没收违法所得281.43万元；学校卫生警告404起；放射卫生处罚239起，罚款180.92万元；医疗机构处罚935起，罚款698.93 万元，没收违法所得679.49万元；计划生育处罚4起，罚款8.61万元，没收违法所得1.05万元；控烟处罚单位653家，罚款176.67万元，控烟处罚个人3292人，罚款17.16万元；"双随机"行政处罚1161件，罚款99.71万元。

京津冀交流协作 8月22～24日，北京市卫生计生监督所举办第六届京津冀卫生计生监督机构领导干部高层培训班，来自北京市、天津市、河北省卫生计生监督机构的党政领导干部及市卫生计生监督所中层干部近90人参加了培训。

日常监查 全市共监督68493户，监督覆盖率99.56%，共监督227121户次，监督合格率97.25%。

控烟监督执法。全市卫生监督执法人员共监查各类控烟场所121621户次，发现不合格单位6013户次，总合格率95.06%；责令改正5359户次，处罚违法单位653家176.67万元，处罚个人3292人17.16万元。

扩展公共场所电子监管系统使用功能。6月，电子监管手机APP系统正式发布使用，经营单位通过电子监管手机APP系统可实时接收监测数据；电子监管系统预警功能启用，实现了随时对卫生安全的潜在风险进行预警提示。

12月19日，北京市地方标准《学校及托幼机构饮水设备使用维护规范》获得批准并在北京市质量技术监督局网站发布。

食品安全企业标准备案。全市完成首次备案及修订重新备案457份，修改206份，注销147份。

整顿医疗秩序打击无证行医行动。全市共查处非法行医608户次，行政处罚426件，罚款485.59万元，没收器械6403件、药品934箱，没收非法所得592.60万元，罚没款1078.19万元；移送案件49件，其中移送公安部门22件、食药部门8件、工商部门18件、其他部门1件；追究刑事责任5人。

重点地区"黑诊所"暗访行动。对朝阳、海淀、昌平、房山、大兴5个区43个重点地区开展无证行医暗访行动，共发现涉嫌"黑诊所"49户，其中朝阳区34户、海淀区1户、昌平区11户、大兴区3户。有关区卫生计生监督机构联合公安、食药、工商及城管等多部门开展多次联合执法，对发现的涉嫌刑事犯罪案件移送公安机关追究刑事责任，49家"黑诊所"均已被行政处罚、处理或停业。

医疗机构驻院式联合监查。通过北京市卫生监督平台，以"双随机"工作流程抽取了首批6家三级医院开展驻院式联合监查。检查分为医院自查自纠、非现场检查、"驻院式"现场检查、检查结果反馈与处置4个阶段。6～11月，联合朝阳、昌平、东城、西城、大兴区卫生计生监督所完成对航空总医院、昌平区医院、和平里医院、积水潭医院、爱育华妇儿医院、人民医院首批6家三级医疗机构驻院式执法检查。

医疗卫生机构传染病防治分类监督综合评价。6~9月，全市共对1020家医疗卫生机构进行了传染病防治分类监督综合评价，评出优秀单位800家、合格单位213家，重点监督单位7家。

专项监查 快捷酒店卫生专项监查。4~5月，全市共监查691家，合格633家；同时对154家快捷酒店的公共用品用具消毒效果进行了抽检，合格149家。对抽检结果不符合国家卫生标准，未按照规定对顾客用品用具进行清洗、消毒、保洁的单位，下达了责令整改通知书，并对其中46家单位做出了行政处罚，其中罚款35家6.9万元。

三级医疗机构集中空调通风系统专项监查。6~8月，引入冷却塔风险分级管理机制，共监查114户，合格99户。对风管内表面积尘量、风管内表面细菌总数、风管内表面真菌总数、冷却水嗜肺军团菌、冷凝水嗜肺军团菌等项目进行了抽检，共抽检114户，合格102户。存在的主要问题是集中空调通风系统未检测、通风管道未清洗、新风机组过滤网未清洗等。对15家不合格单位下达了责令改正通知书，处罚3家，罚款2.2万元。

星级酒店专项监查。9月5~8日，对71家五星级酒店、28家四星级酒店和30家未评级的大型住宿场所进行卫生监查，责令改正15家，其中警告6家、警告并罚款2家，罚款0.7万元。对网络曝光的存在未彻底更换床品等问题的5家五星级酒店的公共用品用具进行了抽检，全部合格。

严厉打击非法医疗美容专项行动。8~10月，全市共梳理确定非法医疗美容重点区域33个，非法医美高风险对象63个；监测搜索引擎3个、网站（页）50万个、QQ群12个、微信群20个。立案58件，实施行政处罚48件，罚款15.91万元，没收违法所得5.96万元，没收药品20.6千克、诊疗器械94件；对违法违规医疗美容机构累计给予不良执业行为积分75分；行刑移送案件1件，向其他行政部门移送涉嫌违法线索11条。涉嫌雇佣医托小诊所专项执法。9月1~15日，共出动执法人员1741人次，建立与医托、网络医托相关的重点监督监测工作台账58家，摸排医托相关线索70条；累计监查医疗机构918家，立案30件，做出行政处罚20件，对13家医疗机构给予了医疗机构不良执业行为积分，累计积分超过30分。

医疗废物处置执法监督专项检查。4~6月，全市共监查医疗卫生机构3921家，其中一级以上医院818家（包括3家停业的一级医院，实际检查815家），覆盖率96.35%；未分级医疗机构3078家，覆盖率33.21%；疾控机构和采供血机构覆盖率100%。发现存在违法行为的医疗机构148家，立案查处115户次，其中警告112户次，罚款44户次17.45万元。

消毒产品生产经营、使用单位专项整治。5~10月，组织全市16个区开展消毒产品专项整治，重点检查第一类、第二类消毒产品卫生安全评价报告及其备案情况，包括消毒产品生产企业、在华责任单位、经营单位（超市、药店）、使用单位（医疗机构）4个专项检查，共监查消毒产品生产经营、使用单位3689家，抽查产品5949种。处罚8家，罚款32000元。

“双随机”抽检 公共用品用具消毒效果监督抽检。全市共监督抽检普通旅店、洗浴、理发美容场所1214户，合格1118户；监查普通旅店377户，合格324户；监查沐浴场所64户，合格63户；监查理发美容场所773户，合格731户。

游泳场所水质卫生监督抽检。抽检游泳场所634家，抽检游泳池水、浸脚池水样品2523件。检测项目为细菌总数、大肠菌群、尿素、浑浊度、游离性余氯和pH，共计12027件项，合格10355件项。

室内空气质量监督抽检。抽查住宿场所、商场超市、沐浴场所等共503户，合格447户。检测项目为甲醛、二氧化碳、可吸入颗粒物（PM_{10}）。

集中空调通风系统卫生质量抽检。抽检集中空调通风系统使用单位36户，合格33户。其中住宿场所20户、商场超市10户、美容美发6户，检测项目为风管内表面积尘量、细菌总数、真菌总数、冷却水嗜肺军团菌。

集中式供水单位监督抽检。监查集中式供水单位445家，合格412家。其中城市设计日供水1000吨以上水厂52家、城市其他水厂3家，合格率均为100%；农村设计日供水千吨以上集中式供水76家，合格74家，不合格原因为未取得卫生许可证供水，辖区卫生监督机构对该2家无卫生许可证的单位均立案查处，共处罚款2.5万元；设计日供水100吨以上1000吨以下集中式供水314家，合格283家，不合格原因为未取得卫生许可证、未开展水质自检、使用的涉水产品无卫生许可批件，辖区卫生监督机构对不合格单位均进行了查处。

二次供水单位监督抽检。监督抽检二次供水设施160个，合格159个，对1家未开展水质自检的单位责令其限期改进。水质检测160家，合格156家，对3家水质检测不合格的单位予以立案、1家责令改正。

涉水产品监督抽检。涉水产品共监督抽检37件，不合格1件，不合格指标是菌落总数，样品为经营单位抽检的水质处理器。辖区监督所将不合格产品信息移送生产企业所在地（江苏省）的监督机构。全市共检查了现制现售饮用水自动售水机经营单位71家，索证全部合格；检测产品71件，合格率100%。

学校卫生监督抽检。结合学校卫生重点监查计划，首次以公开招标的方式委托第三方开展卫生检测，国家监督抽检的完结率100%，完成率89.21%。

消毒产品监督抽检。监查消毒产品生产企业17家，抽检样品检测结果均合格。其中，第二类消毒产品生产企业9家，抽检产品14种；第三类消毒产品生产企业8家，抽检产品17种。补充监查了6家第一类消毒产品生产企业，作为北京市“双随机”抽检任务，抽检产品8种，经市疾控中心检测，结果全部合格。

传染病防治监督抽检。传染病监督抽检医疗卫生机构3958家，发现存在违法行为的医疗卫生机构294家，立案查处278起，责令改正1家，警告211家，罚款159家58.7万元。

大要案查处 6月21日，对位于海淀区的王桦诊所进行现场监查，发现其涉嫌超范围开展口腔诊疗活动，并于6月22日立案调查。11月3日，对当事人下达了《行政处罚决定书》，罚款3000元并吊销《医疗机构执业许可证》。

卫生监督法制 动态调整行政处罚权力清单。经编办、法制办审核同意，减少职权26个，处罚职权由728个减少为702个，提高了职权履行率。

突发公共卫生事件处理 全年共接到生活饮用水污染事件报告11起，影响15570余户46900余人正常饮水，均得到及时有效处置，未造成人员发病。

投诉举报 全市卫生监督机构共受理卫生举报投诉案件18217件，处理案件17707件，其中医疗服务类2735件、公共场所卫生类1706件、生活饮用水卫生类1974件、控烟类11708件、其他94件。市卫生计生监督所处理所长信箱214件，接待来访9人次，受理3人次，向市卫生计生委移送举报案件1件。

大型活动保障 完成北京市两会、全国两会、“一带一路”高峰论坛、国际刑警组织大会、十九大保障等10次重大活动的卫生监督保障。

卫生监督宣传 北京卫生监督网共发布新闻2000余条，图片新闻749条，视频新闻204条。新设立“远离非法行医，人人是自己健康第一责任人”“控烟执法两周年成果展”“喜迎十九大，卫生监督守护健康”3个专题，发布专题报道近80条。

北京卫生监督官方微信共完成微信群发40条。实现可查询医疗卫生状况、公共场所等级、公共卫生状况和游泳场馆自检结果，浏览卫生监督新闻播报、每月卫生监督处罚公示、健康播报。

新浪官方微博发布信息1806条，拥有粉丝132万。

与北京新闻广播合作《健康北京》专栏，全年完成电话连线22次，专题访谈栏目《加强夏季游泳场所监督，确保游泳水质安全》获第四届全国卫生计生系统优秀广播影视作品征集活动二等奖。

《北京卫生监督杂志》出版4期，刊登学术论文104篇，累积发行2400册。

信息化建设 开发北京双随机监督功能。正式发布公卫、医疗、计生、放射等全专业“双随机抽查规则”，结合全市数据统计需求，完善随机“摇号”系统，10月1日前完成了双随机模块的建设、测试和全市骨干监督员的培训；10月9日“双随机”系统正式在北京卫生监督工作平台上线。

（撰稿：鲁齐阳子　审核：战　捷）

领导名单

党委书记、所长 李亚京
副　书　记 王本进
副　所　长 刘劲松　战　捷　高　燕

北京结核病控制研究所

地址：西城区新街口东光胡同5号（100035）　电话：59830810
网址：www.bjjks.org

基本情况 职工93人，其中在编90人。有卫生专业技术人员60人，包括正高级职称5人、副高级职称6人、中级职称32人、初级职称17人。

固定资产总值4564.20万元，年内新购资产总值

220.90万元。

机构设置 设置科室8个：党政办公室（7人）、业务办公室（6人）、防控科（14人）、门诊部（28人）、中心实验室（15人）、财务科（6人）、人事科（4人）、总务科（7人）。

改革与管理 制定《“十三五”北京市结核病防治规划》，并在全市组织实施。

公开招聘职工1人。

结核病控制 以区为单位的现代结核病控制策略覆盖率100%；非结防机构报告现住址为北京的肺结核/疑似肺结核病患者总体到位率91.0%；登记管理活动性肺结核6058例，登记率27.9/10万；活动性肺结核病患者家庭密切接触者筛查率100%；2016年登记活动性肺结核治疗成功率87.4%。区级结核病定点医疗机构继续实施对初诊患者及登记管理肺结核病患者的诊疗减免政策。

继续在全市组织开展学校结核病控制工作，对学校503例肺结核病患者的密切接触者进行结核病筛查。指导大学开展入学新生X线胸片检查的基础上，对68所学校的69247名大学新生结合免费结核菌素皮肤试验进行结核病筛查。组织全市各级各类学校对结核病防控工作开展情况进行全面自查，并针对部分重点学校开展市级联合督导检查。

继续实施北京市耐多药结核病控制项目。区级定点医疗机构为疑似耐多药肺结核病患者提供免费传统药敏试验，为确诊耐多药肺结核病患者提供免费抗结核治疗及一定的生活、交通补助等。组织全市耐多药结核病诊断、治疗、管理培训。

继续和艾防机构合作开展结核菌/艾滋病毒（TB/HIV）双重感染控制工作。在全市新发现和随访的HIV/AIDS患者中，进行结核病检查（胸片或痰检）的比例为94.0%，区级结核病定点医疗机构对艾防机构转介到位患者提供免费结核病检查的比例为100%。

推动市卫生计生委修订印发《北京市社区卫生服务机构结核病防治管理工作规范》，落实基本公共卫生服务肺结核病患者健康管理。继续推进北京胸科医院收治患者的系统管理，并由各区结防机构协调社区卫生服务机构落实患者的督导服药管理，提高报告患者的登记管理率。

组织开展市级培训13 次，内容涉及结核病实验室检查新技术、结核病诊断技术、健康教育、耐多药肺结核控制、学校结核病控制工作、信息管理等结核病防治业务专项培训，规范相关工作内容及流程。组织2轮次结核病防治综合业务督导，内容涉及肺结核病患者发现、诊疗及督导服药管理、实验室检查、信息管理及相关规划活动开展情况等结核病防治工作的全部内容。

每月进行1次全市肺结核疫情分析，向市卫生计生委报告并通过《北京结控》发布；每季度开展结核病防治工作进展情况季度分析，上报市卫生计生委进行通报。

“世界防治结核病日”期间，组织北京市结核病防治工作先进事迹宣讲比赛和防治结核病日主题活动；与12320合作，向200万人发送结核病防治知识短信；《健康报》、《北京日报》、《人民日报》、千龙网、北京广播电台、北京电视台等10多家媒体对结核病知识进行宣传报道。通过微信公众号“北京结核病防治”发布结核病防治信息及防痨工作者的先进事迹，全年共推送信息58期；与健康北京、北京健康教育、北京12320等微信平台开展合作，发布信息；在公交候车亭灯箱、户外大屏、地铁灯箱、地铁导向牌投放结核病防治公益广告共310块；制作了由全国结核病防治形象大使悦悦领衔拍摄的结核病防治公益广告宣传片《阻止飞沫飞舞，让生命起舞》，在北京电视台及北京卫视的黄金时段播出97次。9月14～18日，联合中国防痨协会等单位筹办了全国科普周“健康伴我行”板块的“少年防结核”展台，通过专家义诊、拼图和手机APP答题等，为公众提供科普服务。

全市为240025名新生儿接种、补种卡介苗，新生儿卡介苗接种率99.2%。监测结果显示，全市卡介苗接种12周阳转率96.3%（833/865）。完成北京卡介苗进销存管理系统的建设，实现全市卡介苗计划、采购、存储、配送、使用、监管全程信息化管理。

门诊工作 全年接诊10474人次，对210例肺结核及结核性胸膜炎患者进行了登记管理。网络直报肺结核354例，登记管理MDR-TB患者68例。制定北京结控所门诊部病历书写规范考评方案。开展药品处方点评工作。

科研工作 发表学术文章8篇。申报课题6项，其中首发专项立项1项。在研课题1项。

业务培训 举办市级继续医学教育项目9项、区级继续医学教育项目7项，参加培训1439人次。完成首都医科大学预防医学专业本科生结核病控制课程的教学。

信息化建设 在全市医药分开综合改革工作中完成系统改造，按时进行系统切换。

完成门诊系统新用户添加、日常系统运行维护、网络故障处理、服务器故障硬盘更换、医保药品维护及结算问题的处理。

学术交流 3月21~26日，受第六届亚太区防痨大会组委会邀请，洪峰、丁北川赴日本参加国际防痨和肺部疾病联合会亚太区第六次会议，开展学术交流。

编辑出版 出版所刊《北京结控》12期，发放至全国31个省级疾控中心，北京市、区两级疾控中心、卫生计生委、结防所及全市各大医院共3600份。

基本建设 完成燃气燃油锅炉低氮燃烧技术改造，包括燃气锅炉更换和天然气管线的铺设。完成办公楼电缆切改工程。完成抗震节能综合改造项目初步设计工作。

（撰稿：刘宇卓 审核：洪 峰）

领导名单

党总支书记 黄 春
所 长 洪 峰
副 所 长 武文清
副 书 记 宋卫萍

北京市精神卫生保健所

地址：西城区德外大街安康胡同5号（100088） 电话：58303018

基本情况 职工14人，其中卫技人员7人，包括正高级职称3人、中级职称2人、初级职称2人；其他专业技术人员7人，包括副高职称1人、中级职称3人、初级职称2人、未定职称1人。

固定资产总值368.36万元，年内新购资产总值14.18万元。

机构设置 设有三科一室：所办公室、社区科、科研宣传培训科、信息监测科。

改革与管理 修改完善所长办公会制度、工作人员岗位职责、绩效考核标准、绩效二次分配方案等。修订财务报销审批权限的规定，制定科研项目间接费用经费管理办法及科研经费管理制度等财务管理制度。

协助市卫生计生委等4部门制定《关于进一步加强北京市严重精神障碍患者服务管理工作的通知》等规范性文件和政策措施10余个，明确了筛查摸底和报告建档，日常服务管理规范，推进惠民政策，部门沟通和信息共享机制，督查考核和日常质控等工作的完成主体及相关要求。

继续强化市、区两级对口指导与帮扶机制建设，北京安定医院和回龙观医院与各自负责的8个区签订了技术帮扶协议，开展对口指导与帮扶，实现专科医师与社区医生一对一或一对多的技术支持。

落实医药卫生体制改革和京津冀协同发展战略，协助京津冀三地卫生计生委及精神卫生专科医疗机构签署《京津冀精神卫生工作合作协议》《京津冀精神卫生防治协作中心框架协议》，创建区域化精神卫生防治服务协作体系，成立京津冀精神卫生防治联盟（联盟管理办公室设在本所）。4月22日，在北京举办了京津冀三地合作发展签署仪式及首届精神卫生发展合作论坛。7月12日，京津冀精神卫生防治联盟暨防治协作中心在河北省保定市举行挂牌仪式。

落实公共卫生服务项目 落实北京市严重精神障碍患者监护人看护补助制度。协助市卫生计生委，通过专题督查、季度监测等手段，推进各区开展政策宣传，落实财政资金保障，纳入考核体系。全市有86%的在册患者监护人提出补贴申领，比上年（59.4%）提升了近30个百分点，全年财政投入1.3亿元。

落实北京市严重精神障碍患者免费服药政策。累计享受此项政策的患者约3.6万人，全市免费服药惠及率49%，全年财政投入4800余万元。同时，协助市卫生计生委组织精神卫生领域专家对项目进行调研，推动市卫生计生委、财政局、人力社保局进行会商，拟定了对优化服务流程措施和调整免费药品目录的意见。

推广精神卫生综合管理工作国家级试点经验。总结并推广朝阳区、海淀区在基层医疗机构设置精神科，强化社区卫生服务机构精神卫生服务功能；构建医院康复、机构康复、社区康复等不同类型康复模式等试点经验。推动“三社联动”工作机制，引入经过培训的专业社会工作者参与社区精神卫生工作。

落实阳光长城计划——心理健康促进行动（“四心”工程）。知心工程：制作北京市居民心理健康自评工具包，试点调查近11600名居民，了解居民心理健康水平心理服务需求。明心工程：依据《社区心理健康宣传与教育技术指南（试行）》，组建心理卫生科普讲师团（80人）和心理志愿者服务队伍（557人），在全市开展进学校、企业、社区、特殊群体等活动437场，大讲堂讲座19场。舒心工程：在6个区试点，为重点人群开展常见心理问题的1200人次的个体化干预服务。安心工程：继续落实“三社联动”工作机制，帮助严重精神障碍患者得到更为全面的服务。继续通过购买社工服务项目，8名社工在5个未开展社工服务的区开展社工服务。研究制定严重精神障碍高风险评估工具，及时发现和处理高风险征兆，试用1000例。继续利用北京本土化的社区主动式治疗技术（ACT）服务模式，在6个区推广和应用，为800名患者提供专业化连续性服务。推广精神分裂症社区康复适宜技术，为600名患者提供专业康复服务。

国家基本和重大公共卫生服务项目。指导各区在全面落实国家基本和重大公共卫生服务项目基础上，精准开展严重精神障碍患者社区管理治疗服务。对在册高风险和零监护的患者增加访视频次，改善患者的社区管理治疗效果和生活质量。全市发病报告50010人次，新增建档患者10840人，累计建档81068人，全市报告患病率3.392‰，比上年增长14.80%。全年开展危险度评估、分类干预和药物使用及康复指导等日常管理治疗服务3034909人次。为26148名患者提供免费体检服务。协助区公安部门做好社区有肇事肇祸倾向精神病患者管理治疗工作，共开展社区医疗应急处置1339人次，同比减少38.20%。严重精神障碍患者在册管理率94.88%，同比增加2.26%；在册规范管理率90.69%，同比增加5.23%；规律服药率77.74%。

严重精神障碍患者肇事肇祸事件应急演练 市精保所根据既往案例编制了脚本，全市16个区应急处置小组依次进行演练。参演人员按照患者、家属、居委会工作人员、社区民警、邻居和专科医生、精防医生等人物身份，模拟发生突发事件的情节（可能发生伤人、自伤自杀、冲动、毁物等）进行现场处置。每组演练结束后，特邀专家对处置步骤和细节进行点评。

科普宣传 制作《了解抑郁症》科普动漫和《精神卫生法》宣传动漫，世界卫生日和世界精神卫生日宣传海报设计、惠民政策海报等宣传海报折页，“精神障碍患者护理知识”和“抑郁症的识别与防治策略”标准化课件，精神卫生知识点宣传手册，精神卫生宣传台历。

推送北京精神卫生微信号公众号文章94篇，累积关注1927人，分布33个省192个城市，阅读22074人47772次。

世界精神卫生日，推动发起了“每个人是自己心理健康第一责任人”的倡议，利用北京交通广播电台FM103.9解读心理健康，利用“北京时间”直播平台开设专题直播，有4.7万人次观看直播。

信息监测 完善相关制度流程，审核现住址为北京市以外的报告卡10114人次，监测应急事件处理上报1300人次，核查公安交换数据261人。提升严重精神障碍信息监测水平，将1712名患者重新纳入管理范围。同时，完成了《北京市精神卫生信息管理月报》12期、《北京市精神卫生信息管理季报》4期、《北京市精神卫生信息管理2016年报》1期、《七区提升报告患病率周进展情况报告》12期，召开信息监测例会4次。

科研工作 承接重大慢性非传染性疾病防控研究重点专项的“儿童脑发育障碍的早期识别和综合干预”项目，开始系统培训；申报成功1项北京市科委科普项目和1项首发基金课题。在《中华精神科杂志》发表论文1篇，参编《灾害儿童救援医学》等。

学术交流 8月，赴泰国学习社区精神卫生服务；9月25~27日，邀请美国知名社区ACT问题专家来北京授课，讲授ACT在美国社区的应用，继续开展北京市社区ACT项目团队培养。

6月26～30日，赴福建省莆田市、上海市、江苏省南京市三地开展信息化管理体系调研；7月27日，接待来自广东省市级精神卫生项目办负责人和数据质控员一行46人，就省级信息平台建设、严重精神障碍管理治疗、社区康复等方面进行交流；8月21～23日，随北京市卫生计生委赴黑龙江省大庆市参观学习心理卫生服务及精神康复工作；12月6～8日，接待上海浦东新区精神卫生中心社区防治康复管理方面的学习交流团；12月17～20日，赴福建省厦门市就信息化建设和心理健康服务、社区康复与管理服务等方面开展学习交流。

信息化建设 对全市精神卫生工作指标进行动态监测和管理，编制《北京市严重精神障碍信息管理报告》（年报、季报和月报）并通报各区和相关部门单位。强化部门间信息交流互通，协助市卫生计生委与公安、民政、残联、人力资源社会保障等部门进行严重精神障碍患者信息定期交换共享。

4月，启动北京市精神卫生分析检测与综合管理信息系统三期项目的前期调研工作。

（撰稿：王　彤　审核：闫　芳）

领导名单

所　长　王　刚

副所长　闫　芳　袁　红　黄庆之

北京市疾病预防控制中心

地址：东城区和平里中街16号（100013）　电话：64212461

网址：www.bjcdc.org

基本情况　职工647人，其中专业技术人员606人，包括正高级职称77人、副高级职称111人、中级职称246人、初级职称144人、见习28人；行政管理和工勤人员41人。

固定资产净值16898.54万元，年内新购资产总值2018.06万元。

机构设置　中心下设17个专业科室、17个职能科室。

改革与管理　作为市卫生计生委绩效管理试点单位，以绩效管理促进岗位设置、事业发展；加强高层次人才培养，完善高级职称考核制度，修订了科室年度考核标准、见习期转正定级考试模式。

传染病防治　全年报告法定传染病3类25种，发病132588例，死亡173人，发病率610.19/10万，死亡率0.80/10万。其中甲、乙类传染病报告19种30336例，死亡165人，发病率139.61/10万，死亡率0.76/10万。新增传染病2种：乙脑、流脑。鼠疫、传染性非典型肺炎、脊髓灰质炎、人感染高致病性禽流感、炭疽、白喉、新生儿破伤风、钩体病和血吸虫病9种病种无发病、死亡病例报告。报告发病数居前十位的病种依次为：痢疾、肺结核、梅毒、猩红热、病毒性肝炎、淋病、艾滋病、布病、百日咳、麻疹，占甲、乙类传染病报告发病数的99.60%；报告死亡病种9种，死亡数居前三位的病种依次为：病毒性肝炎、艾滋病、肺结核。

报告手足口病19987人次，发病率91.98/10万，其中重症32例。发生聚集性疫情943起，其中暴发疫情7起。全市流行的EV71毒株是C4a型，流行的CA16毒株是B1a和B1b型，均未发生大的变异。

报告其他感染性腹泻病42540人次，发病率195.78/10万，无死亡病例。腹泻病例监测结果：细菌性腹泻病原体主要为肠致泻性大肠杆菌、副溶血性弧菌和沙门菌；病毒性腹泻病原体主要为诺如病毒和轮状病毒。报告感染性腹泻聚集性及暴发疫情684起，主要病原体为诺如病毒。

全市421家一级以上医院开展流感样病例监测。二级以上医院监测门急诊46739060人次，其中流感样病例686699人次，占1.47%；15岁以下年龄组占61.05%。国家级网络实验室检测流感样病例标本10755件，分离到流感病毒890株，阳性率8.28%，其中甲型H3N2亚型292株、甲型H1N1流感344株、乙型Victoria系6株、乙型Yamagata系248株。发现13例本地和14例输入性人感染H7N9禽流感确诊病例，其中6例死亡，发生1起聚集性疫情。发现1例人感染H9N2禽流感病例，1例来自孟加拉的输入性基孔肯雅热病例。

发热门诊筛查鼠疫人间病例，全年未发现急热待查病例和疑似鼠疫病例。

艾滋病防治。新发现感染者和患者3594例。市级艾滋病监测哨点监测36360人，阳性感染者244例，阳性率0.68%。社区药物维持治疗门诊当年治疗1793人。接待艾滋病免费自愿咨询检测19079人，检出阳性854人，检测阳性率4.48%。免费抗病毒治疗定点医院累计治疗艾滋病患者18001人。

免疫规划　常住儿童建卡率100%，建证率100%。五苗基础免疫全程合格率99.23%，流脑基础免疫合格接种率99.55%，乙脑基础免疫合格接种率99.66%。四苗全程及时率92.32%，乙肝首针及时率98.75%。北京市免疫规划信息系统管理预防接种个案8956031人（含成人）。全市用工单位外来务工人员集中接种麻疹疫苗12.65万人次、A+C群流脑疫苗11.73万人次。调查外来儿童560859人，补种脊髓灰质炎疫苗2918人次，补种麻疹、麻风腮、百白破、乙肝、乙脑、流脑疫苗4582人次。全市报告接种流感疫苗1310840支，包括免费流感疫苗1238576支，其中60岁以上老年人537032支、学生649415支。确诊AFP病例34例，15岁以下AFP报告发病率1.56/10万。麻疹65例，比上年下降94.84%；风疹51例，比上年下降55.65%；流腮2125例，比上年下降4.62%；百日咳120例，较上年上升23.71%；流脑3例；乙脑2例死亡1例；狂犬病2例，死亡2例；新生儿破伤风、白喉无病例。全市动物致伤225902人次，比上年增加12.62%。病毒性肝炎总发病率3.63/10万，其中甲肝、乙肝、丙肝、戊肝、未分型肝炎报告发病率分别为：0.80/10万、0.89/10万、0.35/10万、1.47/10万、0.12/10万（乙肝和丙肝的报告发病统计仅为新发病例）。建成规范化免疫预防门诊468家，其中AAA级43家、AA级131家、A级290家、达标门诊4家。报告AEFI 3024例，启动市、区两级专家组调查诊断220例。

地方病防治　监测居民户食盐样品4895件，其中碘盐4479件，碘盐覆盖率91.50%；碘盐之中合格碘盐4211件，碘盐合格率94.02%；合格碘盐食用率86.03%，低于国家控制标准（大于90%）。调查育龄妇女3247人，尿碘中位数150.0 μg/L；调查成年男性3216人，尿碘中位数152.1μg/L；调查8～10岁学生3286人，尿碘中位数174.0μg/L；调查孕妇3382人，尿碘中位数137.6μg/L。除孕妇人群外，各类碘缺乏病防控重点人群碘营养状况均处于适宜水平，孕妇人群碘营养状况低于适宜水平下限，属于碘缺乏状态。

枯水期、丰水期累计监测527井次（覆盖259个饮用水源），其中519井次（254个饮用水源）水氟含量符合饮用水卫生标准。儿童氟斑牙调查的1687名学生其中氟斑牙患病35人。氟斑牙指数0.06，流行强度为阴性。

突发公共卫生事件及大型活动保障　全市突发公共卫生分级事件报告29起，均为一般级别，报告发病587人，死亡3人。完成两会、“一带一路”国际合作峰会论坛、十九大等重大活动保障及生物反恐保障任务。参加2017年京津冀卫生综合应急演练。

消毒、杀虫、灭鼠　监测医疗机构1232家，监测样品22025件，合格率97.23%。监测托幼机构729家，监测样品9663件，合格率94.87%。监测学校19所，监测样品188件，合格率95.74%。

在16个区共设置病媒生物密度监测点547个，其中鼠类64个、蚊虫241个、蝇类102个、蟑螂140个。开展鼠密度监测12月次，年平均阳性率0.20%，其中中小餐饮平均阳性率最高。蚊密度监测18旬次，年平均蚊密度1.47只/灯·小时，其中公园绿地成蚊密度最高。蝇密度监测21旬次，年平均蝇密度5.41只/笼·天，其中公园绿地蝇密度最高。蟑螂密度监测12月次，年平均蟑螂密度0.05只/张，其中农贸市场蟑螂密度最高；居民家庭蟑螂侵害率14.28%，较上年升高22.34%。

慢性病预防控制　开展成人慢性病及其危险因素监测，完成13259人的问卷调查、体格测量和血生化检查。新组建高血压患者自我管理小组549个，新增组员6790人，至少有1个高血压自我管理小组的村/居委会覆盖全市所有村/居委会的67.2%。新培养糖尿病同伴支持小组组长728人，新成立同伴支持小组329个，新增组员3695人。北京市脑卒中项目第一季度对含3项及以上脑卒中危险因素的高危人群进行随访，共随访管理8590人，随访率98.2%；验收合格各类全民健康生活方式行动示范机构105家；建成各类健康支持性环境30余处；培训健康生活方式指导员3000余人；全市开展“三减三健”专项行动，共计60项，覆盖餐饮企业、单位食堂、学校和家庭等各年龄段人群；举办健康生活方式日大型活动1次，参与200余人；16个区155个机关企事业单位464个团队6563人参加第二届“万步有约”职业人群健走激励大奖赛。开展医疗机构门急诊伤害监测，完成96484人次医院伤害病例信息的收集。在16个区360个社区组建防跌倒操锻炼小组，举办全市防跌倒毛巾操会演。开展国家脑卒中筛查和干预项目，共完成脑卒中筛查28595人，评估出高危人群2908人。2016～2017年心血管病高危人群早期筛查与综合干预项目在3个区开展，共完成初筛调查33162人，高危对象调查8226人，短期随访管理6525人。“中国环境流行病学特殊人群队列研究”完成双生子随访3040对，双生子登记1519对。

营养与食品卫生　完成常规食品、保健食品理化检验1188件项，食品微生物检验1000件项，5起聚集性病例PFGE分型分析和检测。

完成17类2395件食品166个监测指标24290件项化学污染物及有害因素监测和23类2350件食品35个监测指标9195件项食源性致病菌监测。完成熟肉制品、禽肉和禽蛋和发酵乳中喹乙醇、硫酸黏菌素、磺胺喹噁啉、氟虫腈及其代谢产物、霉菌应急监测。报告食源性疾病事件44起，发病321人，无死亡病例。食源性疾病监测新增26家社区卫生服务中心、8个细菌分子分型溯源分中心、1个食源性寄生虫病临床监测中心，上报食源性疾病病例信息6727例，采集腹泻病例粪便或肛拭子标本6256份。食源性致病菌分子分型完成

625株菌株，耐药监测完成3种致病菌15种抗生素786株菌株。报告食源性散发中毒病例158例，包括河豚中毒、瘦肉精中毒、肉毒中毒病例。单增监测扩大到10个区23家医院，新发现25例病例。被国家卫生计生委定为国家食源性疾病病因学鉴定实验室（华北区），已建成库容量3600余株食源性致病菌的溯源数据库。完成《2016年北京市疾控机构食品安全风险监测技术分析报告》和新生儿血便食品相关因素应急调查。编印《食品安全事故流行病学调查案例汇编》，指导门头沟等区聚集性病例调查。在全市开展食品安全周和全民营养周系列宣传活动。

完成23项食品安全国家标准培训12次，受众2000余人次。通过调研、专项研究等对16个国家食品安全标准进行跟踪评价，作为第一批8个成员单位之一率先加入食品安全地方标准工作协作组，探索开展京津冀三地食品安全地方标准工作机制，主持或参与多个国家标准的制定和修订。

深入开展“营”在校园——北京市中小学生平衡膳食促进行动，优化“营”在校园微信公众号，修订《北京市中小学生健康膳食指引》，“吃动平衡促健康”主题活动收集作品33000余件，开展北京市学生营养与健康状况监测，完成7700余名学生和家长问卷调查。

完成了北京市儿童与乳母营养监测、北京市居民食物消费量调查和食物成分监测，完善北京市居民营养监测和食物成分监测数据库。

环境卫生　监测全市生活饮用水卫生，城市设置监测点454个，农村设置监测点788个。对出厂水、末梢水、二次供水及学校饮用水进行监测，末梢水监测点覆盖全市所有街乡。在全市开展住宿、文化娱乐、美容美发、游泳池、商业、影剧院、医院7类场所31个卫生指标1617户次的公共场所主动监测。

放射卫生　开展全市地表水、饮用水、土壤、粮食和雨雪水、空气气溶胶和室内外环境辐射剂量TLD样品放射性水平本底监测，结果未见异常。对1400余家放射工作单位的放射工作人员进行个人剂量监测5.1万余人次，完成约140人次的大剂量核查，年剂量在1mSv以下的放射工作人员占99%。对730余台（个）次各类辐射设备、设施和场所进行43个建设项目的职业病危害放射防护评价。开展全市食品风险监测、医疗机构辐射防护监测和放射性职业病监测与风险评估。完成联合国全面禁止核试验条约组织放射性核素监测台站的监测任务。

健康教育　全年各医疗卫生机构共开展各级各类健康大课堂23352场，直接受众120余万人，参与授课师资14523人次。北京健康教育官方微博矩阵累计粉丝150万余人，全年共发布微博4.5万余条。北京健康教育官方微信订阅人数增加到2.1万人，阅读量29.2万人次。开展健康中国行、世界无烟日等大型健康日主题宣传活动9次。举办大型健康素养专项宣传活动69次，覆盖各类场所4031处，直接受众147.4万余人次。举办各级各类专业技术培训班27次。《健康》《健康少年画报》各出版12期，《健康》发行量209050册，《健康》少年画报发行量81130册，发行量分别比上年提高20%和43%。出版发行《中国公民健康素养基本知识与技能科普教程》《北京市健康教育优秀案例》《幸福跟着健康走——2016北京市疾控中心健康大课堂实录（上下册）》（图书与光盘）。举办第二届健康素养传播文艺作品大赛。新创健康促进医院27家。

学校卫生　完成了对23630名大、中、小学生的常见病及健康危险因素监测；对685所中小学校的1488间教室进行了教学环境卫生监测；完成全市1400余所中小学校传染病管理状况调查；开展学校人群烟草监测，覆盖16个区2万余名中小学生和近3000名教职工，撰写《2005～2015北京市中小学生烟草使用情况调查报告》。开展北京市中、小学生营养与饮食行为监测，覆盖16个区约14000名中、小学生。编制《我的健康管理日记》，印刷17万册发放至全市小学校。完成第六届全国大、中、小学生控烟作品征集，征集作品3000余件；成立大学生控烟志愿者联盟；启动全国范围青少年控烟志愿者活动；制作《为了健康的明天》青少年控烟宣传片。完成北京市中小学校健康食堂创建市级验收，对16个区推荐的45所中小学校健康食堂进行了市级验收。继续开展中小学生伤害监测与防控工作，出版《中小学校预防控制伤害健康教育课程参考手册》，印刷2200册发放至全市中小学校。完成第二次北京市中小学生伤害流行现状调查，覆盖16个区19000余名中小学生。

职业卫生　对17家企业进行职业病危害因素监测与评价。完成25258人次的职业健康检查与评价。完成全市1337例职业病病例及293例农药中毒病例的报告审核。

在全市开展重点职业病监测与健康风险评估，收集2650家企业职业病危害申报信息和40663名接触职业病危害因素人群的健康检查资料、947例职业病患者的工伤保险待遇落实情况资料，重点监测危害因素涉及煤尘（煤矽尘）、矽尘、苯、铅、噪声、布鲁氏菌、石棉等10余种，对全市重点职业病发病特点、变化趋势和规律进行了评价。推广北京市职业健康监护管理系统。

实验室管理 检验检测40类1296项和9个判定标准能力。出具委托检测报告1766份，保存与实验室检验相关的技术档案58988份、质量档案818卷。传染病地方病控制所、免疫预防所、性病艾滋病防治所、营养与食品卫生所、环境卫生所、职业卫生所、放射卫生防护所、卫生毒理所、中心实验室、预防保健中心参加能力验证和实验室比对活动共52项，涉及96项检测能力。

科研与教学 利用北京市公益院所改革与发展工作专项经费设立中心级项目17项。全年新增各类科研课题37项，其中国家自然科学基金2项（联合申报项目）、北京市科委课题1项、北京市自然科学基金1项、北京市社会科学基金1项、其他省部级课题2项、国际合作项目1项，新增科研经费880.85万元。首次获得全国博士后管理委员会“香江学者计划”资助1人。获北京市科学技术奖三等奖2项、中华预防医学会科技奖三等奖1项。全年发表科技论文185篇，其中SCI论文26篇。

在培公共卫生医师规范化培训学员40人，其中有16人纳入规培的MPH研究生。获批北京大学公共卫生学院硕士生10人。完成首都医科大学公共卫生学院、北京大学公共卫生学院、首都师范大学化学系等院校共31名学生的现场实习（社会实践）、毕业设计。接收各类进修38人。

信息化建设 年度信息化建设总投入1245万元。

学术交流 参加国际会议学术交流8批23人次。出访新西兰、以色列、奥地利、荷兰、美国、丹麦、英国实地考察学习7批16人次。接待美国卫生与公众服务部及美国疾控中心、斯里兰卡卫生部发展与规划部、法国环境与健康部外宾来华交流3批31人次。

基本建设 投资292.69万元，完成南院大门及檐廊维修工程、实验楼下水管道改造工程、办公楼屋面防水改造工程；投资58.52万元，完成行政楼办公地址搬迁装修改造工程。

（撰稿：钱海坤　审核：于建平）

领导名单

党委书记 黄　春
主　　任 邓　瑛
副 书 记 宋卫萍
副 主 任 贺　雄　庞星火　曾晓芃　刘晓峰　黄若刚

北京急救中心
北京紧急医疗救援中心

地址：西城区前门西大街103号（100031）　电话：66013877
网址：www.beijing120.com

基本情况 职工710人（含派遣制人员），其中卫技人员417人，包括正高级职称6人、副高级职称24人、中级职称118人、初级及以下人员269人；其他人员293人。

医疗设备总值10374.5万元，年内新购医疗设备总值547.8万元。

机构设置 成立北京急救中心社会服务中心，承担社会服务类业务的运营及拓展等工作。

改革与管理 开展冬奥会医疗急救保障项目研究，召开《北京市科技计划项目实施方案——北京健康奥运的研究与实施》研讨会，制定《北京2022冬奥会FOP和救护车装备标准》，联合国际野外医学协会（WMAI）（亚洲）举办WMAI野外高级生命支持（WALS）课程——冬奥会运动项目方向培训班。开展悬停救援、野外选址降落、长距离夜航、仪表飞行、直升机编队飞行救援、道路现场救援等航空医疗救援训练科目。12月12～22日，执行张家口崇礼保障国际雪联A级赛事医疗保障任务，共派出12名急救人员、1架医疗机、2辆救护车，针对低温雪地环境下的医疗装备配备、急救车辆运转、医疗机运行、个人防护装备等进行测试。组织4批次30余人次急救专家实地考察雪上项目保障工作流程，并制定应急预案。

落实3月1日起实施的《北京市院前医疗急救服务条例》，规范急救站名称为急救工作站，更新全市120急救工作站站牌94块；调整120指挥调度受理、转院、调派等工作流程，建立医疗救护员转运服务机制、专家级危重症抢救车应急调派机制、非急救服务挂单机制；增补院前急救工作人员，采取服务外包形式招录担架员172人，实现急危重症救护车配置1~2人/辆；120网络15个区分中心配备医疗辅助员236人，并组织专题培训。

配合北京城市副中心建设，开展通州区实地调研。获得竹木厂、里二泗、潞城、永乐店急救工作站房屋使用权。7月6日，按照市卫生计生委与通州区政府将通州区120急救纳入全市统一管理的意见，与通州区卫生计生委签署第一批划转急救站协议，竹木厂、里二泗、潞城急救站纳入中心直属站管理。

建立医疗救护员转运服务机制。1月26日，设立非急救调派专席和医疗救护员指导席；2月4日，正式运行。在原有分级调派工作的基础上，建立“急危重症优先派、非急救患者有序派”的分类调派机制。制定《社会服务中心医疗转运工作管理规定》等非紧急医疗转运制度标准7项。设置非紧急医疗转运车组3辆/日，自9月18日运行至年底，共执行任务875次，日均出车7.08次。

医疗工作 120电话呼入1501154个，120受理呼救电话497643个；全市120出车总量383025趟次，日均出车1049次；现场出车86184趟次，救治患者28486人。中心直属站出车128457趟次，占120出车总量的33.54%，接诊患者116474人次，抢救危重患者9540人次。为危重患者建立绿色通道19627人次，现场救治率33.05%。长途医疗转运422次，累计行驶59万千米，单任务最远往返4304千米。受理预约服务5392次，其中非紧急预约5268次，同比增长72.33%；呼吸机预约124次，同比增长20.39%。与110、119、122四台联动处置突发事件310次，同比增长50.49%。

突发事件及灾害事故应急救援。120院前急救体系全年接警并处置北京地区各类突发公共事件1433批，救治和转运伤员5764人次，派出急救车1998辆次。11月18日，大兴新建一村聚福缘公寓火灾，伤亡27人，其中死亡19人，共调派急救车11辆完成现场应急救援任务。

应急演练。参加京津冀卫生救援演习等应急救援现场演练5次，出动各类型急救车辆87车次，参演急救人员279人次。组织卫生应急培训15次，参训2755人次。

医疗保障。完成十九大、“一带一路”国际高峰论坛及全国两会等大型会议活动救护保障任务719个。在北京市信访办、马家楼、久敬庄等上访人员聚集点安排24小时急救车组应急保障，全年救治患者318人，转运至医院181人。在故宫安排急救车组，全年救治患者1350人。

7～9月，多次为内蒙古自治区大型活动医疗保障工作进行指导，是中心首次派出专家医生异地开展大型会议医疗保障培训。

航空救援。与4家航空机构签署战略合作协议，完善《航空医疗救援任务执行管理制度》《航空医疗救援人员岗位职责》《航空医疗救援任务执行流程》等制度流程7项。京津冀地区配置专业医疗构型的直升机4架、固定翼医疗飞机2架，外挂悬吊设备的救援直升机2架。全年执行航空救援飞行任务6次，转运患者7人，京津冀应急演练任务1次，张家口国际雪联航空救援保障工作1次。首次实现同机双人转运、直升机超长距离转运、夜航转运、高危患者转运等多项任务。

医疗纠纷处理。新发生医疗纠纷诉讼4件，在审案件7件，结案8件。

护理工作 护士167人，其中在岗护士140人，包括本科57人、大专54人、中专29人。新入职外聘护士24人。全年不定期护理质量控制检查72站次，仪器设备检查1028件，急救车119辆。

开展护理操作技术技能竞赛，开展护理人员全员培训。

科研工作 申请科研项目1项、联合项目3项。各类人员在统计源期刊共发表学术论文23篇。完成“院前医疗急救机构设置规划与调整研究”和“院前医疗急救服务规范和质量控制标准研究”2项课题。

医学教育 全年送出住院医师规范化培训7人，送往专业基地培训1人，组织住院医师规范化培训考试3人，专科医师第二阶段考核通过1人；安排6人到外院学习进修、40余人次参加京外学术会议、340人次参加本市会议。完成住院医师规范化培训教学基地建设评估工作，对北京120急救网络20个急救分中心进行院前急救临床实践点实地考察。

急救网络管理 新建和调整急救工作站15个，其中城区3个、郊区12个。年底全市120急救网络共有急救工作站187个，其中城区100个、郊区87个。120急救网络城区分中心出车101264车次，郊区分中心出车153275车次。

对平谷区中医医院、南苑医院、中国航天科工集团七三一医院、解放军第二六三医院、北京胸科医院、东直门医院东区及通州区卫生计生委推荐的11个拟建急救工作站进行多次实地调研。

按季度通报、点评、分析全市及各区急救网络运行情况及院前医疗急救服务工作质量。开展全市120网络急救工作站飞行检查4次，共抽查15个区37个车组。开展120网络单位急救培训19批次835人次，涉及急救管理、专业技术和服务规范等。

培训工作 创新办学模式，研发适合国内实际情况的培训新模块，联合野外医学协会（亚洲）开展冬奥会方向的培训，编写国内《非紧急医疗救护培训教材》，包括行为规范、非紧急转运技术，非紧急救护车器材使用及配备标准。

培训基地建设。新建国际创伤生命支持培训基地1家，总数达15家。

急救导师师资培训。开展全国ITLS师资培训班3期。

专业急救培训。开展急救专业技术培训56次，其中国际创伤生命支持培训19期446人，美国心脏协会培训10期304人，国际野外医学协会课程2期32人，其他专业培训1294人次。开展新入职医生、护士、司机岗前培训，120网络应急医疗救援能力培训，专业技术骨干培训，第四届北京市暨京冀廊120心电图技能大赛等培训14批次，受训2732人次。

医疗救护员培训。确定急救医疗辅助员培训操作课程，包括心肺复苏、徒手搬运、手锁技术、整体翻转、轮椅单椅、楼梯椅、三种车载担架技术。组织医疗辅助员岗前培训4期，包括院前急救医疗辅助技能操作技术8项、实操技术考核3项，培训235人。

出版《非紧急医疗救护培训教材》，再版《现场急救教程》，编辑《养老护理急救技能手册》，翻译《ITLS第八版全球教材》，并为人民教育出版社修订《普通高中英语课本》急救相关课文。举办科普宣传周、宣传月、安全教育等大型公益活动，全年开展普及培训139次，受众13373人，其中证书班4259人、非证书班9114人。开展义务培训36次7353人次，其中急救科技馆免费接待参观748人次。协助电视台拍摄宣传急救知识专题节目31期。

社团工作 成立北京医师协会院前急救专科医师分会，中心主任张文中任分会会长，举办第一届学术年会。成立中国灾害救援协会院前急救分会，中心主任张文中任会长，东区分中心主任高丁任秘书长，举办第一届学术论坛。

信息化建设 完成120系统关键节点重要支撑设备的更新、120救护车车载信息终端更新、软件正版化购置、120系统升级改造和网络信息安全建设招标采购等工作。建立OA综合管理平台建设，12月试运行，实现业务信息及工作通知集中发布，业务部门信息资源互联互通。完成官方网站改版，增加航空医疗救援内容。

学术交流 全年因公出访5批次8人次，其中自组团4批次7人次，随国家卫生计生委团组1批次1人次。6月、11月，分别应邀出席国际创伤生命支持协会核心理事会和年度国际会议，被全球理事推选为核心理事成员。

全年接待外宾4批次29人次。3月30日，接待北京市友好城市——印度新德里市代表团访问，介绍北京市紧急医疗救援方面信息技术应用，并参观体验北京市急救科技馆、北京市卫生应急物资库及特种救护车辆等。5月15～19日，与中法急救与灾难医学合作中心在北京商务会馆联合举办第二届国际创伤生命支持高峰论坛暨第六期中法创伤国际标准化技能培训班，法国专家台载露、贾风岩讲授灾难与创伤的国际临床新理念新技术。

基本建设 开展通州区竹木厂急救站、潞城急救站、里二泗急救站、东直门医院东区急救站装修改造工作。

（撰稿：王　鑫　审核：张文中）

领导名单

党委书记　姜　丽
主　　任　张文中
副 书 记　张文中　何远智
副 主 任　朱亚斌　刘红梅　张　伟　邵石雨

北京市红十字会紧急救援中心

地址：朝阳区德外清河东路2号（100192） 电话：62939999
网址：www.beijing999.com.cn

基本情况 职工901人，其中中级职称65人、初级职称242人。有急救站点136个，各类急救车355辆，固定资产总价值20909万元。

改革与管理 落实《北京市院前医疗急救服务条例》，完善院前急救相关管理制度、医疗服务标准及工作规范，配合市卫生计生委制定急危重患者的具体标准。

医疗工作 新建及调整急救站点18个。全年电话呼入151万余次，出车35.50万次，救治患者36.09万人次。日均出车973次，单日最高出车1079次。9月20日，派出3名医护人员参加巴基斯坦瓜达尔港医疗救援保障工作。

应急演练 全年参加大型应急救援演练28次。2月25～26日，“太舞国际雪联自由式滑雪雪上技巧世界杯”在河北省张家口市崇礼区太舞镇举行，999派出专业航空医疗救援直升机1架、雪地医疗救援专用车1辆。6月7～10日，999派出1辆大型通信指挥车、1辆饮食供应车及14名救援队队员参加京津冀红十字应急救援队培训暨实战演练。7月12～14日，京津冀卫生应急联合演练在北京市通州区举办，999派出5台救护车、15名医务人员执行现场医疗急救保障任务。12月19～20日，999与中日友好医院在张家口市崇礼区太舞滑雪场开展迎冬奥空地一体化雪地医疗救援演练。

空中救援 全年完成空中急救转运、空地联合救援演练、医疗备勤及巡航等业务149次。

1月11日，999航空医疗救援直升机将一名颅内感染、继发性癫痫的3岁患者从内蒙古转运至北京接受治疗，这是999专业航空医疗救援直升机转运的年龄最小的患者。3月11日，999专业航空医疗救援固定翼飞机将1名荷兰籍患者从石家庄转运至首都国际机场，与赴美民航客机交接，这是999专业航空医疗救援直升机首次实现与民航客机接力，搭建空中救援桥梁。3月13日，与美国湾流宇航公司签署共同打造空中重症监护多功能救援飞机购机协议。5月7日，999专业航空医疗救援固定翼飞机首次多方联合，对1名需要接受心脏移植的重症女性患者进行了VA-ECMO（静动脉体外膜肺氧合）空中转运，这是固定翼飞机首次实现VA-ECMO空中转运。5月13～15日，999派遣两架专业航空医疗救援直升机及专业医疗团队保障在北京国家会议中心及怀柔雁栖湖举办的“一带一路”国际合作高峰论坛，负责空中医疗救护保障工作。5月24～26日，999参加航空医疗救援联盟成立大会与中国上海航空医疗救援国际会议，并发表“北京999急救中心航空医疗的发展现状与探索”主题演说。7月4日，999专业航空医疗救援固定翼飞机前往中国台湾执行转运任务，将1名慢性阻塞性肺疾病老年男性危重患者从广州转运回台湾接受后续治疗，这是999专业航空医疗固定翼飞机首次完成赴台湾的航空医疗转运任务。8月27日～9月6日，999派遣专业航空医疗救援固定翼飞机及专业医疗团队，在厦门高崎国际机场备勤值守，为在厦门举办的“金砖国家领导人第九次会晤”提供医疗急救保障。10月31日，999专业航空医疗救援直升机将一名右侧脑出血的63岁患者从山东转运至北京接受治疗，这是999专业航空医疗救援直升机执行任务飞行时间最长、距离最远的一次任务。11月13日，999专业航空医疗救援固定翼飞机将1名肾功能不全、宫颈癌疾病老年女性危重患者从重庆转运回北京接受治疗，这是999专业航空医疗固定翼飞机第一百次执行急救转运任务。

科研工作 参与申报国家重点研发课题2项，分别是与青海省人民医院、解放军总医院、宣武医院联合申报“多地域、多民族、多机构心脑血管疾病健康管理模式及效果评价研究”，与山东大学联合申报科技基础资源调查专项课题“中国人群心脏骤停发病率、病死率及危险因素调查”。

在研课题5项：与人民医院合作的“脊柱脊髓损

伤院前院内急救方案和规范研究”“北京市严重创伤区域性救治体系建设”，与宣武医院合作的“缺血性卒中急性期血管内治疗技术研究”，与安贞医院合作的“心血管疾病防控数据平台建设与应用示范研究”，与积水潭医院合作的“区域性严重创伤救治体系建设”。结题2项：与人民医院合作的“急性冠脉综合征院前急救的优化及院内急救的衔接”，与武警总医院合作的“突发公共事件卫生应急救援现场关键技术、流程规范应用型研究”。

应急救护培训　全年完成对外培训135次，总计培训25970人次。组织医护人员学习传染病知识培训。为提高院前医护人员及司机的急救英语口语表达能力，聘请北京外国语大学志愿者授课20节，共600人次参加。

学术交流　全年接待来宾参观交流460次，其中外宾42次。5月13日，接待来华参加“一带一路”高峰论坛的红十字会与红新月会联合会秘书长、巴基斯坦红新月会、吉尔吉斯斯坦红新月会、塔吉克斯坦红新月会等领导进行工作交流。9月16日，中国红十字总会王平副会长陪同2017年可持续发展与人道救援研讨班来中心参观交流。11月24日，安英副院长参加北京医师协会组织的院前急救专科医师分会成立大会暨第一届学术年会。

信息化建设　完成院前电子病历系统软件开发，在全市50个急救站点开始应用。建立机房温湿度自动监控报警系统。搭建机房温度湿度监控软件平台。完成重大活动医疗保障系统软件开发，并全面应用。对调度系统设备不断改进，更新服务器等硬件设备。完成院前救护车司机专用手机软件研发，开始测试应用。

（撰稿：冯雪艳　审核：田振彪）

领导名单

党总支书记　张　静
主　　　任　张进存
副　书　记　刘秀华
副　主　任　李立兵　张　静　田振彪　安　英

北京市红十字血液中心

地址：海淀区北三环中路37号（100088）　电话：62019573
网址：www.brcbc.org

基本情况　职工574人（含派遣制职工120人、退休返聘2人），其中卫技人员377人，包括正高级职称16人、副高级职称22人、中级职称122人、初级及以下职称217人；其他专业技术人员70人；行政、工勤人员127人。

固定资产价值35045.05万元，年内新增固定资产1299.74万元。

献血服务二科科长周倩当选巾帼建功标兵。献血服务一科李平被评为全国卫生系统先进工作者。

改革与管理　调整了市公民献血委员会成员单位和委员。协助市卫生计生委修订出台了《北京市献血工作绩效考核办法（试行）》，将临床用血管理工作纳入考核。下发了《北京市无偿献血纪念品管理规定》，对全市献血纪念品发放加强管理。争取市经信委支持，将无偿献血表彰信息纳入社会信用体系建设。

修订《北京市红十字血液中心工作规则》，议事规则和决策程序更加规范。制定《北京市红十字血液中心行政干部职数设置的决定》和《关于中层干部选拔任用工作的办法》等文件，规范干部选拔任用。实施中层干部360考核测评，加强对中层干部的监督管理。

全年共审计合同370份，合同金额 3.66亿元。送审工程合同3份，审减金额17万元。

强化安全生产管理监督职责制，完善一站式报修服务平台，落实周安全巡视制度，定期进行防汛及用水用电等应急演练。依托警民联动机制协助抓捕10名血托。全年出车1.2万台次，安全行驶48万千米。

6月14日，举行“我能做什么”——2017世界献血者日庆祝活动。国家卫生计生委医疗安全与血液处副处长张睿、北京市卫生计生委副主任毛羽等领导出席，北京银行和北京熊猫血宣传大使刘中分别向首都无偿献血志愿者协会捐款50万元、23.8万元，罗氏诊断产品（上海）有限公司为北京市输血协会捐款20万元。12月7日，召开北京市公民献血委员会全体会议。市公民献血委员会主任、副市长卢彦出席会议并讲话，国家机关事务管理局、中直机关管理局、市委宣传部、市卫生计生委、团市委、市公安局等有关单位负责人参加会议。

采供血工作 年内，献血服务过程、血液制备过程、血液检测过程和血液供应过程均处于有效控制中，实现了从工作流程到产品和设备的全面质量监控。采集全血420219单位，其中Rh阴性血2754单位；机采血小板69855单位，浓缩血小板16438单位，机采血浆5220单位。全年供应临床红细胞470635.5单位，悬浮红细胞285999单位，洗涤红细胞10702单位，去白红细胞173934.5单位，机采血小板82146单位，血浆431234单位。正式启用新辐照仪，辐照血61942单位，比上年增长12.28%。血液检测合格率98.09%，血液成分制备率99.5%，送血率91%，献血者满意率98%。

给医院免费送血895252.5单位，完成调配用血1436次，共计37864单位。其中调入18842单位、调出19022单位。对口支援西藏自治区红细胞制品500单位。

为临床疑难交叉配血2.1万例，检测新生儿溶血、疑难血型等各类标本5.4万份，完成6300余份血小板抗体筛查和血小板交叉配血，提供科研供血2083单位。完成2000例中国造血干细胞志愿者资料库的HLA分型，3500份骨髓库供者DNA提取，4999份HLA样本分型。完成疑难献血者ABO血型定型复核确认、Rh阴性血液确认、血型定型试剂的质量控制、白血病患者治疗和康复帮助等工作。

献血招募 全年招募28万人次献血。通过成分献血微信平台建立献血者俱乐部，2586人注册为成分献血会员，1445人加入成分献血者俱乐部。稀有血型“爱心之家”注册献血者2820人。登记团体献血单位1003个。注册志愿者6852人，志愿服务团队53个，志愿服务站点增加到27个，4278名志愿者全年为献血者服务7.2万小时，同比增长12%。首都献血微博粉丝增至27万人。首都献血网新增注册会员7518人，总数2.8万人。

全血献血全年开展特色招募活动27次，通过微博、微信实时发布街头无偿献血活动公告、献血常识和活动现场图文。通过采血车进校园、进企业等方式，主动出击、积极联系各方爱心人士和团体，支持和参与无偿献血公益事业。发挥首都成分献血微信平台线上线下联动作用，开展趣味运动会、世界献血者日圆明园移动外采、同伴招募等传统项目，同时开展了元宵节猜灯谜赢好礼、成分献血公益摄影大赛、伟人节诗词大赛、互助献血转无偿献血等招募活动。

创新固定献血者关爱服务理念和载体，全年有2483名献血者参与了世界献血者日宣传活动、“眼界”嘉年华关爱活动、雁栖湖健步走、“家宴”感恩节活动和“骑迹”关爱应急献血者活动等。组织献血英雄相约2018年淡季献血和11项淡季献血预约文化之旅活动，为2018年2月献血淡季提前预约8136名献血者。全年开展志愿者培训16次，办理献血者优先用血60余人次，供血337单位。报销献血者用血费用1713人次168万元，开具献血证遗失证明130余份。

宣传无偿献血 首都献血服务热线发送献血服务短信417万条，呼出电话6.7万人次，接听咨询2.7万人次。“互联网+”献血公共服务平台实现了献血预约、献血地点导航、献血结果查询、献血信息更正、爱心激励平台、献血者认证、献血足迹、献血排行，志愿者在线排班、签到和查血等全流程、个性化服务，同时开设了稀有血型爱心之家板块和应急献血招募通道。

在全市范围内开展无偿献血宣传活动800场次，在市级电视台播放公益广告1300余次，在区级媒体宣传400余次。举办“我能做什么”世界献血者日大型宣传活动。拍摄30秒献血公益广告在北京电视台、卖场电视、楼宇电视、地铁电视等媒介多渠道发布。在9条地铁线路月台、通道灯箱和10辆双层公交车身，持续发布献血公益广告。在中心所辖的20个采血点1千米范围内，1个月内向手机用户发送无偿献血宣传短信1665万余条，招募2.6万余人次献血4.5万单位，招募首次献血者1.6万余人。在全市开展无偿献血“六进”活动。

全年职工志愿服务528人次2170小时。职工献血121人次，捐献血液121单位。

信息化建设 完成全国采供血机构执业比对信息管理系统项目验收，研究所收费系统与财务收费系统实现无缝对接，落实软件正版化工作，引入“钉钉”移动办公平台。首都献血服务网完成了新版网站、微信公众号及首都献血APP的改版上线，网站全年访问量26万次，微信公众号粉丝增长至3421人，首都献血APP下载量21万次。

科研与教育 申报首都发展专项课题3项、中国输血协会威高科研基金课题1项、中心级课题6项，支持经费20万元。全年举办各类培训32项，4450人次参加学习。完成北医和首医58名本科生专业教学任务和青联香港大学生实习任务。4篇征文在2017年华北区输血协作会议暨输血学术交流会议分会场发言，2篇英文征文在28届非欧洲地区国际输血大会上发言。与北京999急救中心签订培训合同，37名职工参加初级急救员培训，21名职工参加美国心脏协会心血管高级急救培训，均取得国际认证急救培训证书。

学术交流 派出4批9人次出访印尼、美国、丹麦、匈牙利等国家。

4月26日，举办2017年华北地区输血协作组工作会议暨输血学术交流会，国家卫生计生委医政医管局副处长张睿及华北三省两市血液中心领导出席会议。6月19日，主任刘江率团参加在匈牙利布达佩斯召开的第三届中国—中东欧国家卫生部长论坛，并与匈牙利国家血液中心签订了合作谅解备忘录；年内落实中国—中东欧国家卫生合作纲要中输血领域的国际合作。11月26日，与国际输血协会和亚太血液联盟联合举办“不同文化背景下的献血者和献血工作”研讨会。

基本建设 新建石景山万达广场献血屋、北京南站献血屋、北大国际医院献血屋3个采血点。协调改造了西直门北站、北京西站、动物园、昌平永旺等采血点供电、停放及安全等基建设施。

完成赵登禹路采血屋、中心3号楼、业务楼、院内停车场等环境改造共计984平方米。

（撰稿：郭成城　审核：刘　江）

领导名单

党委书记　姜东兰
主　　任　刘　江
副 主 任　鸿　捷　高　岩　邱　艳
副 书 记　刘　江　郭晓江
纪委书记　邱佰军

北京市体检中心

地址：丰台区南三环西路3号（100077）　电话：87298452
网址：www.bjtjzx.com

基本情况 职工257人，其中全日制人员143人（含事业编制30人）、非全日制人员114人。卫技人员155人，包括正高级职称5人、副高级职称33人、中级职称77人、初级师28人、初级士12人。

固定资产净值2525.33万元，年内新购资产总值436.00万元。

机构设置 2月，市科委、市科协授予中心2017～2019年度北京市科普基地。3月27日，撤销医务和健康管理科，成立医务科、公共关系科、健康管理科，成立北京市体检中心健康管理创新研究基地。11月8日，成立体医融合健康管理创新研究基地。市卫生计生委、市体育局共同签署了北京市体医融合战略合作框架协议，中心承接了体医融合健康管理创新研究示范基地建设任务，在航天桥分院四层建立了运动干预模式和示范基地。

专项体检 组织体检业务培训，累积培训1500余人次，规范体检行业质量。开展健康体检质量月活动，加强对体检行业的检查和监督，组织对中小学保健所、高招体检医疗机构、驾驶员体检机构开展了飞行检查；组织专家组对全市征兵体检指定医院进行征兵体检抽查，共抽查1051人次；组织专家对30家健康体检医疗机构进行了督导检查；对申请新增健康体检服务的14家医疗机构进行现场审核；完成市消防局第一次向社会招聘专职消防员的专项体检工作，体检1143人次。

中心开发的全国征兵体检信息化管理系统在全国近3000个征兵体检站推广应用。中心开发的军队院校招收学员体格检查信息系统保障了军队院校招生体检工作的顺利开展。同时，全国征兵体检信息化管理系统与国防部征兵被装供应系统实现首次对接。

健康体检 全年体检10.07万人次，体检业务收入7959.93万元，其中健康体检9.38万人次、专项体检0.7

万人次。

质控中心工作 中心兼任北京市体检质控中心办公室职责。修订《体检质控中心专家委员会管理办法》，明确专家委员的聘任条件和工作职责，成立了检验专家管理组；开展标准化建设，制定了《健康体检服务规范》北京市地方标准。

科研工作 与首都医科大学公共卫生学院和山东大学公共卫生学院签署科技合作协议，结成科研联盟，共同推进健康管理特别是慢病评估模型的研究。获局级以上科研成果6项，其中首发专项重点攻关和自主创新课题各1项，填补了中心科研工作的空白。推进健康科普和健康促进工作，北京市科普基地获得批准，出版《健康体检100问》科普图书。编撰完成《北京市2016年度体检统计资料报告》。

信息化建设 年度总投入119.60万元。在全国率先建立和应用体检质控综合管理信息系统和移动质控系统。完善了包括北京市征兵体检信息化管理系统等各类专项体检信息系统，使北京市专项体检工作实现了信息化管理模式，在全国领先。

初步完成北京健康体检信息平台二期的建设，参与试点的20家医疗机构完成系统联调联试，实现健康体检信息个案数据的及时采集。

多中心健康大数据平台建设初步取得实效。将中心97万余条健康体检数据进行了整理，其中5年队列2.1万人、3年队列6.7万人，并与市卫生计生委信息中心和市疾控中心的数据进行了对接比对。

基本建设 市体检中心丰台体检部地上一层至三层的装饰装修改造工程项目总投资约905.36万元，对原有室内格局进行了调整，同时对丰台分部管辖范围内的雨水、污水管道和地面进行了翻新施工，项目于5月全部完工并验收投入使用。

3月，启动了对丰台体检部医学实验室（地下一层）装修改造工程项目，总投资约95.32万元，对原有室内格局进行了调整，于7月完工并验收投入使用。

11月6日，市卫生计生委下达《关于将北纬路59号办公楼分配给市体检中心管理使用的通知》，将西城区北纬路59号院3750平方米的房屋划拨市体检中心使用。中心初步选定招标代理机构并决定用自有经费完成该项目的设计和施工。

公益活动 赴大兴区“蒲公英”中学捐学助教送健康，为334名学生免费体检；组织医务人员为非典后遗症患者开展健康体检。组织专家对门头沟区、房山区、怀柔区3个公安分局的基层派出所开展了“心系基层送健康，北京市公安局基层民警巡诊活动”，服务民警1000余人次。

（撰稿：刘润国　审核：张静波）

领导名单

党支部书记、主任　张静波
副　　主　　任　钱文红　王克英

北京市卫生计生委信息中心
北京市卫生计生委政策研究中心

地址：西城区赵登禹路277号（100034）　电话：83366966
网址：www.phic.org.cn

基本情况 职工36人，其中专业技术人员21人，包括高级职称3人、中级职称5人、初级职称11人，见习期2人；管理人员14人；工勤人员1人。

固定资产总值3678.45万元，年内新购资产总值715.75万元。

机构改革 2016年11月，市编办批准北京市公共卫生信息中心（北京市医院管理研究所）与北京市人口和计划生育委员会信息中心合并，成立北京市卫生计生委信息中心，并加挂北京市卫生计生委政策研究中心牌子，是市卫生计生委所属正处级公益一类事业单位，核定事业编制50人。主要职责：负责市卫生和计划生育信息系统建设规划的组织实施，落实北京地区卫生和计划生育信息资源整合的具体工作；负责有关卫生和计划生育信息数据统计及分析，开展卫生和计划生育管理服务等相关研究工作；承担卫生和计划生育网络平台、中心数据库和应用系统的组织建设及运用维护；负责委机关电子政务、网络运行的技术保障；指导各医疗机构的卫生信息系统建设。

2017年5月，原统计室更名为数据资源与统计部，撤销培训部，新建标准与评价部，共设9个科室。6月，中心从北纬路59号搬迁至西城区赵登禹路277号。

信息化建设 组织编制《北京市“十三五”时期全民健康信息化发展规划》，明确北京市“十三五”时期全民健康信息化发展的指导思想、原则和目标、主要任务、保障措施，规划由市卫生计生委和市经济信息化委于9月联合印发。

按照北京市医药分开综合改革要求，中心成立技术、督导、信息等工作组，开展了制定指南、举办培训、提供指导、收集信息、组织督导等工作，保证2605家医疗机构按要求完成系统切换。

召开电子病历共享工程推进会，推进患者诊疗信息共享。该项目采集电子病历门诊信息9330万份，整合社区健康档案信息87万份，药品编码信息4.8万个。完成市卫生计生委信用信息管理平台试点应用建设，完成了全员人口系统升级改造、医师系统电子化注册升级改造、慢病管理监测系统、食品安全标准管理系统、妇幼保健网络信息系统三期、决策支持平台等项目的终验。启动了医学教育管理系统、医政医管电子化注册系统、网上信访信息系统、健康北京APP项目（一期）等建设工作。

完成市卫生计生委信息化项目规划备案评审工作，上报信息化规划、顶层设计、实施计划、项目清单等文件，通过了市经信委组织的专家组评议。共收到申报项目49个，其中公卫类34项、医院类15项。完成卫生监督执法信息管理平台升级改造、精神卫生分析监测与综合管理信息系统建设、疾控系统疫苗采购进销存管理信息系统等6个项目。

卫生统计 在北京市医药分开综合改革中承担监测任务，共产出医改监测报告280余份，为国家医改办、市卫生计生委等各级各类行政管理部门与北医、首医、协和等科研机构提供相关数据服务。

编制发布卫生统计公报、季度、月度简报等资料近30份，编制年度统计资料简编、汇编各1部。利用手机报的形式发送卫生统计重要信息，及时反映工作动态。向近50个相关处室单位与科研机构提供数据上百次，为制定卫生政策、监测与评价医改工作、加强卫生服务监管提供了数据支持。

承担国家临床重点专科DRG绩效评价课题的研究，对“十二五”期间国家临床重点专科建设项目涉及的284家医院44个临床专科的医疗服务绩效给予科学客观评价，促进DRG绩效评价方法在医院精细化管理方面的应用。受市卫生计生委、市医管局委托，开展基于成本核算的DRG研究课题，深入DRG的基础研究，为DRG应用于医保付费领域打下理论基础。举办按病种付费改革医院管理干部培训班，全市三级医院主管医改或医保的相关领导及业务骨干等共400余人参加培训。支持宁夏卫生计生委开展DRG工作，接待安徽省卫生计生委、江西省赣州市卫生计生委来京考察DRG工作。

贯彻执行统计调查制度，组织区卫生计生委和各医疗卫生机构完成了全市1万余家医疗卫生机构资源配置、服务利用、效率和质量情况的年度调查任务。召开2016年住院病案首页填报质量总结培训会及2017年病历数据质量督导检查布置培训会，向各医疗机构印发督导检查反馈报告；组织临床、医院管理、病案编码、物价等100余名专家，针对全市二级及以上195家医疗机构上报的2016年7月-2017年6月病历首页信息开展全面督导检查。配合市医管局完成2017年市属医院及市属医院集团的绩效数据分析工作，联合市医管局开展了市属医院住院病案首页上报信息质量的集中督导检查与病历讨论。

标准规范 推进国家医疗健康信息互联互通标准化成熟度测评工作，建立北京市互联互通测评组织管理体系，开展了专题培训，组织专家评估和指导，组织实验室测试等；中心牵头组织制定的《公共卫生信息数据元属性与值域代码》（DB11/T 320-2015）于7月由市质监局作为地方标准发布，10月1日正式实施；完成团体标准《血液管理信息基本数据集》（征求意见稿）；完成首发课题“新农合管理基本数据集”；参与了国家卫生计生委医院管理研究所电子病历评级指标修订工作。

完成“卫生信息化项目全流程管理规范和绩效考核方法策略研究”申报首发基金。制定《北京市卫生计生信息化项目管理关键点评价指标》，是信息化项目绩效评估的基础性评价指标。

网络运维 适时启动医药分开综合改革信息系统支撑应急机制，为医疗机构提供应急响应和技术支持服务。为470台市卫生计生委、中医局、医管局机关的计算机设备提供技术服务2006次，平均每周42次。完成本年度信息化运维费公开招投标、竞争性磋商、内部遴选及第三方专家验收等工作。

网站建设 继续维护市卫生计生委网站（包括英文版、日文版和法文版）、市医管局网站、市中医局网站、信息中心网站。发挥网站的宣传和便民惠民功能，市卫生计生委网站累计发布信息15757条，新开通专题7个，内容涉及医药分开综合改革政策、分级诊疗和基层医疗卫生服务、京津冀医疗卫生合作等。完成“智享健康北京”微信号申请和认证，并根据网站栏目策划对微信栏目同步调整。在首都之窗北京市政务公开惠民便民地图中完成三级医疗机构电子地图信息维护与上线工作。每周五与北京城市广播FM100.6健康北京节目连线40余次，播报各医院卫生大讲堂和义诊情况。

政策研究 完成年度《北京市卫生发展综合评价报告》，在11月市政府召开的“全面学习宣传贯彻党的十九大精神、建设健康北京暨纪念爱国卫生运动65周年会议”上对外发布。承担国家卫生计生委法制司的卫生系统绩效评价研究任务，并通过了国家卫生计生委法制司组织的专家验收。承担市中医局的北京中医区域发展综合评价任务，探索建立了一套科学有效的评价指标体系和评价方法，拟定了评价实施方案。完成首发专项课题“临床专科住院医疗服务绩效评价的DRG信息化模型研究与应用”。为加强政策研究中心建设，赴上海市卫生发展研究中心调研。

编辑出版 协助市卫生计生委编纂第二部《北京卫生志》，承担《北京年鉴》和《中国卫生和计划生育年鉴》中有关北京卫生计生工作内容的组稿、编辑工作，承担《北京信息化年鉴》中有关卫生计生信息化工作内容的组稿、编辑工作，完成年度《北京卫生和计划生育年鉴》的组稿、编辑、出版工作，按月编辑《北京市卫生计生委工作信息月报》。

学术交流 作为第一协办单位，分别协助举办中国医院协会信息网络大会、中华医院信息网络大会两个全国性大会。协助举办第七届移动医疗产业大会暨第五届智慧医疗健康峰会。

（撰稿：蒋　莹　审核：琚文胜）

领导名单

主任兼书记　琚文胜

副　主　任　郭默宁　郑　攀

北京市社区卫生服务管理中心

地址：西城区广安门内大街315号信息大厦（100053）　电话：63691150

网址：www.bjchs.org.cn

基本情况 职工17人，主任由市卫生计生委基层卫生处处长兼任，副主任2人、办公室3人、质量管理科5人、经济运行管理科2人、信息管理科5人。其中卫生管理研究专业副高级职称1人、中级职称1人。

固定资产总价值91.78万元，年内新购资产总值0.40万元。

改革与管理 制定了《北京市社区卫生服务管理中心关于加强工作人员因私出国（境）管理的暂行规定》《北京市社区卫生服务管理中心中层干部任免管理制度》。编印《北京社区卫生信息》13期。

完成《2016年北京市社区卫生工作统计资料汇编》《2017年度社区卫生常规数据监测年报手册》和《2016年北京市社区卫生常规数据监测统计分析报告》。开展全市社区卫生常规数据监测统计分析评比活动，提高16个区社区卫生统计分析能力。

基本医疗和公共卫生服务 全市运行社区卫生服务机构1927个，其中社区卫生服务中心333个、社区卫生服务站1594个。

自4月8日北京市医药分开综合改革开始至12月31日，社区卫生服务机构门急诊总量4124万人次，同比增长16.74%。全年全市社区卫生服务机构诊疗5913.6万人次，其中门急诊5881.6万人次；截至年底，社区卫生服务机构共建立居民健康档案1745.6万份，其中电子健康档案1718.6万份、电子健康档案建档率79.17%；管理高血压患者175.0万人，管理糖尿病患者65.2万人；孕产妇保健111.07万人次，儿童保健209.96万人次，免疫接种753.58万人次，传染病家庭访视7.57万人次，健康教育讲座2.19万次、受益93.00万人次。

“5·19”世界家庭医生日，在全市范围开展以“我和家庭医生有个约定”为主题的大型宣传活动，全市累计组织各级各类现场宣传活动300余场，为国家机关干部职工签约312人，其中131名职工的近300位家庭成员也一同签约。截至年底，全市家庭医生签约服务累计签约451.0万户865.36万人，签约率39.87%，其中65岁及以上老年人等12类重点人群签约504.7万人。协助编印了《家庭医生签约服务工作培训手册》。

截至年底，全市完成强化培养家庭保健员2万名的任务。

联合市12320服务中心，继续在4个区的10个社区卫生服务中心开展综合戒烟试点工作。截至10月底，试点机构共计转介301人，其中86人进入标准干预流程，65人成功戒烟。

绩效考核 对各区落实分级诊疗制度、医药分开、家庭医生签约服务效果进行考核，建立起与社区卫生服务发展相适应的绩效管理体系；拟定全市2017年度村级医疗卫生考核指标，细化考核方案，前往涉农区村卫生室开展预考核，探索建立北京市村级医疗卫生机构和乡村医生考核机制。

16个区上报2017年政府办社区卫生服务机构人均绩效工资约为14.95万元，比上年增长34.21%，但仍与二、三级医院有很大差距。

网站宣传 北京社区卫生服务网编发稿件6455篇，其中医改专题信息551篇；微信编发250篇，是上年的7.5倍。中心官网连续4年获得北京地区卫生计生系统优秀网站奖。

学术交流 继续组织实施京港合作培训，于10月24～26日在丰台区方庄社区卫生服务中心完成第五期《社区医疗新世界》全科医学培训北京现场指导项目，特邀香港医院管理局资深家庭医生及护理专家为学员授课，围绕全科医学临床施教技巧、全科医学思路及治疗过程、社区健康护理模式等内容开展培训，共有来自16个区的60余名全科医生参加培训。

（撰稿：张　莉　审核：张向东）

领导名单

主　　　任　刘　钢
党支部副书记　张向东
副　主　任　张向东　张国红

北京市医药集中采购服务中心

地址：西城区槐柏树街2号（100053）　电话：63016841
网址：www.bjmbc.org.cn

基本情况 职工26人，其中主任1人，管理干部22人，专业技术干部3人，包括副高级职称1人、中级职称1人、初级职称1人。

固定资产净值117.97万元，年内新购资产总值0.14万元。

改革与管理 修订完善《“三重一大”决策制度实施办法》《中心员工培训制度》《绩效考核管理制度》等管理制度，通过周例会宣贯、OA发布，推进管理公开、服务公开、结果公开。

严格落实“三重一大”事项集体研究决策制度，全程监督人事考核、项目建设、评优评先、党务等重要决策及大额度资金使用事项。

8月14日，召开党员大会选举产生了中心新一届支部委员会。

药品阳光采购工作 建立QQ、微信服务群，设立现场接待日和“一站式”便民服务机制，一对一解答医药企业、来访群众疑惑问题，宣讲相关政策。在受理大厅设置群众意见箱，征求医疗卫生机构、相关政府部门及医药生产经营企业的意见，及时反馈解决。全年受理完成60余家企业180余个产品的信息变更事项，接听咨询电话4000余次，接待1056家企业、1659人次的现场咨询。

与市卫生计生委一起研究制定阳光采购、执行时间、用药管理、供应保障、药品供应和价格谈判等6个方面的文件规范，与市医管局、朝阳区和延庆区等试点单位研究制定价格调整实操规则，从政策和操作层面为药品阳光采购实施提供规范。配合市卫生计生委给公立医疗机构、配送企业宣讲医改政策。4月

5日，接受央视及其他媒体关于药品阳光采购的专题采访，解读药品阳光采购改革的特点，明确医改宣传口径。

3月，联动更新600多个药品全国最低价格信息，将国家36种谈判药品及地高辛口服溶液、复方磺胺甲噁唑注射液、注射用对氨基水杨酸钠等3个品种纳入平台数据库，充实采购平台数据库。

采取逐粒逐片价格分析比对的方法，对药品阳光采购年度减负情况进行严格测算，形成了《倒排期工作计划与风险要点分析》，实施阳光采购后药品价格平均降幅8%左右，减少药品费用支出约28.8亿元。针对59个供应困难的药品，中心与市卫生计生委、食药监局对接会商解决措施，保障了44个药品的供应问题。

医药分开综合改革实施前，将药品阳光采购平台资审系统、交易系统和本年度通知等编制形成《北京市药品阳光采购操作实用指南》，供用户学习。抽调专人分赴昌平、海淀、顺义、石景山等9个区对阳光采购系统进行实操培训。在阳光采购平台开设阳光讲堂栏目，发布政策文件、培训视频、用户手册等电子培训文档。

4月8日医药分开综合改革实施后，采取日、周、月、季分析的方式，实时监测平台采购、供应等情况，编制《北京市药品阳光采购数据监测分析情况报告》。4月8日～12月31日，有3500余家（含全部改革医院）医疗机构进行网上采购，订单近750万笔，累计订购金额约450亿元，综合节省药品费用38.9亿元，平均降幅超过8.5%；四类慢病105种长处方用药下沉基层趋势明显，比例稳定，成效显著。

医药分开综合改革实施后，启动基本信息日常更新和价格联动等工作，分4批次审核通过了59条企业名称信息、597条GMP证书信息、355条产品信息；受理了15家企业主动降低的24个规格包装产品的供应价格，平均降幅32%，累计减少药品费用支出2亿元；启动对6800余个产品进行价格联动，其中降价产品占近80%，增加降幅0.5个百分点，月均减少支出约3000万元；审核处理578家医疗机构11012条备案药品信息。

建立短缺药品监测机制。与各级医疗卫生机构、社区卫生服务机构和药品配送企业建立沟通联络机制，设立20家短缺药品监测点，定期召开监测点联席会议，通报药品阳光采购改革成果和短缺药品监测情况，分12批次收集整理了100余个品种1200余条药品信息，协助市属医院邀请议价成交50余个短缺品种，保障医疗机构短缺药品临床供应。

选派6人对15家医疗机构的药品网上采购情况、急（抢）救等临时采购网上登记情况、医疗机构落实反商业贿赂情况等进行巡查；选派5人配合驻市卫生计生委纪检组，对19家市属医院落实“一岗双责”和药品阳光采购实施情况进行联合检查。

京津冀医用耗材联合采购工作 与京津冀医药采购部门协作，推动开展医用耗材联合采购工作，先后召开5次京津冀医用耗材联合采购领导小组会、6次联合采购工作机构会、4次专家论证会，到北京大学第一医院、市卫生计生委核算中心和浙江药品采购中心、相关医院实地调研，发布16个京津冀医用耗材第一批采购工作相关通知，分析汇总京津冀三地医院的历史采购数据，完成北京负责的两大类医用耗材阳光采购数据库准备工作，推进京津冀医用耗材联合采购工作的实施。

信息化建设 开发完善阳光采购综合管理平台的变更系统、监管系统、短缺药信息登记功能等系统模块、处方信息上报系统等平台系统功能。完成服务器托管、信息平台维护、互联网接入、数据库软件等项目建设，定期进行安全风险检测，排查防控网络安全隐患。全年为用户办理完成用户名、密码新建（重置）和申领申请等事项1000余件，为750余个医疗机构发放数字证书1000余张，5批次更新网采平台系统信息1210项；注册微信公众平台用户10家，更新注册用户20余人次，推送发布QQ、微信服务信息20余条，发布网站通知、公示类信息170余条。

投入206万元，开发建设北京市医药产品集中采购服务平台药品集中采购系统，功能包括数据子系统、资审子系统、遴选子系统、合同子系统、交易子系统、监管子系统、综合管理平台等。

培训工作 组织医疗机构开展药品阳光采购工作培训会、遴选和交易系统实操培训，组织配送企业开展药品阳光采购系统实操培训。邀请阜外医院、市食品药品监管局的相关专家讲授医用耗材专业知识，聘请老师专题开展执行力、消防知识及演练培训；选派业务骨干参加国家卫生计生委组织的采购政策、第二期短缺药品业务和处方点评培训。

学术交流 1月13日、7月28日，参加全国医用耗材集中采购研讨会；3月16日、8月8日，参加京津冀医用耗材联合采购工作会议；4月27日，参加第七届移动医疗产业大会；6月5日，参加2017中国卫生信息技术交流大会；6月23日，参加国家卫生计生委关于完善短缺药品供应机制的工作会；8月18日，参加国家卫生计生委组织的“健康丝绸之路”高级研讨会；9月14～17日，参加第八届医药博览会及省际药品和医用耗材交流会；10月25日，参加副市长卢彦赴华润医药集团马连道医药物流中心的调研；11月14～17日，参加国家卫生计生委（重庆组）对湖北、贵州药品和医用耗材集中采购的督导和调研；12月15～17日，参加重庆药交所全国年会，代表北京市卫生计生委介绍北京市医药分开综合改革和药品阳光采购改革政策和改革成果。

（撰稿：陈海峰　审核：梁　丹）

领导名单

党支部书记兼主任　梁　丹

北京市卫生计生委会计核算服务中心

地址：西城区红莲南里30号红莲大厦（100055）　电话：63291296
网址：www.wsjhszx.org.cn

基本情况　职工15人，其中高级职称2人、中级职称2人、初级职称11人。

固定资产总值918.66万元，年内新购固定资产0.76万元。

按照《北京市机构编制委员会办公室关于卫生计生委调整所属事业单位的函》，北京市卫生会计核算服务中心更名为北京市卫生计生委会计核算服务中心。

改革与管理　公开招聘本科生2人。

内部审计。完成经济合同审计35份。

完成中心网站改进升级，设置了中心概况、通知公告、新闻动态、专业信息、应用系统、专题建设、行业政策、为您服务、互动交流共9个一级栏目，下设31个二级栏目，完善信息发布管理办法，网站累计浏览量478万余人次。

财务管理　完成7家代管单位及中心的会计核算业务。完成2016年度核算中心整体支出绩效报告。完成2016年度财政部决算、全国卫生计生财务年报及企业决算报表的收集汇总上报，对本系统2016年度的财务收支等情况进行对比分析，撰写详细说明及分析报告，汇总上报。

完成2018年预算报表的收集上报。配合市卫生计生委和市医管局完成63家直属单位的预算报表审核与资料收集工作，协助市卫生计生委财务处完成机关处室项目在财政平台的录入、调整和上报工作。

完成2017年度财务月报报表任务的制定及编制手册的撰写。完成北京市医疗机构及卫生计生基层社区、行政单位、科研单位、教育单位的财务月报报表任务制定（含表样设计、表样制定、指标定义、取数公式定义、审核公式定义等），并将报表任务下发至各基层单位。

完成市直属单位、区县单位财务月报管理工作。截至年底，共收集了586家单位7032份财务月报，其中市卫生计生委及所属单位42家504份财务月报，市医管局及所属单位23家276份财务月报、16个区卫生计生委及所属单位521家6252份财务月报。

完成市直属单位、区属成本月报管理工作。完成市属医院22家单位成本报表的收集、评分、装订及归档工作。截至年底，共收集市属医院成本报表264份、区属医院成本报表480份。

配合市卫生计生委完成2016年度社区卫生绩效考核和基本公共卫生服务项目考核的资金检查、2016年度区县妇幼卫生健康工作绩效考核及重大公共卫生项目督导的资金检查。

信息化建设　完成医疗服务项目价格信息管理平台二期推广项目合同签署。完成信息网络、软件供货及集成总合同，信息网络、软件购置更新及集成合同（局端），实施及监理合同的签署。

经济指标平台数据整理及医价数据清理项目。完成对日常财务月报系统、财政部门决算系统、卫生计生财务年报系统、财政国库集中支付系统、医院HIS收费系统等外部业务系统所采集数据的清洗和整理工作，完成财政部门决算数据、卫生计生财务年报数据、医院HIS收费系统数据的质量报告和分析报告40

余份。

医疗服务项目价格信息管理平台运行维护项目。完成40家医院2017年数据采集、数据联调、院端上报程序调试、价格测算支持、数据上报、局端综合分析平台数据年度对比分析等工作。

卫生计生经济指标平台运行维护项目。完成经济指标平台运维，优化、调整、测试平台相关功能。

卫生计生单位财务核算系统运行维护项目。完成300余家单位的财务核算软件运行保障工作，完成财务月报数据内部逻辑校验等工作。

卫生计生财务管理信息系统运行维护项目。完成成本模块日期及上报流程的维护、预算执行情况、模块更新维护及日常运维各项工作。完成直属医疗、卫生、科研、行政、教育单位财务数据上传和22家直属医院及院区的科室成本数据的收集工作，完成2017年区属医院医疗服务项目成本数据的接收并展现。

区县医院成本核算系统运行维护项目。完成《2017年区属医院科室成本分析报告》《2016年区属医院医疗服务项目成本分析报告》《2017年市属医院科室成本分析报告》《2016年市属医院医疗服务项目成本分析报告》。

医院物流管理软件研发及试点项目。继续开展试点医院物流管理软件的实施服务，并对设计研发出来的基于财务内部控制的物流管理信息系统HM-MIS进行完善、修正。制定医院物流管理软件研发及试点项目运维方案、质量保证方案。

卫生单位成本核算软件研发及试点项目。拟定《卫生事业单位成本核算办法（试行）》，制定卫生单位成本核算软件研发及试点项目运维方案、质量保证方案。

机房运维项目。对机房环境、设备、用电情况进行检测，保障各业务系统运行正常，并对巡检结果进行记录形成巡检日志。

强化信息安全管理和VPN远程接入管理。按照中心机房安全等级保护制度，对第三方远程接入进行管理，累计通过VPN审核记录249条。根据网络安全等级保护制度的要求，修订适合中心的网安等级保护制度。

加强微博、微信管理。截至年底，发布微博1.7万余条。微信公众号分设党风廉政、医改、卫生计生财经管理、信访宣传、纪检监察等专题，推送信息91期546条，关注粉丝832人。

学术交流 参加第十一届京津沪渝卫生经济学术论坛，参加中国卫生经济学会财会分会学术活动。

继续教育 继续坚持网络培训与面授教育相结合，对财务负责人、主管会计、审计人员分类分层培训，面授417人次，涉及市卫生计生委及其直属单位、市医管局及其直属单位、各区卫生计生委及其直属单位共300余家3300余人次。

（撰稿：李慧娟　审核：马志江）

领导名单

主任 许　涛

北京市卫生计生委宣传中心

地址：西城区北纬路59号（100050）　电话：63028550

基本情况 职工12人，其中中级职称2人、初级职称3人，管理人员7人。固定资产总值219.71万元。

根据《北京市机构编制委员会办公室关于同意市卫生计生委调整所属事业单位的函》，北京市卫生宣传中心和北京市人口和计划生育宣传教育中心合并，设立北京市卫生计生委宣传中心，为委属正处级公益一类事业单位，事业编制12人。

舆情监测 全年共发布《舆情日报》300余期、《医改舆情专报》290期，群发短信预警80余次。撰写《北京医改控费问题专项舆情》《北京市近三年涉卫生计生舆情热点》等专题分析报告8篇。中心制定了《医改期间舆情监测工作机制》，建立线上线下、来电来信、多部门联动机制；启动敏感信息直报系统，对负面舆情安排人员24小时值守，全方位监控舆情态势；及时分析舆情发展趋势、研提对策建议，为机关应对处置舆情提供决策依据。

新闻工作 受理记者采访60余人次。策划、撰稿、拍摄、制作、播出《健康播报》47期，编辑《京华卫生》报纸12期。“卫生摄影走基层”报道50位平凡人平凡事，对口支援随团采访，《北京援助什邡打造健康城市》《北京组团式援藏》等多部新闻片均在北京电视台播出。

配合医改宣传，在歌华健康高清交互平台共整理上线相关医改系列新闻专题片和宣传片等共计15部。配合“控烟”宣传，在健康栏目推荐“控烟宣传片”6部。

围绕卫生计生工作热点难点问题，调研疾控、妇幼、综合监督等部门的需求，制作了4部公益广告，内容涉及室内$PM_{2.5}$预防、婚前检查、儿童营养餐等，陆续在歌华健康专区上线推广。

自媒体和影像记录工作 全年共保障各类会议活动摄影摄像208次，拍摄制作白皮书、专家授课、先进事迹报告会等各类电视片、微视频、专题片共36部。配合传播医改新政，宣传医改动态，讲好医改故事。中心成立专门服务小组，对医改重大时刻、重要会议、重点环节进行全程记录，主动收集各区各医院医改的历史瞬间影像，深入医院、社区基层一线拍摄素材。

宣传展评活动和培训工作 先后组织开展了第十六届卫生计生好新闻评选、第四届院报评选、第十二届“春雨榜”摄影大赛、第二十六届“杏林杯”电视片汇映活动，全方位、多角度展现卫生系统不同岗位干部职工“敬佑生命、救死扶伤、甘于奉献、大爱无疆”的职业精神。在往年基础上，对4项品牌活动进行梳理和创新，依托网络平台，征集好新闻和杏林杯的作品，实现了环保、高效；通过新媒体平台对优秀作品进行二次传播，《手术室门口的惊魂》《远方的牵挂》等多幅作品网络传播量均突破10万；比赛获奖作品制作成书籍、画册、光盘、展板向全系统发放。围绕4项活动开展培训3次，内容包括新闻写作、电视片制作、摄影技巧等，约1400人次参加。

（撰稿：杨　威　审核：周　峰）

领导名单

党支部书记 张建利
主　　任 周　峰

北京市卫生计生热线（12320）服务中心

地址：朝阳区静安里通成达大厦7层（100028） 电话：64468506
网址：www.bj12320.org

基本情况 职工68人，其中在编15人，包括正处级1人、副处级2人、正科级7人、副科级3人、科员2人；劳务派遣60人。

固定资产总值791.24万元，年内新购资产总值48.11万元。

根据《北京市机构编制委员会办公室关于同意市卫生计生委调整所属事业单位的函》，中心更名为北京市卫生计生热线（12320）服务中心。

改革与管理 加强运营管理，提升服务水平。日均服务总量1300余件，诉求处理难度加大，急救条例实施、医药分开综合改革、HPV疫苗上市等咨询热点、重点任务不断。通过严格现场管理，灵活调整运营，强化主动服务，精细诉求受理流程，增强接话与新媒体联动，实现前台与后台无缝对接，畅通群众诉求渠道。

加强机制建设，提升办理水平。两次召开全市95家网络单位诉求办理工作大会，宣贯、强化落实市政府“三率两度”考核要求；采用新联络员培训、到网络单位授课、举办专题座谈会、一日体验等形式，强化各网络单位重视、交流与沟通；加强考核，通过大会点名、月报通报、督导通知、年终考核等管理手段不断强化责任意识。在“一带一路”高峰论坛、十九大等重大活动或敏感时期，提前做好不稳定因素排查，与各网络单位做好信息沟通与预警预案，妥善处理各类扬言电话60件。

加强精细管理，提升支撑能力。优化培训形式，压缩培训时间，加强接话技能和沟通技巧培训，探索利用轻平台强化培训，提升培训效果；优化完善知识库，促进服务的规范和统一；质检工作中坚持例会制度，对录音、工单、不满意电话及时质检分析，每季度一个专题，针对问题开展多形式培训提升服务质量；提高政治敏锐性和快速反应能力，发现苗头性和倾向性问题及时联动，把不良影响降到最小。编写《宫颈癌疫苗成近期咨询热点》等舆情，医改日报、周报和信息传递单等436期，及时协调解决了贵州儿童吐出活体虫子疑难病症、医改期间群众用药难题等疑难诉求。

加强特色服务，提升内涵外延。做好医改综合服务，共受理医药分开综合改革来电4163件，积极收集群众提出的意见与建议，做好政策宣传；受理12345转来涉及医改电子派单2574件，直接化解率37.80%；坚持问题导向，完成医改诉求受理情况及回访情况分析月报12期；编辑整理74件群众诉求办理优秀案例全市推广并纳入12345为百姓办实事案例集；做好放管服项目咨询。发挥咨询优势，服务简政放权工作，解答了取消预防性健康检查机构审批指定事项、两孩以内生育登记服务出生医学证明、护士、医疗机构电子化注册等问题22000余件，为百姓和医务人员提供方便；做好控烟服务，共受理控烟相关诉求14043件，其中投诉举报11662件；提升试点社区电话和短信综合戒烟服务水平，编写《戒烟干预典型案例》《12320戒烟日记》等戒烟工作指导用书，干预戒烟者232人，131人成功戒烟；做好心理健康咨询服务。召开心理咨询热线工作总结及专家研讨会、督导会，完善知识库，制定话术，培养队伍，不断提升心理咨询服务能力和水平，全年共受理心理咨询245件；做好外呼工作。完成全市行政许可大厅满意度调查，医院医药分开综合改革培训效果评价调查，《北京市院前医疗急救服务条例》实施情况调查，国家卫生计生委委托的人民医院、中日友好医院门诊和住院患者满意度调查；做好多语言平台建设。与广安门医院签署多语言平台建设工作合作协议；推进英语培训、备战冬奥培养英语专席与编写英语教材；开展中医培训，建立中医知识库。

加强人事管理，强化干部队伍建设。开展中层干部竞争上岗、职务晋升和公开招考工作；强化人事制度落实，加强考勤考核，提升管理水平；积极探索咨询员内部职称制度落地，增强员工稳定性与归属感。

拓展新媒体服务形式，提升宣传效果。开展第三届“首都除夕，护卫健康”“醉美身影点亮花灯”主题宣传活动；邀请知名专家开展《儿童营养专家说》《教你春季畅快呼吸》等健康直播活动4期，总阅读量136.6万次、累计观看7万次，并将专家讲解的相关问题录制成短视频进行推广，累计总播放量逾100万次；进一步理顺舆情监测沟通处理机制，完善应急预案和应急措施，积极化解矛盾，平息引导网络舆论，形成闭环管理，共监测舆情34件，均做到及时发现、立即上报、妥善处理；建立矩阵工作机制，加强与外单位沟通交流，大幅提升微博影响力和宣传效果。

咨询服务 全年热线共受理各类服务请求493410件，其中电话呼入270094件，呼出64125件，语音自助服务及语音留言82250件，短信、网站留言、邮件和在线回复21741件，微信回复55200件。在受理的电话呼入中，咨询类电话227193件，受理群众诉求32781件。在受理的群众诉求中，转卫生监督机构处理13799件、转医疗卫生机构处理18982件，其中不稳定因素60件。受理12345转来各类诉求25954件，比上年增长72.96%，其中转来电话2136件、电子派单23818件。通过12320直接与来电人沟通化解的有7127件，直接化解率29.92%。受理首接其他委办局问题工单41件，均按首接负责制要求转办。发送健康提示和职能宣传短信1200余万条；协助维护市卫生计生委官方微博“@首都健康”，共发布微博4911条，新浪微博粉丝339.47万个。“@北京12320在聆听”共发布微博4234条，比上年增长39.60%，互动总量14.78万次，新浪微博粉丝量189.47万个；微信推送文章69篇，拓展服务功能，针对百姓咨询热点，率先推出北京市三级医院信息自助查询功能，方便百姓查询。开展健康广播连线45期。

中心关键考核指标全部达标：接起率96.46%，服务水平94.50%，服务满意率99.29%，调查率66.45%，直接投诉化解率44.31%，连续4年没有出现一例因服务态度问题引发的投诉。

信息化建设 年度信息化建设总投入5万元。加强对运维公司的管理，完善各系统的使用功能；实现与全国12320基础数据对接，科学梳理咨询分类，提升工作效率和水平；推进健康北京APP项目对接，为做好百姓健康科普宣传提供信息化支撑；加强系统安全管理，按照应急预案，应对软硬件故障、UPS故障、机房空调故障、停电等突发事件；与运维公司进行系统安全桌面推演，完善应急预案，确保各信息系统的安全性和稳定性；发挥网站的窗口宣传作用，更新维护新闻、健康知识等470余篇。

学术交流 加强京津冀服务，为全国12320培养人才。加强京津冀三地医疗资源共享，服务信息互通，为河北12320宣传提供市属医院多渠道挂号新举措、北京市罕见动物昆虫伤害救治中心、北京市在用氧舱医院名单及北京三级医疗机构信息等内容。接待江苏南京、四川、安徽共计3批12人25天的培训，接待湖北宜昌等3批12320考察学习。

（撰稿：张　晶　审核：张建国）

领导名单

党支部书记、主任　段长霞
副　　书　　记　张建国
副　　主　　任　胡　爽　张建国

北京市卫生计生委人才交流服务中心

地址1：西城区槐柏树街2号院3号楼（100053）　电话：63016389
地址2：西城区赵登禹路277号（100034）　电话：83366903
网址：www.bjwsrc.cn

基本情况 在编职工22人，其中正高级职称1人、副高级职称2人、中级职称11人。

改革与管理 5月，北京市卫生人才交流服务中心（北京市卫生人员考评中心）正式更名为北京市卫生计生委人才交流服务中心（北京市卫生人员考评中心）。

完善《请休假制度》《车辆管理制度》《编外人员管理规定》等规章制度。完成1名中心副主任的选拔任用工作。组建人才开发科，完成该科科长的选聘。公开招聘1名财务人员，接收1名军转干部。

卫生人才考评 考试评审服务。完成医师资格考试、全国卫生专业技术资格考试、全国护士执业资格考试、卫生管理职称考试、健康管理师考试、康复技师转岗考试及卫生系列高级职称评审等11项考试和评审工作，服务考生85327人次。

业务管理与改革创新。参与北京市卫生职称改革调研工作，拟定北京市卫生系列高级职称评审改革方案，并在2017年北京卫生系列高级职称评审中试点，推行多项有利于基层的政策，取消外语计算机要求、专科学历取消核心期刊要求、以“答辩代表作”制度取代“答辩论文”制度、论文查重等。高级职称评审申报人数较2016年增长近20%。联合市疾控中心完成传染病教材和题库更新，并在2017年北京卫生系列高级职称评审中正式启用新题库。

卫生人才规范化培训 规培招录服务。完成2017年招录工作，共招录2229人，其中委托培训1782人、自主培训447人。全年拨款11次，总计26000.74万元。

规培考试服务。组织两批次北京市住院医师规范化培训结业笔试和技能考核。结业笔试实考考生3697人，通过率96.2%；结业技能考核实考考生3927人，通过率87.5%。

业务管理与改革创新。在住院医师规范化培训招录程序中增加了就业单位资格审核，且所有招录需审核的材料均采用网上上传的方式进行，所有审核也采用网上审核，报名人员及基地人员不用再到现场提交纸质材料。完成年度培训人员绩效发放情况调查工作。对全部52家培训基地进行了问卷调查。

卫生人才市场建设 档案管理服务。委托存档单位共计49个，截至12月13日，中心结存档案12815册，年内接收档案884册、转出337册。其中，派遣人员存档420册，年内接收派遣档案 68册、转出12册。接收散材料并入盒40000余份，重新整理库存档案4800余册。提供复印和各类证明等服务300余人次，受理各类来人来电咨询数百人次。

档案电子化服务。扫描档案3802册459012页。依托人事代理系统与委托存档单位之间基本实现网上业务办理。全年借阅查阅档案2000余人次，网上传递电子档案材料300余人次。

档案整理服务。承接世纪坛医院、市计划生育指导中心的整档业务，完成近2000份人事档案的整理及“三龄两历”（即年龄、工龄、党龄，学历、工作经历）的确定工作。

人才派遣服务。与五湖四海人力资源有限公司合作，为北京医疗卫生机构提供人才派遣服务。委托中心开展人才派遣业务的用人单位增至21家，派遣员工管理总数增至1000多人。

人才培训服务。9月23日，在首都医科大学举办职称改革政策公益讲座，邀请人保局领导和卫生职称评审专家对高级职称评审政策文件进行解读，16个区卫生计生委直属的239家医疗机构、市卫生计生委直属的27家医疗机构、其他申报机构的2000余名医务人员参加学习。与教育协会合作，开展卫生管理研究系列培训工作，参与拟定培训课程，全程组织报名、培训，服务卫管人员93人。

人才招聘服务。11月，主办在京4所医学院校毕业生联合招聘会，全国各地参展单位共计240家，现场提供就业岗位6900余个，其中部属及北京市属医疗事业单位88个、外地医疗事业单位111个、医疗卫生和制药领域相关企业41个，采取线上线下相结合的招聘服务模式，吸引了来自全国各地312所高校的近万名学生参加本次双选会。与北京市13个区卫生计生委及河北、青岛、甘肃等地卫生单位合作，开展公招考试。全年共组织69次考试项目，拟定笔试试题282套、面试试题75套，服务考生2万余人次。完成朝阳区卫生计生委外出公招、顺义区卫生计生委所属医院院长选拔、湖南省中医局住院医师规范化结业考试及全市孕产期保健人员考试等工作。

信息化建设 按照信息安全等级保护第二级的要求梳理和掌握安全管理中的薄弱环节，用管理手段或技术手段控制和缓解安全风险。根据信息系统架构，从网络和服务器硬件基础设施、操作系统、业务应用系统、数据存储和备份各层次，分别进行安全隐患排查和处置。

指导、监督和协调运维单位，完成北京市卫生人才信息系统软件维护、人事代理系统数据上线、数字证书重新制作和下发、各类招聘考试网上报名支撑、高评申报网上报名支撑等工作。门户网站“北京卫生人才网”全年发布文章101篇，平均访问量8000PV/日。各类卫生人才信息系统提供报名、考试等服务共计14万余人次。将微信等公众平台与考试业务结合，将各类考试报名、现场确认、考试缴费、准考证打印、成绩查询等考试全过程涉及的服务及时通过公众号推送，全过程提示考生操作。

（撰稿：谢　姿　王　正　审核：林绍海）

领导名单

党支部书记　王　庆
主　　任　王　庆
副 书 记　林绍海
副 主 任　杨京利　林绍海

北京市计划生育服务指导中心
北京市计划生育药具管理站

地址：西城区鸭子桥路41-1号（100055）　电话：51923661

基本情况 职工27人，其中主任1人、副主任2人、副调研员1人、科长6人、主任科员7人、副主任科员4人、工人6人。

固定资产净值664.06万元，年内新购资产总值18.55万元。

根据《北京市机构编制委员会办公室关于同意市卫生计生委调整所属事业单位的函》，将北京市人口和计划生育宣传教育中心除新闻宣传以外的职责，与北京市计划生育药具管理站的职责合并，整合设立北京市计划生育服务指导中心，同时加挂北京市计划生育药具管理站的牌子，核定编制28人。4月，启动机构改革；8月，完成机构设置，内设办公室、社会宣传科、媒体宣传科、计划质监科、服务指导科及财务科6个科室。

改革与管理 建立了包括行政管理、人事管理、财务管理、党支部工作等工作制度，确立了“三重一大”决策制度，明确主任办公会议事规则，对单位保密、值班、车辆管理、消防安全、考勤、招聘、非领导职务晋升、人事档案管理、项目管理、内部控制、财务报销、收入支出、专项资金管理等方面做了规定。

计生宣传 开展幸福家庭大讲堂活动。面向全市组织“健康北京，幸福家庭”主题示范性宣传服务活动。先后在通州区潞城镇、丰台区长辛店镇、平谷区马坊镇、密云区西田各庄镇、河北省雄县、顺义区南彩镇、中国人民大学、门头沟区永定镇和延庆区永宁镇举办9次科普讲座和咨询，参加近3000人，发放健康宣传品近6000份。

制作发行《家庭历书（2018年）》。历书融入卫生计生宣传内容，包括重要政策、优生优育、性别平等、生殖健康、婚育文明、日常保健、家庭文化等及节日节气、地铁线路、计划生育信息查询等便民信息，免费发放50万册。

举办市、区公园户外宣传展览。展览范围涵盖11个市属公园和16个区属公园，推出北京市医改专题宣传展览、优生优育、家庭文化等4期主题展览，实现移动端同步展览。

参加国家卫生计生委在通州组织的第十二届“你在他乡还好吗”关爱流动人口大型宣传服务活动，共发放计划生育政策、健康科普宣传资料、免费避孕药具5000余份。

通过信息化手段开展计划生育宣传，全年网络媒体宣传经费200.7万元。在首都之窗、人民网、光明网开办“健康北京，幸福家庭”宣传专栏，发布计生政策、健康科普、优生优育等计划生育宣传信息，策划制作北京医改、国际家庭日、母乳喂养宣传日、世界人口日、男性健康日等专题宣传。全年累计页面浏览量1539.28万次。联合中国网、市健促办开办《首都健康专家系列访谈——e健康》视频专栏，全年发布12期专题片，页面浏览量696.33万次。完成中国家庭网北京站改版，突出优生优育、妇幼健康、北京医改等话题，全年累计发布信息1397条。打造北京市计划生育宣教馆（网络版）——“家庭健康e站”，实现PC端、移动端无障碍登录，全年累计页面访问量394.8万次，北京医改专题页面访问量167.7万次。中国人口宣传教育网北京站正式上线，累计发布音视频资料300余部、新闻资讯类资料1358条，全年访问量超过7万次。完成“避孕·生育·健康”网站内容更新，邀请北京大学口腔医院张杰教授，北京大学公共卫生学院朱广荣教授、董彬教授围绕孕育主题和青春期主题撰写文章50篇，同时利用新浪微博、新浪微问及微信公众平台推广宣传。官方微信号“幸福家庭，健康生活”及时发布官方信息，开展计划生育、家庭健康科普宣传，提供实用便利网络查询、业务办理等服务。有粉丝1.1万余人，全年发稿281篇，累计阅读量16.6万次，药具领取3853单。

与北京电视台、北京人民广播电台联手打造《健康北京》《健康加油站——人口直通车》《今夜私语时》等计划生育宣传栏目，共计188期，内容涉及计生政策、健康保健、婚育产检、夫妻性关系、大学生情感等。以优生优育为主题制作10期《健康加油站——人口直通车》特别节目。制作健康科普系列宣传片《E点健康》15集，总数达48集，除健康科普以外，增加了妇科产科、儿科、心理健康等内容。

举办第五届“幸福家庭”DV大赛。收到来自各区卫生计生委、计划生育协会、三级医院、直属单位、高校联合会参赛作品47部，题材涉及亲情、友情、爱情、健康等多个领域。通过网站、微信展播投票，总点击量逾千万，投票338万余票。综合大众投票和专家评选结果，评出一等奖1名、二等奖3名、三等奖6名、优秀奖26名、组织奖4名及鼓励奖若干。

配合开展2017年度《人口和计划生育》杂志宣传工作先进集体和先进个人评选，组织北京地区参加杂志社通讯员培训班及宣传工作会议。配合开展2017年《中国人口报》新闻宣传工作先进单位及个人评选，组织北京地区参加报社通联工作会议。

计生药具管理与服务 根据国家药具采购改革方案，为适应药具采购方式变化，指导各区开展药具需求计划编制工作，确定2017年药具需求1800万元。

全年免费避孕药具入库1800件、出库17202件，向全市各区配送76车次。

委托顺义区计划生育药具站实施市级药具仓储管理。库房面积1500平方米，531个立体货位，可存储药具3万余箱，库区分阴凉库、常温库，能够实现温湿度自动监控、全方位视频监控。配备7名专（兼）职人员负责药具的仓储管理工作。协调顺义区计划生育药具站与国家卫生计生委药具管理中心签订药具仓储委托管理协议，协议期1年；中心负责相应的业务监管及协调工作。

做好本级药具入库质量验收、储存养护检查和出库质量核查等日常管理工作。完成药具入库质量验收检查9批次，储存养护检查4次，药具出库质量核查76次。开展基层库房、发放设施指导检查。

根据国家卫生计生委药具管理中心《关于开展全

国免费避孕药具入库质量验收管理检查工作的通知》，制定下发《北京市计划生育药具管理站关于开展免费计划生育避孕药具质量管理检查工作的通知》，中心领导带队先后到顺义区、朝阳区和海淀区开展调研，重点查看药具库房运行状况和药具质量管理相关资料。7月底，全市完成该项工作。

强化药具发放服务制度执行落实，规范工作流程。继续做好“互联网+药具发放服务”推广应用工作，排查、修理并重新布控药具自助发放机的设置，提高自助发放机的在线率和使用率；配合市政府保健办工作，在中环办公楼、六里桥政务中心办事大厅安装药具自助发放机，为医务室增添药具发放点；与市疾控中心合作，加大各级疾控点的药具发放，满足特殊育龄群众对药具的需求。继续为“婚育健康服务包”提供药具，满足全市婚姻登记处药具发放需要。

召开全市计划生育药具服务管理工作培训会，国家卫生计生委药具管理中心副主任周峰做了“计划生育药具服务管理改革和信息化”的培训，国家卫生计生委科研所研究员吴尚纯就新形势下的计划生育技术服务和中国现行使用的避孕药具进行了授课，中心主任王志洲做了2017年度全市计划生育药具服务管理工作报告。

根据国家卫生计生委药具管理中心《关于开展全国计划生育药具发放服务专项检查的通知》要求，对全市药具发放服务管理进行自查自纠。通过对药具发放服务管理制度及考核监督机制的建立及执行情况，药具发放服务管理职责、岗位、人员和任务落实情况，药具发放服务模式及发放网点运行及管理情况，群众对药具发放服务的可及性、便捷性和满意度情况，开展“互联网+药具发放服务”推广应用工作情况的专项检查，发现药具发放服务管理中存在的问题，并要求各区药具机构就自查发现的问题及时整改，使基层药具机构明确发放服务的工作标准及要求。

下发《关于进一步加强计划生育免费避孕药具自助发放机器管理工作的通知》，要求各区药具站对现有避孕药具自助发放机运行状况进行核查，根据机器现状分别管理，包括运转良好的保持运行、损坏的维修、发放量较低的移机、损坏严重无法维修的拆除报废。

开展北京市计划生育药具综合宣传与推广项目，通过宣传片、公交及社区媒体广告投放、宣传海报，扩大计划生育服务宣传途径，普及避孕药具知识，提高群众的生殖健康知识水平，引导百姓准确、及时享受国家免费避孕药具基本卫生服务。

委托中国人口与发展研究中心开展“新时期首都计划生育避孕药具管理服务工作研究”，重点研究全面放开二孩政策北京市育龄群众的避孕需求和特点、育龄人群避孕需求、免费药具供应情况、育龄人群对免费药具产品及发放服务工作满意度情况及免费药具发放网点建设情况等内容，探索提升全市药具服务管理水平的新途径、新办法。

（撰稿：朱妍郦　审核：赵国宏）

领导名单

党支部书记、主任　王志洲
副　书　记　赵国宏
副　主　任　赵国宏　赵　兰

卫生计生社会团体工作

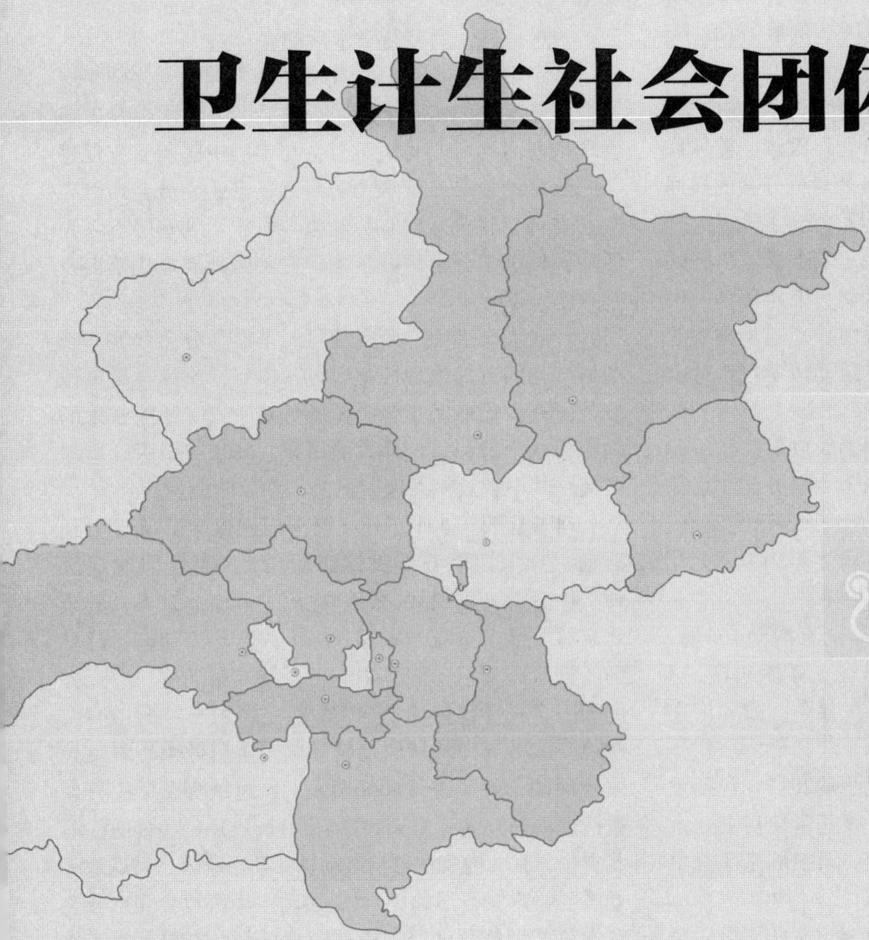

北京医学会

地址：东城区东单三条甲7号（100005） 电话：65134368
网址：www.bjyxh.org.cn

基本情况 会员32500人，团体会员单位146个，为五A级社会团体。

完成耳鼻咽喉头颈外科学、放射学、感染病学、骨科学、医学伦理学、内分泌学、全科医学、糖尿病学、心电生理和起搏、消化病学10个专科分会的换届工作。成立肩肘医学、抑郁障碍医学2个专科分会。

完成风湿病学、妇产科学、妇科肿瘤学、肝病学、感染病学、骨科学、计划生育学、老年医学、医学伦理学、皮肤性病学、神经外科学、心电生理和起搏、心身医学、血液学、眼科学、运动医学16个分会的青年委员会换届工作。

完成中华医学会肠外肠内营养学、放射医学、公共卫生、航海医学、呼吸病学等22个专科分会北京地区232名委员的推选工作，以及中华医学会激光医学、病理学、超声医学、创伤学、地方病学等20个分会青年委员会青年委员的推荐工作。

学术活动 全年举办各类学术交流活动464场，其中学术年会65场、学术会议125场、学术讲座274场。65场学术年会共有41000余人次参会，收到论文4773篇，大会专题报告1923个。

组织京津冀地区大型学术交流活动28场，包括重症年会、超声年会、京津冀介入呼吸病学研讨会、京津冀耳鼻咽喉头颈外科病例研讨会、第三届京津冀早产儿营养策略学术研讨会等。

建设“一带一路”医学合作走廊。3月，启动第四届泌境寻踪——临床内分泌代谢性疾病基层医师病例选拔比赛暨北京医学会内分泌糖尿病“一带一路”系列活动；3月6日，妇科内镜学分会举办首期“一带一路”手把手学习班暨第三十三届妇科内镜诊疗学习班；5月20日，检验医学分会与甘肃省医学会检验医学专业委员会签署合作意向书，并主办“一带一路”甘肃站学术活动——病原学诊断新技术西部推进研讨会；9月27～29日，与新疆医学会联合举办北京医学会血液净化新疆高峰论坛暨北京医学会血液净化学分会“一带一路”新疆行学术活动。

基层培训。检验分会开展“携手同行·检验基层培训计划”，糖尿病分会开展大中小医院联合糖尿病管理系列活动，心身医学分会与中国中医药研究促进会中西医结合心血管病预防与康复专业委员会高血压专家委员会联合开展心身健康与血压管理基层行系列活动，核医学分会举办核医学住院医师规范化培训及基地建设学习班。

开展临床多中心研究项目。早产儿分会开展“晚期早产儿的营养管理规范研究”项目，26家会员单位参与研究；输血医学分会开展“基于人工智能技术的临床输血全过程管理体系的研究”，8家三甲医院参与研究，其中解放军总医院已进入临床阶段。

科普宣传 3月，开展第十二届世界肾脏日主题活动，18家医院开展义诊活动，北京地区肾脏病医师、患者及其家属300余人参加；“健康北京人，健康北京城”活动选派专家深入到大兴区、海淀区、昌平区的社区医疗卫生服务中心，开展专家义诊、医疗咨询和医学科普宣传活动147场次；5月21日～6月24日，邀请专家参与海淀区海淀镇社区卫生服务中心农民大体检活动，健康查体5000余人次；过敏变态反应分会邀请国内外知名专家于7月1～20日、8月1～9日前往河北省张北县、内蒙古自治区锡林郭勒盟地区、通辽地区开展公益内蒙行活动；7月，启动中华医学会北京分会医学科普训练营项目，邀请医学科普专家与医务工作者分享做科普的经验和故事，举办2期，线上线下学习8000余人。

培训工作 受国家质检总局委托承担特种设备作业人员上岗证考核工作，全年完成培训考核5期，全国31个省份549名专业人员参加培训并获得氧舱维护R3上岗证书。6月，在新疆举办氧舱安全规范化管理与隐患排查研修班和医用氧舱维护作业管理人员（R3证）考核班，88名维护保养人员参加R3证考试。

受市卫生计生委委托，组织2017年度全国医用设备使用人员业务能力考评（北京考区）工作，专业包括CDFI医师、CDFI技师、CT医师、CT技师等18个专业，报名3808人，通过资格审核并参加考试1980人。

编辑出版 《中华医院管理杂志》全年刊发稿件285篇，发行103147册。《中华泌尿外科杂志》全年刊发稿件259篇，发行65180册。《北京医学》杂志全年刊发稿件428篇。

委托工作 受市卫生计生委委托，承担北京地区医疗新技术临床应用技术审核工作，组织神经外科、胸外科、泌尿外科、妇产科等专业200余名专家，对103家医院上报的6293项新技术项目进行专家论证，筛选出北京地区第一批新技术项目。

承接医疗事故技术鉴定、再次预防接种异常反应鉴定、预防接种异常反应损害程度分级评定、医疗损害责任鉴定及医疗问题专家咨询等工作，全年共完成28例。

4月8日，组织医疗服务价格项目组专家库成员确定首批435项医疗价格调整项目平稳实施。受市发展改革委、市卫生计生委共同委托，开展第二批医疗服务价格项目规范调整工作，完成手术部分5477项、检验部分1104项的项目名称调整、规范内容调整、价格建议、编制章节说明及字典库、明确计价单位转换比例等工作。

评选北京医学科技奖 根据《北京医学科技奖奖励办法（试行）》，评选出第二届（2016年度）北京医学科技奖，其中“滋养细胞肿瘤综合诊治技术的进一步发展与推广”等3个项目获一等奖，“组织工程再生结合系统康复修复关节软骨损伤的基础研究和临床转化”等5个项目获二等奖，“多学科协作（MDT）模式下肺癌精准诊疗研究及临床应用”等8个项目获三等奖。启动第三届（2017年度）北京医学科技奖评审工作。

（撰稿：许海锋　审核：田宝朋）

领导名单

名誉会长	郎景和　赵玉沛　高润霖
会　　长	金大鹏
副 会 长	王建业　田　伟　刘玉村　吕兆丰 那彦群　陈香美　郑静晨　魏丽惠 田宝朋
秘 书 长	田宝朋

北京护理学会

地址：东城区东单三条甲7号（100005）　电话：65258119
网址：www.bjhlxh.com

基本情况 团体会员68865人，个人会员105人，新发展会员7559人。

5月17日，召开北京护理学会第十一届工作、专业委员会成立大会，完成换届改选，设工作委员会6个、工作学组1个，专业委员会33个、专业学组3个；较上一届委员会新增工作学组1个、专业委员会4个。驻会工作人员6人。为四A级社团。

11月28日，召开北京护理学会第十一届二次会员代表大会暨2017理事扩大会议，讨论并通过了由张洪君任北京护理学会第十一届理事会新任会长、吴欣娟任副会长。第十一届会员代表、理事、监事、常务理事、主任委员、第三届北京护理学会护理成果奖获奖者共计265人参加会议。会议讨论并通过了《北京护理学会会章》修改、第十一届理事会人员变更，同时，回顾了2017年度工作，并进行了北京护理学会护理成果奖颁奖及成果展示。

学术活动 各专业委员会举办学术活动共计131次，学术交流论文280篇。

国内交流118次，11600人次参加。国际及港澳台地区交流包括：中美安全输液最佳实践高峰论坛、中美澳安全输液管理学术交流会、中澳护理学术研讨会、京台护理发展论坛、第五届全国急危重症护理论坛、中美护理学术研讨会、ICU导管相关血流感染预防最佳实践论坛、静脉治疗年会、血液净化护理学术年会、护理管理高峰论坛、中心静脉血管通路维护专题研讨会、静脉治疗新进展研讨会等，共2750人次参加。

5月10日，由市卫生计生委主办、北京护理学会承办的“5·12”国际护士节暨北京护理发展论坛在北京召开，主题为“推动行业发展·促进全民健康”，围绕政策解读北京市护理事业发展规划、临床护理学科建设、循证实践、老年护理、专业化护理教育等重点和热点进行交流和讨论，500余人参会。同时，学会与北京电视台联合推出3期《养生堂》护士节系列节目。

科普宣传 在各区开展科普公益活动7项共13次，受益2060人。

培训工作 设专题讲座主会场1个、分会场16个。举办学术专题讲座 79项195场，听课29478人次。举办国家级、市级继续教育项目学术会议和培训共30项，培训5763人次。

委托工作 专科护士培养。举办专科护士培养项目11项共12期，培训1355人，其中1311人取得资格证书。

南水北调对口协作护理骨干技能培训。9月4～15日，组织相关医疗护理专家，对河南、湖北、四川基层医院的85名护理骨干进行培训与交流活动。

科学健康人项目。完成科学健康人班车4场、科学健康实验室3期、基层医务工作者业务能力提升培训3场、撰写科普文章100篇，共4个子项目。

与多中心联合开展医疗质量安全专项整顿活动。2月20日～3月20日，与医院感染、感染性疾病、重症医学、消化内镜质控中心联合开展专项整顿，以加强护理管理者监管意识，提高护理人员院感防控意识，以及对护理（安全）不良事件的防范、识别、处理能力，保障护理质量及护理安全。

2016年12月～2017年1月，护理质控中心完成2016年北京市优质护理服务评价工作，对52家三级医院进行了督导评价。

4～6月，举办4期福利机构护理人员能力提升培训，共计700余名基层福利机构医护人员参加培训。

配合北京市科协京津冀协同发展调研对接落地项目，举办了第三届京津冀内科护理学术论坛和2017京冀护理管理学术研讨会。

完成第五届中华护理学会科技进步奖、全国优秀护理工作者、中华护理学会2017～2018年度科研课题申报北京地区遴选及推荐工作。

修订大型医院巡查护理评价标准。

信息化建设 学会官网全年访问量12万余次，微信公众号关注用户8089人，全年阅读总量17万余次。

（撰稿：杜　鹃　审核：李春燕）

领导名单

会　长 张洪君
副会长 陈　静　丁炎明　李庆印　尚少梅　王建荣　应　岚　吴欣娟　张素秋
秘书长 李春燕

北京中医药学会

地址：东城区东单三条甲7号（100005） 电话：65223477
网址：www.bjacm.org

基本情况 会员6450人，团体会员 140个，发展新会员300人。

新增中药人才培养、中医药服务贸易、中医应急、中药临床合理评价、社会办中医机构5个工作委员会，共有57个专业委员会。

学术活动 学会主办各类学术活动共计65场次，6000余人次参加，交流学术论文400余篇。

科普宣传 在世界肾病日、世界青光眼日等各种卫生日组织开展讲座、咨询、义诊活动4次。深入怀柔区圣泉山镇口头村开展义诊咨询，诊治咨询患者近百人。风湿病专业委员会与房山区中医医院签订技术与科普合作协议，定期选派专家科普宣传、义诊查房。眼科专业委员会与中华中医药学会、大兴区中西医结合医院联合举办“健康中国·北京行”京津冀中医名家走基层“惠眼”工程大型讲座和义诊活动，普及糖尿病眼病中医药防治技术。

培训工作 完成北京中医药学固定基地继续教育项目"百场讲座"62场，培训3000人次。

举办第五届北京市中医病案管理与质控培训班、第二届颜正华临床中药学服务策略与实践培训班、第五届膏方医师及膏方制备人员培训班、第八届代谢性肾病培训班等继续教育项目19个，培训5000余人次。为怀柔区中医医院、大兴区中西医结合医院、隆福医院、回民医院举办"西学中"培训，共计1500名学员完成初、中级培训。

编辑出版 主办《北京中医药》杂志，刊发稿件270篇，发行12期20700余册。

委托工作 中医机构评审与校验准入。修订完成中医机构科室准入标准，完善现场校验制度流程，组建专家库，开展培训。完成北京地区18家中医医疗机构校验、科室准入现场审核，上报中医局评估结论。完成三级中医机构评审细则增加指标专家论证及编写，制定二级医院巡查方案及细则，组织专家90人次完成10家医院巡查。

基层中医药先进区复验评审。组织专家完成7家国家基层中医药先进区复审专家手册编写、现场审核标准专家及示范单位的培训，分两组49人次完成现场复核工作。

重点专科规划及辐射工程遴选。组织专家编写《北京市中医药重点专科"十三五"规划》及国家重点专科辐射工程方案，遴选出14个市级核心专科和47个辐射科室，形成北京市特色"1+X+N"专科建设模式。

中药饮片规范管理。与北京市中医药剂质控中心、西苑医院共同探索建立中药饮片管理数据库。举办调剂规程培训4期，培训中医药人员2000人。

市科协项目。组织参加北京市科协第十八届北京青年学术演讲比赛。参加北京市科协科技套餐——精准扶贫服务，组织专家在河北省秦皇岛市青龙满族自治县建立北苍术绿色种植示范基地，使青龙成为北京医药行业的绿色中药材生产基地。

信息化建设 通过学会官网及微信公众号提前发布学术活动、讲座、培训班通知，事后发布活动简讯，强化信息传播及时效性；定期发布科普文章，宣贯中医药发展政策方针，普及中医药养生保健知识。

（撰稿：杨 娜 审核：邓 娟）

领导名单

会 长 赵 静

副会长 边宝生 杨明会 梅 群 王 阶 朱立国 王耀献 刘清泉 吉保民 杨晋翔 陈 勇 靳 琦 张宝军 王麟鹏 邓 娟

秘书长 邓 娟

北京中西医结合学会

地址：东城区东单三条甲7号（100005） 电话：65250460
网址：www.bjaim.org.cn

基本情况 团体会员5796人，个人会员889人，发展新会员53人。专业委员会58个，新增4个。完成影像医学、烧伤、药学、传染病、耳鼻喉、急救医学、周围血管、全科医学、口腔专业委员会的换届改选工作。

理事153人，常务理事33人，设立监事会，6个工作委员会。驻会工作人员4人。为四A级学会。

学术活动 全年举办学术活动68次，其中学术年会3次，累计参加7000余人次，交流论文225篇。

3月24～25日，皮肤性病专业委员会在中国科技会堂举办华北地区皮肤科学术年会，开设大会特邀演讲、皮肤病诊治进展、银屑病专场、疑难病例讨论专场/皮肤病古今会诊等经典版块，参会600余人。

6月4日，麻醉与镇痛专业委员会主办京东骨科麻醉论坛。邀请国内麻醉学专家及美国华盛顿大学医学院麻醉科教授李成付讲座，对骨科麻醉最前沿的进展，并围绕麻醉围术期管理及相关技术热点、难点进行交流，不仅介绍了美国产科麻醉进展、麻醉及镇痛新进展，还展示了可视化技术在麻醉操作中的应用及精细化医疗在麻醉中的应用，400余人参会。

6月8日，检验专业委员会生化组举办胆红素测量的标准化与问题专题研讨会。日本木村教授及国内专家分别就胆红素测量的标准化与问题做报告，并进行了讨论及专家答疑，来自湖南、湖北、河北、北京等地的200余人参会。

7月22日，生殖医学专业委员会主办北京中西医结合生殖医学论坛暨首届北京大学国际医院生殖医学论坛。北京大学国际医院领导及生殖医学领域的中西医专家进行了学术讲演和交流，并对生殖医学、男科学热点问题的研究进展等进行了研讨，300余人参会。

8月13日，第八届北京中西医结合学会肾脏疾病临床论坛在中日友好医院召开。主题是讨论乙肝和丙肝病毒相关肾脏疾病及副球蛋白血症相关肾脏疾病，突出中西医结合特色，采取专家讲座与病例讨论相结合的方式进行交流，500余人参会。

9月23日，在北京市鼓楼中医医院举办针灸治疗皮肤病学术沙龙。邀请世界针灸联合会领导，北京中医医院、协和医院、同仁医院相关领域专家及贺氏针灸传人，围绕燕京赵氏皮科、陈彤云学术思想及针灸治疗皮肤病进行授课及研讨，做中医针灸丝绸之路的发展现状的报告，参会近200人。

科普宣传 承办“科学健康人班车”活动，在房山区及大兴区的多个村委会开展了健康咨询、专家义诊等一系列活动。

培训工作 举办“百场讲座”共116场，听课累计6000余人次。举办8个市级学习班，培训学员1600余人；举办2个国家级学习班，培训学员700余人。

编辑出版 主办科技类核心期刊《北京中医药》（月刊），全年编辑出版12期。

委托工作 完成市中医局委托的2017年度高层次人才基层扎根三联示范工程、深入实施中医药健康养老身边工程、中西医结合领并跑计划、北京中医健康养老建设工程、健康乡村社区建设等服务民生政府项目。

完成市科协委托的“科学健康人”、开展科技成果转化成熟度评价服务、农民致富科技服务套餐配送工程等项目。

（撰稿：商英播　审核：刘　刚）

领导名单

会　长 刘清泉
副会长 王笑民　陈　勇　冯兴中　胡元会　吉训明　唐旭东　唐启盛　王晓民　王耀献　杨晋翔　杨明会　姚树坤　张澍田　阴赪宏
秘书长 刘　刚

北京预防医学会

地址：东城区和平里中街16号（100013）　电话：64407288

基本情况 团体会员71个，个人会员2164人，有17个专业委员会。4月18日、12月8日，分别召开第六届七次、八次常务理事会议。为五A级社团。

学术活动 8月4日，与辉瑞公司联合举办小儿肺炎疾病免疫预防的培训，邀请专家对国家免疫规划进展、肺炎球菌疾病负担、肺炎疫苗的应用和评价、肺炎球菌疫苗卫生经济学、国外肺炎球菌疾病防控经验进行讲解，以专家访谈的形式对“精准防控策略以适应疾病预防的新形势和新任务”开展探讨，北方七省市（京津冀鲁黑吉辽）及重点城市（青岛、大连等）相关专家100余人参加。

11月27日、28日，举办两期北京市宫颈癌疾病预防与控制暨社区医生疾病教育培训班，介绍宫颈癌疾病的控制策略、宫颈癌疾病的筛查、宫颈癌疫苗从研发到使用的相关知识，共417人参加培训。

培训工作 4月1日～9月30日，举办社区卫生人员继续医学教育必修课——预防保健岗位的培训，设计了12个模块45个学时的课程，22897人次参加培训。

11月9～10日，与学校卫生专业委员会共同举办学校卫生市级继续教育培训班，150人参加。

9月13～15日、9月25～27日，与妇女专业委员会共同举办2期产前咨询新进展与技术培训班，320人参加。

9月14～15日，与中国老年保健协会抗衰老专业委员会联合举办营养与健康理念培训班，市、区疾控中心，社区卫生服务中心，医院的相关专业人员44人参加了培训。

11月7～9日，与市疾控中心在陕西省西安市举办人群健康期望寿命的测量与应用培训班，来自全国20多个地区的卫生计生部门、疾控机构相关领导和业务骨干70余人参加。

编辑出版 建立《首都公共卫生》杂志网上采编系统，完善评刊会议制度。结合卫生防病、卫生应急工作热点，制定全年发稿计划，特聘责任主编，约请专家撰稿，共办特色专栏6 期，发专家述评和专栏类论文52篇。

委托工作 受市卫生计生委委托，完成北京市卫生专业技术人员继续医学教育必修课中精神卫生知识的全员在线培训项目，累计培训233098人次。完成3期传染病地方病防控能力提升培训项目，包括病毒性胃肠炎和手足口病防控知识师资培训、夏秋季重点传染病防控工作暨师资培训、高校传染病防控知识培训，累计培训645人次。完成食品安全国家标准宣贯项目，开展标准解读，进行案例分析，分4次对8项食品安全国家标准进行宣贯培训，累计培训641人次。

受市爱卫办委托，完成健康示范单位创建项目。举办北京市健康示范单位标准及经验交流培训班、北京市健康示范单位验收标准培训会；11～12月，组织专家对申报市级验收的90家单位进行考核验收，最终87家通过验收。完成北京市健康科普传播技能培训班项目，邀请北京电视台《养生堂》栏目制片人田天、《北京日报》北京新闻中心主任李学梅、市疾控中心信息统计中心谢春艳授课，市级医疗卫生机构健康科普工作负责人、2017年“健康中国行”北京市健康科普大赛参与单位领队及选手共计180余人参加。

（撰稿：刘 枫 向世进 审核：孙贤理）

领导名单

会 长 孙贤理

副会长 马 辛 王 义 邓 瑛 伍冀湘 刘清华 刘清泉 孙志伟 师 伟 张永利 李 锋 杨晓明 庞星火 罗凤基 郑志伟 徐 露 彭智会 谢 辉

秘书长 庞星火

北京医师协会

地址：东城区安定门东大街28号雍和大厦A座（100007） 电话：64097256
网址：www.bjmda.com

基本情况 有47个专科医师分会，69个专业专家委员会，6个青年委员会。

年内，成立儿科、中西医结合、老年医学、器官移植、小儿外科、院前急救专科医师分会，甲状腺疾病、门静脉高压症、输血专业专家委员会，肿瘤、血管与腔内血管外科、手术技艺专业青年委员会，肝胆胰外科学组。心内科、全科、消化、眼科专科医师分会完成换届工作。新生儿和变态反应专科分会增补理事7人。筹备成立老年医师、腹膜后肿瘤、港澳台专科医师分会和神经修复学专家委员会。

年初，召开第四届理事会第二次理事大会暨第三次常务理事会，讨论通过协会2016年工作总结和2017年工作要点，通过了北京医师协会会长（驻会）办公会制度和北京医师协会企业单位会员管理办法。规范了协会的决策程序。坚持会长（驻会）办公会制度，全年召开会长（驻会）办公会69次。发挥监事会作用，各项工作主动接受监事会监督。严格执行协会二级机构管理规定，规范专科医师分会和专业专家委员会的活动。制定下发《北京医师协会会诊中心管理办法（暂行）》。

学术活动 各专科医师分会和专家委员会举办学术活动、论坛60余次。手术技艺专家委员会在山东省临沂组织帮扶活动；超声专科医师分会到西藏地区开展学术交流活动；高血压专家委员会配合高血压宣传日组织社区大型健康义诊活动；肿瘤专业青委会组织专家开展京津冀义诊及赴宁夏银川“一带一路”学术活动；甲状腺专家委员会与内蒙古赤峰肿瘤医院开展控癌防癌大型宣传义诊活动，与河北省张家口第一医院主办京津冀甲状腺高峰论坛；肿瘤专科分会在浙江杭州举办全国第七届中西医结合肿瘤学术论坛活动；感染专科、呼吸专科、妇产科专科等分会坚持在北京郊区开展基层巡讲等活动。

与中国医院装备协会数字医疗技术分会、韩国保健振兴院共同主办以“创新医疗、迎接智能”为主题的首届国际医疗机器人临床应用趋势峰会。

培训工作 配合国家卫生计生委疾控中心开展传染病培训1次。各专科分会和专家委员会共计开展继续教育培训76场次，培训学员16846人次。32个专科医师分会和专家委员会申报2018年继续教育项目52个，其中国家级项目15个、市级项目37个，申报总数比2017年增加12项。

委托工作 受市医管局委托，承办2017年“使命”“登峰”人才计划评审工作。聘请协和、北医及部队系统的129名专家对市属医院申报的4名“使命”和70名“登峰”人才计划进行函评和会评，并召开人才计划评审会议为医管局的决策提供意见和建议。

医师定期考核工作。北京医师定期考核办公室对2016年度的医师定期考核工作进行督导检查和总结，对没有参加年度考核的医师及年度考核不合格的医师进行再次考核。上半年，北京市和各区医师定期考核办公室先后组织50余名专家对医师的再次考核工作进行监查。截至8月，北京市符合承担业务水平测试的考核机构共329家，医师定期考核管理软件系统中报名102590人，实际参加考核102174人，考核合格102164人。医师定期考核办公室召开8次工作研讨会，参加人员近百人，主要研讨了医师定期考核管理软件系统运行的基本情况及存在的主要问题，提出了修改完善医师定期考核管理软件系统的意见和建议，探索如何建立科学、精炼、适宜、便捷的医师定期考核试题数据库等问题，对医师定期考核工作进行了总结。

参与政府委托的各项公益任务和医疗精准扶贫工作。专科医师分会和专家委员会组织专家到天津、河北、山东、宁夏、内蒙古、海南等地开展健康义诊、查房会诊、医疗精准帮扶工作等，促进当地预防、医疗与健康管理水平的提高。完成市对口支援与地域合作办公室委托的内蒙古医疗卫生精准扶贫课题的调研。与有关单位和企业合作，安排人员参与山东滕州，海南白沙黎族自治县，内蒙古乌兰察布市、赤峰市、通辽市，河北张家口市等地的医疗卫生工作需求的实地调研，根据需求，组织专家在当地开展精准扶贫、健康义诊、基层医务人员培训等。与北京医学奖励基金会、惠每极致医疗科技有限公司、北京市科协等单位签订合作协议，参与社会公益活动。与内蒙古赤峰市肿瘤医院建立合作关系，组织专家开展健康义诊活动。

受市卫生计生委委托，成立医疗健康帮扶工作推动小组，由会长担任组长；选派人员参加市对口办组织的精准扶贫工作培训班。协会成为北京市支援合作促进会会员单位。

开展医疗责任险工作试点。加强与人寿保险北京分公司的合作，协会联系在北京地坛医院、北京世纪坛医院和全科医师分会等单位进行工作试点，开展医师个人医疗责任险知识普及宣讲，推动医疗机构和医师个人医疗责任险的设立与完善。

召开《临床医疗护理常规》（2012年版）修改座谈会，为修编工作打好基础。

评选优秀医师 由协会主办、北京医学奖励基金会协办、北京光辉必成投资有限责任公司支持，开展第六届北京优秀医师评选。3月，向各区工作委员会、各专科医师分会、专家委员会、各医疗机构发出通知，启动优秀医师评选工作。协会成立了北京优秀医师评选委员会及办公室，先后召开5次评选工作会议。截至8月底，北京地区共计102家医疗单位推荐287名候选人。

与企业合作 发展企业单位会员8家，其中单位常务理事3家：北京凤联医疗管理有限公司、中国人民人寿保险股份有限公司北京分公司、北京福乐云医疗科技有限公司；单位理事4家：北京博瑞通泰管理有限公司、北京千医健康（医护到家）管理有限公司、中康时代医院投资集团有限公司、北京保易康科技有限公司；单位会员1家：武汉启瑞药业有限公司。支持和参与盛实百草药业有限公司组织的京津冀中医药健康服务产业战略发展论坛，组织专家参与中康时代医院投资集团有限公司举办的第四届京顺中医文化节和疼痛健康义诊活动，参与陕西步长制药有限公司组织的共筑中国心大型公益活动。协助慈城诊所邀请专家会诊47人次。为会员单位提供SOS外国医师在京执业评议推荐。

（撰稿：薛海静　审核：郭建平）

领导名单

会　长　郭积勇
副会长　王　杉　李　宁　许　朔　危天倪
刘清泉　谷　水　张永利　杜继臣
汪爱勤　罗　晓　周保利　姜玉新
赵艳华　项晓培　顾　晋　徐殿祥
倪　鑫　董家鸿　葛　强　路　明
魏永祥
秘书长　郭建平

北京性病艾滋病防治协会

地址：东城区和平里中街16号（100013）　电话：84241190

基本情况　有团体会员370人，个人会员18人。有专职人员5人。为四A级社会团体。

科普宣传　组织社区小组深入学校、工地开展艾滋病知识宣传教育活动。协会组织招标，经专家评审，15家社区组织的15个宣传项目中标，获得宣传经费12.4万元。

组织开展“向‘零’艾滋迈进”宣传活动。以大学为主要场地，预防艾滋病宣传进校园，在5个活动场地以专家现场咨询、答疑等形式，进行性病艾滋病防治知识宣传。现场发放宣传册2000册、安全套12800个，干预2500人。

利用咨询热线和网站提供咨询服务和宣传，共接人工咨询热线2263次，其中男2127次、女136次。

培训工作　组织拍摄45集心理学及艾滋病的专业普及教学视频，利用视频教学开展了9次咨询员培训交流活动，召开2017年项目督导审计反馈及数据上报培训会、2015～2016年度北京市社会组织参与艾滋病防治基金项目工作实施情况及财务执行督导通报及财务数据上报培训会。

委托工作　7～12月，以政府购买社会组织服务的形式，承担市卫生计生委委托的支持非政府组织开展艾滋病防治工作项目，主要内容是通过男男性行为、暗娼人群、静脉吸毒人群的行为干预，探索有效的干预措施和方法。动员男男人群进行HIV检测、初筛阳性者进行确证检测；对HIV感染者和患者进行关怀及抗病毒治疗转介。经专家评审，有10个社会组织的10个项目获得批准。项目完成男男检测5046人，干预3306人。同时开展系列培训，培训内容包括提高理解项目策略、如何规范填报项目数据、如何正确上报数据，吸毒人员的法律权益与维护，社区组织在男男同性恋进行外展工作的技巧：压力管理策略，培训对象为29个社会组织，参加500人次。

作为社会组织参与艾滋病防治工作基金北京项目管理办公室，根据中华预防医学会《2016～2017年社会组织参与艾滋病防治基金项目申请指南》，组织北京市符合要求的社会组织参与项目申请。经专家评审，最终北京确定34个社会组织申请的44个项目获得批准。10月，组织艾滋病防治基金项目实施单位的疾控中心、培育基地、社会组织一行14人赴湖北省考察、交流艾滋病防治工作。与湖北省预防医学会、湖北省宜昌市疾控中心等进行座谈交流；现场考察武汉市馨缘小组、朋友爱心工作组、为先社会工作服务中心，宜昌市疾控中心美沙酮门诊、宜昌市同行青少年健康公益服务中心。

编制《北京地区社区组织能力评估标准》和社会组织参与艾滋病防治工作规章制度。

（撰稿：孔媛媛　审核：福　燕）

领导名单

会　长　郑志伟
副会长　马纯刚　邓　瑛　车志军　甘北林
刘　娜　刘　江　刘宝成　孙贤理
孙　正　师　伟　关宝英　李　宁
连　石　武玉华　赵　涛　赵文忠
钱　进　袁　林　唐耀武　郭建丽
潘京海
秘书长　唐耀武

北京健康教育协会

地址：朝阳区南三里屯35号（100020） 电话：65925932
网址：www.bjjkjy.org

基本情况 会员498人，理事162人，常务理事58人。

学术活动 3月29日～4月2日，组织16个区疾控中心主管主任和健康教育所所长35人赴浙江省杭州市进行健康教育交流。

11月2日，与中国人口宣传教育中心青少年健康与发展项目的120余名代表到东城区史家小学进行健康促进学校考察交流。

11月19日，与市疾控中心共同召开中华预防医学会健康促进与教育分会慢性病风险干预专业学组换届会议暨学术会议。

12月13日，与市疾控中心共同举办全市健康教育总结交流研讨会。针对北京市健康教育常规工作、重点工作及区域特色健康教育工作等内容进行交流，针对工作中遇到的具体问题、处理方法、经验教训进行研讨。

科研工作 9月1日～12月15日，完成产妇健康素养水平与新生儿健康状况关系探讨研究。

12月25日，完成中央补助健康素养和中医药健康文化素养调查。

科普宣传 4～10月，与市疾控中心共同开展健康大课堂活动。全年共举办各级各类健康大课堂23352场，其中市疾控中心健康大课堂分别在6个固定场地（昌平区、大兴区、海淀区、密云区、石景山区和顺义区）举办40场，各区疾控中心、各级医院及各社区卫生服务中心（站）分别开展健康大课堂178场、4814场和18359场，直接受众120万余人次、间接受众上千万人。

4～11月，与市疾控中心共同开展全市健康素养推广活动，共举办大型现场宣传活动69场、健康大课堂2002场，覆盖学校、医疗机构、社区、机关单位和企事业单位，直接受众147.4万人次。利用北京电视台等44家传统媒体、千龙网等59家网络媒体进行宣传采访959次。

5月20日，配合国家卫生计生委、中国健康教育中心在朝阳区芳草地国际学校远洋小学举办了全国学生营养日暨“健康中国行—合理膳食”宣传教育活动。

9月19日，与市疾控中心共同开展“你戒烟，我支持——北京市出租车驾驶员健康关爱”活动。先后在祥龙、新月、渔阳、天坛和万泉寺5家出租汽车公司开展现场讲座，受众1000余人。其后在所有出租车公司播放讲座视频。在北京交通广播103.9《百姓TAXI》栏目开展戒烟服务宣传3次。在《北京晚报》健康栏目进行专题报道1次。北京健康教育微博共发布9条相关微博，累计阅读量11.30万余次。制作海报2万张、折页4万套发放到各出租车公司。截至年底，共为100余名出租车驾驶员提供免费戒烟门诊、热线或短信服务，其中近90名驾驶员获得了免费药物治疗。

10月，与市疾控中心共同开展健康教育科普车服务活动。为通州区漷县镇、平谷区第一幼儿园、昌平区马池口镇辛店村、牛栏山第一中学和科普宣传周活动参加人员提供体质监测及相关健康咨询服务，完成人体成分检测230人、人体体质监测100人、健康咨询服务230人。

举办以“普及健康生活，提升健康素养”为主题的北京市健康素养传播文艺作品大赛。全市进行16场选拔赛，从244个作品中选拔出16个作品参赛。

培训工作 分别于4月27～28日、6月8～9日、7月11～12日和9月13～14日，举办北京市临床医生戒烟服务培训班、健康素养推广技能培训班2个继续教育项目，以及国家基本公共卫生服务健康教育服务实施与评价培训班、健康传播与新媒体应用技术培训班。

编辑出版 作为健康北京宣传周系列活动之一，与市疾控中心共同撰写的《〈中国公民健康素养——基本知识与技能〉（2015年版）科普教程》于8月出版发行，是公开出版的全国首套视频形式的健康素养传播材料。

出版《健康》控烟增刊，展示《北京市控制吸烟条例》实施第二年的工作开展情况及成效。

与市疾控中心共同编写无烟工作场所创建指引，梳理和汇总北京市控烟示范单位工作总结，形成控烟示范单位资料库。

委托工作 与市疾控中心共同开展中央补助地方健康素养促进项目和中国公民中医药健康文化素养调查项目，调查覆盖东城区、朝阳区、海淀区、通州区、昌平区、大兴区、平谷区和门头沟区8个区的24个街道（乡镇）48个居（村）委会，现场调查于11月启动。截至12月25日，完成健康素养调查问卷1674份，完成率87.2%；中医药健康文化素养调查1855份，完成率85.9%。剩余调查工作于2018年1月完成。期间，开展二级培训2次、市级督导5次。

参与制定《贯彻落实〈中共北京市委北京市人民政府关于促进北京市卫生与健康事业改革发展的意见〉2017年度行动计划（征求意见稿）》。

参加“健康中国行”2017年北京市健康科普大赛，并参加大赛后期科普传播活动。

（撰稿：宋明学　审核：刘秀荣）

领导名单

名誉会长 段　强
会　　长 邓　瑛（代）
常务副会长 邓　瑛　支修益
副 会 长 马　辛　马长生　王星火　闫冰竹　刘泽军　刘秀荣　张雪梅　杜建军　洪昭光　黎　健　葛立宏　侯　昊
秘 书 长 刘秀荣

北京防痨协会

地址：西城区新街口东光胡同5号（100035）　电话：59830836

基本情况 会员单位36个，会员 432人。有48名理事、15名常务理事。召开理事会1次、常务理事会2次。是4A级市级社会组织。

学术活动 9月15日，由华北地区防痨学术协作组主办、天津市防痨协会承办的华北地区结核病防治论坛在天津市塘沽区召开，来自北京市、天津市、河北省、山西省及内蒙古自治区近200名医务人员参加。

11月28日，组织理事单位代表到京煤集团总医院尘肺与结核病科参观学习，并举办尘肺结核的诊疗进展专题学术讲座及典型病例示教会。来自各理事单位的医务人员共54人参加活动。

科普宣传 “3·24”世界防治结核病日前后，利用电视、广播、报纸、网络及公交广告等媒体，在全市卫生、铁路、监狱和教育系统针对不同人群开展结防知识宣传。

开展健康北京周宣传活动，以“普及健康生活，提高全民健康素养”为主题，动员会员单位开展健康北京主题特色宣传活动，并组织《健康北京2030规划纲要》线上知识问答。

组织会员单位参与北京地区第二届全国结核病防治知识网络竞赛活动，共有6813人参与网上答题并获得满分及抽奖资格。

培训工作 举办现代结核病控制系列专题学术讲座8次，包括：结核病治疗相关新指南解读、结核病诊断难题的思考与对策、消除结核病目标与首都结核病防治发展方向、结核病发病与干预模式研究课题设计和研究结果、结核病领域信息跟踪与利用、新型结核病疫苗的研究进展、综合医院在结核病防治中的作用——中日医院模式、管理沟通能力提升，北京市相关医技人员1000余人次参加培训。

编辑出版 与挂靠单位北京结核病控制研究所共同主办《北京结控》（内部刊物），全年印发12期3600份。

委托工作 按照《中国防痨协会关于发布中国防痨公益基金结核病贫困救助“双千行动”项目患者救助申报的通知》，协会组织会员单位对符合救助条件的结核病患者进行救助申报，共有8个单位20名结核病患者申报并获得批准。

按照中国防痨协会关于推荐科学技术奖评审专家委员会专家库的要求，协会组织各单位对符合条件的24名专家进行了申报。

（撰稿：倪新兰　审核：贺晓新）

领导名单

理 事 长　洪　峰

副理事长　贺晓新　张广宇　李　琦　刘运湖

秘 书 长　贺晓新

北京医学教育协会

地址：西城区珠市口西大街120号（100050）　电话：63170028

网址：www.bame.org.cn

基本情况　会员929人，其中个人会员10人。理事单位团体会员164个，理事199人、常务理事60人。有专职人员21人。12月28日，协会被评为五A级社会组织。召开常务理事扩大会2次。

学术活动　7月24日，邀请协和医院陈杰教授做"从循证医学到精准医学"的学术讲座，来自各理事单位的200余人参加。

培训工作　开展住院医师规范化培训师资班共34期，培训7306人次，做到了培训基地全覆盖，专业基地覆盖率达90%。举办各类培训班51个，培训22988人次，其中面授培训9432人次、网上学习13556人次，发放学习卡39000张。包括住院医师师资培训班21个、培训5276人次，住院医师临床能力强化培训班10个、培训1844人次。

编辑出版　编辑出版《北京医学教育信息》12期，发行6000余份。

委托工作　市卫生计生委委托项目包括毕业后医学教育、继续医学教育、基层卫生人员培训、学术和科研管理工作。毕业后医学教育。编制康复治疗师培训细则，制定《北京市住培师资培训实施方案（2018—2020）》《北京市住院医师规范化培训指导医师培训实施方案（2018—2020）》和实施模块，参与制定骨科、神经外科培训文件，启动临床技能培训12个规范和《360度评估》《如何组织病例讨论》等规范的编制。完成《临床技能培训规范》4个，启动《教学查房》《接诊患者》等6个规范的修订。受市卫生计生委委托，组织对222个基地开展动态评估，完成4家培训基地15个科室新基地评审和2家2016年基地评估复评工作。核定住培专业基地培训规模和2017年培训存量，组织各专业主委及委员对53家培训基地的207个专业基地进行核定。年内，住院医师规范化培训五年综合临床技能考核通过1187人，平均及格率82.1%。1174人取得五年培训合格证书，占实考人数的82.3%。完成2017年住院医师规范化培训结业临床实践能力考核，实际参加考核3570人。完成五年临床综合技能考核，组织15家考点对北京地区110家医疗单位的1573名住院医师实施考核，涉及43个亚专业。协助市卫生计生委开展全国住院医师规范化培训"三个一百和双十佳"（即100名住院医师心中好老师、100名优秀专业基地主任和100名优秀住院医师，十佳住培基地负责人、十佳管理工作者）候选人的评选活动。组织开展3门次必修课9节课程的网上录制，共开设课程11期67门次，4294人次住院医师参加学习。

继续医学教育。协助市卫生计生委修订《北京市传染病防治知识培训实施方案》，制定《关于申请北京市继续医学教育项目立项用户的要求》；制定病理学、风湿病学、肿瘤内科学、老年医学、核医学专业市级项目申报指南，对原有34个学科项目申报指南重新修订。继续医学教育管理系统实现传染病培训学时统计功能和电子证书打印。全市218287人参加传染病防治知识培训，培训率99.79%，合格率98.60%。参与北京市继续医学教育学习平台设计与开发。公布2017年北京市第一、二批继续医学教育项目，共2731项（国家级1430项、市级1301项）。完成2017年学分审验工作，审验136家医疗卫生机构8408人，合格率97.86%。完成上年度国家级、市级项目及学科执行情况数据汇总，即获批国家级项目（普通）1310项，执行1228项；市级项目1044项，执行993项；参加继续教育培训1074998人次。审核并公布异地启动项目6项、临时项目3项。举办2期继续教育管理干部培训班，培训881人；为基层单位继续教育培训8场，培训527人。完成北京地区卫技人员精神卫生知识全员培训监管和数据统计，共218286人次参加培训，占持IC卡纳入继续教育年度考核卫技人员的99.60%。

基层卫生人员培训。组织专家遴选乡村医生培训教材，编写北京市乡村医生岗位培训大纲，审定培训远程教学视频课件，组织培训155学时。完成2016～2017年度区级医院医师骨干培训结业鉴定、制发证工作，共培训北京市和河北省石家庄市103名学员，获证93名。区级医院医师骨干培训录取北京市111名学员，协助石家庄市卫生计生委培养18名学员，共123名学员获证。2018年培训招生共录取139名学员。协助市卫生计生委完成70名江西省县级公立医院骨干和贵州省100名“黔医人才计划”骨干的协调分配工作。提供社区护士继续医学教育培训24个模块共72学时的课程，其中新开发课程10个模块30学时。报名社区卫生人员38068人次，完成培训37096人次。

学术和科研管理。完成首发专项指南修订及申报系统的重建；完成北京市临床研究质量促进中心申报评审工作；完成首发专项的申报，共评审申报项目1269项，其中重点攻关93项、自主创新919项、基层普及110项、青年优才147项；确定立项267项。组织专家对2014年度首发专项203个项目进行结题验收，另有27个项目申请延期。完成北京市科技成果奖审核推荐4个单位8个项目的审核。协助组织49名专家分9个学科组对北京市卫生与健康科技成果和适宜技术推广项目进行会议答辩评审，有43家单位的86个项目获得资助。受顺义区卫生计生委委托组织并实施顺义区卫生计生科研发展专项项目评审、管理工作，邀请35名专家对进入会评的34个项目进行评审，组织30名专家对2016年资助的重点学科47项进行中期检查。受通州区卫生计生委委托为通州区卫生发展科研专项申报项目组织评审工作，邀请120名专家评审87个项目。受昌平区卫生计生委委托对昌平区卫生科技发展专项2016年度项目中期检查及2017年度项目评审，邀请28名专家对2017年新申报的35个项目进行立项评审及2016年的14个项目的中期检查。

护士规范化培训。受市医管局委托，完成2017年度621名市属医院新入职护士规范化培训第一阶段和第二阶段理论考试，完成参加培训的624名第一阶段和第二阶段考生的综合技能考核工作。

公益活动 免费向北京卫生职业学院捐赠护理模拟教具20余具，向房山区捐赠急救模拟人教具10余具和200余本培训教材。

（撰稿：闻胜芝　审核：贾明艳）

领导名单

会　长　贾明艳
副会长　曾溢新　柯　杨　李云波　谷晓红
汪爱勤　贾建国　李海潮　刘华平
郭恒怡

北京市计划生育协会

地址：西城区南滨河路27号贵都国际中心B座（100055）　电话：63285801
网址：www.bjfpa.org.cn

基本情况 有各级协会8002个，会员95万余人。实施文明倡导、宝贝计划、青春健康、健康生育、生育关怀、心灵家园六大惠民工程，建基地，创示范，开展公共服务。截至年底，建成宝贝计划基地130个、社区儿童中心10个、青春健康基地35个、心灵家园基地108个，面向婴幼儿、青少年和失独老人提供便捷、可及的公共服务。

科普宣传 协会有网站、微博（新浪“北京市计生协”）、微信（“北京市计生协”“宝贝计划工程”“北京市社区儿童中心”）3个宣传载体并实现了信息资源共享。

3月25日，由中国计生协支持、协会主办的“生育关怀携手行—家庭健康素养优生优育促进行动”在西城区广外街道正式开课。此次公益课堂课程共分7

期，每月邀请妇幼、儿保、孕产专家走进社区，为辖区内准父母提供孕期必知必会的主题讲座，并通过专家互动沙龙、孕妈妈主题活动等提供专家面对面的咨询指导。

5月29日，协会以“服务全面两孩，促进儿童发展”为主题，在全市范围内组织开展形式多样、内容丰富的宣传服务活动。

11月29日，联合北京市第一中级人民法院、北京市盈科律师事务所在西城区展览路街道心灵家园开展计生特殊家庭法律宣讲咨询活动，并在讲座结束后开展了法律相关问题的个案咨询。

11月30日，在贵都国际中心举办了以“共担防艾责任，共享健康权利，共建健康中国”为主题的世界艾滋病日主题宣传活动。

培训工作 1月4日，召开宝贝计划工程社区儿童中心项目推进会，就项目的意义、整体规划、项目进展及下一步工作计划向各区进行了介绍，各区计生协主管领导、秘书长，社区儿童中心试点相关单位和组织负责人参加会议。

3月28～29日，举办心灵家园培训会，全市16个区计生协和心灵家园的代表参加会议。了解全市心灵家园建设和运行情况，并学习老年人心理及其他助人的相关知识。

7月28日，召开计生家庭权益维护项目启动会，西城区、朝阳区、海淀区、丰台区及石景山区计生协主管领导、秘书长、项目点负责人参加会议。协会副秘书长郑鸿燕介绍了项目的背景、主要目标内容及工作流程。各区计生协对前期准备工作进行了汇报，并就如何做好下一步工作展开讨论。

8月3～4日，与《人生》杂志社联合召开计划生育协会宣传工作培训会，包括专家讲座、现场教学和座谈交流，内容涵盖京津冀协同发展、如何做好新时期计生协工作和如何加强宣传教育等主题。

学术交流 4月24日，参加“加强计生协宣传工作暨办好用好《人生》研讨会”的各省份代表到西城区广外街道手帕口南街社区，参观考察由北京市计生协打造的社区儿童中心示范点。

7月5日，英国安妮公主在英国驻华大使吴百纳的陪同下探访了丰台区和义街道社区儿童中心，救助儿童会驻华代表处负责人王超、国家卫生计生委干部培训中心党委书记蔡建华、北京市计划生育协会秘书长严进陪同访问。

8月13～19日，应台湾中华教育文化经贸促进协会邀请，协会在台湾艺术大学举办了第三届“宝贝计划”儿童涂鸦比赛优胜作品展，并与台湾地区儿童早期发展教育专家开展0～3岁婴幼儿教育研讨。

9月11日，台湾妇幼卫生协会理事长吴昭军率考察团到北大妇产儿童医院，考察北京市妇幼健康工作，就产后护理和母乳喂养等座谈，中国计生协、北京市计生协领导陪同。

12月27日，参加全国创建幸福家庭活动研修班暨家庭发展经验交流会的代表到西城区广外街道和金融街街道，参观考察北京市计生协社区儿童中心手帕口西街示范点及西城区家庭发展服务中心。

创建幸福家庭活动 1月18日，中国计生协专职副会长兼秘书长姚瑛到海淀区曙光街道心灵家园，与100位失独老人共同参加“福至心灵，爱在家园”新春联欢。

3月27～28日，中国计生协委托第三方对开展第一批计划生育基层群众自治示范县项目的顺义区进行评估，听取相关部门报告并实地考察。

5月8日，房山区计生协举办房山区计划生育基层群众自治项目培训班，培训内容包括计划生育奖励政策、扶助政策相关解释，房山区创建全国计划生育基层自治示范村相关业务知识，计划生育统计任务及上报流程，药具管理服务，两癌筛查及妇幼保健惠民政策，失独家庭保险相关知识等。

5月27日，在广外街道社区儿童中心手帕口南街示范中心召开北京市社区儿童中心暨第三届“宝贝计划”儿童涂鸦作品比赛启动会。国家卫生计生委干部培训中心党委书记蔡建华、中国计生协家庭服务部部长刘秀萍等领导出席，向7家社区儿童中心授牌。

5～7月，主办第三届“宝贝计划”儿童涂鸦比赛，全国27个省份1700幅作品参赛，最终评选出102幅优胜作品。8月14～19日，优胜作品在台湾艺术大学美术馆举办首展；8月30日，在管庄美术馆举办北京展。

11月17日～12月2日，举办“伴你同行”失独家庭游览活动，组织东城、西城、朝阳、石景山4个区约700位失独老人分4批游览了古北水镇和首都博物馆、老舍茶馆。

年内，北京市计生特殊家庭帮扶项目获中国计生协支持项目资金90万元，海淀、丰台、大兴3个项目区共配套资金446万元，受益2146户3562人，主要提供养老照料、健康服务、文娱活动、精神慰藉等4大类20余项服务。

委托工作 12月1日，市卫生计生委、市计生协投入3775万元为全市失独老人继续购买“暖心计划”综合保险，为失独家庭的健康和安全保驾护航。2016年保障年度内，“暖心计划”共为达到养老金发放年龄的8913位失独老人发放养老金2585万元；为发生意外的失独老人提供保险理赔60例，最高赔付5.29万元。

（撰稿：黄志华　审核：严　进）

领导名单

会　长　赵文芝

秘书长　严　进

北京中医协会

地址：朝阳区小关北里218号（100029）电话：64007339

网址：www.bjtcma.com

基本情况　团体会员89个，全国中医医疗质量监测中心北京分中心、北京市中医管理局中医医疗质量监测中心和北京市中医类别医师资格考试中心均设在协会。秘书处驻会工作人员5人。

9月20日，召开第三次会员代表大会，选举产生了第三届理事会。

学术活动　8月23～25日，在昌平区中西医结合医院举办北京市中医医院感染控制学术活动，共有151家中医系统各级医疗机构、医院感染管理人员250余人参加。活动邀请北京市院感质控中心主任武迎宏、北京市中医医院感质控中心秘书长赵冰、中华预防医学会消毒分会主任委员张流波，以及北京市多家三级中西医医院的院感专家发言，内容包括中医院感的工作经验分享、中医医院等级评审要求的新导向、新法规解读、院感防控重点环节等专题。

培训工作　6月14日，在北京永安宾馆举办北京市中医类别医师资格实践技能考试的考官及考务人员培训，200余人参加。国家中医师资格认证中心处长黄宁宇讲解了中医类别实践技能考试考务管理要求，主考官衷敬柏对实践技能和临床答辩的评分标准进行了培训。

9月25～26日，在北京华侨大厦举办检验与输血质量安全暨输血岗位培训班，全市中医及中西医结合医院医务部负责人、医学实验室负责人、输血科（血库）负责人170余人参加。

12月 22日，在北京五环大酒店举办贯彻《中医药法》相关政策培训学习班，对《中医药法》、中医药相关政策的管理办法、《中医医术确有专长人员医师资格考核注册管理暂行办法》、中医药从业人员基本素养和基本要求做了解读，北京地区各区卫生计生委中医科负责人，各级各类中医、中西医结合、民族医医疗机构有关人员共150余人参加了学习。

委托工作　市中医局委托项目。传统医学师承和确有专长人员医师资格考核考试：受理网上报名240人，资料审核合格174人，其中出师人员162人、确有专长12人；4月15日在北京藏医院考试，参加考生152人，考试合格100人。中医类别医师资格考试：网上报名3165人，审核合格2708人；实践技能考试于7月7～10日在北京藏医院、东方医院、东直门医院进行，参加考试2698人，考试合格1978人；综合笔试于8月26～27日在北京中医药大学举行，参加考试1777 人，考试合格1335人。中医医疗质量监测：完成国家中医医疗质量监测中心中医医院数据监测，收集35家公立中医医院数据并对34家二、三级公立中医医院2016年的监测数据进行汇总分析；编辑《2016年北京市中医医院监测数据分析报告》，下发各医院；完成西城区、朝阳区、房山区、平谷区、延庆区5个区的基层医疗机构数据上报，共收集112个社区卫生服务中心、22个社区卫生服务站、717个村卫生室共851个单位的数据，包括基层中医药人员、基本医疗和公共卫生数据93610条；对北京市医疗质量监测平台进行了升级，增加了医改数据的相关指标；北京市医疗质量监测平台对全市公立和民营共43家中医医院进行监测，对上报数据进行核对。

国家中医药管理局委托项目。对三级中医医院、三级骨伤中医医院、三级肛肠中医医院、三级专科（通用）中医医院的评审标准、核心指标、评审实施细则进行修订。

卫生计生委委托项目。3月3～31日，完成北京市卫生计生委和12个区卫生计生委委托的22家市、区属中医医院绩效考核实地检查评估，其中三级中医、中西医结合医院12家，二级中医、中西医结合医院10家，30名专家参加了现场考核，考核结果全部合格。

信息化建设 开通协会微信，并和协会网站进行了关联。

（撰稿：程治馨 审核：朱桂荣）

领导名单

会　长 陈　誩

副会长 马谊平　朱亚春　陈立新　杨明会　张明海　徐希胜　郭桂明　程爱华

秘书长 徐希胜（兼）

卫生计生统计

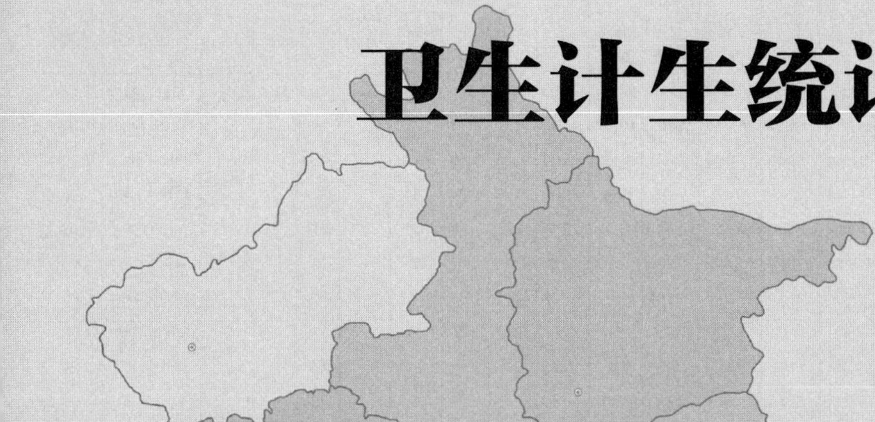

全市卫生机构、床位、人员数（总计）

总计

机构分类	机构数（个）	编制床位（张）	实有床位（张）	人员数（人）														
				合计	卫生技术人员									乡村医生	卫生员	其他技术人员	管理人员	工勤技能人员
					小计	执业（助理）医师	执业医师	注册护士	药师（士）	技师（士）	检验师（士）	卫生监督员	其他					
总　计	**10986**	**127855**	**120530**	**346255**	**276969**	**105732**	**88894**	**123158**	**14066**	**12723**	**8779**	**1146**	**20115**	**3200**	**47**	**17391**	**20160**	**28345**
一、医院	**732**	**117867**	**113576**	**254150**	**207457**	**73905**	**60777**	**101786**	**9221**	**8691**	**5507**		**13825**			**11615**	**14579**	**20356**
综合医院	312	63074	62884	158890	134520	47623	36138	68689	4886	5158	3221		8135			5960	7462	10805
中医医院	170	17050	14514	28913	22882	9692	9266	8546	2186	1134	737		1324			1479	1846	2706
中西医结合医院	42	10699	10052	14200	11434	4292	4114	5277	663	499	357		703			560	903	1303
民族医院	3	192	180	385	278	86	81	112	26	16	7		38			42	28	37
专科医院	196	26612	25706	51627	38288	12194	11161	19138	1455	1879	1182		3622			3555	4324	5460
口腔医院	26	574	540	4988	3910	1613	1542	1751	39	103	28		404			205	219	654
眼科医院	12	453	525	987	625	200	186	303	31	25	19		66			46	177	139
耳鼻喉科医院	2	198	177	358	260	125	120	99	11	13	7		12				90	8
肿瘤医院	8	3009	3475	6103	4669	1375	1364	2307	206	284	121		497			559	483	392
心血管病医院	2	1620	1337	3322	2825	779	778	1563	62	86	48		335			244	124	129
胸科医院	1	612	612	864	676	180	180	396	29	52	24		19			65	63	60
血液病医院	1																	
妇产（科）医院	19	1718	1427	5163	3444	1038	993	1862	146	236	186		162			434	384	901
儿童医院	12	1977	2071	5889	4681	1552	1529	2083	237	341	252		468			348	537	323
精神病医院	22	7474	7344	5995	4316	1051	985	2408	215	146	115		496			267	603	809
传染病医院	4	2008	1542	4971	4295	1415	856	2374	132	170	128		204			240	263	173
皮肤病医院	5	520	585	919	458	158	150	236	25	31	17		8			80	110	271
骨科医院	8	974	1051	1375	970	345	323	473	47	53	31		52			73	111	221
康复医院	15	2241	2016	2814	2156	679	658	906	74	70	41		427			209	247	202
整形外科医院	1	328	328	813	562	196	196	268	13	15	10		70			45	57	149
美容医院	24	408	422	2254	1120	408	357	557	52	59	38		44			455	287	392
其他专科医院	34	2498	2254	4812	3321	1080	944	1552	136	195	117		358			285	569	637
护理院	9	240	240	135	55	18	17	24	5	5	3		3			19	16	45
二、基层医疗卫生机构	**9996**	**6538**	**4383**	**70802**	**54937**	**26983**	**23470**	**17792**	**4480**	**2279**	**1647**		**3403**	**3200**	**47**	**3134**	**3766**	**5718**
社区卫生服务中心（站）	2066	6538	4383	35174	29145	12792	10799	8890	3380	1410	1084		2673			1939	1506	2584
社区卫生服务中心	334	6538	4383	31797	26495	11486	9702	8215	3016	1293	990		2485			1798	1247	2257
社区卫生服务站	1732			3377	2650	1306	1097	675	364	117	94		188			141	259	327
村卫生室	2832			3585	338	284	155	54						3200	47			
门诊部	1191			16886	13096	6639	5950	4705	604	665	429		483			798	1346	1646
综合门诊部	345			7406	5807	2861	2650	2007	292	432	273		215			285	515	799
中医门诊部	216			2692	2126	1245	1157	427	251	101	83		102			106	223	237
中西医结合门诊部	3			28	24	12	11	8	3	1	1						3	1
专科门诊部	627			6760	5139	2521	2132	2263	58	131	72		166			407	605	609

续表

机构分类	机构数（个）	编制床位（张）	实有床位（张）	人员数（人）														
				合计	卫生技术人员									乡村医生	卫生员	其他技术人员	管理人员	工勤技能人员
					小计	执业（助理）医师	执业医师	注册护士	药师（士）	技师（士）	检验师（士）	卫生监督员	其他					
诊所、卫生所、医务室、护理站	3907			15157	12358	7268	6566	4143	496	204	134		247			397	914	1488
诊所	2542			11124	8766	5121	4558	2962	358	129	76		196			288	798	1272
卫生所、医务室	1365			4033	3592	2147	2008	1181	138	75	58		51			109	116	216
三、专业公共卫生机构	**113**	**3450**	**2571**	**15369**	**12002**	**4251**	**4070**	**3437**	**336**	**1250**	**1128**	**1146**	**1582**			**841**	**856**	**1670**
疾病预防控制中心	28			3717	3073	1333	1299	136	10	713	698	17	864			257	237	150
中央属	2			493	404								404			16	49	24
省（直辖市）属	1			413	347	141	141	7	1	123	123		75			37	18	11
区属	19			2203	1797	1017	983	104	9	551	537		116			163	143	100
其他	6			608	525	175	175	25		39	38	17	269			41	27	15
专科疾病防治院（所、站）	26	794	554	918	584	207	187	238	39	73	54		27			175	89	70
专科疾病防治院	2	416	306	453	237	87	83	121	11	17	12		1			130	51	35
职业病防治院	1	66	66	295	122	60	59	40	7	14	11		1			95	50	28
其他	1	350	240	158	115	27	24	81	4	3	1					35	1	7
专科疾病防治所（站、中心）	24	378	248	465	347	120	104	117	28	56	42		26			45	38	35
口腔病防治所（站、中心）	1			45	37	19	16	13		1	1		4			2	5	1
精神病防治所（站、中心）	6	200	120	99	80	21	13	43	4	3	2		9			7	5	7
皮肤病与性病防治所（中心）	1																	
结核病防治所（站、中心）	14	178	128	297	208	68	64	59	23	46	35		12			36	26	27
职业病防治所（站、中心）	1			23	22	12	11	2	1	6	4		1				1	
其他	1			1													1	
妇幼保健院（站、所）	20	2656	2017	6747	5610	2251	2208	2385	268	388	303		318			226	335	576
省（直辖市）属	1			160	149	86	86	52		7	7		4			4	7	
区属	18	2656	2017	6587	5461	2165	2122	2333	268	381	296		314			222	328	576
其他	1																	
妇幼保健院	19	2656	2017	6747	5610	2251	2208	2385	268	388	303		318			226	335	576
妇幼保健所	1																	
急救中心（站）	14			1825	965	427	348	349	18	5	2		166			66	130	664
采供血机构	4			846	575	33	28	329	1	71	71		141			81	22	168
卫生监督所（中心）	18			1274	1195							1129	66			25	14	40
省（直辖市）属	1			107	104							104						3
区属	17			1167	1091							1025	66			25	14	37
计划生育技术服务中心（站）	3			42												11	29	2
四、其他机构	**145**			**5934**	**2573**	**593**	**577**	**143**	**29**	**503**	**497**		**1305**			**1801**	**959**	**601**
疗养院	1																	
医学科学研究机构	28			3135	1411	233	233	13	10	1	1		1154			1140	436	148
医学在职培训机构	8			146	20	1	1	4					15			37	69	20
临床检验中心（所、站）	54			1536	605	107	91	13	2	413	413		70			382	170	379
其他	54			1117	537	252	252	113	17	89	83		66			242	284	54

注：本表机构数、卫生人员、卫生技术人员、医师、护士数统计范围包括村卫生室，包含15家驻京部队医院和4家武警医院。

全市卫生机构、床位、人员数（公立）

公立

机构分类	机构数（个）	编制床位（张）	实有床位（张）	人员数（人）														
				合计	卫生技术人员									乡村医生	卫生员	其他技术人员	管理人员	工勤技能人员
					小计	执业（助理）医师	执业医师	注册护士	药师（士）	技师（士）	检验师（士）	卫生监督员	其他					
总　计	**6217**	**101697**	**93610**	**265925**	**218417**	**80072**	**65676**	**99295**	**10974**	**9687**	**6725**	**1146**	**17214**	**2842**	**43**	**12956**	**12932**	**18592**
一、医院	**252**	**91970**	**86902**	**204048**	**171803**	**60395**	**48326**	**85785**	**7160**	**6776**	**4297**		**11658**			**8572**	**9634**	**13896**
综合医院	154	55224	53520	141932	121836	42985	31794	62820	4244	4407	2761		7351			5166	6039	8748
中医医院	35	11673	9139	20258	16476	6518	6443	6559	1552	823	547		1024			981	925	1876
中西医结合医院	15	7078	6352	9143	7583	2889	2809	3375	453	330	242		536			377	430	753
民族医院	1	100	88	233	174	64	61	62	20	13	5		15			15	13	31
专科医院	43	17895	17803	32482	25734	7939	7219	12969	891	1203	742		2732			2033	2227	2488
口腔医院	4	257	219	3826	3006	1210	1199	1318	28	79	21		371			184	131	505
肿瘤医院	2	1988	2964	4399	3303	986	986	1574	135	227	85		381			545	356	195
心血管病医院	1	1521	1238	3272	2786	767	766	1536	62	86	48		335			244	113	129
胸科医院	1	612	612	864	676	180	180	396	29	52	24		19			65	63	60
妇产（科）医院	1	660	535	1572	1236	333	333	639	57	109	97		98			113	149	74
儿童医院	2	1370	1491	3775	3233	1103	1103	1457	153	222	163		298			197	237	108
精神病医院	18	7261	7086	5765	4182	1001	940	2346	206	140	112		489			244	588	751
传染病医院	4	2008	1542	4971	4295	1415	856	2374	132	170	128		204			240	263	173
康复医院	3	1100	957	1178	1014	294	292	435	34	29	17		222			48	73	43
整形外科医院	1	328	328	813	562	196	196	268	13	15	10		70			45	57	149
其他专科医院	6	790	831	2047	1441	454	368	626	42	74	37		245			108	197	301
护理院	4																	
二、基层医疗卫生机构	**5760**	**6277**	**4137**	**41960**	**32549**	**14940**	**12794**	**9943**	**3451**	**1519**	**1164**		**2696**	**2842**	**43**	**2092**	**1633**	**2801**
社区卫生服务中心（站）	1982	6277	4137	32910	27303	11893	10018	8362	3149	1320	1009		2579			1878	1360	2369
社区卫生服务中心	325	6277	4137	30769	25656	11110	9372	7927	2945	1253	958		2421			1783	1213	2117
社区卫生服务站	1657			2141	1647	783	646	435	204	67	51		158			95	147	252
村卫生室	2510			3188	303	249	134	54						2842	43			
门诊部	130			2407	1900	930	896	576	186	132	101		76			107	164	236
综合门诊部	99			1968	1537	774	748	481	139	120	91		23			92	130	209
中医门诊部	10			310	249	109	105	40	47	11	9		42			10	28	23
专科门诊部	21			129	114	47	43	55		1	1		11			5	6	4
诊所、卫生所、医务室、护理站	1138			3455	3043	1868	1746	951	116	67	54		41			107	109	196
诊所	31			104	89	57	52	24	7	1	1					1	10	4
卫生所、医务室	1107			3351	2954	1811	1694	927	109	66	53		41			106	99	192
三、专业公共卫生机构	**113**	**3450**	**2571**	**15369**	**12002**	**4251**	**4070**	**3437**	**336**	**1250**	**1128**	**1146**	**1582**			**841**	**856**	**1670**
疾病预防控制中心	28			3717	3073	1333	1299	136	10	713	698	17	864			257	237	150

续表

机构分类	机构数（个）	编制床位（张）	实有床位（张）	人员数（人）合计	卫生技术人员 小计	执业（助理）医师	执业医师	注册护士	药师（士）	技师（士）	检验师（士）	卫生监督员	其他	乡村医生	卫生员	其他技术人员	管理人员	工勤技能人员
中央属	2			493	404								404			16	49	24
省（直辖市）属	1			413	347	141	141	7	1	123	123		75			37	18	11
区属	19			2203	1797	1017	983	104	9	551	537		116			163	143	100
其他	6			608	525	175	175	25		39	38	17	269			41	27	15
专科疾病防治院（所、站）	26	794	554	918	584	207	187	238	39	73	54		27			175	89	70
专科疾病防治院	2	416	306	453	237	87	83	121	11	17	12		1			130	51	35
职业病防治院	1	66	66	295	122	60	59	40	7	14	11		1			95	50	28
其他	1	350	240	158	115	27	24	81	4	3	1					35	1	7
专科疾病防治所（站、中心）	24	378	248	465	347	120	104	117	28	56	42		26			45	38	35
口腔病防治所（站、中心）	1			45	37	19	16	13		1	1		4			2	5	1
精神病防治所（站、中心）	6	200	120	99	80	21	13	43	4	3	2		9			7	5	7
皮肤病与性病防治所（中心）	1																	
结核病防治所（站、中心）	14	178	128	297	208	68	64	59	23	46	35		12			36	26	27
职业病防治所（站、中心）	1			23	22	12	11	2	1	6	4		1				1	
其他	1			1													1	
妇幼保健院（站、所）	20	2656	2017	6747	5610	2251	2208	2385	268	388	303		318			226	335	576
省（直辖市）属	1			160	149	86	86	52		7	7		4			4	7	
区属	18	2656	2017	6587	5461	2165	2122	2333	268	381	296		314			222	328	576
其他	1																	
妇幼保健院	19	2656	2017	6747	5610	2251	2208	2385	268	388	303		318			226	335	576
妇幼保健所	1																	
急救中心（站）	14			1825	965	427	348	349	18	5	2		166			66	130	664
采供血机构	4			846	575	33	28	329	1	71	71		141			81	22	168
卫生监督所（中心）	18			1274	1195							1129	66			25	14	40
省（直辖市）属	1			107	104							104						3
区属	17			1167	1091							1025	66			25	14	37
计划生育技术服务中心（站）	3			42												11	29	2
四、其他机构	**92**			**4548**	**2063**	**486**	**486**	**130**	**27**	**142**	**136**		**1278**			**1451**	**809**	**225**
疗养院	1																	
医学科学研究机构	28			3135	1411	233	233	13	10	1	1		1154			1140	436	148
医学在职培训机构	8			146	20	1	1	4					15			37	69	20
临床检验中心（所、站）	2			150	95					52	52		43			32	20	3
其他	53			1117	537	252	252	113	17	89	83		66			242	284	54

注：本表机构数、卫生人员、卫生技术人员、医师、护士数统计范围包括村卫生室，包含15家驻京部队医院和4家武警医院。

全市卫生机构、床位、人员数（非公有）

非公立

机构分类	机构数（个）	编制床位（张）	实有床位（张）	人员数（人）														
				合计	卫生技术人员									乡村医生	卫生员	其他技术人员	管理人员	工勤技能人员
					小计	执业（助理）医师	执业医师	注册护士	药师（士）	技师（士）	检验师（士）	卫生监督员	其他					
总　计	**4769**	**26158**	**26920**	**80330**	**58552**	**25660**	**23218**	**23863**	**3092**	**3036**	**2054**		**2901**	**358**	**4**	**4435**	**7228**	**9753**
一、医院	**480**	**25897**	**26674**	**50102**	**35654**	**13510**	**12451**	**16001**	**2061**	**1915**	**1210**		**2167**			**3043**	**4945**	**6460**
综合医院	158	7850	9364	16958	12684	4638	4344	5869	642	751	460		784			794	1423	2057
中医医院	135	5377	5375	8655	6406	3174	2823	1987	634	311	190		300			498	921	830
中西医结合医院	27	3621	3700	5057	3851	1403	1305	1902	210	169	115		167			183	473	550
民族医院	2	92	92	152	104	22	20	50	6	3	2		23			27	15	6
专科医院	153	8717	7903	19145	12554	4255	3942	6169	564	676	440		890			1522	2097	2972
口腔医院	22	317	321	1162	904	403	343	433	11	24	7		33			21	88	149
眼科医院	12	453	525	987	625	200	186	303	31	25	19		66			46	177	139
耳鼻喉科医院	2	198	177	358	260	125	120	99	11	13	7		12				90	8
肿瘤医院	6	1021	511	1704	1366	389	378	733	71	57	36		116			14	127	197
心血管病医院	1	99	99	50	39	12	12	27									11	
血液病医院	1																	
妇产（科）医院	18	1058	892	3591	2208	705	660	1223	89	127	89		64			321	235	827
儿童医院	10	607	580	2114	1448	449	426	626	84	119	89		170			151	300	215
精神病医院	4	213	258	230	134	50	45	62	9	6	3		7			23	15	58
皮肤病医院	5	520	585	919	458	158	150	236	25	31	17		8			80	110	271
骨科医院	8	974	1051	1375	970	345	323	473	47	53	31		52			73	111	221
康复医院	12	1141	1059	1636	1142	385	366	471	40	41	24		205			161	174	159
美容医院	24	408	422	2254	1120	408	357	557	52	59	38		44			455	287	392
其他专科医院	28	1708	1423	2765	1880	626	576	926	94	121	80		113			177	372	336
护理院	5	240	240	135	55	18	17	24	5	5	3		3			19	16	45
二、基层医疗卫生机构	**4236**	**261**	**246**	**28842**	**22388**	**12043**	**10676**	**7849**	**1029**	**760**	**483**		**707**	**358**	**4**	**1042**	**2133**	**2917**
社区卫生服务中心（站）	84	261	246	2264	1842	899	781	528	231	90	75		94			61	146	215
社区卫生服务中心	9	261	246	1028	839	376	330	288	71	40	32		64			15	34	140
社区卫生服务站	75			1236	1003	523	451	240	160	50	43		30			46	112	75
村卫生室	322			397	35	35	21							358	4			
门诊部	1061			14479	11196	5709	5054	4129	418	533	328		407			691	1182	1410
综合门诊部	246			5438	4270	2087	1902	1526	153	312	182		192			193	385	590
中医门诊部	206			2382	1877	1136	1052	387	204	90	74		60			96	195	214
中西医结合门诊部	3			28	24	12	11	8	3	1	1						3	1
专科门诊部	606			6631	5025	2474	2089	2208	58	130	71		155			402	599	605
诊所、卫生所、医务室、护理站	2769			11702	9315	5400	4820	3192	380	137	80		206			290	805	1292

续表

机构分类	机构数（个）	编制床位（张）	实有床位（张）	人员数（人）														
				合计	卫生技术人员									乡村医生	卫生员	其他技术人员	管理人员	工勤技能人员
					小计	执业（助理）医师	执业医师	注册护士	药师（士）	技师（士）	检验师（士）	卫生监督员	其他					
诊所	2511			11020	8677	5064	4506	2938	351	128	75		196			287	788	1268
卫生所、医务室	258			682	638	336	314	254	29	9	5		10			3	17	24
三、其他机构	**53**			**1386**	**510**	**107**	**91**	**13**	**2**	**361**	**361**		**27**			**350**	**150**	**376**
临床检验中心（所、站）	52			1386	510	107	91	13	2	361	361		27			350	150	376
其他	1																	

注：本表不含驻京部队医院及武警医院。

全市卫生机构、床位、人员数（国有）

国有

机构分类	机构数（个）	编制床位（张）	实有床位（张）	人员数（人）														
				合计	卫生技术人员									乡村医生	卫生员	其他技术人员	管理人员	工勤技能人员
					小计	执业（助理）医师	执业医师	注册护士	药师（士）	技师（士）	检验师（士）	卫生监督员	其他					
总　计	**3222**	**96938**	**88874**	**215560**	**174333**	**63326**	**61190**	**75229**	**9872**	**9107**	**6340**	**1146**	**15653**	**125**	**8**	**12177**	**12003**	**16904**
一、医院	**202**	**88196**	**83057**	**164763**	**134531**	**46791**	**46274**	**63514**	**6804**	**6476**	**4119**		**10946**			**8247**	**9113**	**12872**
综合医院	117	53409	51595	108905	89714	31246	30932	43043	4105	4282	2684		7038			5049	5786	8356
中医医院	27	10540	7952	17890	14623	5772	5720	5836	1395	735	495		885			860	846	1561
中西医结合医院	13	6563	5971	8583	7128	2713	2642	3183	415	305	223		512			336	394	725
民族医院	1	100	88	233	174	64	61	62	20	13	5		15			15	13	31
专科医院	40	17584	17451	29152	22892	6996	6919	11390	869	1141	712		2496			1987	2074	2199
口腔医院	3	257	219	3713	2910	1156	1149	1281	27	77	21		369			177	127	499
肿瘤医院	2	1988	2964	4399	3303	986	986	1574	135	227	85		381			545	356	195
心血管病医院	1	1521	1238	3272	2786	767	766	1536	62	86	48		335			244	113	129
胸科医院	1	612	612	864	676	180	180	396	29	52	24		19			65	63	60
妇产（科）医院	1	660	535	1572	1236	333	333	639	57	109	97		98			113	149	74
儿童医院	2	1370	1491	3775	3233	1103	1103	1457	153	222	163		298			197	237	108
精神病医院	18	7261	7086	5765	4182	1001	940	2346	206	140	112		489			244	588	751
传染病医院	3	2008	1542	3346	2670	859	856	1305	132	170	128		204			240	263	173
康复医院	3	1100	957	1178	1014	294	292	435	34	29	17		222			48	73	43
整形外科医院	1	328	328	813	562	196	196	268	13	15	10		70			45	57	149
其他专科医院	5	479	479	455	320	121	118	153	21	14	7		11			69	48	18
护理院	4																	
二、基层医疗卫生机构	**2816**	**5292**	**3246**	**30870**	**25737**	**11798**	**10360**	**8148**	**2705**	**1239**	**957**		**1847**	**125**	**8**	**1638**	**1225**	**2137**
社区卫生服务中心（站）	1589	5292	3246	25455	21284	9270	7971	6771	2440	1052	811		1751			1433	1003	1735
社区卫生服务中心	247	5292	3246	24491	20458	8861	7596	6511	2338	1018	785		1730			1403	976	1654
社区卫生服务站	1342			964	826	409	375	260	102	34	26		21			30	27	81

续表

机构分类	机构数（个）	编制床位（张）	实有床位（张）	人员数（人）														
				合计	卫生技术人员									乡村医生	卫生员	其他技术人员	管理人员	工勤技能人员
					小计	执业（助理）医师	执业医师	注册护士	药师（士）	技师（士）	检验师（士）	卫生监督员	其他					
村卫生室	91			147	14	13	7	1						125	8			
门诊部	107			2065	1617	783	759	493	160	120	92		61			101	130	217
综合门诊部	88			1848	1436	717	693	458	130	113	87		18			89	118	205
中医门诊部	5			164	131	52	52	11	30	6	4		32			10	11	12
专科门诊部	14			53	50	14	14	24		1	1		11			2	1	
诊所、卫生所、医务室、护理站	1029			3203	2822	1732	1623	883	105	67	54		35			104	92	185
诊所	16			45	44	24	22	17	2	1	1						1	
卫生所、医务室	1013			3158	2778	1708	1601	866	103	66	53		35			104	91	185
三、专业公共卫生机构	**112**	**3450**	**2571**	**15369**	**12002**	**4251**	**4070**	**3437**	**336**	**1250**	**1128**	**1146**	**1582**			**841**	**856**	**1670**
疾病预防控制中心	28			3717	3073	1333	1299	136	10	713	698	17	864			257	237	150
中央属	2			493	404								404			16	49	24
省（直辖市）属	1			413	347	141	141	7	1	123	123		75			37	18	11
区属	19			2203	1797	1017	983	104	9	551	537		116			163	143	100
其他	6			608	525	175	175	25		39	38	17	269			41	27	15
专科疾病防治院（所、站）	25	794	554	918	584	207	187	238	39	73	54		27			175	89	70
专科疾病防治院	2	416	306	453	237	87	83	121	11	17	12		1			130	51	35
职业病防治院	1	66	66	295	122	60	59	40	7	14	11		1			95	50	28
其他	1	350	240	158	115	27	24	81	4	3	1					35	1	7
专科疾病防治所（站、中心）	23	378	248	465	347	120	104	117	28	56	42		26			45	38	35
口腔病防治所（站、中心）	1			45	37	19	16	13		1	1		4			2	5	1
精神病防治所（站、中心）	6	200	120	99	80	21	13	43	4	3	2		9			7	5	7
结核病防治所（站、中心）	14	178	128	297	208	68	64	59	23	46	35		12			36	26	27
职业病防治所（站、中心）	1			23	22	12	11	2	1	6	4		1				1	
其他	1			1													1	
妇幼保健院（站、所）	20	2656	2017	6747	5610	2251	2208	2385	268	388	303		318			226	335	576
省（直辖市）属	1			160	149	86	86	52		7	7		4			4	7	
区属	18	2656	2017	6587	5461	2165	2122	2333	268	381	296		314			222	328	576
其他	1																	
妇幼保健院	19	2656	2017	6747	5610	2251	2208	2385	268	388	303		318			226	335	576
妇幼保健所	1																	
急救中心（站）	14			1825	965	427	348	349	18	5	2		166			66	130	664
采供血机构	4			846	575	33	28	329	1	71	71		141			81	22	168
卫生监督所（中心）	18			1274	1195							1129	66			25	14	40
省（直辖市）属	1			107	104							104						3
区属	17			1167	1091							1025	66			25	14	37
计划生育技术服务中心（站）	3			42												11	29	2
四、其他机构	**92**			**4548**	**2063**	**486**	**486**	**130**	**27**	**142**	**136**		**1278**			**1451**	**809**	**225**
疗养院	1																	
医学科学研究机构	28			3135	1411	233	233	13	10	1	1		1154			1140	436	148
医学在职培训机构	8			146	20	1	1	4					15			37	69	20
临床检验中心（所、站）	2			150	95					52	52		43			32	20	3
其他	53			1117	537	252	252	113	17	89	83		66			242	284	54

注：本表不含驻京部队医院及武警医院。

全市卫生机构、床位、人员数（集体）

集体

机构分类	机构数（个）	编制床位（张）	实有床位（张）	人员数（人）														
				合计	卫生技术人员									乡村医生	卫生员	其他技术人员	管理人员	工勤技能人员
					小计	执业（助理）医师	执业医师	注册护士	药师（士）	技师（士）	检验师（士）	卫生监督员	其他					
总　计	**2976**	**4759**	**4736**	**19047**	**12899**	**5388**	**4486**	**4268**	**1102**	**580**	**385**		**1561**	**2717**	**35**	**779**	**929**	**1688**
一、医院	**31**	**3774**	**3845**	**7957**	**6087**	**2246**	**2052**	**2473**	**356**	**300**	**178**		**712**			**325**	**521**	**1024**
综合医院	19	1815	1925	3324	2562	937	862	1048	139	125	77		313			117	253	392
中医医院	8	1133	1187	2368	1853	746	723	723	157	88	52		139			121	79	315
中西医结合医院	2	515	381	560	455	176	167	192	38	25	19		24			41	36	28
专科医院	2	311	352	1705	1217	387	300	510	22	62	30		236			46	153	289
口腔医院	1			113	96	54	50	37	1	2			2			7	4	6
其他专科医院	1	311	352	1592	1121	333	250	473	21	60	30		234			39	149	283
二、基层医疗卫生机构	**2944**	**985**	**891**	**11090**	**6812**	**3142**	**2434**	**1795**	**746**	**280**	**207**		**849**	**2717**	**35**	**454**	**408**	**664**
社区卫生服务中心（站）	393	985	891	7455	6019	2623	2047	1591	709	268	198		828			445	357	634
社区卫生服务中心	78	985	891	6278	5198	2249	1776	1416	607	235	173		691			380	237	463
社区卫生服务站	315			1177	821	374	271	175	102	33	25		137			65	120	171
村卫生室	2419			3041	289	236	127	53						2717	35			
门诊部	23			342	283	147	137	83	26	12	9		15			6	34	19
综合门诊部	11			120	101	57	55	23	9	7	4		5			3	12	4
中医门诊部	5			146	118	57	53	29	17	5	5		10				17	11
专科门诊部	7			76	64	33	29	31								3	5	4
诊所、卫生所、医务室、护理站	109			252	221	136	123	68	11				6			3	17	11
诊所	15			59	45	33	30	7	5							1	9	4
卫生所、医务室	94			193	176	103	93	61	6				6			2	8	7
三、专业公共卫生机构	**1**																	
专科疾病防治院（所、站）	1																	
专科疾病防治所（站、中心）	1																	
皮肤病与性病防治所（中心）	1																	

注：本表不含驻京部队医院及武警医院。

全市卫生机构、床位、人员数（联营）

联营

机构分类	机构数（个）	编制床位（张）	实有床位（张）	人员数（人）														
				合计	卫生技术人员									乡村医生	卫生员	其他技术人员	管理人员	工勤技能人员
					小计	执业（助理）医师	执业医师	注册护士	药师（士）	技师（士）	检验师（士）	卫生监督员	其他					
总　计	**20**	**457**	**393**	**860**	**705**	**214**	**197**	**394**	**20**	**34**	**24**		**43**			**11**	**48**	**96**
一、医院	**4**	**457**	**393**	**832**	**679**	**201**	**188**	**382**	**20**	**34**	**24**		**42**			**11**	**47**	**95**
综合医院	3	457	393	832	679	201	188	382	20	34	24		42			11	47	95
中医医院	1																	
二、基层医疗卫生机构	**16**			**28**	**26**	**13**	**9**	**12**					**1**				**1**	**1**
门诊部	3																	
综合门诊部	1																	
中医门诊部	1																	
专科门诊部	1																	
诊所、卫生所、医务室、护理站	13			28	26	13	9	12					1				1	1
诊所	8			25	24	13	9	10					1					1
卫生所、医务室	5			3	2			2									1	

注：本表不含驻京部队医院及武警医院。

全市卫生机构、床位、人员数（私营）

私营

机构分类	机构数（个）	编制床位（张）	实有床位（张）	人员数（人）														
				合计	卫生技术人员									乡村医生	卫生员	其他技术人员	管理人员	工勤技能人员
					小计	执业（助理）医师	执业医师	注册护士	药师（士）	技师（士）	检验师（士）	卫生监督员	其他					
总　计	**2413**	**5592**	**5830**	**19529**	**14673**	**7401**	**6460**	**4999**	**875**	**737**	**525**		**661**	**347**	**3**	**1039**	**1594**	**1873**
一、医院	**140**	**5572**	**5810**	**9622**	**6906**	**2978**	**2647**	**2640**	**462**	**373**	**234**		**453**			**645**	**976**	**1095**
综合医院	49	1449	1617	2923	2177	958	843	758	157	130	84		174			206	254	286
中医医院	43	1393	1460	2471	1867	962	832	555	157	96	56		97			115	273	216
中西医结合医院	12	921	955	1505	1043	457	406	428	64	51	37		43			60	150	252
民族医院	2	92	92	152	104	22	20	50	6	3	2		23			27	15	6

续表

机构分类	机构数（个）	编制床位（张）	实有床位（张）	人员数（人）														
				合计	卫生技术人员									乡村医生	卫生员	其他技术人员	管理人员	工勤技能人员
					小计	执业（助理）医师	执业医师	注册护士	药师（士）	技师（士）	检验师（士）	卫生监督员	其他					
专科医院	31	1527	1496	2469	1667	563	531	830	73	88	52		113			235	271	296
口腔医院	6	60	75	189	153	69	57	69	2	11	3		2			2	13	21
眼科医院	3	115	115	171	104	20	18	48	9	4	4		23			25	20	22
肿瘤医院	2	320	255	409	307	88	83	193	11	15	9						45	57
心血管病医院	1	99	99	50	39	12	12	27									11	
妇产（科）医院	2	100	100	169	136	56	55	66	6	7	4		1			8	14	11
儿童医院	1	20	20	28	24	11	11	5	2	3	2		3			1	1	2
精神病医院	1	38	38	72	35	8	8	16	2	3	1		6				1	36
皮肤病医院	2	200	285	346	159	37	37	103	6	10	5		3			66	55	66
骨科医院	2	275	250	372	300	101	96	153	15	15	10		16			15	25	32
康复医院	1	100	59	189	143	70	70	33	6	4	3		30			19	27	
美容医院	3	40	40	276	125	33	33	59	4	6	4		23			92	28	31
其他专科医院	7	160	160	198	142	58	51	58	10	10	7		6			7	31	18
护理院	3	190	190	102	48	16	15	19	5	5	3		3			2	13	39
二、基层医疗卫生机构	**2255**	**20**	**20**	**9402**	**7575**	**4404**	**3794**	**2355**	**413**	**203**	**130**		**200**	**347**	**3**	**243**	**562**	**672**
社区卫生服务中心（站）	44	20	20	1073	841	449	371	188	122	42	35		40			39	88	105
社区卫生服务中心	1	20	20	138	87	41	27	12	6	5	4		23				5	46
社区卫生服务站	43			935	754	408	344	176	116	37	31		17			39	83	59
村卫生室	310			379	29	29	17							347	3			
门诊部	300			3057	2440	1280	1079	832	132	118	74		78			121	250	246
综合门诊部	79			1198	993	502	434	322	61	70	42		38			36	96	73
中医门诊部	66			661	520	288	256	123	59	28	22		22			16	43	82
中西医结合门诊部	1			13	11	5	4	5	1								2	
专科门诊部	154			1185	916	485	385	382	11	20	10		18			69	109	91
诊所、卫生所、医务室、护理站	1601			4893	4265	2646	2327	1335	159	43	21		82			83	224	321
诊所	1555			4763	4142	2579	2266	1285	153	43	21		82			83	221	317
卫生所、医务室	46			130	123	67	61	50	6								3	4
三、其他机构	**18**			**505**	**192**	**19**	**19**	**4**		**161**	**161**		**8**			**151**	**56**	**106**
临床检验中心（所、站）	18			505	192	19	19	4		161	161		8			151	56	106

注：本表不含驻京部队医院及武警医院。

全市卫生机构、床位、人员数（其他）

其他

机构分类	机构数（个）	编制床位（张）	实有床位（张）	人员数（人）														
				合计	卫生技术人员									乡村医生	卫生员	其他技术人员	管理人员	工勤技能人员
					小计	执业（助理）医师	执业医师	注册护士	药师（士）	技师（士）	检验师（士）	卫生监督员	其他					
总　计	**2336**	**20109**	**20697**	**59941**	**43174**	**18045**	**16561**	**18470**	**2197**	**2265**	**1505**		**2197**	**11**	**1**	**3385**	**5586**	**7784**
一、医院	**336**	**19868**	**20471**	**39648**	**28069**	**10331**	**9616**	**12979**	**1579**	**1508**	**952**		**1672**			**2387**	**3922**	**5270**
综合医院	106	5944	7354	13203	9828	3479	3313	4729	465	587	352		568			577	1122	1676
中医医院	91	3984	3915	6184	4539	2212	1991	1432	477	215	134		203			383	648	614
中西医结合医院	15	2700	2745	3552	2808	946	899	1474	146	118	78		124			123	323	298
专科医院	122	7190	6407	16676	10887	3692	3411	5339	491	588	388		777			1287	1826	2676
口腔医院	16	257	246	973	751	334	286	364	9	13	4		31			19	75	128
眼科医院	9	338	410	816	521	180	168	255	22	21	15		43			21	157	117
耳鼻喉科医院	2	198	177	358	260	125	120	99	11	13	7		12				90	8
肿瘤医院	4	701	256	1295	1059	301	295	540	60	42	27		116			14	82	140
血液病医院	1																	
妇产（科）医院	16	958	792	3422	2072	649	605	1157	83	120	85		63			313	221	816
儿童医院	9	587	560	2086	1424	438	415	621	82	116	87		167			150	299	213
精神病医院	3	175	220	158	99	42	37	46	7	3	2		1			23	14	22
皮肤病医院	3	320	300	573	299	121	113	133	19	21	12		5			14	55	205
骨科医院	6	699	801	1003	670	244	227	320	32	38	21		36			58	86	189
康复医院	11	1041	1000	1447	999	315	296	438	34	37	21		175			142	147	159
美容医院	21	368	382	1978	995	375	324	498	48	53	34		21			363	259	361
其他专科医院	21	1548	1263	2567	1738	568	525	868	84	111	73		107			170	341	318
护理院	2	50	50	33	7	2	2	5								17	3	6
二、基层医疗卫生机构	**1965**	**241**	**226**	**19412**	**14787**	**7626**	**6873**	**5482**	**616**	**557**	**353**		**506**	**11**	**1**	**799**	**1570**	**2244**
社区卫生服务中心（站）	40	241	226	1191	1001	450	410	340	109	48	40		54			22	58	110
社区卫生服务中心	8	241	226	890	752	335	303	276	65	35	28		41			15	29	94
社区卫生服务站	32			301	249	115	107	64	44	13	12		13			7	29	16
村卫生室	12			18	6	6	4							11	1			
门诊部	758			11422	8756	4429	3975	3297	286	415	254		329			570	932	1164
综合门诊部	166			4240	3277	1585	1468	1204	92	242	140		154			157	289	517
中医门诊部	139			1721	1357	848	796	264	145	62	52		38			80	152	132
中西医结合门诊部	2			15	13	7	7	3	2	1	1						1	1
专科门诊部	451			5446	4109	1989	1704	1826	47	110	61		137			333	490	514
诊所、卫生所、医务室、护理站	1155			6781	5024	2741	2484	1845	221	94	59		123			207	580	970
诊所	948			6232	4511	2472	2231	1643	198	85	54		113			204	567	950
卫生所、医务室	207			549	513	269	253	202	23	9	5		10			3	13	20
四、其他机构	**35**			**881**	**318**	**88**	**72**	**9**	**2**	**200**	**200**		**19**			**199**	**94**	**270**
临床检验中心（所、站）	34			881	318	88	72	9	2	200	200		19			199	94	270
其他	1																	

注：本表不含驻京部队医院及武警医院。

全市二级医疗机构运营情况（1）

单位名称	机构数（个）	诊疗人次数（人次）					观察室（人次）		健康检查人数（人次）	门急诊诊次占总诊次的（%）	急诊死亡率（%）	观察室死亡率（%）
		总计	其中：门、急诊人次数				收容人数	其中：死亡（人）				
			合计	门诊人次	急诊人次							
					小计	内：死亡（人）						
总　计	**161**	**37658728**	**37611136**	**34634265**	**2976871**	**1635**	**210572**	**440**	**2065065**	**99.87**	**0.05**	**0.21**
综合医院	**44**	**21561147**	**21523289**	**19628095**	**1895194**	**1582**	**119892**	**400**	**941875**	**99.82**	**0.08**	**0.33**
北京博仁医院	1	10225	10225	9671	554					100		
北京长峰医院	1	31706	31706	31706						100		
北京朝阳急诊抢救中心	1	66711	66711	36156	30555	47	2337			100	0.15	
北京大学医院	1	473817	473239	444788	28451		6		36923	99.88		
北京丰台医院	1	1268772	1268772	1122607	146165	87			29891	100	0.06	
北京丰台右安门医院	1	138527	138527	113380	25147	26				100	0.10	
北京航天总医院	1	1074967	1068760	977394	91366	74	110		20623	99.42	0.08	
北京和睦家医院	1	200123	200123	183578	16545	2			1616	100	0.01	
北京怀柔医院	1	1185924	1185924	1048519	137405	224	17923		69986	100	0.16	
北京家圆医院	1	50141	50141	50141						100		
北京市昌平区南口医院	1	236898	236898	222360	14538	26			46400	100	0.18	
北京市昌平区沙河医院	1	157117	157117	132782	24335	6			4704	100	0.02	
北京市朝阳区双桥医院	1	568827	566940	517465	49475	10	1267		39042	99.67	0.02	
北京市第二医院	1	190988	190988	176884	14104	26	1		40241	100	0.18	
北京市第六医院	1	578194	578194	544700	33494	80	2197		12003	100	0.24	
北京市房山区第一医院	1	1326303	1326303	1251837	74466	44	46177			100	0.06	
北京市丰台区南苑医院	1	471476	471476	425871	45605	13	154		23345	100	0.03	
北京市丰台区铁营医院	1	354331	354331	320950	33381	9			6051	100	0.03	
北京市怀柔区第二医院（北京市怀柔区汤河口镇社区卫生服务中心）	1	52117	51472	50657	815		1817			98.76		
北京市监狱管理局清河分局医院	1	80756	80756	77048	3708				3456	100		
北京市监狱管理局中心医院	1	148456	148456	143914	4542				2078	100		
北京市健宫医院	1	858887	858887	800528	58359	87	399	102	25026	100	0.15	25.56
北京市门头沟区医院	1	701586	701586	642758	58828	42	3287	49	43612	100	0.07	1.49
北京市密云区医院	1	1380403	1380403	1189388	191015	392	30265	140	32078	100	0.21	0.46
北京市平谷岳协医院	1	89749	89749	85584	4165	14				100	0.34	
北京市普仁医院	1	633027	633027	595190	37837	35	4128	89	42882	100	0.09	2.16
北京市仁和医院	1	1366523	1366523	1207192	159331	144	7		56314	100	0.09	

续表

单位名称	机构数（个）	诊疗人次数（人次）					观察室（人次）		健康检查人数（人次）	门急诊诊次占总诊次的（%）	急诊死亡率（%）	观察室死亡率（%）
		总计	其中：门、急诊人次数				收容人数	其中：死亡（人）				
			合计	门诊人次	急诊人次							
					小计	内：死亡（人）						
北京市上地医院	1	202282	202282	186565	15717	3	3006			100	0.02	
北京市社会福利医院	1	138423	138423	133631	4792	1	32		6345	100	0.02	
北京市石景山医院	1	1383416	1383217	1269026	114191	50	145	3	30089	99.99	0.04	2.07
北京市顺义区空港医院（北京市顺义区医院二部、北京市顺义区后沙峪镇卫生院）	1	388576	388576	362757	25819				89260	100		
北京市西城区展览路医院	1	284412	284412	281316	3096				1236	100		
北京市延庆区医院（北京大学第三医院延庆医院）	1	992155	990692	910979	79713	15	2193	16	32349	99.85	0.02	0.73
北京市羊坊店医院	1	72407	72407	72407						100		
北京市中关村医院（中国科学院中关村医院）	1	476024	452147	441016	11131	5	46		63758	94.98	0.04	
北京首都国际机场医院	1	484189	484189	443221	40968	44			93747	100	0.11	
北京水利医院	1	187476	187448	168678	18770	7			3625	99.99	0.04	
北京四季青医院（北京市海淀区四季青镇社区卫生服务中心）	1	957151	955890	889161	66729	12	4323		29522	99.87	0.02	
清华大学医院	1	475712	474695	438517	36178	1	68		33435	99.79		
清华大学玉泉医院	1	280034	280034	257442	22592	2			17151	100	0.01	
首都医科大学附属北京友谊医院新华医院（北京市通州区新华社区卫生服务中心、北京市通州区新华医院）	1	504132	503933	480279	23654					99.96		
首钢矿山医院	1											
中国航天科工集团七三一医院	1	753725	753228	644418	108810	38			4118	99.93	0.03	
中国核工业北京四〇一医院	1	284482	284482	245634	38848	16	4	1	969	100	0.04	25.00
中医医院	**23**	**6560038**	**6554275**	**6277000**	**277275**	**27**	**47907**	**35**	**158010**	**99.91**	**0.01**	**0.07**
北京按摩医院	1	979197	979197	979197						100		
北京大卫中医医院	1	24706	24706	24706						100		
北京东苑中医医院	1	43008	43008	42580	428					100		
北京国济中医医院	1	23930	23930	23930			24	23	730	100		95.83
北京侯丽萍风湿病中医医院	1	27651	27651	27651						100		
北京皇城股骨头坏死专科医院	1	4825	4825	4825						100		
北京龙山中医医院	1	9381	9381	9381			2			100		
北京年轮中医骨科医院	1	9209	9209	4445	4764				296	100		

续表

单位名称	机构数（个）	诊疗人次数（人次）					观察室（人次）		健康检查人数（人次）	门急诊诊次占总诊次的（%）	急诊死亡率（%）	观察室死亡率（%）
		总计	其中：门、急诊人次数				收容人数	其中：死亡（人）				
			合计	门诊人次	急诊人次							
					小计	内：死亡（人）						
北京普祥中医肿瘤医院	1	32533	32533	32533						100		
北京市昌平区天通苑中医医院	1	294377	294237	256032	38205		302	5	4850	99.95		1.66
北京市朝阳区中医医院	1	279264	279264	265038	14226	1	11	1	21305	100	0.01	9.09
北京市崇文区中医医院	1											
北京市丰盛中医骨伤专科医院	1	598358	593087	547771	45316				796	99.12		
北京市鼓楼中医医院	1	640446	640446	632494	7952				1068	100		
北京市海淀区同步中医骨科医院	1	5992	5992	5992						100		
北京市怀柔区中医医院	1	730387	730387	669785	60602	20	32409	5	17630	100	0.03	0.02
北京市门头沟区中医医院	1	593699	593699	580454	13245	1			584	100	0.01	
北京市密云区中医医院	1	868108	868108	787394	80714	2	117	1	36240	100		0.85
北京市石景山区中医医院	1	164647	164647	164647					51508	100		
北京四惠中医医院	1	19356	19356	19356						100		
北京同仁堂中医医院	1	721904	721904	721904						100		
北京同善堂中医医院	1	266	266	266						100		
北京中医医院延庆医院（北京市延庆区中医医院）	1	488794	488442	476619	11823	3	15042		23003	99.93	0.03	
中西结合医院	**8**	**1226584**	**1226584**	**1154157**	**72427**	**25**	**18825**	**5**	**77194**	**100**	**0.03**	**0.03**
北京长安中西医结合医院	1	9784	9784	9784						100		
北京恒和中西医结合医院	1	8730	8730	8730					505	100		
北京华医中西医结合皮肤病医院	1	49965	49965	49965						100		
北京汇安中西医结合医院	1	5116	5116	5116						100		
北京康益德中西医结合肺科医院	1	121624	121624	119965	1659		16845		6012	100		
北京市东城区第一人民医院	1	438948	438948	381597	57351	23	69	5	4509	100	0.04	7.25
北京市通州区中西医结合医院	1	522172	522172	509693	12479	1			66146	100	0.01	
北京同济东方中西医结合医院	1	70245	70245	69307	938	1	1911		22	100	0.11	
民族医院	**1**	**86141**	**86141**	**86141**					**1709**	**100**		
中国藏学研究中心北京藏医院	1	86141	86141	86141					1709	100		

续表

单位名称	机构数（个）	诊疗人次数（人次）					观察室（人次）		健康检查人数（人次）	门急诊诊次占总诊次的（%）	急诊死亡率（%）	观察室死亡率（%）
		总计	其中：门、急诊人次数				收容人数	其中：死亡（人）				
			合计	门诊人次	急诊人次							
					小计	内：死亡（人）						
专科医院	**65**	**1927408**	**1927208**	**1878909**	**48299**		**4632**		**28675**	**99.99**		
北京安娜贝儿妇产医院	1	8941	8941	8941						100		
北京安琪妇产医院	1	16481	16481	16481			1010			100		
北京拜博拜尔口腔医院	1	5020	5020	2600	2420				1200	100		
北京保法肿瘤医院	1	391	391	391						100		
北京宝岛妇产医院	1	63766	63766	63205	561					100		
北京大兴兴业口腔医院	1	90192	90192	89726	466					100		
北京德尔康尼骨科医院	1	50351	50351	47237	3114		4			100		
北京德泽口腔医院	1	5808	5808	5808						100		
北京凤凰妇科医院	1	16186	16186	16186						100		
北京光熙康复医院	1											
北京海婴妇产医院	1	6732	6732	6527	205		426			100		
北京和美妇儿医院	1	73413	73413	68937	4476					100		
北京和睦家康复医院	1	1512	1512	1512						100		
北京弘和妇产医院	1	7414	7414	7414						100		
北京华府妇儿医院	1	25890	25890	25425	465					100		
北京欢乐顺意口腔医院	1											
北京欢乐银河口腔医院	1	6891	6891	6891						100		
北京劲松口腔医院	1	3220	3220	3220						100		
北京京北健永口腔医院	1	19236	19236	18000	1236		186			100		
北京精诚博爱康复医院	1	6730	6730	6730					554	100		
北京玛丽妇婴医院	1	45552	45552	45552					525	100		
北京麦瑞骨科医院	1	27262	27262	26103	1159					100		
北京美中宜和妇儿医院	1	125143	125143	121408	3735					100		
北京民康医院	1	3484	3484	3484						100		
北京南郊肿瘤医院	1	16969	16969	16969					2992	100		
北京瑞安康复医院	1	1653	1653	1653						100		
北京瑞城口腔医院	1	16511	16511	14008	2503					100		
北京瑞程医院管理有限公司瑞泰口腔医院	1	94818	94818	94818						100		
北京圣宝妇产医院	1	4962	4962	4953	9		60		80	100		
北京市昌平区精神卫生保健院	1	13078	13078	13078						100		
北京市朝阳区第三医院	1	33489	33489	33489						100		
北京市朝阳区桓兴肿瘤医院	1	14245	14245	14245						100		
北京市朝阳区三环肿瘤医院	1	25337	25337	25337						100		

续表

单位名称	机构数（个）	诊疗人次数（人次）					观察室（人次）		健康检查人数（人次）	门急诊次占总诊次的（%）	急诊死亡率（%）	观察室死亡率（%）
		总计	其中：门、急诊人次数				收容人数	其中：死亡（人）				
			合计	门诊人次	急诊人次							
					小计	内：死亡（人）						
北京市大兴区精神病医院	1	33170	33170	33170						100		
北京市大兴区老年病院	1											
北京市东城区精神卫生保健院	1	16016	16016	16016						100		
北京市房山区精神病医院	1	25622	25622	25622						100		
北京市丰台区老年人协会莲花池康复医院	1	14324	14324	14324						100		
北京市红十字会和平骨科医院	1	38125	38125	37365	760		2800			100		
北京市怀柔安佳医院	1	11953	11953	10983	970					100		
北京市老年病医院	1	58283	58283	58283						100		
北京市门头沟区龙泉医院	1	20779	20579	20481	98				155	99.04		
北京市平谷区京东口腔医院	1	8954	8954	8954						100		
北京市平谷区精神病医院	1	16847	16847	16847						100		
北京市石景山区五里坨医院	1	9291	9291	9291						100		
北京市顺义区精神病医院	1	11773	11773	11773						100		
北京市西城区平安医院	1	215237	215237	215235	2				6307	100		
北京市延庆区精神病医院	1	9206	9206	9105	101					100		
北京泰康燕园康复医院	1	6959	6959	6842	117				12128	100		
北京太和妇产医院	1	14893	14893	14061	832		146			100		
北京万柳美中宜和妇儿医院	1	69005	69005	67458	1547					100		
北京维尔丰台口腔医院	1	900	900	900						100		
北京五洲妇儿医院	1	94184	94184	93537	647				1427	100		
北京先和妇产医院	1	1954	1954	1954						100		
北京新里程肿瘤医院	1	6041	6041	6041						100		
北京新世纪儿童医院	1	102914	102914	88653	14261				1964	100		
北京新世纪妇儿医院	1	82446	82446	75713	6733				1343	100		
北京亚运村美中宜和妇儿医院	1	85022	85022	83140	1882					100		
北京英智京西康复医院	1	4294	4294	4294						100		
北京优联眼耳鼻喉医院	1	5761	5761	5761						100		
北京优颐口腔医院	1	14394	14394	14394						100		
北京俪婴妇产医院	1	13471	13471	13471						100		

续表

单位名称	机构数（个）	诊疗人次数（人次）					观察室（人次）		健康检查人数（人次）	门急诊诊次占总诊次的（%）	急诊死亡率（%）	观察室死亡率（%）
		总计	其中：门、急诊人次数				收容人数	其中：死亡（人）				
			合计	门诊人次	急诊人次							
					小计	内：死亡（人）						
北京嫣然天使儿童医院	1	56910	56910	56910						100		
北京靓美口腔医院	1	1021	1021	1021						100		
国家康复辅具研究中心附属康复医院	1	46982	46982	46982						100		
护理院	**1**											
北京市通州区老年病医院	1											
妇幼保健院	**17**	**6236928**	**6233157**	**5549515**	**683642**		**19316**		**852345**	**99.94**		
北京市昌平区妇幼保健院	1	461224	461224	436923	24301				59603	100		
北京市朝阳区妇幼保健院	1	303306	303306	300210	3096				7605	100		
北京市大兴区妇幼保健院	1	305435	305435	262481	42954				17170	100		
北京市东城区第二妇幼保健院	1	126672	126672	111916	14756				14743	100		
北京市东城区第一妇幼保健院	1	50169	50169	50169					6523	100		
北京市房山区妇幼保健院	1	492801	492801	433094	59707				77621	100		
北京市丰台区妇幼保健计划生育服务中心	1	330170	330170	301150	29020					100		
北京市海淀区妇幼保健院（北京市海淀区海淀社区卫生服务中心）	1	648752	644981	627724	17257				152051	99.42		
北京市怀柔区妇幼保健院	1	291335	291335	273704	17631		17603		38124	100		
北京市门头沟区妇幼保健院	1	180200	180200	179719	481				37822	100		
北京市密云区妇幼保健院	1	333424	333424	277738	55686				48118	100		
北京市平谷区妇幼保健院	1	310433	310433	280992	29441				38000	100		
北京市石景山区妇幼保健院	1	60088	60088	60088					42828	100		
北京市顺义区妇幼保健院	1	1164897	1164897	922714	242183				209026	100		
北京市通州区妇幼保健院	1	961722	961722	814841	146881				45044	100		
北京市西城区妇幼保健院	1	115470	115470	115470					32234	100		
北京市延庆区妇幼保健院	1	100830	100830	100582	248		1713		25833	100		

续表

单位名称	机构数（个）	诊疗人次数（人次）					观察室（人次）		健康检查人数（人次）	门急诊诊次占总诊次的（%）	急诊死亡率（%）	观察室死亡率（%）
		总计	其中：门、急诊人次数				收容人数	其中：死亡（人）				
			合计	门诊人次	急诊人次							
					小计	内：死亡（人）						
专科疾病防治院（站、中心）	**2**	**60482**	**60482**	**60448**	**34**	**1**			**5257**	**100**	**2.94**	
北京市海淀区精神卫生防治院	1	30107	30107	30107						100		
北京市化工职业病防治院（北京市职业病防治研究院）	1	30375	30375	30341	34	1			5257	100	2.94	

注：本表不包括15家驻京部队医院和4家武警医院

全市二级医疗机构运营情况（2）

单位名称	入院人数（人次）	出院人数（人次）		住院患者手术人次数（人次）	每百门急诊的入院人数（人次）
		总计	死亡（人）		
总　计	**628013**	**628648**	**9476**	**212013**	**1.7**
综合医院	**403984**	**404616**	**7867**	**123074**	**1.9**
北京博仁医院	539	450	2		5.3
北京长峰医院	4620	4524			14.6
北京朝阳急诊抢救中心	16538	16647	304	13786	24.8
北京大学医院	555	547	33	164	0.1
北京丰台医院	18237	18288	584	4553	1.4
北京丰台右安门医院	14780	14799	660	6984	10.7
北京航天总医院	25988	25980	571	5892	2.4
北京和睦家医院	4244	4248	15	1535	2.1
北京怀柔医院	23912	23953	331	7348	2.0
北京家圆医院	3897	3928		1063	7.8
北京市昌平区南口医院	2154	2160	117	158	0.9
北京市昌平区沙河医院	3225	3182	92	262	2.1
北京市朝阳区双桥医院	7850	7824	87	2992	1.4
北京市第二医院	2356	2297	139	141	1.2
北京市第六医院	10034	10025	314	1875	1.7
北京市房山区第一医院	28783	28903	295	5458	2.2
北京市丰台区南苑医院	5649	5660	209	1436	1.2
北京市丰台区铁营医院	3910	3920	131	800	1.1
北京市怀柔区第二医院（北京市怀柔区汤河口镇社区卫生服务中心）	26	26			0.1
北京市监狱管理局清河分局医院	254	236		43	0.3

续表

单位名称	入院人数（人次）	出院人数（人次）		住院患者手术人次数（人次）	每百门急诊的入院人数（人次）
		总计	死亡（人）		
北京市监狱管理局中心医院	918	937	30	144	0.6
北京市健宫医院	12252	12248	423	2458	1.4
北京市门头沟区医院	11883	11894	274	3087	1.7
北京市密云区医院	27674	27931	543	9990	2.0
北京市平谷岳协医院	2399	2365	35	274	2.7
北京市普仁医院	11152	11172	201	5110	1.8
北京市仁和医院	60769	60829	508	17369	4.4
北京市上地医院	5306	5359	6	1350	2.6
北京市社会福利医院	428	442	31		0.3
北京市石景山医院	21588	21584	597	5013	1.6
北京市顺义区空港医院（北京市顺义区医院二部、北京市顺义区后沙峪镇卫生院）	4050	4057	76	76	1.0
北京市西城区展览路医院	2491	2494	49	67	0.9
北京市延庆区医院（北京大学第三医院延庆医院）	17608	17830	262	5250	1.8
北京市羊坊店医院					
北京市中关村医院（中国科学院中关村医院）	5165	5194	209	1052	1.1
北京首都国际机场医院	1543	1520	61	274	0.3
北京水利医院	6918	6882	116	5586	3.7
北京四季青医院（北京市海淀区四季青镇社区卫生服务中心）	5914	5958	92	1793	0.6
清华大学医院	528	530	30	45	0.1
清华大学玉泉医院	9223	9231	101	4811	3.3
首都医科大学附属北京友谊医院新华医院（北京市通州区新华社区卫生服务中心、北京市通州区新华医院）					
首钢矿山医院					
中国航天科工集团七三一医院	12746	12704	282	3236	1.7
中国核工业北京四〇一医院	5878	5858	57	1599	2.1
中医医院	**41487**	**41525**	**814**	**7675**	**0.6**
北京按摩医院	955	946		890	0.1
北京大卫中医医院	467	457	6		1.9
北京东苑中医医院	250	257		110	0.6
北京国济中医医院	405	452	23	302	1.7
北京侯丽萍风湿病中医医院	1182	1299			4.3
北京皇城股骨头坏死专科医院	1066	993			22.1
北京龙山中医医院					
北京年轮中医骨科医院	1381	1388		1279	15.0
北京普祥中医肿瘤医院	3139	3167			9.6
北京市昌平区天通苑中医医院	1845	1675	236	167	0.6

续表

单位名称	入院人数（人次）	出院人数（人次）		住院患者手术人次数（人次）	每百门急诊的入院人数（人次）
		总计	死亡（人）		
北京市朝阳区中医医院	3655	3648	143	2	1.3
北京市崇文区中医医院					
北京市丰盛中医骨伤专科医院	1994	2007	27	1270	0.3
北京市鼓楼中医医院	1767	1721	62	78	0.3
北京市海淀区同步中医骨科医院	328	302			5.5
北京市怀柔区中医医院	7956	7975	148	1115	1.1
北京市门头沟区中医医院	2155	2166	4	534	0.4
北京市密云区中医医院	7175	7284	97	1047	0.8
北京市石景山区中医医院					
北京四惠中医医院	99	99			0.5
北京同仁堂中医医院	1403	1394		93	0.2
北京同善堂中医医院	111	90			41.7
北京中医医院延庆医院（北京市延庆区中医医院）	4154	4205	68	788	0.9
中西结合医院	**18730**	**18949**	**253**	**3709**	**1.5**
北京长安中西医结合医院					
北京恒和中西医结合医院	509	509	5	396	5.8
北京华医中西医结合皮肤病医院	4576	4568		15	9.2
北京汇安中西医结合医院	37	37	2		0.7
北京康益德中西医结合肺科医院	4102	4304	9		3.4
北京市东城区第一人民医院	3175	3126	186	171	0.7
北京市通州区中西医结合医院	5931	5959	39	3056	1.1
北京同济东方中西医结合医院	400	446	12	71	0.6
民族医院	**688**	**653**	**17**	**1**	**0.8**
中国藏学研究中心北京藏医院	688	653	17	1	0.8
专科医院	**50153**	**49911**	**511**	**20923**	**2.6**
北京安娜贝儿妇产医院	214	215		227	2.4
北京安琪妇产医院	860	777		260	5.2
北京拜博拜尔口腔医院					
北京保法肿瘤医院	213	222	4		54.5
北京宝岛妇产医院	931	924		324	1.5
北京大兴兴业口腔医院					
北京德尔康尼骨科医院	2479	2532		1875	4.9
北京德泽口腔医院					
北京凤凰妇科医院	41	41		38	0.3
北京光熙康复医院					
北京海婴妇产医院	417	451		381	6.2
北京和美妇儿医院	2310	2313		754	3.1
北京和睦家康复医院	483	473	11		31.9

续表

单位名称	入院人数（人次）	出院人数（人次）		住院患者手术人次数（人次）	每百门急诊的入院人数（人次）
		总计	死亡（人）		
北京弘和妇产医院	7	7			0.1
北京华府妇儿医院	927	924		670	3.6
北京欢乐顺意口腔医院					
北京欢乐银河口腔医院					
北京劲松口腔医院					
北京京北健永口腔医院	1	1			
北京精诚博爱康复医院	461	427	6	24	6.8
北京玛丽妇婴医院	702	707		382	1.5
北京麦瑞骨科医院	1851	1802		585	6.8
北京美中宜和妇儿医院	2323	2310		650	1.9
北京民康医院	241	416	22		6.9
北京南郊肿瘤医院	7630	7597	117	2592	45.0
北京瑞安康复医院	461	439			27.9
北京瑞城口腔医院	1	1			
北京瑞程医院管理有限公司瑞泰口腔医院					
北京圣宝妇产医院	126	125		44	2.5
北京市昌平区精神卫生保健院	427	370	5		3.3
北京市朝阳区第三医院	343	338	5		1.0
北京市朝阳区桓兴肿瘤医院	717	727	32	10	5.0
北京市朝阳区三环肿瘤医院					
北京市大兴区精神病医院	621	615	5		1.9
北京市大兴区老年病院					
北京市东城区精神卫生保健院	114	115	1		0.7
北京市房山区精神病医院	552	591	8		2.2
北京市丰台区老年人协会莲花池康复医院	534	479	13	293	3.7
北京市红十字会和平骨科医院	1631	1612	129	1244	4.3
北京市怀柔安佳医院	129	114			1.1
北京市老年病医院	124	152	34		0.2
北京市门头沟区龙泉医院	296	223	4		1.4
北京市平谷区京东口腔医院					
北京市平谷区精神病医院	80	67			0.5
北京市石景山区五里坨医院	179	186	21		1.9
北京市顺义区精神病医院	97	86			0.8
北京市西城区平安医院	1235	1217	54		0.6
北京市延庆区精神病医院	77	72			0.8
北京泰康燕园康复医院	525	510	21	1	7.5
北京太和妇产医院	576	585		400	3.9
北京万柳美中宜和妇儿医院	1791	1733		671	2.6
北京维尔丰台口腔医院					

续表

单位名称	入院人数（人次）	出院人数（人次）		住院患者手术人次数（人次）	每百门急诊的入院人数（人次）
		总计	死亡（人）		
北京五洲妇儿医院	1851	1850		1402	2.0
北京先和妇产医院	50	50			2.6
北京新里程肿瘤医院	1023	1025	17	554	16.9
北京新世纪儿童医院	5520	5516		2905	5.4
北京新世纪妇儿医院	2917	2914	1	1240	3.5
北京亚运村美中宜和妇儿医院	2309	2281		896	2.7
北京英智京西康复医院	280	260		1	6.5
北京优联眼耳鼻喉医院	144	144		138	2.5
北京优颐口腔医院					
北京俪婴妇产医院	336	338		127	2.5
北京嫣然天使儿童医院	1171	1177		1043	2.1
北京靓美口腔医院					
国家康复辅具研究中心附属康复医院	1825	1860	1	1192	3.9
护理院					
北京市通州区老年病医院					
妇幼保健院	**112198**	**112229**	**12**	**56631**	**1.8**
北京市昌平区妇幼保健院	6280	6300		2177	1.4
北京市朝阳区妇幼保健院	8144	8152		5268	2.7
北京市大兴区妇幼保健院	6077	6076		5026	2.0
北京市东城区第二妇幼保健院	446	446		446	0.4
北京市东城区第一妇幼保健院	2813	2830		2384	5.6
北京市房山区妇幼保健院	8078	8092		5412	1.6
北京市丰台区妇幼保健计划生育服务中心	3576	3600		2451	1.1
北京市海淀区妇幼保健院（北京市海淀区海淀社区卫生服务中心）	20507	20472	7	5483	3.2
北京市怀柔区妇幼保健院	2563	2579		1280	0.9
北京市门头沟区妇幼保健院	1936	1943		1747	1.1
北京市密云区妇幼保健院	4763	4793		1270	1.4
北京市平谷区妇幼保健院	4494	4484		3491	1.4
北京市石景山区妇幼保健院					
北京市顺义区妇幼保健院	17707	17697	5	5298	1.5
北京市通州区妇幼保健院	23338	23332		14481	2.4
北京市西城区妇幼保健院					
北京市延庆区妇幼保健院	1476	1433		417	1.5
专科疾病防治院（站、中心）	**773**	**765**	**2**		**1.3**
北京市海淀区精神卫生防治院	374	368	1		1.2
北京市化工职业病防治院（北京市职业病防治研究院）	399	397	1		1.3

注：本表不包括15家驻京部队医院和4家武警医院

全市二级医疗机构运营情况（3）

单位名称	编制床位（张）	实有床位（张）	实际开放总床日数（床日）	平均开放病床数（张）	实际占用总床日数（床日）	出院者占用总床日数（床日）	病床周转次数（次）	病床工作日（日）	病床使用率（%）	出院者平均住院日（日）	每床与每日门急诊诊次之比（%）
总　计*	**30709**	**29522**	**10174203**	**27874.5**	**7887846**	**8765489**	**22.6**	**283.0**	**77.53**	**10.2**	**5.24**
综合医院	**15588**	**15498**	**5517631**	**15116.8**	**4402775**	**4348807**	**26.8**	**291.3**	**79.79**	**10.7**	**5.52**
北京博仁医院	170	140	23204	63.6	9259	7214	7.1	145.6	39.90	16.0	0.63
北京长峰医院	150	150	52930	145.0	37866	32833	31.2	261.1	71.54	7.3	0.87
北京朝阳急诊抢救中心	612	612	222630	609.9	268406	249432	27.3	440.0	120.56	15.0	0.37
北京大学医院	101	101	36865	101.0	12102	11442	5.4	119.8	32.83	20.9	18.32
北京丰台医院	1100	790	288350	790.0	214342	207105	23.1	271.3	74.33	11.3	6.17
北京丰台右安门医院	600	853	311345	853.0	270460	262249	17.3	317.1	86.87	17.7	0.61
北京航天总医院	500	893	325945	893.0	255931	255227	29.1	286.6	78.52	9.8	4.64
北京和睦家医院	120	91	31887	87.4	14232	14404	48.6	162.9	44.63	3.4	8.89
北京怀柔医院	651	651	237615	651.0	234646	233874	36.8	360.4	98.75	9.8	7.00
北京家圆医院	105	101	36865	101.0	11701	11802	38.9	115.9	31.74	3.0	1.98
北京市昌平区南口医院	249	249	88698	243.0	31759	30205	8.9	130.7	35.81	14.0	3.81
北京市昌平区沙河医院	150	150	54749	150.0	44869	43638	21.2	299.1	81.95	13.7	3.97
北京市朝阳区双桥医院	236	204	74460	204.0	67576	67496	38.4	331.3	90.75	8.6	10.77
北京市第二医院	286	234	85410	234.0	73081	72159	9.8	312.3	85.56	31.4	3.18
北京市第六医院	632	567	205471	562.9	177273	176860	17.8	314.9	86.28	17.6	4.02
北京市房山区第一医院	800	971	354415	971.0	257620	255731	29.8	265.3	72.69	8.8	5.35
北京市丰台区南苑医院	450	394	143648	393.6	124216	125500	14.4	315.6	86.47	22.2	4.63
北京市丰台区铁营医院	211	201	73365	201.0	56084	54149	19.5	279.0	76.45	13.8	6.82
北京市怀柔区第二医院（北京市怀柔区汤河口镇社区卫生服务中心）	100	20	7300	20.0	228	228	1.3	11.4	3.12	8.8	10.20
北京市监狱管理局清河分局医院	105	105	38325	105.0	6946	6022	2.2	66.2	18.12	25.5	3.02
北京市监狱管理局中心医院	360	360	131400	360.0	42638	44686	2.6	118.4	32.45	47.7	1.63
北京市健宫医院	457	393	144171	395.0	118916	118415	31.0	301.1	82.48	9.7	8.48
北京市门头沟区医院	602	514	177068	485.1	138516	138826	24.5	285.5	78.23	11.7	5.61
北京市密云区医院	940	819	294990	808.2	251910	255776	34.6	311.7	85.40	9.2	6.51
北京市平谷岳协医院	200	200	73000	200.0	46161	39642	11.8	230.8	63.23	16.8	1.76
北京市普仁医院	400	397	144905	397.0	134356	134918	28.1	338.4	92.72	12.1	6.23
北京市仁和医院	406	1316	441755	1210.3	439737	438098	50.3	363.3	99.54	7.2	4.33
北京市上地医院	158	173	63145	173.0	25912	25973	31.0	149.8	41.04	4.8	4.55
北京市社会福利医院	150	100	36500	100.0	8621	8233	4.4	86.2	23.62	18.6	5.46

续表

单位名称	编制床位（张）	实有床位（张）	实际开放总床日数（床日）	平均开放病床数（张）	实际占用总床日数（床日）	出院者占用总床日数（床日）	病床周转次数（次）	病床工作日（日）	病床使用率（%）	出院者平均住院日（日）	每床与每日门急诊诊次之比（%）
北京市石景山医院	600	740	270100	740.0	232173	231326	29.2	313.7	85.96	10.7	7.26
北京市顺义区空港医院（北京市顺义区医院二部、北京市顺义区后沙峪镇卫生院）	205	168	61320	168.0	40268	40001	24.1	239.7	65.67	9.9	9.02
北京市西城区展览路医院	185	145	52925	145.0	40547	40600	17.2	279.6	76.61	16.3	7.79
北京市延庆区医院（北京大学第三医院延庆医院）	540	572	208780	572.0	160081	161661	31.2	279.9	76.67	9.1	6.73
北京市羊坊店医院	103										
北京市中关村医院（中国科学院中关村医院）	228	262	95630	262.0	77304	77768	19.8	295.1	80.84	15.0	6.82
北京首都国际机场医院	182	120	43800	120.0	29237	29235	12.7	243.6	66.75	19.2	15.65
北京水利医院	300	293	104189	285.4	63899	62256	24.1	223.9	61.33	9.0	2.53
北京四季青医院（北京市海淀区四季青镇社区卫生服务中心）	250	204	74457	204.0	55966	56287	29.2	274.4	75.17	9.4	18.26
清华大学医院	130	102	37230	102.0	15480	15947	5.2	151.8	41.58	30.1	18.10
清华大学玉泉医院	500	384	140160	384.0	106656	106655	24.0	277.8	76.10	11.6	2.83
首都医科大学附属北京友谊医院新华医院（北京市通州区新华社区卫生服务中心、北京市通州区新华医院）	800	80									
首钢矿山医院											
中国航天科工集团七三一医院	400	519	170229	466.4	144479	144405	27.2	309.8	84.87	11.4	6.14
中国核工业北京四〇一医院	164	160	58400	160.0	61321	60529	36.6	383.3	105.00	10.3	6.78
中医医院	**2760**	**2754**	**868600**	**2379.7**	**590912**	**566270**	**17.4**	**248.3**	**68.03**	**13.6**	**10.83**
北京按摩医院	56	44	16060	44.0	13829	13690	21.5	314.3	86.11	14.5	88.66
北京大卫中医医院	110	110	40150	110.0	8341	7677	4.2	75.8	20.77	16.8	0.89
北京东苑中医医院	80	80	29200	80.0	2462	2948	3.2	30.8	8.43	11.5	2.14
北京国济中医医院	158	158	57670	158.0	47926	41705	2.9	303.3	83.10	92.3	0.60
北京侯丽萍风湿病中医医院	99	120	43800	120.0	25650	21861	10.8	213.8	58.56	16.8	0.92
北京皇城股骨头坏死专科医院	100	100	36500	100.0	26061	26873	9.9	260.6	71.40	27.1	0.19
北京龙山中医医院	80	80	365	1.0							37.37
北京年轮中医骨科医院	110	110	39888	109.3	12938	11972	12.7	118.4	32.44	8.6	0.28
北京普祥中医肿瘤医院	200	200	56750	155.5	42746	41728	20.4	274.9	75.32	13.2	0.83
北京市昌平区天通苑中医医院	100	100	36500	100.0	26548	18795	16.8	265.5	72.73	11.2	11.25
北京市朝阳区中医医院	220	213	77745	213.0	59998	59850	17.1	281.7	77.17	16.4	5.14

续表

单位名称	编制床位（张）	实有床位（张）	实际开放总床日数（床日）	平均开放病床数（张）	实际占用总床日数（床日）	出院者占用总床日数（床日）	病床周转次数（次）	病床工作日（日）	病床使用率（%）	出院者平均住院日（日）	每床与每日门急诊诊次之比（%）
北京市崇文区中医医院											
北京市丰盛中医骨伤专科医院	100	100	36500	100.0	32895	33122	20.1	329.0	90.12	16.5	23.07
北京市鼓楼中医医院	201	147	47580	130.4	25807	24902	13.2	198.0	54.24	14.5	19.50
北京市海淀区同步中医骨科医院	99	99	16137	44.2	4179	3780	6.8	94.5	25.90	12.5	0.54
北京市怀柔区中医医院	220	240	83980	230.1	83001	83116	34.7	360.7	98.83	10.4	12.32
北京市门头沟区中医医院	123	120	43800	120.0	31324	31612	18.1	261.0	71.52	14.6	19.57
北京市密云区中医医院	194	223	81395	223.0	72197	72893	32.7	323.8	88.70	10.0	15.06
北京市石景山区中医医院	120	100									
北京四惠中医医院	100	100	36500	100.0	3000	990	1.0	30.0	8.22	10.0	0.77
北京同仁堂中医医院	100	100	35100	96.2	23157	21328	14.5	240.8	65.97	15.3	29.91
北京同善堂中医医院	90	90	9180	25.2	2132	1923	3.6	84.8	23.22	21.4	0.04
北京中医医院延庆医院（北京市延庆区中医医院）	100	120	43800	120.0	46721	45505	35.0	389.3	106.67	10.8	16.09
中西结合医院	**1213**	**1275**	**396652**	**1086.7**	**265936**	**261450**	**17.4**	**244.7**	**67.05**	**13.8**	**4.41**
北京长安中西医结合医院	100	80	10950	30.0							1.30
北京恒和中西医结合医院	228	101	36865	101.0	1875	1821	5.0	18.6	5.09	3.6	0.34
北京华医中西医结合皮肤病医院	200	200	70000	191.8	60000	58000	23.8	312.9	85.71	12.7	1.04
北京汇安中西医结合医院	120	120	14600	40.0	1732	1115	0.9	43.3	11.86	30.1	0.51
北京康益德中西医结合肺科医院	160	280	102200	280.0	101058	100156	15.4	360.9	98.88	23.3	1.72
北京市东城区第一人民医院	150	150	54750	150.0	40341	38745	20.8	268.9	73.68	12.4	11.18
北京市通州区中西医结合医院	150	188	68982	189.0	51404	52113	31.5	272.0	74.52	8.7	10.93
北京同济东方中西医结合医院	105	156	38305	104.9	9526	9500	4.2	90.8	24.87	21.3	2.66
民族医院	**100**	**88**	**29260**	**80.2**	**17712**	**16986**	**8.1**	**220.9**	**60.53**	**26.0**	**4.28**
中国藏学研究中心北京藏医院	100	88	29260	80.2	17712	16986	8.1	220.9	60.53	26.0	4.28
专科医院*	**7976**	**7584**	**2551377**	**6990.1**	**1982920**	**2841277**	**7.1**	**283.7**	**77.72**	**10.4**	**1.09**
北京安娜贝儿妇产医院	50	19	1486	4.1	1634	978	52.8	401.4	109.96	4.5	8.75
北京安琪妇产医院	50	50	18000	49.3	1680	2228	15.8	34.1	9.33	2.9	1.33
北京拜博拜尔口腔医院	15	15	5400	14.8							1.15
北京保法肿瘤医院	100	90	10012	27.4	3717	3745	8.1	135.5	37.13	16.9	0.06
北京宝岛妇产医院	29	29	10585	29.0	4056	3996	31.9	139.9	38.32	4.3	8.74
北京大兴兴业口腔医院	15	15									

续表

单位名称	编制床位（张）	实有床位（张）	实际开放总床日数（床日）	平均开放病床数（张）	实际占用总床日数（床日）	出院者占用总床日数（床日）	病床周转次数（次）	病床工作日（日）	病床使用率（%）	出院者平均住院日（日）	每床与每日门急诊诊次之比（%）
北京德尔康尼骨科医院	170	145	52925	145.0	28868	27662	17.5	199.1	54.55	10.9	1.36
北京德泽口腔医院	15	15	5250	14.4							1.61
北京凤凰妇科医院	50	50	18250	50.0	266	266	0.8	5.3	1.46	6.5	1.29
北京光熙康复医院	100	100									
北京海婴妇产医院	50	50	18250	50.0	2087	2253	9.0	41.7	11.44	5.0	0.53
北京和美妇儿医院	72	57	20805	57.0	9306	9762	40.6	163.3	44.73	4.2	5.03
北京和睦家康复医院	101	101	36865	101.0	16386	15537	4.7	162.2	44.45	32.8	0.06
北京弘和妇产医院	53	53	19080	52.3	35	35	0.1	0.7	0.18	5.0	0.57
北京华府妇儿医院	60	47	17155	47.0	3837	3597	19.7	81.6	22.37	3.9	2.18
北京欢乐顺意口腔医院											
北京欢乐银河口腔医院	15	4	360	1.0							27.84
北京劲松口腔医院	15	15	900	2.5							5.20
北京京北健永口腔医院	15	15	5400	14.8	126	9	0.1	8.5	2.33	9.0	5.08
北京精诚博爱康复医院	120	110	39147	107.3	26740	21294	4.0	249.3	68.31	49.9	0.25
北京玛丽妇婴医院	80	40	11560	31.7	2572	2577	22.3	81.2	22.25	3.6	5.73
北京麦瑞骨科医院	150	150	50109	137.3	29104	28622	13.1	212.0	58.08	15.9	0.78
北京美中宜和妇儿医院	99	99	18250	50.0	7361	7528	46.2	147.2	40.33	3.3	9.88
北京民康医院	500	320	116800	320.0	166697	1594926	1.3	520.9	142.72		0.04
北京南郊肿瘤医院	300	235	83501	228.8	59641	59442	33.2	260.7	71.43	7.8	0.30
北京瑞安康复医院	100	59	17443	47.8	8089	7627	9.2	169.3	46.37	17.4	0.14
北京瑞城口腔医院	15	15	345	0.9	1	1	1.1	1.1	0.29	1.0	66.30
北京瑞程医院管理有限公司瑞泰口腔医院	15	15	5475	15.0							25.18
北京圣宝妇产医院	99	99	8800	24.1	451	425	5.2	18.7	5.13	3.4	0.82
北京市昌平区精神卫生保健院	299	450	148200	406.0	145089	89686	0.9	357.3	97.90		0.13
北京市朝阳区第三医院	360	410	149650	410.0	149903	73120	0.8	365.6	100.17		0.33
北京市朝阳区桓兴肿瘤医院	500	100	36500	100.0	9483	10013	7.3	94.8	25.98	13.8	0.57
北京市朝阳区三环肿瘤医院											
北京市大兴区精神病医院	760	760	277400	760.0	291095	195181	0.8	383.0	104.94		0.17
北京市大兴区老年病院											
北京市东城区精神卫生保健院	129	129	47085	129.0	39697	66001	0.9	307.7	84.31		0.49
北京市房山区精神病医院	180	530	193140	529.2	185725	52434	1.1	351.0	96.16		0.19
北京市丰台区老年人协会莲花池康复医院	110	96	35040	96.0	1492	743	5.0	15.5	4.26	1.6	0.59
北京市红十字会和平骨科医院	105	105	36867	101.0	30612	34428	16.0	303.1	83.03	21.4	1.49

续表

单位名称	编制床位（张）	实有床位（张）	实际开放总床日数（床日）	平均开放病床数（张）	实际占用总床日数（床日）	出院者占用总床日数（床日）	病床周转次数（次）	病床工作日（日）	病床使用率（%）	出院者平均住院日（日）	每床与每日门急诊诊次之比（%）
北京市怀柔安佳医院	231	180	65700	180.0	59665	7336	0.6	331.5	90.81		0.26
北京市老年病医院	349	349	127385	349.0	59835	81957	0.4	171.4	46.97	539.2	0.67
北京市门头沟区龙泉医院	180	210	76650	210.0	74690	31922	1.1	355.7	97.44		0.39
北京市平谷区京东口腔医院		15									
北京市平谷区精神病医院	200	100	36500	100.0	34551	27750	0.7	345.5	94.66		0.67
北京市石景山区五里坨医院	280	410	149650	410.0	137833	28270	0.5	336.2	92.10		0.09
北京市顺义区精神病医院	200	200	73000	200.0	79079	55714	0.4	395.4	108.33		0.23
北京市西城区平安医院	213	350	127750	350.0	124636	119570	3.5	356.1	97.56		2.45
北京市延庆区精神病医院	240	96	35040	96.0	35830	28422	0.8	373.2	102.25		0.38
北京泰康燕园康复医院	100	73	20810	57.0	13675	11197	8.9	239.9	65.71	22.0	0.48
北京太和妇产医院	104	40	14600	40.0	2085	2108	14.6	52.1	14.28	3.6	1.46
北京万柳美中宜和妇儿医院	60	26	9490	26.0	7144	6703	66.7	274.8	75.28	3.9	10.50
北京维尔丰台口腔医院	15	15	915	2.5							1.43
北京五洲妇儿医院	80	80	29200	80.0	7260	7110	23.1	90.8	24.86	3.8	4.68
北京先和妇产医院	50	50	335	0.9	335	335	54.5	365.0	100	6.7	8.48
北京新里程肿瘤医院	101	66	18138	49.7	8745	8819	20.6	176.0	48.21	8.6	0.48
北京新世纪儿童医院	105	94	34310	94.0	18979	20409	58.7	201.9	55.32	3.7	4.17
北京新世纪妇儿医院	102	66	24090	66.0	10302	10054	44.2	156.1	42.76	3.5	4.85
北京亚运村美中宜和妇儿医院	50	42	15330	42.0	7201	6992	54.3	171.5	46.97	3.1	8.01
北京英智京西康复医院	100	100	36500	100.0	10312	3746	2.6	103.1	28.25	14.4	0.17
北京优联眼耳鼻喉医院	50	29	10585	29.0	406	406	5.0	14.0	3.84	2.8	0.79
北京优颐口腔医院	15	15	5475	15.0							3.82
北京俪婴妇产医院	50	50	18250	50.0	1396	1365	6.8	27.9	7.65	4.0	1.07
北京嫣然天使儿童医院	40	40	14600	40.0	6803	6833	29.4	170.1	46.60	5.8	5.67
北京靓美口腔医院	15	15	30	0.1							49.49
国家康复辅具研究中心附属康复医院	150	281	91009	249.3	56408	60143	7.5	226.2	61.98	32.3	0.75
护理院											
北京市通州区老年病医院											
妇幼保健院	**2656**	**2017**	**706743**	**1936.3**	**534288**	**523083**	**58.0**	**275.9**	**75.60**	**4.7**	**12.39**
北京市昌平区妇幼保健院	172	134	48816	133.7	30270	30270	47.1	226.3	62.01	4.8	13.51
北京市朝阳区妇幼保健院	139	129	44396	121.6	38915	38658	67.0	319.9	87.65	4.7	9.90

续表

单位名称	编制床位（张）	实有床位（张）	实际开放总床日数（床日）	平均开放病床数（张）	实际占用总床日数（床日）	出院者占用总床日数（床日）	病床周转次数（次）	病床工作日（日）	病床使用率（%）	出院者平均住院日（日）	每床与每日门急诊诊次之比（%）
北京市大兴区妇幼保健院	90	80	29141	79.8	23870	22872	76.1	299.0	81.91	3.8	14.57
北京市东城区第二妇幼保健院	60	30	10950	30.0	480	480	14.9	16.0	4.38	1.1	16.21
北京市东城区第一妇幼保健院	96	96	21900	60.0	11567	11601	47.2	192.8	52.82	4.1	3.33
北京市房山区妇幼保健院	200	163	59495	163.0	51180	44582	49.6	314.0	86.02	5.5	11.59
北京市丰台区妇幼保健计划生育服务中心	243	66	24090	66.0	13466	13596	54.5	204.0	55.90	3.8	19.38
北京市海淀区妇幼保健院（北京市海淀区海淀社区卫生服务中心）	460	324	118260	324.0	87532	87082	63.2	270.2	74.02	4.3	7.86
北京市怀柔区妇幼保健院	80	80	29200	80.0	14775	14801	32.2	184.7	50.60	5.7	14.23
北京市门头沟区妇幼保健院	95	43	15695	43.0	10288	10346	45.2	239.3	65.55	5.3	16.68
北京市密云区妇幼保健院	100	100	36500	100.0	23364	22968	47.9	233.6	64.01	4.8	12.59
北京市平谷区妇幼保健院	110	110	40150	110.0	25359	24691	40.8	230.5	63.16	5.5	10.91
北京市石景山区妇幼保健院	85										
北京市顺义区妇幼保健院	300	294	104050	285.1	98699	98729	62.1	346.2	94.86	5.6	15.22
北京市通州区妇幼保健院	346	300	109500	300.0	96184	93939	77.8	320.6	87.84	4.0	12.16
北京市西城区妇幼保健院	40	28									
北京市延庆区妇幼保健院	40	40	14600	40.0	8339	8468	35.8	208.5	57.12	5.9	10.04
专科疾病防治院（站、中心）	**416**	**306**	**103940**	**284.8**	**93303**	**207616**	**2.7**	**327.6**	**89.77**	**271.4**	**0.85**
北京市海淀区精神卫生防治院	350	240	79850	218.8	74218	188902	1.7	339.3	92.95	513.3	0.55
北京市化工职业病防治院（北京市职业病防治研究院）	66	66	24090	66.0	19085	18714	6.0	289.2	79.22	47.1	1.83

注：本表不包括15家驻京部队医院和4家武警医院

由于医保政策调整，近年来精神病专科医院出院者平均住院日波动较大，本表出院者平均住院日各合计项（*）中均不包含精神病专科医院

全市医疗卫生资源状况

分区	医疗机构数（个）	三级医疗机构数（个）	二级医疗机构数（个）	一级医疗机构数（个）	公立医疗机构数（个）	民营医疗机构数（个）	营利性医疗机构数（个）	非营利性医疗机构数（个）	卫生技术人员数（人）	执业（助理）医师数（人）	注册护士数（人）	编制床位数（张）	实有床位数（张）	家庭病床数（张）	每千常住人口卫生技术人员数（人）	每千常住人口执业（助理）医师数（人）	每千常住人口注册护士数（人）	每千常住人口实有床位（张）
全　市	**10824**	**101**	**161**	**649**	**6056**	**4768**	**3996**	**6828**	**238973**	**92522**	**102765**	**127855**	**120530**	**367**	**11.0**	**4.3**	**4.7**	**5.6**
东城区	559	10	11	48	274	285	269	290	25213	10054	10804	12758	11296	0	29.6	11.8	12.7	13.3
西城区	636	16	14	20	349	287	267	369	34590	12556	15970	16034	15867	213	28.4	10.3	13.1	13.0
朝阳区	1495	19	31	111	457	1038	949	546	49325	19524	21528	23201	23176	80	13.2	5.2	5.8	6.2
丰台区	532	9	16	53	304	228	149	383	19292	7418	8153	11391	10554	6	8.8	3.4	3.7	4.8
石景山区	216	5	7	13	109	107	81	135	7716	2963	3392	5429	4755	0	12.6	4.8	5.5	7.8
海淀区	1122	12	20	75	494	628	584	538	32473	12531	14418	15027	12999	41	9.3	3.6	4.1	3.7
门头沟区	240	1	4	17	206	34	33	207	3458	1188	1495	3000	2953	0	10.7	3.7	4.6	9.2
房山区	980	3	5	48	714	266	200	780	10034	3734	4059	5693	6633	3	8.7	3.2	3.5	5.7
通州区	603	4	9	31	492	111	60	543	9459	3693	3661	5521	3737	0	6.3	2.4	2.4	2.5
顺义区	753	4	4	31	424	329	316	437	7961	3321	2980	4109	3669	0	7.1	2.9	2.6	3.3
昌平区	1044	11	14	72	517	527	446	598	15192	5600	6830	12395	11475	20	7.4	2.7	3.3	5.6
大兴区	835	5	8	50	461	374	317	518	11376	4316	4727	6279	6999	0	6.5	2.5	2.7	4.0
怀柔区	479		7	14	373	106	128	351	3319	1402	1154	1713	1711	0	8.2	3.5	2.8	4.2
平谷区	424	2	4	18	328	96	21	403	3746	1521	1499	2168	1979	0	8.4	3.4	3.3	4.4
密云区	591		3	32	305	286	117	474	3454	1674	1157	1957	1695	4	7.0	3.4	2.4	3.5
延庆区	315		4	16	249	66	59	256	2365	1027	938	1180	1032	0	7.0	3.0	2.8	3.0

注：本表统计范围不含驻京部队医院和武警医院。

全市医疗服务情况

分区	门诊人次（人次）	急诊人次（人次）	家庭卫生服务人次（人次）	出院人次（人次）	住院手术人次（人次）	平均住院日（日）	病床使用率（%）	床位周转次数（日）	常住人口数（万人）
全　市	**210313833**	**11397536**	**2372438**	**3279245**	**1346808**	**9.5**	**80.5%**	**28.4**	**2170.7**
东城区	24099216	1100480	216014	429983	253685	8.0	86.1%	38.4	85.1
西城区	30923086	1561067	309526	617581	287714	8.0	93.7%	39.7	122
朝阳区	38459250	2126883	456779	687297	298943	9.2	80.3%	31.0	373.9
丰台区	17231250	855460	84220	202503	51043	13.8	77.6%	20.2	218.6
石景山区	6097954	265347	17469	99526	38064	12.5	86.5%	22.2	61.2
海淀区	27588824	1251107	411509	416577	144112	8.2	78.3%	34.8	348
门头沟区	3224774	140513	36497	39665	9501	16.8	83.6%	14.2	32.2
房山区	10524449	514829	93785	133179	30911	11.4	72.0%	20.2	115.4
通州区	9504807	608333	111974	109326	39835	8.5	75.4%	31.1	150.8
顺义区	8012418	647463	38412	79450	23705	8.0	73.0%	23.9	112.8
昌平区	10888855	733328	398652	137456	68960	15.2	74.4%	13.0	206.3
大兴区	8842333	552226	22227	165995	54336	9.0	75.1%	24.7	176.1
怀柔区	3509010	240460	44203	39077	9743	11.1	80.6%	23.3	40.5
平谷区	3652188	261212	21127	53883	17126	9.3	75.4%	27.3	44.8
密云区	5021148	420791	60895	43280	12675	8.7	65.9%	25.7	49
延庆区	2734271	118037	49149	24467	6455	9.3	70.8%	24.2	34

注：本表统计范围不含驻京部队医院和武警医院。

全市产科工作情况

地区	分娩总数（人）	出生性比（男：女）	剖宫产率（%）	新筛率（%）	产妇并发症（%）						围产儿死亡率（‰）	新生儿出生窒息发生率（%）
					妊娠高血压疾病患病率	先兆子痫患病率	院内子痫患病率	院外子痫患病率	产后出血发生率	中重度贫血患病率		
合　计	**263991**	**107.16**	**41.03**	**99.65**	**5.09**	**2.78**	**0.01**	**0.01**	**11.71**	**4.05**	**3.14**	**0.91**
东城区	12795	104.70	44.16	100.38	2.73	2.47	0	0	11.35	2.93	3.12	0.88
西城区	21824	108.72	39.42	99.74	6.88	3.25	0.01	0.01	13.15	3.49	5.25	1.48

续表

地区	分娩总数（人）	出生性比（男：女）	剖宫产率（%）	新筛率（%）	产妇并发症（%）						围产儿死亡率（‰）	新生儿出生窒息发生率（%）
					妊娠高血压疾病患病率	先兆子痫患病率	院内子痫患病率	院外子痫患病率	产后出血发生率	中重度贫血患病率		
朝阳区	59071	107.29	37.75	99.24	6.77	3.67	0.02	0	5.7	4.83	2.94	1.03
丰台区	17512	107.19	45.04	99.31	2.74	1.86	0.01	0.01	7.07	2.86	2.11	0.66
石景山区	6138	103.99	35.78	99.85	2.54	1.90	0	0.02	10.54	5.76	2.76	0.86
海淀区	43723	107.99	37.36	99.83	5.95	3.17	0	0	15.1	2.81	4.33	0.81
门头沟区	3312	104.70	44.93	100.88	6.29	3.31	0.06	0	8.47	8.02	2.71	0.79
房山区	11864	108.18	50.27	99.66	4.14	2.6	0	0.01	6.86	10.62	2.69	0.76
通州区	17103	106.78	45.65	99.3	6.95	3.8	0.02	0.01	6	3.52	2.33	0.51
顺义区	13274	105.45	41.29	100.19	5.65	2.22	0	0	14.52	3.4	3.53	0.86
昌平区	16510	106.97	37.3	100.14	0.98	0.73	0.01	0.02	19.92	7.08	2.06	1.31
大兴区	21353	105.28	44.46	99.37	3.00	1.84	0	0	21.98	1.2	2.34	0.92
怀柔区	4116	111.73	49.85	99.54	5.17	3.50	0	0	4.53	1.08	1.7	0.73
平谷区	6293	106.73	42.19	99.94	4.77	1.95	0.03	0.03	17.01	4.26	2.22	0.44
密云区	5758	109.99	48.33	99.7	5.84	2.44	0.02	0	9.87	2.93	3.12	0.54
延庆区	3345	110.58	43.26	100.15	1.96	1.08	0	0	26.42	3.96	2.39	0.24

全市妇女病查治情况

分区	实查人数（人）	查出妇科病数（例）	阴道炎例数（例）	宫颈炎例数（例）	尖锐湿疣例数（例）	宫颈癌例数（例）	乳腺癌例数（例）	卵巢癌例数（例）
合　计	**1438223**	**512906**	**126158**	**114224**	**147**	**34**	**245**	**7**
东城区	85807	43819	2678	3619	5	2	15	0
西城区	216331	53543	9723	12256	82	4	10	1
朝阳区	277457	115751	39486	18471	24	1	16	1
丰台区	81144	38946	6112	12694	1	1	5	0
石景山区	35333	5858	967	3554	0	0	0	0
海淀区	243968	92642	12736	9746	14	8	56	4
门头沟区	19772	3268	925	5	0	0	3	0
房山区	58697	13993	1826	4962	2	0	4	0
通州区	86876	34987	13185	16297	6	1	30	1
顺义区	81093	19891	7642	7429	2	3	35	0
昌平区	101352	34733	9922	8417	1	4	21	0
大兴区	53783	21987	8222	6854	2	2	16	0

续表

分区	实查人数（人）	查出妇科病数（例）	阴道炎例数（例）	宫颈炎例数（例）	尖锐湿疣例数（例）	宫颈癌例数（例）	乳腺癌例数（例）	卵巢癌例数（例）
怀柔区	32226	14354	5387	4183	6	1	11	0
平谷区	25420	3487	1967	2793	0	1	4	0
密云区	21925	9563	2645	1568	1	6	5	0
延庆区	17039	6084	2735	1376	1	0	14	0

全市婚前医学检查情况（1）

地区	对影响婚育疾病的医学指导意见（人）												婚检率（%）	疾病检出率（%）
	合计			暂缓结婚			建议采取医学措施，尊重受检者意愿			不宜生育				
	男	女	合计	男	女	合计	男	女	合计	男	女	合计		
合　计	**247**	**214**	**461**	**40**	**34**	**74**	**196**	**162**	**358**	**11**	**18**	**29**	**13.56**	**9.87**
东城区	23	24	47	3	1	4	20	23	43	0	0	0	4.8	12.94
西城区	33	7	40	0	0	0	33	7	40	0	0	0	5.01	17.81
朝阳区	53	34	87	2	3	5	49	28	77	2	3	5	7.35	7.63
丰台区	9	11	20	2	1	3	5	7	12	2	3	5	18.5	16.68
石景山区	13	9	22	1	1	2	12	8	20	0	0	0	15.86	6.93
海淀区	16	21	37	4	9	13	11	11	22	1	1	2	7.83	13.29
门头沟区	1	1	2	1	0	1	0	0	0	0	1	1	3.29	22.44
房山区	91	101	192	24	15	39	61	76	137	6	10	16	63.3	10.01
通州区	1	4	5	1	4	5	0	0	0	0	0	0	14.51	5.92
顺义区	0	0	0	0	0	0	0	0	0	0	0	0	5	12.96
昌平区	5	1	6	0	0	0	5	1	6	0	0	0	11.12	22.06
大兴区	0	0	0	0	0	0	0	0	0	0	0	0	24.39	8.95
怀柔区	0	0	0	0	0	0	0	0	0	0	0	0	49.08	2.56
平谷区	0	0	0	0	0	0	0	0	0	0	0	0	27.58	1.14
密云区	1	0	1	1	0	1	0	0	0	0	0	0	1.32	4.35
延庆区	1	1	2	1	0	1	0	1	1	0	0	0	7.28	6.02

全市婚前医学检查情况（2）

地区	婚登人数（人）			实检人数（人）			疾病检出人数（人）			指定传染病（人）			性病人数（人）			严重遗传病（人）			有关精神病（人）			生殖系统疾病（人）			内科系统疾病（人）		
	男	女	合计	男	女	合计	男	女	合计	男	女	合计	男	女	合计	男	女	合计	男	女	合计	男	女	合计	男	女	合计
合　计	**147904**	**147904**	**295808**	**20631**	**19470**	**40101**	**1756**	**2203**	**3959**	**148**	**102**	**250**	**7**	**13**	**20**	**175**	**203**	**378**	**5**	**8**	**13**	**993**	**1067**	**2060**	**402**	**657**	**1059**
东城区	13288	13288	26576	658	617	1275	100	65	165	26	14	40	1	0	1	4	3	7	0	0	0	77	34	111	1	16	17
西城区	18771	18771	37542	986	895	1881	162	173	335	1	0	1	1	0	1	61	84	145	1	0	1	35	22	57	52	62	114
朝阳区	24436	24436	48872	1787	1803	3590	88	186	274	51	32	83	0	2	2	10	10	20	3	1	4	9	115	124	8	29	37
丰台区	5024	5024	10048	1004	855	1859	93	217	310	3	2	5	1	1	2	6	7	13	0	1	1	35	7	42	11	30	41
石景山区	4365	4365	8730	723	662	1385	77	19	96	2	3	5	0	0	0	0	0	0	0	0	0	73	7	80	1	7	8
海淀区	28514	28514	57028	2340	2128	4468	255	339	594	11	17	28	0	2	2	22	16	38	0	0	0	218	236	454	4	78	82
门头沟区	2373	2373	4746	90	66	156	26	9	35	1	0	1	1	0	1	0	1	1	0	0	0	26	7	33	0	1	1
房山区	9026	9026	18052	5739	5688	11427	331	813	1144	23	11	34	1	5	6	17	10	27	1	3	4	132	438	570	148	346	494
通州区	8961	8961	17922	1304	1297	2601	78	76	154	27	18	45	0	0	0	0	0	0	0	0	0	49	53	102	1	5	6
顺义区	4316	4316	8632	238	194	432	13	43	56	0	0	0	0	0	0	4	7	11	0	0	0	0	28	28	9	6	15
昌平区	6381	6381	12762	825	594	1419	248	65	313	0	0	0	0	0	0	6	3	9	0	0	0	195	38	233	72	27	99
大兴区	8226	8226	16452	2039	1973	4012	210	149	359	0	1	1	0	0	0	44	58	102	0	0	0	109	51	160	59	36	95
怀柔区	2670	2670	5340	1357	1264	2621	53	14	67	1	2	3	1	2	3	0	1	1	0	0	0	29	9	38	21	2	23
平谷区	4462	4462	8924	1232	1229	2461	11	17	28	1	0	1	0	0	0	1	0	1	0	3	3	5	16	21	6	2	8
密云区	4351	4351	8702	57	58	115	0	5	5	0	1	1	0	1	1	0	0	0	0	0	0	0	4	4	0	0	0
延庆区	2740	2740	5480	252	147	399	11	13	24	1	1	2	1	0	1	0	3	3	0	0	0	1	2	3	9	10	19

全市0～6岁儿童系统管理情况

地区	0～6岁儿童				0～2岁		3～6岁
	总计（人）	系统管理人数（人）	体检人数（人）	系统管理率（%）	佝偻病患病率（%）	贫血患病率（%）	贫血患病率（%）
合　计	**1065346**	**1032286**	**1054011**	**96.90**	**0**	**5.41**	**0.41**
东城区	35167	34322	35079	97.60	0.01	2.82	0.19
西城区	51678	50128	51152	97.00	0.01	5.28	0.27
朝阳区	193827	188165	191389	97.08	0	3.05	0.20
丰台区	106369	103576	104971	97.37	0	5.10	0.24
石景山区	29571	28339	29315	95.83	0	5.51	0.33
海淀区	147522	143181	146523	97.06	0	6.83	0.24
门头沟区	15770	15334	15716	97.24	0	7.31	0.22
房山区	66822	65552	66343	98.10	0	5.30	0.28
通州区	77325	74694	76197	96.60	0	7.45	0.71
顺义区	54812	51567	53694	94.08	0	6.55	0.25
昌平区	122190	118083	120960	96.64	0	7.35	1.12
大兴区	79464	77527	78736	97.56	0	2.75	0.47
怀柔区	17871	17315	17633	96.89	0	7.67	0.72
平谷区	24436	23394	24213	95.74	0	5.15	0.88
密云区	26231	25317	25908	96.52	0	9.17	0.42
延庆区	16291	15792	16182	96.94	0	4.85	0.14

2016年北京市新登记肺结核病患者治疗成功率

地区	户籍患者						非户籍患者					
	活动性肺结核		涂阳肺结核		新涂阳肺结核		活动性肺结核		涂阳肺结核		新涂阳肺结核	
	患者数（人）	治疗成功率（%）	患者数（人）	治疗成功率（%）	患者数（人）	治疗成功率（%）	患者数（人）	治疗成功率（%）	患者数（人）	治疗成功率（%）	患者数（人）	治疗成功率（%）
合　计	**3407**	**86.15**	**1178**	**81.83**	**1101**	**82.47**	**2637**	**88.62**	**624**	**84.78**	**588**	**85.71**
东城区	170	80.59	62	88.71	57	89.47	77	77.92	25	84.00	22	90.91
西城区	219	86.30	79	82.28	74	83.78	97	91.75	23	82.61	21	85.71
朝阳区	469	71.64	190	67.37	185	68.11	571	78.46	156	74.36	150	74.00
丰台区	310	77.74	122	69.67	114	69.30	218	83.49	50	74.00	50	74.00

续表

地区	户籍患者						非户籍患者					
	活动性肺结核		涂阳肺结核		新涂阳肺结核		活动性肺结核		涂阳肺结核		新涂阳肺结核	
	患者数（人）	治疗成功率（%）	患者数（人）	治疗成功率（%）	患者数（人）	治疗成功率（%）	患者数（人）	治疗成功率（%）	患者数（人）	治疗成功率（%）	患者数（人）	治疗成功率（%）
石景山区	66	89.39	29	82.76	28	85.71	37	89.19	7	100	7	100
海淀区	344	91.86	60	85.00	53	86.79	294	91.50	55	76.36	51	76.47
门头沟区	119	87.39	46	84.78	36	86.11	23	82.61	6	83.33	6	83.33
房山区	236	88.98	95	81.05	89	80.90	57	91.23	13	100	12	100
通州区	283	89.40	99	87.88	93	87.10	407	91.40	106	93.40	98	93.88
顺义区	191	93.72	84	89.29	82	90.24	102	99.02	48	100	48	100
昌平区	336	91.07	61	93.44	57	92.98	329	95.44	56	94.64	50	98.00
大兴区	259	90.73	71	92.96	69	94.20	369	93.22	71	87.32	66	89.39
怀柔区	94	94.68	39	92.31	37	94.59	22	100	2	100	2	100
平谷区	117	88.03	64	82.81	59	83.05	7	85.71	1	100	1	100
密云区	131	93.89	55	89.09	49	91.84	17	94.12	4	75.00	3	100
延庆区	63	87.30	22	77.27	19	78.95	10	100	1	100	1	100

全市各区新登记肺结核病患者数

单位：人

地区	活动性肺结核		涂阳肺结核		新涂阳肺结核	
	户籍患者数	非户籍患者数	户籍患者数	非户籍患者数	户籍患者数	非户籍患者数
合　计	**3532**	**2526**	**1149**	**551**	**1051**	**519**
东城区	127	57	37	14	35	13
西城区	232	102	91	26	80	22
朝阳区	526	564	178	120	163	117
丰台区	303	219	105	55	95	53
石景山区	41	37	19	16	19	16
海淀区	359	289	91	53	87	47
门头沟区	111	28	35	11	30	8
房山区	258	73	98	13	91	13
通州区	340	402	103	78	96	74
顺义区	196	128	84	35	80	32
昌平区	359	294	61	59	56	56
大兴区	268	280	83	57	76	54
怀柔区	92	18	29	4	24	4
平谷区	103	13	45	3	43	3
密云区	150	13	69	4	58	4
延庆区	67	9	21	3	18	3

全市分年龄、性别的户籍肺结核病患者新登记率

年龄组	男						女					
	活动性肺结核		涂阳肺结核		新涂阳肺结核		活动性肺结核		涂阳肺结核		新涂阳肺结核	
	患者数（人）	新登记率（1/10万）	患者数（人）	新登记率（1/10万）	患者数（人）	新登记率（1/10万）	患者数（人）	新登记率（1/10万）	患者数（人）	新登记率（1/10万）	患者数（人）	新登记率（1/10万）
合　计	**2336**	**34.52**	**802**	**11.85**	**728**	**10.76**	**1196**	**17.53**	**347**	**5.09**	**323**	**4.73**
0～5岁以下	0	0.00	0	0.00	0	0.00	0	0.00	0	0.00	0	0.00
5～10岁以下	2	0.99	0	0.00	0	0.00	0	0.00	0	0.00	0	0.00
10～15岁以下	5	2.39	2	0.95	2	0.95	4	1.96	0	0.00	0	0.00
15～20岁以下	48	14.76	11	3.38	11	3.38	31	9.49	6	1.84	6	1.84
20～25岁以下	176	37.05	31	6.53	30	6.31	75	16.23	11	2.38	11	2.38
25～30岁以下	202	34.75	46	7.91	41	7.05	128	22.16	26	4.50	25	4.33
30～35岁以下	149	26.25	41	7.22	38	6.70	115	20.49	24	4.28	21	3.74
35～40岁以下	124	29.97	38	9.19	35	8.46	85	21.03	19	4.70	19	4.70
40～45岁以下	97	17.54	32	5.79	30	5.43	60	10.91	14	2.55	12	2.18
45～50岁以下	160	27.50	60	10.31	55	9.45	66	11.64	27	4.76	25	4.41
50～55岁以下	227	74.01	99	32.28	88	28.69	74	25.80	9	3.14	7	2.44
55～60岁以下	239	42.97	91	16.36	88	15.82	78	14.24	21	3.83	20	3.65
60～65岁以下	209	37.83	73	13.21	68	12.31	97	16.65	34	5.84	30	5.15
65～70岁以下	184	49.43	68	18.27	58	15.58	82	20.63	29	7.30	27	6.79
70～75岁以下	141	63.80	57	25.79	48	21.72	78	31.11	27	10.77	26	10.37
75～80岁以下	155	86.66	61	34.11	51	28.51	106	47.99	43	19.47	40	18.11
80～85岁以下	136	85.79	55	34.69	50	31.54	64	34.70	29	15.72	28	15.18
85岁及以上	82	73.80	37	33.30	35	31.50	53	39.62	28	20.93	26	19.44

全市各区户籍肺结核病患者新登记率

地区	活动性肺结核		涂阳肺结核		新涂阳肺结核	
	患者数（人）	新登记率（1/10万）	患者数（人）	新登记率（1/10万）	患者数（人）	新登记率（1/10万）
合　计	**3532**	**25.99**	**1149**	**8.45**	**1051**	**7.73**
东城区	127	13.13	37	3.83	35	3.62
西城区	232	16.00	91	6.28	80	5.52
朝阳区	526	25.07	178	8.48	163	7.77

续表

地区	活动性肺结核		涂阳肺结核		新涂阳肺结核	
	患者数（人）	新登记率（1/10万）	患者数（人）	新登记率（1/10万）	患者数（人）	新登记率（1/10万）
丰台区	303	26.61	105	9.22	95	8.34
石景山区	41	10.72	19	4.97	19	4.97
海淀区	359	15.25	91	3.87	87	3.70
门头沟区	111	44.55	35	14.05	30	12.04
房山区	258	31.50	98	11.97	91	11.11
通州区	340	44.20	103	13.39	96	12.48
顺义区	196	30.85	84	13.22	80	12.59
昌平区	359	57.96	61	9.85	56	9.04
大兴区	268	38.34	83	11.87	76	10.87
怀柔区	92	32.39	29	10.21	24	8.45
平谷区	103	25.47	45	11.13	43	10.63
密云区	150	34.35	69	15.80	58	13.28
延庆区	67	23.49	21	7.36	18	6.31

全市甲、乙类传染病发病与死亡情况

疾病病种	本年				上年				与上年同期比较	
	发病数（人）	死亡数（人）	发病率（1/10万）	死亡率（1/10万）	发病数（人）	死亡数（人）	发病率（1/10万）	死亡率（1/10万）	发病率增减（%）	死亡率增减（%）
合　计	**30336**	**165**	**139.61**	**0.76**	**29951**	**174**	**137.99**	**0.80**	**1.17**	**–5.28**
霍乱	4	—	0.02	—	2	—	0.01	—	100	—
艾滋病	746	28	3.43	0.13	786	32	3.62	0.15	–5.19	–12.55
HIV	2371	19	10.91	0.09	2450	29	11.29	0.13	–3.33	–34.58
肝炎	3261	104	15.01	0.48	2885	104	13.29	0.48	12.91	–0.13
甲肝	174	—	0.80	—	141	—	0.65	—	23.28	—
乙肝	1900	83	8.74	0.38	1696	85	7.81	0.39	11.90	–2.45
丙肝	843	18	3.88	0.08	779	19	3.59	0.09	8.10	–5.37
丁肝	—	—	—	—	—	—	—	—	—	—
戊肝	319	3	1.47	0.01	244	—	1.12	—	30.59	—
肝炎（未分型）	25	—	0.12	—	25	—	0.12	—	–0.09	—
麻疹	64	—	0.29	—	1247	—	5.75	—	–94.87	—
出血热	7	—	0.03	—	9	—	0.04	—	–22.41	—
狂犬病	2	2	0.01	0.01	3	2	0.01	0.01	–33.33	0.00
乙脑	2	1	0.01	0.00	—	—	—	—	—	—

续表

疾病病种	本年				上年				与上年同期比较	
	发病数（人）	死亡数（人）	发病率（1/10万）	死亡率（1/10万）	发病数（人）	死亡数（人）	发病率（1/10万）	死亡率（1/10万）	发病率增减（%）	死亡率增减（%）
登革热	22	—	0.10	—	9	—	0.04	—	143.86	—
痢疾	8220	—	37.83	—	8914	—	41.07	—	-7.89	—
肺结核	7114	21	32.74	0.10	6731	28	31.01	0.13	5.57	-25.12
伤寒+副伤寒	21	—	0.10	—	12	—	0.06	—	74.68	—
流脑	3	1	0.01	0.00	—	—	—	—	—	—
百日咳	116	—	0.53	—	91	3	0.42	0.01	27.31	-100.00
猩红热	3643	—	16.77	—	2621	—	12.08	—	38.84	—
布病	153	—	0.70	—	192	—	0.88	—	-20.40	—
淋病	1705	—	7.85	—	1429	—	6.58	—	19.18	—
梅毒	5193	2	23.90	0.01	4975	2	22.92	0.01	4.27	0.00
疟疾	47	—	0.22	—	32	2	0.15	0.01	46.74	-100.00
人感染H7N9禽流感	13	6	0.06	0.03	1	1	0.00	0.00	1200.00	500.00

注：本年是指2017年，上年是指2016年。
*甲型H1N1流感纳入丙类传染病流行性感冒

全市丙类传染病发病与死亡情况

疾病病种	本年				上年				与上年同期比较	
	发病数（人）	死亡数（人）	发病率（1/10万）	死亡率（1/10万）	发病数（人）	死亡数（人）	发病率（1/10万）	死亡率（1/10万）	发病率增减（%）	死亡率增减（%）
合计	**102252**	**8**	**470.58**	**0.04**	**91998**	**8**	**423.86**	**0.04**	**11.02**	**-0.27**
流行性感冒	37439	8	172.30	0.04	20279	6	93.43	0.03	84.42	33.33
流行性腮腺炎	2125	—	9.78	—	2172	—	10.01	—	-2.27	—
风疹	51	—	0.23	—	115	—	0.53	—	-55.70	—
急性出血性结膜炎	54	—	0.25	—	36	—	0.17	—	49.79	—
其他感染性腹泻病	42619	—	196.14	—	39154	2	180.39	0.01	8.73	-100.00
手足口病	19964	—	91.88	—	30240	—	139.32	—	-34.05	—

注：本年是指2017年，上年是指2016年。

全市鼠密度监测情况

地区	季度	一季度	二季度	三季度	四季度	全年
东城区、西城区	城区-捕鼠夹数（把）	360	360	360	360	1440
	城区-捕鼠数（只）	2	0	2	0	4
	城区-捕获率（%）	0.56	0	0.56	0	0.28
朝阳区、丰台区、石景山区、海淀区	近郊区-捕鼠夹数（把）	990	992	997	996	3975
	近郊区-捕鼠数（只）	5	5	1	3	14
	近郊区-捕获率（%）	1.11	1.11	1.1	1.1	0.28
门头沟区、房山区、通州区、顺义区、昌平区、大兴区、怀柔区、平谷区、密云区、延庆区	远郊地区-捕鼠夹数（把）	2369	2408	2407	2400	9584
	远郊地区-捕鼠数（只）	1	1	6	3	11
	远郊地区-捕获率（%）	0.04	0.04	0.25	0.13	0.11
全市	全市-捕鼠夹数（把）	3719	3760	3764	3756	14999
	全市-捕鼠数（只）	8	6	9	6	29
	全市-捕获率（%）	0.22	0.16	0.24	0.16	0.19

全市蚊蝇指数季节消长情况

月份	蚊			蝇		
	上旬	中旬	下旬	上旬	中旬	下旬
4月				0.96	2.02	2.4
5月	0.07	0.27	0.57	2.79	3.73	5.11
6月	1.39	1.82	1.82	5.89	6.89	7.52
7月	2.52	2.25	2.21	9.4	10.84	8.62
8月	2.46	2.23	2.35	9.22	7.7	8.37
9月	2.32	2.35	1.02	7.49	6.33	4.42
10月	0.43	0.19	0.13	1.72	1.61	0.6
年平均指数	1.47			5.41		

全市院前急救分月工作量

项目	合计	1月	2月	3月	4月	5月	6月	7月	8月	9月	10月	11月	12月
接听电话（次）	**3008026**	257405	211060	267209	259289	252887	242143	252298	245839	239512	240332	264296	275756
受理电话（次）	**874729**	77835	64814	71824	71706	71922	69527	74921	74072	73366	73022	74794	76926
出车次数（次）	**737999**	63149	54919	63547	61578	61610	59556	63245	61774	61873	62147	61711	62890
其中：抢救车（次）	**498415**	42985	36911	41997	41546	41372	39689	41770	41668	42401	42276	42203	43597
就诊人次（人次）	**699467**	59813	52473	59852	57130	58085	56698	59912	58809	58887	59175	58946	59687
其中：危重病人（人次）	**93425**	8438	7280	7200	7757	7190	7447	7854	7859	7476	7686	8359	8879
行驶距离（千米）	**11468502**	950631	883005	950484	969636	958568	951357	957866	967806	956833	955360	979849	987107

注：本表统计范围包括北京市120网络、北京市红十字会急救中心。

全市院前急救病人疾病分类及构成

单位：%

序号	疾病名称	构成	顺位
1	**循环系统疾病**	**31.34**	**1**
	其中：缺血性心脏病	1.25	
	内：急性心肌梗死	0.59	
	脑血管病	3.98	
	高血压病	2.57	
2	**呼吸系统疾病**	**8.16**	**4**
3	**消化系统疾病**	**5.68**	**5**
4	**神经系统疾病**	**4.16**	**6**
5	**泌尿生殖系统疾病**	**1.83**	**10**
6	**妊娠、分娩及产褥期疾病**	**2.89**	**7**
7	**内分泌、营养和代谢**	**1.94**	**9**
8	**肿瘤**	**2.73**	**8**
	其中：恶性肿瘤	0.91	
	良性肿瘤	0.06	

续表

序号	疾病名称	构成	顺位
9	**损伤和中毒**	**23.61**	**2**
	其中：骨折	1.89	
	各种外伤	8.72	
	中毒	1.80	
10	**其他**	**17.65**	**3**
	合计	**100**	

注：本表统计范围包括北京市120网络、北京市红十字会急救中心。

全市院前急救病人情况

月份	就诊人次（人次）	普通病人		危重病人	
		计（人次）	救治人次（人次）	计（人次）	其中：死亡（人）
合计	**699467**	**606042**	**430933**	**93425**	**882**
1	59813	51375	35888	8438	100
2	52473	45193	31601	7280	94
3	59852	52652	36894	7200	79
4	57130	49373	36603	7757	65
5	58085	50895	35962	7190	56
6	56698	49251	34293	7447	55
7	59912	52058	37057	7854	69
8	58809	50950	36463	7859	84
9	58887	51411	36884	7476	65
10	59175	51489	36639	7686	59
11	58946	50587	36080	8359	64
12	59687	50808	36569	8879	92

注：本表统计范围包括北京市120网络、北京市红十字会急救中心。

全市各区急救站接诊病人情况

地区	出车次数（人次）	接诊病人数（人次）		行驶公里（万公里）
		计	其中：危重病人	
合计	**737999**	**699467**	**93425**	**1146.83**
东城区	24426	24821	2501	20.94
西城区	32467	33009	3327	25
朝阳区	128567	124406	11373	91.23
丰台区	48923	45999	7990	39.54
石景山区	18086	17691	1872	26.71
海淀区	81439	79632	9604	79.18
门头沟区	10786	10529	1650	19.06
房山区	36387	33106	7379	104.79
通州区	44417	41569	4269	86.59
顺义区	37918	35397	4961	65.3
昌平区	48918	46802	6802	58.9
大兴区	44835	42308	9195	88.53
怀柔区	10721	10087	6455	48.56
平谷区	18111	17173	2822	35.09
密云区	14102	11784	2264	45.16
延庆区	9439	8680	1421	39.26
急救中心	128457	116474	9540	272.99

注：本表统计范围包括北京市120网络、北京市红十字会急救中心。

全市农村改水情况

地区	农村总人口（万人）	农村改水类型（受益人口单位：万人）																			当年用于农村改水投资（万元）				
		合计			自来水				手压机井				雨水收集				其他			金额合计	资金来源			
		累计受益	%	当年受益	厂站（个）	累计受益	%	当年受益	台（万）	累计受益	%	当年受益	水窖（个）	累计受益	%	当年受益	累计受益	%	当年受益		国家	集体	个人	其他
朝阳区	14.3	14.3	100	—	154	14.3	100	—	—	—	—	—	—	—	—	—	—	—	—	—	—	—	—	—
丰台区	12.0	12.0	100	—	37	12	100	—	—	—	—	—	—	—	—	—	—	—	—	—	—	—	—	—
海淀区	9.0	9.0	100	—	84	9	100	—	—	—	—	—	—	—	—	—	—	—	—	—	—	—	—	—
门头沟区	5.9	5.9	100	—	177	5.9	100	—	—	—	—	—	—	—	—	—	—	—	—	0.00	0.00	—	—	—
房山区	35.7	35.7	100	—	375	35.7	100	—	—	—	—	—	—	—	—	—	—	—	—	2300.00	2300.00	—	—	—
通州区	33.3	33.3	100	—	441	33.3	100	—	—	—	—	—	—	—	—	—	—	—	—	295.00	295.00	—	—	—
顺义区	28.6	28.6	100	—	337	28.6	100	—	—	—	—	—	—	—	—	—	—	—	—	1703.12	1703.12	—	—	—
昌平区	20.7	20.7	100	—	240	20.7	100	—	—	—	—	—	—	—	—	—	—	—	—	870.35	870.35	—	—	—
大兴区	30.8	30.8	100	—	212	30.8	100	—	—	—	—	—	—	—	—	—	—	—	—	2376.92	2376.92	—	—	—
怀柔区	15.6	15.6	100	—	351	15.6	100	—	—	—	—	—	—	—	—	—	—	—	—	1180.00	1180.00	—	—	—
平谷区	20.3	20.3	100	—	273	20.3	100	—	—	—	—	—	—	—	—	—	—	—	—	0.00	0.00	—	—	—
密云区	25.8	25.8	100	1.2	277	24.6	95.47	—	—	—	—	—	—	—	—	—	1.2	4.53	1.2	845.20	845.20	—	—	—
延庆区	16.3	16.3	100	—	320	16.3	100	—	—	—	—	—	—	—	—	—	—	—	—	1122.40	1122.40	—	—	—
合计	268.3	268.3	100	1.2	3278	267.1	99.56	—	—	—	—	—	—	—	—	—	1.2	4.53	1.2	10692.99	10692.99	—	—	—

全市采供血情况

项目	采血量		供血量（袋）					
	人次	袋	合计	全血	红细胞	手工分离血小板	血浆	机采成分血
合计	**376012**	**645857**	**1257763**	**37**	**590813**	**14574**	**547928**	**104411**
血液中心	280467	490074	998392	6	470636	14370	431234	82146
中心血站	95545	155783	259371	31	120177	204	116694	22265

注：每袋=200毫升

全市各区无偿献血情况

地区	献血人次（人次）	献血量（袋）
合计	**376012**	**645857**
东城区	49350	92540
西城区	87395	155507
朝阳区	40452	63690
丰台区	66791	108349
石景山区	32220	57246
海淀区	13140	23560
门头沟区	949	1468
房山区	6007	10512
通州区	24060	41573
顺义区	10235	17442
昌平区	21468	34922
大兴区	10793	17086
怀柔区	2486	4167
平谷区	1518	1851
密云区	7882	13784
延庆区	1266	2160

注：每袋=200毫升

全市197家医疗机构出院病人前十位疾病顺位及构成

单位：%

顺位	城区		顺位	远郊		顺位	外埠	
	疾病名称	构成		疾病名称	构成		疾病名称	构成
1	循环系统疾病	18.02	1	循环系统疾病	18.14	1	循环系统疾病	13.16
2	妊娠、分娩和产褥期	13.01	2	妊娠、分娩和产褥期	17.54	2	恶性肿瘤	8.41
3	呼吸系统疾病	8.90	3	呼吸系统疾病	10.90	3	肌肉骨骼系统和结缔组织疾病	5.24
4	消化系统疾病	7.10	4	消化系统疾病	7.48	4	泌尿、生殖系统疾病	5.18
5	泌尿、生殖系统疾病	6.09	5	损伤、中毒和外因的某些其他后果	6.40	5	消化系统疾病	4.85
6	损伤、中毒和外因的某些其他后果	4.98	6	泌尿、生殖系统疾病	5.96	6	眼和附器疾病	4.64
7	肌肉骨骼系统和结缔组织疾病	4.49	7	肌肉骨骼系统和结缔组织疾病	3.62	7	妊娠、分娩和产褥期	3.99
8	眼和附器疾病	4.17	8	神经系统疾病	3.19	8	先天性畸形、变形和染色体异常	3.83
9	内分泌、营养和代谢疾病	3.65	9	内分泌、营养和代谢疾病	3.11	9	神经系统疾病	3.83
10	恶性肿瘤	3.36	10	眼和附器疾病	2.93	10	呼吸系统疾病	3.49
	十种疾病合计	**73.77**		**十种疾病合计**	**79.27**		**十种疾病合计**	**56.62**

注：按照现住址区划代码分城区为东城区、西城区、朝阳区、丰台区、石景山区、海淀区。远郊为门头沟区、房山区、通州区、顺义区、昌平区、大兴区、怀柔区、平谷区、密云区、延庆区。

全市居民出生、死亡及自然增长情况

地区	出生数（人）	出生率（‰）	死亡数（人）	死亡率（‰）	自然增长数（人）	自然增长率（‰）
全市	**171305**	**12.59**	**93154**	**6.84**	**78151**	**5.75**

注：本表统计口径为全市户籍人口。

全市婴儿、新生儿、孕产妇死亡情况

地区	婴儿死亡率（‰）	新生儿死亡率（‰）	孕产妇死亡率（1/10万）	
			计	其中：产后出血
全市	**2.29**	**1.45**	**8.17**	**0.58**
城郊	2.11	1.25	5.30	0.88
远郊	2.65	1.84	13.78	0.00

注：1.本表统计口径为全市户籍人口。

2.此表中城郊包括本市东城区、西城区、朝阳区、丰台区、石景山区、海淀区、门头沟区、房山区。远郊包括通州区、顺义区、昌平区、大兴区、怀柔区、平谷区、密云区、延庆区。

全市居民前十位死因顺位、死亡率及百分比构成

顺位	全市			男性			女性		
	死因名称	死亡率（1/10万）	构成（%）	死因名称	死亡率（1/10万）	构成（%）	死因名称	死亡率（1/10万）	构成（%）
1	恶性肿瘤	183.76	26.85	恶性肿瘤	220.00	28.48	心脏病	169.53	28.41
2	心脏病	179.27	26.19	心脏病	189.05	24.47	恶性肿瘤	147.67	24.75
3	脑血管病	127.45	18.62	脑血管病	144.14	18.66	脑血管病	110.83	18.57
4	呼吸系统疾病	66.74	9.75	呼吸系统疾病	78.44	10.15	呼吸系统疾病	55.08	9.23
5	损伤和中毒	27.75	4.05	损伤和中毒	32.97	4.27	损伤和中毒	22.56	3.78
6	内分泌、营养和代谢及免疫疾病	21.98	3.21	内分泌、营养和代谢及免疫疾病	22.20	2.87	内分泌、营养和代谢及免疫疾病	21.75	3.64
7	消化系统疾病	17.10	2.50	消化系统疾病	19.48	2.52	消化系统疾病	14.74	2.47
8	神经系统疾病	8.77	1.28	神经系统疾病	9.45	1.22	神经系统疾病	8.08	1.35
9	泌尿、生殖系统疾病	5.47	0.80	传染病	6.10	0.79	泌尿、生殖系统疾病	5.35	0.90
10	传染病	4.40	0.64	泌尿、生殖系统疾病	5.60	0.72	精神障碍	3.62	0.61
	十种死因合计	**642.69**	**93.89**	**十种死因合计**	**727.43**	**94.15**	**十种死因合计**	**559.21**	**93.71**

注：居民指北京市户籍居民。

全市婴儿主要死因顺位、死亡率及百分比构成

顺位	全市			城郊			远郊		
	死因名称	死亡率（1/10万）	构成（%）	死因名称	死亡率（1/10万）	构成（%）	死因名称	死亡率（1/10万）	构成（%）
1	早产低出生体重	56.62	24.68	早产低出生体重	50.33	23.85	早产低出生体重	68.90	25.97
2	出生窒息	32.11	13.99	出生窒息	29.14	13.81	出生窒息	37.89	14.29
3	其他先天异常	28.02	12.21	其他先天异常	24.72	11.72	其他先天异常	34.45	12.99
4	先天性心脏病	22.18	9.67	先天性心脏病	17.66	8.37	先天性心脏病	31.00	11.69
5	败血症	12.84	5.60	败血症	13.25	6.28	肺炎	17.22	6.49
	主要死因合计	**151.77**	**66.15**	**主要死因合计**	**135.10**	**64.03**	**主要死因合计**	**189.46**	**71.43**

注：此表中城郊包括本市东城区、西城区、朝阳区、丰台区、石景山区、海淀区、门头沟区、房山区。远郊包括通州区、顺义区、昌平区、大兴区、怀柔区、平谷区、密云区、延庆区。

全市新生儿主要死因顺位、死亡率及百分比构成

顺位	全市			城郊			远郊		
	死因名称	死亡率（1/10万）	构成（%）	死因名称	死亡率（1/10万）	构成（%）	死因名称	死亡率（1/10万）	构成（%）
1	早产低出生体重	44.37	30.65	早产低出生体重	35.32	28.37	早产低出生体重	62.01	33.64
2	出生窒息	32.11	22.18	出生窒息	29.14	23.40	出生窒息	37.89	20.56
3	其他先天异常	16.93	11.69	其他先天异常	14.13	11.35	其他先天异常	22.39	12.15
4	先天性心脏病	12.84	8.87	先天性心脏病	10.60	8.51	先天性心脏病	17.22	9.35
5	败血症	8.76	6.05	败血症	8.83	7.09	肺炎	10.33	5.61
	主要死因合计	**115.01**	**79.44**	**主要死因合计**	**98.02**	**78.72**	**主要死因合计**	**149.84**	**81.31**

注：此表中城郊包括本市东城区、西城区、朝阳区、丰台区、石景山区、海淀区、门头沟区、房山区。远郊包括通州区、顺义区、昌平区、大兴区、怀柔区、平谷区、密云区、延庆区。

附　录

北京卫生系统聘任外籍人士情况

国籍	姓名	性别	国外工作单位及职务	聘任单位及职务	授予时间
比利时	Claus Bachert（克劳斯·巴谢特）	男	比利时根特大学教授	北京市耳鼻咽喉科研究所客座教授	2016～2017年
美国	萧镭	男	美国NIH心肺血液研究所肺血管及右心室疾病项目主任	北京市耳鼻咽喉科研究所客座教授	2016～2017年
美国	徐立	男	美国俄亥俄大学教授	北京市耳鼻咽喉科研究所客座教授	2016～2017年
英国	Edward Byrne（爱德华·伯恩）	男	英国伦敦国王学院校长	北京大学医学部名誉教授	2017年3月
澳大利亚	John P. Newnham（约翰·纽奈姆）	男	澳大利亚西澳大学母婴健康学院院长、教授	北京大学第一医院客座教授（续聘）	2017年4月
美国	谢仲淙	男	美国哈佛医学院附属麻省总医院老年麻醉研究室主任	北京大学第三医院客座教授	2017年5月
英国	马大青	男	英国帝国理工学院教授	北京大学第三医院客座教授	2017年5月
英国	Ian Greer（伊恩·格利尔）	男	英国曼彻斯特大学副校长	北京大学医学部客座教授	2017年12月
英国	Graeme Black（格雷姆·布莱克）	男	英国曼彻斯特大学教授	北京大学医学部客座教授	2017年12月
英国	William Gerard Newman（威廉·杰拉德·纽曼）	男	英国曼彻斯特大学教授	北京大学医学部客座教授	2017年12月
英国	王涛	女	英国曼彻斯特大学高级讲师	北京大学医学部客座教授	2017年12月
伊朗	Amir Reza Golchian Khabaz	男	伊朗马什哈德医科大学针灸系讲师	北京中医药大学国际学院医学教师	2017年
伊朗	Amir Hooman Kazemi Motlagh	男	伊朗德黑兰医科大学讲师	北京中医药大学国际学院医学教师	2017年
新加坡	Lim Min Yee	女	新加坡南洋理工大学中医师	北京中医药大学国际学院医学教师	2017年
美国	Alec Paul Graham	男	美国StoneMaster加州圣保拉分公司库存顾问	北京中医药大学人文学院英语教师	2017年
美国	Wang Jianxun（王建勋）	男	美国加利福尼亚大学圣迭戈分校助理研究员	北京中医药大学生科院特聘教授	2017年
美国	Lu Tao（卢涛）	男	美国哈佛医学院讲师	北京中医药大学生科院特聘教授	2017年
美国	Marc Fisher	男	美国马萨诸塞大学医学院神经内科、影像科主任	北京中医医院特聘客座教授	2017年
美国	L.Michael Kettel	男	美国艾美圣地亚哥生殖中心/教授	北京妇产医院客座教授	2017年
美国	Ceana Nezhat	男	美国Nezhat医学中心教授	北京妇产医院客座教授	2017年
澳大利亚	Jing Sun	女	澳大利亚格里菲斯大学教授	北京妇产医院客座教授	2017年
英国	Nick Panay	男	英国Queen Charlotte's and Chelsea医院教授	北京妇产医院客座教授	2017年
德国	Karl Oliver Kagan	男	德国图宾根大学产前医学中心主任	北京妇产医院客座教授	2017年

2017年北京市二级及以上医疗机构名录（不含驻京部队和武警医疗机构）

序号	机构名称	等级	等次	类型	性质	经济类型	设置/主办单位	地址	邮编	职工总数（人）	卫技人员（人）	编制床位（张）	实有床位（张）	门诊量（人次）	急诊量（人次）
1	北京医院	三级	甲等	综合医院	非营利性	国有全资	卫生行政部门	东城区东单大华路1号	100730	3140	2427	1116	1116	1706816	93033
2	中国医学科学院北京协和医院	三级	甲等	综合医院	非营利性	国有全资	卫生行政部门	东城区帅府园1号	100730	5258	3937	3000	2010	3503244	194327
3	北京中医药大学东直门医院	三级	甲等	中医（综合）医院	非营利性	国有全资	其他行政部门	东城区海运仓5号	100700	1303	1054	574	579	1583756	42226
4	首都医科大学附属北京天坛医院	三级	甲等	综合医院	非营利性	国有全资	卫生行政部门	东城区天坛西里6号	100050	2117	1613	950	1169	1374189	105406
5	首都医科大学附属北京同仁医院	三级	甲等	综合医院	非营利性	国有全资	卫生行政部门	东城区东交民巷1号	100730	3597	2947	1759	1579	2413310	333920
6	首都医科大学附属北京中医医院	三级	甲等	中医（综合）医院	非营利性	国有全资	卫生行政部门	东城区美术馆后街23号	100010	1688	1366	565	606	2140980	31148
7	首都医科大学附属北京妇产医院	三级	甲等	妇产（科）医院	非营利性	国有全资	卫生行政部门	东城区骑河楼17号，朝阳区姚家园路251号	100026	1572	1236	660	535	1316172	38045
8	首都医科大学附属北京口腔医院	三级	甲等	口腔医院	非营利性	国有全资	卫生行政部门	东城区天坛西里4号	100050	1178	966	100	62	746733	41559
9	北京市和平里医院	三级	甲等	中西医结合医院	非营利性	国有全资	卫生行政部门	东城区和平里北街18号	100013	878	700	407	407	525893	46258
10	中国医学科学院阜外医院	三级	甲等	心血管病医院	非营利性	国有全资	卫生行政部门	西城区北礼士路167号	100037	3272	2786	1521	1238	703488	27708
11	中国中医科学院广安门医院	三级	甲等	中医（综合）医院	非营利性	国有全资	其他行政部门	西城区北线阁5号	100053	1548	1368	614	614	2321686	40080
12	北京大学第一医院	三级	甲等	综合医院	非营利性	国有全资	卫生行政部门	西城区西什库大街8号	100034	3525	3082	1500	1574	2499777	176554

续表

序号	机构名称	等级	等次	类型	性质	经济类型	设置/主办单位	地址	邮编	职工总数（人）	卫技人员（人）	编制床位（张）	实有床位（张）	门诊量（人次）	急诊量（人次）
13	北京大学人民医院	三级	甲等	综合医院	非营利性	国有全资	卫生行政部门	西城区西直门南大街11号	100044	4220	3685	1448	1720	2521268	165965
14	北京中医药大学附属护国寺中医医院	三级	甲等	针灸医院	非营利性	国有全资	卫生行政部门	西城区棉花胡同83号	100035	596	495	390	365	596985	2557
15	首都医科大学附属北京友谊医院	三级	甲等	综合医院	非营利性	国有全资	卫生行政部门	西城区永安路95号	100050	3213	2748	956	1262	2296918	187183
16	首都医科大学宣武医院	三级	甲等	综合医院	非营利性	国有全资	卫生行政部门	西城区长椿街45号	100053	2935	2541	981	1159	2437049	213202
17	首都医科大学附属北京儿童医院	三级	甲等	儿童医院	非营利性	国有全资	卫生行政部门	西城区南礼士路56号	100045	2871	2500	970	1062	3244969	218584
18	首都医科大学附属北京安定医院	三级	甲等	精神病医院	非营利性	国有全资	卫生行政部门	西城区德胜门外安康胡同5号	100088	948	727	800	800	483076	12277
19	北京积水潭医院	三级	甲等	综合医院	非营利性	国有全资	卫生行政部门	西城区新街口东街31号	100035	2649	2250	1503	1465	1773521	239448
20	北京急救中心	三级	甲等	急救中心	非营利性	国有全资	卫生行政部门	西城区前门西大街103号	100031	710	420	0	0	0	0
21	北京市回民医院	三级	甲等	中西医结合医院	非营利性	国有全资	卫生行政部门	西城区右安门内大街11号	100054	490	396	400	266	274418	28858
22	北京市肛肠医院	三级	甲等	中西医结合医院	非营利性	集体全资	卫生行政部门	西城区德外大街16号，西城区下岗胡同1号	100120	448	370	485	341	240467	19804
23	中日友好医院	三级	甲等	综合医院	非营利性	国有全资	卫生行政部门	朝阳区和平里樱花园东街2号	100029	3315	2661	1610	1819	2352604	277314
24	中国医学科学院肿瘤医院	三级	甲等	肿瘤医院	非营利性	国有全资	卫生行政部门	朝阳区潘家园南里17号	100021	2280	1769	1198	2186	818021	26921
25	中国中医科学院望京医院	三级	甲等	中医（综合）医院	非营利性	国有全资	其他行政部门	朝阳区望京中环南路6号	100102	1289	1053	1100	743	1167322	62509
26	北京中医药大学第三附属医院	三级	甲等	中西医结合医院	非营利性	国有全资	事业单位	朝阳区安定门外小关街51号	100029	819	678	520	445	780278	11631

续表

序号	机构名称	等级	等次	类型	性质	经济类型	设置/主办单位	地址	邮编	职工总数（人）	卫技人员（人）	编制床位（张）	实有床位（张）	门诊量（人次）	急诊量（人次）
27	首都医科大学附属北京朝阳医院	三级	甲等	综合医院	非营利性	国有全资	卫生行政部门	朝阳区工体南路8号	100020	4327	3835	1880	1930	3483568	312167
28	首都医科大学附属北京安贞医院	三级	甲等	综合医院	非营利性	国有全资	卫生行政部门	朝阳区安贞路2号	100029	4215	3600	1500	1589	2360725	128375
29	首都医科大学附属北京地坛医院	三级	甲等	传染病医院	非营利性	国有全资	卫生行政部门	朝阳区京顺路东街8号	100015	1640	1317	1158	846	675665	63086
30	首都儿科研究所附属儿童医院	三级	甲等	儿童医院	非营利性	国有全资	卫生行政部门	朝阳区雅宝路2号	100020	904	733	400	429	1904165	202900
31	北京市第一中西医结合医院	三级	甲等	中西医结合医院	非营利性	国有全资	卫生行政部门	朝阳区金台路13号内2号	100026	962	861	405	390	693857	68105
32	北京妇幼保健院	三级	甲等	妇幼保健院	非营利性	国有全资	卫生行政部门	朝阳区姚家园路251号	100026	160	149				
33	中国中医科学院西苑医院	三级	甲等	中医（综合）医院	非营利性	国有全资	其他行政部门	海淀区西苑操场1号	100091	1527	1175	800	656	1933730	67891
34	北京大学第三医院	三级	甲等	综合医院	非营利性	国有全资	卫生行政部门	海淀区花园北路49号	100191	5070	4089	1420	1755	3698901	259637
35	北京大学口腔医院	三级	甲等	口腔医院	非营利性	国有全资	卫生行政部门	海淀区中关村南大街22号	100081	2525	1936	157	157	1469748	88068
36	北京大学第六医院	三级	甲等	精神病医院	非营利性	国有全资	卫生行政部门	海淀区花园北路51号	100191	394	253	200	221	302199	0
37	北京肿瘤医院	三级	甲等	肿瘤医院	非营利性	国有全资	卫生行政部门	海淀区阜成路52号	100142	2119	1534	790	778	612293	
38	首都医科大学附属北京世纪坛医院（北京铁路总医院）	三级	甲等	综合医院	非营利性	国有全资	卫生行政部门	海淀区羊坊店铁医路10号	100038	2417	2008	1100	1091	1563309	49283
39	北京市中西医结合医院	三级	甲等	中西医结合医院	非营利性	国有全资	卫生行政部门	海淀区永定路东街3号，海淀区永定路15号	100039	652	542	600	402	400958	9517

续表

序号	机构名称	等级	等次	类型	性质	经济类型	设置/主办单位	地址	邮编	职工总数（人）	卫技人员（人）	编制床位（张）	实有床位（张）	门诊量（人次）	急诊量（人次）
40	北京马应龙长青肛肠医院	三级	甲等	肛肠医院	营利性	股份合作	个人	海淀区闵庄路9号	100195	231	180	300	155	36770	0
41	北京中医药大学东方医院	三级	甲等	中医（综合）医院	非营利性	国有全资	事业单位	丰台区方庄小区芳星园一区6号	100078	1547	1283	1175	790	1564623	71567
42	首都医科大学附属北京佑安医院	三级	甲等	传染病医院	非营利性	国有全资	卫生行政部门	丰台区右外西头条8号	100069	1673	1324	800	666	594360	20328
43	北京市丰台中西医结合医院	三级	甲等	中西医结合医院	非营利性	国有全资	卫生行政部门	丰台区长辛店东山坡三里甲60号，丰台区长辛店东山坡三里63号院	100072	626	550	500	416	326378	38282
44	北京博爱医院	三级	甲等	综合医院	非营利性	国有全资	社会团体	丰台区角门北路10号	100068	1751	1265	1100	810	401050	40176
45	中国医学科学院整形外科医院	三级	甲等	整形外科医院	非营利性	国有全资	卫生行政部门	石景山区八大处路33号	100144	813	562	328	328	149392	6194
46	中国中医科学院眼科医院	三级	甲等	其他中医专科医院	非营利性	国有全资	其他行政部门	石景山区鲁谷路33号	100040	546	429	800	341	369892	5134
47	北京市房山区中医医院	三级	甲等	中医（综合）医院	非营利性	集体全资	卫生行政部门	房山区城关保健路4号	102400	1362	1079	800	847	857968	42992
48	首都医科大学附属北京胸科医院	三级	甲等	胸科医院	非营利性	国有全资	卫生行政部门	通州区马厂97号	101149	864	676	612	612	252781	6607
49	北京市通州区中医医院	三级	甲等	中医（综合）医院	非营利性	国有全资	卫生行政部门	通州区翠屏西路116号	101101	945	815	1200	369	1042796	87361
50	北京市顺义区中医医院（北京中医医院顺义医院）	三级	甲等	中医（综合）医院	非营利性	国有全资	卫生行政部门	顺义区站前东街5号	101300	1054	881	450	405	1092981	62239
51	中国中医科学院广安门医院南区	三级	甲等	中医（综合）医院	非营利性	国有全资	卫生行政部门	大兴区黄村镇兴丰北大街（二段）138号	102618	724	580	400	407	861804	23655
52	北京回龙观医院	三级	甲等	精神病医院	非营利性	国有全资	卫生行政部门	昌平区回龙观镇	100096	1168	836	1369	1295	153803	64

续表

序号	机构名称	等级	等次	类型	性质	经济类型	设置/主办单位	地址	邮编	职工总数（人）	卫技人员（人）	编制床位（张）	实有床位（张）	门诊量（人次）	急诊量（人次）
53	北京市昌平区中医医院	三级	甲等	中医（综合）医院	非营利性	国有全资	卫生行政部门	昌平区城区东环路南段，昌平区星火街9号	102200	1038	763	500	358	914936	54324
54	北京市昌平区中西医结合医院	三级	甲等	中西医结合医院	非营利性	国有全资	卫生行政部门	昌平区东小口镇霍营村黄平路219号	102208	1590	1242	2130	2189	709147	91082
55	北京王府中西医结合医院	三级	甲等	中西医结合医院	非营利性	其他	个人	昌平区北七家镇王府街1号	102209	741	595	600	452	451031	29819
56	北京市平谷区中医医院	三级	甲等	中医（综合）医院	非营利性	国有全资	卫生行政部门	平谷区平翔东路6号	101200	881	692	420	403	726929	32823
57	北京市宣武中医医院	三级	乙等	中医（综合）医院	非营利性	国有全资	卫生行政部门	西城区万明路13号	100050	427	362	400	188	350802	9715
58	首都医科大学附属复兴医院	三级	合格	综合医院	非营利性	国有全资	卫生行政部门	西城区复兴门外大街甲20号	100038	1579	1467	816	802	712515	64721
59	北京华信医院（清华大学第一附属医院）	三级	合格	综合医院	非营利性	国有全资	其他行政部门	朝阳区酒仙桥一街坊6号	100016	1442	1279	760	770	909085	74491
60	煤炭总医院	三级	合格	综合医院	非营利性	国有全资	其他行政部门	朝阳区西坝河南里29号	100028	988	764	515	503	593551	55114
61	民航总医院	三级	合格	综合医院	非营利性	国有全资	其他行政部门	朝阳区朝外高井甲1号	100123	1339	1172	500	606	1168628	200896
62	北京老年医院	三级	合格	综合医院	非营利性	国有全资	卫生行政部门	海淀区温泉路118号	100095	1101	938	800	664	286583	43506
63	航天中心医院	三级	合格	综合医院	非营利性	国有全资	事业单位	海淀区玉泉路15号	100049	2043	1685	1050	1050	1254855	109529
64	国家电网公司北京电力医院	三级	合格	综合医院	非营利性	国有全资	企业	丰台区太平桥西里甲1号	100073	1371	1134	518	580	724728	70534
65	北京中诺口腔医院	三级	合格	口腔医院	营利性	其他内资	企业	丰台区方庄芳星园三区18号楼	100078	158	91	50	50	33197	
66	北京首大耳鼻喉医院	三级	合格	耳鼻喉科医院	营利性	其他内资	个人	丰台区成寿寺路33号	100078	262	182	148	148	48923	0

续表

序号	机构名称	等级	等次	类型	性质	经济类型	设置/主办单位	地址	邮编	职工总数（人）	卫技人员（人）	编制床位（张）	实有床位（张）	门诊量（人次）	急诊量（人次）
67	北京大学首钢医院	三级	合格	综合医院	非营利性	国有全资	企业	石景山区晋元庄路9号	100144	1686	1343	1006	913	876318	91918
68	北京京煤集团总医院	三级	合格	综合医院	非营利性	国有全资	企业	门头沟区黑山大街18号	102300	1293	1035	956	800	725493	65060
69	北京燕化医院	三级	合格	综合医院	非营利性	其他	其他社会组织	房山区迎风街15号	102500	1187	944	501	663	681654	68774
70	北京小汤山医院	三级	合格	综合医院	非营利性	国有全资	卫生行政部门	昌平区小汤山镇	102211	759	432	577	577	60141	0
71	北京市昌平区医院	三级	合格	综合医院	非营利性	国有全资	卫生行政部门	昌平区鼓楼北街9号	102200	1484	1119	800	667	927844	216213
72	北京市隆福医院（北京市东城区老年病医院）	三级	未评	中西医结合医院	非营利性	国有全资	卫生行政部门	东城区美术馆东街18号，东城区沙滩后街14号，东城区三眼井胡同乙68号	100010	694	562	480	447	478214	17645
73	北京市西城区广外医院	三级	未评	中西医结合医院	非营利性	国有全资	卫生行政部门	西城区广外三义里甲2号，西城区上斜街61号	100055	366	309	350	222	299088	8474
74	北京市垂杨柳医院	三级	未评	综合医院	非营利性	国有全资	卫生行政部门	朝阳区垂杨柳南街2号，朝阳区三间房西村甲479号，朝阳区东三环南路54号	100022	1140	907	521	501	793163	110878
75	北京市公安医院	三级	未评	综合医院	非营利性	国有全资	其他行政部门	朝阳区豆各庄村甲505号	100121	229	216	207	182	266	719
76	北京市红十字会急诊抢救中心	三级	未评	其他专科医院	非营利性	集体全资	其他行政部门	朝阳区清河东路1号	100192	1592	1121	311	352	0	18809
77	航空总医院	三级	未评	综合医院	非营利性	国有全资	企业	朝阳区安外北苑3号院	100012	1137	1012	1000	806	905441	98657
78	北京朝阳中西医结合急诊抢救中心	三级	未评	中西医结合医院	非营利性	其他内资	个人	朝阳区十八里店乡周家庄村123号	100025	1147	989	600	912	119233	37832
79	北京京城皮肤医院	三级	未评	皮肤病医院	营利性	股份合作	个人	朝阳区德胜门外双泉堡甲4号	100101	322	126	120	100	171077	

续表

序号	机构名称	等级	等次	类型	性质	经济类型	设置/三办单位	地址	邮编	职工总数（人）	卫技人员（人）	编制床位（张）	实有床位（张）	门诊量（人次）	急诊量（人次）
80	北京市海淀医院	三级	未评	综合医院	非营利性	国有全资	卫生行政部门	海淀区中关村大街29号	100080	1607	1327	900	777	1075601	180461
81	北京裕和中西医结合康复医院	三级	未评	中西医结合医院	营利性	股份有限（公司）	企业	海淀区永定路15号	100039	206	161	350	80	9264	0
82	北京祥云京城皮肤医院	三级	未评	皮肤病医院	营利性	股份有限（公司）	企业	丰台区马家堡路69号院1、2号楼	100068	156	115	100	100	21901	0
83	北京国丹白癜风医院	三级	未评	皮肤病医院	营利性	私有	企业	丰台区太平桥路17号	100074	127	92	100	100	26441	0
84	首都医科大学附属北京康复医院	三级	未评	康复医院	非营利性	国有全资	社会团体	石景山区八大处西下庄	100144	952	822	950	676	153875	5240
85	北京联科中医肾病医院	三级	未评	其他中医专科医院	营利性	股份合作	社会团体	石景山区模式口西102号	100041	249	216	300	300	65310	1
86	北京市房山区良乡医院	三级	未评	综合医院	非营利性	国有全资	卫生行政部门	房山区拱辰北大街45号	102401	1934	1607	800	860	1533654	179599
87	首都医科大学附属北京潞河医院	三级	未评	综合医院	非营利性	国有全资	卫生行政部门	通州区新华南路82号，通州区翠屏西路43-45号	101149	2818	2220	1200	1110	1939460	293180
88	北京美尔目眼科医院	三级	未评	眼科医院	营利性	私有	个人	通州区通朝大街13号院1号楼	101100	95	55	80	80	9086	116
89	北京市顺义区医院	三级	未评	综合医院	非营利性	国有全资	卫生行政部门	顺义区光明南街3号	101300	2131	1837	1000	1040	1587990	257984
90	北京市安康医院	三级	未评	精神病医院	非营利性	国有全资	其他行政部门	顺义区南彩镇滨河路俸伯段4号	101300	410	261	1000	500	58	
91	北京方舟皮肤病医院	三级	未评	皮肤病医院	营利性	私有	个人	顺义区裕东路3号院	101318	219	67	100	185	16799	0
92	北京市大兴区人民医院	三级	未评	综合医院	非营利性	国有全资	卫生行政部门	大兴区黄村西大街26号、27号	102600	2135	1830	1100	1012	1623643	219934
93	北京市大兴区中西医结合医院	三级	未评	中西医结合医院	非营利性	国有全资	卫生行政部门	大兴区瀛海镇忠兴南路3号	100076	651	552	450	428	296032	44633

续表

序号	机构名称	等级	等次	类型	性质	经济类型	设置/主办单位	地址	邮编	职工总数（人）	卫技人员（人）	编制床位（张）	实有床位（张）	门诊量（人次）	急诊量（人次）
94	北京中科白癜风医院	三级	未评	皮肤病医院	营利性	股份有限（公司）	企业	大兴区旧宫镇三台山路南口临18号院	100176	95	58	100	100	1484	0
95	北京爱育华妇儿医院	三级	未评	其他专科医院	营利性	其他	企业	经济技术开发区景园南街2号	100176	352	221	300	105	55231	5778
96	北京大学国际医院	三级	未评	综合医院	非营利性	其他内资	事业单位	昌平区中关村生命科学园生命园路1号	102206	1767	1420	750	984	608096	34080
97	北京清华长庚医院	三级	未评	综合医院	非营利性	国有全资	卫生行政部门	昌平区立汤路168号	102218	1664	1302	900	790	502414	63900
98	北京北大医疗康复医院	三级	未评	康复医院	营利性	其他内资	企业	昌平区回龙观中关村生命科学园生命园路8号院7号楼	102206	423	349	300	300	2693	0
99	北京美尔目第二眼科医院	三级	未评	眼科医院	营利性	其他	其他社会组织	昌平区城北街道政府街西路23号	102299	0	0	0	0	0	0
100	北京京都儿童医院	三级	未评	儿童医院	营利性	股份有限（公司）	企业	昌平区回龙观东大街308号	102208	730	524	200	200	180714	43719
101	北京市平谷区医院	三级	未评	综合医院	非营利性	国有全资	卫生行政部门	平谷区新平北路59号	101200	1527	1309	960	873	1066557	169438
102	北京市第六医院	二级	甲等	综合医院	非营利性	国有全资	卫生行政部门	东城区交道口北二条31、36号，东城区东直门内大街184号	100007	1013	774	632	567	544700	33494
103	北京市普仁医院	二级	甲等	综合医院	非营利性	国有全资	卫生行政部门	东城区崇文门外大街100号	100062	940	772	400	397	595190	37837
104	北京市鼓楼中医医院	二级	甲等	中医（综合）医院	非营利性	国有全资	卫生行政部门	东城区豆腐池胡同13号，东城区和平里中街14—2号，东城区安乐林路10号	100009	362	313	201	147	632494	7952
105	北京市东城区第一人民医院	二级	甲等	中西医结合医院	非营利性	国有全资	卫生行政部门	东城区永外大街130号	100075	330	289	150	150	381597	57351
106	北京市东城区第一妇幼保健院	二级	甲等	妇幼保健院	非营利性	国有全资	卫生行政部门	东城区交道口南大街136号	100007	207	159	96	96	50169	0

续表

序号	机构名称	等级	等次	类型	性质	经济类型	设置/主办单位	地址	邮编	职工总数（人）	卫技人员（人）	编制床位（张）	实有床位（张）	门诊量（人次）	急诊量（人次）
107	北京市东城区第二妇幼保健院	二级	甲等	妇幼保健院	非营利性	国有全资	卫生行政部门	东城区法华南里25号楼	100061	135	106	60	30	111916	14756
108	北京市第二医院	二级	甲等	综合医院	非营利性	国有全资	卫生行政部门	西城区宣内大街油坊胡同36号	100031	424	362	286	234	176884	14104
109	北京市西城区平安医院	二级	甲等	精神病医院	非营利性	国有全资	卫生行政部门	西城区赵登禹路169号	100035	294	241	213	350	215235	2
110	北京市丰盛中医骨伤专科医院	二级	甲等	骨伤医院	非营利性	集体全资	卫生行政部门	西城区阜内大街306号	100033	264	204	100	100	547771	45316
111	北京市监狱管理局中心医院	二级	甲等	综合医院	非营利性	国有全资	其他行政部门	西城区右安门东街9号	100054	577	401	360	360	143914	4542
112	北京按摩医院	二级	甲等	按摩医院	非营利性	国有全资	其他行政部门	西城区宝产胡同7号	100035	327	248	56	44	979197	
113	北京市健宫医院	二级	甲等	综合医院	营利性	联营	其他社会组织	西城区儒福里6号	100054	832	679	457	393	800528	58359
114	北京市朝阳区中医医院	二级	甲等	中医（综合）医院	非营利性	国有全资	卫生行政部门	朝阳区工体南路6号	100020	337	281	220	213	265038	14226
115	北京市朝阳区妇幼保健院	二级	甲等	妇幼保健院	非营利性	国有全资	卫生行政部门	朝阳区潘家园华威里25号	100026	480	389	139	129	300210	3096
116	北京市老年病医院	二级	甲等	其他专科医院	非营利性	国有全资	其他行政部门	朝阳区华严北里小关西街甲2号	100029	240	178	349	349	58283	
117	北京首都国际机场医院	二级	甲等	综合医院	非营利性	国有全资	企业	朝阳区首都机场南路东里17号楼	100621	644	415	182	120	443221	40968
118	北京市中关村医院（中国科学院中关村医院）	二级	甲等	综合医院	非营利性	国有全资	卫生行政部门	海淀区中关村南路12号	100190	748	608	228	262	441016	11131
119	北京市社会福利医院	二级	甲等	综合医院	非营利性	国有全资	其他行政部门	海淀区清河三街52号	100085	158	129	150	100	133631	4792
120	北京水利医院	二级	甲等	综合医院	非营利性	国有全资	其他行政部门	海淀区玉渊潭南路19号	100036	589	501	300	293	168678	18770

续表

序号	机构名称	等级	等次	类型	性质	经济类型	设置/主办单位	地址	邮编	职工总数（人）	卫技人员（人）	编制床位（张）	实有床位（张）	门诊量（人次）	急诊量（人次）
121	北京市海淀区妇幼保健院（北京市海淀区海淀社区卫生服务中心）	二级	甲等	妇幼保健院	非营利性	国有全资	卫生行政部门	海淀区海淀南路33号，海淀区苏州街53号	100080	787	643	460	324	627724	17257
122	北京市化工职业病防治院（北京市职业病防治研究院）	二级	甲等	职业病防治院	非营利性	国有全资	企业	海淀区香山一棵松50号	100093	295	122	66	66	30341	34
123	北京华医中西医结合皮肤病医院	二级	甲等	中西医结合医院	营利性	其他内资	企业	海淀区西四环北路29号	100195	202	182	200	200	49965	0
124	北京丰台医院	二级	甲等	综合医院	非营利性	国有全资	卫生行政部门	丰台区丰台镇西安街1号，丰台区丰台南路99号	100071	1718	1446	1100	790	1122607	146165
125	中国航天科工集团七三一医院	二级	甲等	综合医院	非营利性	国有全资	事业单位	丰台区云岗镇岗南里3号	100074	1006	820	400	519	644418	108810
126	北京航天总医院	二级	甲等	综合医院	非营利性	国有全资	事业单位	丰台区万源北路7号	100076	1492	1241	500	893	977394	91366
127	北京市石景山医院	二级	甲等	综合医院	非营利性	国有全资	卫生行政部门	石景山区石景山路24号	100043	1629	1311	600	740	1269026	114191
128	清华大学玉泉医院	二级	甲等	综合医院	非营利性	国有全资	事业单位	石景山区石景山路5号	100049	773	633	500	384	257442	22592
129	北京市石景山区五里坨医院	二级	甲等	精神病医院	非营利性	国有全资	事业单位	石景山区石门路322号	100042	147	131	280	410	9291	0
130	北京市门头沟区医院	二级	甲等	综合医院	非营利性	国有全资	卫生行政部门	门头沟区河滩桥东街10号	102300	919	756	602	514	642758	58828
131	北京市门头沟区中医医院	二级	甲等	中医（综合）医院	非营利性	集体全资	卫生行政部门	门头沟区新桥南大街3号	102300	353	277	123	120	580454	13245
132	北京市门头沟区妇幼保健院	二级	甲等	妇幼保健院	非营利性	国有全资	卫生行政部门	门头沟区石龙北路10号	102300	254	190	95	43	179719	481
133	北京市房山区第一医院	二级	甲等	综合医院	非营利性	国有全资	卫生行政部门	房山区房窑路6号	102400	1851	1401	800	971	1251837	74466

续表

序号	机构名称	等级	等次	类型	性质	经济类型	设置/主办单位	地址	邮编	职工总数（人）	卫技人员（人）	编制床位（张）	实有床位（张）	门诊量（人次）	急诊量（人次）
134	北京市房山区妇幼保健院	二级	甲等	妇幼保健院	非营利性	国有全资	卫生行政部门	房山区良乡镇苏庄东街5号	102488	585	453	200	163	433094	59707
135	北京市房山区精神病医院	二级	甲等	精神病医院	非营利性	国有全资	卫生行政部门	房山区周口店大街28号	102405	393	271	180	530	25622	
136	北京同济东方中西医结合医院	二级	甲等	中西医结合医院	非营利性	其他	社会团体	房山区阎村镇大紫草坞村	102412	168	112	105	156	69307	938
137	北京市通州区中西医结合医院	二级	甲等	中西医结合医院	非营利性	国有全资	卫生行政部门	通州区车站路89号	101100	425	362	150	188	509693	12479
138	北京市通州区妇幼保健院	二级	甲等	妇幼保健院	非营利性	国有全资	卫生行政部门	通州区玉桥中路124号	101100	853	728	346	300	814841	146881
139	北京市顺义区妇幼保健院（北京儿童医院顺义妇儿医院）（北京市顺义区妇幼保健计划生育服务中心）	二级	甲等	妇幼保健院	非营利性	国有全资	卫生行政部门	顺义区顺康路1号	101300	607	568	300	294	922714	242183
140	北京市大兴区妇幼保健院	二级	甲等	妇幼保健院	非营利性	国有全资	卫生行政部门	大兴区黄村镇兴丰大街三段56号	102600	433	359	90	80	262481	42954
141	北京市大兴区精神病医院	二级	甲等	精神病医院	非营利性	国有全资	卫生行政部门	大兴区黄村镇	102600	574	383	760	760	33170	0
142	北京市仁和医院	二级	甲等	综合医院	非营利性	其他内资	企业	大兴区兴丰大街1号	102600	1749	1540	406	1316	1207192	159331
143	北京民康医院	二级	甲等	精神病医院	非营利性	国有全资	其他行政部门	昌平区沙河镇	102206	190	148	500	320	3484	
144	北京市昌平区天通苑中医医院	二级	甲等	其他中医专科医院	非营利性	其他	其他社会组织	昌平区天通苑东一区9号楼	102218	144	112	100	100	256032	38205
145	北京侯丽萍风湿病中医医院	二级	甲等	其他中医专科医院	营利性	股份合作	其他社会组织	昌平科技园区振兴路8号	102200	186	118	99	120	27651	0

续表

序号	机构名称	等级	等次	类型	性质	经济类型	设置/主办单位	地址	邮编	职工总数（人）	卫技人员（人）	编制床位（张）	实有床位（张）	门诊量（人次）	急诊量（人次）
146	北京怀柔医院	二级	甲等	综合医院	非营利性	国有全资	卫生行政部门	怀柔区永泰北街9号	101400	1109	996	651	651	1048519	137405
147	北京市怀柔区中医医院	二级	甲等	中医（综合）医院	非营利性	国有全资	卫生行政部门	怀柔区后横街1号	101400	699	584	220	240	669785	60602
148	北京市怀柔区妇幼保健院	二级	甲等	妇幼保健院	非营利性	国有全资	卫生行政部门	怀柔区迎宾北路38号	101400	263	233	80	80	273704	17631
149	北京康益德中西医结合肺科医院	二级	甲等	中西医结合医院	非营利性	股份合作	个人	怀柔区开放路50号	101400	263	186	160	280	119965	1659
150	北京市密云区医院	二级	甲等	综合医院	非营利性	国有全资	卫生行政部门	密云区阳光街383号院	101500	1088	1004	940	819	1189388	191015
151	北京市密云区中医医院	二级	甲等	中医（综合）医院	非营利性	国有全资	卫生行政部门	密云区新中街39号	101500	517	454	194	223	787394	80714
152	北京市密云区妇幼保健院	二级	甲等	妇幼保健院	非营利性	国有全资	卫生行政部门	密云区新南路56号	101500	329	288	100	100	277738	55686
153	北京市延庆区医院（北京大学第三医院延庆医院）	二级	甲等	综合医院	非营利性	国有全资	卫生行政部门	延庆区东顺城街28号	102100	1156	994	540	572	910979	79713
154	北京市延庆区妇幼保健院	二级	甲等	妇幼保健院	非营利性	国有全资	卫生行政部门	延庆区延庆镇庆园街8号	102100	155	124	40	40	100582	248
155	首钢矿山医院	二级	甲等	综合医院	非营利性	国有全资	其他行政部门	河北省迁安市杨店子镇滨河村		0	0	0	0	0	0
156	北京东苑中医医院	二级	乙等	中医（综合）医院	营利性	其他内资	个人	朝阳区朝来绿色家园广华居18号、19号	100102	95	80	80	80	42580	428
157	北京市石景山区中医医院	二级	乙等	中医（综合）医院	非营利性	国有全资	卫生行政部门	石景山区八角北路	100043	127	106	120	100	164647	0
158	北京市石景山区妇幼保健院	二级	乙等	妇幼保健院	非营利性	国有全资	卫生行政部门	石景山区依翠园5号	100040	108	89	85	0	60088	0
159	北京大卫中医医院	二级	乙等	中医（综合）医院	非营利性	其他	其他社会组织	昌平区沙河镇满井村	102206	66	53	110	110	24706	

续表

序号	机构名称	等级	等次	类型	性质	经济类型	设置/主办单位	地址	邮编	职工总数（人）	卫技人员（人）	编制床位（张）	实有床位（张）	门诊量（人次）	急诊量（人次）
160	北京市怀柔区第二医院（北京市怀柔区汤河口镇社区卫生服务中心）	二级	乙等	综合医院	非营利性	国有全资	卫生行政部门	怀柔区汤河口镇汤河口村5号	101411	78	64	100	20	50657	815
161	北京市东城区精神卫生保健院	二级	合格	精神病医院	非营利性	国有全资	卫生行政部门	东城区东直门外察慈小区7号楼	100027	139	120	129	129	16016	0
162	北京同仁堂中医医院	二级	合格	中医（综合）医院	营利性	其他	企业	东城区西打磨厂街46号	100051	300	200	100	100	721904	0
163	北京市西城区展览路医院	二级	合格	综合医院	非营利性	集体全资	卫生行政部门	西城区西直门外桃柳园西巷16号	100044	313	244	185	145	281316	3096
164	北京市西城区妇幼保健院、北京市西城区妇幼保健计划生育服务中心	二级	合格	妇幼保健院	非营利性	国有全资	卫生行政部门	西城区平原里小区19号楼，西城区平原里小区21号楼	100054	170	150	40	28	115470	0
165	北京市上地医院	二级	合格	综合医院	非营利性	国有全资	其他行政部门	海淀区海淀乡树村西街甲6号，海淀区东北旺南路甲29号	100084	324	255	158	173	186565	15717
166	北京大学医院	二级	合格	综合医院	非营利性	国有全资	事业单位	海淀区颐和园路5号	100871	377	340	101	101	444788	28451
167	北京市丰台区南苑医院	二级	合格	综合医院	非营利性	国有全资	卫生行政部门	丰台区南苑镇公所胡同3号	100076	594	495	450	394	425871	45605
168	北京市丰台区铁营医院	二级	合格	综合医院	非营利性	国有全资	卫生行政部门	丰台区永外横七条1号	100079	389	342	211	201	320950	33381
169	北京市丰台区妇幼保健计划生育服务中心	二级	合格	妇幼保健院	非营利性	国有全资	卫生行政部门	丰台区开阳里三区1号，丰台区丰台镇东幸福街2号，丰台区风格与林苑甲37号楼	100067	417	346	243	66	301150	29020
170	北京丰台右安门医院	二级	合格	综合医院	非营利性	集体全资	社会团体	丰台区右安门外大街199号	100069	1072	851	600	853	113380	25147
171	北京长峰医院	二级	合格	综合医院	营利性	私有	社会团体	丰台区靛厂新村291号	100039	302	224	150	150	31706	

续表

序号	机构名称	等级	等次	类型	性质	经济类型	设置/主办单位	地址	邮编	职工总数（人）	卫技人员（人）	编制床位（张）	实有床位（张）	门诊量（人次）	急诊量（人次）
172	北京国济中医医院	二级	合格	中医（综合）医院	非营利性	私有	社会团体	丰台区莲花池东路132号	100055	192	126	158	158	23930	0
173	北京市红十字会和平骨科医院	二级	合格	骨科医院	非营利性	私有	社会团体	丰台区丰台路口东里198号	100161	150	136	105	105	37365	760
174	北京汇安中西医结合医院	二级	合格	中西医结合医院	非营利性	其他内资	企业	丰台区马家堡西路26号院1号楼	100068	83	59	120	120	5116	0
175	北京市门头沟区龙泉医院	二级	合格	精神病医院	非营利性	国有全资	卫生行政部门	门头沟区门头沟路42号	102300	130	100	180	210	20481	98
176	中国核工业北京四〇一医院	二级	合格	综合医院	非营利性	国有全资	事业单位	房山区新镇	102413	408	354	164	160	245634	38848
177	北京安琪妇产医院	二级	合格	妇产（科）医院	营利性	其他	其他社会组织	通州区云景南大街104号	101101	108	80	50	50	16481	0
178	北京市昌平区南口医院	二级	合格	综合医院	非营利性	国有全资	卫生行政部门	昌平区南口镇南辛路2号	102202	431	353	249	249	222360	14538
179	北京市昌平区沙河医院	二级	合格	综合医院	非营利性	国有全资	卫生行政部门	昌平区巩华镇扶京街22号	102206	265	212	150	150	132782	24335
180	北京市昌平区妇幼保健院	二级	合格	妇幼保健院	非营利性	国有全资	卫生行政部门	昌平区北环路1号	102200	427	324	172	134	436923	24301
181	北京市昌平区精神卫生保健院	二级	合格	精神病医院	非营利性	国有全资	卫生行政部门	昌平区南口镇东大街22号	102202	179	140	299	450	13078	0
182	北京同善堂中医医院	二级	合格	中医（综合）医院	营利性	股份合作	其他社会组织	昌平区十三陵镇锥石口村北	100021	150	75	90	90	266	0
183	北京皇城股骨头坏死专科医院	二级	合格	其他中医专科医院	非营利性	股份合作	其他社会组织	昌平区西关路27号	102200	107	87	100	100	4825	0
184	北京欢乐银河口腔医院	二级	合格	口腔医院	营利性	其他	其他社会组织	昌平区回南路9号院41号楼	102208	36	35	15	4	6891	
185	北京市平谷区妇幼保健院	二级	合格	妇幼保健院	非营利性	国有全资	卫生行政部门	平谷区南岔子街49号	101200	377	312	110	110	280992	29441

续表

序号	机构名称	等级	等次	类型	性质	经济类型	设置/主办单位	地址	邮编	职工总数（人）	卫技人员（人）	编制床位（张）	实有床位（张）	门诊量（人次）	急诊量（人次）
186	北京市平谷区精神病医院	二级	合格	精神病医院	非营利性	国有全资	卫生行政部门	平谷区韩庄镇滑子村南	101201	52	46	200	100	16847	0
187	北京市平谷区京东口腔医院	二级	合格	口腔医院	非营利性	私有	企业	平谷区林荫南街9号	101200	20	18	0	15	8954	0
188	北京市怀柔安佳医院	二级	合格	精神病医院	非营利性	国有全资	卫生行政部门	怀柔区怀柔北火车站一区23号	101408	159	137	231	180	10983	970
189	北京京北健永口腔医院	二级	合格	口腔医院	营利性	其他	个人	怀柔区迎宾北路18号	101400	41	34	15	15	18000	1236
190	北京中医医院延庆医院（北京市延庆区中医医院）	二级	合格	中医（综合）医院	非营利性	国有全资	卫生行政部门	延庆区新城街11号	102100	353	292	100	120	476619	11823
191	北京市延庆区精神病医院	二级	合格	精神病医院	非营利性	国有全资	卫生行政部门	延庆区张山营镇	102115	31	31	240	96	9105	101
192	北京市监狱管理局清河分局医院	二级	合格	综合医院	非营利性	国有全资	其他行政部门	天津市京山线茶淀站清河农场五科西街	300481	240	198	105	105	77048	3708
193	北京市崇文区中医医院	二级	未评	中医（综合）医院	非营利性	国有全资	卫生行政部门	东城区西兴隆街1号，东城区西园子三巷24号	100061	0	0	0	0	0	0
194	北京拜博拜尔口腔医院	二级	未评	口腔医院	营利性	其他	企业	东城区祈年大街18号院4号楼，5号楼	100062	82	77	15	15	2600	2420
195	北京恒和中西医结合医院	二级	未评	中西医结合医院	营利性	私有	个人	东城区西总布胡同46号	100005	249	145	228	101	8730	0
196	北京瑞安康复医院	二级	未评	康复医院	营利性	私有	其他社会组织	西城区鸭子桥路35号4号楼	100032	189	143	100	59	1653	0
197	北京新世纪儿童医院	二级	未评	儿童医院	营利性	其他内资	企业	西城区南礼士路56号	100045	414	260	105	94	88653	14261
198	北京家圆医院	二级	未评	综合医院	营利性	股份合作	个人	西城区富国街2号	100034	178	144	105	101	50141	0
199	北京长安中西医结合医院	二级	未评	中西医结合医院	营利性	股份合作	个人	西城区枣林前街19号	100053	55	41	100	80	9784	0

续表

序号	机构名称	等级	等次	类型	性质	经济类型	设置/主办单位	地址	邮编	职工总数（人）	卫技人员（人）	编制床位（张）	实有床位（张）	门诊量（人次）	急诊量（人次）
200	北京瑞城口腔医院	二级	未评	口腔医院	营利性	私有	个人	西城区西单北大街109号	100032	65	57	15	15	14008	2503
201	北京市朝阳区双桥医院	二级	未评	综合医院	非营利性	国有全资	卫生行政部门	朝阳区双桥东路	100121	370	319	236	204	517465	49475
202	北京市朝阳区第三医院	二级	未评	精神病医院	非营利性	国有全资	卫生行政部门	朝阳区双桥南路甲8号，朝阳区延静西里12号楼，朝阳区金盏乡金盏大街2号	100024	276	216	360	410	33489	0
203	中国藏学研究中心北京藏医院	二级	未评	藏医院	非营利性	国有全资	事业单位	朝阳区小关北里218号	100029	233	174	100	88	86141	0
204	北京嫣然天使儿童医院	二级	未评	儿童医院	非营利性	其他内资	社会团体	朝阳区望京东园519号楼	100102	176	133	40	40	56910	0
205	北京五洲妇儿医院	二级	未评	妇产（科）医院	营利性	其他内资	其他社会组织	朝阳区西大望路24号	100022	411	248	80	80	93537	647
206	北京和睦家医院	二级	未评	综合医院	营利性	中外合作	企业	朝阳区将台路2号	100016	1133	553	120	91	183578	16545
207	北京市朝阳区三环肿瘤医院	二级	未评	肿瘤医院	非营利性	股份合作	企业	朝阳区十里河352号	100122	506	423	0	0	25337	0
208	北京优联耳鼻喉医院	二级	未评	耳鼻喉科医院	营利性	其他内资	企业	朝阳区东四环南路53号院7号楼	100122	96	78	50	29	5761	0
209	北京俪婴妇产医院	二级	未评	妇产（科）医院	营利性	其他内资	企业	朝阳区朝阳北路雅成一里16号楼	100025	126	61	50	50	13471	0
210	北京亚运村美中宜和妇儿医院	二级	未评	妇产（科）医院	营利性	其他内资	企业	朝阳区安慧北里逸园5号楼	100101	325	177	50	42	83140	1882
211	北京麦瑞骨科医院	二级	未评	骨科医院	营利性	其他内资	企业	朝阳区北苑路1号	100012	248	125	150	150	26103	1159
212	北京光熙康复医院	二级	未评	康复医院	营利性	其他内资	企业	朝阳区光熙门北里22号北楼	100028	25	15	100	100	0	0

续表

序号	机构名称	等级	等次	类型	性质	经济类型	设置/主办单位	地址	邮编	职工总数（人）	卫技人员（人）	编制床位（张）	实有床位（张）	门诊量（人次）	急诊量（人次）
213	北京和睦家康复医院	二级	未评	康复医院	营利性	中外合作	企业	朝阳区姚家园北二路1号	100016	143	78	101	101	1512	
214	北京朝阳急诊抢救中心	二级	未评	综合医院	非营利	其他内资	个人	朝阳区周庄嘉园东里27号	100122	854	738	612	612	36156	30555
215	北京市朝阳区桓兴肿瘤医院	二级	未评	肿瘤医院	非营利	其他内资	个人	朝阳区十八里店吕家营南里甲1号	100122	584	504	500	100	14245	0
216	北京年轮中医骨科医院	二级	未评	骨伤医院	营利性	其他内资	个人	朝阳区八里庄北里87–89号	100025	120	59	110	110	4445	4764
217	北京瑞程医院管理有限公司瑞泰口腔医院	二级	未评	口腔医院	营利性	其他内资	个人	朝阳区天居园1号楼	100107	165	93	15	15	94818	0
218	北京和美妇儿医院	二级	未评	妇产（科）医院	营利性	其他内资	个人	朝阳区安外小关北里甲2号	100029	419	254	72	57	68937	4476
219	北京美中宜和妇儿医院	二级	未评	妇产（科）医院	营利性	其他内资	个人	朝阳区芳园西路9号，朝阳区四得公园将台西路9–9号	100016	415	273	99	99	121408	3735
220	北京玛丽妇婴医院	二级	未评	妇产（科）医院	营利性	其他内资	个人	朝阳区和平里北街5号	100013	245	123	80	40	45552	
221	北京弘和妇产医院	二级	未评	妇产（科）医院	营利性	其他内资	个人	朝阳区红松路2号院1号楼	100018	96	60	53	53	7414	0
222	北京新世纪妇儿医院	二级	未评	妇产（科）医院	营利性	其他内资	个人	朝阳区望京北路51号院第2、5号楼	100102	322	233	102	66	75713	6733
223	北京精诚博爱康复医院	二级	未评	康复医院	营利性	其他内资	个人	朝阳区崔各庄乡南皋路188号	100015	232	104	120	110	6730	
224	北京百子湾和美妇儿医院	二级	未评	其他专科医院	营利性	其他内资	个人	朝阳区百子湾南二路18号	100022	140	102	60	47	25425	465
225	北京凤凰妇儿医院	二级	未评	其他专科医院	营利性	其他内资	个人	朝阳区将台西路18号	100016	128	88	50	50	16186	0
226	北京四惠中医医院	二级	未评	其他中医专科医院	营利性	私有	个人	朝阳区高碑店乡半壁店村惠河南街1092号	100023	119	72	100	100	19356	

续表

序号	机构名称	等级	等次	类型	性质	经济类型	设置/主办单位	地址	邮编	职工总数（人）	卫技人员（人）	编制床位（张）	实有床位（张）	门诊量（人次）	急诊量（人次）
227	北京市羊坊店医院	二级	未评	综合医院	非营利性	国有全资	卫生行政部门	海淀区羊坊店双贝子坟路1号	100038	192	161	103	0	72407	0
228	北京四季青医院（北京市海淀区四季青镇社区卫生服务中心）	二级	未评	综合医院	非营利性	集体全资	卫生行政部门	海淀区远大路32号	100097	754	541	250	204	889161	66729
229	北京市海淀区精神卫生防治院	二级	未评	其他专科疾病防治院	非营利性	国有全资	卫生行政部门	海淀区苏家坨镇	100194	158	115	350	240	30107	
230	清华大学医院	二级	未评	综合医院	非营利性	国有全资	事业单位	海淀区双清路30号清华大学校内	100084	216	194	130	102	438517	36178
231	北京市海淀区同步中医骨科医院	二级	未评	骨伤医院	非营利性	其他内资	企业	海淀区五孔桥田村路8号	100143	56	40	99	99	5992	0
232	北京万柳美中宜和妇儿医院	二级	未评	其他专科医院	营利性	其他内资	企业	海淀区万柳中路7号	100089	272	164	60	26	67458	1547
233	北京太和妇产医院	二级	未评	妇产（科）医院	营利性	股份合作	企业	海淀区闵庄路3号玉泉慧谷9-1号楼	100195	222	108	104	40	14061	832
234	北京宝岛妇产医院	二级	未评	妇产（科）医院	营利性	其他	企业	海淀区新街口外大街1号	100088	365	198	29	29	63205	561
235	北京圣宝妇产医院	二级	未评	妇产（科）医院	营利性	其他	企业	海淀区昌平路南段36号2号楼	100192	131	87	99	99	4953	9
236	北京德尔康尼骨科医院	二级	未评	骨科医院	营利性	私有	企业	海淀区阜石路甲19号（西南区）	100143	222	164	170	145	47237	3114
237	北京优颐口腔医院	二级	未评	口腔医院	营利性	股份合作	个人	海淀区翠微北里11号楼1号	100036	53	42	15	15	14394	0
238	北京海婴妇产医院	二级	未评	妇产（科）医院	营利性	私有	个人	海淀区海淀南路36号	100080	108	78	50	50	6527	205
239	北京博仁医院	二级	未评	综合医院	营利性	其他内资	企业	丰台区郑王坟南6号	100070	291	129	170	140	9671	554

续表

序号	机构名称	等级	等次	类型	性质	经济类型	设置/主办单位	地址	邮编	职工总数（人）	卫技人员（人）	编制床位（张）	实有床位（张）	门诊量（人次）	急诊量（人次）
240	北京维尔丰台口腔医院	二级	未评	口腔医院	营利性	其他内资	企业	丰台区政馨园三区5、6号楼	100079	14	12	15	15	900	0
241	北京新里程肿瘤医院	二级	未评	肿瘤医院	营利性	中外合资	企业	丰台区万丰路69号	100061	153	101	101	66	6041	0
242	北京市丰台区老年人协会莲花池康复医院	二级	未评	康复医院	非营利性	其他内资	个人	丰台区莲宝路2号院	100161	115	95	110	96	14324	0
243	北京劲松口腔医院	二级	未评	口腔医院	营利性	其他内资	个人	丰台区方庄路5号楼	100078	38	32	15	15	3220	0
244	北京英智京西康复医院	二级	未评	康复医院	营利性	其他	企业	石景山区杨庄北区29号	100043	107	56	100	100	4294	0
245	首都医科大学附属北京友谊医院新华医院（北京市通州区新华社区卫生服务中心、北京市通州区新华医院）	二级	未评	综合医院	非营利性	国有全资	卫生行政部门	通州区永顺地区苏坨新村南侧	101100	1122	1036	800	80	480279	23654
246	北京市通州区老年病医院	二级	未评	护理院	非营利性	国有全资	卫生行政部门	通州区永顺东街152号	101100	0	0	0	0	0	0
247	北京安娜贝儿妇产医院	二级	未评	妇产（科）医院	营利性	其他	其他社会组织	通州区工业开发区光华路15号	101113	84	60	50	19	8941	0
248	北京先和妇产医院	二级	未评	妇产（科）医院	营利性	私有	个人	通州区九棵树中路998号	101100	61	58	50	50	1954	0
249	北京德泽口腔医院	二级	未评	口腔医院	营利性	私有	个人	通州区通胡大街15号院7号楼	101100	28	21	15	15	5808	0
250	北京靓美口腔医院	二级	未评	口腔医院	营利性	私有	个人	通州区怡乐中路299号院1号楼	101100	44	37	15	15	1021	0
251	北京市顺义区空港医院（北京市顺义区后沙峪镇社区卫生服务中心）	二级	未评	综合医院	非营利性	集体全资	卫生行政部门	顺义区后沙峪地区双裕街49号	101318	434	353	205	168	362757	25819

续表

序号	机构名称	等级	等次	类型	性质	经济类型	设置/主办单位	地址	邮编	职工总数（人）	卫技人员（人）	编制床位（张）	实有床位（张）	门诊量（人次）	急诊量（人次）
252	北京市顺义区精神病医院（北京市顺义区精神卫生防治所）	二级	未评	精神病医院	非营利性	国有全资	其他行政部门	顺义区顺平路杨镇	101309	199	86	200	200	11773	0
253	北京欢乐顺意口腔医院	二级	未评	口腔医院	营利性	私有	个人	顺义区仁和镇裕龙花园三区27号楼	101300	0	0	0	0	0	0
254	国家康复辅具研究中心附属康复医院	二级	未评	康复医院	非营利性	国有全资	卫生行政部门	经济技术开发区荣华中路1号	100076	226	192	150	281	46982	0
255	北京市大兴区老年病院	二级	未评	其他专科医院	非营利性	国有全资	卫生行政部门	大兴区礼贤镇大辛庄	102600	0	0	0	0	0	0
256	北京南郊肿瘤医院	二级	未评	肿瘤医院	营利性	私有	企业	大兴区西红门镇育才路2号	100076	382	284	300	235	16969	0
257	北京大兴兴业口腔医院	二级	未评	口腔医院	非营利性	其他内资	个人	大兴区枣园北里10号	102600	134	107	15	15	89726	466
258	北京普祥中医肿瘤医院	二级	未评	其他中医专科医院	营利性	其他	个人	大兴区亦庄镇成寿寺路2号	100176	128	80	200	200	32533	0
259	北京龙山中医医院	二级	未评	中医（综合）医院	营利性	股份合作	其他社会组织	昌平区城南街道白浮泉路19号	102200	77	65	80	80	9381	0
260	北京泰康燕园康复医院	二级	未评	康复医院	营利性	其他	企业	昌平区南邵镇景荣街2号	102200	152	104	100	73	6842	117
261	北京保法肿瘤医院	二级	未评	肿瘤医院	非营利性	其他	个人	昌平区沙河王庄工业园东50米	102206	52	31	100	90	391	
262	北京市平谷岳协医院	二级	未评	综合医院	非营利性	集体全资	社会团体	平谷区府前西街13号	101200	243	175	200	200	85584	4165

2017年度北京地区获国家科技进步奖项目一览表（医药卫生）

获奖等级	项目名称	完成单位	主要完成人
二等奖	配子胚胎发育研究与生育力改善新方法的应用	北京大学第三医院、北京大学	乔 杰 汤富酬 闫丽盈 李 蓉 于 洋 严 杰 赵 越 廉 颖 刘 平 李 敏
	单倍型相合造血干细胞移植的关键技术建立及推广应用	北京大学人民医院、南方医科大学南方医院	黄晓军 王 昱 刘启发 张晓辉 常英军 赵翔宇 许兰平 刘开彦 闫晨华 莫晓冬
	中药大品种三七综合开发的关键技术创建与产业化应用	中国医学科学院药用植物研究所、吉林省中医药科学院、中国科学院昆明植物研究所、天津中医药大学、文山苗乡三七股份有限公司、昆明圣火药业（集团）有限公司、昆药集团股份有限公司	孙晓波 孙桂波 徐惠波 杨崇仁 张颖君 王 涛 董方言 陈中坚 兰 锋 余育启
	寰枢椎脱位中西医结合治疗技术体系的创建与临床应用	中日友好医院、河南省洛阳正骨医院（河南省骨科医院）、中南大学湘雅二医院、山东省文登整骨医院、上海市第一人民医院、南华大学附属第一医院、西南医科大学附属医院	谭明生 移 平 郝庆英 杨 峰 王文军 吕国华 田纪伟 谭远超 周英杰 王 清
	神经根型颈椎病中医综合方案与手法评价系统	中国中医科学院望京医院、天津中医药大学第一附属医院、中国康复研究中心、广东省中医院、国家电网公司北京电力医院、上海中医药大学附属岳阳中西医结合医院、北京理工大学	朱立国 冯敏山 于 杰 魏 戌 王 平 李金学 高景华 黄远灿 孙树椿 杨克新
	艾滋病诊断、治疗和预防产品的评价关键技术建立与推广应用	中国食品药品检定研究院、中国科学院昆明动物研究所	王佑春 郑永唐 黄维金 杨柳萌 许四宏 王睿睿 聂建辉 刘 强 罗荣华 宋爱京
	脑胶质瘤诊疗关键技术创新与推广应用	北京天坛医院、江苏省人民医院、广州军区广州总医院、天津医科大学总医院、北京市神经外科研究所、北京世纪坛医院	江 涛 尤永平 王伟民 康春生 张 伟 邱晓光 李文斌 李桂林 李少武 游 赣
	胃癌综合防治体系关键技术的创建及其应用	北京肿瘤医院、解放军总医院、天津医科大学肿瘤医院、北京大学人民医院	季加孚 游伟程 陈 凛 沈 琳 梁 寒 吕有勇 潘凯枫 寿成超 邓大君 柯 杨

2017年度北京市科学技术奖获奖项目一览表（医药卫生）

获奖等级	获奖编号	项目名称	完成单位	主要完成人
一等奖	2017医-1-001	新发自然疫源性疾病的监测与溯源研究	解放军军事医学科学院微生物流行病研究所、黑龙江省牡丹江林业中心医院、衢州市疾病预防控制中心、浙江省疾病预防控制中心	曹务春 江佳富 贾 娜 郑元春 方立群 马麦卷 黎 浩 方春福 陈恩富 孙 毅 江瑞若 马 兰 刘 玮 刘 昆 占炳东
	2017医-1-002	难治性创面的精准修复新技术集成及社会防治应用推广	解放军总医院第一附属医院、北京化工大学、同济大学、武汉维斯第医用科技股份有限公司、山东威高新生医疗器械有限公司	申传安 徐福建 郝岱峰 王启刚 孙天骏 李 杨 宋九宏 吕汝举 李东杰 冯 光 王淑君 尚玉茹 李大伟 马 丽 褚万立
	2017中-1-001	中药生产过程控制可靠性工程理论与关键技术应用	北京中医药大学、北京同仁堂股份有限公司、北京康仁堂药业有限公司	乔延江 吴 玢 解素花 史新元 付 静 顾海鸥 吴志生 张志强 徐 冰 杜 菁 马 群 林兆洲 卢建秋 詹雪艳 张加余
二等奖	2017医-2-001	人类干细胞衰老的分子基础研究	中国科学院生物物理研究所	刘光慧 汤富酬 曲 静 张维绮 李静宜 任若通
	2017医-2-002	以神经软体征为核心的精神分裂症内表型研究	中国科学院心理研究所、北京大学第六医院、北京安定医院、北京回龙观医院	陈楚侨 王 亚 徐 婷 赵 晴 李 直 黄 佳 张复炽 于 欣 王传跃 谭淑平
	2017医-2-003	人脑皮层高精度连接组研究与应用	中国科学院心理研究所、山西医科大学	左西年 杨 志 徐 勇 姜黎黎 李会杰 徐 婷 傅小兰 刘 勋 魏高峡 赵 科
	2017医-2-004	儿童脑发育障碍及相关疾病的临床、遗传与发病机制研究	北京大学第一医院	姜玉武 王静敏 吴 晔 顾 强 季涛云 谢 涵 高 凯
	2017医-2-005	慢性鼻窦炎免疫机制和诊疗技术的研究与应用	北京同仁医院、北京市耳鼻咽喉科研究所	张 罗 韩德民 王向东 王成硕 娄鸿飞 王 敏 矫 健 郑 铭 蓝 凤 张 媛
	2017医-2-006	新型非滤过泡依赖性青光眼手术的建立与应用	北京同仁医院	王宁利 王怀洲 李 猛 陈伟伟 牟大鹏 石 砚 杨迪亚 马 楠 孟昭君 张熙芳
	2017医-2-007	遏制细菌耐药临床实验室综合应对体系建立与应用	北京协和医院、北京浩辰星月科技有限公司	徐英春 杨启文 肖 盟 陈民钧 张小江 张 辉 程敬伟 刘亚丽 王 瑶 范 欣
	2017医-2-008	滋养细胞肿瘤综合诊治技术的研究与推广应用	北京协和医院	向 阳 万希润 冯凤芝 杨隽钧 赵 峻 任 彤 蒋 芳 计鸣良 李 洁 王晓雨
	2017中-2-001	基于阿尔茨海默病的中药新药临床试验关键技术及其应用	北京中医药大学、解放军军事科学院军事医学研究院、解放军总医院、北京医院、中国中药协会	田金洲 时 晶 吴圣贤 胡良平 解恒革 秦 斌 王桂华 刘建平 倪敬年 魏明清

续表

获奖等级	获奖编号	项目名称	完成单位	主要完成人
二等奖	2017中-2-002	“肝主疏泄”的科学内涵及临床基础研究	北京中医药大学、北京师范大学、广州中医药大学	王　伟　王庆国　王天芳　赵　燕　徐志伟　周仁来　李成卫　薛晓琳　赵慧辉　敖海清
	2017药-2-001	多指标呼吸道病原菌微流控芯片检测系统的研发及应用	清华大学、北京大学人民医院、博奥生物集团有限公司、北京博奥晶典生物技术有限公司	邢婉丽　程　京　王　磊　高占成　黄国亮　王　璨　王国青　荆高山　项光新　胥　慧
	2017药-2-002	一种新型流脑-流感嗜血杆菌联合疫苗的开发及应用	北京智飞绿竹生物制药有限公司、北京绿竹生物技术股份有限公司	蒋仁生　孔　健　杜　琳　蒋先敏　刘　刚　张琰平　蒋凌峰　黄　颖　郑　佳　康鸿宇
三等奖	2017医-3-001	新型多重PCR检测技术平台的建立及其应用	中国疾病预防控制中心病毒病预防控制所、北京卓诚惠生生物科技有限公司、陕西省疾病预防控制中心、湖南省疾病预防控制中心、甘肃省疾病预防控制中心	马学军　王　佶　毛乃颖　申辛欣　张　益　王　雷
	2017医-3-002	预防艾滋病、梅毒和乙肝母婴传播关键技术与整合策略研究	中国疾病预防控制中心妇幼保健中心、中国疾病预防控制中心性病艾滋病预防控制中心、中国医学科学院皮肤病研究所、北京妇幼保健院、云南省妇幼保健院、北京佑安医院	王爱玲　金　曦　张　彤　王临虹　王潇滟　姚　均
	2017医-3-003	北京市人感染禽流感监测体系的建立与应用研究	北京市疾病预防控制中心	王全意　杨　鹏　潘　阳　庞星火　石伟先　孙　瑛
	2017医-3-004	脊柱退行性疾病智能防控系统构建	北京积水潭医院	田　伟　刘　波　刘亚军　孙宇庆　何　达　吕艳伟
	2017医-3-005	子宫内膜异位症中雌激素合成通路调控机制的研究	北京大学第一医院	薛　晴　周应芳　曾　诚　彭　超　尹　玲　肖　豫
	2017医-3-006	口腔硬组织的生物再生及其关键调控机制研究	北京大学口腔医学院	周永胜　刘　燕　刘云松　周彦恒　谢秋菲　姜　婷
	2017医-3-007	复杂性肛瘘微创手术治疗的基础和临床应用研究	北京朝阳医院	王振军　韩加刚　郑　毅　崔金杰　赵宝成　易秉强
	2017医-3-008	自身免疫肝病自身抗原抗体研究及其临床应用	北京佑安医院	闫惠平　刘燕敏　赵　艳　廖慧钰　李　宁　黄春洋
	2017医-3-009	噬血细胞综合征快速诊断体系和挽救治疗技术的建立及推广应用	北京友谊医院、北京佑安医院	王　昭　陈德喜　王旖旎　张　嘉　王晶石　吴　林
	2017医-3-010	提高肝移植救治肝衰竭疗效的关键技术集成创新	北京佑安医院、解放军总医院、北京大学	卢实春　邓宏魁　陈　煜　段钟平　段斌炜　李　宁

续表

获奖等级	获奖编号	项目名称	完成单位	主要完成人
三等奖	2017医-3-011	适合中国女性的乳腺癌筛查、早诊体系的建立及应用	北京协和医院	孙　强　周易冬　沈松杰　徐雅莉　茅　枫　林　燕
	2017医-3-012	早期乳腺癌综合治疗关键技术的建立、规范化及推广	中国医学科学院肿瘤医院	王　翔　张保宁　张　频　冯勤付　王　昕　应建明
	2017医-3-013	规范化缺血性脑卒中二级预防体系的建立和推广应用	北京协和医院	崔丽英　彭　斌　朱以诚　倪　俊　周立新　姚　明
	2017医-3-014	自身抗体临床推广普及应用、检测质量保证及转化医学研究	北京协和医院	李永哲　张奉春　张蜀澜　胡朝军　李　萍　邓垂文
	2017医-3-015	乳腺癌切除后乳房缺损的微创化与精细化修复	中国医学科学院整形外科医院	栾　杰　穆大力　刘春军　辛敏强　付　苏　徐伯扬
	2017医-3-016	肥厚型梗阻性心肌病外科治疗关键技术体系的构建与临床应用	中国医学科学院阜外医院	王水云　宋云虎　胡盛寿　于钦军　崔　颢　陈海波
	2017中-3-001	滋肾活血法治疗病态窦房结综合征传承创新与基础研究	中国中医科学院广安门医院	刘如秀　刘志明　汪艳丽　刘金凤　李　敏　王彦云
	2017中-3-002	解郁活血抑制子宫内膜异位症复发的临床与机理研究	中国中医科学院广安门医院、北京友谊医院、北京医院、天津中医药大学第二附属医院、中国中医科学院望京医院、复兴医院	赵瑞华　孙伟伟　杨艳环　郝增平　孟庆伟　宋殿荣
	2017中-3-003	贺氏火针疗法及临床应用研究	北京中医医院	贺普仁　李　彬　刘慧林　王桂玲　王麟鹏　程海英
	2017中-3-004	青石止痒软膏治疗神经性皮炎、湿疹的临床应用研究	北京中医药大学东方医院、北京中医药大学东直门医院、中日友好医院、平谷区中医医院	李元文　张丰川　蔡玲玲　孙占学　杨碧莲　邓　颖
	2017药-3-001	钴基合金可降解涂层支架技术的研究与推广	乐普（北京）医疗器械股份有限公司	蒲忠杰　赵丽晓　张正才　杨　明　李　畅　方　元
	2017药-3-002	外科生物补片的产业化	北京佰仁医疗科技有限公司	金　磊
	2017药-3-003	高风险抗生素品种质量提升与风险防控体系的建立与应用	北京市药品检验所	李文东　杨文良　戴　红　王俊秋　车宝泉　李　珉
	2017药-3-004	2200种微生物蛋白谱数据库及飞行时间质谱鉴定系统研发及产业化	北京毅新博创生物科技有限公司、解放军军事科学院军事医学研究院、北京协和医院、中国科学院电工研究所、北京大学口腔医学院、解放军总医院	马庆伟　李爱玲　何　昆　肖　盟　王成彬　陈　峰

2017年度北京地区获中华医学科技奖项目一览表

获奖等级	获奖编号	项目名称	完成单位	主要完成人
一等奖	201701010	促进周围神经再生与修复的创新性技术及其应用	北京大学人民医院、中国纺织科学研究院	姜保国 张培训 张殿英 殷晓峰 寇玉辉 韩 娜 王天兵 党 育 薛 峰 付中国 孙玉山 徐海林 王艳华
二等奖	201702013	抗癌基因PTEN在维持基因组稳定性中的作用及其机理研究	北京大学	尹玉新 梁 会 王光熙 冯嘉汶 何世明 李 扬 孙 卓 陈铸鸿 朱明璐 张 重
	201702014	儿童脑发育障碍及相关疾病的临床、遗传与发病机制研究	北京大学第一医院	姜玉武 王静敏 吴 晔 张月华 顾 强 季涛云 谢 涵 杨小玲 高 凯
	201702057	解毒凉血健脾法提高慢加急性肝衰竭疗效的创新技术建立及推广应用	北京地坛医院	王宪波 王融冰 曾 辉 李 昂 江宇泳 杨志云 高方媛 刘慧敏 朱鏐娈 王晓静
	201702252	遗传性耳聋基因诊断芯片系统的研制及其应用	清华大学、中国人民解放军总医院、博奥生物集团有限公司、北京博奥晶典生物技术有限公司、安庆师范大学	张冠斌 戴 朴 项光新 程 京 邢婉丽 王国建 高华方 李彩霞 蒋 迪 黄国亮
	201702291	烟草暴露的健康危害、致病机理及戒烟干预研究	解放军总医院、香港大学	何 耀 林大庆 姜 斌 何世贤 黄久仪 吴 蕾 杨姗姗 刘 淼 姜 勇 封 康
三等奖	201703002	滋养细胞肿瘤综合诊治技术的进一步发展与推广	北京协和医院	向 阳 万希润 冯凤芝 杨隽钧 赵 峻 任 彤 蒋 芳 计鸣良
	201703011	甲胎蛋白作为信号分子在肝癌发生发展中的作用	北京大学、海南医学院	李 刚 李孟森 王珊珊 李超英 张 超 朱明月 李 慧 蒋 卫
	201703015	泌尿外科微创技术的改良、创新及推广	北京大学第一医院	周利群 李学松 张 骞 王 刚 何志嵩 张晓春 龚 侃 宋 毅
	201703022	自身抗体临床推广普及应用、检测质量保证及转化医学研究	北京协和医院	李永哲 张奉春 张蜀澜 胡朝军 李 萍 袁 慧 陈 思 张 洋
	201703023	适合中国国情的标准化产前超声筛查与诊断体系的建立和推广应用	北京协和医院	姜玉新 孟 华 欧阳云淑 徐钟慧 张一休 鲁 嘉 杨 萌 杨 筱
	201703025	建立适合中国女性的乳腺癌筛查、早诊、早治体系	北京协和医院	孙 强 周易冬 徐雅莉 沈松杰 林 燕 姜玉新 朱庆莉 蔡 丰
	201703026	遏制细菌耐药临床实验室综合应对体系建立与应用	北京协和医院、山东鑫科生物科技股份有限公司、北京浩辰星月科技有限公司	徐英春 杨启文 肖 盟 张小江 张 辉 程敬伟 刘亚丽 王 瑶
	201703027	复杂主动脉瘤综合治疗与优化策略研究	北京协和医院	刘昌伟 管 珩 李拥军 郑月宏 刘 暴 叶 炜 吴巍巍 曾 嵘

续表

获奖等级	获奖编号	项目名称	完成单位	主要完成人
三等奖	201703028	累及颈内动脉的头颈（颅底）病变外科技术体系	北京协和医院、北京科技大学	高志强　郑月宏　冯国栋　张　韬　杨　华　顾光超　刘　暴　李希胜
	201703034	天然产物成药性评价技术创新及应用	中国医学科学院药物研究所	杜冠华　王月华　方莲花　吕　扬　张　莉　杨秀颖　刘艾林　王守宝
	201703036	应对输入脊髓灰质炎野病毒关键技术体系的研究及其应用	中国疾病预防控制中心、中国疾病预防控制中心病毒病预防控制所、新疆维吾尔自治区疾病预防控制中心、新疆生产建设兵团疾病预防控制中心、山东省疾病预防控制中心	罗会明　杨维中　王华庆　余文周　张　勇　王　宇　冯玉明　严冬梅
	201703037	预防艾滋病、梅毒和乙肝母婴传播关键技术与整合策略研究	中国疾病预防控制中心妇幼保健中心、中国疾病预防控制中心性病艾滋病预防控制中心、中国医学科学院皮肤病研究所、云南省妇幼保健院	王爱玲　金　曦　张　彤　王临虹　尹跃平　王潇滟　王　前　乔亚萍
	201703038	中国结核病信息融合分析技术及应用研究	中国疾病预防控制中心	王黎霞　成诗明　张　慧　陈　伟　夏愔愔　黄　飞　杜　昕　成　君
	201703055	基于提高心脏骤停救治成功率的心肺复苏术临床基础研究	北京朝阳医院、大连医科大学附属第一医院、山东省立医院、北京麦邦光电仪器有限公司	李春盛　王　烁　龚　平　武军元　季宪飞　郭志军　赵　红　顾　伟
	201703063	远程医学关键技术建立与救治体系临床应用	解放军总医院、北京邮电大学、全军后勤信息中心、清华大学、浙江好络维医疗技术有限公司	张梅奎　康桂霞　吴　豪　杨吉江　余新光　杨　媛　张宁波　任冠华
	201703261	提高肝移植救治肝衰竭疗效的关键技术集成创新	解放军总医院、北京佑安医院、北京大学	卢实春　邓宏魁　陈　煜　段钟平　段斌炜　李　宁　任　锋　杜媛媛
	201703275	唇鼻肌肉张力线组概念的提出与唇裂的生物力学仿生修复	中国医学科学院整形外科医院	尹宁北　王永前　宋　涛　吴　镝　李海东　姜婵媛　童海洲　陈　波

北京地区国家临床医学研究中心一览表

领域	依托单位	批准时间
心血管疾病	中国医学科学院阜外医院	2013年
	北京安贞医院	
神经系统疾病	北京天坛医院	2013年
慢性肾病	解放军总医院	2013年

续表

领域	依托单位	批准时间
恶性肿瘤	中国医学科学院肿瘤医院	2013年
呼吸系统疾病	北京医院	2013年
	北京儿童医院	
精神心理疾病	北京大学第六医院	2014年
	北京安定医院	
妇产疾病	北京协和医院	2014年
	北京大学第三医院	
消化系统疾病	北京友谊医院	2014年
口腔疾病	北京大学口腔医院	2016年
老年疾病	解放军总医院	2016年
	北京医院	
	宣武医院	

北京市卫生计生系统WHO合作中心一览表

合作机构名称	合作项目名称	项目负责人	主要职责	成立时间
神经外科研究所	神经科学研究与培训合作中心	张亚卓	1. 在神经疾患的防治及管理活动中进行合作； 2. 参与癫痫及其他神经疾患的生物学基础研究。	1982年
北京同仁医院	防盲合作中心	胡爱莲	1. 参与防盲工作发展项目，重点控制白内障、角膜病、沙眼致盲病； 2. 为不同层次专业人员的培训提供条件； 3. 进行可避免盲的流行病学、管理方面的实用领域的研究； 4. 促进眼卫生原则的广泛应用和眼保健的推广； 5. 参与重要信息资料的收集、整理、分发； 6. 根据要求，提供咨询服务及专业咨询。	1988年
首都儿科研究所	儿童卫生合作中心	戴耀华	1. 制定评估框架，并对儿童健康计划进行审查，包括为儿童提供日常初级保健服务； 2. 开发一份背景技术文件，以扩大现有的路由初级保健服务，以满足儿童早期发展的需要，包括服务交付模式和标准。	1989年
北京胸科医院 中国疾控中心结核病防治临床中心	结核病研究与培训合作中心	许绍发	1. 开发与WHO指南相符的结核病/耐多药结核病（MDR-TB）预防、诊断、治疗及管理的技术标准和培训材料； 2. 开展针对结核病/耐多药结核病预防、诊断、治疗及管理的培训工作，包括国际培训； 3. 为中国结核病相关政策的制定做贡献，在医疗体制改革的背景下，为基层结核病定点医疗机构的临床诊疗提供技术支持、监控与评估，以及质量控制。	1989年

续表

合作机构名称	合作项目名称	项目负责人	主要职责	成立时间
北京同仁医院 北京耳鼻喉科研究所	防聋合作中心	韩德民	1. 关于听力损失的公共教育； 2. 支持国家和地区的听力学和耳科教育； 3. 支持WHO培训手册的修订和使用； 4. 参与并推广WHO的听觉及听觉护理网络。	2008年
北京回龙观医院	自杀预防研究与培训合作中心	杨甫德	1. 为研究人员、临床工作者、教师和其他参与预防自杀工作的人员提供与自杀有关的培训课程； 2. 开展与自杀有关的多点合作研究项目； 3. 在中国和该地区广泛促进危机干预中心的成立； 4. 推动制定国家和地方的预防自杀计划； 5. 与WHO合作举办与自杀有关的会议，合作开展项目。	2009年
地坛医院	艾滋病治疗和关怀综合管理合作中心，北京地坛医院	张永利	1. 促进和支持WHO关于使用抗逆转录病毒药物治疗和预防艾滋病毒感染的指导方针； 2. 支持WHO在全民健康覆盖（UHC）和可持续发展目标（SDGs）的背景下制定可持续的服务交付模式。	2009年

北京市医疗质量控制和改进中心一览表

序号	质控中心名称	依托单位	成立时间
1	北京市血液净化质量控制和改进中心	北京友谊医院	2003年1月
2	北京市医院感染管理质量控制和改进中心	北京大学人民医院	2003年1月
3	北京市体检质量控制和改进中心	北京市体检中心	2003年12月
4	北京市医疗整形美容质量控制和改进中心	中国医学科学院整形外科医院	2005年9月
5	北京市口腔医疗质量控制和改进中心	北京口腔医院	2005年9月
6	北京市临床麻醉质量控制和改进中心	北京友谊医院	2005年9月
7	北京市病案质量控制和改进中心	中日友好医院	2005年9月
8	北京市核医学质量控制和改进中心	中国医学科学院肿瘤医院	2006年4月
9	北京市消化内镜质量控制和改进中心	北京友谊医院	2006年4月
10	北京市病理质量控制和改进中心	北京协和医院	2006年4月
11	北京市临床输血质量控制和改进中心	北京医院	2006年6月
12	北京市采供血质量控制和改进中心	北京市红十字血液中心	2006年6月
13	北京市护理质量控制和改进中心	北京护理学会	2006年7月
14	北京市医学检验质量控制和改进中心	北京朝阳医院	2007年6月
15	北京市医学影像质量控制和改进中心	宣武医院	2008年4月
16	北京市心血管介入质量控制和改进中心	中国医学科学院阜外医院	2008年1月
17	北京市急诊质量控制和改进中心	北京协和医院	2010年1月

续表

序号	质控中心名称	依托单位	成立时间
18	北京市重症医学质量控制和改进中心	北京友谊医院	2010年4月
19	北京市临床营养治疗质量控制和改进中心	北京协和医院	2011年3月
20	北京市脑卒中诊疗质量控制和改进中心	宣武医院	2011年12月
21	北京市放射治疗质量控制和改进中心	北京协和医院	2011年12月
22	北京市感染（传染）性疾病治疗质量控制和改进中心	北京地坛医院	2013年5月
23	北京市康复医疗质量控制和改进中心	中国康复研究中心北京博爱医院	2013年5月
24	北京市儿科专业质量控制和改进中心	北京儿童医院	2013年5月
25	北京市人类辅助生殖技术质量控制和改进中心	北京大学第三医院	2013年5月
26	北京市疼痛治疗质量控制和改进中心	中日友好医院	2013年5月
27	北京市肿瘤治疗质量控制和改进中心	中国医学科学院肿瘤医院	2013年5月
28	北京市职业健康检查、职业健康监护质量控制和改进中心	北京大学第三医院	2015年4月
29	北京市职业病诊断质量控制和改进中心	北京朝阳医院	2015年5月
30	北京市超声医学质量控制和改进中心	北京协和医院	2017年3月
31	北京市药学质量控制和改进中心	北京大学第三医院	2017年3月
32	北京市医院后勤管理质量控制和改进中心	中国医学科学院阜外医院	2017年3月

2017年北京地区卫生系统新当选院士名单

称号	姓名	工作单位
中科院生命科学和医学学部院士	陆　林	北京大学第六医院
	顾东风	中国医学科学院阜外医院
工程院医药卫生学部院士	董家鸿	北京清华长庚医院
	乔　杰	北京大学第三医院

2017年北京地区卫生系统全国五一劳动奖章获得者名单

姓名	工作单位及职务
王　宇	北京同仁医院急诊中心主任
许艳荣	北京市朝阳区管庄乡卫生院医师

北京地区第三届国医大师一览表（按姓氏笔画排序）

姓名	性别	出生年月	工作单位及职务
吕仁和	男	1934年9月	东直门医院主任医师、教授
许润三	男	1926年10月	中日友好医院主任医师
柴嵩岩	女	1929年10月	北京中医医院主任医师
薛伯寿	男	1936年8月	广安门医院主任医师

北京地区首届全国名中医一览表（按姓氏笔画排序）

姓名	性别	出生年月	工作单位及职务
王庆国	男	1952年10月	北京中医药大学主任医师、教授
田德禄	男	1938年4月	东直门医院主任医师、教授
朴炳奎	男	1937年1月	广安门医院主任医师
危北海	男	1931年6月	北京中医医院主任医师
孙树椿	男	1939年7月	望京医院主任医师
李文瑞	男	1927年11月	北京医院主任医师
余瀛鳌	男	1933年3月	中国中医科学院中国医史文献研究所研究员
陈彤云	女	1921年12月	北京中医医院主任医师
聂惠民	女	1935年2月	北京中医药大学主任医师、教授
钱英	男	1937年6月	首都医科大学主任医师、教授
翁维良	男	1937年3月	西苑医院研究员
郭赛珊	女	1938年10月	北京协和医院主任医师

第三届首都国医名师一览表（按姓氏笔画排序）

序号	姓名	性别	年龄（岁）	工作单位	从事专业
1	于增瑞	男	78	平谷区中医医院	中医（外科、妇科、内科）
2	牛建昭	女	72	北京中医药大学	中西医结合
3	王　珂	男	81	通州区中医医院	中医内科
4	王今觉	男	76	中药研究所	中医全科
5	王文友	男	83	北京市鼓楼中医医院	中医内科
6	王应麟	男	79	北京中医医院	中医儿科
7	王居易	男	已故	护国寺中医医院	针灸
8	王彦恒	男	82	北京安定医院	中医精神病学
9	王焕禄	男	81	展览路医院	中医内科
10	王鸿谟	男	73	首都医科大学	中医内科
11	王惠英	女	79	北京同仁堂中医医院	中医内科
12	王融冰	女	73	北京地坛医院	中医内科传染病
13	邓成珊	男	80	西苑医院	中医内科
14	邓贵成	男	80	宣武中医医院	中医学
15	韦以宗	男	74	昌平光明骨伤医院	中医骨伤科
16	冯天有	男	75	空军总医院	中西医结合骨伤科
17	冯世纶	男	80	北京市中西医结合医院	中医
18	冯兴华	男	73	广安门医院	中医风湿病
19	冯建春	女	67	平心堂中医门诊部	中医内科
20	史载祥	男	76	中日友好医院	中医内科
21	刘景源	男	75	北京中医药大学	中医内科
22	刘燕池	男	81	北京中医药大学	中医内科
23	吕培文	女	73	北京中医医院	中医外科
24	孙呈祥	男	78	东直门医院	针灸推拿学
25	孙桂芝	女	81	广安门医院	中西医结合肿瘤临床
26	安效先	男	76	西苑医院	中医儿科
27	庄国康	男	86	广安门医院	中医皮肤科

续表

序号	姓名	性别	年龄（岁）	工作单位	从事专业
28	庄曾渊	男	79	眼科医院	中医五官科
29	许　铣	男	85	广安门医院	皮肤性病学
30	佘继林	男	71	北京中医医院	中医儿科
31	吴育宁	女	71	北京中医医院	中医妇科
32	宋乃光	女	73	北京中医药大学	温病学
33	宋祚民	男	93	北京中医医院	中医儿科
34	张志真	男	79	北京中医医院	内科
35	张炳厚	男	81	北京中医医院	中医学
36	张贻芳	女	82	西苑医院	中医内科
37	张铁忠	男	73	中日友好医院	中医内科
38	张淑文	女	78	北京友谊医院	内科
39	李乃卿	男	77	东直门医院	中医外科
40	李文泉	女	72	北京朝阳医院	中医内科
41	李曰庆	男	72	东直门医院	中医外科
42	李世增	男	78	首都医科大学	中医内科
43	李光荣	女	83	广安门医院	中医妇科
44	李佩文	男	76	中日友好医院	中医肿瘤
45	李乾构	男	81	北京中医医院	中医内科学
46	李淑良	男	80	西苑医院	中医五官科
47	杜怀棠	男	83	东直门医院	中医内科
48	杨玉华	女	82	北京积水潭医院	中医
49	肖承悰	女	77	东直门医院	中医妇科
50	芦广荣	女	81	北京同仁堂科技发展股份有限公司	药材鉴别
51	谷世喆	男	74	北京中医药大学	针灸学
52	陈　美	女	83	北京中医医院	中西医结合皮肤科
53	陈淑长	女	78	北京中医药大学	中医外科
54	周乃玉	女	79	北京中医医院	中医儿科
55	周平安	男	已故	东方医院	中医学
56	周绍华	男	81	西苑医院	中医内科
57	周德安	男	79	北京中医医院	针灸
58	宗修英	男	92	北京友谊医院	中医临床

续表

序号	姓名	性别	年龄（岁）	工作单位	从事专业
59	岳沛芬	女	73	北京市海淀医院	中医内科
60	房定亚	男	80	西苑医院	中医内科
61	林　珠	女	81	北京积水潭医院	中医
62	武维屏	女	78	东直门医院	中医内科
63	范爱群	男	99	东城区龙潭社区卫生服务中心	中医内科
64	金伯华	女	85	北京市朝阳区中医医院	针灸
65	姚乃礼	男	74	广安门医院	中医内科学
66	姜良铎	男	70	东直门医院	中医内科
67	柯微君	女	85	北京中医医院	中医内科
68	胡定邦	男	78	北京广济中医医院	中医内科
69	胡荫奇	男	75	望京医院	中医内科
70	费开扬	男	93	北京平心堂金阳中医门诊部	中医内科和中医杂志
71	贺思圣	男	74	北京市鼓楼中医医院	中医针灸
72	赵荣莱	男	89	北京中医医院	中西医结合临床
73	郝万山	男	74	北京市鼓楼中医医院	中医内科
74	钮韵铎	男	81	北京朝阳国医之家中医医院	中医
75	唐玉秀	男	83	北京中医药大学	针灸推拿学
76	栗德林	男	78	北京同仁堂中医医院	中医内科
77	秦学贤	女	77	宣武中医医院	中医外科
78	聂莉芳	女	70	西苑医院	中医内科
79	郭志强	男	78	东直门医院	中医妇科
80	郭维琴	女	77	东直门医院	中医内科学
81	高　普	男	75	西苑医院	中医内科
82	高才达	男	78	顺义区中医医院	中医内科
83	高忠英	男	80	首都医科大学	中医内科
84	高荣林	男	74	广安门医院	中医内科学
85	高健生	男	81	眼科医院	中医五官科
86	高益民	男	86	首都医科大学	中医内科
87	商宪敏	女	78	东直门医院	中医内科
88	尉中民	女	77	北京中医药大学	中医内科
89	崔德成	男	71	顺义区中医医院	中医内科

续表

序号	姓名	性别	年龄（岁）	工作单位	从事专业
90	阎小萍	女	73	中日友好医院	中医内科
91	黄丽娟	女	78	北京中医医院	中医内科
92	黄克勤	男	83	北京皇城股骨头坏死专科医院	骨伤科
93	谢竹藩	男	94	北京大学第一医院	中西医结合
94	韩臣子	男	90	北京市房山区中医医院	中医内科
95	鲁兆麟	男	76	北京中医药大学	中医内科
96	臧福科	男	81	东直门医院	针灸推拿学
97	蔡连香	女	81	西苑医院	中医妇科
98	蔡瑞康	男	83	空军总医院	皮肤性病
99	裴永清	男	75	北京弘医堂中医医院	中医和伤寒论教学
100	裴学义	男	已故	北京儿童医院	中医儿科
101	魏子孝	男	73	西苑医院	中医内科
102	魏执真	女	81	北京中医医院	中医内科

第六届首都十大健康卫士一览表

姓名	性别	工作单位及职务
钱素云	女	北京儿童医院重症医学科主任、主任医师、教授
刘大为	男	北京协和医院重症医学科主任、主任医师、教授
刘忠军	男	北京大学第三医院骨科主任、主任医师、教授
卢　海	男	北京同仁医院眼科副主任、主任医师
麻　柔	男	西苑医院主任医师、传承博士后导师
侯本祥	男	北京口腔医院牙体牙髓科主任、主任医师、教授
王全意	男	北京市疾病预防控制中心传染病地方病控制所所长、研究员
马长生	男	北京安贞医院心脏内科中心主任、主任医师、教授
蔡红霞	女	解放军第二六一医院精神病科总护士长、副主任护师
李　宁	男	北京佑安医院院长、主任医师、教授

专有名词对照表

简称	全称
120	北京急救中心、北京紧急医疗救援中心
12320	北京市卫生计生热线
215工程	市卫生系统高层次卫生技术人才队伍建设工程
999	北京市红十字会紧急救援中心
125计划	北京市中医药人才培养计划
686项目	中央补助地方卫生经费重性精神疾病管理治疗项目
863计划	国家高技术研究发展计划
973计划	科技部国家重点基础研究发展计划
985工程	创建世界一流大学和高水平大学
AEFI	疑似预防接种异常反应
AFP	急性弛缓性麻痹
AIDS	获得性免疫缺陷综合征（艾滋病）
APEC	亚太经济合作组织
CCU	冠心病重症监护病房
CH	先天性甲状腺功能减退
CPR	心肺复苏
CT	X线电子计算机断层扫描装置
DRGs	（疾病）诊断相关组
DOTS	直接督导短程化疗
DSA	数字减影血管造影
EICU	急诊重症监护
EMR	电子病历
FDC	抗结核药品固定剂量复合制剂
FPG	空腹血糖
GCP	药物临床试验管理规范
HCV	丙型肝炎病毒
HERP	医院综合运营管理信息系统
HIB	B型流感嗜血杆菌
HIS	医院信息系统
HIV	人类免疫缺陷病毒（艾滋病病毒）
HPV	人乳头瘤病毒
HRP	医院资源规划
ICME	继续医学教育管理系统
ICU	重症监护病房

IPV–OPV	脊髓灰质炎疫苗序贯免疫策略
KPI	关键绩效
LA	医用电子直线加速器
LIS	实验室（检验科）信息系统
MDR	耐多药
MDT	多学科综合治疗
MICU	内科重症监护病房
MSM	男男性接触人群
NICU	新生儿重症监护病房
OA	办公自动化
PACS	医学影像的存储和传输系统
PADIS	国家人口宏观管理与决策信息系统
PBL	以问题为导向的教学方法
Pad	平板电脑
PDA	掌上电脑
PDCA	Plan（计划）、Do（执行）、Check（检查）、Act（修正）闭环管理
PET	正电子发射型断层仪
PICC	经外周静脉穿刺中心静脉置管
PKU	苯丙酮尿症
PPD	结核菌素纯蛋白衍生物
RIS	放射信息管理系统
RPR	快速血浆反应素环状卡片试验（非特异性梅毒血清学试验）
SCI	科学引文索引
SCIE	科学引文索引扩展版（即网络版）
SLE	系统性红斑狼疮
ST（speech therapist）	言语治疗师
TB	结核病
TIA	短暂性脑缺血发作
WHO	世界卫生组织
WHO西太区	世界卫生组织西太平洋地区
爱卫办	爱国卫生运动委员会办公室
安监局	安全生产监督管理局
布病	布氏杆菌病
发展改革委	发展和改革委员会
改水办	农村改水办公室
高法	最高人民法院
公卫	公共卫生
规培	住院医师规范化培训
惠民基金会	北京市惠民医药卫生事业发展基金会
疾控	疾病预防控制
脊灰	脊髓灰质炎

健促办	健康促进工作委员会办公室
结防	结核病防治
京交会	中国（北京）国际服务贸易交易会
经信委	经济和信息化委员会
精防	精神病防治
科协	科学技术协会
两非	非医学需要的胎儿性别鉴定及非医学需要的人工终止妊娠
慢病	慢性非传染性疾病
人社局	人力资源和社会保障局
三基	基础知识、基本理论、基本技能
食药局	食品药品监督管理局
首发基金	首都医学发展科研基金
首发专项	首都卫生发展科研专项
首医委	首都医药卫生协调委员会
双一流	世界一流大学和一流学科
四苗	卡介苗、脊髓灰质炎疫苗、百白破疫苗、麻疹疫苗
卫技	卫生技术
卫生计生委	卫生和计划生育委员会
五苗	卡介苗、乙肝疫苗、脊髓灰质炎疫苗、百白破疫苗、麻疹疫苗
新农合	新型农村合作医疗
药监局	药品监督管理局
医调委	医疗纠纷人民调解委员会
医改办	深化医药卫生体制改革工作领导小组办公室
医管局	医院管理局
医科院	中国医学科学院
医联体	区域医疗联合体
院感	医院感染
质监局	质量技术监督局
质控中心	质量控制和改进中心
中治率	中医药治疗率
综治委	社会治安综合治理委员会

索　引

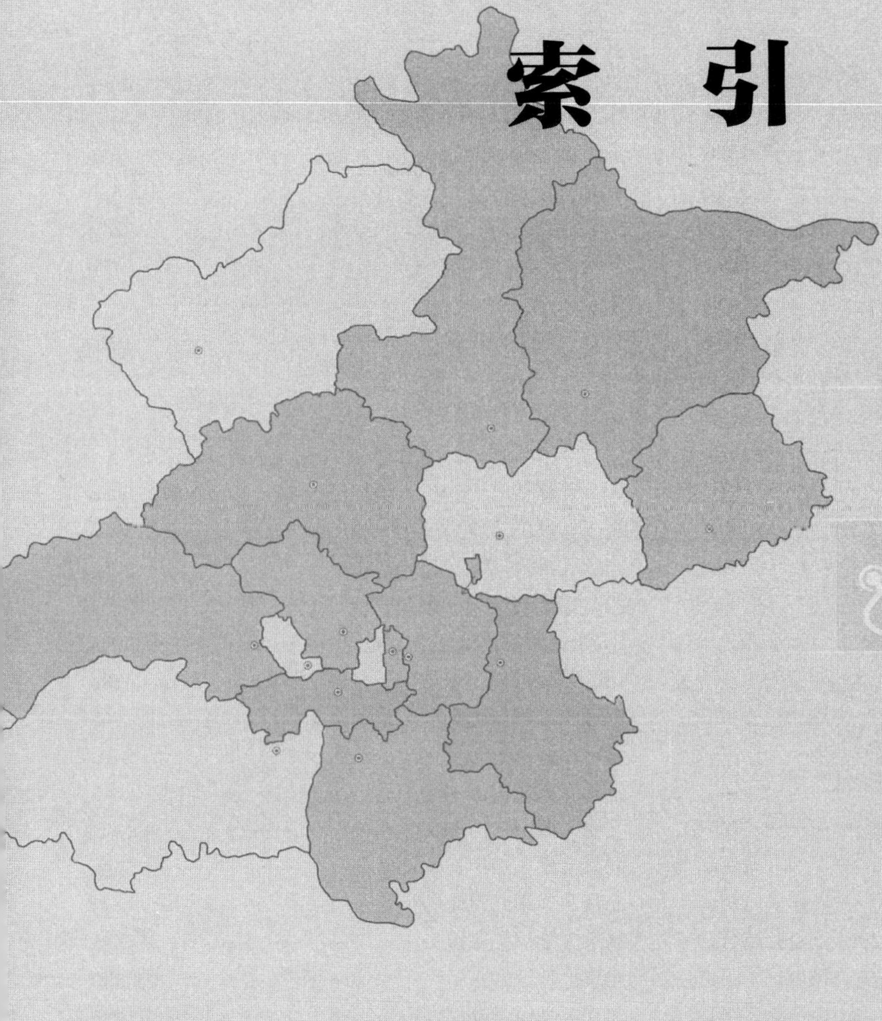

使用说明

一、本索引采用内容分析索引法编制。

二、索引基本上按汉语拼音音序排列，具体排列方法如下：以数字开头的，排在最前面；汉字标目则按首字的音序、音调依次排列；同音字按笔画排列，笔画少的在前、多的在后；首字相同时，则以第二个字排序，并依此类推。

三、索引标目后的数字，表示检索内容所在的年鉴正文页码；数字后面的英文字母a、b，表示年鉴正文中的栏别，合在一起即指该页码及左右两个版面区域；页码后无字母，则为两栏均有相关内容。

四、本索引不包含大事记、卫生统计、附录内容。

0～9

"215工程"…… 234a
"3+2"助理全科医师规范化培训 …… 102b
"3+3"工程 …… 97b，101a，192a，196，420a，444a，447b
"8·10"工程 …… 97a
1351人才培养项目…… 63b
2016年北京妇幼健康工作…… 105a
2016年度国家基本公卫服务项目…… 178a
2016年卫生应急工作…… 114a
2017年妇幼健康工作…… 108a
2017年科教重点工作…… 103b
2017年卫生应急工作…… 117a
2017年中医药工作…… 99a

A

《癌症康复》…… 342b
癌症筛查…… 77b
癌症研究前沿论坛…… 494b
艾滋病…… 73b
艾滋病防控…… 111a
艾滋病防控宣传辩论赛…… 179a
艾滋病防治…… 178b，229b，510b，541a
艾滋病防治项目…… 86a
艾滋病临床研究中心…… 383
爱耳日…… 483a
爱国卫生…… 3b，37b，123b，125b，187a
爱国卫生月…… 187b
爱婴社区…… 202b
爱婴医院…… 200b
安定医院…… 391
安防系统升级改造…… 161b
安宁疗护…… 56b，59a，60a，199，346b，408b，428a，449b
安全防护体系建设…… 68b
安全生产…… 5b，38b
安全生产管理…… 157a
安全与急救素养…… 75b
安贞医院…… 373
安贞医院通州院区…… 162b

B

《北京结控》…… 508a，543b
《北京口腔医学》…… 390b
《北京生物医学工程》…… 375b
《北京医学》…… 535a
《北京医学教育信息》…… 544a
《北京中医药》…… 537a，538b
白癜风医院…… 465
白求恩奖章…… 240a
百千万人才工程…… 164b，165a
北京·西山中医药文化季…… 197a
北京榜样…… 232b
北京大学第六医院…… 343
北京大学第三医院…… 335
北京大学第一医院…… 330
北京大学医学部…… 490
北京国际服务贸易交易会…… 198a
北京国际康复论坛…… 463a
北京国际针灸与神经病学研讨会…… 198b
北京青年健康使者火炬行动…… 234b
北京市高原适应研究中心…… 228a
北京市免疫规划程序…… 180b

北京市优秀青年人才…………………………………… 234a
北京通标准融合应用…………………………………… 173b
北京卫生职业学院新院区…………………………… 148b
北京学者……………………………………………… 158b，234a，340a，361b，367a，373a，402a
北京医学科技奖……………………………………… 535b
北京医院……………………………………………… 306
备案…………………… 130，134b，144，211a，220a
毕业后医学教育……………………………………… 220a
编制管理……………………………………………… 166a
病毒性肝炎…………………………………………… 73b
病媒生物防制………………………………………… 187a
病媒生物密度………………………………………… 81a
病媒生物综合预防控制体系………………………… 37b
病原微生物实验室…………………………………… 220a
博爱医院……………………………………………… 462

C

财务资产管理………………………………………… 161a
采供血………………………………………………… 518a
参比实验室…………………………………………… 212a
残疾人健康服务……………………………………… 35b
残疾人口状况………………………………………… 74a
查漏补种……………………………………………… 181b
柴嵩岩………………………………………………… 238a
产科表格化病历……………………………………… 202b
产前筛查与产前诊断………………………………… 77b
昌平区卫生计生工作………………………………… 289
昌平区医院…………………………………………… 440
长城友谊奖…………………………………………… 223a
常见传染病…………………………………………… 73b
朝阳区卫生计生工作………………………………… 259
朝阳医院……………………………………………… 364
尘肺病防治…………………………………………… 185a
成果转化平台建设…………………………………… 167a
成果转移转化………………………………………… 219b
城市副中心和通州区医疗卫生专项规划…………… 148a
城市副中心建设……………………………………… 54a
城市改变糖尿病项目………………………………… 183a
城市环境噪声………………………………………… 83a
城市减重行动………………………………………… 183a
城乡环境整洁行动…………………………………… 187a
出国（境）培训项目………………………………… 232b
出生缺陷……………………………………………… 74b
出生缺陷三级预防…………………………………… 109b
出生缺陷综合防治…………………………………… 105b
处方点评……………………………………………… 164a
传承工作……………………………………………… 478b
传承工作室……………………………… 195b，196b，197a
传染病………………………………………………… 71b
传染病发病情况……………………………………… 73a
传染病防治…………………………………………… 178b，252b，256a，259b，263a，266b，273a，275b，279a，282a，285b，289b，293a，296a，299a，302a，510a
传染病防治研究中心………………………………… 383
传染病预防素养……………………………………… 75b
创建幸福家庭………………………………… 283a，546b
创伤骨科研究所……………………………………… 402
创伤医院……………………………………………… 457
创新医疗服务模式…………………………… 91a，94b
垂杨柳医院…………………………………………… 424
村级医疗卫生机构…………………………………… 190b
村卫生室绩效管理…………………………………… 191a

D

“登峰计划”………………………………………… 165a
打击非法医疗美容专项行动……………… 156a，505a
打击涉医违法犯罪…………………………………… 157b
大兴区医院…………………………………………… 438
大兴区卫生计生工作………………………………… 284
大型医疗设备配置…………………………………… 210b
党宾国宾……………………………………………… 225b
党代会代表…………………………………………… 231b
党风廉政建设………………………………………… 6
党建工作……………………………………… 168a，231b
党建工作推进会……………………………………… 231b
党支部规范化建设…………………………………… 231b
等级保护……………………………………………… 170a
低保服务……………………………………………… 79a
低出生体重儿………………………………………… 74b
地方病防治………………………… 286a，300a，511a
地方病监测…………………………………………… 111b
地方卫生标准管理…………………………………… 153b
地理位置信息采集平台……………………………… 172b
地坛医院……………………………………………… 383
地震灾害救援演练…………………………………… 250a
第八届国际低视力康复论坛………………………… 370a
第八届世界华人神经外科学术大会………………… 486b

第八批第二期援疆干部…………………………… 227b
第二届北京市健康科普大赛……………………… 186b
第二届北京・西山中医药文化季………………… 197a
第二届国际创伤生命支持高峰论坛……………… 515b
第二届国际耳再造协会大会……………………… 319b
第二届国际肿瘤诊疗质量高峰论坛……………… 469b
第二届精神卫生学科发展与创新论坛…………… 410b
第二届首都脑重大疾病国际论坛………………… 499b
第二届“一带一路”友谊高级消化内镜国际
　大讲堂………………………………………… 223a
第二届医患和谐论坛…………………………… 218a
第二届“易筋经”功法临床应用培训班………… 420b
第二届中国血管大会…………………………… 315a
第二类疫苗……………………………… 180b，181a
第九届地坛中医药健康文化节…………………… 195b
第九届全国神经电生理术中监测学习班………… 486a
第九届新纪元国际脑血管病多学科共享大会…… 249b
第九届亚洲首席牙医官会议……………………… 339a
第九批援疆干部………………………………… 226b
第七届京东急危重症高峰论坛…………………… 435b
第三方评估……………………………………… 206b
第三届“宝贝计划”儿童涂鸦比赛……………… 546b
第三届北京市民快乐冰雪季………………………82b
第三届国际结核病论坛…………………………… 382b
第三届“国医大师” …………………… 238，239a
第三届中国儿科发展国际论坛…………………… 388a
第三批第二期援青干部…………………………… 227b
第十二届国际胃癌大会…………………………… 342a
第十届北京中医药文化宣传周…………………… 195b
第十四届中国国际血管医学大会………………… 346b
第十一届皮肤病性病高峰论坛…………………… 458b
第十一届五洲心血管病学会议…………………… 374b
第四次全国中药资源普查………………………… 478a
第四届北京市民快乐冰雪季………………………82b
第五届华润凤凰消化肿瘤论坛…………………… 468b
第五届“幸福家庭”DV大赛 …………………… 531b
第五届中国医学科学发展论坛…………………… 476b
第五届中医护理国际化推进会…………… 198b，324a
第一届自噬与肝病国际会议……………………… 380a
癫痫及脑血管病防治……………………………… 486a
碘缺乏病监测……………………………………78a
碘盐监测…………………………………………78a
碘营养状况监测……………………………………78a
电力医院………………………………………… 464
电子病历共享…………………………………… 172b
电子化注册……………………………… 174a，205b
电子健康档案…………………………………… 77a，
　189a，190a，252b，256a，259b，269b，275b，279a，
　285b，289b，295b，299a，302a，469b，522b
定向培养………………………………………… 221b
东城区卫生计生工作……………………………… 252
东方医院………………………………………… 352
东直门医院……………………………………… 349
董家鸿…………………………………………… 239a
短缺药品供应…………………………………… 209b
对口支援……………………… 5b，165a，226，227，254b
对口帮扶………………………………………… 226
多学科诊疗……………………………… 306a，317b
多元办医格局……………………………………39a
多元化健康产业……………………………………39a

E

恶性肿瘤……………………………………… 71a，72a
儿科学科协同发展中心………………… 387b，405a
儿科研究所……………………………… 404，487
儿童保健…………………………………… 4b，202a，
　253b，257b，261a，264a，267b，270b，273b，276b，
　280a，283a，287a，291a，294a，297a，300b，303a
儿童青少年健康状况……………………………74b
儿童医院……………………………… 385，404，472
儿童早期综合发展示范基地……………………… 200b
耳鼻喉医院……………………………………… 466
耳鼻咽喉科研究所……………………………… 482
二龙路医院……………………………………… 422

F

“放管服”改革 ………………………… 153a，204a
发展规划………………………………………… 148
法律顾问制度研究……………………………… 151a
法制建设………………………………………… 151
防痨协会………………………………………… 543
房山区卫生计生工作…………………………… 275
放射卫生……………………………… 185a，267a，512a
放射性物质监测………………………………… 212b
飞行检查………………………………………… 201b
非急诊全面预约挂号…………………………… 160a
非首都功能疏解………………… 2b，54a，121b，150b
非医疗健康干预…………………………………33

肥胖……75a
肺癌……72a
肺结核……73b
分级诊疗……84a，149b，173a，204a，205a，298b
分时段预约……4a，159b，306b，371a，373a，376b，386a，405，407a，433b，459b
丰台区卫生计生工作……266
风险监测……212a
风险评估……185a，211a
福棠儿童医学发展研究中心……386b
妇产医院……393
妇儿医院……471
妇女保健和儿童保健规范化门诊……201a
妇幼保健……77a，253b，257b，261a，264a，267b，270b，273b，276b，280a，283a，287a，291a，294a，297a，300a，302b，395a
妇幼保健服务管理……106b
妇幼保健机构建设……108a
妇幼保健院……393
妇幼健康服务……4b
妇幼健康服务监管……109b
妇幼健康服务模式……109b
妇幼健康服务水平……105a
妇幼健康服务体系建设……105a，395a
妇幼健康工作会……200a
妇幼健康教育……395b
妇幼健康优质服务示范区……200a
妇幼健康重点任务……106a
妇幼保健专科建设……202b
妇幼信息系统建设……395b
妇幼用品抽检……81a
阜外医院……313
复兴医院……375
腹膜癌项目……223a

G

“高创计划”……164b
“关爱女孩”……215a，258a，283b
《骨科临床与研究杂志》……404b
《国际耳鼻咽喉头颈外科》……483b
《国际外科学杂志》……363b
《国际眼科纵览》……481b
肝癌……72b
肝病研究所……377
干部管理……165b，232b
干部任免……166a，235a
干细胞临床研究……104a，219b，481a
肛肠医院……422，461
肛肠专科联盟……423a
岗位练兵……201b
高血压筛查……286a
高招体检……77a
工会工作……168a
工作量统计……174a
公共场所卫生……80b
公共卫生服务……77a，344b，508b，509a，522b
公共卫生机构……48b
公共卫生监督……253b，260b，263b，270b，273b，279b，283a，286b，290b，302b
公共卫生医师规范化培训……220b
公立医院……47a
公立医院法律制度研究……151b
公立医院改革……159a
公民献血委员会会议……207b
公募筹资资金……229b
公务员遴选……233a
公益活动……258a，265a，274a，339b，367a，416b，433b，452b，473b，484b，520b，540b，545b
宫颈癌……73a
宫颈癌筛查……77b
共青团工作……168a
供水饮水安全……38a
骨科烧伤医联体……402a
顾东风……239a
挂职……228
关键点评价……171b
关节康复公益项目……462b
广安门医院……322
规范化培训……49b，64，97b，100b，102，104a，220，221b
规划编制流程……55b
国际护士节特别节目……206b
国际会议管理……225a
国际贸易投资展览会……197a
国际消化内镜技术高级培训班……223a
国际医院……346
国际长跑节医疗保障……208a
国际中医、中西医结合眼科研讨会……330a
国际中医药肿瘤联盟研讨会……324a

国家儿童医学中心…………………………………… 386a
国家紧急医学救援队………………………………… 250a
国家老年疾病临床医学研究中心…………………… 162a
国家卫生区（镇）建设……………………………… 37b
国家中医临床研究基地……………………… 321a，323b，327a，329b，353b
国医大师………… 197a，238，239a，259b，322a，349a，396a，418，420a，444b，477a，479，499a

H

"海聚工程"… 358b，367b，369b，410a，487b，498a
海淀区卫生计生工作………………………………… 262
海淀医院……………………………………………… 427
海外高层次人才…………………………… 165a，234b
海外引才……………………………………………… 165a
海外中医药中心……………………………………… 479b
行风建设……………………………………… 110b，161a
行业监督管理………………………………………… 193a
航空救援……………………………………………… 514b
航空医学……………………………………………… 455a
航空总医院…………………………………………… 448
航天中心医院………………………………………… 459
和平里医院…………………………………………… 416
和谐医患关系………………………………………… 218a
合理用药……………………………………………… 164a
恒牙龋齿……………………………………………… 75a
呼吸道传染病病原学监测…………………………… 78a
呼吸疾病研究所……………………………………… 364
互联互通标准化……………………………………… 171a
互联互通建设………………………………………… 173b
互联互通实施方案…………………………………… 172b
互联网+医疗健康 …………………………………… 172a
护国寺中医医院……………………………………… 356
护教协同………………………………………… 59b，64a
护理发展论坛………………………………… 206b，536a
护理服务领域………………………………………… 59b
护理服务能力提升工程……………………………… 60a
护理服务体系………………………………………… 59a
护理岗位管理………………………………………… 58b
护理事业发展基本情况……………………………… 56a
护理事业发展实施方案……………………… 56，206b
护理事业发展主要指标……………………………… 57
护理文化周…………………………………………… 160b
护理信息化建设……………………………………… 58b
护理学会……………………………………………… 535
护理员队伍建设……………………………………… 59b
护士队伍建设………………………………………… 58a
护士规范化培训……………………………………… 545b
护士培训制度………………………………………… 58a
护士区域注册……………………………… 134，207a
华北地区结核病防治论坛…………………………… 543a
华北地区皮肤科学术年会…………………………… 537b
华信医院……………………………………………… 450
化学污染物及有害因素监测………………………… 212a
怀柔区卫生计生工作………………………………… 295
环境卫生……………………………………………… 512a
环境污染综合治理…………………………………… 38a
回龙观医院…………………………………………… 409
回民医院……………………………………………… 420
婚前医学检查………………………………………… 77b
火箭军总医院………………………………………… 248

J

"健康北京2030"规划纲要 …………………… 30，186a
"健康中国行"………………………………………… 186b
"京城药师"…………………………………………… 163b
"京都之心"小儿先心病关爱计划 ………………… 472b
"京医论坛"…………………………………………… 307a
《家庭历书（2018年）》……………………………… 531a
机构编制管理………………………………………… 234b
机关财务管理………………………………………… 230a
积水潭医院…………………………………………… 402
基本公共卫生服务项目……………………………… 125a
基本建设投资………………………………………… 148b
基本医疗保险………………………………………… 79a
基本医疗与公共卫生服务管理信息系统…………… 173a
基层卫生人才培养…………………………………… 102b
基层卫生人员培训……………………………… 86b，545a
基层卫生体系建设…………………………………… 125a
基层卫生应急队伍建设……………………………… 116b
基层医疗卫生机构……………………………… 47b，50b
基础运行管理………………………………………… 161b
急救…………………………………………………… 76b
急救培训……………………………………………… 515a
急救网络管理………………………………………… 514b
急救站点建设………………………………………… 176b
急救中心……………………………………… 457，513
急性冠心病事件……………………………………… 73a

急性脑卒中事件……………………………… 73a
急性心脑血管疾病医疗救治……………………… 205a
疾病防控体系………………………………………… 3b
疾病预防控制中心……………………………… 510
疾控工作体系化建设…………………………… 110a
疾控中心迁建………………………………………148b
集中采购……………………………………………… 209a
集中空调通风系统专项督查…………………… 156a
脊髓灰质炎疫苗相关病毒……………………… 181a
计划免疫……………………………………… 111a，253a，256b，260a，263b，267a，270a，273a，276a，279a，282b，286a，290a，293b，296a，299b，302a
计划生育………………………………………… 4a，79a
计划生育服务…………………………… 35b，213a
计划生育服务指导中心………………………… 530
计划生育行政执法督查……………………… 253b，267b，270b，273b，279b，287a，297a，302b
计划生育奖扶特扶……………………………… 214a
计划生育利益导向暨性别比综合治理培训……… 215b
计划生育特别扶助金标准……………………… 146
计划生育特殊家庭…………………………… 214，297a
计划生育协会…………………………………… 545
计划生育药具管理站…………………………… 530
计生关怀……………254a，261a，264b，268a，271a，277a，280a，283a，287b，291a，297b，300b，303a
计生宣传…………………………………………… 531a
计生药具免费发放… 254a，264a，268a，280a，294b
技能竞赛…………………………………………… 168b
季加孚……………………………………………… 234a
继续医学教育……………………… 102b，221a，544b
绩效考核…………………… 159a，160b，202a，523a
绩效评价…………………………… 161b，167b，173a
家庭保健员培养………………………………… 77a
家庭医生签约服务…………77a，189b，205a，299a
甲状腺癌…………………………………………… 72b
贾立群………………………………………… 231b，240b
价格放开…………………………………………… 230b
价格改革…………………………………………… 230b
价格调整…………………………………………… 230b
监督协管队伍建设………………………… 154b，155b
监督执法专项稽查……………………………… 154a
监事工作务虚会………………………………… 166b
监事会工作………………………………………… 166b
监事会工作机制………………………………… 165b
健康保障体系……………………………………… 122b
健康北京APP ……………………………………… 171b
健康北京建设…………………………………… 3a，83b，120，121b，122a，124，126，186a
健康北京建设主要指标……………………… 31，32
健康北京周…………………………… 122a，186a，543a
健康产业……………………………………………… 39
健康城区、健康村镇建设……………………… 37b
健康传播活动……………………………………… 78b
健康促进………………………………… 3b，32a，186b，253b，257a，260b，263b，267a，270a，273b，276a，279b，282b，286b，290b，293b，296b，299b，302b
健康促进区………………………………………… 186b
健康促进星级学校……………………………… 185b
健康大课堂…………………79a，187a，213b，542a
健康档案管理……………………………………… 190a
健康服务…………………………………………… 122b
健康管理………………………………………… 3b，39a
健康管理促进中心……………………………… 412
健康环境…………………………………… 37b，123a
健康环境状况……………………………………… 79b
健康教育………………………………………… 3b，32a，263b，276a，286b，299b，344b，512a
健康教育协会……………………………………… 542
健康科普大赛……………………………………… 186b
健康科普宣传……………………………………… 187a
健康生活方式……………………………………… 32b
健康素养…………………………………… 75b，121a
健康素养提升行动………………………………… 32a
健康体检…………………………………… 76b，519b
健康细胞工程……………………………………… 186b
健康相关环境因素………………………………… 75b
健康状况报告…………………………… 70，186a
健康咨询活动……………………………………… 79a
健身气功社会体育指导员……………………… 196a
健身设施…………………………………………… 82a
奖励性绩效工资…………………………………… 159a
节能管理…………………………………………… 151a
结核病防治………………………………… 111a，179b
结核病控制研究所………………………………… 506
结核病胸部肿瘤研究所………………………… 381
结核病专科联盟………………………………… 381a
结直肠癌…………………………………………… 72b
解放军第三〇九医院…………………………… 247
解放军第三〇七医院…………………………… 245
解放军总医院……………………………………… 244

戒烟服务…… 34a
戒烟干预…… 78b，81b
戒烟门诊…… 188b
紧急救援中心…… 513，516
紧急医疗救援…… 115a，177b
京东骨科麻醉论坛…… 537b
京港示范社区卫生服务中心培训项目…… 189b
京港卫生合作高层研讨会…… 224a
京冀张医疗卫生协同发展…… 205a
京津冀公共卫生合作…… 39b
京津冀健康协同发展…… 39b，121b，123a
京津冀健康资源布局…… 39b
京津冀精神卫生协同发展…… 183b
京津冀口腔公共卫生合作…… 182a
京津冀联合采购…… 209b
京津冀鲁辽健康智库建设…… 150a
京津冀三省市重大自然灾害卫生应急综合演练… 115b
京津冀卫生计生协同发展…… 150a
京津冀卫生应急一体化…… 175a
京津冀协同发展…… 2b，54b
京津冀医疗协同…… 94a，160b，216a
京津冀医用耗材联合采购…… 524b
京津冀中医药协同发展…… 97a，194b
京煤集团总医院…… 467
京蒙省际对口支援…… 227b
京宁医疗卫生帮扶…… 228b
京沈卫生合作…… 228b
京台基层卫生交流…… 189b
京筑医疗卫生合作…… 228a
经费投入…… 76a，176a
经济管理绩效考评…… 230a
精神疾病…… 74a
精神卫生…… 253a，
256b，260a，266b，269b，273a，276a，279a，282a，
286a，290a，293a，296a，299b，302a
精神卫生保健所…… 508
精神卫生研究所…… 343
精神卫生知识宣传…… 184b
精神卫生综合管理…… 111b
精神障碍防治…… 33b
境外合作…… 5b
救治救助…… 184b
居民健康档案…… 77a
居民健康卡…… 171a
居民健康状况…… 42b
决策支持平台…… 171a
军事医学研究院…… 245a
军转干部…… 165b

K

康复护理服务体系…… 39a
康复研究中心…… 462
康复医联体…… 91a，95a，160，371，407b
康复医学科建设…… 203a
康复医院…… 412
康复治疗师…… 203a，220a
康复转型…… 203
抗菌药物临床应用管理…… 206a
科技成果转移转化…… 103a
科技创新…… 5b，40b，102b，103b
科技政策环境…… 103a
科教工作…… 102a
科普宣传…… 33b，
187a，536a，538a，541a，542a，545b
科学技术奖励…… 219a
科学健康人项目…… 536a
科学健身指导…… 82b
科研学科教育…… 167a，168a
科研专项管理办法…… 218b
空气质量监测…… 79b
空中救援…… 516a
控烟成效…… 188a
控烟活动…… 81b
控烟培训…… 188a
控烟效果…… 82a
控烟宣传…… 188a
控烟执法…… 155b
控制孕产妇死亡工作会…… 200a
口袋书…… 201b
口腔公共卫生项目…… 182a
口腔疾病…… 73a
口腔疾病预防…… 339a
口腔卫生服务…… 77b
口腔医院…… 337，389
口腔医院迁建项目…… 162b

L

“勒索”病毒 …… 170b

"两票制"…………………………………………… 210a
《临床和实验医学杂志》…………………………… 363b
《柳叶刀》…………………………………… 314b，334b
垃圾无害化处理……………………………………… 83a
拉萨市人民医院……………………………………… 227b
老年病医疗研究中心………………………………… 358
老年护理服务发展工程……………………………… 60a
老年健康发展研讨会………………………………… 199b
老年健康服务………………………………………… 35a
老年健康暨医养结合工作推进会…………………… 199b
老年人健康管理现场会……………………………… 199a
老年人优先政策……………………………………… 189b
老年医院……………………………………………… 407
老年友善医院………………………………… 199b，260a，321a，407a，418b，438a，448b，449b
李秀华………………………………………………… 240b
立法…………………………………………………… 152a
痢疾…………………………………………………… 74a
联防联控……………………………………… 175a，180a
良乡医院……………………………………………… 432
两会医疗卫生保障…………………………………… 208a
临床研究方法学专家委员会………………………… 167b
临床药学研究所……………………………………… 487
临床医学发展专项经费管理………………………… 161a
临床医学研究所……………………………………… 361
临床医学研究中心…………………………… 103a，162a，168a，218a，223a，312b，315a，316b，334b，338a，358，360a，361a，371a，372a，391a，393a，478a
临床重点专科………………………………… 103a，168a，193a，319a，323b，329b，334b，353b，357a，360a，365b，387b，390a，399b，463a，521
临终关怀……………………………………………… 199a
淋巴癌………………………………………………… 73a
流动人口动态监测…………………………………… 214a
流动人口基本公共卫生计生服务均等化示范区… 213b
流感样病例…………………………………………… 74a
流感疫苗接种………………………………………… 181b
陆林…………………………………………………… 239b
潞河医院……………………………………………… 400
落实《中医药法》…………………………………… 194a
吕仁和………………………………………………… 238b
绿色景观休闲空间…………………………………… 38a
绿色宜居生态环境…………………………………… 38a

M

麻风病门诊…………………………………………… 489b
麻疹………………………………………… 74a，181a
马拉松赛医疗保障…………………………………… 208b
满意度调查………………………… 159a，190a，191b
慢病防治……………………………………… 252b，256b，259b，263a，266b，269b，273a，279a，282a，285b，289b，293a，296a，299a，302a
慢病管理监测系统…………………………………… 174b
慢性病公共卫生服务项目…………………………… 182a
慢性病预防素养……………………………………… 76a
慢性病综合防控……………………………… 34a，113a
慢性病综合防控示范区……………………………… 181b
煤炭质量检测………………………………………… 79b
煤炭总医院…………………………………………… 453
美沙酮社区药物维持治疗…………………………… 179a
门头沟区卫生计生工作……………………………… 272
密云区卫生计生工作………………………………… 298
免费筛查………………………… 34b，192b，199a，202a
免疫策略研究………………………………………… 181a
免疫规划……………………………………… 180b，510b
民航总医院…………………………………………… 454
民族医学科…………………………………… 419a，421a
母乳喂养……………………………………………… 74b
母子健康手册………………………………………… 202b

N

"暖心计划"………………………………………… 86b，215a，258a，264b，283b，288a，297b
南丁格尔奖章……………………………… 240b，241a
南水北调对口协作人才培养………………………… 228b
脑积水门诊…………………………………………… 448a
脑血管病……………………………………………… 71a
脑卒中防控网络……………………………………… 183a
内部控制报告………………………………………… 161a
农村改厕……………………………………………… 187b
农村改水改厕………………………………………… 83a
农村卫生……190b，259b，263a，266b，273a，275b，279a，282a，285b，289b，293a，295b，299a，302a
诺如病毒性胃肠炎…………………………………… 179b

O

欧洲中医药发展促进中心产业园项目…………… 195b

P

“培育计划”…………………………………… 167a
剖宫产率……………………………………………… 77b
配餐员知识技能竞赛………………………………… 162a
皮肤医院…………………………………… 458，470
平谷区卫生计生工作……………………………… 292
平谷区医院………………………………………… 445
评选优秀医师……………………………………… 540b
普法………………………………………………… 153b

Q

“黔医人才计划”……………………… 309b，359a，545a
“青苗计划”………………………………… 165a，167b
“全国名中医”……………… 322a，349a，396a，479b
期望寿命…………………………………………… 72a
前列腺癌…………………………………………… 72b
乔杰………………………………………………… 239b
青蒿素中心………………………………………… 478a
青少年健康服务…………………………………… 35a
清华大学附属医院………………… 259a，424a，450
清华大学临床医学院……………………………… 414a
清华长庚医院……………………………………… 414
秋冬季传染病防控………………………………… 180a
求是杰出青年奖…………………………………… 244a
区域医疗中心……………………………………… 47a，
54b，272b，347a，400b，438a，453b
全国道德模范……………………………………… 244a
全科百名优师培养计划…………………………… 102b
全科医生培养……………………………………… 104a
全民健康保障体系………………………………… 36a
全民健康生活方式行动…………………………… 182b
全民健身活动…………………………………… 33a，82b
全民健身普及行动………………………………… 32b
全民医保制度……………………………………… 36b
全球健康与传染病论坛…………………………… 494b
全员培训…………………………………………… 221a
全员人口个案信息管理系统……………………… 173a
全周期健康服务…………………………………… 34b
缺铁性贫血………………………………………… 75a
群众冰雪运动……………………………………… 33a
群众满意乡镇卫生院……………………………… 190a

R

热带医学研究所…………………………………… 489
人才队伍建设… 5b，53a，164b，233b，256a，262b，
266a，272b，278b，285a，289a，292b，295b，301b
人才考评…………………………………………… 529a
人才培养…………………………………… 5b，40b
人才学科发展……………………………………… 164a
人才引进…………… 53b，165a，234b，252a，262b，
266a，272b，278b，292b，295b，298b，301b，309a，
328b，335a，352b，364b，367b，373a，399a，484b
人才政策…………………………………………… 53a
人工智能与未来医学影像高峰论坛……………… 494b
人口基本情况……………………………………… 70
人类辅助生殖技术………………………………… 156a
人民医院…………………………………………… 333
人事管理……………………………… 165b，231，233a
人文科室…………………………………………… 162a
人文医学师资团…………………………………… 162a
人员招聘…………………………………………… 166a
日常保健行为素养………………………………… 75b
日常卫生应急保障工作…………………………… 115a
日间手术……………………………………… 4a，160a，
306，359a，361a，373a，389a，399a，436a，438b
乳腺癌……………………………………………… 72b
乳腺癌筛查………………………………………… 77b

S

“三减三健”……………………………… 32b，182b
“生命与医学”科学倡导 ………………………… 218
“十三五”北京市结核病防治规划 ……………… 179b
“十三五”时期全民健康信息化发展规划 … 65，172a
“十三五”中医护理发展规划 …………………… 60
“使命计划”………………………………………… 165a
“市民对话一把手”………………………………… 215
“守护天使”志愿服务 …………………………… 169a
“双百工程”………………………………………… 197b
“双随机一公开”监管改革 ……………………… 154b
“双一流”… 338a，341b，355b，476，491b，495b，498a
《首都公共卫生》………………………………… 539a
沙眼………………………………………………… 75a

膳食模式…………………………………… 80a
商业健康保险………………………………… 37a
社会办医…………………………………… 39a
社会办医疗机构专项工作培训……………… 205a
社会保障…………………………………… 79a
社会抚养费……………………132，133，152a，213a
社会急救能力……………………………… 176
社会矛盾纠纷排查………………………… 217a
社区和家庭康复服务……………………… 203b
社区卫生服务……………………………… 77a
社区卫生服务管理中心…………………… 522
社区卫生绩效管理………………………… 189a
社区卫生人才队伍建设…………………… 190b
社区医生培训……………………………… 190b
社区长处方服务…………………………… 189b
摄影大赛…………………………………… 168a
深化医改专题培训………………………… 233a
神经疾病人工智能研究中心……………… 372a
神经外科研究所…………………………… 484
审计………………………………………… 230a
生活饮用水监测……253a，260b，267a，270a，273b，276，279b，282b，286b，290a，293b，296b，302b
生命统计…………………………………… 252a，255a，259a，262a，266a，269a，272a，275a，281a，284a，289a，292a，295a，298a，301a
生物医学信息中心………………………… 379a
生育登记…………………………… 213a，214a
生育服务系统……………………………… 170a
生育全周期宣传…………………………… 213a
生育状况调查……………………… 213a，274a
生育咨询…………………………………… 201a
生殖健康…………………………………… 254a，257b，261a，264a，268a，271a，277a，280a，283a，287b，291a，294b，297b，300b，303a
失独家庭…………………………………… 214b
失独老人…………………………………… 214b
十九大医疗卫生保障……………………… 208b
石景山区卫生计生工作…………………… 269
实验室生物安全…… 103b，104b，167a，219b，220a
食品安全…………………………………… 5，211b
食品安全标准管理系统…………………… 170b
食品安全地方标准立项…………………… 211b
食品安全风险……………………… 211a，212a
食品安全跟踪评价………………………… 211b
食品安全企业标准备案…………… 130，211a
食品卫生……………………………… 253a，267a，273b，76a，279b，282b，290a，293b，296b，302b
食品药品安全……………………………… 38b
食品与药品………………………………… 80a
食物消费量………………………………… 211a
食源性疾病………………………………… 212b
食源性致病菌监测………………………… 212b
示范社区卫生服务中心…………………… 190a
世纪坛医院………………………………… 398
世界艾滋病日……………………… 179a，546a
世界防治结核病日……………… 179b，507b，543a
世界家庭医生日…………………………… 522b
世界精神卫生日…………………………… 509b
世界肾脏日………………………………… 534b
世界镇痛日………………………………… 342a
世界卒中日………………………………… 486b
市容环境质量……………………………… 38b
市属医疗卫生资源疏解…………………… 150b
市属医院规划编制………………………… 159b
市属医院疏解……………………………… 83a
市政府工作报告重点任务………………… 83a
市政府重要民生实事……………… 83a，114a
视力不良…………………………………… 75a
适宜技术…………………………… 104a，219a
手足口病…………………………… 74a，510a
首都国医名师………………… 192a，322a，329b，349，352a，391a，396a，419a，431a，446a，479b
首都十大健康卫士………… 232a，373a，386a，389a
首都卫生发展科研专项…………… 103，196a，219a
首都卫生发展科研专项管理……………… 136
首都医科大学……………………………… 497
首钢医院…………………………………… 345
首届华夏过敏科学论坛…………………… 369b
首届京郊地区腔镜疝研讨会……………… 435b
首届京津冀精神科护理高峰论坛………… 410b
首届京津冀临床心理服务联盟论坛……… 392a
首届京津冀医养结合暨老年健康发展研讨会…… 199b
首届民航公共卫生管理及应用技术论坛………… 456b
输入性传染病防控………………………… 114b
暑期托管班………………………………… 168b
鼠密度……………………………………… 81a
水污染防治………………………………… 85b
顺义区卫生计生工作……………………… 281
顺义区医院………………………………… 434
四心工程…………………………………… 509a

T

"听民意，解民忧"活动 ………………………… 214b
特殊药品管理……………………………… 261b
体检……………………………………… 76b
体检中心…………………………………… 519
体医融合…………………………………… 33
体育与健身………………………………… 82a
天使健康关爱计划………………………… 168b
天坛神经系统疾病专科联盟……………… 371a
天坛医院…………………………………… 370
天坛医院迁建工程………………………… 162b
调整医疗服务价格………………………… 84a
通州区卫生计生工作……………………… 278
通州区中心血站…………………………… 207a
同仁医院…………………………………… 367
同仁医院亦庄院区扩建工程……………… 162b
统计管理…………………………………… 174a
突出贡献中青年专家……………………… 233b
突发公共事件系列应急预案……………… 116a
突发公共卫生事件……………… 176b，506a
突发事件处置……………………………… 176b
突发中毒事件卫生应急演练……………… 115b
团代会……………………………………… 234b
团干部培训………………………………… 235a
托管…… 158a，192a，272a，278a，285a，295，326a，
362a，364a，386，394a，396b，402b，438a，446a

W

WHO合作中心 …………………………… 223a，
254b，339a，370b，411a，479b，483a
外事管理体制机制………………………… 224b
外事人才队伍……………………………… 225a
王克荣……………………………………… 231b
网络基础设施……………………………… 172a
网络可信体系……………………………… 68b
网上信访信息系统………………………… 170b
网站建设………………………… 173b，521b
网站评议…………………………………… 172b
望京医院…………………………………… 325
危重新生儿转会诊………………………… 200b
微型消防站………………………………… 161b
卫勤保障………………………… 246a，247b
卫生发展评价……………………………… 149b
卫生服务…………………………………… 121a
卫生和计划生育监督所…………………… 504
卫生计生监督执法………………………… 86a
卫生计生热线……………………………… 78a
卫生计生热线服务中心…………………… 527
卫生计生委会计核算服务中心…………… 525
卫生计生委人才交流服务中心…………… 529
卫生计生委信息中心……………………… 520
卫生计生委宣传中心……………………… 526
卫生统计…………………………………… 521a
卫生应急………………………………… 3b，175
卫生应急保障…………………… 114b，177a
卫生应急专项预案………………………… 175b
卫生与人群健康状况报告………………… 70
卫生职业学院……………………………… 500
卫生总费用………………………………… 229a
为军服务………………………… 246a，248b
胃癌………………………………………… 72b
文明单位创建……………………………… 232a
蚊密度……………………………………… 81a
无偿献血………………………… 234b，518b
无烟环境建设……………………………… 188b
无烟环境推进行动………………………… 34a
吴旻 ……………………………………… 237b
武警总医院………………………………… 249

X

"西部之光"………… 309a，314a，316b，387a，389b
"先诊疗后结算"服务 …………………… 190a
"相约守护"互换体验季 ………………… 169b
"新市民健康新干线"活动 ……………… 213b
"杏林艺苑"大讲堂 ……………………… 168b
《现代中医临床》…………………………… 496b
《心肺血管病杂志》………………………… 375b
西城区卫生计生工作……………………… 255
西苑医院…………………………………… 320
夏秋季传染病防控………………………… 180a
先天性结构畸形救助项目………………… 200a
现代医院管理制度………………………… 95a
献血招募…………………………………… 518a
乡村医生………………………… 104b，191a，221b
消毒、杀虫、灭鼠………………………… 511a
消防安全管理……………………………… 157a
消防安全培训……………………………… 158b

小汤山疗养院…………………………………………… 412
小汤山医院……………………………………………… 412
协和医学院……………………………………………… 476
协和医院………………………………………………… 311
协同发展……………………………………………… 205a
心肺血管疾病研究所…………………………………… 373
心理服务……………………………………………… 184a
心理健康促进…………………………………………… 33b
心理危机研究与干预中心……………………………… 409
心灵家园……………………………………………… 288a
心脏病…………………………………………………… 71a
新加坡护士培训项目………………………………… 223b
新媒体平台建设……………………………………… 217a
新生儿耳聋基因筛查项目……………………………… 86a
新生儿先天遗传代谢性疾病…………………………… 74b
新生儿遗传代谢病筛查……………………………… 395b
新闻发布会…………………………………………… 216b
新闻发言人培训……………………………………… 216b
新闻宣传工作会……………………………………… 216a
新型财政补偿机制……………………………………… 91b
新型护理管理体系……………………………………… 91b
新型农村合作医疗……………………………………… 79a
新型农村合作医疗基本数据集……………………… 171b
薪酬管理……………………………………………… 165b
信访工作会…………………………………………… 217b
信访条例宣传月……………………………………… 217b
信访信息化…………………………………………… 217a
信息安全防护体系……………………………………… 54a
信息化服务体系………………………………………… 40b
信息化管理…………………………………………… 169b
信息化建设……………………………………… 5b，53b
信息惠民………………………………… 54a，70a，172a
信用信息管理平台…………………………………… 170b
行政处罚……………………………………………… 504a
行政复议与应诉……………………………………… 152b
行政规范性文件审查备案…………………………… 152b
行政审批………………………………… 220a，504a
行政审批制度改革……………………………………… 86b
性病艾滋病防治协会…………………………………… 541
胸科医院………………………………………………… 381
许润三………………………………………………… 238a
宣传展评……………………………………………… 527b
宣武医院………………………………………………… 358
薛伯寿………………………………………………… 238b
薛社普 ……………………………………………… 237a
学分管理……………………………………………… 221a
学科骨干……………………………………………… 221b
学生常见病……………………………………………… 75a
学生体质………………………………………………… 75a
学校卫生…………………………………… 185b，253a，256b，260a，263a，266b，270a，273a，276a，279a，282b，286a，290a，293b，296a，299b，302a，512b
血液管理……………………………………………… 254b，258a，262a，268b，271b，274b，277a，280b，283b，288a，291b，294b，298a，301a，303b
血液管理信息基本数据集……………………………… 170b
血液中心………………………………………………… 517
血脂异常健康管理服务试点…………………………… 182b

Y

“扬帆计划”………………………………… 53a，167b
“一对一”帮扶 ……………………………………… 227a
“医路向西”志愿服务 ……………………………… 234b
“圆梦女孩”行动 …………………………………… 215b
《眼科》……………………………………………… 481b
牙病防治……………………………………………… 391a
烟草使用与控制………………………………………… 81b
烟花爆竹致伤………………………………… 174a，205b
延庆区卫生计生工作…………………………………… 301
严重精神障碍患者管理………………………………… 33b
眼病研究……………………………………………… 481a
眼底病国际高峰论坛………………………………… 481b
眼科联盟……………………………………………… 481b
眼科研究所……………………………………………… 480
眼科医院………………………………………………… 328
燕化医院………………………………………………… 468
阳光长城慢病防治微博……………………………… 183a
杨丽…………………………………………………… 240b
养老服务………………………………………………… 79b
养老照护试点………………………………………… 258a
药品分类管理…………………………………………… 37b
药品供应……………………………………………… 163a
药品管理……………………………………………… 162b
药品流通秩序…………………………………………… 37a
药品阳光采购…………………… 84a，163a，209a，523b
药膳博物馆……………………………………………… 412
药师培训……………………………………………… 163a
药师沙龙……………………………………………… 164a
药事便民惠民举措……………………………………… 91b

药械管理…………………………… 91b，95b，209
药学服务…………………………………… 164a，210a
药用植物保存圃…………………………………… 197b
医保管理…………………………………………… 37a
医改公共卫生服务………………………………… 106a
医工学科建设……………………………………… 164a
医教协同…………………………………………… 104a
医联体建设…………204b，262b，266a，278a，285a，289a，298b，313a，318a，322a，347a，352b，364a，367a，371a，376a，384a，396b，407b，414b，417a，419b，426a，428a，442a，443a，449a，453b，467a
医疗保险保障体系………………………………… 36b
医疗保障……………………………………… 208，513b
医疗废物管理……………………………………… 150a
医疗服务行动计划…………………………… 159b，206b
医疗服务项目价格………………………………… 230b
医疗护理工作……………………………………… 159b
医疗急救队伍……………………………………… 176b
医疗健康大数据资源建设………………………… 68a
医疗美容主诊医师专业备案管理………………… 144
医疗器械管理………………………… 162b，163b，210b
医疗卫生服务………………………………… 4b，76a
医疗卫生服务供给模式…………………………… 36a
医疗卫生服务区域合作…………………………… 54b
医疗卫生服务体系…………………………… 36a，46
医疗卫生服务体系规划……………………… 41，148a
医疗卫生机构布局………………………………… 45
医疗卫生监督…………………………………… 253b，257a，260b，263b，267b，270b，273b，276b，279b，283a，287a，294a，297a，302b
医疗卫生资源配置………………………………… 36a
医疗卫生资源状况………………………………… 42a
医疗质量安全专项整顿…………………………… 536a
医疗质量管理………………………………… 101a，194b
医疗资源疏解……………………………………… 94a
医师定期考核……………………………………… 540a
医师协会…………………………………………… 539
医师执业注册管理………………………………… 141
医师转岗培训……………………………………… 104b
医务社工…………………………………………… 218a
医学会……………………………………………… 534
医学教育……………………………………… 102a，220a
医学教育协会……………………………………… 544
医学科技创新英文风采大赛……………………… 167a
医学伦理管理……………………………………… 219b
医学学科协同发展中心建设……………………… 167a
医养结合……………………………… 4a，83b，190b
医药产品技术研发和应用………………………… 39a
医药分开综合改革……………………………… 2，76b，84a，121a，148b，154a，159a，169b，189a，216a
医药分开综合改革监测…………………………… 174a
医药供应保障体系………………………………… 37a
医药集中采购服务中心…………………………… 523
医药卫生体制改革…………………………… 2a，148b
医用耗材…………………………………………… 209b
医院安全保卫工作………………………………… 157b
医院基础管理……………………………………… 159b
医院绩效考核……………………………………… 159a
医院建设投资……………………………………… 162b
医院污水管理………………………………… 150b，151a
医院巡查……………………………………… 194b，206a
依法行政……………………………………… 4b，5a
依法行政考核评价体系研究……………………… 151b
依法执业培训……………………………………… 156b
依法执业专项监查………………………………… 155a
移动医疗…… 271b，294b，342a，393b，404b，437b
抑郁症临床诊疗与研究中心……………………… 391a
疫苗接种…………………………………………… 77a
因公出入境管理…………………………………… 225b
引智工作…………………………………………… 225b
饮用水卫生………………………………………… 79b
婴幼儿健康服务…………………………………… 34b
营养与食品卫生…………………………………… 511b
蝇密度……………………………………………… 81a
应急救援……………………………… 371b，391b，514a
应急体系建设……………………………………… 115b
应急演练………………………………………… 115b，162a，176a，176a，411b，509a，514a，516a
应急预案…………………………………………… 175b
优化医疗资源………………………………… 122a，204a
优生优育服务管理………………………………… 4a
优秀人才培养资助项目…………………………… 234a
游泳场馆卫生专项监查…………………………… 155b
友谊医院…………………………………………… 361
友谊医院顺义院区项目…………………………… 162b
佑安医院…………………………………………… 377
舆情监测…………………………………………… 526b
与WHO的合作 …………………………………… 222b
与澳门的合作交流………………………………… 224a
与俄罗斯合作……………………………………… 223b

与荷兰合作…………………………………………… 223a
与美国合作…………………………………………… 223b
与台湾的合作交流…………………………………… 224a
与香港的合作交流…………………………………… 224a
与新加坡合作………………………………………… 223a
语言环境建设………………………………………… 225b
玉树州精神卫生专科医院…………………………… 227a
预防医学会…………………………………………… 538
预决算………………………………………………… 229b
园林绿化情况………………………………………… 82b
援藏…………………………………… 165a，227b，309a，312a，331a，334a，336a，359a，362a，368a，371b，382a，384b，387a，394a，408a，469a，479
援非…………………………………………………… 224b
援几内亚……………………… 224b，365a，367a，368a
援疆………………………………………… 165b，226b，227，228a，271a，288a，303b，309a，312b，314a，316b，326a，329a，331b，334a，350b，354b，359a，362a，368a，371b，378b，382a，384b，392a，394a，399b，401a，408a，415a，436b，445b，479
援蒙………………………………… 227b，392a，399b
援青… 227b，258a，316b，334a，384b，392a，419a
远程会诊中心……………………… 246a，258b，321a，323b，328a，364a，376a，394a，422b，438b，482b
远程医疗……………………………… 94a，158a，160a，161a，173，247b，271b，281a，308b，332b，339a，340a，342，350a，360b，362b，363b，371a，372b，378b，381a，382a，390b，392a，393b，397a，404b，409a，410a，414a，416a，422b，446b，450b，482b
院内分级诊疗服务模式………………………………… 91a
院前医疗急救………………………………………… 176a
院士……………………………………………… 239，240a
孕产保健人员………………………………………… 201a
孕产妇健康服务……………………………………… 34b
孕产妇危重症报告…………………………………… 200b
孕期营养门诊………………………………………… 201a

Z

“中国好医生”………………………… 232b，370a，386a
“中华本草园”………………………………………… 195a
《灾害医学与救援》…………………………………… 246b
《中国癌症研究》……………………………………… 342b
《中国耳鼻咽喉头颈外科》…………………………… 483b
《中国分子心脏病学杂志》…………………………… 315a
《中国肝脏病杂志》…………………………………… 385b
《中国骨伤》…………………………………………… 327b
《中国介入心脏病学杂志》…………………………… 332b
《中国康复理论与实践》……………………………… 463b
《中国临床药理杂志》………………………………… 332b
《中国斜视与小儿眼科杂志》………………………… 332b
《中国循环杂志》……………………………………… 315a
《中国医药》…………………………………………… 375b
《中国中医眼科杂志》………………………………… 330b
《中华老年医学》……………………………………… 307b
《中华泌尿外科杂志》………………………………… 535a
《中华神经外科杂志》………………………………… 486b
《中华实验和临床感染病杂志》……………………… 385b
《中华损伤与修复杂志》……………………………… 363b
《中华围产医学杂志》………………………………… 332b
《中华心律失常学杂志》……………………………… 315a
《中华新生儿科杂志》………………………………… 332b
《中华胸心血管外科杂志》…………………………… 375b
《中华医学百科全书》………………………………… 477b
《中华医院管理杂志》………………………………… 535a
《中华整形外科杂志》………………………………… 319b
《中医教育》…………………………………………… 496b
《中医科学杂志》……………………………………… 496b
在线学习……………………………………………… 233a
蟑螂密度……………………………………………… 81a
针灸医院……………………………………………… 356
诊疗服务……………………………………………… 76a
整形外科研究所……………………………………… 318
整形外科医院………………………………………… 318
政策法规评估………………………………………… 151a
政策法规研究………………………………………… 152a
政策研究………………………………… 5a，151a，522a
政策研究中心………………………………………… 520
知名专家团队………………………………………… 160b
职称答辩……………………………………………… 233b
职工科技创新工场…………………………………… 167b
职业暴露……………………………………………… 179a
职业病防治能力……………………………………… 185a
职业病诊断与农药中毒……………………………… 81b
职业健康……………………………………………… 38b
职业危害……………………………………………… 81a
职业卫生…………………………………………… 253a，257a，260a，263b，267a，270a，273b，276a，279b，282b，286b，290a，293b，296b，299b，512b
志愿服务…………………………………… 169a，234b

质控中心工作…………………………………… 207b，315b，317b，319b，324b，328a，332b，337b，353b，366，385b，388b，390b，463b，520a
治安保卫工作……………………………………… 157a
治未病健康促进工程………… 83a，84b，100a，193b
致病菌识别网……………………………………… 180a
智慧卫生与健康应用体系………………………… 69a
中法卫生合作……………………………………… 222b
中国防聋大会……………………………………… 483a
中国国际救援队…………………………………… 250a
中国疾控中心结核病防治临床中心……………… 383a
中国网球公开赛医疗保障………………………… 208b
中国心脏大会……………………………………… 315a
中国血管论坛……………………………………… 375a
中国医学科学院牛津研究所……………………… 477a
中荷卫生合作……………………………………… 222b
中几友好医院……………… 222a，224b，365a，368
中捷卫生合作……………………………………… 222a
中美癫痫中西医学研讨会………………………… 198b
中青年健康服务…………………………………… 35a
中日友好医院……………………………………… 308
中泰卫生合作……………………………………… 222a
中西医结合学会…………………………………… 537
中西医结合医院…………………… 425，429，443
中小学生健康……………………………………… 74b
中药标准化………………………………………… 196a
中药研究所………………………………………… 487
中药饮片管理……………………………… 194b，537b
中药资源普查……………………………………… 197b
中医非药物疗法…………………………………… 64b
中医护理传承人才培养项目……………………… 64a
中医护理服务领域………………………………… 64b
中医护理管理体制………………………………… 63a
中医护理国际交流………………………………… 61b
中医护理内涵建设………………………………… 61b
中医护理能力……………………………………… 192a
中医护理人才培养体系…………………………… 63b
中医护理事业发展现状…………………………… 61a
中医护理学科建设………………………… 61a，64b
中医健康乡村和社区试点………………………… 192b
中医科学院………………………………………… 477
中医协会…………………………………………… 547
中医研究所………………………………………… 483
中医药产业………………………………………… 129b
中医药传承创新体系……………………………… 128b
中医药创新驱动发展……………………………… 129a
中医药大学………………………………………… 495
中医药大学第三附属医院………………………… 354
中医药发展基金会公益项目……………………… 197a
中医药发展综合改革试验区……………………… 196b
中医药服务贸易…………………………… 129b，198a
中医药服务能力…………………………… 36b，194a
中医药改革………………………………………… 193a
中医药工作………………………………………… 4b
中医药国际标准…………………………………… 478a
中医药国际医疗服务包…………………………… 195b
中医药行业管理…………………………………… 129b
中医药健康旅游示范区…………………………… 197b
中医药健康养老“身边”工程………97a，100a，193a
中医药科技项目…………………………………… 195a
中医药文化………………………………………… 129a
中医药文化宣传周………………………………… 195b
中医药文化中心建设……………………………… 129a
中医药学会………………………………………… 536
中医药振兴发展…………………………… 128，192a
中医药智库中心…………………………………… 478a
中医医院…………… 396，419，431，436，441，446
中以卫生合作……………………………………… 222b
中招体检…………………………………………… 77a
肿瘤防治…………… 100a，101b，191b，342b，400a
肿瘤防治研究所…………………………………… 340
肿瘤医院…………………………………… 316，340
重大行政决策管理………………………………… 152b
重大疾病防控行动………………………………… 34a
重点传染病防控…………………………………… 34a
重点实验室………………………103a，168a，244a，246b，310a，314b，317a，319a，326b，327a，331b，334b，336b，338，341b，351a，360a，362b，365b，369a，372a，374b，379a，382b，385a，386b，387b，390a，392b，397b，399b，456a，463a，476b，478a，481a，482a，484a，485a，488b，489a，492a，499b
重点专科建设……………………………………… 194a
重点专科验收……………………………………… 193a
主题宣讲活动……………………………………… 232a
主要死因分析……………………………………… 71a
助产人员理论考试………………………………… 202a
助产士定向培训…………………………………… 202b
助产资源…………………………………………… 200b
住院严重急性呼吸道感染病例监测……………… 77b
住院医师规范化培训……………… 102a，196a，220b

住院医师规范化培训基地…………………………… 220b
驻院式监督检查…………………………… 119b，156b
专科医联体… 85a，204a，252a，255b，272a，275a，
285a，289a，306a，308，309，313b，322a，323b，
330b，333，352b，358b，367b，371a，376a，389a，
391b，402b，407a，412b，414b，417a，419a，421a，
423a，431a，438a，443，449a，455a，462a，467a，472b
专科医师规范化培训…………………………… 220b
专项体检…………………………… 76b，519a
专项整治…………………………… 192b，206a
转岗培训……………… 84，104b，184a，203a，221a
转型…………………………………………… 203
咨询服务…………………………………… 528b
资格考试…………………………………… 233a
资金管理办法…………………………………… 218b
资源配置标准…………………………………… 49b
资源要素配置指标………………………………… 45
子宫内膜异位症中心……………………………… 394b
子宫体癌…………………………………… 72b
自主培训模式…………………………………… 104a
综合监督…………………………………… 5a，154
综合监督行政执法………………………………… 155a
综合监督体系建设………………………………… 154a
综合统计信息平台………………………………… 174b
总会计师…………………………… 165b，230a
总药师委员会…………………………………… 163b
最美援外医疗队………………………………… 367a
最美援外医生…………………………………… 367a